ここまでわかる
頭部救急のCT・MRI

井田 正博 水戸医療センター放射線科 部長

CT and MR Imaging of Neuro-Emergency

メディカル・サイエンス・インターナショナル

CT and MR Imaging of Neuro-Emergency
First Edition
by Masahiro Ida

©2013 by Medical Sciences International, Ltd., Tokyo
All rights reserved.
ISBN 978-4-89592-729-1

Printed and Bound in Japan

序

　救急疾患における画像診断は頭部領域ではCTが第一選択になります．CTは頭蓋内出血急性期の診断(もしくは除外診断)に有用で，そのgold standardであることは言及するまでもありません．救急疾患を扱う医療機関においては，今やCTが"twenty-four seven"で稼働し緊急対応できることは必須であり，放射線診断専門医のみならず，救急医にも基本的な読影および診断の能力が求められます．またMDCTの多列化により全身性疾患や高エネルギー外傷では頭部CTと同時に救急ベースでも軀幹部の撮像，診断が可能です．

　一方，MRIについては，その濃度分解能の高さから中枢神経領域における有用性は十分認知されているものの，救急疾患に緊急MRIを施行することには，まだ多くの臨床医が違和感をお持ちのことでしょう．MRI検査は予約がいっぱいで救急対応が難しいことや，スタッフ配置や安全対策の面からどの施設でも24時間稼働できる体制にはないのも現状です．

　しかし，エコープラナー法による拡散画像の普及は脳血管障害，特に脳虚血超急性期の診断に大きな変革をもたらしました．また造影剤を用いなくても血流，灌流情報が得られることも頭部救急疾患の診断に大きく貢献します．ましてや，救急疾患，急性期疾患に対して，その急性極期を過ぎてからMRIを施行しても，MRIの有用性を十分活かすことができません．

　本書ではCTのみならず，救急ベースでもMRIが有用かつ必要であるとの見地から症例(画像)提示を行いました．対象症例については，一次救急や二次救急を担当する医療機関で，最も遭遇する脳出血(II章)，くも膜下出血(III章)，脳梗塞(IV章)の3大脳血管障害疾患にページの大部分を割きました．救急疾患は上記の3大脳血管障害のみではありません．V章以降では，脳出血もしくは脳梗塞様の急性症状をきたす病態で，画像診断，特にMRIが診断の決め手になる疾患を中心に症例を選択しました．紙幅の制約上，掲載する症例には限りがあり，系統的にすべてを網羅しているわけではありませんが，出血や梗塞以外の救急疾患にもMRIが有用であることをご理解いただくことが目的です．

　それぞれの症例については画像診断のポイントの羅列にはとどまらず，疾患概念と分類，病態とその原因，画像診断のポイント，画像診断の理解に必要な解剖，そして鑑別診断について説明しています．さらに，治療法については画像診断医には直接には関係ないかもしれませんが，神経内科や脳神経外科とのカンファランスに参加して治療法についての討論に難渋しないよう，基本的な内容を記載しました．執筆にあたっては放射線診断専門医もしくは専門医を目指す若手を念頭に書き進めましたが，放射線科以外の救急担当医にも画像診断法が理解できるよう心がけました．本書がすべての画像診断医，救急担当医の今後の診療の一助となり，今まで救急放射線にあまり関与していなかった医師にも，中枢神経領域の救急放射線に接する機会になれば幸いです．

　　2013年1月

井田 正博

目 次

I章　頭部救急の画像診断

症例 1-1　脳実質内出血急性期 …………………………………………………… 2
症例 1-2　くも膜下出血超急性期，軽度の水頭症を合併 ……………………… 3
症例 1-3　脳梗塞急性期 …………………………………………………………… 4
症例 1-4　低血糖症 ………………………………………………………………… 5
　■ 頭部救急の画像診断，第一選択は CT ……………………………………… 5
症例 2-1　脳梗塞超急性期 ………………………………………………………… 9
症例 2-2　限局性皮質形成異常 (focal cortical dysplasia) ……………………… 10
症例 2-3　一酸化炭素中毒による両側淡蒼球壊死急性期 ……………………… 11
　■ MRI も救急に有用 …………………………………………………………… 11

II章　脳出血

症例 3-1　右基底核領域の高血圧性脳出血超急性期，左視床の陳旧性脳出血吸
　　　　　収後の gliosis ………………………………………………………… 16
症例 3-2　左中大脳動脈分岐部動脈瘤破裂によるくも膜下出血 ……………… 17
症例 3-3　外傷性の右頭頂骨骨折による急性硬膜外血腫 ……………………… 18
　■ 急性期頭蓋内出血の画像診断 ……………………………………………… 18
症例 4-1　高血圧性被殻出血急性期 ……………………………………………… 23
症例 4-2　高血圧性皮質下出血 …………………………………………………… 24
　■ 高血圧性脳出血　hypertensive cerebral hemorrhage ……………………… 25
症例 5-1　(高血圧性の) 左被殻出血超急性期 …………………………………… 31
症例 5-2　高血圧性の左被殻出血超急性期，側脳室への穿破を合併 ………… 32
症例 5-3　高血圧性の被殻出血超急性期，脳室穿破，脳ヘルニア …………… 33
症例 5-4　視床および被殻混合出血超急性期 …………………………………… 34
　■ 被殻出血　putaminal hemorrhage ………………………………………… 35
症例 6-1　右視床に限局する高血圧性脳出血超急性期 ………………………… 40
症例 6-2　左視床高血圧性脳出血急性期，左側脳室体部穿破 ………………… 41
症例 6-3　左視床出血超急性期 (高血圧性)，下行性テント切痕ヘルニア …… 42
　■ 視床出血　thalamic hemorrhage …………………………………………… 43
症例 7-1　高血圧性橋出血急性期 ………………………………………………… 47
症例 7-2　高血圧性橋出血超急性期，中小脳脚進展 …………………………… 48
　■ 脳幹出血 (橋出血)　brain stem hemorrhage (pontine hemorrhage) …… 49
症例 8-1　小脳歯状核周囲出血急性期 …………………………………………… 51
症例 8-2　小脳出血急性期，第四脳室穿破 ……………………………………… 52

症例 8-3	高血圧性小脳出血急性期．脳表から硬膜下腔に直接穿破	53
	■ 小脳出血　cerebellar hemorrhage	54
症例 9	高血圧性皮質下出血	55
	■ 高血圧性皮質下出血　hypertensive subcortical hemorrhage	56
症例 10-1	高血圧性皮質下出血による左側下行性テント切痕ヘルニア	58
症例 10-2	小脳出血に合併した大後頭孔ヘルニア．上行性テント切痕ヘルニア	59
	■ 脳ヘルニア　cerebral herniation	60
症例 11-1	右被殻の高血圧性脳出血超急性期	64
症例 11-2	左視床高血圧性脳出血．急性期に再出血	65
症例 11-3	左被殻の高血圧性脳出血超急性期	67
	■ 高血圧性脳出血の治療(内科的治療と手術適応)	68
症例 12-1	実質内血腫をきたした右中大脳動脈分岐部動脈瘤破裂	71
症例 12-2	心原性塞栓性梗塞急性期の出血性梗塞	72
症例 12-3	転倒による出血性脳挫傷	73
	■ 非高血圧性脳出血(二次性脳出血)(1)	74
症例 13-1	脳動静脈奇形からの出血による実質内出血超急性期	77
症例 13-2	両側前頭葉静脈性梗塞．静脈性出血	79
症例 13-3	硬膜動静脈瘻に合併した静脈性(実質内)出血	80
症例 13-4	転移性脳腫瘍内部の出血	83
症例 13-5	アルコール性肝硬変による出血傾向に合併した脳出血	85
	■ 非高血圧性脳出血(2)	86
症例 14-1	脳アミロイドアンギオパチー(CAA)	89
症例 14-2	脳アミロイドアンギオパチーによる皮質下出血急性期	91
症例 14-3	脳アミロイドアンギオパチー疑い	92
	■ 脳アミロイドアンギオパチー　cerebral amyloid angiopathy(CAA)	93
症例 15-1	左被殻出血超急性期(オキシヘモグロビンが主体)	98
症例 15-2	高血圧性被殻出血急性期(デオキシヘモグロビン主体)	100
症例 15-3	左視床出血急性期．左側脳室穿破(オキシヘモグロビンとデオキシヘモグロビンが混在)	101
	■ 超急性期実質内出血の MRI 診断	102
症例 16-1	橋出血急性期(デオキシヘモグロビン主体)	105
症例 16-2	橋出血急性期(デオキシヘモグロビンが主体)	106
	■ MRI のみでは診断が難しい出血急性期症例	107

Ⅲ章　くも膜下出血

症例 17-1	くも膜下出血急性期．脳動脈瘤破裂疑い	112
症例 17-2	外傷性くも膜下出血および急性硬膜下血腫	113
	■ くも膜下出血：原因と診断	113

症例 18	右中大脳動脈分岐部動脈瘤破裂によるくも膜下出血急性期	116
	■ 脳動脈瘤破裂によるくも膜下出血	117
症例 19	右中大脳動脈分岐部動脈瘤破裂によるくも膜下出血急性期	125
	■ 破裂脳動脈瘤の診断	126
症例 20-1	実質内血腫をきたした右中大脳動脈分岐部動脈瘤破裂	132
症例 20-2	前交通動脈動脈瘤破裂穿破による左前頭葉底部実質内出血	134
症例 20-3	右内頸動脈後交通動脈分岐部動脈瘤破裂によるくも膜下出血および脳実質内穿破	135
	■ 脳動脈瘤破裂による実質内血腫，脳室内出血	136
症例 21-1	右内頸動脈後交通動脈分岐部動脈瘤破裂によるくも膜下出血急性期	138
症例 21-2	右内頸動脈後交通動脈分岐部動脈瘤破裂によるくも膜下出血急性期	139
	■ 内頸動脈動脈瘤破裂によるくも膜下出血	140
症例 22-1	前交通動脈動脈瘤破裂によるくも膜下出血	145
症例 22-2	脳動脈瘤切迫破裂症状（視神経圧迫）を呈した前交通動脈動脈瘤破裂よるくも膜下出血	146
	■ 前交通動脈動脈瘤破裂によるくも膜下出血	147
症例 23-1	前大脳動脈末梢 A2，前頭極動脈分岐部動脈瘤破裂によるくも膜下出血急性期	149
症例 23-2	右前大脳動脈 A2 遠位側分岐部動脈瘤破裂によるくも膜下出血急性期	150
症例 23-3	右前大脳動脈遠位側 A3，脳梁辺縁動脈分岐部（脳梁膝部レベル）の動脈瘤破裂によるくも膜下出血急性期	151
	■ 前大脳動脈末梢の動脈瘤破裂によるくも膜下出血	152
症例 24-1	左中大脳動脈 M1 近位側の巨大動脈瘤（未破裂）	153
症例 24-2	左椎骨動脈 V4 に生じた巨大動脈瘤，内腔の大部分は血栓化	155
症例 24-3	脳底動脈の巨大紡錘状動脈瘤（未破裂）	156
	■ 巨大動脈瘤	157
症例 25-1	左内頸動脈分岐部動脈瘤破裂によるくも膜下出血急性期	159
症例 25-2	右中大脳動脈分岐部動脈瘤破裂によるくも膜下出血急性期	160
	■ 中大脳動脈分岐部動脈瘤破裂によるくも膜下出血	161
症例 26-1	脳底動脈先端部動脈瘤破裂によるくも膜下出血急性期，第三脳室穿破	163
症例 26-2	脳底動脈先端部動脈瘤破裂	164
	■ 脳底動脈動脈瘤破裂によるくも膜下出血	166
症例 27-1	右椎骨動脈遠位側動脈瘤破裂によるくも膜下出血	168
症例 27-2	右椎骨動脈 V4 屈曲部の脳動脈瘤（未破裂）による右顔面神経圧排	169
症例 27-3	後下小脳動脈末梢の動脈瘤破裂によるくも膜下出血	171

■ 椎骨動脈動脈瘤および後下小脳動脈動脈瘤破裂によるくも膜下出血 ······ 172

症例28　左椎骨動脈 V4 動脈解離による紡錘状仮性動脈瘤合併，仮性動脈瘤破裂によるくも膜下出血急性期 ······ 173

■ 椎骨動脈解離によるくも膜下出血 ······ 174

症例29-1　左中大脳動脈分岐部動脈瘤破裂によるくも膜下出血 ······ 178

症例29-2　くも膜下出血急性期で脳動脈瘤多発症例（左中大脳動脈，右内頸動脈後交通動脈分岐部，左後大脳動脈遠位側） ······ 179

■ 多発性脳動脈瘤　multiple cerebral aneurysms ······ 180

症例30-1　右内頸動脈 C3 から発生し右海綿静脈洞内に膨隆性に進展する未破裂脳動脈瘤による動眼神経麻痺 ······ 182

症例30-2　左内頸動脈後交通動脈分岐部動脈瘤による左動眼神経圧排による切迫症状 ······ 184

症例30-3　右後下小脳動脈の大型動脈瘤による延髄圧迫 ······ 185

■ 脳動脈瘤の切迫破裂 ······ 186

症例31-1　右内頸動脈後交通動脈分岐部動脈瘤破裂によるくも膜下出血急性期 ······ 190

症例31-2　右中大脳動脈分岐部動脈瘤破裂によるくも膜下出血亜急性期 ······ 191

■ 診断が難しいくも膜下出血 ······ 193

症例32-1　左中大脳動脈分岐部動脈瘤破裂によるくも膜下出血亜急性期 ······ 196

症例32-2　superficial siderosis，前交通動脈動脈瘤破裂による警告頭痛 ······ 197

■ くも膜下出血の MRI 所見（FLAIR 以外） ······ 198

症例33　左内頸動脈後交通動脈起始部の囊状動脈瘤が海綿静脈洞近傍の硬膜下と鞍上槽くも膜下腔に穿破 ······ 203

■ 脳動脈瘤破裂による急性硬膜下血腫 ······ 204

症例34-1　前交通動脈動脈瘤破裂によるくも膜下出血 ······ 206

症例34-2　左中大脳動脈分岐部動脈瘤破裂によるくも膜下出血 ······ 208

症例34-3　右後大脳動脈皮質枝 P2 の動脈瘤内腔の一部血栓化による分枝粥腫型梗塞合併 ······ 209

■ 脳梗塞様の神経症状で発症した動脈瘤破裂によるくも膜下出血 ······ 210

症例35-1　右内頸動脈後交通動脈分岐部動脈瘤破裂によるくも膜下出血に合併した水頭症と脳血管攣縮 ······ 212

症例35-2　正常圧水頭症の合併 ······ 214

症例35-3　左中大脳動脈分岐部動脈瘤破裂によるくも膜下出血，その亜急性期に左後大脳動脈皮質枝末梢側の動脈瘤も破裂，左側脳室内に穿破，左迂回槽に限局する血腫により左後大脳動脈皮質枝の脳血管攣縮による脳梗塞 ······ 215

■ 脳動脈瘤破裂によるくも膜下出血：合併症 ······ 216

IV章　脳梗塞

症例 36	左中大脳動脈 M1 遠位側の心原性塞栓性閉塞による梗塞超急性期	220
■	脳梗塞急性期の画像診断のポイント	222
症例 37-1	左中大脳動脈皮質枝 M1 近位側レベルの塞栓性閉塞による心原性塞栓性梗塞急性期	228
症例 37-2	右中大脳動脈皮質枝 M1 のアテローム血栓性閉塞による梗塞急性期	229
症例 37-3	右視床のラクナ梗塞急性期．高血圧性	230
■	脳梗塞の分類	231
症例 38-1	左中大脳動脈 M1 遠位側から M2 近位側の塞栓性閉塞．心原性脳塞栓症	243
症例 38-2	左中大脳動脈皮質枝領域および左前大脳動脈皮質枝領域の心原性脳塞栓症	244
■	脳梗塞超急性期の診断(1)：拡散強調画像	246
症例 39-1	心原性塞栓症による左中大脳動脈外側線条体動脈領域および皮質枝領域の塞栓性梗塞急性期	256
症例 39-2	右中大脳動脈 M1 遠位側の心原性塞栓症超急性期	258
症例 39-3	右後大脳動脈皮質枝への migration による塞栓性閉塞	259
■	脳梗塞超急性期の MRI 診断(2)：閉塞動脈の診断	260
症例 40-1	右中大脳動脈 M1 塞栓性閉塞(心原性塞栓症)急性期	269
■	中大脳動脈領域(1)：皮質枝領域梗塞	270
症例 40-2	左内頸動脈から左中大脳動脈皮質枝の心原性塞栓性閉塞による左外側線条体動脈領域に限局した最終梗塞	274
■	中大脳動脈(2)：外側線条体動脈　lateral striate artery	275
症例 41-1	左後大脳動脈皮質枝の心原性塞栓症による脳梗塞亜急性期	278
症例 41-2	左視床膝状体動脈領域および皮質動脈領域梗塞急性期	279
■	後大脳動脈領域梗塞	280
症例 42-1	左前大脳動脈皮質枝領域の塞栓性梗塞急性期	284
症例 42-2	左前大脳動脈 A2 レベル動脈解離による左前大脳動脈領域梗塞	285
■	前大脳動脈領域梗塞	286
症例 43-1	心原性塞栓症による左内頸動脈から左中大脳動脈 M1 近位側の塞栓性閉塞．心原性塞栓性梗塞超急性期	288
症例 43-2	左内頸動脈の塞栓性閉塞による塞栓性梗塞超急性期(心原性脳塞栓症)	289
■	心原性脳塞栓症　cardioembolic cerebral infarction	290
症例 44-1	右中大脳動脈 M2 近位側レベル閉塞によるアテローム血栓性梗塞．超急性期	296
症例 44-2	左中大脳動脈皮質枝 middle trunk 領域のアテローム血栓性梗塞，	

	超急性期	298
症例 44-3	右中大脳動脈 M2 近位側狭窄によるアテローム血栓性梗塞，超急性期	300
	■ **アテローム血栓性脳梗塞** atherothrombotic cerebral infarction	301
症例 45-1	左前大脳動脈 – 中大脳動脈境界領域のアテローム血栓性の血行力学的梗塞．境界領域および左中大脳動脈皮質枝領域の微小塞栓性動脈（動脈原性塞栓症）	304
症例 45-2	左中大脳動脈 – 前大脳動脈境界領域の血行力学的な梗塞急性期．動脈原性梗塞再発	305
	■ **動脈原性梗塞** artery-to-artery infarction　**境界領域梗塞** border zone infarction	306
症例 46-1	右中大脳動脈 M1 遠位側レベル心原性塞栓性閉塞の急性期再開通による出血性梗塞	311
症例 46-2	右中大脳動脈 M1 心原性塞栓症急性期．外側線条体動脈領域を中心として出血性梗塞を合併	312
	■ **出血性梗塞** hemorrhagic transformation, hemorrhagic infarction	313
症例 47-1	高血圧性の陳旧性ラクナ梗塞既往歴．高血圧性のラクナ梗塞急性期	316
症例 47-2	左内包後脚，左前脈絡動脈領域の梗塞急性期	317
症例 47-3	多発性ラクナ梗塞状態による血管性認知症	318
	■ **ラクナ梗塞** lacunar infarct	319
症例 48-1	右中大脳動脈 M1 から分岐する外側線条体動脈領域のアテローム血栓性分枝粥腫型梗塞	326
症例 48-2	脳底動脈先端部の急性閉塞による橋左傍正中動脈領域全体に広がるアテローム血栓性分枝粥腫型梗塞	327
症例 48-3	分枝粥腫型梗塞急性期	329
	■ **分枝粥腫型梗塞** branch-atheromatous disease（BAD）	330
症例 49-1	左中大脳動脈 M1 近位側レベル塞栓性閉塞による左中大脳動脈領域の脳虚血超急性期	333
症例 49-2	左内頸動脈閉塞から左中大脳動脈 M1 レベルの完全閉塞による左中大脳動脈領域脳虚血超急性期	335
症例 49-3	左内頸動脈塞栓性閉塞（心原性塞栓症）による左中大脳動脈領域全体にわたる脳虚血超急性期	336
症例 49-4	右中大脳動脈皮質枝 upper trunk 領域末梢の塞栓性閉塞による脳梗塞超急性期	338
	■ **脳循環の評価と血栓溶解療法の適応**	339
症例 50-1	一過性脳虚血発作（TIA）	344
症例 50-2	一過性脳虚血発作	345
	■ **一過性脳虚血発作** transient ischemic attack（TIA）：その 1	346

症例 50-3	一過性脳虚血発作	349
症例 50-4	右後大脳動脈皮質枝近位側の心原性塞栓性閉塞による一過性の脳虚血発作	351
■ 一過性脳虚血発作(TIA)：その2		352
症例 51-1	左前脈絡動脈領域梗塞急性期〜亜急性期	354
症例 51-2	右前脈絡動脈領域梗塞急性期	355
■ 前脈絡動脈領域梗塞		356
症例 52	左椎骨動脈(左後下小脳動脈分岐部より遠位側)V4解離による延髄外側梗塞超急性期	357
■ 椎骨動脈解離による延髄梗塞		358
症例 53-1	大動脈解離による脳梗塞超急性期	362
症例 53-2	大動脈解離(Stanford A型)急性期に合併した右内頸動脈系，右鎖骨下動脈の灌流障害	364
■ 大動脈解離に合併した脳梗塞		365
症例 54-1	悪性腫瘍合併脳梗塞	370
症例 54-2	進行性の悪性腫瘍(肝内胆管癌および転移性肺腫瘍)に合併した多発性脳梗塞急性期	372
■ 悪性腫瘍に合併する脳梗塞　cerebral infarction complicated with malignant tumor		373

V章　その他の血管障害

症例 55	両側Willis動脈輪閉塞症(もやもや病)	378
■ もやもや病(Willis動脈輪閉塞症)		379
症例 56	MELAS	385
■ MELAS(ミトコンドリア脳筋症・乳酸アシドーシス・脳卒中症候群 mitochondrial encephalomyelopathy, lactic acidosis and stroke-like episodes)		387
症例 57	脳動静脈奇形，経過観察中に脳室内出血	392
■ 脳動静脈奇形　arteriovenous malformation causing intracerebral hemorrhage		393
症例 58-1	静脈洞血栓症急性期	398
症例 58-2	上矢状静脈洞血栓症急性期による皮質静脈のうっ滞と静脈性浮腫	399
■ 静脈洞血栓症　venous sinus thrombosis		400
症例 59	左横静脈洞血栓症に合併した硬膜動静脈瘻	406
■ 硬膜動静脈瘻(頭蓋冠)　dural arteriovenous fistula		407
症例 60-1	外頸動脈からの海綿静脈洞部硬膜動静脈瘻による頸動脈海綿静脈洞瘻	410
症例 60-2	海綿静脈洞レベルの内頸動脈損傷による頸動脈海綿静脈洞瘻	411

症例 60-3	海綿静脈洞部硬膜動静脈瘻に合併した静脈性梗塞	412
■ 頸動脈海綿静脈洞瘻　carotid cavernous fistula (CCF)		414
症例 61-1	下垂体腺腫(macroadenoma), 腺腫の梗塞急性期および出血性梗塞	418
症例 61-2	下垂体腺腫に合併した出血	420
■ 下垂体卒中：下垂体腺腫と腺腫内の壊死, 出血		421
症例 62	可逆脳血管攣縮症候群	426
■ 可逆性脳血管攣縮症候群　reversible cerebral vasoconstriction syndrome：RCVS (Call-Fleming 症候群)		427

VI章　神経内科疾患

症例 63	低髄液圧症候群(特発性)	432
■ 低髄液圧症候群　intracranial hypotension syndrome		433
症例 64-1	PRES (posterior reversible encephalopathy syndrome)	440
症例 64-2	高血圧性脳症	441
■ PRES (posterior reversible encephalopathy syndrome)		442
症例 65	浸透圧性脳症	446
■ 浸透圧性髄鞘崩壊症候群　osmotic myelinolysis (demyelination) syndrome		447
症例 66	Wernicke 脳症	450
■ Wernicke 脳症　Wernicke's encephalopathy		451
症例 67	肝硬変に合併する慢性型の肝脳変性症, および急性型の肝性脳症の既往歴疑い	453
■ 肝性脳症(急性期と慢性型)　hepatic encephalopathy		454
症例 68-1	軽症型の低血糖脳症	456
症例 68-2	重症型の低血糖脳症	457
■ 低血糖脳症　hypoglycemic encephalopathy		458
症例 69	一酸化炭素中毒急性障害による両側淡蒼球の選択的壊死, 遅発性に症状再発, 白質脳症	460
■ 一酸化炭素中毒　carbon monoxide poisoning		461

VII章　炎症性疾患・頭部外傷

症例 70	Tolosa-Hunt 症候群	466
■ Tolosa-Hunt 症候群　Tolosa-Hunt syndrome		467
症例 71	肥厚性硬膜炎. (本例では IgG4 関連全身硬化性疾患の一病変と考えられる)	470
■ 肥厚性硬膜炎　hypertrophic pachymeningitis		471

症例 72	脳膿瘍，脳室上衣下進展，少量の脳室穿破	474
	■ 脳膿瘍　brain abscess	475
症例 73	左後頭葉深部白質に生じた脳膿瘍穿破による化膿性脳室炎	480
	■ 化膿性脳室炎　pyogenic ventriculitis	481
症例 74	左上顎洞炎，前篩骨洞炎，前頭洞炎から頭蓋内に直接波及した急性硬膜外膿瘍	483
	■ 硬膜下膿瘍　subdural abscess	484
症例 75	結核性髄膜炎	487
	■ 頭蓋内結核感染症	488
症例 76-1	単純ヘルペス脳炎	491
	■ 単純ヘルペス脳炎　herpes simplex encephalitis	492
症例 76-2	非ヘルペス性大脳辺縁系脳炎	494
	■ 辺縁系脳炎　limbic encephalitis	495
症例 77	脳トキソプラズマ症	497
	■ 脳トキソプラズマ症　toxoplasma encephalitis（日和見感染に合併する後天性のトキソプラズマ症）	498
症例 78	急性硬膜外血腫，出血性脳挫傷，急性硬膜下血腫，外傷性くも膜下出血およびびまん性の腫脹	501
	■ 頭部外傷	502

付　録		505
索引		509
和文索引		509
欧文索引		516

ノート目次

I章　頭部救急の画像診断
1	画像診断および診断報告書（読影レポート）作成の意義	7

II章　脳出血
2	頭蓋内の髄膜の構造	20
3	頭蓋内の生理的石灰化	21
4	脳動脈の解剖1：前方循環系と後方循環系	28
5	脳動脈の解剖2：深部穿通動脈系と表在穿通動脈系	29
6	基底核とは	36
7	視床とは	44
8	皮質下出血は高血圧性？	57
9	Kernohan notch	63
10	脳アミロイドアンギオパチー：アミロイド蛋白からみた分類	94

III章　くも膜下出血
11	くも膜下出血の重症度 Grade 分類	119
12	くも膜下出血，破裂脳動脈瘤の診断に必要な解剖知識	122
13	未破裂脳動脈瘤：破裂しやすい因子	123
14	MRA による脳動脈瘤の診断のための読影環境：ステレオ視の重要性	131
15	内頸動脈後交通動脈分岐部の漏斗状拡張（infundibular dilatation）	140
16	FLAIR でくも膜下腔に高信号を呈する疾患	194
17	くも膜下出血診断における腰椎穿刺	195
18	脳動脈瘤破裂による急性期くも膜下出血における MRI の有用性と留意点	199

IV章　脳梗塞
19	迅速に MRI 検査を施行するための工夫	225
20	その他の脳梗塞の分類：OCSP 分類，TOAST 分類	232
21	脳梗塞の臨床のための脳動脈の解剖	233
22	単純 CT による脳虚血超急性期組織障害の診断：脳実質の"early CT sign"および脳動脈の"hyperdense sign"	248
23	拡散強調画像とは？	252
24	急性発症の神経症状を有する症例の拡散強調画像	253
25	脳梗塞亜急性期以降の拡散画像所見	254
26	磁化率強調画像（susceptibility weighted imaging：SWI）の原理	266
27	中大脳動脈閉塞における側副循環路	273
28	線条体内包梗塞（striatocapsular infarction）	276
29	奇異性脳塞栓症	294
30	出血性素因および血栓性素因マーカー	294
31	微小塞栓性梗塞（microembolic infarction）	308

32	頸動脈内膜剥離術か頸動脈ステント留置術か？	310
33	出血性梗塞が予測できるか？	315
34	深部穿通動脈とは	321
35	ラクナ梗塞状態とは？	323
36	ischemic penumbra と ischemic core	340
37	ABCDD（ABCD²）スコアによる脳梗塞の進展の予測	348
38	spectacular shrinking deficits（SSD）	353
39	BPAS 法（basi-parallel anatomical scanning）	361
40	非破綻型椎骨動脈解離	361
41	大動脈解離の分類：Stanford 分類	366
42	大動脈解離は胸部単純 X 線写真で診断できるか？	368
43	脳梗塞急性期から亜急性期における全身 CT の役割	375

V章　その他の血管障害

44	厚生省研究班によるもやもや病の診断基準要約	380
45	後方循環系閉塞をきたしたもやもや病	381
46	静脈洞血栓症急性期における造影 MRA 元画像の有用性	405
47	海綿静脈洞の解剖	416
48	トルコ鞍内 Rathke（ラトケ）嚢胞	424
49	家族性片麻痺性偏頭痛 familial medial hemiplegic migraine	428

VI章　神経内科疾患

50	低髄液圧症候群になぜ画像診断が必要か？	438
51	妊娠高血圧症候群，妊娠高血圧腎症，子癇	444
52	HELLP 症候群	444

VII章　炎症性疾患・頭部外傷

53	甲状腺眼症（thyroid ophthalmopathy）	469
54	肥厚性硬膜炎と多巣性線維硬化症（IgG4 陽性自己免疫性疾患）	473
55	リング状の造影効果：MRI に加えて頭部造影 CT が必要か？	478
56	TORCH 症候群	493

注意

　本書に記載されている検査・診断・治療・マネジメントに関しては，正確を期し，一般臨床において広く受け入れられている方法を記載するように注意を払った．しかしながら，著者ならびに出版社は，本書の情報を用いた結果生じたいかなる不都合に対しても責任を負うものではない．本書の内容の特定な状況への適用に関しての責任は，医師各自のうちにある．

　著者ならびに出版社は，本書に記載した薬物の選択，用量については，出版時の最新の推奨，および臨床状況に基づいていることを確認するよう努力を払っている．しかし，医学は日進月歩で進んでおり，政府の規制は変わり，薬物療法や薬物反応に関する情報は常に変化している．読者は，薬物の使用にあたっては個々の薬物の添付文書を参照し，適応，用量，付加された注意・警告に関する変化を常に確認することを怠ってはならない．これは，推奨された薬物が新しいものであったり，汎用されるものではない場合に，特に重要である．

I章

頭部救急の画像診断

> **症例 1-1** 40歳代男性．突然発症の右片麻痺および意識障害．発症50分後にCTを施行．

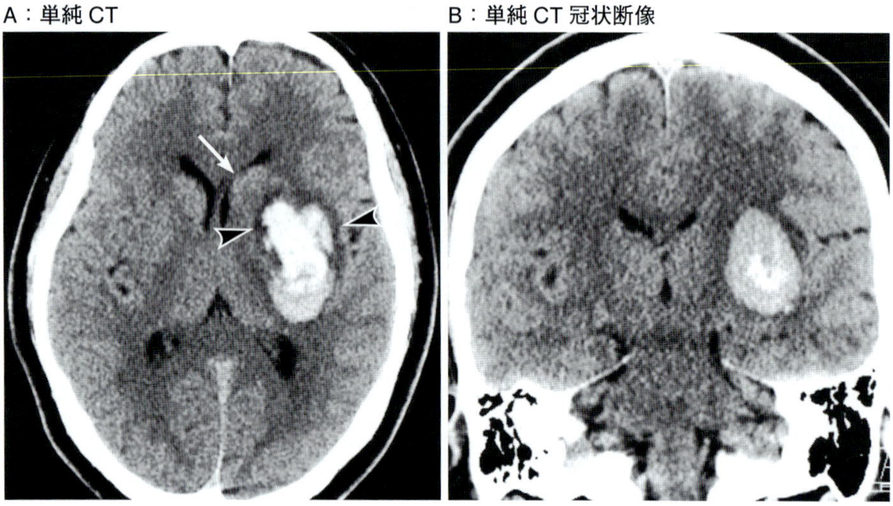

A：単純CT　　B：単純CT冠状断像

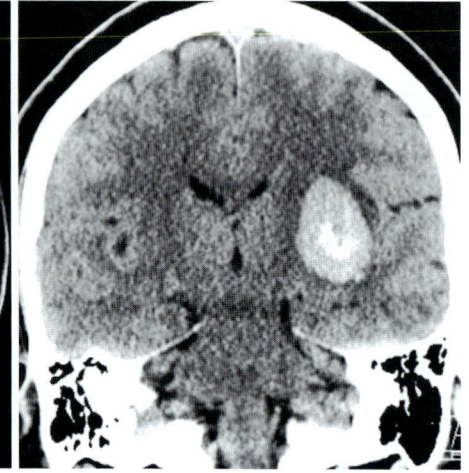

図1　症例1-1

○ **CT所見**　左被殻に境界明瞭で，やや形状不整な高吸収域が認められ（図1A,B），超急性期の実質内出血である．周囲には低吸収域の軽度の浮腫が認められる（図1A, ►）．周囲に軽度のmass effect（圧排効果）をきたし，左側脳室前角を軽度圧排している（図1A, →）が，重篤な内ヘルニアの合併は認めない．また，くも膜下腔および左側脳室体部もしくは下角への出血穿破の所見は認めない．血腫周囲に明らかな腫瘍性病変や，血管奇形を示唆する所見はなく，高血圧性の被殻出血を第一に考える．

● **最終診断**　脳実質内出血急性期（高血圧性の左被殻出血，左外側線条体動脈領域）．

○ **治療方針**　保存的治療もしくは血腫ドレナージの適応が考えられるが，本症例では意識障害の改善を認め，失語もなかったので保存的治療．

頭部救急の画像診断 I

症例 1-2

80歳代女性．突然の激しい頭痛と嘔気，嘔吐．発症直後は意識清明であったが，その後，徐々に意識レベル低下．発症3時間後にCTを施行．

A：単純CT（鞍上槽レベル）　　B：単純CT（橋前槽レベル）

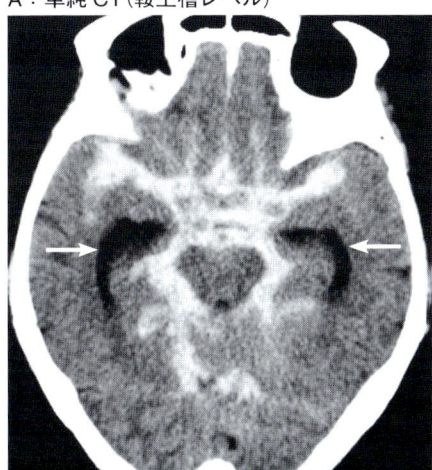 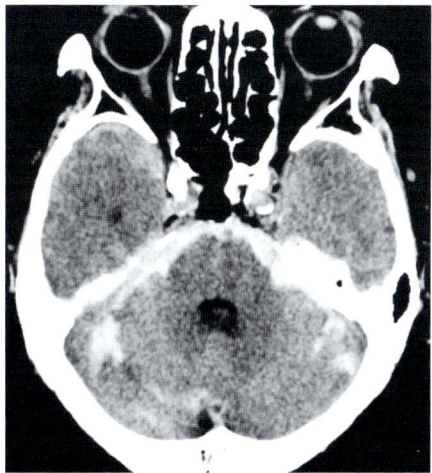

図2　症例1-2

○ **CT所見**　図2Aにみられるように鞍上槽から大脳縦裂，両側大脳脚槽，両側Sylvius裂，さらに脚間槽，両側迂回槽から小脳槽にかけて，連続性にくも膜下腔に高吸収域が認められる．くも膜下出血超急性期の所見である．さらに図2Bにみられるように，テント下，後頭蓋窩，橋前槽から両側小脳橋角部くも膜下腔にも広範囲に高吸収域が認められ，くも膜下出血超急性期の所見である．両側側脳室下角の開大が認められ（図2A, →），すでに水頭症をきたしている．

● **最終診断**　くも膜下出血超急性期．軽度の水頭症を合併．

○ **治療方針**　脳動脈造影で出血原因の精査を行い，原因疾患についての治療法を検討する．

症例 1-3

70歳代男性．起床時に左片麻痺と意識障害を認めた．就寝時発症と考えられ，正確な発症時刻は不明である．正常状態の最終確認時より，9時間が経過している．

A：単純CT（基底核レベル）

B：単純CT（側脳室体部レベル）

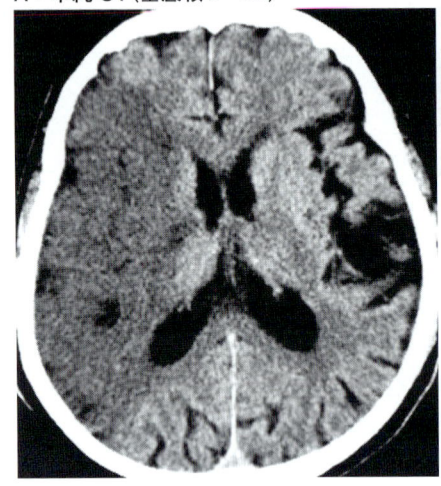 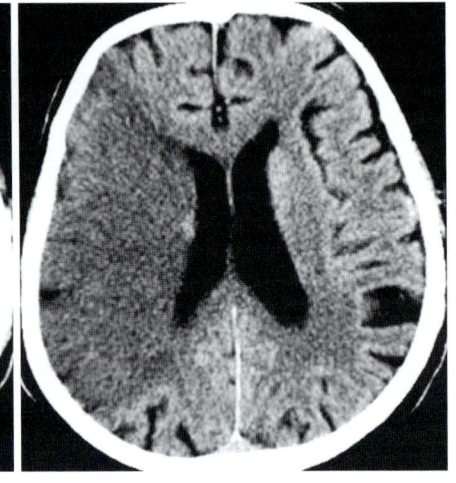

図3 症例1-3

○ **CT所見** CTの時点で起床時から3時間が経過．単純CT（図3 A, B）では，右大脳半球，中大脳動脈の外側線条体動脈領域および皮質枝領域に一致して広範囲に低吸収域が認められる．灰白質から深部白質まで病変が進展している．脳溝および脳回構造が不明瞭化し，病変部実質の腫脹があることがわかる．ただし側脳室の圧排や大脳鎌下ヘルニアなどの合併は認めない．

● **最終診断** 脳梗塞急性期．右中大脳動脈領域全体にわたる塞栓性梗塞急性期．就寝時発症．

○ **治療方針** 少なくとも発症から3時間以上が経過しており，CTで非可逆的な低吸収域を認めることから，血栓溶解療法の適応はない．

頭部救急の画像診断

症例 1-4

50歳代女性．意識障害．

A：単純CT（基底核レベル）　　　B：単純CT（両側側脳室体部レベル）

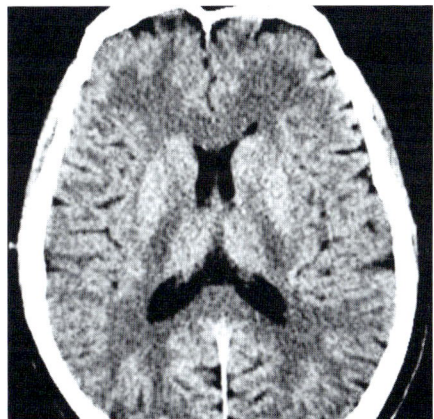
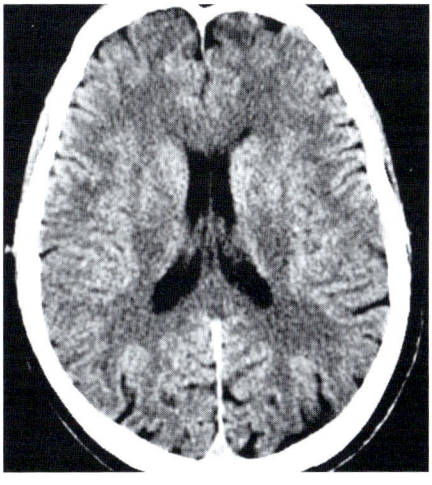

図4　症例1-4

- ○ **CT所見**　単純CT（図4A, B）で頭蓋内，脳実質に急性期から亜急性期の出血は認めない．また明らかな梗塞を示唆する低吸収域を認めない．

- ● **最終診断**　CTでは実質内出血やくも膜下出血，脳梗塞を認めない．血糖値は27 mg/dL．最終臨床診断は低血糖症．

- ○ **治療方針**　ブドウ糖静脈内投与により覚醒し意識障害の改善を認めた．再度，CT画像を確認すると，両側内包後脚が対称性に低吸収域を呈している．

頭部救急の画像診断，第一選択はCT

病態と臨床

　発症直後の急性期に突然死をきたす疾患として，高エネルギー外傷以外には，心筋梗塞や大動脈破裂がある．一方，中枢神経疾患においては，脳動脈瘤破裂によるくも膜下出血が突然死がとなりうる．高血圧性脳出血や脳梗塞では発症直後に死亡に至ることはまれであるが，早期に診断をし，適切な治療開始することは，明らかに長期予後およびQOLの改善に繋がる．

　頭蓋内出血は，突然に発症する意識障害や髄膜刺激症状，頭蓋内圧亢進症状，片麻痺など特徴的な神経症状を呈するが，現病歴や神経学的な診断のみでは確定診断には至らず，画像診断による確定診断が必要となる．

生命予後にかかわる頭蓋内出血の診断の gold standard は単純 CT であり，どのような救急施設でも，迅速かつ簡便に施行可能な頭部単純 CT は，頭部救急において画像診断の第一選択となる．必要最低限の病歴の聴取と全身状態の把握，基本的な神経学的所見をとることは必須であるが，出血や梗塞を疑った時点で直ちに単純 CT を行う．明らかな受傷機転や神経症状を有する救急症例に，頭部単純 X 線撮影や脳脊髄液穿刺などに時間を浪費する理由は何もない．

画像診断

脳血管障害急性期，慢性硬膜下血腫，頭部外傷急性期を第一に考える症例では，出血を診断するため，もしくは完全に除外するためには頭部単純 CT が第一選択となる．実質内出血，くも膜下出血，その他の外傷性脳出血では，急性期であれば発症直後から脳実質よりも高吸収域を呈し，その診断は容易である．

特にくも膜下出血(脳動脈瘤破裂によるくも膜下出血)は発症直後の急性期死亡がありえるので，確実に診断または除外する必要がある．発症直後のくも膜下出血が少量であっても(いわゆる警告出血)，急性期に脳動脈瘤の再破裂をきたし，神経学的に重篤化することがあるため，発症早期の段階で確実に診断する必要がある．

脳梗塞急性期は単純 CT で低吸収域を呈する．ただし，CT では発症から数時間以上経過しないと所見が出現しない．そのため超急性期の脳梗塞では MRI のほうが診断に有用である．さらに脳梗塞超急性期以外にも，頭部単純 CT のみでは診断ができない救急疾患もあることを常に留意する(症例 1-4)．

頭部 CT の撮像条件

撮像範囲は大後頭孔レベルから頭頂部レベルまで横断(軸位断)を撮像する．良好な濃度分解能(特に灰白質/白質コントラスト)が得られる撮像条件が必要である．

空間分解能と濃度分解能は反比例の関係にあるため，良好な濃度分解能を得るためには，ある程度のスライス厚が必要であるが，十分なコントラストが得られる機種，撮像条件下(きちんと診断をするための被曝は必要)では，スライス厚は 5 mm が推奨される．また，MDCT(multidetector-row CT，マルチスライス CT)では実質内出血などの進展を把握するために，MPR(multiplanar reconstruction：多断面再構成)用の thin-slice data を収集し，5 mm 厚の横断像や冠状断像，矢状断像などを再構成する．

脳梗塞超急性期の早期 CT 所見("early CT sign")の検出など，高い濃度分解能が必要なときは，線量(mAs 値)を十分にかける．ただし，mAs を上げれば被曝量が増大するので，すべての救急疾患に高線量撮像をするのではなく，特に高い濃度分解能を必要とする症例のみに限定する．

頭部救急疾患の CT 診断には，シングルスライス CT でも頭蓋内病変の診断が可能であるが，頭蓋底や顔面頭蓋のみならず，脳実質内病変についても冠状断や矢状断再構成が必要である．また，外傷では顔面頭蓋や頸椎のみならず，胸部・腹部・骨盤も同時に撮像することもある．さらに安静が保てない全身状態の悪い患者では，高速スキャンによる迅速な撮像が必要なことから，本書においては，16 列スライス以上の MDCT を使用することを前提に診断について解説する．2 次救急以上の医療機関においては，今後

の救急用のCTの導入に際しては，64スライス以上の機器の購入は必須と考える．さらに，1.5 T(tesla)以上のMRI装置も救急で使用できることが必要となる．

ノート1　画像診断および診断報告書(読影レポート)作成の意義

　画像診断の意義は，形態学的および機能的な情報を客観的に記録することにある．その時点(例：救急来院時)の状態を記録し，さらにその情報には再現性があるので，のちに複数の医師で同じ画像データを見て症例検討が可能である．その点では，動態映像の一時記録法である超音波検査や，主治医単独の理学的診察よりもCTやMRIは優れている．

　また，それら画像に対して読影および画像診断報告書を作成することは，膨大な画像情報データの最も効率的な「圧縮法」であり，所見および診断の記載は診療の継続性に有用である．たとえ主治医が交替しても，画像情報は活き続ける．

　画像診断報告書により放射線診断専門医の臨床診断を提供することで，主治医単独の自己完結型医療の弊害を防ぐことができる．放射線科医による画像診断(科学的な診断)と，主治医の見地からみた診断(患者の社会的背景，主治医との関係などの多要因を加味した診断)によるダブルチェックによって，より適切な臨床判断とその共有が図られ，病院診療レベルは向上する．

　所見の記載，読影結果のみならず，画像診断管理情報(プロトコールや造影剤，被曝管理の情報など)も記録することで，医療安全の担保にもつながる(表1)．したがって，救急医療でも画像診断と読影は必須と考える(休み明けの読影でも，ダブルチェックという意義は大きい)．画像データのみが病院内もしくは病院間で一人歩きしていることがあるが，その画像データには客観性があるとはいえ，臨床情報や撮影目的が付随した画像診断報告書がなければ，その画像データの価値も低下する．「臨床情報は電子カルテに記載してあるから画像診断の依頼に際して，あえて臨床情報の記載は必要ない」という一見，合理的な考え方があるが，検査目的や臨床情報記載が不明確では，所見の採り方や記載，画像診断も曖昧なものに留まってしまう．

表1　画像診断報告書に必須の記載事項

患者情報
依頼医師情報
撮像日時のみならず撮像時刻
撮像機種(特に異なる複数台の機器がある場合)
臨床情報と撮影目的
撮像プロトコール
画像所見
診断
その後の経過観察の撮像法などコメント
読影(画像診断報告書作成)時刻

キーポイント

- 頭部救急疾患においては，頭部単純 CT が画像診断の第一選択となる．
- 頭蓋内出血の診断には頭部単純 CT が gold standard であり，あらゆる頭部救急疾患においては，頭蓋内出血を第一に検出，もしくは否定する必要がある．
- 画像診断は形態学的な情報を客観的に記録する．救急来院時の状態を客観的に記録し，そのデータには再現性があり，複数の医師で同じデータを見て，後にディスカッションが可能である．客観性および再現性については超音波検査や理学的診察よりも優れる．
- 放射線科医による画像診断報告書により，主治医に臨床診断を提供することで，主治医単独の自己完結型医療の弊害を防ぐことができる（ノート1，表1参照）．

文献

1) 日本放射線専門医会 HP．http://www.jcr.or.jp/
2) 米国放射線専門医会．American College of Radiology HP．http://www.acr.org/

頭部救急の画像診断

症例 2-1

30歳代女性．起床時より左手に力が入りにくく，しゃべりにくい．発症1時間30分後にCT，1時間50分後にMRIを施行．

A：単純CT
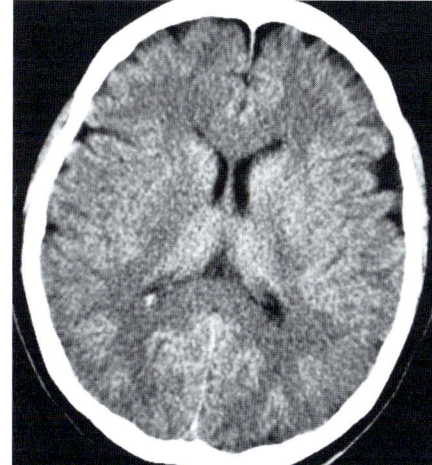

B：拡散強調画像
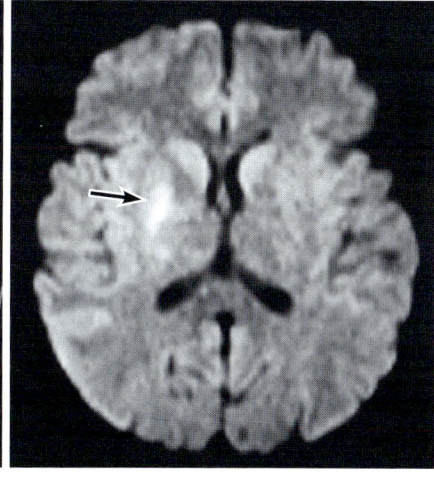

図1　症例2-1

○ **画像所見**　単純CT（図1A）では明らかな異常は認めない．少なくとも急性期から亜急性期の頭蓋内出血性病変は認めない．拡散強調画像（図1B）では，右被殻内側に限局性の高信号を認め（→），右中大脳動脈M1から分岐する外側線条体動脈領域の脳梗塞急性期と診断した．再度，CTを見ると，拡散強調画像の高信号に一致してわずかに低吸収域を認めるが，CTのみでは診断は難しい．T2強調像（非掲載）では明らかな異常信号を認めず，MRA（非掲載）でも右内頸動脈から右中大脳動脈M1に閉塞は認めなかった．

● **最終診断**　脳梗塞超急性期．右中大脳動脈M1から分岐する外側線条体動脈のアテローム血栓性分枝粥腫型梗塞超急性期．

○ **治療方針**　内頸動脈主幹部から皮質に閉塞は認めず，外側線条体動脈に限局する梗塞で，血栓溶解療法の適応はない．

症例 2-2

30歳代男性. 痙攣後に意識レベル低下.

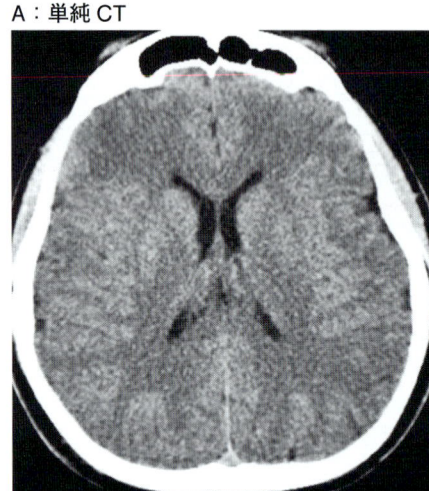

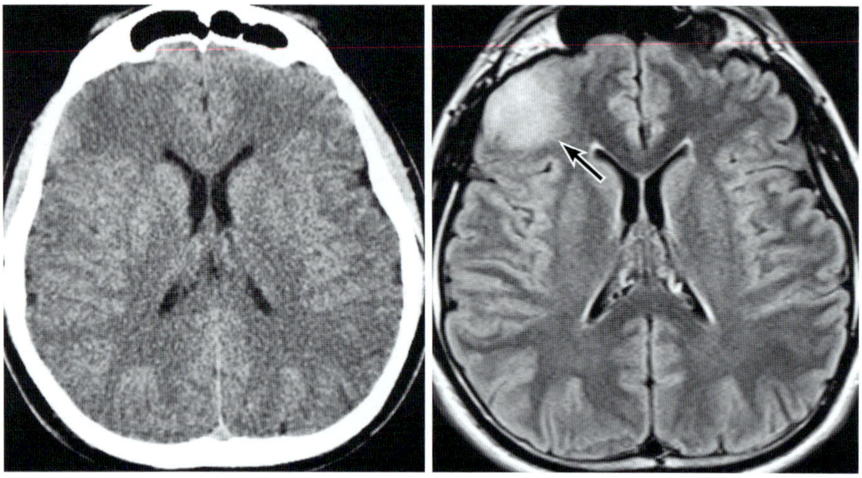

A：単純CT　　B：FLAIR像

図2　症例2-2

- **画像所見**　単純CT(図2A)では頭蓋内および脳実質に異常を認めない．FLAIR(図2B)では，前頭葉灰白質から皮質下白質にかけて，限局性の高信号域が認められる(→)．軽度のmass effectを伴う．周囲に浮腫性変化は認めない．また，病変内部に囊胞変性は認めない．画像診断ではびまん性星細胞腫(diffuse astrocytoma, WHO grade II)と診断した．

- **治療方針**　抗痙攣薬による保存的治療法が開始されたが，その後も難治性の痙攣を繰り返したので，開頭摘出術が施行された．

- **最終病理診断**　限局性皮質形成異常(focal cortical dysplasia).

症例 2-3

30歳代女性．意識障害で倒れているところを発見され，救急搬送される．発症時間不詳．

A：単純CT
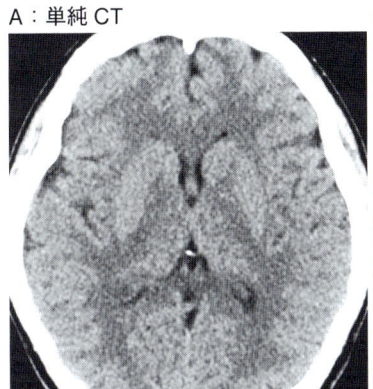

B：T2強調像
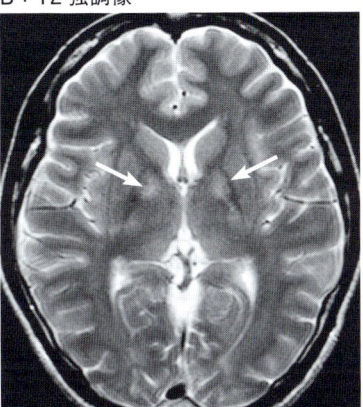

C：FLAIR冠状断像
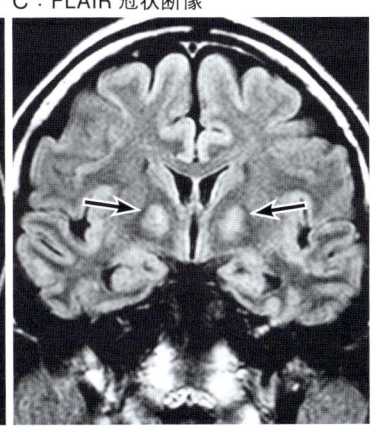

図3　症例2-3

- **画像所見**　単純CT（図3A）では明らかな異常は認めない．少なくとも頭蓋内に急性期から亜急性期の出血は認めない．T2強調像（図3B），FLAIR（図3C）では，両側淡蒼球に対称性に高信号病変を認める（→）．軽度のmass effectを伴う．

- **最終診断**　一酸化炭素中毒による両側淡蒼球壊死急性期．

- **治療方針**　高気圧酸素療法．

MRIも救急に有用

病態と臨床

　頭蓋内出血（くも膜下出血，高血圧性脳出血，外傷性出血など）は，急性期の致死率や再出血率（外傷では遅発性の出血や浮腫の増悪など）が高く，救命できても神経学的に重篤な後遺症を残すため，早期に確実に診断する必要がある．したがって救急においてはMRIではなく，簡便，かつ救急でも安全に施行可能な頭部単純CTが第一選択となる．

　しかし，MRIはCTと比較して濃度分解能（コントラスト分解能）が高く，急性期出血や石灰化以外の頭蓋内病変の検出率が高く，救急疾患においてもその臨床的有用性は高い（表2）．T2強調像やFLAIRの高い病変コントラストに加えて，拡散画像や非造影MRAから得られる所見はMR撮像でしか得られない情報である．

　症例2-1から症例2-3は，比較的軽症の神経症状の若年者症例で，CTで異常所見を認めないが，引き続き施行された緊急MRI所見が急性期の確定診断に有用であった．

表2　頭部緊急における画像診断の選択

CTが有用な疾患	MRIが有用な疾患
脳出血急性期	脳梗塞超急性期
くも膜下出血急性期	くも膜下出血亜急性期
頭部外傷急性期	前頭葉や側頭葉に限局する脳挫傷や，軸索損傷
頭蓋底，顔面頭蓋外傷	その他の中枢神経救急疾患全般

MR撮像にあたっての安全チェック

　MRIは静磁場内に入るため，その施行にあたっては救急スタッフのMRIに関する安全教育が必要となる．ペースメーカの埋め込みや義肢などの必須チェック事項は確実に行われなければならない．また，外傷などの救急症例では身体に磁性体異物が付着している可能性もあり，着衣の着替えや身体の洗浄処置をはじめとする検査前チェックが必要となる．MRIハードウエアのアクティブシールド化により，撮影室に入っただけではボア入口部に近づかない限り磁場変化を感じることはなくなってきたため，少しの油断が磁性体医療器具や酸素ボンベなどによるMRI装置への重大な吸着事故を起こしかねない．

画像診断

　頭部救急における基本的撮像法は，拡散画像，T2強調像，FLAIR，3D-TOF MRAである．さらに適宜，T2*強調像やT1強調像を加える．脳実質内の病態は水分含有量の増加を反映し，T2強調像およびFLAIRで高信号，T1強調像で低信号を呈する．脳脊髄液とほぼ同等の囊胞成分はFLAIRでも脳脊髄液と同等の低信号を呈する．T1強調像では，脂肪成分，出血(メトヘモグロビン)，マンガン沈着，メラニン沈着が特異的な高信号を呈するが，急性疾患ではこれらの検出を第一目的とすることは少なく，緊急頭部MRIにおいてはT1強調像は必ずしもルーチンに撮像しなくてもよい．

　T2強調像やFLAIR，TOF MRA，T2*強調像では，造影剤を用いなくても頭蓋内血管の開存，閉塞の診断が可能である〔T2強調像におけるflow voidの消失，FLAIRにおけるintraarterial signal，TOF MRAにおけるTOF効果の消失，T2*強調像におけるsusceptibility sign〕．

　拡散強調画像(diffusion-weighted imaging：DWI)では，CTやT2強調像よりも早期に脳虚血超急性期の組織障害を検出する．そのほかに痙攣後脳症や脳炎，脳膿瘍の診断に有用である(拡散低下状態は拡散強調画像で高信号，ADC画像で低信号をきたす)．

　T2*強調像は磁化率変化に鋭敏で，微量の常磁性体の出血産物の検出(低信号)に有用であるが，急性期のデオキシヘモグロビンには特異的ではなく(亜急性期のメトヘモグロビンや陳旧性のヘモジデリンも低信号を呈する)，その所見の解釈には慎重を要する．

　さらに活動性の炎症性疾患や脳腫瘍が疑われるときは，造影T1強調像を施行する．ガドリニウム(Gd)造影剤投与の際には，ダイナミック撮像も考慮する．脳動静脈奇形や，硬膜動静脈奇形，頸動脈海綿静脈洞瘻の診断には，造影MR DSA (digital subtraction angiography)が有用である．脳梗塞超急性期の血栓溶解療法の適応判定には，造

表3 荏原病院における頭部緊急MRI撮像プロトコール

	撮像法	撮像シーケンス	評価，目的
基本的撮像法			
拡散画像〔拡散強調画像 (DWI)およびADC画像〕	横断像	SE-EPI	脳梗塞超急性期，脳炎，脳膿瘍，痙攣後脳症など
T2強調像	横断像	高速SE	陳旧性脳血管障害，超急性期脳出血（オキシヘモグロビン），動脈閉塞（flow voidの消失）
FLAIR	横断像もしくは冠状断像（前頭葉や側頭葉病変を見るとき）	高速SE	皮質枝閉塞(intraarterial signal)，急性期〜亜急性期のくも膜下出血，脳挫傷，側頭葉内側病変
TOF MRA	大後頭孔から脳梁体部が入るように	3D GRE	主幹動脈閉塞の有無，Willis動脈輪の形状，脳動脈瘤
以下は追加撮像			
T1強調像	目的に応じて	SE	亜急性期出血（メトヘモグロビン）
脂肪抑制T2強調像		高速SE	球後部視神経から傍鞍部の精査
T2*強調像	横断像	GRE(2D)	微量の出血産物，塞栓子(susceptibility sign)
磁化率強調画像(SWI)	横断像	GRE(3D)	静脈奇形，微量の出血産物，塞栓子(susceptibility sign)およびmisery perfusion状態の評価
造影T1強調像	横断像＋もう1方向	2D SE	血液脳関門(BBB)の破綻の有無
造影灌流画像	横断像	GRE-EPI	脳循環動態評価，循環予備能の評価
造影MR DSA	目的に応じて	GRE(2D)	脳動静脈奇形，硬膜動静脈瘻，頸動脈海綿静脈洞瘻
造影MRA元画像（血液プール造影効果）	横断像	GRE(3D)	脳動静脈奇形，硬膜動静脈瘻，頸動脈海綿静脈洞瘻

SE：spin echo, GRE：gradient echo, EPI：echo planar imaging, DWI：diffusion weighted imaging, SWI：susceptibility weighted imaging, FLAIR：fluid-attenuated invevsion recovery, MRA：magnetic resonance angiography, TOF：time of flight

影灌流画像による脳循環状態の評価が有用である．

　時間外の緊急MRIは，通常のMRI検査よりも少人数のスタッフで施行することが多いので，あらかじめ無理のない緊急用のMRIプロトコールを設定しておくことが重要である（表3）．画像診断が診療を進めるうえでの律速段階になってはいけない．診断機器の性能が向上し，撮像法，造影法が多岐にわたるようになったので，画像診断を専門とする放射線科医は，画像検査法の計画およびプロトコール作成に責任をもち，その選択に積極的に介在すべきである．

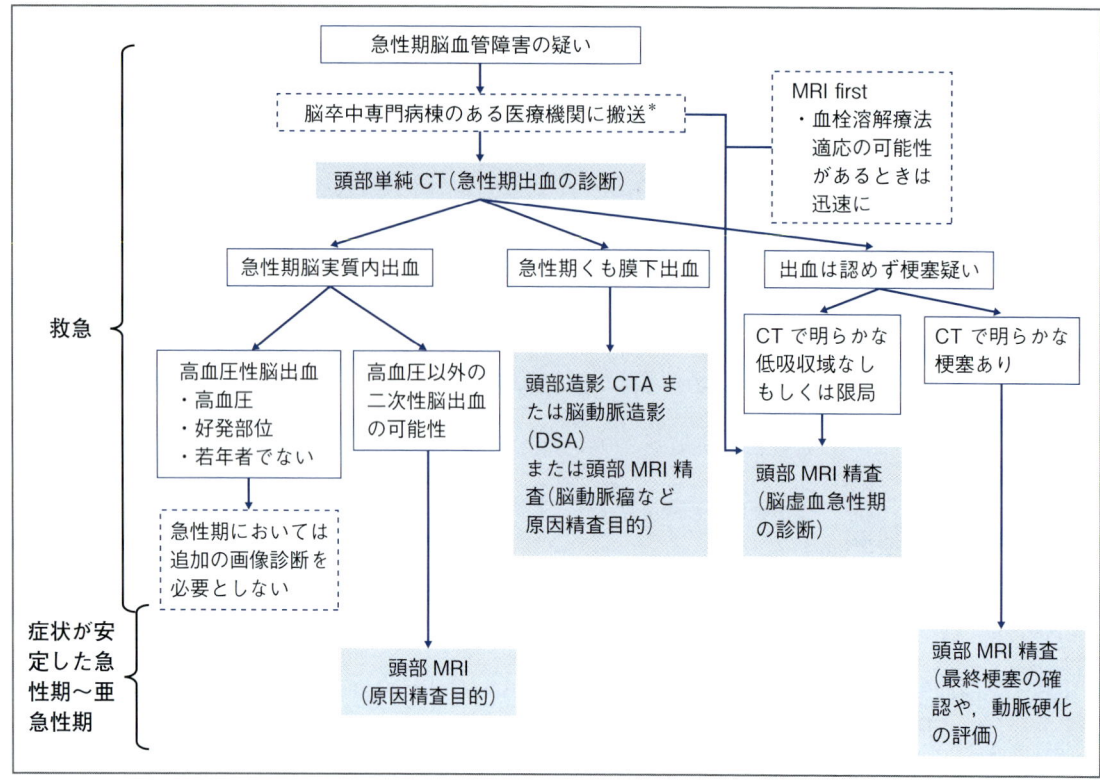

図4 急性期脳血管障害の画像診断の流れ

急性期脳血管障害の画像診断の流れを図4にまとめて示す．

キーポイント

- MRIはCTと比較して撮像時間が長く，静磁場内に入るので制限事項があるが，中枢神経疾患ではCTよりも高い濃度分解能を有する．
- 拡散強調画像は超急性期の脳実質の組織障害を最も早期に検出する．
- MRIでは造影剤を用いなくても，脳血管（脳動脈）の情報が得られる．
- 緊急頭部MRI用の撮像プロトコールをあらかじめ設定しておく．

文献

1) 井田正博：脳血管障害総論．井田正博・他編：すぐ役立つ救急のCT・MRI．学研メディカル秀潤社，2012：14-19．
2) 井田正博：救急を要する脳疾患総論．井田正博・他編：すぐ役立つ救急のCT・MRI．学研メディカル秀潤社，2012：36-39．

II章

脳出血

症例 3-1

70歳代女性．高血圧で経過観察中．突然，左片麻痺，意識障害を発症．右共同偏視．発症65分後にCTを施行．

A：単純CT

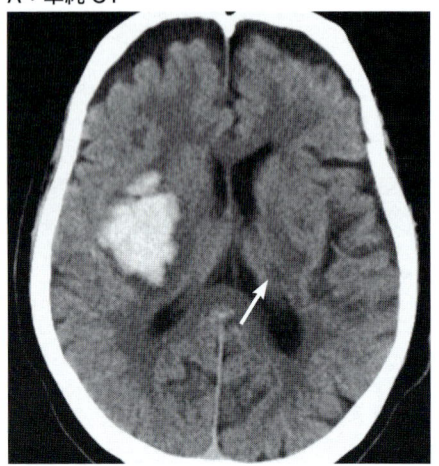

B：単純CT 冠状断像（基底核レベル）　　C：単純CT 冠状断像（視床レベル）

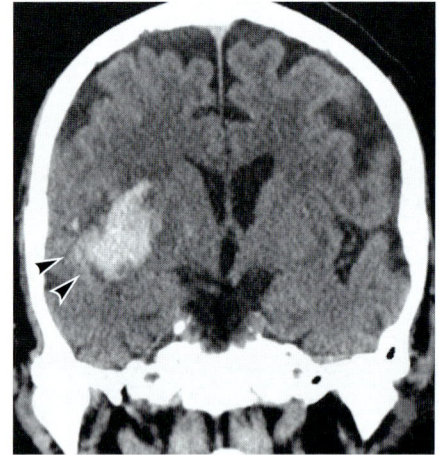

図1　症例3-1

○ **CT所見**　発症65分後の単純CT（図1A）で，脳実質内の右基底核領域に，境界明瞭，形状不整な高吸収域が認められる．高血圧性の実質内出血超急性期と診断できる．左視床には限局性の低吸収（濃度）域を認め，陳旧性の出血吸収後のgliosisである（→）．冠状断再構成像（図1B,C）を作成することで，血腫の進展範囲が明瞭となり，Sylvius裂に穿破した少量の出血（▶）も診断可能である．

● **最終診断**　右基底核領域の高血圧性脳出血超急性期．左視床の陳旧性脳出血吸収後のgliosis（グリオーシス）．

○ **治療方針**　内科的治療（血圧管理，抗脳浮腫薬投与）．

脳出血 II

症例 3-2

50歳代女性．突然，頭痛と嘔気・嘔吐を発症．発症50分後にCTを施行．

A：単純CT（大脳谷槽レベル）

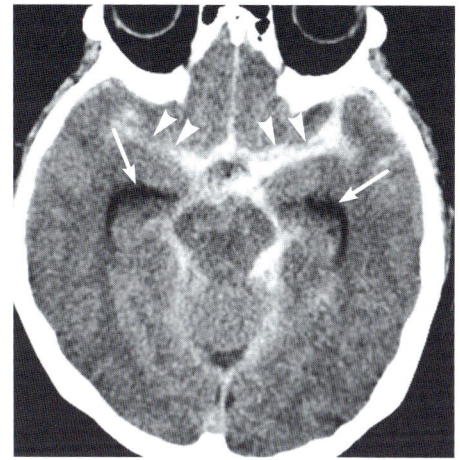

B：単純CT（Sylvius裂下部レベル)

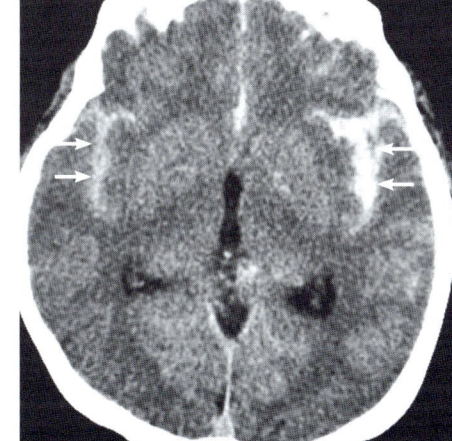

C：単純CT（Sylvius裂上部レベル）

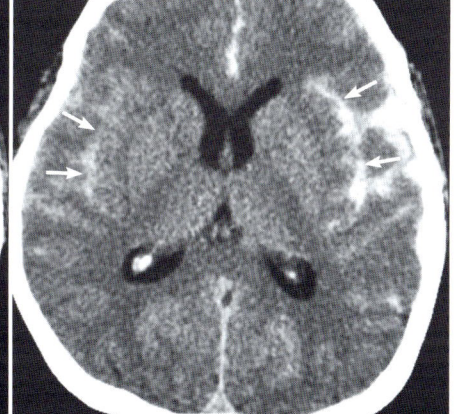

図2 症例3-2

○ **CT所見** 　発症50分後の単純CTで，鞍上槽から両側大脳谷槽（図2A，►），両側Sylvius裂（図2B,C，小矢印），両側脳表くも膜下腔に高吸収域が認められる．くも膜下出血急性期と診断される．くも膜下出血は左側優位に認められる．両側大脳半球とも，びまん性に軽度の腫脹をきたし，両側側脳室の軽度開大が認められる（両側側脳室下角が開大している．図2A，大矢印）．くも膜下出血の原因として脳動脈瘤の破裂が第一に考えられるが，その局在から，左中大脳動脈分岐部動脈瘤破裂と診断した（MRAおよびDSAで確認）．

● **最終診断** 　左中大脳動脈分岐部動脈瘤破裂によるくも膜下出血．

○ **治療方針** 　左前頭側頭開頭，左中大脳動脈分岐部動脈瘤クリッピング．

17

症例 3-3

70歳代男性．自転車の乗車中に自動車と接触し，転倒．来院時意識レベル清明，片麻痺なし．

A：頭部単純X線写真

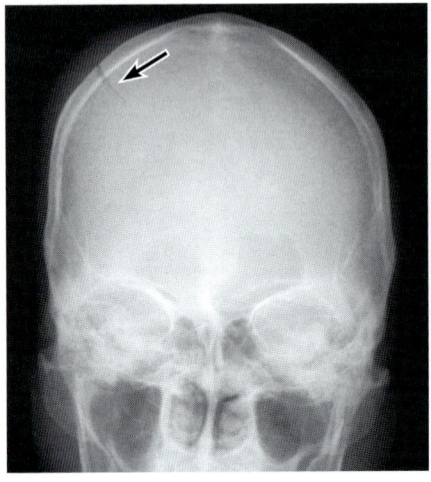

B：単純CT

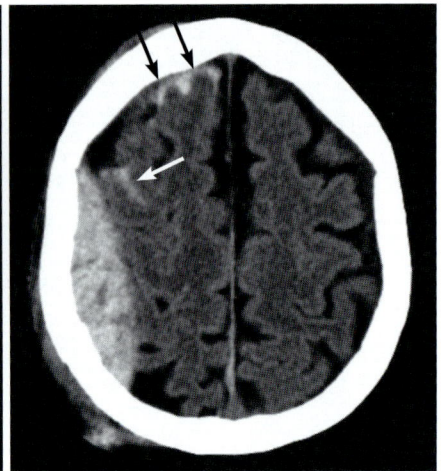

図3 症例3-3

○ **画像所見** 頭部単純X線写真(図3A)で右頭頂骨に線状骨折を認める(→)．陥没骨折は認めない．単純CT(図3B)では右頭頂部に限局性皮下血腫を認める．骨折部に一致して，右前頭領域から右頭頂領域にかけて凸レンズ状の実質外性の高吸収域が認められ，脳実質を軽度圧排している．右前頭領域にはくも膜下腔にも少量の高吸収域が認められる(→)．

● **最終診断** 外傷性の右頭頂骨骨折による急性硬膜外血腫．

○ **治療方針** 現在，意識清明であるが，中硬膜動脈損傷による硬膜外血腫と考えられ，血腫は急速に増大し，脳実質を圧排伸展して神経症状きたす可能性がある．意識レベル低下，左片麻痺出現を認めたり，3時間後の経過観察のCTで血腫増大が認められるようならば，開頭血腫除去術を施行する．神経症状の出現がなく，血腫増大がなければ経過観察．

急性期頭蓋内出血の画像診断

病態と臨床

急性期頭蓋内出血には，脳実質内出血(脳出血)，くも膜下出血，硬膜下出血，硬膜外出血などがある．局在から見たおもな頭蓋内出血およびその原因を表1に示す．脳出血は実質内を穿通する小動脈の破綻や直達外力により実質内に出血を生じる．くも膜下出血はくも膜下腔に出血をきたすもので，脳動脈瘤の破裂のほかに，外傷性や実質内出血からの波及がある．硬膜下血腫，硬膜外血腫は多くは外傷による(ノート2参照)．

表1　局在からみた頭蓋内出血の分類

	部　位	おもな原因
脳出血	実質内	高血圧性，外傷性
くも膜下出血	くも膜下腔	脳動脈瘤破裂，外傷性
脳室内出血	脳室内	実質内出血の穿破やくも膜下出血の逆流
硬膜下出血	硬膜下腔[*1]	外傷性
硬膜外出血	硬膜外腔[*2]	外傷性
慢性硬膜下血腫[*3]	硬膜下，被包化されている	高齢者，軽微な外傷の繰り返し

[*1] 硬膜下腔は，硬膜とくも膜との間の裂隙であるが，硬膜とくも膜は疎性結合組織で連続しており，正常では潜在腔で液体は貯留していない(ノート2参照)．
[*2] 頭蓋内硬膜は頭蓋冠内板骨膜と連続しており，正常では硬膜外腔は存在しない．
[*3] 急性硬膜下血腫とは異なる病態となる．

　また救急においては，慢性硬膜下血腫も頭蓋内出血の鑑別疾患のひとつとなる．慢性硬膜下血腫の病態とその形成過程は長期にわたり，急性病態ではないが，血腫の貯留による脳実質の圧迫により比較的急性症状を呈するためである．

　脳実質内出血〔intracerebral (intraparenchymal) hemorrhage：脳出血〕は脳卒中の約20%を占める．脳出血による急性期の死亡率はくも膜下出血に次いで高く，特に大量の出血例や脳幹(橋や中脳)出血例で急性期〜亜急性期の死亡率は高い．死亡率の低下や予後の改善のためには，画像診断による早期診断および早期治療開始が必要である．脳実質内出血の原因は多岐にわたるが，①高血圧性と，②二次性脳出血に大別される．高血圧性脳出血は脳出血全体の約80%を占める．

画像診断

　頭蓋内出血急性期の診断には，単純CTが第一選択となり，その検出および診断のgold standardとなる．実質内出血は，発症直後から亜急性期にかけて高吸収域を呈する．そして時間経過とともに辺縁部より低吸収域化する．

　脳出血急性期のCT所見には血液中のヘモグロビン濃度が関与する．血液および血腫のCT値と血液のヘマトクリット値には比例関係があり，ヘマトクリット値の上昇とともにCT値も上昇する．小児では相対的にヘマトクリット値が高く，大脳谷槽を走行する中大脳動脈M1や上矢状静脈洞，横静脈洞が成人よりも高吸収値を呈する．高齢者では血管壁の動脈硬化性の壁石灰化により，頭蓋内の動脈のCT値が上昇する．逆に貧血症例では，血管内のCT値も低下するので，静脈洞や心腔内，大動脈内のCT値は低下する．

　血液が血管外に漏出すると，血漿成分が吸収され，凝血塊を形成し，血腫内部のヘマトクリット値が上昇するため，実質内出血は血管内の血液や脳実質も高吸収値を呈する(70〜90HU程度)．同様の機序で，脳動脈内の塞栓子が高吸収域を呈する("hyperdense sign")．

　重度の貧血症例では，出血をきたしても凝血塊のヘマトクリット値が十分に上昇せず，急性期でもCTで典型的な高吸収値を呈さないこともある．また活動性の出血部

ノート2　頭蓋内の髄膜の構造

脳や脊髄を覆う髄膜は，①硬膜，②くも膜，③軟膜の3層の構造からなる（付図参照）．最外周の強靱な硬膜は硬膜外層と硬膜内層からなるが，頭蓋内では静脈洞部以外ではこの2層は完全に癒合している．硬膜外層は頭蓋冠内板の骨膜組織と一体となっている．硬膜とその内側のくも膜は疎性結合で接合しており，正常では硬膜下腔は潜在腔で液体貯留していない．

くも膜と軟膜との間にくも膜下腔が形成され，脳脊髄液で満たされている．くも膜と軟膜との間は無数の小柱線維構造で連続している．硬膜から連続して，大脳鎌や小脳テントなどの自由縁硬膜が形成される．

脊柱管内も頭蓋内から髄膜が連続し，硬膜，くも膜，軟膜の3層構造からなるが，その構造は頭蓋内とは異なる．

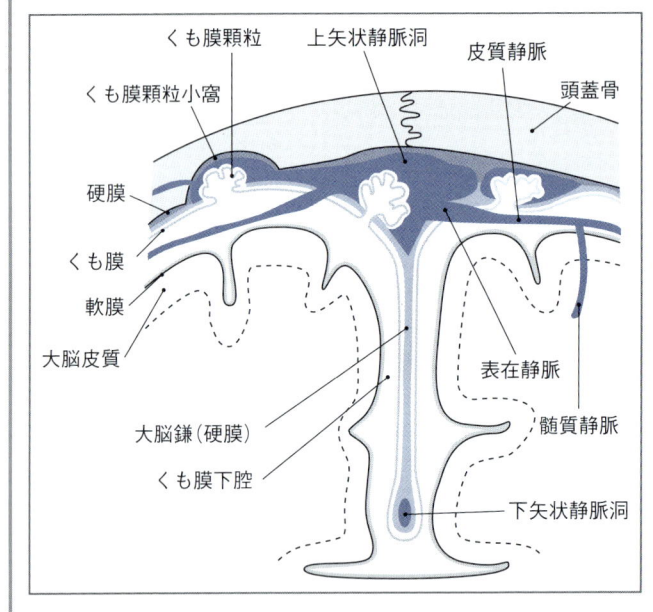

付図　髄膜のシェーマ（上矢状静脈洞部の冠状断面図）．（新見嘉兵衛：神経解剖学．朝倉書店，1976：192-194．Haines DE, Harkey HL, Al-Mefty O：The subdural space：a new look at an outdated concept. Neurosurgery 1993：32：111-120．より改変）

位では十分な凝血の形成はなく，典型的な高吸収値を示さないことがある．

出血と同様に高吸収値を呈する鑑別として，骨化と石灰化がある（ノート3）．これらは急性期血腫よりも高いCT値を呈する．石灰化成分の分布密度が低ければ，血腫と同程度の吸収値を呈するが，CT値100 HU以上では血腫よりも密度の高い石灰化を考える．

ノート3　頭蓋内の生理的石灰化

　頭蓋内で高吸収域を有する病変もしくは構造として，超急性期〜亜急性期の出血のほかに石灰化がある．石灰化には，加齢に伴い特定の正常組織に石灰沈着をきたす生理的石灰化と，病変内部もしくはその周囲に生じる病的な石灰化がある．

　生理的の石灰化(付表)は加齢に伴い出現し，特に松果体の石灰化は比較的早期から認められる(20歳以降)．脈絡叢の石灰化は両側側脳室三角部レベルや，Luschka孔レベルの脈絡叢にほぼ対称性に認められる(非対称のこともある)．大脳鎌や小脳テントの石灰化は高齢者で認められる．

　かつては単純X線写真や血管撮影では，松果体の石灰化の偏位が病変の存在診断に用いられていたが，CTでは病変自体の検出が可能なため，特に生理的な石灰化の偏位を重要所見として用いることは少ない．しかしCT診断においても大きな頭蓋内占拠性病変で脳実質の圧排，偏位が強いときに松果体の生理的石灰化や脈絡叢の石灰化を観察することで，病変の局在診断に有用なことがある(付図)．

　生理的石灰化の好発部位，年齢を考慮し，急性期の出血や病的骨折と誤診しないことが重要である．

付表　生理的石灰化

脳実質内	脳実質外
・淡蒼球 ・松果体 ・小脳歯状核 ・手綱交連	・硬膜 　大脳鎌 　小脳テント ・脈絡叢 　側脳室三角部 　Luschka孔レベル

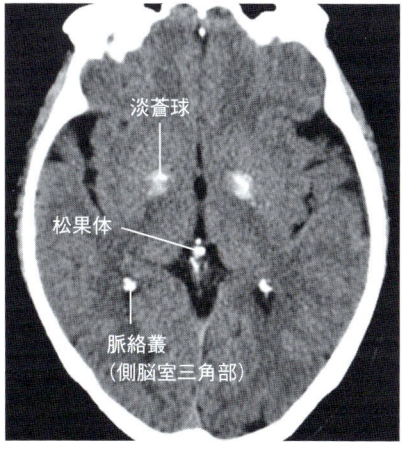

A：単純CT(淡蒼球レベル)　　B：単純CT(小脳歯状核レベル)

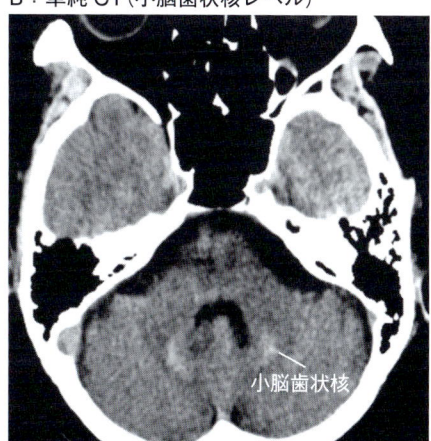

付図　生理的石灰化の部位

キーポイント

- 頭蓋内出血には局在から，脳実質内出血（脳出血），くも膜下出血，硬膜下血腫，硬膜外血腫がある．
- 脳実質内出血は高血圧性と非高血圧性とに大別される．
- 頭蓋内出血急性期の診断には単純 CT が第一選択で，gold standard となる．

文献

1) Kidwell CS, Wintermark M : Imaging of intracranial haemorrhage. Lancet Neurol 2008 ; 7 : 256-267.
2) Siddiqui FM, Bekker SV, Qureshi AI : Neuroimaging of hemorrhage and vascular defects. Neurotherapeutics 2011 ; 8 : 28-38.
3) Smith SD, Eskey CJ : Hemorrhagic stroke. Radiol Clin North Am 2011 ; 49 : 27-45.

脳出血 **II**

症例 4-1

60歳代女性．顔面を含む右片麻痺および構音障害．傾眠傾向．

A：単純CT（発症1時間20分後，基底核レベル）　B：単純CT（第2病日）

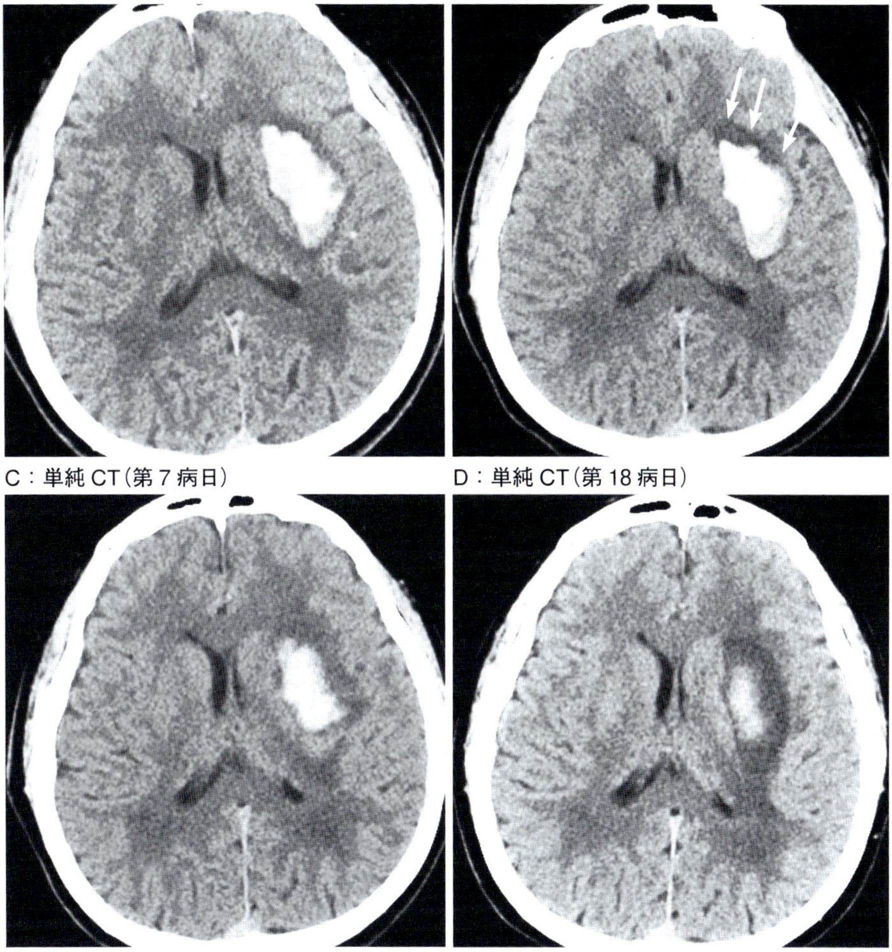

C：単純CT（第7病日）　D：単純CT（第18病日）

図1　症例4-1

- **CT所見**　発症1時間20分後のCT（図1A）で，左被殻に境界明瞭な高吸収域が認められ，脳実質内出血急性期と診断できる．脳室穿破の合併は認めない．第2病日のCT（図1B）では，血腫の増大はなく再出血の所見は認めないが，周囲に軽度の浮腫性変化（低吸収域）の出現が認められる（→）．mass effect（圧排効果）は軽度で，内ヘルニアの合併は認めない．第7病日のCT（図1C）では血腫の辺縁部から低吸収域化している．血管性浮腫の増悪を認めない．第18病日CT（図1D）では，血腫の辺縁部はさらに低吸収域化している．

- **最終診断**　高血圧性被殻出血急性期および経過観察．発症時から経過中に重篤な合併症は認めない．

- **治療方針**　症状は比較的軽度で，高血圧のコントロールなど内科的治療．

症例 4-2

70歳代男性．軽度の左上肢麻痺，意識鮮明，嘔気・嘔吐なし．高血圧あり．ラクナ梗塞の既往歴あり．発症1時間後にCTを施行．

A：単純CT（側脳室体部レベル，1時間後）

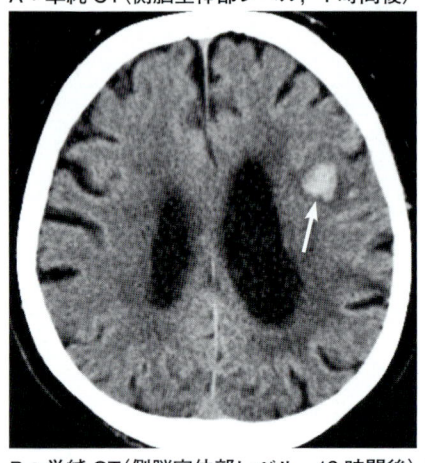

B：単純CT（側脳室体部レベル，13時間後）　C：単純CT（基底核レベル，13時間後）

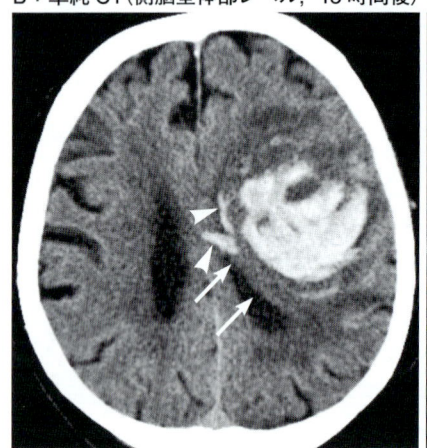

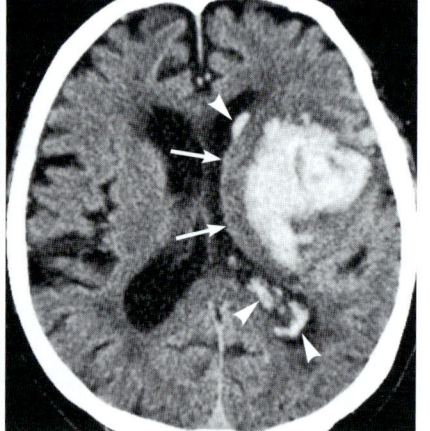

図2　症例4-2

○ **CT所見**　第1回目（発症1時間後）の単純CT（図2A）では，左前頭葉中前頭回皮質下白質に限局性の高吸収域が認められ（→），皮質下出血急性期である．その後，第1回目CTの12時間後に嘔気・嘔吐があり，左上肢麻痺が増悪し，意識レベルは軽度低下したため再度CTを施行．第2回目のCT（図2B，C）では，左前頭葉中前頭回皮質下白質の出血が増大しており，再出血の所見である．血腫は左被殻まで進展しており，mass effectにより左側脳室は圧排されている（→）．左側脳室内には少量の血腫穿破が認められる（▶）．

● **最終診断**　急性期に再出血をきたした**高血圧性皮質下出血**．

○ **治療方針**　内科的治療（血圧管理，抗脳浮腫薬投与，呼吸管理）．脳室穿破は少量で，水頭症をきたすリスクは低く，脳室ドレナージは施行せず．

表1 脳実質内出血の原因

高血圧性脳出血	非高血圧性脳出血をきたすおもな疾患（二次性脳出血）
出血部位からの分類 • 被殻出血 putaminal hemorrhage • 視床出血 thalamic hemorrhage • 皮質下出血 subcortical hemorrhage • 小脳出血 cerebellar hemorrhage • 脳幹出血（橋出血）brain stem hemorrhage（pontine hemorrhage）	• 脳動静脈奇形 • もやもや病 • 脳動脈瘤破裂 • 脳腫瘍 • 脳アミロイドアンギオパチー • 凝固異常 　凝固異常症 　抗凝固療法中 • 静脈洞血栓症 • 外傷性 • 血液疾患 • 薬物中毒（コカイン，アンフェタミンなど）

高血圧性脳出血　hypertensive cerebral hemorrhage

病態と臨床

脳実質内出血の原因として，①高血圧性と，②非高血圧性（二次性；高血圧以外の原因による脳出血）に大別される．そのなかで高血圧性の頻度が最も高く，8割以上を占める（表1）．

高血圧性脳出血の好発部位は，①被殻（40％程度），②視床（30％程度）で，③皮質下領域（10％程度），④小脳（5～10％程度），⑤脳幹（特に橋，5～10％程度）である（表2, 3）．

脳実質内を穿通する穿通動脈は機能的には血液脳関門（blood brain barrier：BBB）を有するが，中膜の平滑筋層が薄く外弾性板が欠如することから，血管壁は構造的に脆弱である．さらに基底核，視床，脳幹，小脳への穿通枝は，中大脳動脈や後大脳動脈，脳底動脈などの血管径の大きい動脈から直接分岐するため，血圧の影響を直接に受ける[†]．脳動脈の解剖について，ノート4, 5に示す．

健常な穿通動脈は血圧が上昇しても破綻，出血をきたすことはないが，長期にわたる

脚注

[†] 中大脳動脈M1から直接分岐する外側線条体動脈や，後大脳動脈から分岐する視床への穿通動脈群，脳底動脈から分岐する橋枝は，高血圧の影響を直接受ける深部穿通動脈で，被殻，視床，橋，小脳は高血圧性脳出血の好発部位である（表3参照）．
　一方，皮質下出血は，中大脳動脈皮質枝末梢側から分岐し，大脳半球脳表から脳実質に直接穿通する動脈（表在穿通動脈）の破綻によって生じる．皮質下出血は基底核や，視床，脳幹，小脳とは高血圧の影響の度合いが異なる．皮質下出血は高齢者に多く，後述するアミロイドアンギオパチーなどの背景因子も関与している可能性がある．

表2 高血圧性脳出血の好発部位と責任動脈

出血好発部位	責任動脈(親動脈からの分岐)	血行力学的特徴(ノート4を参照)
被殻	中大脳動脈 M1 からの外側線条体動脈	深部穿通動脈系
視床	後大脳動脈から視床への穿通動脈	深部穿通動脈系
脳幹(特に橋)	橋枝(脳底動脈からの回旋枝)	深部穿通動脈系
小脳	前下小脳動脈,上小脳動脈(脳底動脈からの回旋枝)	深部穿通動脈系
皮質下	髄質動脈(中大脳動脈からの表在穿通枝)	表在穿通動脈系

持続的な高血圧および加齢による変化により,深部穿通動脈(血管径が100〜300μm)の中膜筋細胞の壊死,血管系の拡張,線維性内膜肥厚,動脈壁への血漿浸潤が生じて,類線維素壊死と末梢の微小動脈瘤を形成する.この微小動脈瘤の破裂により高血圧性脳出血をきたす.また,血漿性動脈壊死をきたした穿通動脈の閉塞によりラクナ梗塞を生じる.

既往歴ないしは発作時に高血圧が認められ,それ以外の器質的な原因がなく,上記好発部位にきたした出血を高血圧性脳出血と診断する.高血圧性脳出血は夜間睡眠時よりも日中の活動時に発症頻度が高い

脳実質内出血により,① 局所神経症状,② 頭蓋内圧亢進症状,③ 髄膜刺激症状をきたす.局所神経症状としては,運動障害(片麻痺),感覚障害,言語障害,視野障害,失認,失調などがあるが,高血圧性脳出血は,被殻や視床に好発するため,対側の運動障害や感覚障害で発症する頻度が高い(表3参照).神経症状は脳梗塞と同様であるが,脳出血では脳梗塞と比較して発症直後から頭蓋内圧亢進症状(頭痛,嘔気,嘔吐,意識障害など)をきたすことが多い.また,共同偏視をきたすことが多く,被殻,視床出血では病変側に,小脳出血では健常側に向く.橋出血では両眼の縮瞳をきたす.実質内出血が脳表のくも膜下腔に穿破すると髄膜刺激症状(頭痛,嘔吐,項部強直,Kernig 徴候)をきたす.

急性期の合併症としては,再出血による血腫の増大,脳室穿破,脳室圧排もしくは脳室内血腫による水頭症,血腫周囲の血管性浮腫の増悪,脳ヘルニアの合併があげられる.

画像診断

頭蓋内出血の診断にCTやMRIによる画像診断は必須である.急性期出血の診断のgold standardは単純CTで,発症直後から明らかな高吸収域を呈する.CTでは出血の診断,血腫の局在および進展範囲,血腫の大きさ(容積),周囲の浮腫,血腫進展による合併症(脳ヘルニアや脳室穿破)などを評価する.横断像のみならず,冠状断再構成像は血腫の進展範囲や,脳室穿破部位の診断に有用である.

発症直後から出血による凝血塊は高吸収域となるが,凝血していない血液は,低吸収域を呈する.血腫中心部に低吸収域を認めたときは,活動性の出血部位である可能性がある.

以下の①〜③を満たすときに高血圧性脳出血と診断される.① 既往歴もしくは現症

表3 高血圧性脳出血の好発部位と特徴

	被殻出血	視床出血	皮質下出血	小脳出血	脳幹出血(橋出血)
頻度	40%	30%	10%	5〜10%	5〜10%
責任血管	外側線条体動脈	視床への穿通動脈群	皮質枝からの髄質動脈	前下小脳動脈, 上小脳動脈	橋枝
その親動脈	中大脳動脈 M1	後大脳動脈	おもに中大脳動脈	脳底動脈	脳底動脈
局在の特徴	被殻外側に多い	内包に進展しやすい	皮質下白質	小脳歯状核周囲に好発	橋中心部に好発
脳室やくも膜下腔への穿破	側脳室前角や下角に穿破	側脳室体部, 第三脳室に穿破	くも膜下腔に穿破	第四脳室に穿破	橋前槽, 第四脳室に穿破
特徴的な症状	片麻痺	感覚障害・片麻痺	高次機能障害	めまい, 小脳失調	意識障害
片麻痺	内包進展で対側片麻痺	内包進展や脳室上衣下深部白質進展で対側片麻痺	中心前回から皮質脊髄路にかかると対側片麻痺	なし	対側片麻痺から四肢麻痺
意識障害	大出血例や脳室穿破例で, 意識障害をきたす				血腫が限局していても重度なことが多い
瞳孔異常	異常なし	病側で縮小	異常なし	縮小	縮小
対光反射	あり(異常なし)	消失	あり(異常なし)	あり(異常なし)	あり(異常なし)
眼球異常	病側への共同偏視	内側下方への共同偏視(鼻先凝視)	病側への共同偏視	健側への共同偏視	
感覚障害	対側の感覚障害	しびれ, 感覚障害は片麻痺より強い自発痛	頭頂葉病変で感覚障害		感覚障害あり
高次機能障害	運動性失語(優位半球)	視床失語(優位半球)	運動失語(優位半球), 感覚失語(優位半球), 失認, 失行(非優位半球頭頂葉), 同名半盲(後頭葉)	小脳失調	

ノート4　脳動脈の解剖1：前方循環系と後方循環系

　頭蓋内脳動脈の解剖を体系的にまとめると，① 前方循環系と② 後方循環系に分類される(付表)．前方循環系へは内頸動脈からの供給で，後方循環系は椎骨脳底動脈からの供給である．

　総頸動脈は頸部で内頸動脈と外頸動脈に分岐する．内頸動脈は頭蓋内を，外頸動脈は頭蓋外，すなわち頭頸部，頭蓋底および頭蓋冠周囲に分布する．前方循環系はおもにテント上の大脳半球に動脈血流を供給する．

　椎骨動脈は鎖骨下動脈より分岐し，頭蓋内テント下で合流して脳底動脈を形成する．後方循環系の椎骨脳底動脈はテント下の脳幹，小脳，両側後頭葉に供給する．

　前方循環系と後方循環系はWillis動脈輪(the circle of Willis)を介して(相互に)吻合する．

　後大脳動脈はP1が低形成もしくは欠損している場合，後交通動脈を介して内頸動脈から供給されることもある．発生学的には，後大脳動脈および前下小脳動脈は前方循環系からの発生で，椎骨動脈，脳底動脈近位側およびそれらからの分枝とは性質が異なる．後大脳動脈および前下小脳動脈は先天的には片側性の低形成はきたさない．一方，椎骨脳底動脈系は発生学的には退化しつつある動脈で，片側が低形成であることはしばしばみられる．片側が低形成でも，対側からの側副循環が発達し，血流供給の代償はなく，前下小脳動脈-後下小脳動脈の上下間で相互に血流を代償する．

　前方，後方循環系のそれぞれに脳表を覆う皮質枝(半球枝)と皮質枝から分岐して脳実質を穿通する穿通枝がある．穿通枝には表在穿通枝と深部穿通枝がある(ノート5参照)

付表　頭蓋内動脈を体系的にみる

前方循環系と後方循環系	皮質枝と穿通枝
• 前方循環系 anterior circulation(内頸動脈系) 　　前大脳動脈(ACA) 　　中大脳動脈(MCA) • 後方循環系 posterior circulation(椎骨脳底動脈系) 　　後下小脳動脈(PICA) 　　前下小脳動脈(AICA) 　　上小脳動脈(SCA) 　　後大脳動脈(PCA)*	• 皮質枝 • 穿通枝 　　深部穿通動脈系 　　表在穿通動脈系

＊後大脳動脈は後交通動脈を介して内頸動脈から供給されることもある．

に高血圧がある，② 高血圧性脳出血の好発部位(被殻，視床，橋，小脳歯状核周囲，皮質下白質)である，③ 血腫内部およびその周囲に出血の原因となるような器質的な疾患は指摘できない．

ノート5　脳動脈の解剖2：深部穿通動脈系と表在穿通動脈系

　主幹動脈や皮質枝から分岐して脳表や脳底部から脳実質を直接穿通して，基底核や，皮質下白質から深部白質に達する動脈を穿通動脈という．穿通動脈は走行および血行動態から，①深部穿通動脈系と②表在穿通動脈系に分類される．

1）深部穿通動脈系

　主幹動脈から皮質枝近囲側(内頸動脈や中大脳動脈近位側，脳底動脈や後大脳動脈近位側)より直接分岐して，脳底部より脳実質に穿通して大脳半球や脳幹に供給する動脈を深部穿通動脈系という．中大脳動脈からの外側線条体動脈，後大脳動脈からの視床への穿通動脈(群)，脳底動脈からの橋枝などがある．血管内圧の高い主幹動脈から直接血流を受けるため，深部穿通動脈系には表在動脈系に比較して高い血圧がかかる．深部穿通動脈系の末梢には高血圧性の血管壊死やリポヒアリン変性が生じて，高血圧性脳出血やラクナ梗塞の原因となる．また，深部穿通動脈起始部や近位側には，主幹動脈から連続してアテローム血栓性変化が生じ，分枝粥腫型梗塞(Ⅳ章　脳梗塞，症例48, p.326)の原因となる．

2）表在穿通動脈系

　中大脳動脈や後大脳動脈，前大脳動脈といったテント上のくも膜下腔を走行する皮質枝(大脳半球の回旋枝)遠位側から分岐し，脳表から灰白質を穿通して皮質下白質，深部白質(髄質動脈)に到達する．

　深部白質に，1）深部穿通動脈と2）表在穿通動脈の境界領域があり，慢性循環不全や境界領域梗塞をきたす．

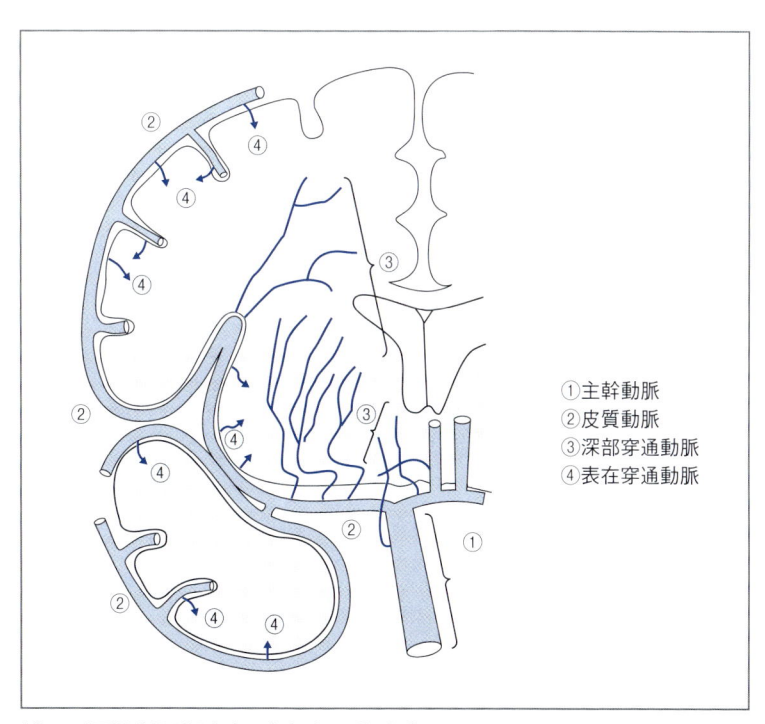

付図　深部穿通動脈系と表在穿通動脈系

①主幹動脈
②皮質動脈
③深部穿通動脈
④表在穿通動脈

高血圧性脳出血では，初回出血後に穿通動脈の攣縮や二次的な血栓形成による循環障害が生じ，二次的な再出血により血腫増大をきたすことがある．発症直後から発症6時間以内は出血が持続している可能性もある．さらに周囲の血管性浮腫の増悪をきたすので，発症直後に症状が安定していても，初回CTの6～12時間後に経過観察の第2回目のCTを施行する．急性期～亜急性期に意識障害や片麻痺など神経症状の増悪を認める症例では，その時点で経過観察CTを施行する．血腫量の多い症例や，脳ヘルニア，脳室穿破などの合併症がある症例では，継続的な経過観察のCTが必要で，血腫の吸収消退過程および合併症の経過観察を行い，退院前に血腫の縮小や合併症の改善も画像診断で確認する．

　脳実質内出血に限らず，頭蓋内出血の第一選択の画像診断は単純CTである．CTで高血圧性脳出血の確定診断がなされれば，MRIの追加は必ずしも必要ない．高血圧性脳実質内出血以外の二次性出血の可能性を少しでも疑うときは，状態の安定した早い時期にMRIによる精査を施行する．特に脳動脈瘤破裂を強く疑うときはなるべく早急にMRIや造影CT血管撮影(CT angiography：CTA)，脳動脈造影(DSA)を施行する．

キーポイント

- 脳実質内出血の原因としては高血圧性が最多．日中の活動時に多い．
- 被殻，視床，皮質下，小脳，脳幹(橋)が高血圧性脳出血の好発部位である．
- それ以外の部位，若年者の脳実質内出血では二次性(非高血圧性)を考える．
- 二次性の原因検索にはMRIが有用である．

文献

1) Fewel ME, Thompson BG Jr, Hoff JT : Spontaneous intracerebral hemorrhage : a review. Neurosurg Focus 2003 ; 15(4) : E1.
2) 小林祥泰：脳卒中データバンク2009．中山書店，2009．

症例 5-1

60歳代男性．突然，右片麻痺，意識障害を発症．高血圧あり．発症80分後．

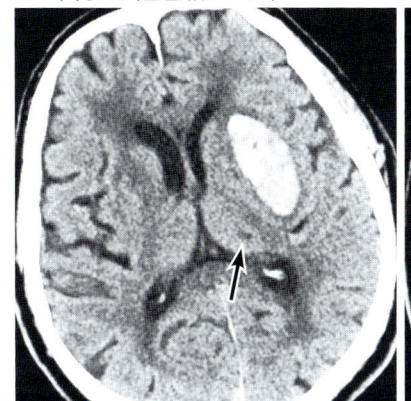

A：単純CT（基底核レベル）　B：単純CT（側脳室体部レベル）

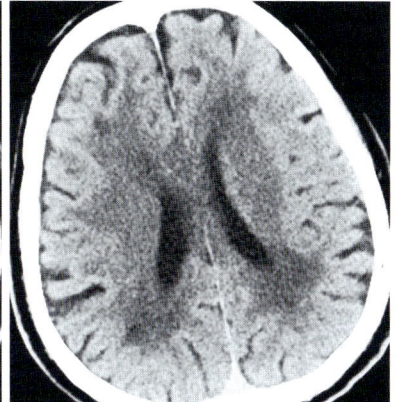

C：単純CT冠状断像

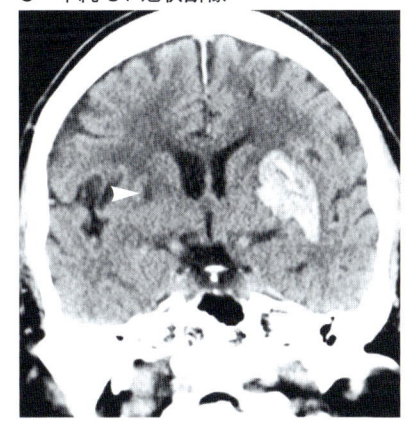

図1　症例5-1

- **CT所見**　基底核レベルの単純CT（図1A）では，左被殻に境界明瞭な高吸収域が認められ，軽度のmass effectを伴う．脳実質内出血超急性期の所見である．発症直後で，まだ周囲に浮腫性変化は認めない．血腫周囲に明らかな脳動静脈奇形や脳腫瘍を示唆する所見は認めない．左視床には限局性の低吸収域があり（→），高血圧性の陳旧性ラクナ梗塞である．

  側脳室体部レベル（図1B）では，両側側脳室周囲深部白質には広範囲に低吸収域が広がり，長期にわたる高血圧による髄質動脈レベル末梢の慢性循環不全の所見である．

  再構成冠状断像（図1C）では，左被殻の実質内出血から側脳室やSylvius裂への脳室穿破，脳室内出血は認めない．右被殻にも陳旧性ラクナ梗塞を認める（▶）．

- **最終診断**　（高血圧性の）左被殻出血超急性期．

- **治療方針**　その後，意識レベルは改善傾向で，神経症状の増悪はなく，失語も認めず，血圧のコントロールなどの内科的治療．

| 症例 5-2 | 60歳代男性．5時間前に突然の右上肢脱力出現．その後，症状が増悪，嘔気・嘔吐および意識レベル低下が出現したため，救急搬送される．来院時の血圧は 220/112 mmHg．胃癌術後の既往歴がある． |

A：単純CT（基底核レベル）　　B：単純CT（側脳室体部レベル） 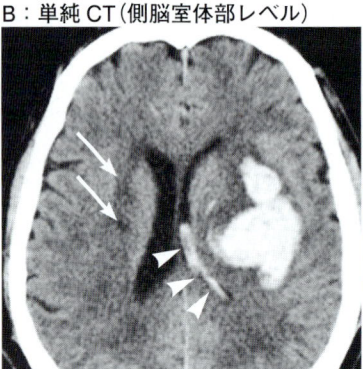　　C：単純CT（放線冠レベル）

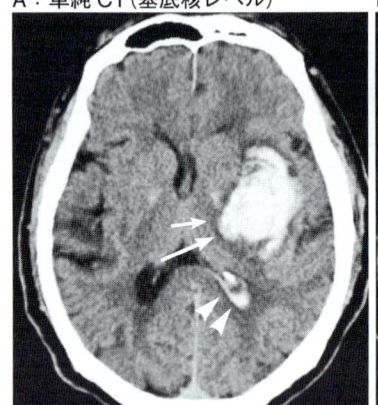

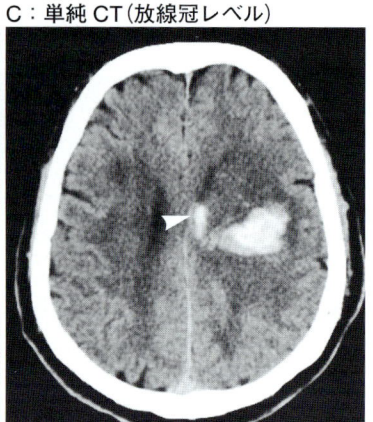

D：単純CT 冠状断像

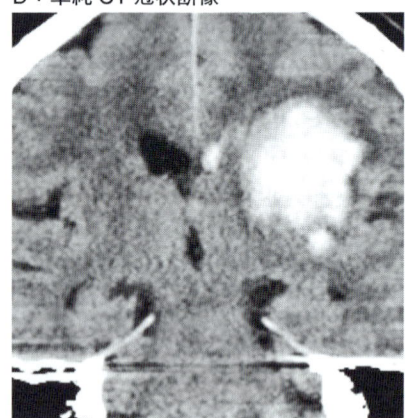

図2　症例5-2

○ **CT所見**　単純CTでは，左被殻，左中大脳動脈外側線条体動脈領域に大きな高吸収域が認められ，軽度の mass effect を呈し，左内包後脚に進展し（図2A，大矢印），軽度圧排している．左内包後脚には血腫周囲の浮腫性変化が認められる（図2A，小矢印）．さらに血腫は上方に進展し，左側脳室体部に直接穿破し，左側脳室内に少量の脳室内血腫をきたしている（図2A，B，C，►，図2D）．まだ水頭症を合併していない．右外側線条体動脈領域には陳旧性ラクナ梗塞を認める（B，大矢印）．

● **最終診断**　高血圧性の左被殻出血超急性期．側脳室への穿破を合併．

○ **治療方針**　失語は認めず，内科的治療．

症例 5-3

60歳代女性．高血圧で通院中，突然，左片麻痺を発症．右への共同偏視あり．高血圧性脳出血を第一に考え，発症1時間30分後にCTを施行．

A：単純CT　　　　　　　B：単純CT冠状断像

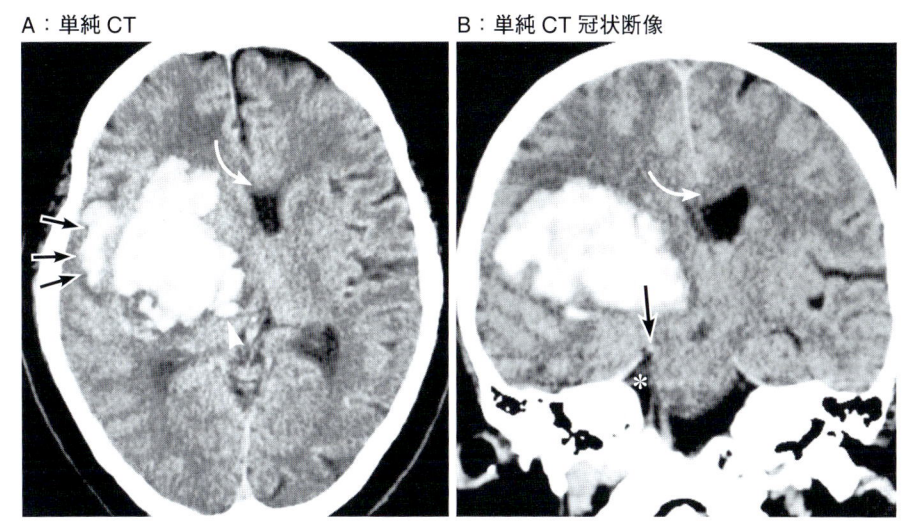

図3　症例5-3

○ **CT所見**　右被殻に大きな不整形状の高吸収域が認められ，周囲にmass effectをきたしている．被殻出血超急性期の所見である．血腫は，右内包後脚から一部右視床に進展している（図3A，▶）．さらに右側Sylvius裂にも少量穿破している（図3A，小矢印）．mass effectにより，大脳鎌下ヘルニア（midline shift）をきたしている（図3A, B，曲矢印）．また，右側下行性テント切痕ヘルニアをきたし（図3B，大矢印），中脳を圧排し，ヘルニアより尾側の脳脊髄液腔の開大をきたしている（図3B，＊）．

● **最終診断**　高血圧性の被殻出血超急性期．脳室穿破．脳ヘルニア．

○ **治療方針**　開頭血腫除去術も検討されたが，高血圧のコントロールと脳浮腫，頭蓋内圧亢進に対する管理などの内科的治療となった．

症例 5-4

60歳代男性．高血圧および狭心症で通院中．仕事中に突然，気分が悪くなり横になる．その1時間後に右片麻痺．失禁状態で発見される．発症2時間後にCTを施行．

A：単純CT（基底核レベル）
B：単純CT冠状断像（基底核レベル）
C：拡散強調画像
D：T2強調像

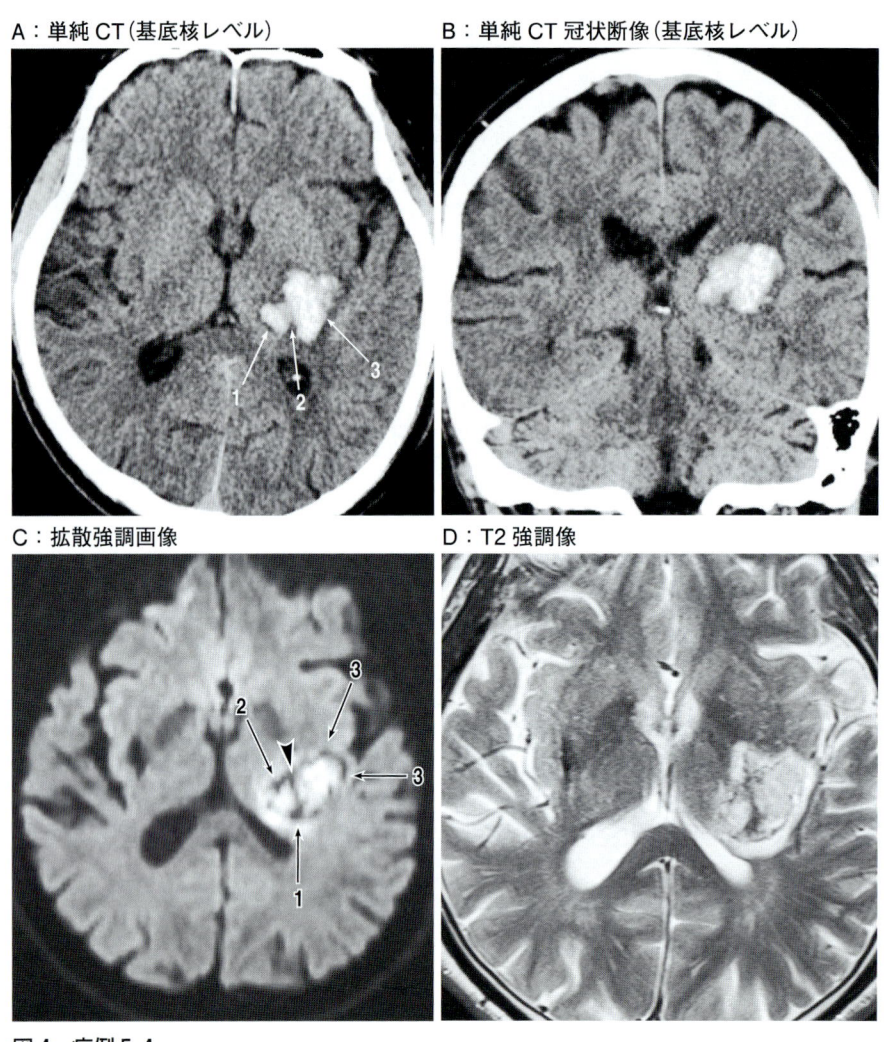

図4　症例5-4

○ **画像所見**　発症2時間後の単純CT（図4A,B）では，左視床外側領域（1→）から左内包後脚（2→），左被殻後半領域（3→）に高吸収域の実質内病変が認められ，視床および被殻出血超急性期と診断できる．周囲には軽度の浮腫性変化も認められるが，内ヘルニアの合併，くも膜下腔や脳室への出血穿破の所見は認めない．二次性脳出血を除外する目的でMRIが施行された．拡散強調画像（図4C）で，左視床外側領域（1→）から左内包（2→），左被殻後半領域（3→）に異常信号域を認め，中心部分は高信号，辺縁部分に線状の低信号を呈する．T2強調像では中程度の高信号を呈し，オキシヘモグロビンを主体とする超急性期の血腫である（図4D）．辺縁部にはデオキシヘモグロビンの線状低信号も認められ

る(C, ►)．二次性脳出血を示唆する血管奇形や腫瘍性病変は認めない．脳梗塞では発症から数時間以上経過しないと，T2強調像では信号変化をきたさない．

● **最終診断** 視床および被殻混合出血超急性期．

○ **治療方針** 内科的治療．

被殻出血　putaminal hemorrhage

病態と臨床

　被殻(putamen)は高血圧性脳出血の好発部位である．被殻は尾状核頭部の外側後方に大きな円錐状を呈する中心灰白質で，T2強調横断像では淡蒼球と島回との間に灰白質濃度として認められる(ノート6参照)．被殻と淡蒼球外節，尾状核体部は中大脳動脈M1部から直接分岐する複数の外側線条体動脈(lateral striate artery，深部穿通動脈系)から供給される．中大脳動脈M1から分岐する外側線条体動脈の高血圧性病変の破綻により，被殻に出血をきたす[†1]．高血圧性脳出血のなかで視床出血と並んで頻度が高い．

　被殻出血では軽度から中程度の顔面を含む対側の片麻痺，対側の感覚障害をきたす．大きな出血では，病変側を向く共同偏視[†2]，劣位半球障害時の失行・失認，同名半盲，意識障害をきたす．多くの症例では意識障害に先行して片麻痺が出現し，被殻出血に特徴的な臨床経過である．血腫が被殻外側に限局する症例では片麻痺は軽度であるが，内側(内包)や放線冠方向に進展すると，皮質脊髄路に進展して弛緩性片麻痺をきたす．側脳室に穿破し，脳室内血腫や水頭症を合併する．

画像診断

　中大脳動脈M1から分岐する外側線条体動脈は，淡蒼球および被殻を動脈支配するが，出血は被殻外側領域に好発する．

　被殻後半部の出血や大量出血では，内包を越えて視床に進展して混合型血腫を形成する．出血量が多いと，側頭葉深部白質や前頭葉の深部白質に進展する．大出血でmass effectが強いと，対側への大脳鎌下ヘルニアや同側の下行性テント切痕ヘルニアをきたす．

　側脳室前角や下角，三角部上衣下に進展すると，脳室内に穿破して脳室内血腫をきたす．また出血が外側に進展し，Sylvius裂のくも膜下腔に穿破することもある．

　大きな被殻出血は慢性期以降の吸収後に虚脱したスリット(slit)状の囊胞変性を残す．横断像で被殻外側領域に前後方向に長いスリット状の脳脊髄液濃度病変は，陳旧性の脳梗塞ではなく，高血圧性脳出血の吸収後である．

脚注
[†1] 外側線条体動脈はラクナ梗塞の好発部位でもある(Ⅳ章　脳梗塞，p.319参照)
[†2] 皮質注視中枢から内包を通過し，交叉後に対側の傍正中橋網様体(paramedian pontine reticular formation：PPRF)に至る経路を障害するために共同偏視を生じる．PPRFは対側の動眼神経核と対側の外転神経核をコントロールする．

被殻と尾状核は機能解剖上，同一の構造で，腹側線条体で両者は連続している．尾状核頭部は前大脳動脈からの内側線条体動脈，尾状核体部は中大脳動脈からの外側線条体動脈により栄養されるが，尾状核は高血圧性脳出血の頻度は低い．ただし，尾状核頭部から尾状核体部は側脳室前角から側脳室体部上衣下を走行するので，尾状核出血は側脳室に高頻度に穿破する．尾状核出血では実質内出血が小さくても，脳室内に穿破して大量の血腫を形成し，"原因不明の脳室内出血"として診断されることがある(図5)．

被殻出血のほとんどは高血圧性であり，鑑別疾患に苦慮することはないが，発症亜急性以降の病変では，下記の疾患が鑑別になる．

1) 出血性脳梗塞：右中大脳動脈 M1 に塞栓性閉塞を生じると，皮質枝 M2 以降は，髄内軟膜吻合(leptomeningeal anastomosis)を介する側副血行が生じる可能性がある

ノート6 　基底核とは

1) 大脳基底核とは

大脳基底核(basal ganglia)とは終脳の深部灰白質で，前脳基底部の線条体〔striatum(尾状核 caudate nucleus と被殻 putamen)〕と淡蒼球(globus pallidus)，間脳の視床下核(subthalamic nucleus)および黒質(substantia nigra)からなる(図6)．中心灰白質(central gray matter)はこれら基底核と間脳の視床を含める(視床は大脳基底核には含まれない[1])[†3]．基底核は大脳皮質や視床と相互の神経回路を形成し，運動の調節機能(興奮と抑制)を司る(錐体外路系 extra pyramidal tract)．その障害は，運動低下をきたす Parkinson 病や，振戦やアテトーゼなどの不随意運動の原因となる．大脳基底核の MRI 正常解剖を図7，8に示す．

2) その他の大脳基底核構造

大脳基底核に扁桃体(amygdaloid)と前障(claustrum)を含めることがあるが，扁桃体は尾状核の尾部と構造的に連続するが機能的な連続はなく，機能的には大脳辺縁系の一部である．前障は外包(external capsule)と最外包(extreme capsule)に挟まれた板状構造の灰白質であるが，機能的役割は明確ではなく，表在性の島回皮質の一部という考え方がある．

3) レンズ核とは

被殻と淡蒼球は合わせて**レンズ核**(lenticular nucleus)と称する．CTでは内包(前脚，膝部，後脚)と外包に挟まれるレンズ豆状の灰白質濃度の1つの構造単位として認識されるので，CT 解剖では多用されているが，被殻と淡蒼球は機能的には異なり，また MRI T2 強調像では両者が明瞭に区別できることから，MRI 解剖には適切な用語ではない．

脚注
†3 視床は間脳由来の中心灰白質で，大脳基底核には含まれない．ただし大脳皮質や基底核と密な神経線維連絡があり，大脳皮質−基底−視床−大脳皮質のフィードバックループを形成する(直接経路，間接経路)．視床の外側腹側核，前腹側核，背側内側核は運動のコントロールに関連する．そのほか，感覚，記憶，情動，眼球運動などの多くの機能を中継，連合する．

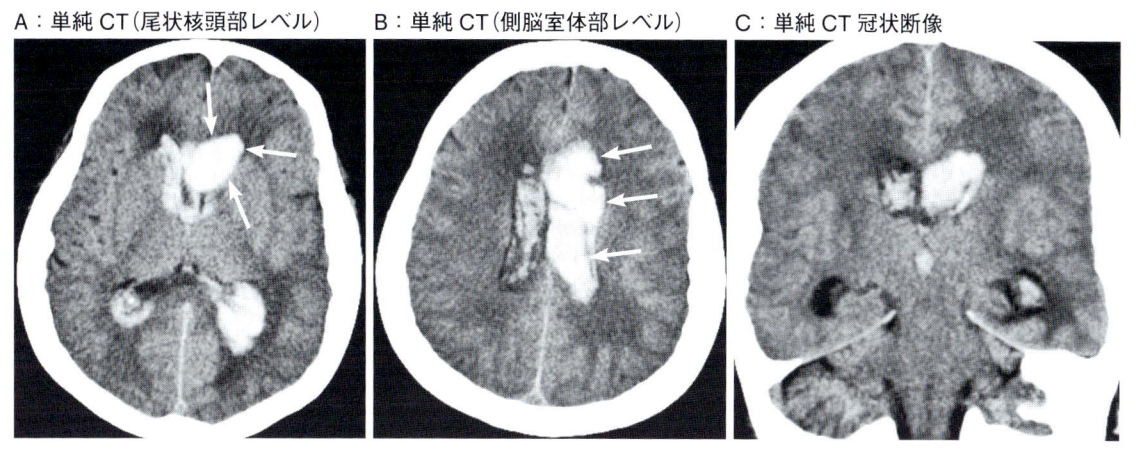

A：単純CT（尾状核頭部レベル）　　B：単純CT（側脳室体部レベル）　　C：単純CT冠状断像

図5　尾状核出血から穿破した脳室内出血超急性期（70歳代女性）
両側側脳室から第三脳室にかけて，高吸収域の脳室内出血急性期の所見が認められ，軽度の水頭症きたしている．血腫は左側脳室に優位に局在している．左尾状核頭部から尾状核体部には実質内出血が認められ（A, B, →），左尾状核の高血圧性脳出血超急性期と診断した．意識レベルは良好で，再出血なく，内科的治療で高吸収域の脳室内血腫も，2週間後にはほぼ完全に洗い出しされ，水頭症も改善した．

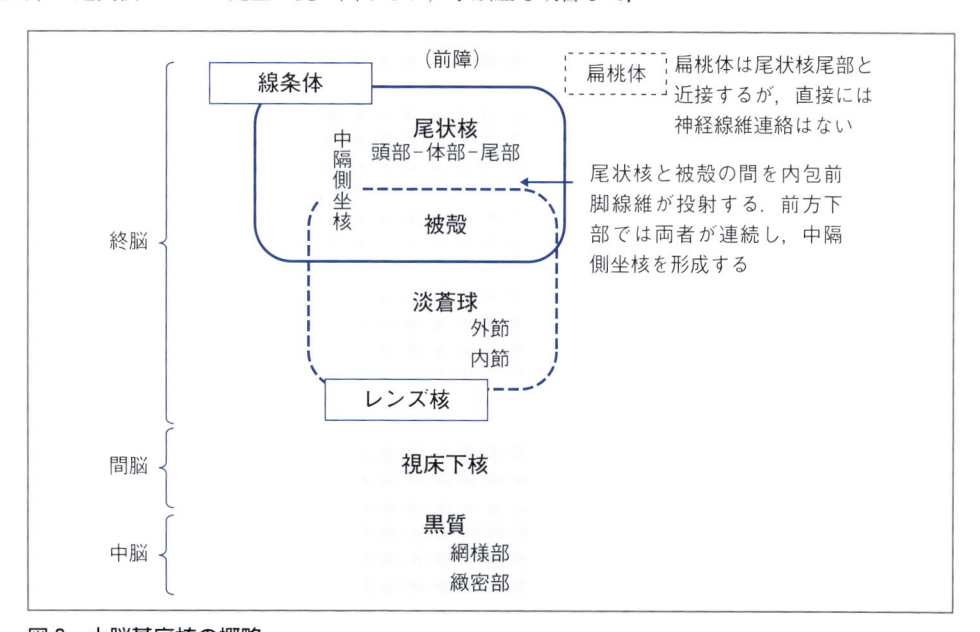

図6　大脳基底核の概略
大脳基底核は終脳の深部灰白質で，前脳基底部の線条体（尾状核と被殻）と淡蒼球，間脳の視床下核および黒質からなる．

が，外側線条体動脈は側副血行からの供給を最も受けにくく，最終梗塞に陥りやすい．最終梗塞部位に再開通により再灌流をきたすと出血性梗塞を合併する．

　2）ラクナ梗塞に合併した小出血．

　3）PRES（posterior reversible encephalopathy syndrome）：基底核領域に血管性浮腫を呈することがあるが，血管支配に一致しない．

　4）一酸化炭素中毒：両側淡蒼球に出血（もしくは非出血性の低吸収域）を認めたときは一酸化炭素中毒急性期を考える．

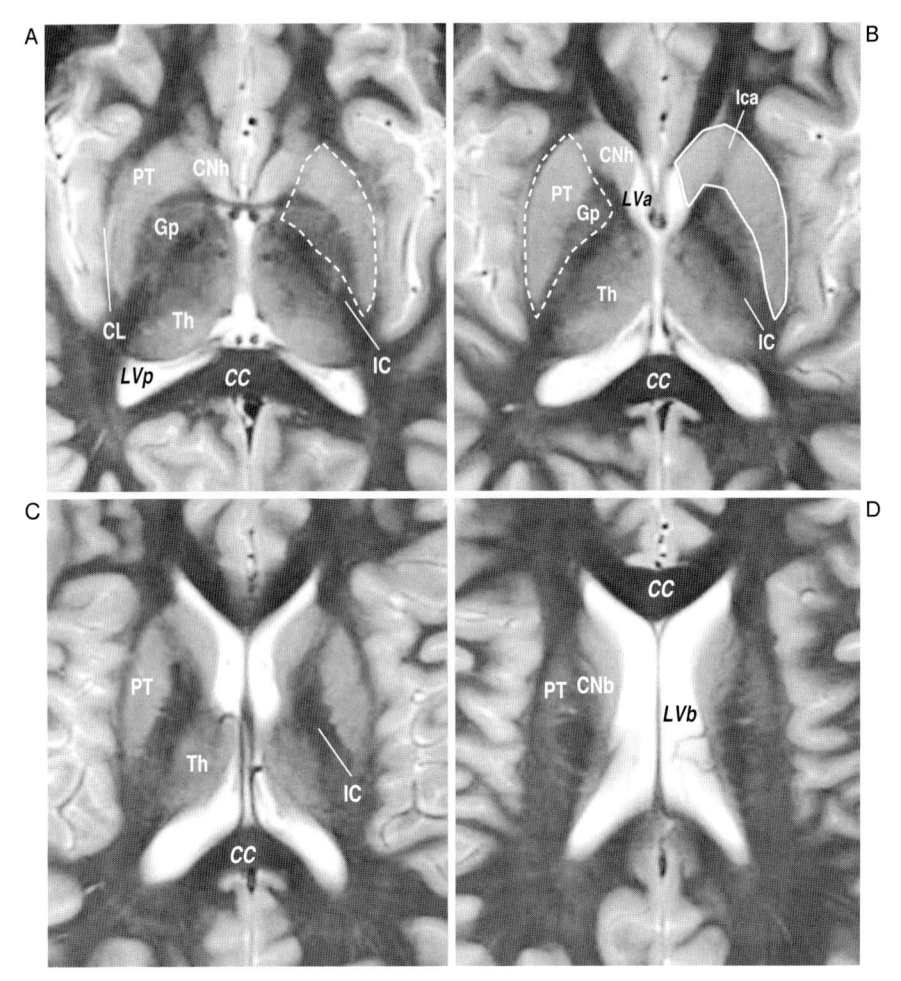

図7 大脳基底核と関連構造(1) MRI, T2強調横断像
A, B, C, Dの順に基底核視床レベルをbasiparallel lineに直交する横断面で尾側から頭側に呈示してある．以下の略語は図7と図8に共通している．

AC：前交連(anterior commissure)，ASN：中隔側坐核(nucleus accumbens septi)，CL：前障(claustrum)，CN：尾状核(caudate nucleus；図8では①→⑨と頭部から尾部まで順番に番号を付した)，CNb：尾状核体部(body)，CNh：尾状核頭部(head)，CNt：尾状核尾部(tail)，st：尾状核と被殻の間を貫通する内包前脚および尾状核と被殻を連絡する線状構造，GP：淡蒼球(globus pallidus)，GPl：淡蒼球外節(lateral)，GPi：淡蒼球内節(interior)，GPv：腹側線条体(ventral)，EC：外包(external capsule)，EeC：最外包(extreme external capsule)，IC：内包(internal capsule)，Ica：内包前脚(anterior limb of internal capsule)，LM：外側髄板(lateral medullary lamina)，MM：内側髄板(medial medullary lamina)，PT：被殻(putamen)，SI：無名質(substantia innominata)，Sn：黒質(substantia nigra)，ST：分解条(stria terminalis)，SuTN：視床下核(subthalamic nucleis)，Th：視床(thalamus, 図8ではTLと記載)．

それ以外のおもな構造(図中イタリック)

AcD：中脳水道(cerebral aqueduct)，Am：扁桃体(amygdala)，CC：脳梁(corpus callosum)，Hip：海馬体(hippocampus)，INS：島回(insular gyri)，LV：側脳室(lateral ventricle)，LVa：側脳室前角(anterior horn)，LVb：側脳室体部(body)，LVh：側脳室前角(frontal horn)，LVi：側脳室下角(inferior horn)，LVp：側脳室後角(posterior horn)，OPC：視交叉(optic chiasm)，V3rd：第三脳室(third ventricle)．

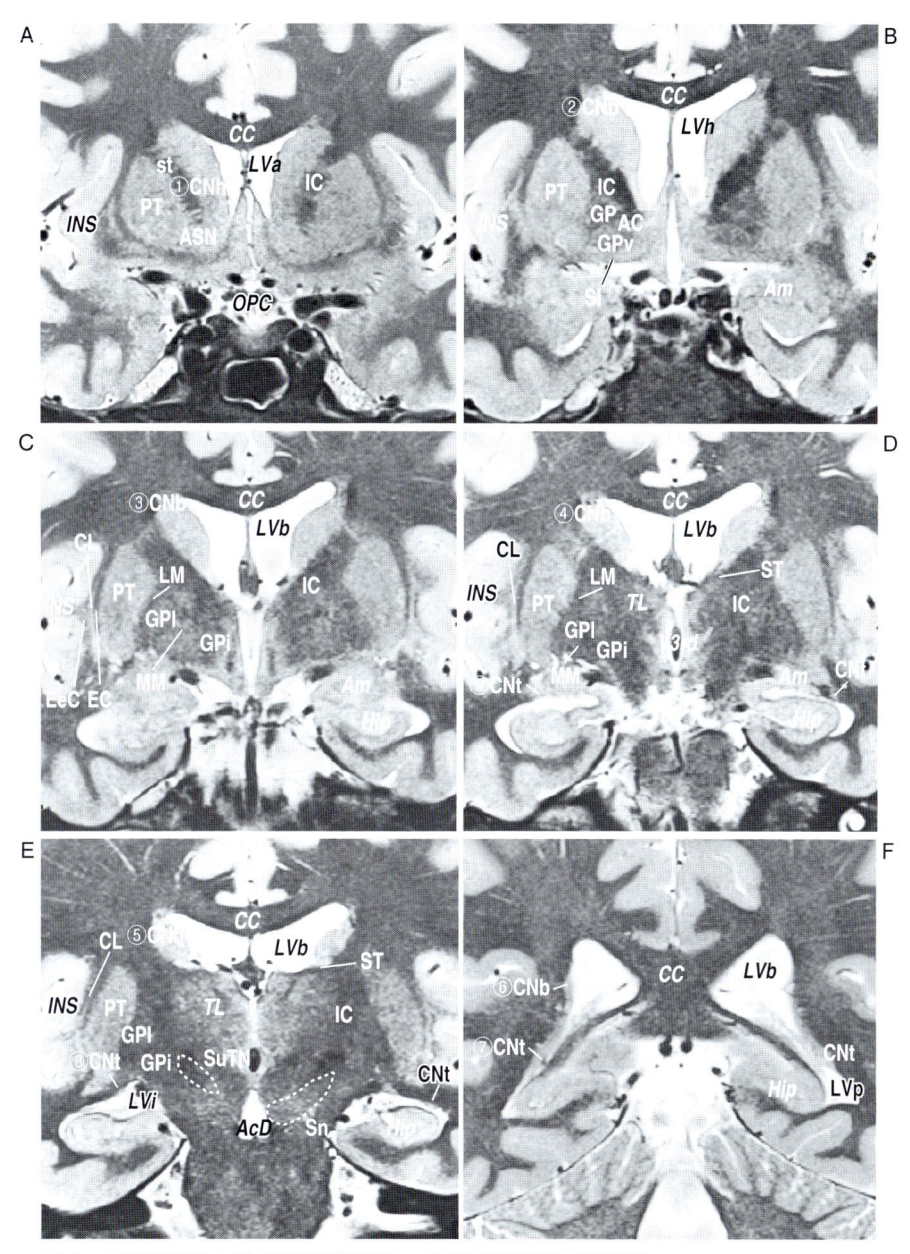

図8 大脳基底核とその関連構造(2) STIR T2強調冠状断像
A→Fの順に前頭側から後頭側へ呈示してある．略語は図7と共通．

キーポイント

- 被殻出血は，高血圧性脳出血のなかで最も頻度が高い．
- 顔面を含む対側片麻痺，病側への共同偏視などを認める．
- 外側線条体動脈からの出血である．

文献

1) Tsutsumi K, Nagata I : Neuroradiological evaluation of the severity and prognosis of putaminal hemorrhage. Nihon Rinsho 2006 ; 64 Suppl 8 : 373-377.

症例 6-1

70歳代女性．突然，左手指の感覚障害を発症．左上肢と下肢の脱力．高血圧あり．発症60分後にCTを施行．

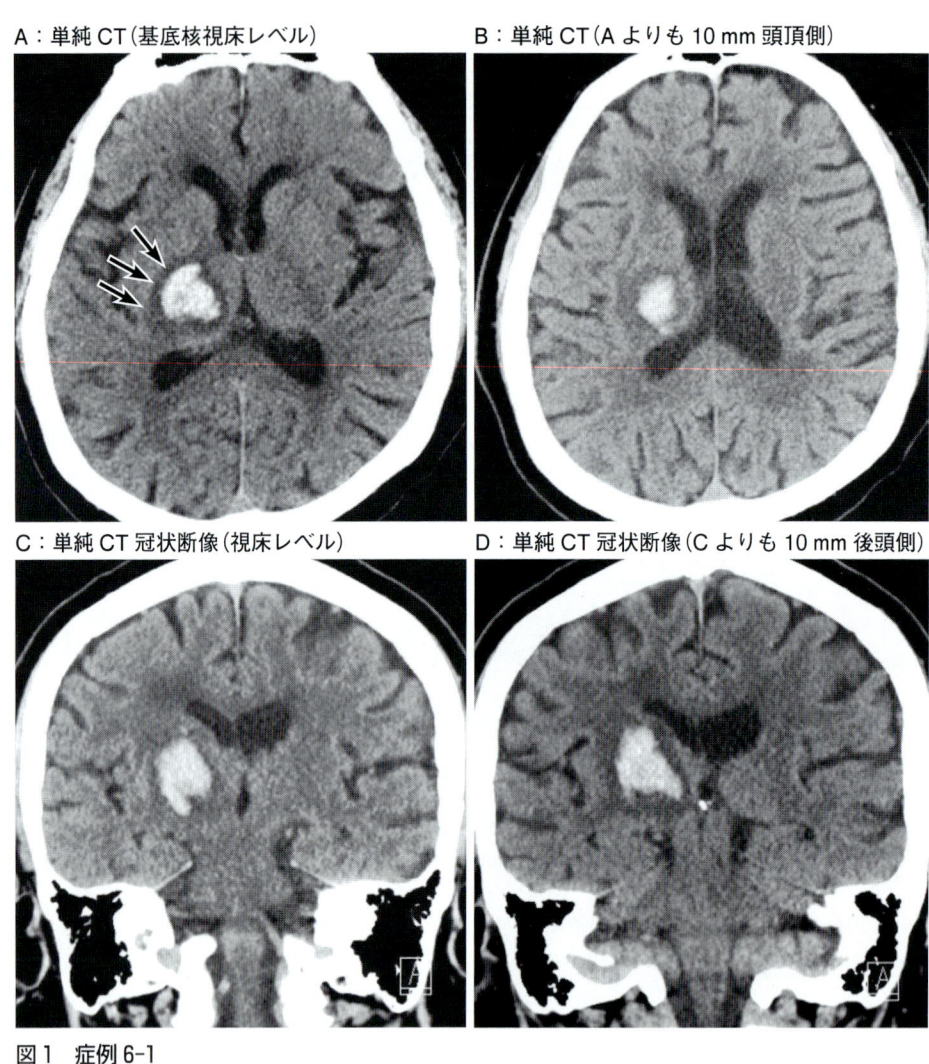

A：単純CT（基底核視床レベル）　　B：単純CT（Aよりも10mm頭頂側）

C：単純CT冠状断像（視床レベル）　　D：単純CT冠状断像（Cよりも10mm後頭側）

図1　症例6-1

- **CT所見**　右視床外側に境界明瞭な高吸収域を呈する．視床出血超急性期の所見である．周囲には軽度の低吸収域があり，浮腫性変化である．血腫および浮腫性変化は右内包後脚に進展している（図1A，→）．脳室内への穿破は認めない．

- **最終診断**　右視床に限局する高血圧性脳出血超急性期．

- **治療方針**　手術適応なし．内科的治療（輸液および血圧管理）

症例 6-2

70歳代女性．右片麻痺および失語，意識障害あり．高血圧にて他院通院中，来院時血圧 168/86 mmHg．起床時発症で正確な発症時間は不詳．正常状態の最終確認から 15 時間後，起床時からは 3 時間後に CT 施行．（症例 15-3 と同一症例．p. 101 参照）

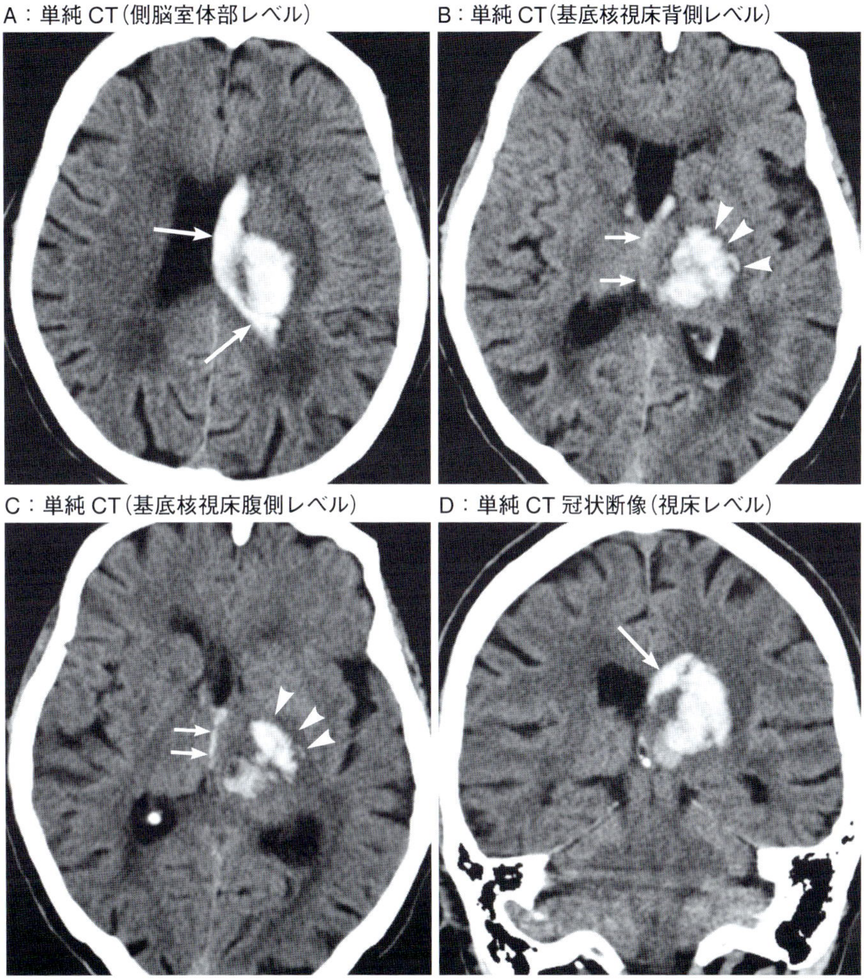

A：単純 CT（側脳室体部レベル）
B：単純 CT（基底核視床背側レベル）
C：単純 CT（基底核視床腹側レベル）
D：単純 CT 冠状断像（視床レベル）

図2　症例 6-2

- **CT 所見**　単純 CT では，左視床外側から内側にかけて高吸収域の急性期実質内出血を認める．左内包後脚を圧排している（図2B, C，▶）．血腫は上方に進展し，左側脳室体部に穿破し（図2A, D，大矢印），左側脳室内に高吸収域の脳室内血腫を形成しているが，まだ水頭症はきたしていない．脳室内血腫は第三脳室まで進展している（図2B, C，小矢印）が，視床出血の第三脳室への直接穿破は認めない．

- **最終診断**　左視床高血圧性脳出血急性期．左側脳室体部穿破．

- **治療方針**　内科的治療（血圧の管理，抗脳浮腫薬投与，呼吸管理）

症例 6-3

60歳代女性．突然，右片麻痺と意識障害を発症．来院時血圧 226/168 mmHg．コントロール不良．発症1時間後にCT施行．

A：単純CT（中脳レベル）　　　B：単純CT（腹側視床レベル）

C：単純CT（背側視床レベル）　D：単純CT冠状断像（視床レベル）

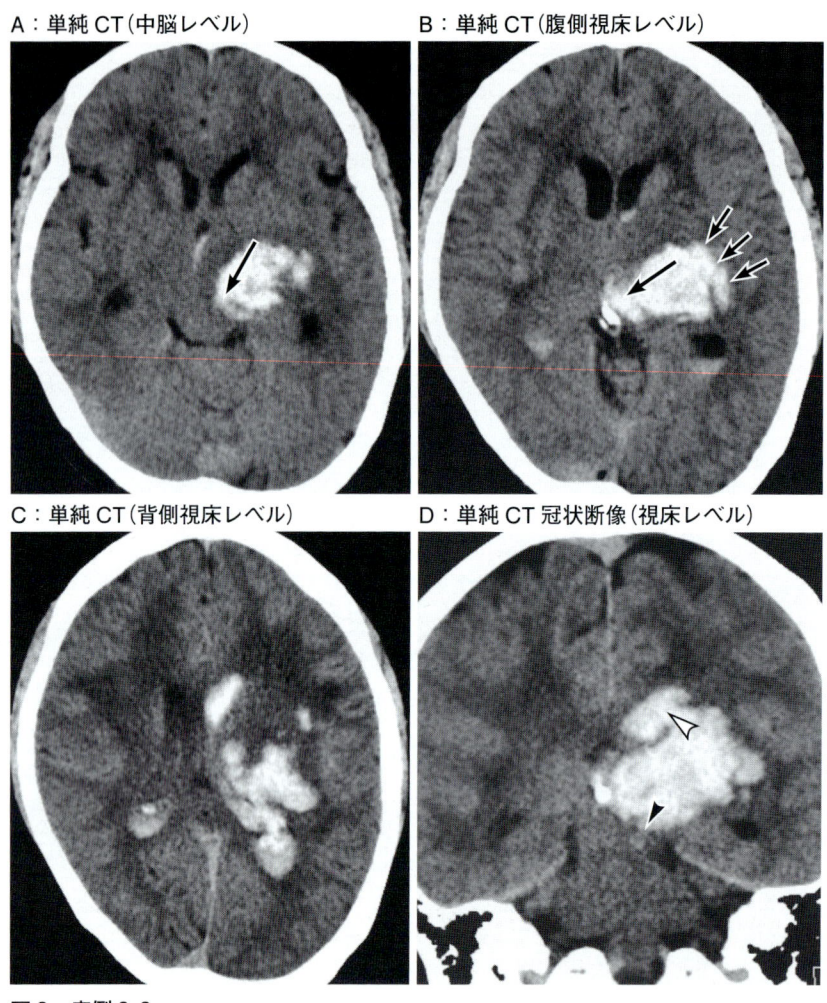

図3　症例6-3

- **CT所見**　左視床に高吸収域を呈する大きな実質内出血超急性期の所見を認める．血腫は外側方向に左内包後脚まで進展（図3B，小矢印），内側は中脳まで進展し，左大脳脚を圧排している（図3A，大矢印）．左側の下行性テント切痕ヘルニアをきたしている（図3D，黒矢頭）．さらに上方に進展し，左側脳室体部に直接穿破し（図3D，白矢頭），脳室内血腫を形成している．

- **最終診断**　左視床出血超急性期（高血圧性）．中脳への進展，大脳脚圧迫．下行性テント切痕ヘルニア．

- **治療方針**　脳室内血腫および水頭症に対して脳室ドレナージ．血腫に対しては内科的治療（血圧管理，抗脳浮腫薬投与，呼吸管理）．

視床出血　thalamic hemorrhage

病態と臨床

　視床(thalamus)は被殻とともに，高血圧性脳出血の好発部位である．

　視床は間脳由来で，第三脳室を挟んで両側に局在する大きな神経核群である(ノート7)．視床の外側は内包後脚，上方から背側は側脳室体部底部に面する．外側上方では分界条を挟んで尾状核と境界される．視床出血は後交通動脈や後大脳動脈皮質枝から直接分岐した視床への穿通動脈(深部穿通動脈系)からの出血である．

　視床出血は，しびれなどの対側の感覚障害と，内包後脚の圧排および進展による対側片麻痺をきたす．被殻出血と比較して，片麻痺よりも感覚障害(特に深部感覚の障害)が優位であることが多い．視床内に限局する小出血では症状は軽度であるが，優位半球では運動性失語，感覚性失語，視床性失語きたす．

　視床出血は被殻出血ほど大きな血腫を形成することは少ないが，大きな血腫では，脳室穿破や中脳へと進展し，意識障害や片麻痺などの重篤な症状をきたす．血腫が中脳へと進展すると，内下方に向く共同偏視(鼻先凝視)，病変側の縮瞳，対光反射の消失，意識障害の重篤化をきたす．第三脳室に穿破すると，反対側への共同偏位が認められることがある(wrong side deviation)．

画像診断

　単純CTで視床に高吸収域を示す．小出血の症例では血腫は視床に限局するが，血腫量が多いと周囲の浮腫性変化とともにmass effectや周囲への進展を示す．出血の進展形式から，①視床に限局，②外側方向への進展：内包後脚から被殻に進展，③尾側方向への進展：視床下部から中脳に進展，④上方へ進展：側脳室体部上衣下に進展→皮質脊髄路を障害，に分類される．

　被殻出血と比較して，高率に脳室内穿破および水頭症をきたす．脳室への穿破様式としては，放線冠方向に進展して側脳室体部へ穿破することが最も多いが，内側へ進展して第三脳室に直接穿破することもある．第三脳室に血腫を形成すると水頭症の原因となる．

ノート7　視床とは

　視床(thalamus)は間脳由来で，① 視床(狭義の視床，背側視床)，② 腹側視床(視床下域)，③ 視床上部，④ 視床下部からなる．

　腹側視床は背側視床と中脳の間にあり，視床下部の外側，内包の内側に位置する．腹側視床には不確帯やForelのH野などが属する．視床上部は視床髄条，手綱(habenula)，松果体(pineal body)からなる．

　視床下部(hypothalamus)は第三脳室底の両側に位置する小さな領域で，大脳辺縁系に属し，① 視索上部，② 隆起部，③ 乳頭体部からなる．第三脳室前方下面には漏斗(infundibulum)があり，下垂体柄から下垂体後葉に連続する．漏斗の前上方には正中隆起(median prominence)が，背側には灰白隆起(tuber cinereum)がある．視床下部は下垂体と自律神経系をコントロールする．

1）視床核の解剖と機能

　視床(狭義の視床，背側視床)は，第三脳室を挟んで両側に局在する大きな神経核群である．視床の外側は内包後脚，上方から背側は側脳室底部に面する．外側上方では分界条を挟んで尾状核と境界される．視床は複数の核からなり，① 前核群，② 内側核群，③ 外側核群，および④ 視床後部に分類される(図4)．形態学的にはY字型をした白質である内髄板(internal medullary lamina)によって，背側内側核，前核，外側核群に区分される．さらにこれら諸核の外側を包み込むように，外髄板(external medullary lamina)を挟んで網様核(reticular nucleus)が存在する．ただし，MR像で内髄板や視床の諸核を境界，識別することは困難である．

　視床の諸核は機能的には，① 特殊核(specific nuclei)，② 連合核(association nuclei)，③ 非特殊核に分けられる(表1)．特殊核は大脳皮質運動野や感覚野と両方向性に神経線維連絡があり，中継核(relay nuclei)の役割を果たす．嗅覚以外の感覚路の中継をなす．連合核は大脳皮質の連合野と相方向性の線維結合を形成する．非特殊核は特殊な感覚に個別的に機能する性質はない．視床の諸核とその機能について表1に示す．

2）視床の血管支配

　視床への血流は後大脳動脈からの穿通枝から供給される．視床灰白隆起動脈(thalamotuberal artery)は後交通動脈から分岐し，視床腹側核，内側核を支配する．視床穿通動脈(thalamoperforate artery)は後大脳動脈P1から分岐し，中脳傍正中領域と視床内側領域を支配する．視床膝状体動脈(thalamogeiculate artery)はP2から分岐し視床の外側領域を支配する．この領域はラクナ梗塞の好発部位で，半身感覚障害および多発性の視床痛の原因となる．後脈絡動脈(posterior choroidal artery)は視床付近から視床の後面，上面を支配する．

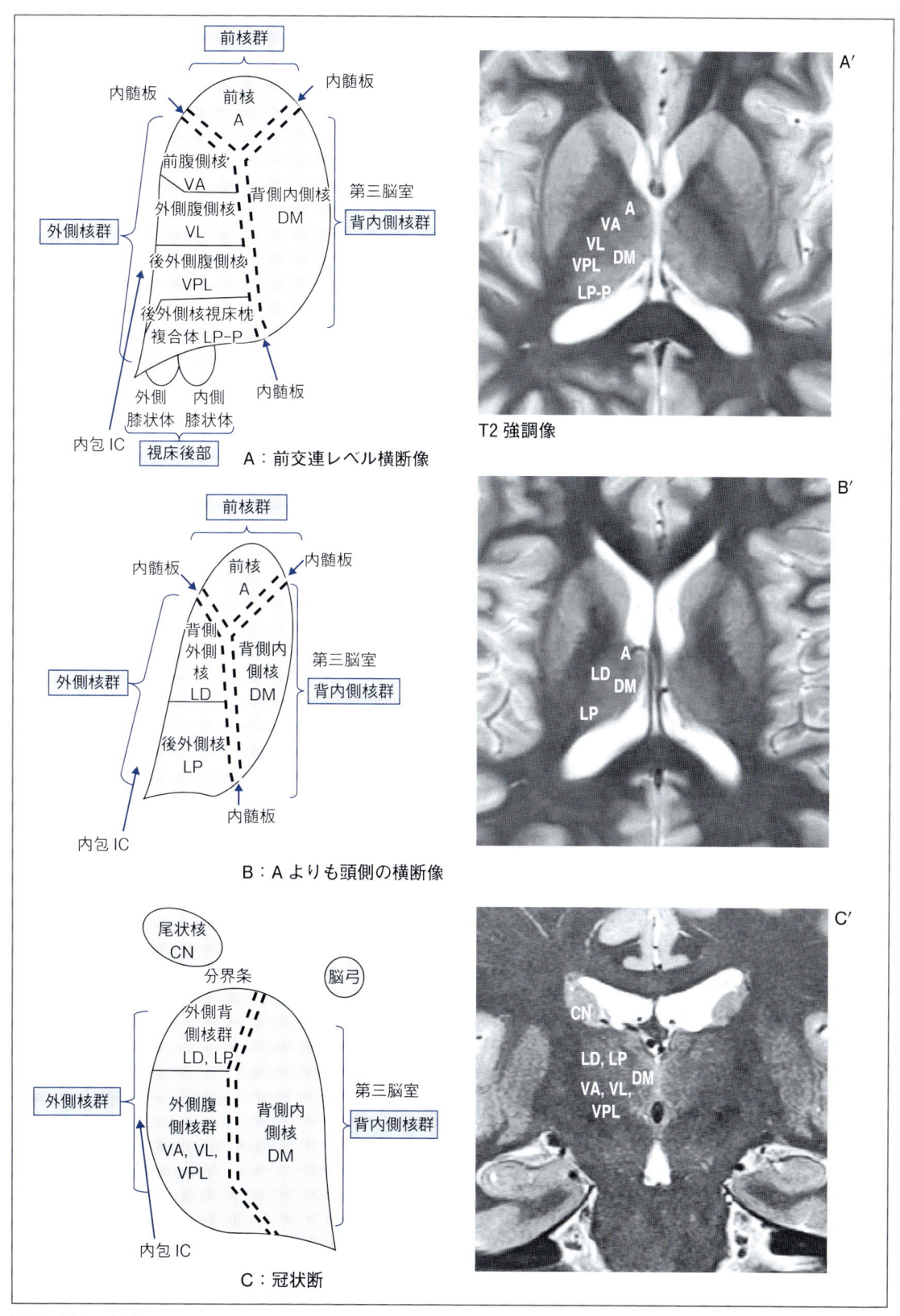

図4 視床の解剖

表1 視床の諸核と機能

機能分類	視床核群		視床核	入　力	出　力
特殊核	前核群（A）			乳頭体（乳頭体視床路）	帯状回，海馬（Papez回路）
	外側核群	腹側核群	前腹側核（VA）	淡蒼球	前頭前皮質
			外側腹側核（VL）		
			前部	淡蒼球	補足運動野
			後部	小脳	運動野
			後腹側核（VP）		
			後内側腹側核（VPM）	頭部の体性感覚	体性感覚野（SI）
			後外側腹側核（VPL）	体幹四肢の体性感覚	体性感覚野（SI）
	視床後部		内側膝状体	下丘	一次聴覚野
			外側膝状体	視索，上丘	一次視覚野
連合核	内側核群		背内側核（DM）	扁桃核	帯状回，前頭葉（Yakovlev回路）
	外側核群	背側核群	背側外側核（LD）	頭頂葉	帯状回
			後外側核（LP）－視床枕（P）複合体	頭頂葉，上丘	視覚連合野
非特殊核	髄板内核群		中心内側核（CM）	網様体	大脳皮質
	網様核（RN）			視床	視床

キーポイント

- 視床は被殻出血と並んで，高血圧性脳出血の好発部位である．
- 視床出血は感覚障害で発症することが多い．
- 視床出血は内包後脚，皮質脊髄路に進展して，片麻痺の原因となる．
- 視床出血は側脳室体部に穿破する．

文献

1) Hirose G, Kosoegawa H, Saeki M, et al : The syndrome of posterior thalamic hemorrhage. Neurology 1985 ; 35 : 998-1002.
2) Maria DMO, Nader NA, Santos JA, Bautista M : Thalamic vascular lesions risk factors and clinical course for infarcts and hemorrhages. Stroke 1996 ; 27 : 1530-1536.
3) Simonetti C, Canapicchi R, Parenti G, Giraldi C : Thalamic hemorrhage : clinical and CT findings. Acta Neurol 1988 ; 10 : 246-251.

症例 7-1

60歳代女性．起床時に呂律不良，めまい，ふらつきがあり，救急搬送される．来院時血圧 200/132 mmHg．起床時から3時後に CT 施行．

A：単純 CT

B：単純 CT 矢状断像

C：単純 CT 冠状断像

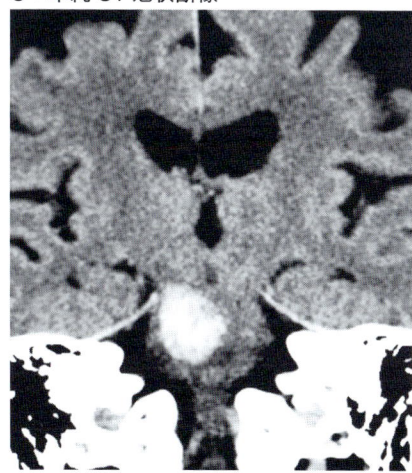

図1 症例 7-1

- **CT所見** 起床時から3時間後の単純 CT（図1A）では，橋深部正中から右側にかけて，動脈支配領域に一致しない境界明瞭な高吸収域を認める．橋右傍正中動脈末梢からの高血圧性橋出血急性期である．矢状断再構成像（図1B）および冠状断像（図1C）で，頭尾方向に血腫が進展しているが，脳脊髄液腔への穿破は認めない．第四脳室の圧排はなく水頭症の合併は認めない．

- **最終診断** 高血圧性橋出血急性期．合併症なし．

- **治療方針** 手術適応はない．内科的治療（血圧管理，呼吸管理）．

症例 7-2

40歳代男性．突然，左片麻痺，左感覚障害，構音障害を発症する．意識レベルも徐々に低下し，高血圧あり．発症70分後にCTを施行．

A：単純CT

B：単純CT冠状断像

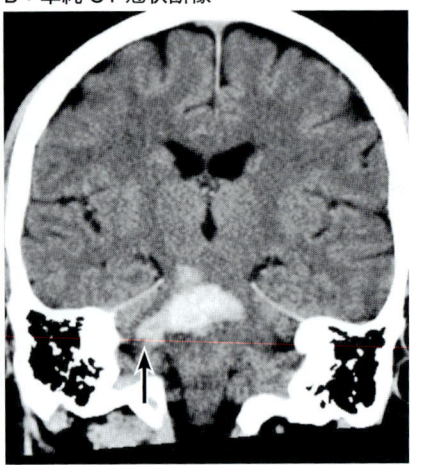

C：単純CT矢状断像

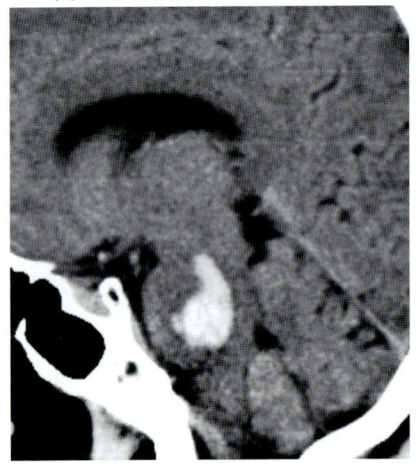

図2 症例7-2

- **CT所見** 発症70分後の単純CT（図2A）では，橋中心部から両側性に広がる高吸収域が認められ，橋の腫大をきたしている橋出血超急性期である．主出血の周囲にも点状から斑状の小出血を認める．冠状断再構成像では出血は右橋小脳路に沿って，右中小脳脚に進展している（図2B，→）．矢状断像（図2C）では橋下部から橋上部へと進展している．

- **最終診断** 高血圧性橋出血超急性期，中小脳脚進展．

- **治療方針** 手術適応はない．内科的治療（血圧管理，呼吸管理，補液，抗脳浮腫薬投与）

脳幹出血(橋出血) brain stem hemorrhage(pontine hemorrhage)

病態と臨床

高血圧性の脳幹(中脳,橋,延髄)出血は橋に好発する.高血圧性橋出血は,脳底動脈から分岐する橋への回旋枝(橋枝)から脳幹実質へ穿通する穿通動脈の破綻により生じる.脳幹はもともと容積が小さい部位に,運動路,感覚路,脳神経路が密に存在し,呼吸中枢部もあることから,生命予後に関わる重篤な神経症状きたす.

延髄や中脳の原発性の高血圧性出血はまれである.橋出血が上行性に中脳に進展したり,下行性に延髄に進展することがある.また,視床出血が中脳大脳脚から小脳半球に進展することがある.

橋出血では発熱,回転性めまい,片麻痺(橋底部側の出血),麻痺側に向く共同偏視,交感神経障害による著明な縮瞳(pinpoint pupil[†])が認められる.橋中心部の出血では血腫の増大,mass effectの増悪に伴い,四肢麻痺,水平眼球運動の消失(正中に眼球位が固定する),重篤な意識障害,両側性の除脳硬直をきたし予後不良である.片側に限局する出血症例では,対側の感覚障害,軽度の片麻痺のみで,意識障害も軽微で予後は比較的良好である.微小出血症例では頭痛のみのこともある.

画像診断

脳幹(中脳,橋,延髄)のなかで出血は橋の中心部から傍正中部に好発する.橋枝領域は高血圧性脳出血のほかに,高血圧性のラクナ梗塞やアテローム血栓性分枝粥腫型梗塞が好発部位でもある.

出血量が少ない症例では限局した実質内出血を形成するが,血腫量の増大に伴い周囲に線維方向に沿って中脳や延髄に進展する.中小脳脚に原発性出血をきたすことは少ないが,橋小脳路に沿って中小脳脚に進展することがある.血腫の進展の評価には冠状断像や矢状断像を再構成する.

橋被蓋側の出血は第四脳室へ穿破して,脳室内血腫,閉塞性水頭症を合併することがある.橋腹側の出血は橋前槽へ穿破して,くも膜下出血を形成する.橋前槽への穿破は,椎骨脳底動脈の動脈瘤破裂もしくは解離破裂によるくも膜下出血,脳底動脈先端部の動脈瘤破裂によるくも膜下出血が鑑別になる(図3).動脈瘤の疑いがある時は,MRAや造影CTAによる精査を施行する.

後頭蓋窩容積に対して,小脳出血ほどの著明なmass effectを呈することはないが,大量出血症例では大後頭孔ヘルニアや上行性テント切痕ヘルニアをきたすことがある.

脚注

[†] pinpoint pupilをきたす疾患は橋出血のみならず,精神運動発作など痙攣発作時,有機リン中毒(農薬,サリンなど)でも認められる.

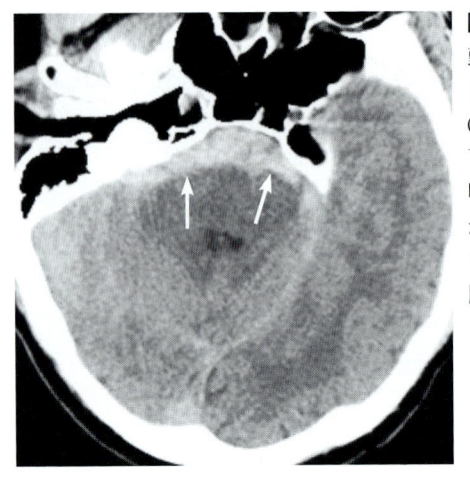

図3 椎骨動脈瘤によるくも膜下出血(60歳代男性)
勤務中に突然の意識障害で発症し,昏睡状態となる.高血圧,高コレステロール血症で加療中.単純CTでは橋前槽に高吸収域が認められ(→),くも膜下出血超急性期の所見である.橋腹側の輪郭も不鮮明で,橋腹側の高血圧性出血の穿破も考えられたが,MRA(非掲載)で椎骨動脈合流部に血行力学的な脳動脈瘤が認められ,椎骨動脈瘤破裂によるくも膜下出血と診断された.

キーポイント

- 脳幹出血は橋に好発する.
- 脳幹出血は重篤な神経症状を呈する.
- 脳幹出血はくも膜下腔穿破や,第四脳室穿破をきたす.

文献

1) Shiokawa Y, Yazaki H, Tamura A, Saito I : Clinical analysis of brain stem hemorrhage : review. Nihon Rinsho 2006 ; 64 Suppl 8 : 442-448.
2) Kuga D, Sasaki T : Neuroradiology of brain stem hemorrhage. Nihon Rinsho 2006 ; 64 Suppl 8 : 455-459.

症例 8-1

80歳代女性．突然，浮腫性のめまいと嘔吐を発症する．高血圧あり．両側基底核には陳旧性ラクナ梗塞が既往歴としてあり，両側側脳室周囲には慢性循環不全がみられる．発症20時間後にCTを施行．

A：単純CT（小脳歯状核レベル）　　B：単純CT冠状断像（小脳歯状核レベル）

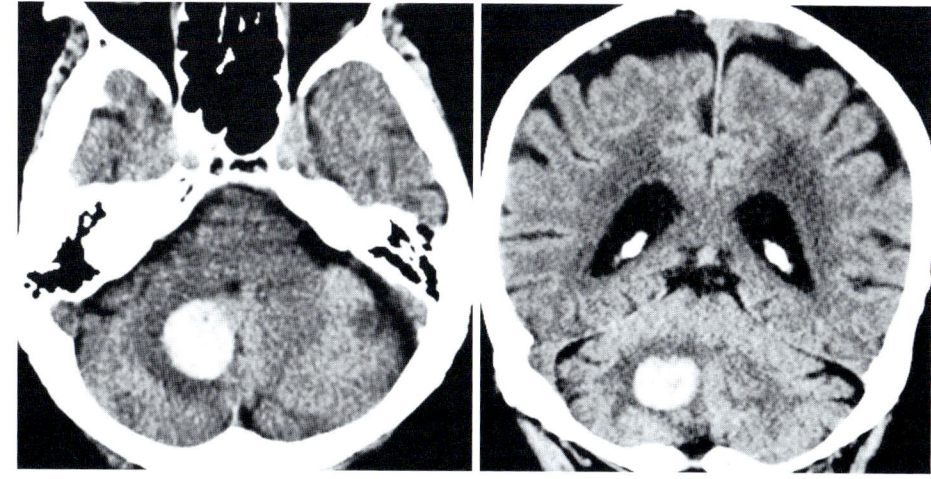

図1　症例8-1

- **CT所見**　単純CT（図1A,B）では，右小脳歯状核周囲から小脳虫部に境界明瞭な高吸収域が認められ，小脳出血超急性期の所見である．周囲に軽度の低吸収域の浮腫性変化を認める．第四脳室への穿破や水頭症の合併は認めない．

- **最終診断**　小脳歯状核周囲出血急性期．

- **治療方針**　血腫径が30 mm未満で，mass effectに乏しく，内科的治療（血圧の管理）．

症例 8-2

60歳代男性．突然，後頭部痛，嘔気・嘔吐を発症した．以前より，糖尿病，高血圧を指摘されるが未治療．起床時発症の意識障害．瞳孔は縮小し，呼びかけに反応せず．発症時間は不明．(症例 10-2 と同一症例．p. 59 参照)

A：単純 CT（小脳歯状核レベル）　　B：単純 CT（小脳テント切痕レベル）

C：単純 CT（第三脳室レベル）

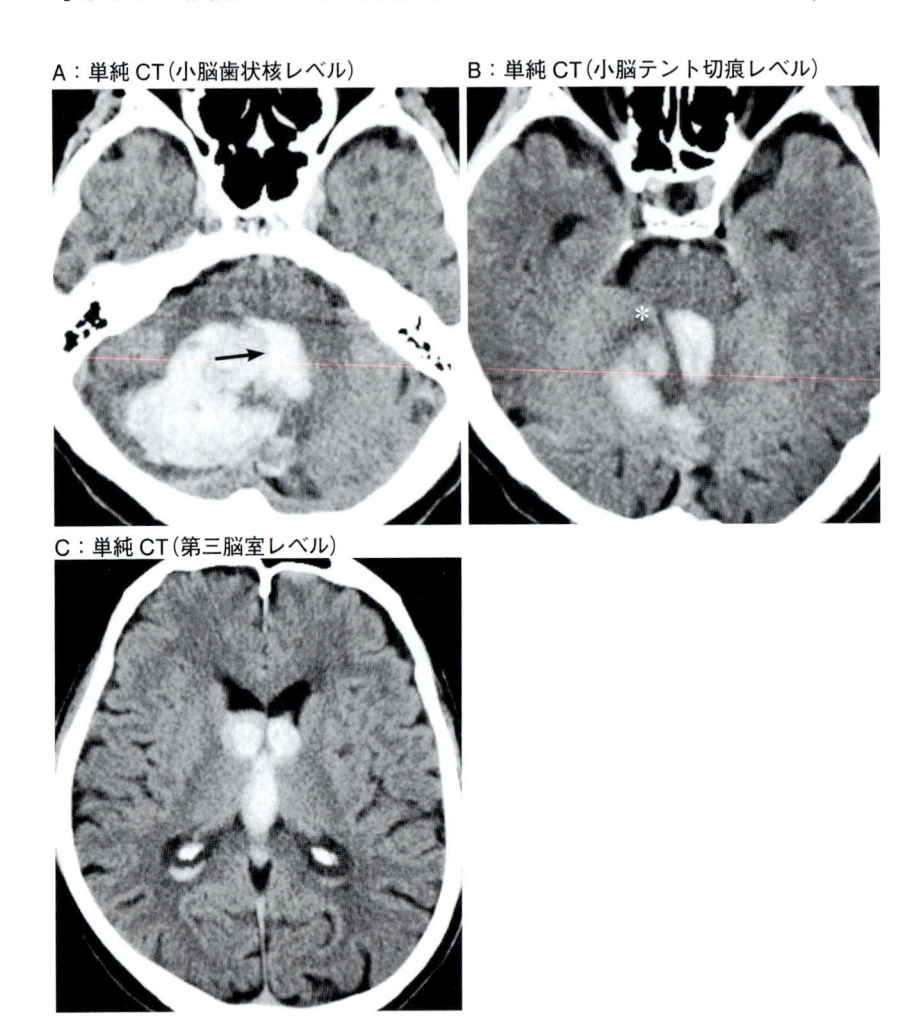

図2　症例 8-2

○ **CT 所見**　単純 CT で，右小脳半球，右小脳歯状核近傍を中心として，広範囲に高吸収域の急性期実質内出血が認められ，周囲に mass effect を呈している．出血は第四脳室に穿破し（図2A，→），第四脳室から第三脳室，側脳室内へと脳室内出血が進展し，すでに両側側脳室の軽度水頭症をきたしている(図2C)．右側には上行性テント切痕ヘルニアをきたしており，中脳右側被蓋を圧排している(図2B，＊)

● **最終診断**　小脳出血急性期．第四脳室穿破，水頭症合併．

○ **治療方針**　後頭開頭，血腫除去術および両側側脳室ドレナージ．内科的治療(血圧の管理，抗脳浮腫薬の投与)

症例 8-3

60歳代男性．突然の後頭部痛，嘔気・嘔吐．意識清明（JCS 0），血圧 148/100 mmHg．慢性肝機能障害を認めたが，凝固能に異常は認めず．発症4時間後にCT施行．

A：単純CT（小脳半球，延髄下部レベル）　　B：単純CT（小脳半球，延髄上部レベル）

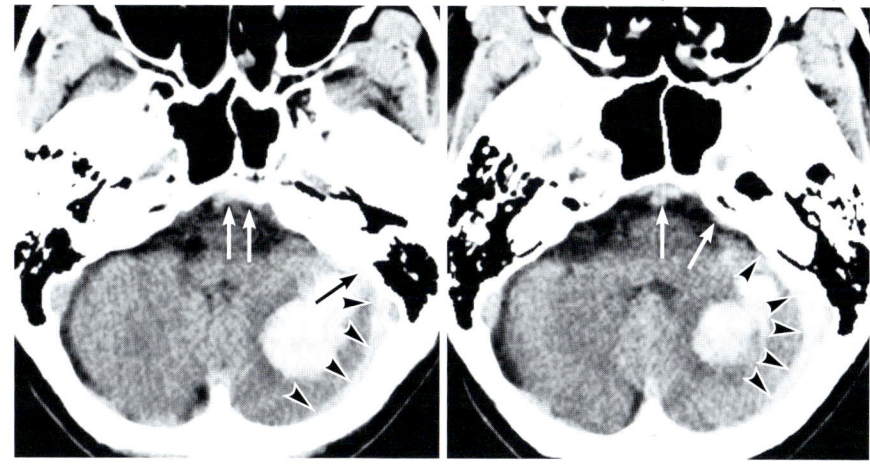

C：単純CT冠状断像

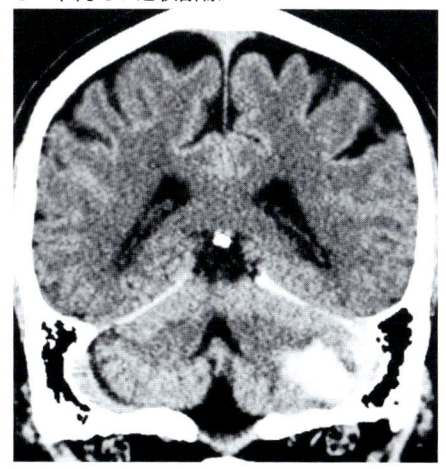

図3　症例8-3

○ **CT所見**　左小脳半球歯状核領域から外側領域にかけて，高吸収域の実質内出血を認める周囲には低吸収域の軽度の浮腫性変化を認める．出血は小脳外側脳表から硬膜下腔に穿破し（図3 A,B，►），左側頭骨錐体部に沿って進展し，斜台後面まで進展している（図3 A,B，→）．

● **最終診断**　高血圧性小脳出血急性期．脳表から硬膜下腔に直接穿破．

○ **治療方針**　その後，神経症状の増悪，血腫の増大はなく，内科的治療．

小脳出血　cerebellar hemorrhage

病態と臨床

　小脳は脳幹とともにテント下後頭蓋窩に局在し，小脳半球と小脳虫部からなる．

　高血圧の小脳出血は，脳底動脈から回旋枝として分岐する前下小脳動脈，ないしは上小脳動脈の灌流域である小脳歯状核周囲に好発する．

　小脳出血の症状としては，頭痛，回転性眩暈，繰り返す嘔気・嘔吐，起立不能，歩行不能などの平衡障害で発症し，病変側の小脳失調症状きたす．基本的に四肢麻痺はきたさない．さらに，外転神経麻痺や末梢性顔面神経麻痺，側方注視麻痺を引き起こす．急性期から重篤な意識障害に陥る頻度は低いが，血腫が増大して背側から脳幹を圧迫すると意識障害をきたし，健常側への共同偏視と眼振を呈する．小脳性の言語障害(断綴性言語)，さらに意識障害が進行すると錯乱状態，昏睡状態に陥る．

画像診断

　小脳出血は小脳半球，特に歯状核周囲に好発し，急性期の高吸収域を呈し，周囲にmass effectを呈する．血腫が前方内側に進展すると第四脳室に穿破し，脳室内出血をきたす，閉塞性水頭症の合併の原因となる．

　テント下，後頭蓋窩の容積は限られており，大量の小脳出血例では内ヘルニアをきたし症状を重篤化させる．大後頭孔ヘルニア(小脳扁桃ヘルニア)および上行性テント切痕ヘルニアの合併についてチェックする．

　歯状核から離れた実質内出血や，血腫の大きさのわりには，脳室内血腫やくも膜下出血の量が多い出血では，高血圧性以外の二次性出血の可能性を考え，MRIによる精査が必要である．

キーポイント

- 小脳出血は小脳歯状核周囲に好発する．

文献

1) Wu YT, Hsieh MF, Chu HY, et al : Recurrent cerebellar hemorrhage : case report and review of the literature. Cerebellum 2010 : 9 : 259-263.

症例 9

80歳代女性．段階的に発症した右上肢の軽度脱力．右側 Barre 徴候陽性．血圧 144/84 mmHg．第1病日に CT を施行．

A：単純 CT（側脳室体部レベル）　　B：単純 CT（放線冠レベル）

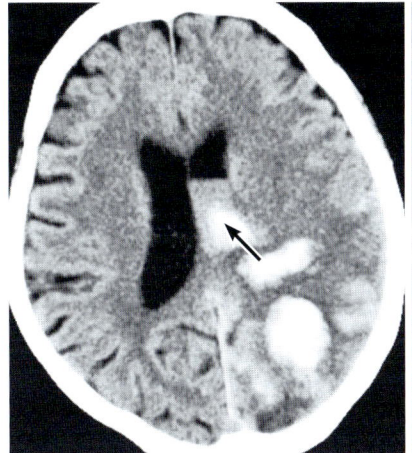

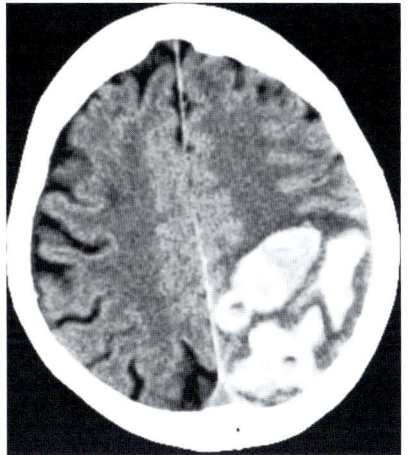

C：単純 CT（頭頂葉レベル）

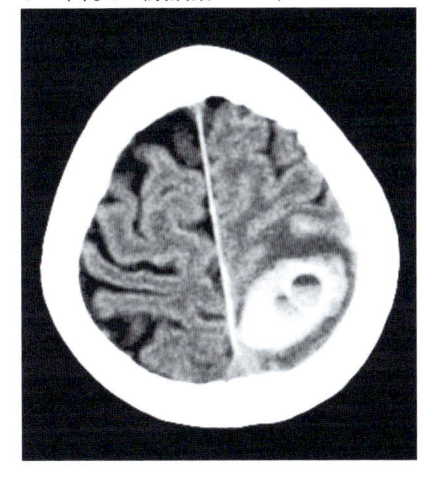

図1　症例9

○ **CT 所見**　左頭頂葉皮質下に多巣性の高吸収域を呈する急性期出血が認められる．周囲に明らかな脳動静脈奇形や腫瘍性病変は認めない．血腫は深部白質に進展し，左側脳室体部に穿破し（図1A，→），脳室内血腫を形成している．ただし皮質下出血は左頭頂葉に限局しており，左中心前回を軽度圧排するが出血は進展していない．

● **最終診断**　高血圧性皮質下出血．

○ **治療方針**　深部まで血腫は進展しており，開頭血腫除去術の適応にはならない．その後，脳室内出血の増量，水頭症の増悪は認めず，脳室ドレナージは施行せず内科的治療．

高血圧性皮質下出血　hypertensive subcortical hemorrhage

病態と臨床

　高血圧性皮質下出血は，中大脳動脈や前大脳動脈，後大脳動脈の末梢皮質枝から，脳実質に直接に穿通する髄質動脈の細動脈硬化性変化の破綻により皮質下白質領域に出血をきたす．

　その他の高血圧性脳出血（被殻，視床，脳幹，小脳）と比較して，70歳以上の高齢者に好発する．被殻，視床，橋の出血も高齢者に多いが，これらは40歳代～50歳代にもみられるのに対して，皮質下出血では70歳以上の高齢者に多い．ただし，高齢者の皮質下出血では脳アミロイドアンギオパチーとの鑑別が問題となる．

　両側大脳半球のいずれの部位にも発症するが，両側頭頂葉に好発する．部位により神経症状はさまざまであるが，頭痛や痙攣発作，さらに部位に応じた皮質巣症状を呈する．頭頂葉では対側の片麻痺や感覚障害で発症する．また失認，失行症状をきたすことがある．

　前頭葉では上肢優位の片麻痺をきたす．後頭葉病変では視野障害（同名半盲）をきたす．側頭葉病変では，感覚性失語や視野障害（同名半盲または同名四半盲）をきたす．

画像診断

　高血圧性の皮質下出血は，皮質下白質に好発するが，血腫は大きいことが多く，発症後も急性期に時間的・空間的に出血を繰り繰りすることもある．血腫は皮質下白質に主座があるが，脳表からくも膜下腔に穿破することがある．さらに血腫量が多いと深部白質に進展し，脳室上衣下から脳室内穿破をきたすことがある．

　血腫内部に液化嚢胞様の変化が起こり，発症早期より，血漿成分と血球成分の液面を形成を形成することもある．

鑑別診断

　高血圧の病歴のない高齢者の皮質下出血では脳アミロイドアンギオパチー（cerebral amyloid angiopathy：CAA）を鑑別に考える．CAAでは出血は多発，経時的に増大もしくは再発する．くも膜下出血を伴う白質病変を伴う症例でも，CAAを鑑別に考える．また，静脈洞血栓症に合併する静脈性の出血も皮質下白質に好発する．静脈洞の近傍に多発性に生じる皮質下出血で，周囲の浮腫性変化が強い症例では，静脈洞血栓症急性期も鑑別診断となる．

　若年者の皮質下出血では，脳動静脈奇形や硬膜動静脈瘻，脳腫瘍などからの二次性脳出血の可能性を精査する．

ノート8　皮質下出血は高血圧性？

皮質下出血の責任動脈である髄質動脈は，中大脳動脈皮質枝末梢から脳表灰白質を穿通する．血流動態的には被殻や視床，脳幹への深部穿通動脈(皮質枝近位側から直接分岐するので高血圧の影響を受けやすい)とは異なり，高血圧の影響はやや低いと考えられ，その原因，背景には鑑別を要する脳アミロイドアンギオパチーとある程度のオーバーラップがあると推測される．皮質下出血が80歳以上の高齢者に好発することも，脳アミロイドアンギオパチーとの類似性を示唆する．

キーポイント

- 高血圧性皮質下出血は70歳以上の高齢者に多い．
- いずれの部位にも生じうるが，頭頂葉に多い．
- 高齢者では脳アミロイドアンギオパチーが鑑別疾患になる．
- 若年者の皮質下出血では，高血圧性や脳アミロイドアンギオパチー以外の二次性の出血の可能性を鑑別する．

文献

1) Toi H, Uno M, Nagahiro S : Surgical indication and selection of surgical procedure for hypertensive subcortical hemorrhage. Nihon Rinsho 2006 ; 64 Suppl 8 : 436-441.

症例 10-1

60歳代男性．左中大脳動脈領域のアテローム血栓性梗塞で入院中に，突然の意識障害と顔面を含む右片麻痺を発症．左側対光反射消失を認める．

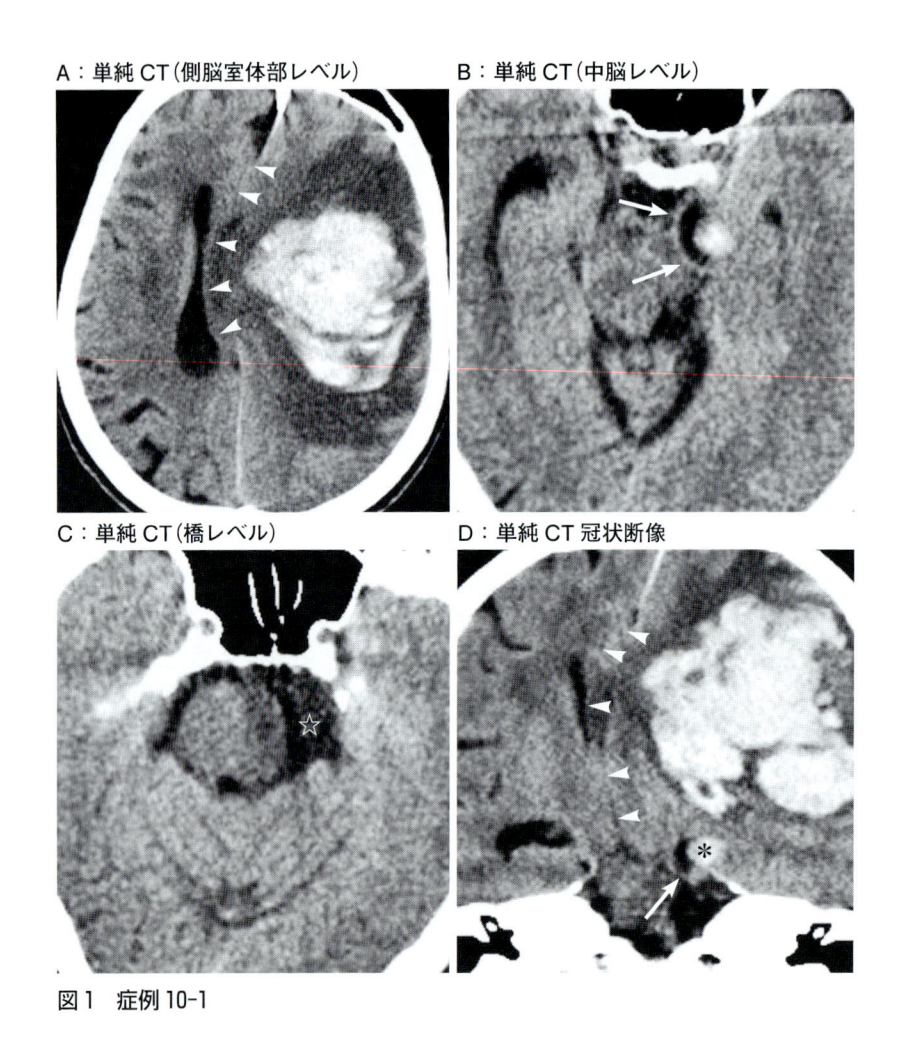

A：単純CT（側脳室体部レベル）　B：単純CT（中脳レベル）
C：単純CT（橋レベル）　D：単純CT冠状断像

図1　症例10-1

○ CT所見

単純CT横断像（図1A～C）では，高吸収域を呈する大量の高血圧性皮質下出血を認める．周囲の浮腫性変化により，右側への大脳鎌下ヘルニアが認められ，左帯状回および脳梁が右側に偏位し，左側脳室が圧排されている（図1A, D，▶）．さらに，テント切痕左側では下行性のヘルニアが認められ，側脳室下角および側頭葉鉤部が左側テント切痕縁から内側に下垂している（図1B, D，→）．その結果，脳幹が右側に偏位するため，尾側の橋前槽左側が開大する（図1C，☆）．圧排された橋左側は虚血ないしは浮腫により，軽度低吸収域を示す．冠状断再構成像（図1D）では，左大脳半球皮質下から基底核領域に，段階的に多相性に発症した実質内出血急性期（高吸収域）と，その周囲の浮腫性変化（低吸収域）が認められる．左側頭葉内側，左側脳室下角上衣下にもほぼ同時期に生じた小出血（高吸収域，＊）が認められる．左側下行性テント切痕ヘルニア〔左側頭葉鉤

部は左小脳テント切痕内側から下方に下垂し、左大脳脚(中脳上部左側)を圧迫(→)〕により、ヘルニアよりも尾側では、脳槽が二次的に開大している．

● **最終診断** 高血圧性皮質下出血による左側下行性テント切痕ヘルニア．

○ **治療方針** 血腫は大量で深部まで進展しているが、開頭血腫除去術および脳室ドレナージが施行された．

症例 10-2

60歳代男性．以前より、糖尿病、高血圧を指摘されるが未治療．就寝時発症の意識障害．瞳孔は縮小し、呼びかけに反応せず．(症例8-2と同一症例，p. 52を参照)

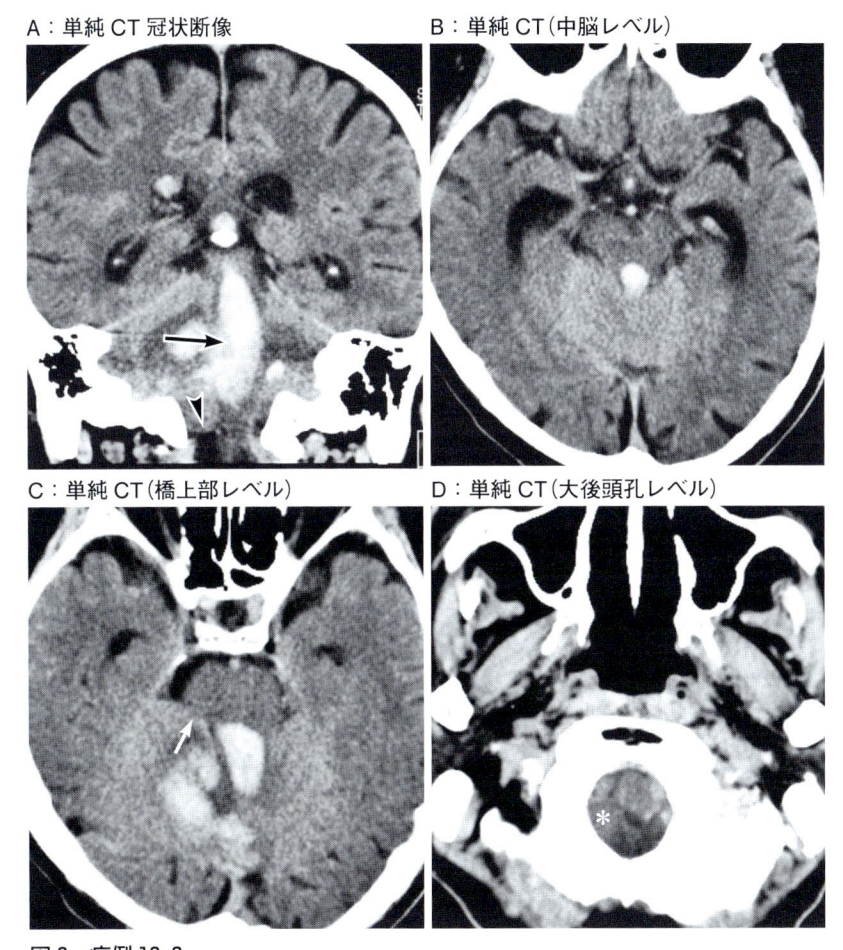

A：単純CT 冠状断像
B：単純CT(中脳レベル)
C：単純CT(橋上部レベル)
D：単純CT(大後頭孔レベル)

図2　症例10-2

○ **CT所見**　単純CTで，右小脳半球，右小脳歯状核近傍を中心として，高吸収域の急性期実質内出血が認められ（図2C），mass effectを呈している．出血は第四脳室に穿破し（図2A，大矢印），水頭症をきたしている（症例8-2，図2C，p.52参照）．大後頭孔右側で，小脳扁桃の下垂が認められ（図2Aの▶，図2Dの＊），延髄頸髄移行部を右側から圧排している（大後頭孔ヘルニア）．さらに，上方，小脳テント縁では小脳虫部のテント上へのヘルニアが認められ（上行性テント切痕ヘルニア，図2Cの小矢印），中脳被蓋を軽度圧排している．

● **最終診断**　小脳出血に合併した大後頭孔ヘルニア．上行性テント切痕ヘルニア．

○ **治療方針**　血腫開頭除去術と脳室ドレナージ．

脳ヘルニア　cerebral herniation

病態と臨床

　脳組織は頭蓋冠および頭蓋底の骨構造に完全に覆われており，大後頭孔を通じて，頭頸部と連続する．さらに頭蓋腔内は，小脳天幕（小脳テント）により，天幕上（テント上）もしくは天幕下（テント下，後頭蓋窩）に分けられており，両者はテント切痕により直接交通する．さらに，天幕上では両側大脳半球間に大脳鎌がある．

　頭蓋内や脳実質内の占拠性病変（腫瘍性病変，出血，梗塞による血管性浮腫など）により，頭蓋および頭蓋内の諸孔（ヘルニア門）を通して，対側もしくは頭蓋外へ脳実質（ヘルニア内容）が偏位する（内ヘルニア）．ヘルニア内容（逸脱した脳実質）により周囲の脳実質や脳神経，脳動静脈が圧排され，二次的に神経症状や虚血，出血をきたす．特に中脳を圧迫する下行性テント切痕ヘルニアや，延髄頸髄移行部を圧迫する大後頭孔ヘルニアでは，意識障害や呼吸障害，除脳硬直をきたし，致死的になることがある．意識障害の増悪，瞳孔散大，対光反射の消失，徐脈化と血圧の上昇（Cushing現象）は脳ヘルニアの切迫症状である．

　開頭術後で頭蓋冠に欠損がある場合には，骨欠損部から頭蓋外へ外ヘルニアをきたす．それぞれの脳ヘルニアは，ヘルニア門もしくはヘルニア内容から命名されている（表1，図3）．

1）大脳鎌下ヘルニア subfalcian herniation（帯状回ヘルニア）

　テント上の占拠性病変による患側の内圧亢進により，大脳鎌自由縁の下方で患側の帯状回が反対側に偏位する．患側の側脳室が圧排され狭小化し，対側健常側の側脳室はMonro孔の圧排に伴う脳脊髄液循環障害により開大する（特に側脳室下角が早期に開大する）．患側もしくは対側健常側の前大脳動脈皮質枝遠位側が圧排され，その支配領域に梗塞を合併することがある．

2）下行性テント切痕ヘルニア transtentrial downward herniation（鉤ヘルニア）

　大脳半球病変によるテント上の頭蓋内圧上昇により，側頭葉内側（鉤部，海馬傍回）が

表1 脳ヘルニアの機序と病態

ヘルニア	ヘルニア門	ヘルニア内容	合併症
大脳鎌下ヘルニア	大脳鎌自由縁下	帯状回	前大脳動脈皮質枝圧排による閉塞→前大脳動脈皮質枝領域梗塞による対側または両側性の下肢麻痺
テント切痕ヘルニア	小脳テント切痕		
① 下行性		側頭葉鉤部および海馬傍回	① 病変側の動眼神経麻痺(病変側の散瞳，眼瞼下垂，眼球運動障害) ② 同側の片麻痺(Kernohan notch) ③ 病変側の後大脳動脈閉塞→対側の半盲 ④ 中脳圧迫による意識障害，呼吸障害
② 中心性		中脳	① 病変側もしくは両側性 Horner 徴候 ② 脳幹圧迫による意識障害，呼吸障害，脳死
③ 上行性		小脳半球および小脳虫部山頂	① 上小脳動脈圧迫による閉塞→小脳梗塞 ② 中脳圧迫による瞳孔異常，眼球運動障害
小脳扁桃ヘルニア(大後頭孔ヘルニア)	大後頭孔	小脳扁桃	① 第四脳室の圧排による水頭症 ② 延髄圧迫による意識障害や呼吸停止
蝶形骨縁ヘルニア	蝶形骨縁	前頭葉	視神経視交叉部症候群
外ヘルニア	開頭術後などの頭蓋欠損部	大脳半球など	

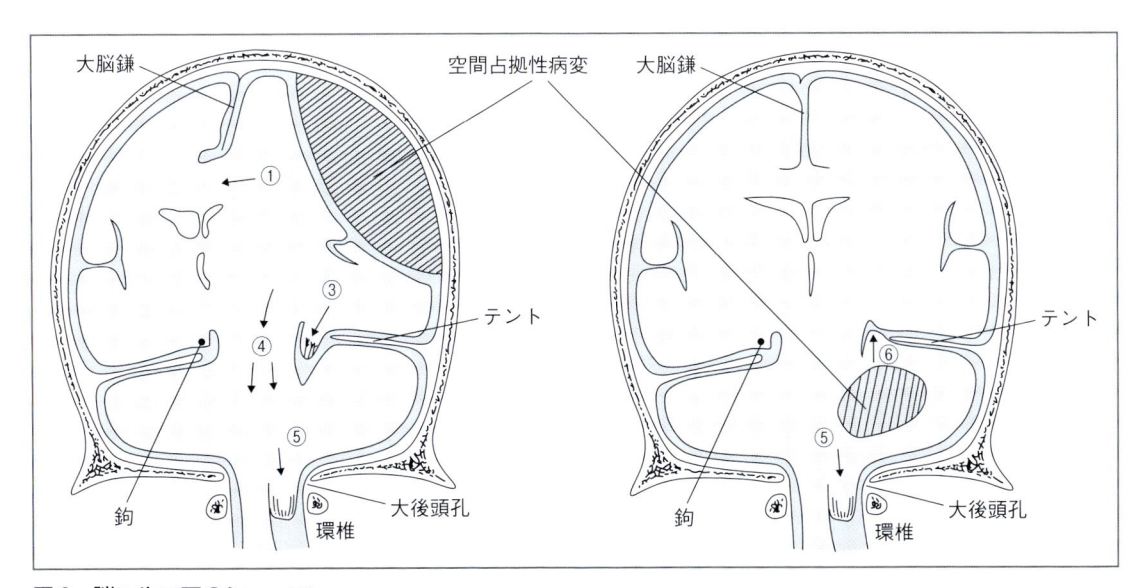

図3 脳ヘルニアのシェーマ
① 大脳鎌下ヘルニア，② 蝶形骨縁ヘルニア(図には示されていない)，③ 下行性テント切痕ヘルニア，④ 中心性テント切痕ヘルニア，⑤ 大後頭孔ヘルニア(小脳扁桃ヘルニア)，⑥ 上行性テント切痕ヘルニア

テント切痕から内側下方に突出した状態である．病変側の動眼神経や中脳および大脳脚（片側あるいは両側性），後大脳動脈（片側あるいは両側性）が圧排され，神経症状をきたす．圧排された中脳に二次性に出血をきたすこともある．中心性ヘルニアでは，病変側のHorner徴候，眼球運動障害（注視麻痺）をきたす．下行性テント切痕ヘルニアが重症化すると，錐体路徴候が出現する（ノート9参照）．

3）上行性テント切痕ヘルニア transtentrial upward herniation

　後頭蓋窩病変によって後頭蓋窩内圧の上昇をきたし，小脳虫部および小脳半球山頂がテント切痕を介して，テント下からテント上に突出した状態．小脳テント縁で病変側の上小脳動脈が圧排されて同領域に灌流低下をきたすことがある．

4）大後頭孔ヘルニア（小脳扁桃ヘルニア cerebellar tonsillar herniation）

　テント下病変もしくはテント上病変によって，後頭蓋窩の内圧が脊柱管内圧よりも上昇し，小脳底部内側の小脳扁桃が大後頭孔から脊柱管内に突出した状態．第四脳室の圧排および閉塞により，急性水頭症きたすことがある．

5）蝶形骨縁ヘルニア sphenoid ridge herniation

　前頭葉に占拠性病変があり，前頭葉が蝶形骨縁を越えて中頭蓋窩に突出，偏位した状態．頻度は少なく，臨床的にも重篤な神経症状をきたすことはない．視交叉を圧排することがある．

画像診断

　テント上病変によって生じる大脳鎌下ヘルニアは頻度が高いが，ヘルニア自体で致死的になることは少ない（原病変による大脳半球の圧排やびまん性の腫脹により重篤化するが）．臨床的に重要な脳ヘルニアは，下行性テント切痕ヘルニア（鉤ヘルニア）と大後頭孔ヘルニア（小脳扁桃ヘルニア）である．CT，MRIでは，逸脱したヘルニア内容（脳実質，側頭葉鉤部や小脳扁桃など）によりくも膜下腔が狭小化し，圧排された近傍の脳実質（中脳や延髄など）に偏位をきたす．逸脱したヘルニア内容の周囲のくも膜下腔は，圧排された脳実質の偏位により，逆に開大をきたす．

1）大脳鎌下ヘルニア

　横断像，冠状断像で，帯状回および脳梁の対側への偏位，側脳室および透明中隔の偏位，すなわち正中構造の対側への偏位（midline shift）として観察される．病変側の側脳室体部は圧排され，対側側脳室のMonro孔の閉塞による片側性の水頭症をきたす．横断像でも十分に診断できるが，帯状回の突出の程度や，脳梁の圧排の程度を見るには，冠状断像が有用である．

2）下行性テント切痕ヘルニア

　側頭葉鉤部の内側偏位を直接評価することは難しいが，間接所見として，鞍上槽の変形（病変側へ圧排され狭小化）が認められ，中脳は圧排され対側に偏位し，脚間槽および両側の迂回槽，四丘体槽などが不明瞭化する．中脳が対側に偏位するので，下垂した側頭葉鉤部よりもその下方の迂回槽，橋外側槽の開大が診断に有用な所見となる．中心性ヘルニアの画像診断は困難である．

3）上行性テント切痕ヘルニア

　病変側四丘体槽の狭小化，病変側中脳被蓋の圧排，中脳の対側前方への圧排として認

ノート9　Kernohan notch

下行性テント切痕ヘルニアの重症化により，中脳が外側に偏位して，対側の大脳脚がテントの辺縁で圧排されると原疾患と同側の片麻痺（対側の椎体路徴候）を生じる．進行すると両側の四肢麻痺をきたし，さらに除脳硬直に至る．

められる．

4）大後頭孔ヘルニア（小脳扁桃ヘルニア）

大後頭孔内への小脳扁桃の下垂が認められ，くも膜下腔の狭小化を認める．横断像では大後頭孔を含めて上位頸椎（C2レベル）まで撮像し，冠状断再構成像および矢状断像を作成する．

キーポイント

- テント上病変では，大脳鎌下ヘルニア，下行性テント切痕ヘルニアをきたす．
- テント下病変では，上行性テント切痕ヘルニア，大後頭孔ヘルニアをきたす．

文献

1) Johnson PL, Eckard DA, Chason DP, et al : Imaging of acquired cerebral herniations. Neuroimaging Clin N Am 2002 ; 12 : 217-228.
2) Laine FJ, Shedden AI, Dunn MM, Ghatak NR: Acquired intracranial herniations : MR imaging findings. AJR Am J Roentgenol 1995 ; 165 : 967-973.
3) Nguyen JP, Djindjian M, Brugières P, et al : Anatomy-computerized tomography correlations in transtentorial brain herniation. J Neuroradiol 1989 ; 16 : 181-196.

症例 11-1

60歳代女性．突然発症の左片麻痺，右側への共同偏視．高血圧の既往歴あり．心原性塞栓症を考え，第一にMRIが施行された．

A：T2強調像（発症1時間20分後）　B：単純CT（発症1時間30分後）

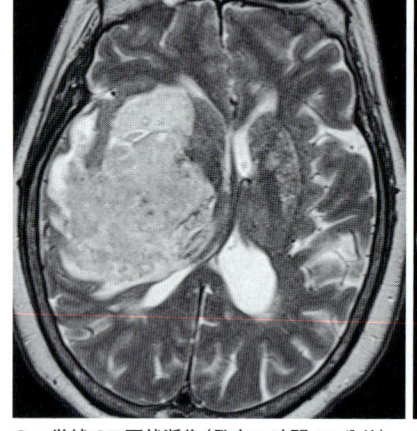

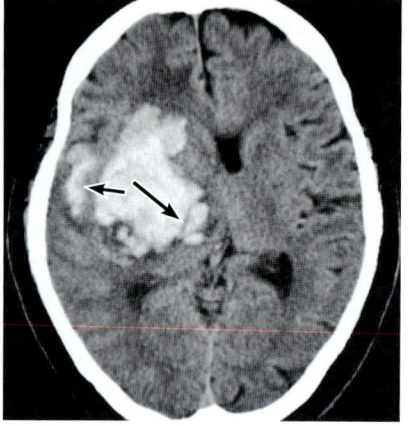

C：単純CT冠状断像（発症1時間30分後）　D：単純CT（術後）

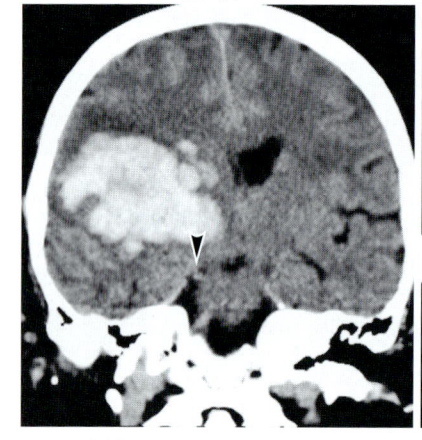

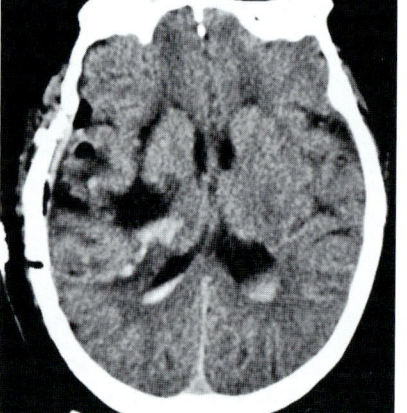

図1　症例11-1

○ **MRI所見**　発症1時間20分後のT2強調像（図1A）では，右被殻に中程度の高信号を呈する実質内病変を認める．動脈支配域に一致せず，発症1時間20分後にもかかわらずすでにT2強調像（FSE法）で明らかな異常信号が出現していることから，心原性塞栓症ではなく，脳実質内出血超急性期（オキシヘモグロビン）と診断される．

○ **CT所見**　発症1時間30分後の単純CT横断像（図1B）および冠状断再構成像（図1C）では，T2強調像の高信号域と一致して，CTで高吸収域を認める．高血圧性の右被殻出血超急性期である．出血は右内包から右視床（図1B，大矢印），さらに，右外包から右前頭葉下前頭の皮質下に進展（図1B，小矢印）しており，左側の大脳鎌下ヘルニア，右側下行性テント切痕ヘルニア（図1C，▶）も合併している．

脳出血 II

● **最終診断** 右被殻の高血圧性脳出血超急性期.

○ **治療方針** 開頭血腫除去術. 術後の単純CT(図1D)は, 右前頭側頭開頭血腫除去術・頭蓋形成術後で, 血腫の大部分は摘出され, mass effect, 大脳鎌下ヘルニアは軽減している.

症例 11-2

60歳代男性. 突然, 右片麻痺, 構音障害を発症. 意識障害は軽度(JCS 10). 来院時より嘔気・嘔吐を繰り返す. 血圧190/80 mmHg, 以前より高血圧を指摘されているが未治療. 高血圧性脳出血疑いで頭部CTを第一に施行. 入院後に220/156 mmHgまで上昇し, 意識レベルが急速に低下(JCS 200)したため, 第2回目CTを施行.

A：単純CT(発症1時間20分後)
B：単純CT冠状断像(発症1時間20分後)
C：単純CT(発症2時間30分後)
D：単純CT冠状断像(発症2時間30分後)

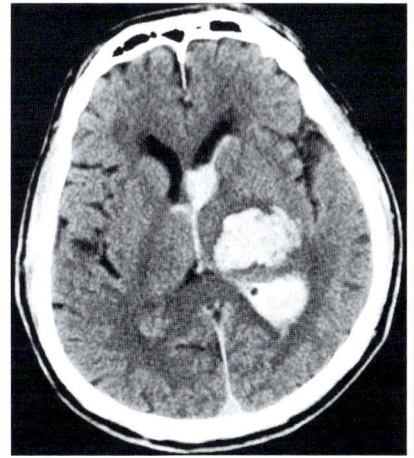

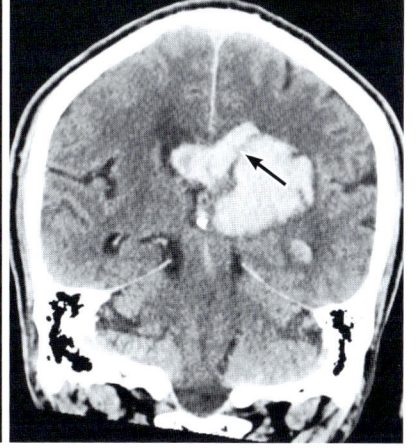

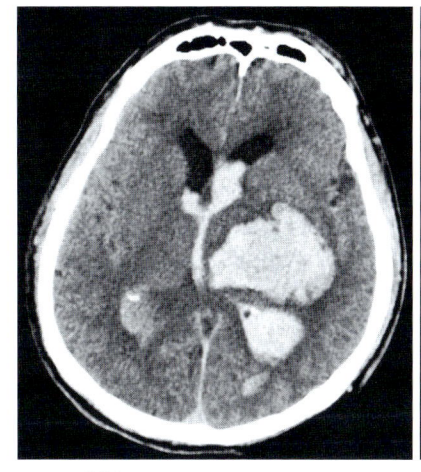

図2　症例11-2

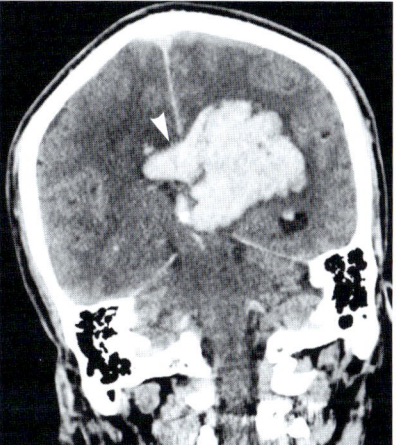

E：単純CT（術後第1病日）　　F：単純CT冠状断像（術後第1病日）

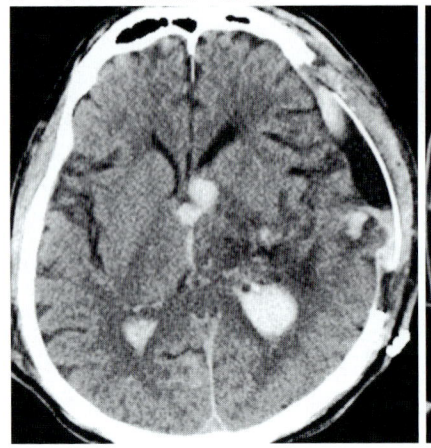

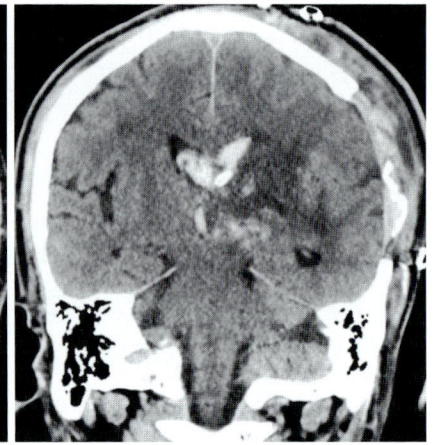

図2（続き）

- **CT所見**　発症1時間20分後の単純CT横断像(図2A)および冠状断像(図2B)では，左視床に高吸収域を呈する実質内出血超急性期が認められる．左内包後脚から左被殻に進展している．さらに左側脳室体部に直接穿破し(図1B，→)，脳室内血腫と軽度の脳室開大をきたしている．

　第2回目(発症2時間30分後)の単純CT横断像(図2C)，冠状断像(図2D)では，発症1時間20分後のCTと比較して，左視床の血腫は増大し左被殻へ大きく進展している．また第三脳室は圧排され，大脳鎌下ヘルニア(midline shift)をきたしている(図2D，▶)．両側大脳半球とも，脳回，脳溝，Sylvius裂が不明瞭化し，びまん性の脳腫脹をきたしている．テント切痕部のくも膜下腔も狭小化し，下行性テント切痕ヘルニアも合併している(図2D)．

- **最終診断**　左視床，高血圧性脳出血．急性期に再出血し，血腫の増大により神経症状増悪．

- **治療方針**　視床出血であるが血腫は内包を越えて基底核領域に進展し，さらに瞳孔散大，対光反射の減弱が認められたため，緊急開頭血腫除去術が施行された．術後第1病日の単純CT横断像(図2E)および冠状断再構成像(図2F)では，左前頭側頭開頭，血腫の大部分は摘除されているが，低吸収域が残存する．mass effectは軽減し，びまん性の脳腫脹も軽減している．脳室内の血腫は残存するが，左側脳室へのドレナージチューブ留置により，水頭症は改善している．術後，順調に回復し，右片麻痺は残存したが，意識レベルは改善した．

症例 11-3

80歳代女性．食事中に突然の意識消失発作を起こす．来院時，昏睡状態 JCS 300．瞳孔散大を認め，対光反射は消失．発症1時間後にCTを施行．

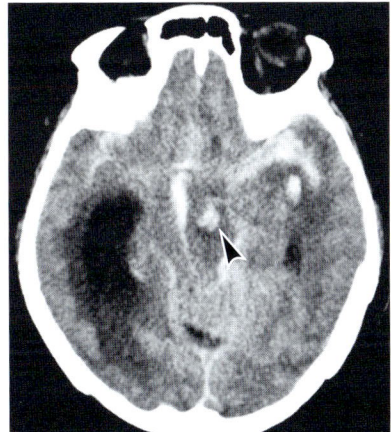

A：単純CT（中脳レベル）　　B：単純CT（同，基底核レベル）

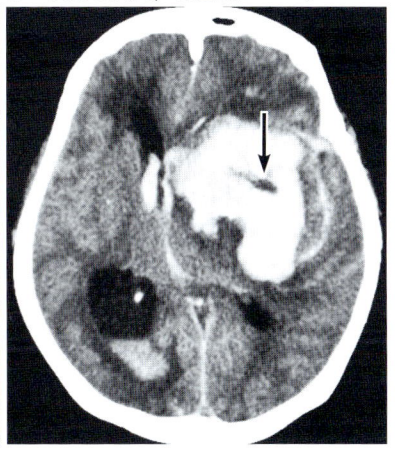

C：単純CT（同，側脳室体部レベル）

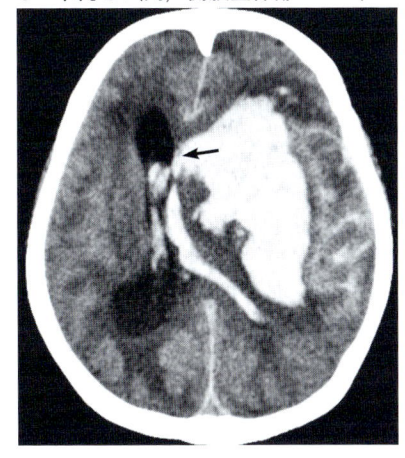

図3　症例11-3

○ **CT所見**　左被殻に高吸収域を呈する大きな急性期出血が認められる．血腫中心部には低吸収域があり，出血点と考えられる（図3B，大矢印）．血腫は皮質下まで進展し，脳表くも膜下腔に少量穿破している．さらに血腫は左側脳室前角に直接穿破し（図3C，小矢印），脳室内血腫をきたしている．右側への大脳鎌下ヘルニアによる第三脳室およびMonro孔の圧迫により，右側脳室は閉塞性の開大をきたしている．血腫のmass effectによる下行性テント切痕ヘルニアと，びまん性脳腫脹により，中脳は著明に圧迫されている．血腫は左大脳脚レベルまで進展している（図3A，▶）．

● **最終診断**　左被殻の高血圧性脳出血超急性期．

○ **治療方針** 手術適応なし．血腫は60 mL以上あり，著明な脳幹圧迫により呼吸状態も不安定で，開頭血腫除去術による救命処置も考慮されたが，75歳以上であること，JCS 300であることからリスクが高く，その効果が低いと考え，内科的治療となった．第2病日に死亡．

高血圧性脳出血の治療（内科的治療と手術適応）

　高血圧性脳出血に対して積極的に開頭血腫除去術が施行されていた時期もあったが，その治療成績から，最近では内科的療法が第一選択で，脳神経外科的な開頭血腫除去術の適応は限定されている．神経所見からみると，① 意識レベルが比較的良好で急性期の経過中に増悪がなく，自発的な開眼があれば内科的な治療となる．② 発症時もしくは急性期に意識レベル低下（JCSで2桁）および脳ヘルニア切迫症状があれば，外科的な治療適応が検討される．③ 意識レベルの低下が著明で深昏睡状態（瞳孔散大があり抗脳浮腫薬投与によっても対光反射が回復しないような状態）では，外科的治療の適応にはならない．

　出血の局在からみると，被殻出血（Sylvius裂から到達可能），小脳出血（後頭開頭で到達可能），皮質下出血（表在性なので到達が容易）は開頭血腫除去術の適応となりうるが，視床出血（到達経路に内包がある），脳幹出血（生命予後不良）は原則として手術適応にはならない．

1. 内科的治療（非手術的治療）

① 血圧管理：収縮期血圧180 mmHg未満，平均血圧130 mmHg未満を維持する（Grade C1）．
② 脳浮腫および頭蓋内圧亢進に対する管理：頭蓋内圧亢進を伴う大きな出血急性期に，高張液グリセロール静脈内投与は，抗脳浮腫作用および脳循環改善作用がある（Grade B）．マンニトール点滴静注はグリセロールと比較して即効性があるが，効果の持続は短く，リバウンド現象があり，強制利尿による電解質異常，腎障害をきたす危険がある．
③ 呼吸管理．
④ 痙攣の予防：抗痙攣薬投与（Grade C1）．
⑤ 輸液による電解質管理．
⑥ 上部消化管出血の予防：抗潰瘍薬の予防的投与（Grade C1）．
⑦ その他：低体温療法については十分な治療効果の根拠はない（Grade C2）．止血薬の投与については，凝固異常のない高血圧性脳出血急性期に血液凝固因子を含有する血漿製剤の投与は推奨されていない（Grade C2）．血小板，凝固系の異常による出血傾向がある症例では病態に応じた投与が考慮される（Grade C1）．

2. 脳出血の手術適応と手術方法

　高血圧性脳出血に対する脳神経外科的な血腫除去術の適応は限定的である．血腫除去術の目的は，大出血や周囲の浮腫によるmass effectを軽減して機能的予後増悪の防止と救命処置である．手術方法には，① 開頭血腫除去術，② 定位的血腫除去術，③ 神経

表1　高血圧性脳出血の手術適応：総論

適　応	非適応
・原則として75歳以下 ・被殻出血，小脳出血，皮質下出血が適応となりうる ・被殻出血：血腫量が31 mL以上でmass effectが強く，意識レベルがJCS 20～100 ・小脳出血：血腫径が30 mm以上で，神経学的に増悪 ・皮質下出血：脳表からの深さが1 cm以下の出血	・10 mL以下の小出血（Grade D） ・昏睡状態：意識レベル深昏睡（JCSⅢ-300）（Grade C2） ・脳幹出血（Grade C2）

（脳卒中治療ガイドライン2009[1]）より改変．表2,3も同じ）

表2　高血圧性脳出血の手術適応：部位別

	推奨される状態	推奨されない状態
被殻出血	血腫量は31 mL以上でmass effectが強い（Grade C1）．JCSⅡ-20～30．軽度の意識障害では定位的血腫除去術（Grade B）	
視床出血	脳室内穿破，水頭症を伴う症例には，脳室ドレナージ術を考慮する（Grade C1）	基本的には急性期には血腫除去術の適応とはならない（Grade C2）
皮質下出血	脳表から深さが1 cm以下のもの（Grade C1）．開頭血腫除去術（Grade C1）	深部白質に進展する大きな血腫
小脳出血	最大径3 cm以上の小脳出血．神経学的に増悪している症例，もしくは小脳出血が脳幹を圧迫して水頭症をきたしている症例（Grade C1）	小出血で神経症状が軽微 深昏睡症例
脳幹出血	脳幹出血のうち脳室内穿破が主体で水頭症が重度の症例では，脳室ドレナージを考慮（Grade C1）	急性期の脳幹出血は基本的に血腫除去術の適応とならない（Grade C2）

内視鏡による血腫除去術（症例13-5，p. 85参照）がある．また，水頭症に対しては脳室ドレナージを施行する．橋出血などの脳幹出血には原則的に手術適応はない．それぞれの特徴について表1～3に示す．脳出血は高齢者が多く，脳神経外科的な血腫除去術術前には，血液凝固能のチェック，抗血小板療法，抗凝固療法の有無を精査する．

表3 高血圧性脳出血に対する血腫除去術の種類と特徴

	長所	問題点
開頭血腫除去術	皮質下や被殻，小脳の大出血で，mass effect，脳ヘルニアの改善などを目的とする症例が対象となり，超急性期に緊急手術が行われることもある．血腫の広範囲な摘除が可能で，術中に顕微鏡下で出血点の確認も可能である．被殻出血に関してはSylvius裂を開放し，島回を切開して直接血腫に到達できる	全身麻酔が必要
定位的血腫除去術	局所麻酔，静脈麻酔で可能．穿頭範囲が限局的で術後にドレナージチューブの留置も可能である．JCS 20〜30の被殻出血や小脳出血が適応となる	術中に血腫の全摘除は困難で，mass effectの軽減にとどまる．出血点を確認できない．血腫量の減量には有効であるが，予後の有効性が証明されていない．
神経内視鏡による血腫除去術	開頭除去よりも開頭範囲が限局され，手術時間も短い．内視鏡のルートを円筒形の外筒で確保するので，大きな皮質下出血か，小脳出血が適応となる	出血点を確認できず，止血ができない．硬い血腫は吸引できない

キーポイント

- 高血圧性脳出血の治療の第一選択は内科的療法である．
- 被殻出血，小脳出血，皮質下出血は開頭血腫除去術の適応となりうるが，視床出血，脳幹出血は適応とならない．
- 脳ヘルニアの切迫症状があるときは緊急血腫開頭術の適応がある．
- 脳神経外科的な治療法には，①開頭血腫除去術，②定位的血腫除去術，③神経内視鏡による血腫除去術がある．
- 水頭症に対しては脳室ドレナージが適応となることがある．

文献

1) 篠原幸人，小川 彰，鈴木則宏・他編：脳卒中治療ガイドライン2009．脳卒中合同ガイドライン委員会，協和企画，2010．
2) Juvela S, Kase CS : Advances in intracerebral hemorrhage management. Stroke 2006 ; 37 : 301-304. (Epub 2006 Jan 12)
3) Sangha N, Gonzales NR : Treatment targets in intracerebral hemorrhage. Neurotherapeutics 2011 ; 8 : 374-387.

症例 12-1

60歳代女性．10日前より頭痛が持続．数時間前より左上肢不全麻痺出現．高血圧あり．（Ⅲ章　くも膜下出血，症例20-1と同一症例，p.132 参照）

A：単純CT（上側頭回レベル）　　B：単純CT（下側頭回レベル）

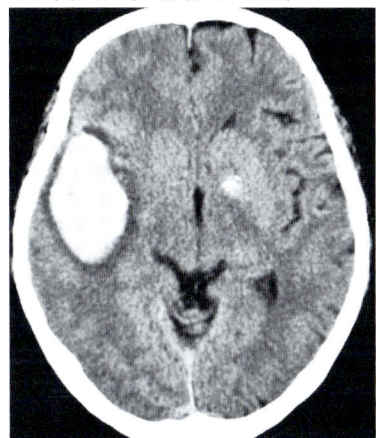

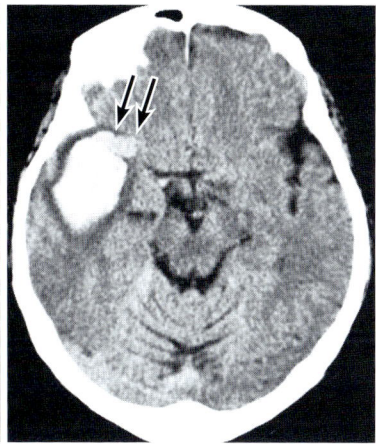

C：単純CT冠状断像

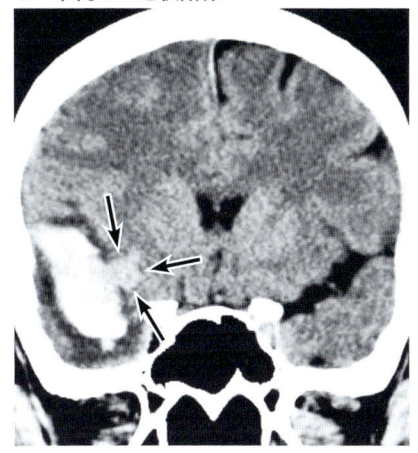

図1　症例12-1

○ **CT所見**　右側頭葉実質内皮質下に境界明瞭な高吸収域が認められ，その周囲に薄い低吸収域が認められる．皮質下出血急性期と周囲の軽度の浮腫性変化と診断される（図1A）．高血圧がある高齢者であることから，高血圧性の皮質下出血も考えられるが，この血腫に接して大脳谷槽には不整形状の構造物が認められ（図1B, C, →），静脈洞交会内部や海綿静脈洞内部と同程度の軽度高信号を呈することから，右中大脳動脈分岐部動脈瘤破裂による出血の可能性も考え，引き続きMRI精査を施行した（MRI所見については，p.132 参照）．

● **最終診断**　実質内血腫をきたした右中大脳動脈分岐部動脈瘤破裂（10日前に切迫破裂をきたし，破裂後に仮性動脈瘤を形成）．

○ **治療方針**　右前頭側頭開頭，血腫除去および動脈瘤クリッピング術．

症例 12-2

70歳代男性．心房細動あり．突然発症の右片麻痺と完全失語．心原性塞栓による左内頸動脈完全閉塞による左中大脳動脈領域の心原性塞栓性梗塞と診断．第2病日に意識障害が増悪．

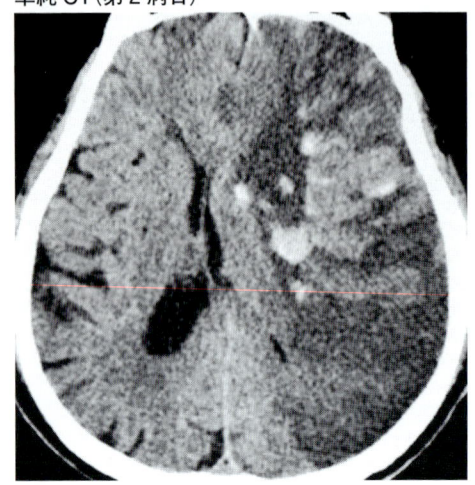

単純CT（第2病日）

図2　症例12-2

○ **CT所見**　第2病日の単純CTでは，左中大脳動脈の外側線条体動脈領域および皮質枝領域全体に一致して低吸収域が認められ，中程度のmass effectを呈し，右側への大脳鎌下ヘルニアをきたしている．病変内部には，多発性のsalt-and-pepper状の小出血が認められる．

● **最終診断**　心原性塞栓性梗塞急性期の出血性梗塞．

○ **治療方針**　左前頭側頭開頭による減圧術と内科的治療．

症例 12-3

50歳代男性．ワルファリン服用中．飲酒酩酊状態からの回復後に頭痛が持続．右顔面に擦過傷あり．嘔気あり．片麻痺や感覚障害は認めず．

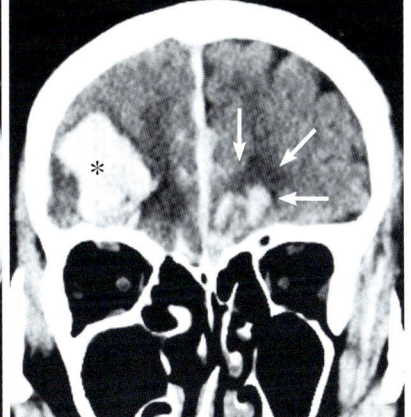

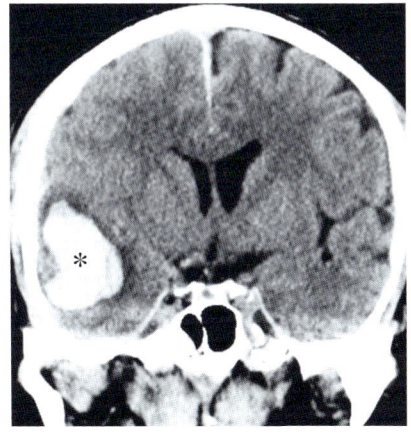

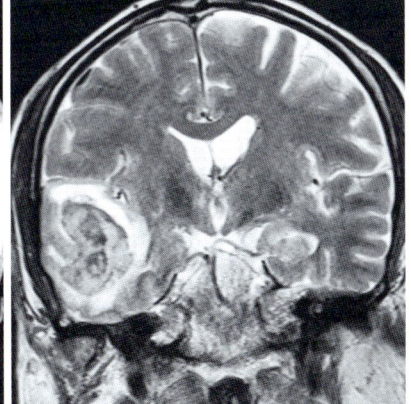

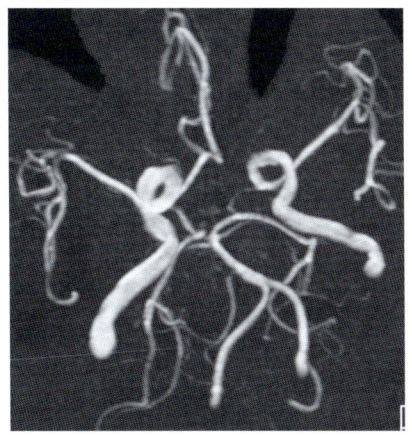

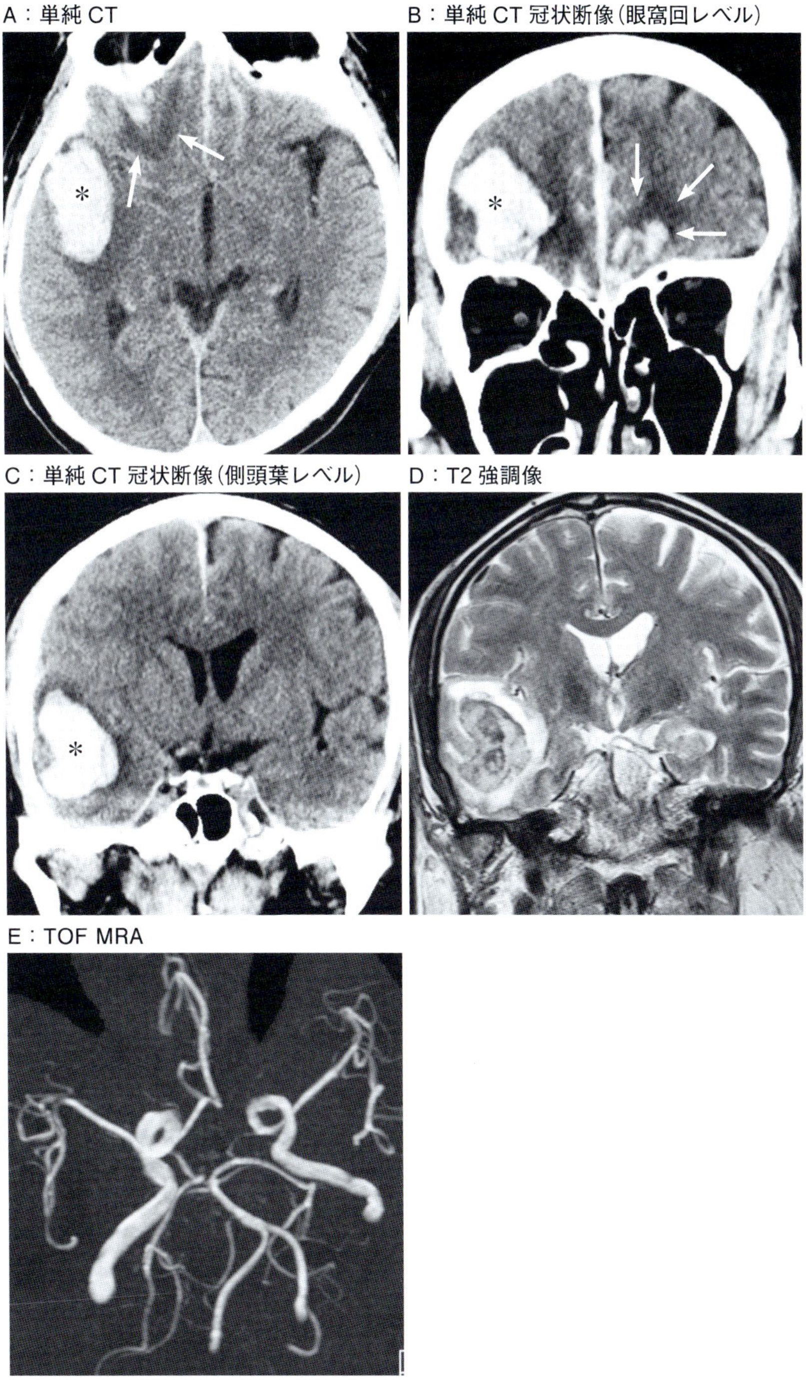

A：単純 CT
B：単純 CT 冠状断像（眼窩回レベル）
C：単純 CT 冠状断像（側頭葉レベル）
D：T2 強調像
E：TOF MRA

図3 症例 12-3

| ○ **画像所見** | 右側頭葉皮質下白質に，高吸収域を呈する大きな急性期実質内出血が認められる(図3A～C，*)．周囲には軽度の浮腫性変化が認められ，軽度のmass effectを呈しているが，重篤な内ヘルニアの合併は認めない．さらに，右側眼窩回から直回皮質下にも多巣性のsalt-and-pepper状の高吸収域の急性期実質内出血が認められ，周囲には低吸収域の浮腫性変化を伴う(図3A, B, →)．また，大脳鎌右側には高吸収域を呈する硬膜下血腫および少量のくも膜下出血を伴う．これら出血部位および出血の多巣性から高血圧性脳出血ではなく出血性脳挫傷，外傷性硬膜下血腫，少量の外傷性くも膜下出血と診断できる．本例では抗凝固療法中の酩酊状態で頭部打撲，外傷性の頭蓋内出血変化をきたしたものと考えられる．右側頭葉の実質内血腫の原因については脳腫瘍や脳動静脈奇形，中大脳動脈分岐部動脈瘤破裂による実質内出血の可能性も考えたが，T2強調像(図3D)やMRA(図3F)で，右中大脳動脈分岐部に明らかな動脈瘤は認めなかった． |

● **最終診断** 凝固療法中の転倒による出血性脳挫傷．

○ **治療方針** 内科的治療．

非高血圧性脳出血(二次性脳出血)(1)

病態と臨床

　脳血管障害のなかで，高血圧性脳出血の頻度は以前よりやや減少しているものの，現在でも脳出血の原因として最も多い．現症や既往歴に高血圧がなく，高血圧による穿通動脈のリポヒアリン変性以外に原因がある脳実質内出血を非高血圧性脳出血(二次性脳出血)として扱う．非高血圧性脳出血の原因にはさまざまな病態がある(表1)．

　高血圧性脳出血では血圧のコントロールと全身管理が主体となるが，非高血圧性脳出血症例では，出血急性期・亜急性期以降に原因疾患に応じた治療が必要となるので，初期の画像診断の段階で出血の存在診断のみならず，病態の診断をすることは重要である．高血圧性か？　非高血圧性か？　の鑑別には，臨床経過や年齢と現症，画像上の出血の局在，分布，進展様式，形状および合併病変などから診断する．二次性脳出血を考える所見として，① 高血圧性脳出血の好発部位以外の出血，② 出血が同時多発している場合，③ 若年発症例や高血圧のない症例など典型的な背景因子のない症例，④ くも膜下出血など合併病変がある症例などがあげられる(表2)．

画像診断

　表2に示すように発症年齢，既往歴や現病歴に加えて，画像診断では血腫の内部や周囲に付随する所見を評価して，高血圧性出血と非高血圧性出血を鑑別する．さまざまな疾患が，非高血圧性脳出血の原因となりうるが，MRIがその原因を検索する非侵襲的な診断法として有用である(表1)．発症時に転倒など外傷機転があり，高血圧性以外の二次性脳出血が考えられる症例では，原因となる器質的な病態を診断する目的でMRIを施行する．

表1　非高血圧性脳出血の原因

- 出血性脳梗塞
- 脳動静脈奇形
- 硬膜動静脈瘻
- もやもや病
- 脳動脈瘤破裂
- 脳腫瘍
- 脳アミロイドアンギオパチー
- 凝固異常
　　凝固異常症
　　抗凝固療法中
- 静脈洞血栓症
- 外傷性
- 血液疾患
- 薬物中毒

表2　非高血圧性脳出血を示唆する臨床所見，画像所見

- 既往歴，現症など背景に高血圧がない
- 発症時に転倒などがあり，外傷性の可能性も考えられる症例
- 高血圧性脳出血の好発年齢ではない　→小児，若年者
- 高血圧性脳出血の好発部位ではない　→被殻，視床，小脳歯状核近傍，脳幹以外の出血
- くも膜下腔や脳室内出血などの合併出血を伴う
- 血腫周囲に異常所見（腫瘤性病変や異常血管など）を認める
- 短期間に再発を繰り返す脳出血，多発性の脳出血
- 皮質下出血では必ず高血圧性のほかに二次性脳出血の可能性を考える

　二次性脳出血のなかで診断，治療開始に最も緊急を要するものは，脳動脈瘤破裂による脳実質内への出血穿破である（脳実質内出血をきたす脳動脈瘤破裂の項目 p.136 を参照）．また，出血性脳梗塞と高血圧性の脳出血は治療法が対極的に異なるので，その両者の鑑別が重要である．脳アミロイドアンギオパチーについては CT や MRI のみでは確定診断に至らないが，皮質下出血では必ず高血圧性のほかに二次性脳出血の可能性を考える．

1) 脳動脈瘤破裂による脳実質内穿破

　血行力学的に分岐部に生じた脳動脈瘤の破裂により，脳実質内に優位に血腫を形成することがある．高血圧性被殻出血や皮質下出血では，実質内出血が脳表からくも膜下腔に穿破することがあるが，実質内出血とくも膜下出血を認め，脳動脈瘤破裂に伴う実質内穿破の可能性が否定できないときは緊急 MRA（MR angiography）の適応となる．TOF MRA では，造影 CTA や DSA と同様，破裂脳動脈瘤の存在診断が可能で，破裂脳動脈瘤のスクリーニング法としては非侵襲的で有用である．外傷後のくも膜下出血で脳動脈瘤破裂が完全に否定できないときも同様に MRA を施行する．ただし，くも膜下出血を伴い動脈瘤破裂による実質内出血が確実な症例では，MRI よりも術前 mapping 精査に必要な造影 CTA や血管造影の選択を優先する．

　破裂動脈瘤検索のための MRI を施行する時期については，亜急性期以降では血腫内にデオキシヘモグロビンやメトヘモグロビンが優位となり，T2 強調像で低信号，T1 強調像で高信号を呈するため，血管奇形や腫瘍新生血管の flow void や TOF 信号の描出，腫瘍の造影効果の評価が困難になることがある．したがって，MRI による精査は状態が安定していれば急性期に施行するのが望ましい．

長径10 mm以上の脳動脈瘤ではT2強調像でもflow voidとして検出できることもある．脳動脈瘤が比較的大きな場合は，内部に血栓化や渦流が生じて，TOF MRAでは脳動脈瘤の全体像を描出できていない可能性があり，T2強調像や，造影GRE法3D T1強調像(造影MRA元画像)所見を合わせた評価が有用である．

2) 出血性脳梗塞

心原性脳塞栓症において塞栓子の融解や遠位側への移動により，非可逆的な組織障害をきたした低灌流領域に血流の再開通が生じると，血管性浮腫の増悪や出血性梗塞を合併することがある．低灌流領域では代償性に毛細血管床が最大限に拡張しており，さらに壊死組織の血管内皮の障害，血液脳関門(BBB)の破綻により浮腫の増悪や出血をきたす．虚血強度が強く，再開通をきたしやすい塞栓性梗塞で出血性梗塞の頻度が高い．再開通をきたす発症第2〜5病日頃に合併する．出血量が多いと，神経症状を増悪させる予後不良因子になる．外側線条体動脈の閉塞をきたす中大脳動脈M1近位側閉塞症例では，髄膜軟膜吻合による側副血流を受けにくいため再開通により出血性梗塞をきたしやすい．

亜急性期以降は梗塞辺縁部の側副血行路の発達による血流の増加，血管透過性の高い新生血管の増生により少量の出血をきたす．側副血行路の発達する発症2週間前後に多い．梗塞内部にまだら状の小出血や，大脳皮質表面，脳回に沿って少量の出血を認める．発症直後の出血性梗塞に比較して，予後不良因子となることはまれである．造影CTや，造影T1強調像で大脳皮質表面，脳回に沿って異常増強効果(gyriform enhancement)を認める時期とほぼ同時期に生じる．

3) 外傷性出血，出血性脳挫傷

両側前頭葉底部，両側側頭葉外側および内側面に好発し，CTで低吸収域の脳挫傷のなかに，salt-and-pepper状のまだら状の多発出血をきたす．出血性脳挫傷症例の多くは，外傷性くも膜下出血や硬膜下血腫ないしは硬膜下水腫を(第2病日以降に)合併する．

キーポイント

- 高血圧性脳出血以外の原因による脳実質内出血を，非高血圧性脳出血(二次性脳出血)とする．
- 高血圧性脳出血の好発部位(被殻，視床，脳幹，小脳，皮質下)以外の部位の出血，50歳未満の出血，くも膜下出血や硬膜下血腫を合併している症例では，非高血圧性脳出血を鑑別に考える．
- 既往歴，現病歴のほかに，画像診断による原因検索を行う．MRIは非侵襲的な精査法として有用である．

文献

1) Takeuchi S, Takasato Y, Masaoka H, et al : Case of ruptured middle cerebral artery bifurcation aneurysm presenting as putaminal hemorrhage without subarachnoid hemorrhage. Brain Nerve 2009 ; 61 : 1171-1175.
2) Kubal WS : Updated imaging of traumatic brain injury. Radiol Clin North Am 2012 ; 50 : 15-41.

脳出血

症例 13-1

10歳代前半男性．突然発症の左痙攣，左片麻痺，嘔吐．高血圧はなし．発症2時間後にCTとMRIを施行．

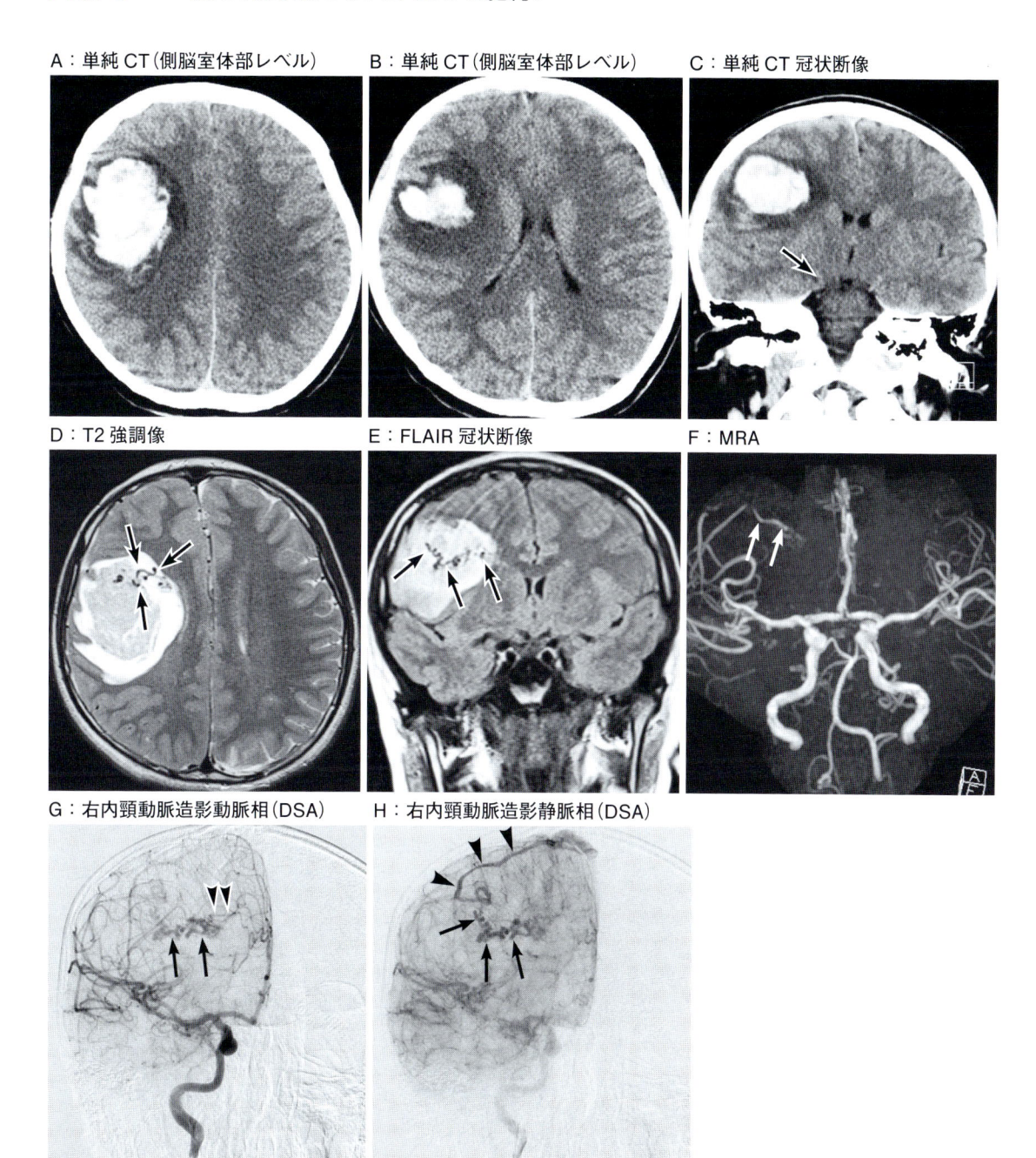

A：単純CT（側脳室体部レベル）　B：単純CT（側脳室体部レベル）　C：単純CT 冠状断像
D：T2強調像　E：FLAIR 冠状断像　F：MRA
G：右内頸動脈造影動脈相（DSA）　H：右内頸動脈造影静脈相（DSA）

図1　症例13-1

○ **CT所見**　単純CT（図1A〜C）では，右前頭葉中前頭回から下前頭回の皮質下白質から深部白質に境界明瞭，形状不整な著明な高吸収域が認められ，脳出血超急性期の所見である．皮

77

質下出血であるが，若年者で高血圧はなく，二次性の脳出血の可能性があり，その原因をMRIで精査する必要がある．周囲には，低吸収域の浮腫が認められる．全体的に軽度のmass effectを呈している．軽度のmidline shiftもきたしているが，帯状回の左側への逸脱(大脳鎌下ヘルニア)は認めない．冠状断再構成像(図1C)では，右側テント切痕部から側頭葉後半部海馬傍回の尾側への軽度逸脱を認める(→)．脳幹は左側へ軽度偏位している．

○ **MRI所見** T2強調像とFLAIR(図1D,E)では，CTで認めた高吸収域の血腫は，中程度の高信号として認められる．まだ発症直後で，デオキシヘモグロビンによる低信号を認めず，中程度の高吸収域を呈している(水分含有量の増加による)．その周囲の浮腫性変化は著明な高吸収域を呈する．病変の大きさのわりにはmass effectは軽度である．血腫周囲から血腫内部にかけてflow voidを呈する蛇行，拡張した脈管構造が認められる(図1 D,E，→)．連続性に追跡すると表在の皮質静脈に連続する．FLAIRでくも膜下腔への穿破は認めない．MRA(図1F)で，このflow voidを呈する血管に，一部TOF信号を認める(→)．Willis動脈輪に閉塞は認めず，もやもや病の所見はない．脳動静脈奇形からの脳出血と診断される．

○ **DSA所見** 右内頸動脈造影動脈相(図1G)で，右前大脳動脈皮質枝からのfeeding artery(小矢印)とMRIで認めたflow voidと一致して，連珠状のnidus(大矢印)が認められる．さらに静脈相(図1H)でnidusから連続して拡張した還流静脈が認められ(►)，上矢状静脈洞に還流する．

● **最終診断** 脳動静脈奇形からの出血による実質内出血超急性期．

○ **治療方針** 開頭血腫除去術．血腫および脳動静脈奇形nidus摘出術．

症例 13-2

50歳代女性．数日前より後頭部痛が持続．その後，時間的見当識障害，いつもできていた料理ができない．なんとなく，ぼんやりしており，応答も遅い状態になる．

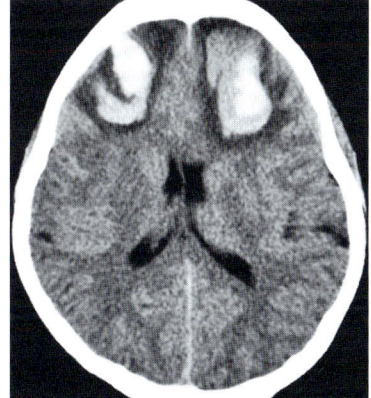

A：単純CT　　B：単純CT冠状断像　　C：3D GRE 造影T1強調像

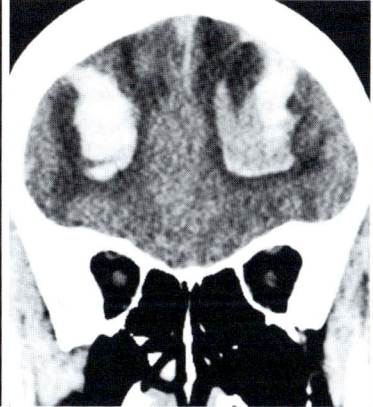

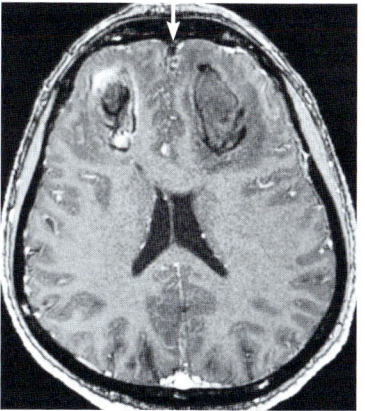

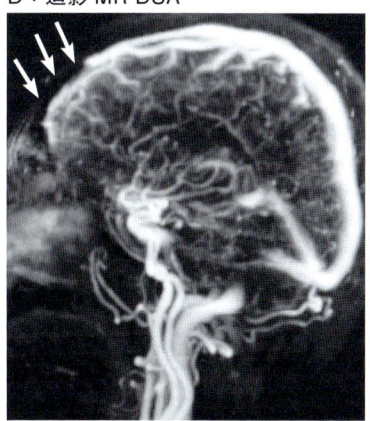

D：造影MR DSA　　E：左内頸動脈造影静脈相（DSA）

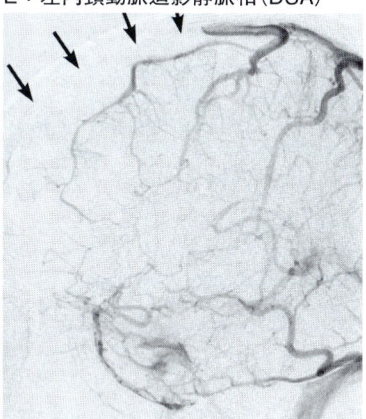

図2　症例13-2

○ **画像所見**　単純CT（図2A, B）で，両側前頭葉上前頭回から中前頭回皮質下白質に主座がある，亜急性期の実質内出血（高吸収域）を認める．周囲には低吸収域の浮腫性変化を認める．大脳鎌を挟んで，両側性にほぼ同時期に出血を認めること，周囲に浮腫性変化があることから，上矢状静脈洞血栓症による静脈性梗塞および出血が考えられ，MRIによる精査を施行した．

　造影3D GRE T1強調像（図2C）では上矢状静脈洞前半部に造影欠損を認められ（→），静脈血栓症と診断される．造影MR DSA（図2D）でも同部位に造影欠損を認める（→）．さらに，左内頸動脈造影（DSA）でも同部の造影欠損を認めた（図2E，→）．

　来院時のCT所見からは出血性脳挫傷が鑑別になるが，明らかな受傷機転がないこと，冠状断像で直回や眼窩回に出血がないことから，外傷性としては典型的ではない（外傷性の出血性脳挫傷では，直回，眼窩回に出血が好発する）．

○ **最終診断** 上矢状静脈洞上流側の静脈洞血栓症に合併した**両側前頭葉静脈性梗塞，静脈性出血．**

○ **治療方針** 抗血栓療法．

症例 13-3

60歳代男性．突然，左半側視野障害を発症．CTで右後頭葉に皮質下出血の診断．第28病日に原因精査目的で当院へ転院．

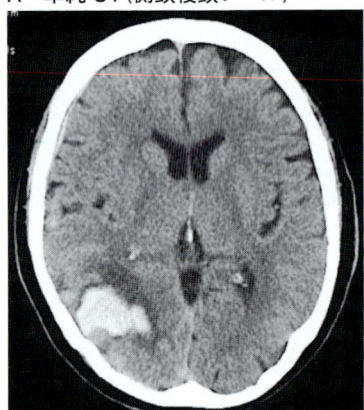

A：単純CT（側頭後頭レベル）　B：単純CT（後頭頭頂レベル）　C：T2強調像（側頭後頭レベル）

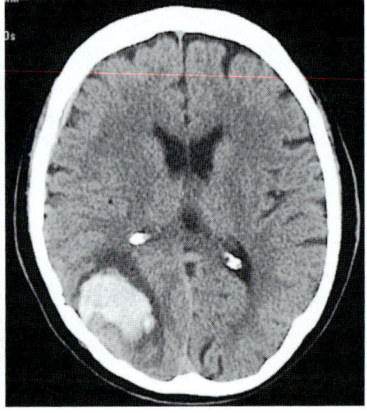

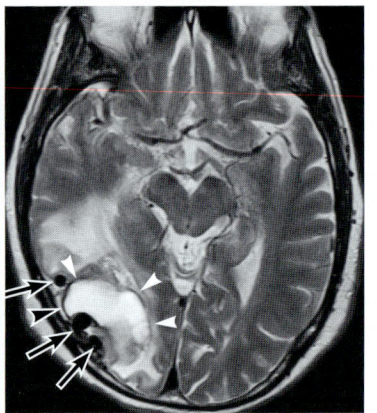

D：T2強調像（Cよりも10mm頭頂側レベル）

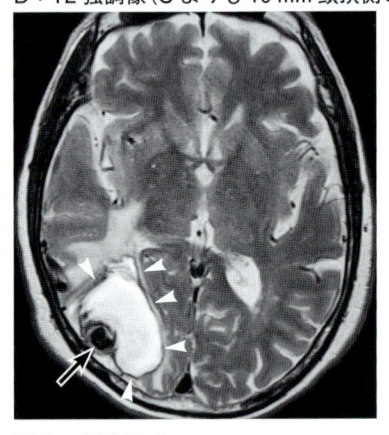

図3　症例13-3

○ **画像所見** 単純CT（図3A,B）で右後頭葉に皮質下出血を認める．右後頭葉皮質下の血腫は境界明瞭な占拠性病変を呈し，内部はT2強調像（図3C,D）で高信号を呈し，同部位に一致して，TOF MRAで高信号を呈することから（図3E,F），メトヘモグロビンを主体とする慢性期初期の皮質下出血である．T2強調像で辺縁部に低信号のrimが認められ（図3C,D，►），ヘモジデリン沈着と被包化と考えられる．血腫周囲には高信号を呈する中程度の浮腫性変化が認められる．血腫の表在には，flow voidを呈する拡張した管腔構

造が認められ(→)，中頭蓋窩硬膜に表在性に連続していることがわかる．皮質下出血の原因となった脳血管奇形の還流静脈と考えられる．血腫内部およびその周囲に明らかなnidus構造は認めない．右横静脈洞には閉塞を認めない．

Q1 この段階で，どのような疾患を考えるか？

Q2 既往歴や背景には，どのような状態が考えられるか？

　TOF MRA (ステレオ視，図3 E, F)では，高信号を呈する(メトヘモグロビン含有)皮質下血腫が認められ，その周囲に外頸動脈からの硬膜動脈および浅側頭動脈後枝が拡張(TOF 信号が増強)し(図3 E, F, →)，血腫表在に到達しており，流入動脈と考えられる．さらに，血腫から左中頭蓋窩に沿って，拡張した管腔構造内にTOF信号の流入が認められ，還流静脈(draining vein)と考えられる．流入動脈と還流静脈の間に，明らかなnidusは認めず，硬膜動静脈瘻(dural AVF)と診断される．造影 MR DSA 動脈相(図

E：TOF MRA (ステレオ視，頭尾方向)

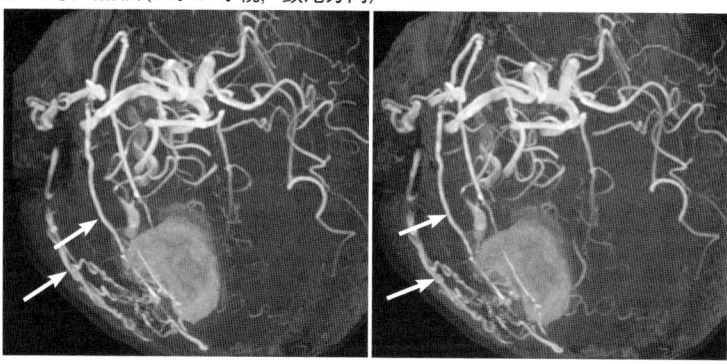

F：TOF MRA 冠状断像 (ステレオ視，前後方向)

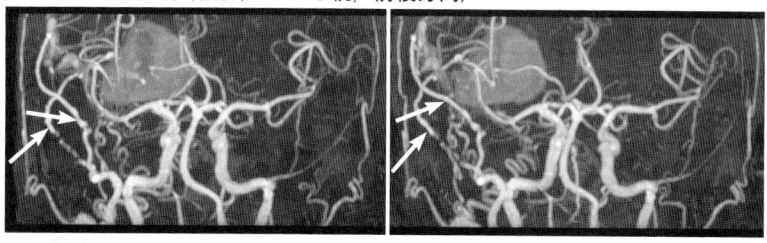

G：造影 MR DSA 動脈相

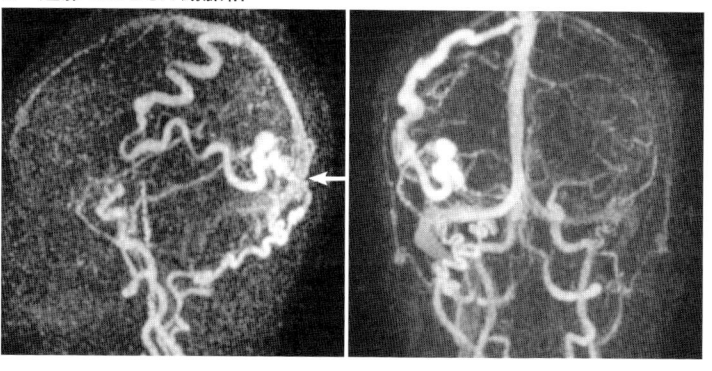

図3 (続き)

H：3D GRE 造影 T1 強調像　　I：磁化率強調画像（SWI）

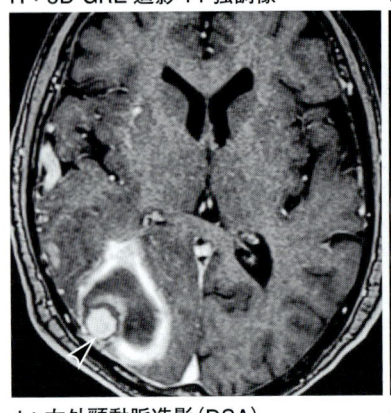

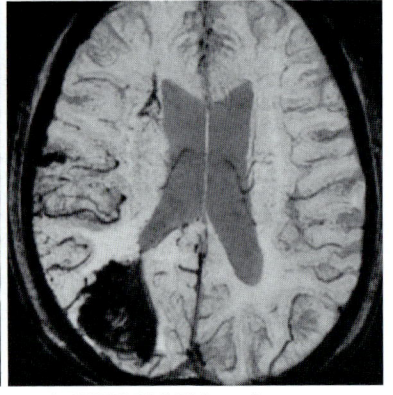

J：右外頸動脈造影（DSA）　　K：右外頸動脈造影（DSA）

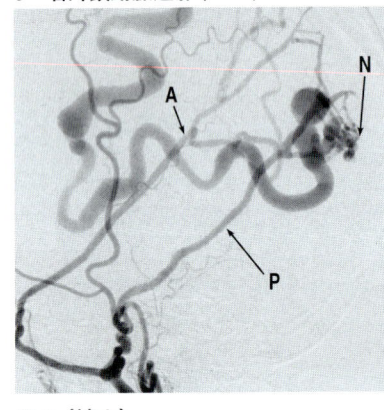

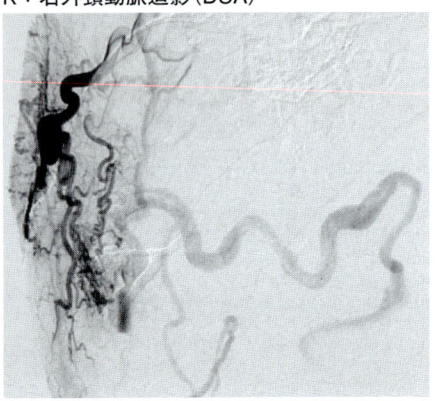

図3（続き）

3G)で，左内頸動脈皮質枝に造影剤が流入する前に，左外頸動脈後頭動脈および浅側頭動脈後枝が早期に造影され，左後頭領域でシャント（短絡）を形成して（図3G，→），還流静脈の早期造影効果が認められる．3D GRE 造影 T1 強調像（図3H）では，血腫周囲には厚い帯状の造影効果が認められ，血腫慢性期の被膜形成を表す．T2強調像でflow void を呈した還流静脈に造影血液プール効果が認められる（図3H，▶）．右横静脈洞には造影血液プール効果が認められ，閉塞は認めない．磁化率強調画像（SWI，図3I）では，血腫は磁化率効果により著明な低信号を呈する．血腫周囲の還流静脈に，デオキシヘモグロビン濃度の上昇が認められる．硬膜動静脈瘻による皮質静脈内の静脈内圧上昇を示す．

右外頸動脈造影（DSA，図3J,K）では，右浅側頭動脈 anterior branch および posterior branch が供給動脈となり（A→，P→），右後頭領域に動静脈短絡（硬膜動静脈瘻）が認められる（N→）．流出静脈には静脈瘤が形成されている．最終的には上矢状静脈洞に還流している．

● **最終診断**　硬膜動静脈瘻に合併した静脈性（実質内）出血．

○ **治療方針**　硬膜動静脈瘻塞栓術．

症例 13-4

20歳代女性．頭痛を主訴に来院．軽度のふらつきがあり，神経学的にも軽度の神経症状を認めた．

A：単純CT　　B：T2強調像　　C：造影T1強調像

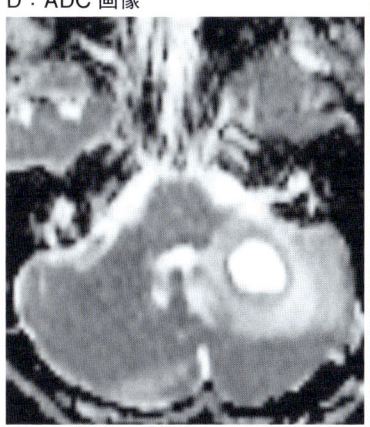

D：ADC画像　　E：磁化率強調画像（SWI）

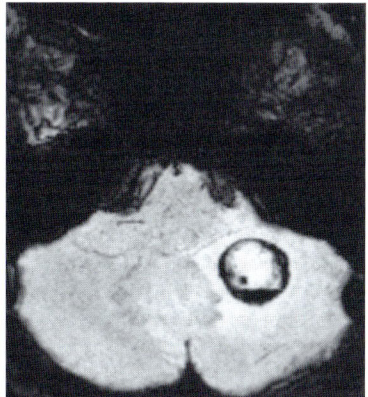

F：腹部脂肪抑制T1強調像

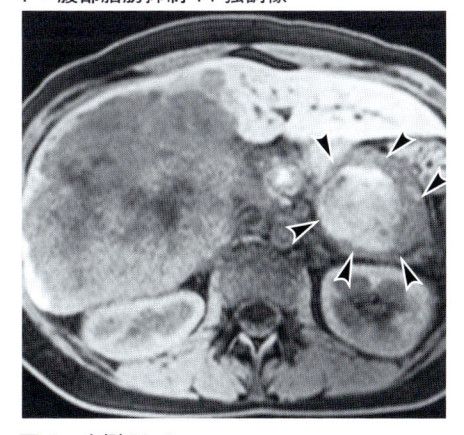

図4　症例13-4

○ **画像所見**　単純CT（図4A）では，左小脳半球に境界明瞭なリング状の高吸収域が認められる．内

部は低吸収域を呈するが，低吸収域と高吸収域の液面形成(fluid-fluid level)が認められる(→)．高吸収域部分は新鮮な出血と考えられる．左小脳半球歯状核近傍の出血であるが，全体的に境界明瞭な膨隆性の腫瘤状を呈し，内部は囊胞性を呈することから，典型的な高血圧性脳出血とは異なる．さらに病変周囲には浮腫性変化が強く，中程度のmass effectを呈しており，これらの所見も高血圧性脳出血急性期とは異なる．

　T2強調像(図4B)では，CTでリング状の高吸収域を示した辺縁部分は，軽度の高信号を呈し，その内側を縁取るように，低信号域が認められる．また中心部分の囊胞成分内部には，高信号と低信号の液面形成が認められる(→)．造影T1強調像(図4C)では，辺縁部分にはリング状の異常増強効果を認める．中心部の囊胞性部分には異常増強効果を認めない．リング状の増強効果を呈する脳実質内病変として，転移性脳腫瘍，神経膠芽腫，炎症性肉芽腫，膿瘍が鑑別に考えられる．ADC画像(図4D)では，辺縁部分にはADCの低下を認め，細胞密度の高い腫瘍成分と考えられるが，囊胞性部分はADCの上昇を示し，少なくとも脳膿瘍は否定される．磁化率強調画像(SWI, 図4E)では辺縁部分には著明な低信号域を認め，出血成分(デオキシヘモグロビン，メトヘモグロビンないしはヘモジデリン成分)と考えられる．腹部の脂肪抑制T1強調像(図4F)では，膵体部に膵管癌が認められ(図4F, ▶)，内部には少量の出血(メトヘモグロビン，軽度高信号)を伴う変性して認められる．肝実質には血行性転移を認める．膵管癌からの肝転移，脳転移と診断された．

● **最終診断**　転移性脳腫瘍内部の出血．

○ **治療方針**　開頭腫瘍摘出術．

症例 13-5

50歳代男性．進行したアルコール性肝硬変．コントロール不良の大量の腹水貯留あり．発症日時ははっきりしないが，段階的に増悪する，左片麻痺と意識レベル低下．他院CTで脳出血の診断．高血圧はなし．血小板 $2.8 \times 10^4/\mu L$．

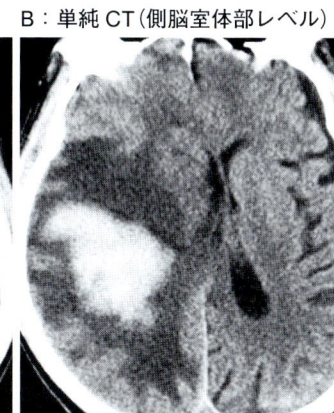

A：単純CT（放線冠レベル）
B：単純CT（側脳室体部レベル）
C：単純CT 冠状断像
D：腹部造影CT（肝脾レベル）
E：術後単純CT
F：術後単純CT（右頭頂骨穿頭部レベル）

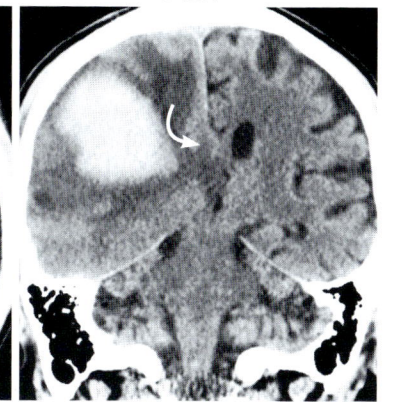

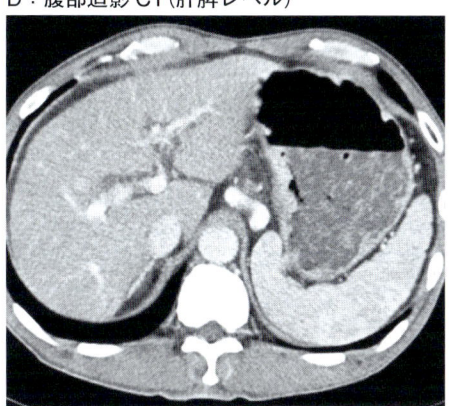

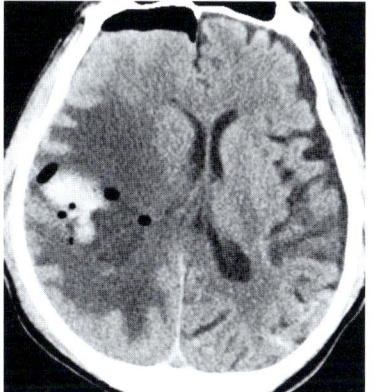

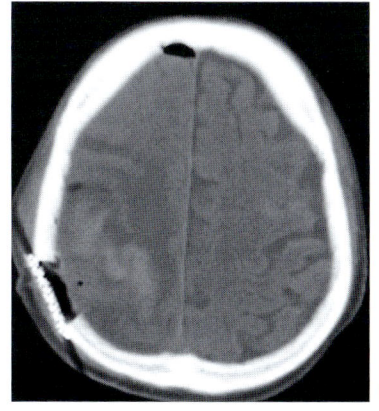

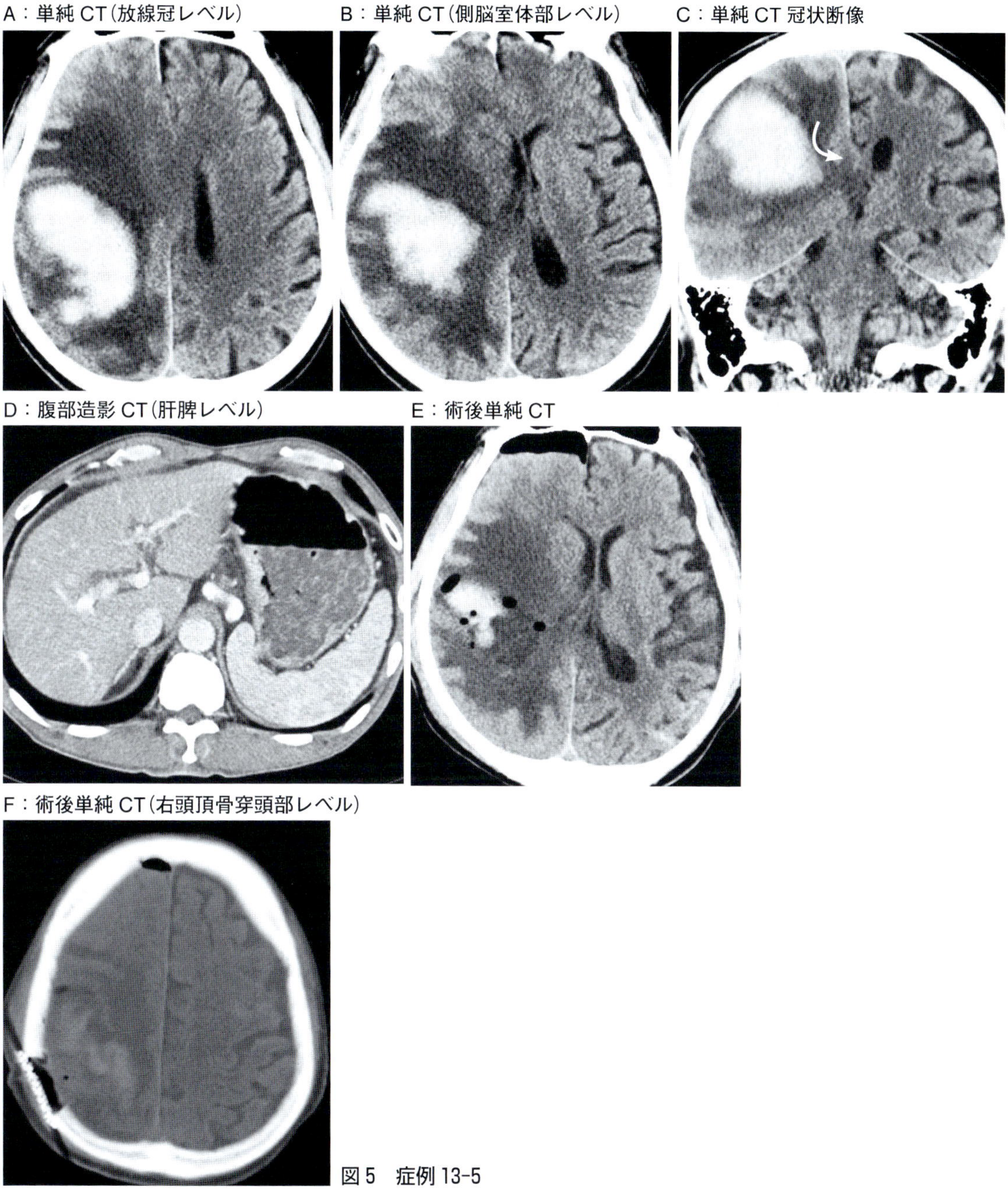

図5 症例13-5

○ **CT所見** 右前頭葉から頭頂葉皮質下白質に高吸収域を呈する急性期から亜急性期の皮質下出血が

認められる(図5A〜C).さらにその周囲には広範に低吸収域を呈する浮腫性変化が認められ,左側への大脳鎌下ヘルニアをきたしている(図5C,→).高血圧はなく,高血圧性の皮質下出血は考えにくい.また高齢者ではなく,アミロイドアンギオパチーの可能性も低い.腹部造影CT(図5D)では肝右葉,左葉内側区の萎縮が著明で,さらに左葉外側区,尾状葉も,変形萎縮をきたしている.中程度の脾腫を認め,両側横隔膜下には,大量の腹水貯留が認められる.肝硬変末期,非代償期の所見である.

- **最終診断** アルコール性肝硬変による出血傾向に合併した脳出血.

- **治療方針およびその後の経過** 右頭頂部頭蓋穿頭(図5F),内視鏡下による血腫除去術が施行された.術後CT(図5E)では少量の高吸収域の血腫および浮腫性変化が残存するが,血腫の大部分は吸収され左側への大脳鎌下ヘルニアも軽減している.

非高血圧性脳出血(2)

病態と臨床

　脳動脈瘤の破裂や出血性梗塞,外傷による頭蓋内出血ほど,発症直後の生命予後の危険が高くはないが,脳血管奇形や静脈性疾患も出血合併を繰り返すことで,予後不良となる重要な病態である.また脳腫瘍や,全身の凝固異常状態も非高血圧性脳出血の原因となる.

画像診断

　T2強調像ではflow voidを呈する異常な血管がないかを確認する.FLAIRでは合併するくも膜下出血の有無および静脈洞血栓の有無を確認する.磁化率強調画像(susceptibility weighted imaging:SWI)は微細な静脈奇形の描出や,微量の静脈性の出血,静脈うっ滞の診断に有用である.造影MRA元画像(3D GRE 造影T1強調像)は,微細な血管の血液プール像を描出するので,動脈解離や粥腫(プラーク)形成,静脈洞血栓症,脳動脈奇形,静脈奇形の診断に有用である

1) 脳動静脈奇形

　脳動静脈奇形は流入動脈(feeding artery),nidus,流出静脈(draining vein)からなる.脳動静脈奇形のnidusや流出静脈,流入動脈は血腫内部もしくは周囲にT2強調像で蛇行,集簇した血管構造を形成し,T2強調像,FLAIRでflow voidを呈する("bag of black worms").急性期血腫のデオキシヘモグロビンはT2強調像で低信号を呈するため,小さなnidusが不明瞭となることがあるが,拡張,蛇行した流出静脈が明瞭に認められる.phase-contrast MRAや造影MRAも診断に有用である.

2) 静脈洞血栓症

　静脈洞血栓症による急性閉塞に伴う静脈洞内圧の上昇,皮質還流静脈から髄質静脈への還流抵抗の上昇により,脳実質に静脈性浮腫(血管性浮腫)をきたす.血管性浮腫は動

単純CT

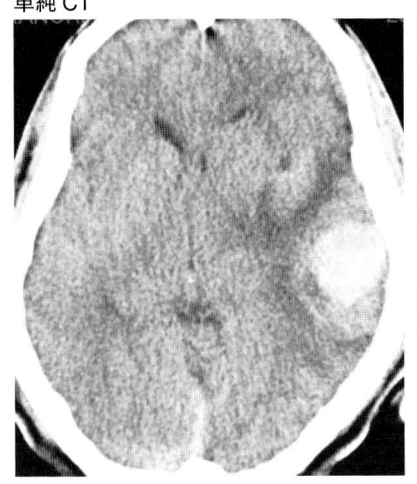

図6　神経膠芽腫に合併した実質内出血（20歳代男性）
突然の右片麻痺と失語で発症．意識障害あり．左側頭葉皮質下に高吸収域を呈する急性期の実質内出血が認められる．緊急開頭血腫除去術が施行され，病理学的に神経膠芽腫からの出血であることが診断された．若年者では高血圧性の皮質下出血をきたすことはほとんどなく，基礎疾患に脳血管奇形や腫瘍性病変があることを鑑別する必要がある（本例では術前にMRIを施行していない）．

脈支配域とは一致せず，両側からの還流を受ける上矢状静脈洞，直静脈洞などに閉塞を生じると両側性に静脈性浮腫を生じる．静脈性浮腫が進行すると組織壊死に陥り，静脈性梗塞や静脈出血をきたす．急性期の段階で静脈性浮腫が増悪する前に診断することが重要である．閉塞した静脈洞は，T2強調像およびFLAIRで，flow voidが消失するため，特にFLAIRで高信号きたす．ただし急性期のデオキシヘモグロビンはT2強調像で低信号をきたすので，flow voidとの鑑別が困難なことがある．また，緩徐な血流，逆行性の血流もFLAIRで高信号を呈することがあるので注意を要する．

静脈洞血栓症により，その静脈洞に還流する皮質静脈に還流障害が生じ，静脈拡張と静脈内圧の亢進に伴い，静脈性浮腫，さらに静脈性出血を生じる．正中構造の上矢状静脈洞血栓症では，両側大脳半球，頭頂葉，前頭葉に，静脈内圧の高信号，静脈性浮腫，静脈性出血をきたしうる．上矢状静脈洞近傍，特に上矢状静脈洞を挟んで両側性に浮腫や出血をきたしている症例では，上矢状静脈洞の静脈洞血栓症を第一に考える．

3）硬膜動静脈瘻

硬膜動静脈瘻は後頭蓋窩（横静脈洞血栓症に合併）や海綿静脈洞周囲（頸動脈海綿静脈洞瘻形成）に好発する．静脈洞血栓症急性期と同様に，シャント血流量の増加により，静脈性浮腫や，静脈性梗塞，静脈性出血を合併する．また，硬膜動静脈瘻から直接脳実質内に出血をきたすこともある．

4）脳腫瘍

内部に出血しやすい脳腫瘍として，神経膠芽腫（図6），退行性神経膠腫，多血性の転移性脳腫瘍，上衣腫，血管芽細胞腫などがある．悪性度の高い腫瘍，内部に変性の強い腫瘍，新生血管の豊富な腫瘍が出血をきたしやすい．悪性リンパ腫は著明な増強効果を呈するが，出血をきたす頻度は低い．聴神経腫瘍は嚢胞変性をきたし小脳橋角部に増大し，嚢胞内部に出血をきたすことがあるが，出血自体が臨床的に問題となることはない．

5）凝固異常症に伴う出血

脳梗塞に対する抗凝固療法中のコントロール不良や肝硬変などに合併して，脳出血をきたすことがある．

キーポイント

- 非高血圧性脳出血，特に転移性脳腫瘍や，凝固能の異常を疑うときは，胸腹部 CT や MRI による全身精査の画像診断法も組み立てる．

文献

1) Della Puppa A, Zustovich F, Gardiman M, et al : Haemorrhagic presentation of low-grade glioma in adults. Acta Neurochir（Wien）2007 ; 149 : 1151-1155, discussion 1155.（Epub 2007 Aug 6）

症例 14-1

80歳代男性．2日前より頭痛が持続．微熱も持続している．既往歴に左大脳半球皮質下出血がある．軽度の高血圧があるがコントロール良好．

A：単純CT（第1病日，頭頂レベル） B：単純CT（第1病日，側脳室レベル） C：単純CT（第4病日）

D：単純CT（第4病日） E：単純CT（第10病日） F：単純CT（第10病日）

G：T2強調像（第1病日） H：T2強調像（第1病日） I：拡散強調画像（第1病日）

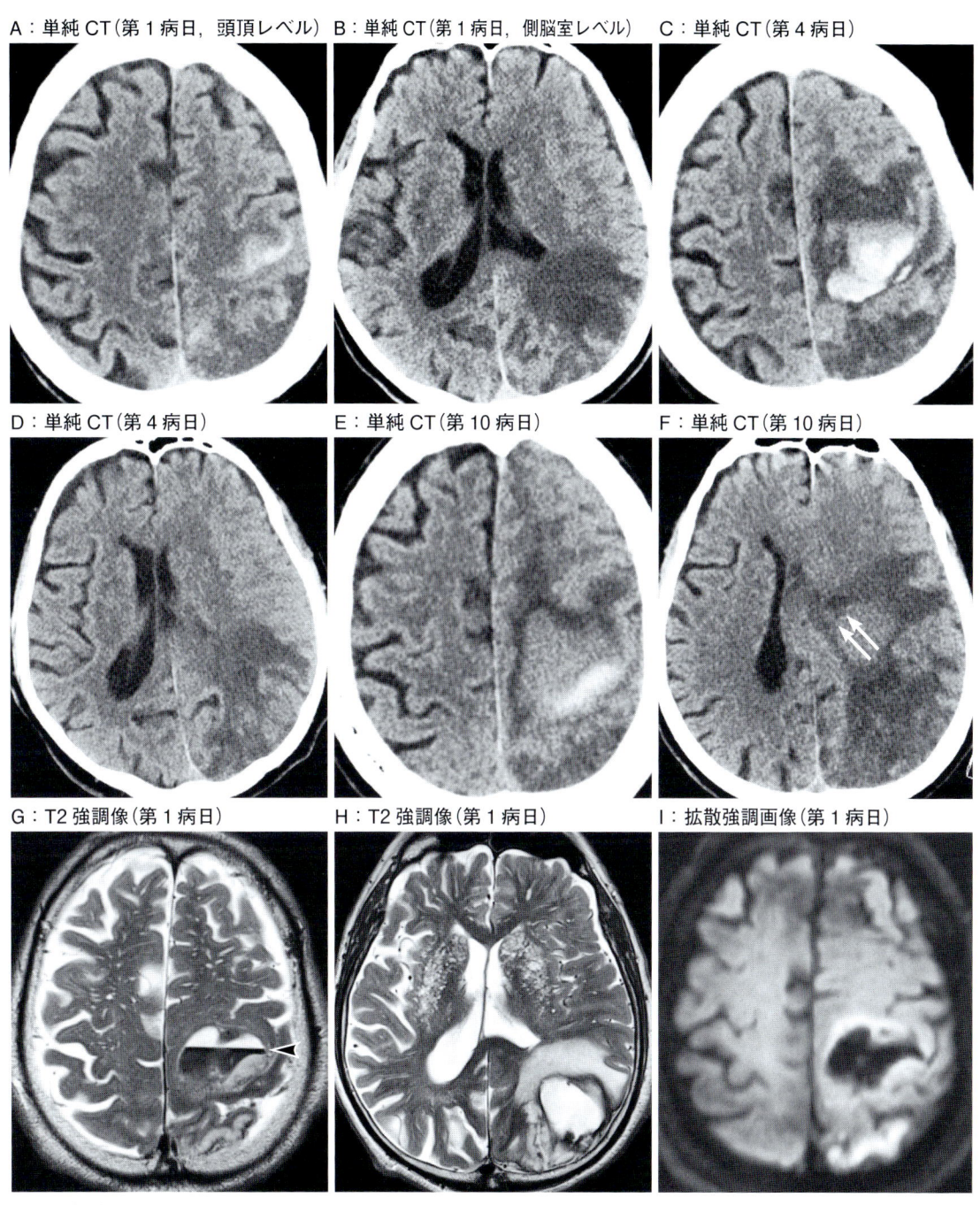

図1　症例14-1

J：ADC 画像（第 1 病日）　　　　K：磁化率強調画像（SWI，第 1 病日）　　L：磁化率強調画像（SWI，第 1 病日）

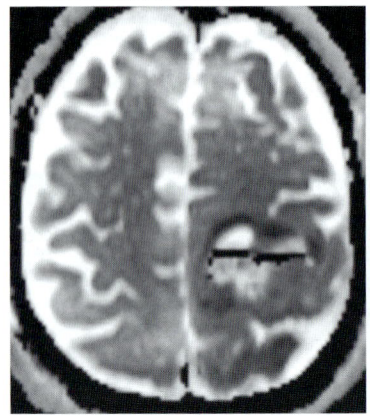

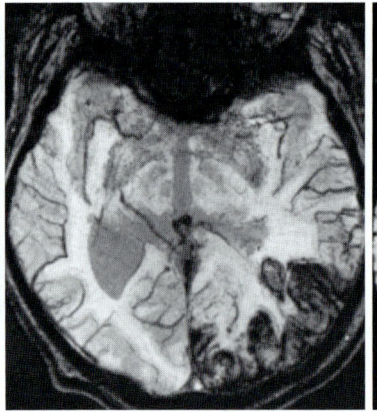

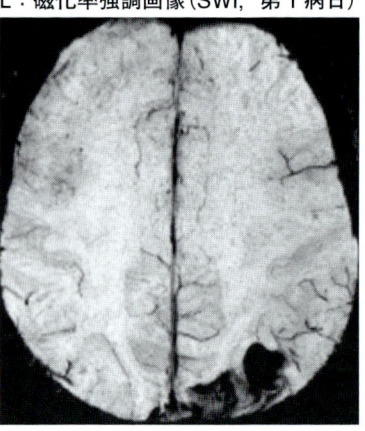

図1（続き）

○ **CT 所見**　入院第 1 病日の単純 CT（頭頂レベル，図 1 A）では，左中心前回から左中心後回皮質下白質に境界不鮮明な高吸収域が認められ，皮質下出血急性期〜亜急性期の所見である．左頭頂葉灰白質に沿って低吸収域が認められる．側脳室レベル（図 1 B）では，左頭頂後頭領域皮質下白質から深部白質にかけて，血管支配域に一致しない低吸収域が認められ，軽度の mass effect がある．第 4 病日の頭頂レベル（図 1 C）では，左中心前回から中心傍小葉の皮質下白質にかけて，高吸収域の増大，周囲の低吸収域の出現が認められ，再出血の所見である．左頭頂葉灰白質には前回同様，低吸収域が認められ，周囲の浮腫性変化が増悪したと考えられる．側脳室レベル（図 1 D）では，左頭頂後頭領域皮質下白質から深部白質の低吸収域がやや増大し，左側脳室体部後半部を軽度圧排している．第 10 病日の頭頂レベル（図 1 E），側脳室レベル（図 1 F）では，再出血をきたした皮質下出血は辺縁部より徐々に低吸収域化している．しかし，血腫は左側脳室体部上衣下方向に進展し（図 1 F，→），左側脳室体部を圧排，右側への大脳鎌下ヘルニアをきたしている．

○ **MRI 所見**　第 1 病日の T2 強調像（頭頂レベル，図 1 G）で，左中心前回から中心後回の皮質下血腫内部には，血漿成分とデオキシヘモグロビンによる液面の形成を認める（▶）．発症直後ではなく，発症から数日経過した血腫であると考えられる．血腫周囲の，CT で低吸収値を呈する頭頂葉白質は T2 強調像（図 1 H）で軽度高信号，拡散強調画像（図 1 I）で高信号，ADC の低下（図 1 J）を示し，灰白質に限局する急性期の梗塞様変化と考えられる．さらに磁化率強調画像（SWI，図 1 K,L）では，著明な低信号（デオキシヘモグロビンもしくはヘモジデリン）を呈し，少量の出血も合併している．

● **最終診断**　脳アミロイドアンギオパチー（臨床的にほぼ確実症例）．

○ **治療方針**　内科的治療．

脳出血

症例 14-2

80歳代女性．数時間単位で徐々に増悪する意識障害および失語症．発症第1病日にCTおよびMRIを施行．

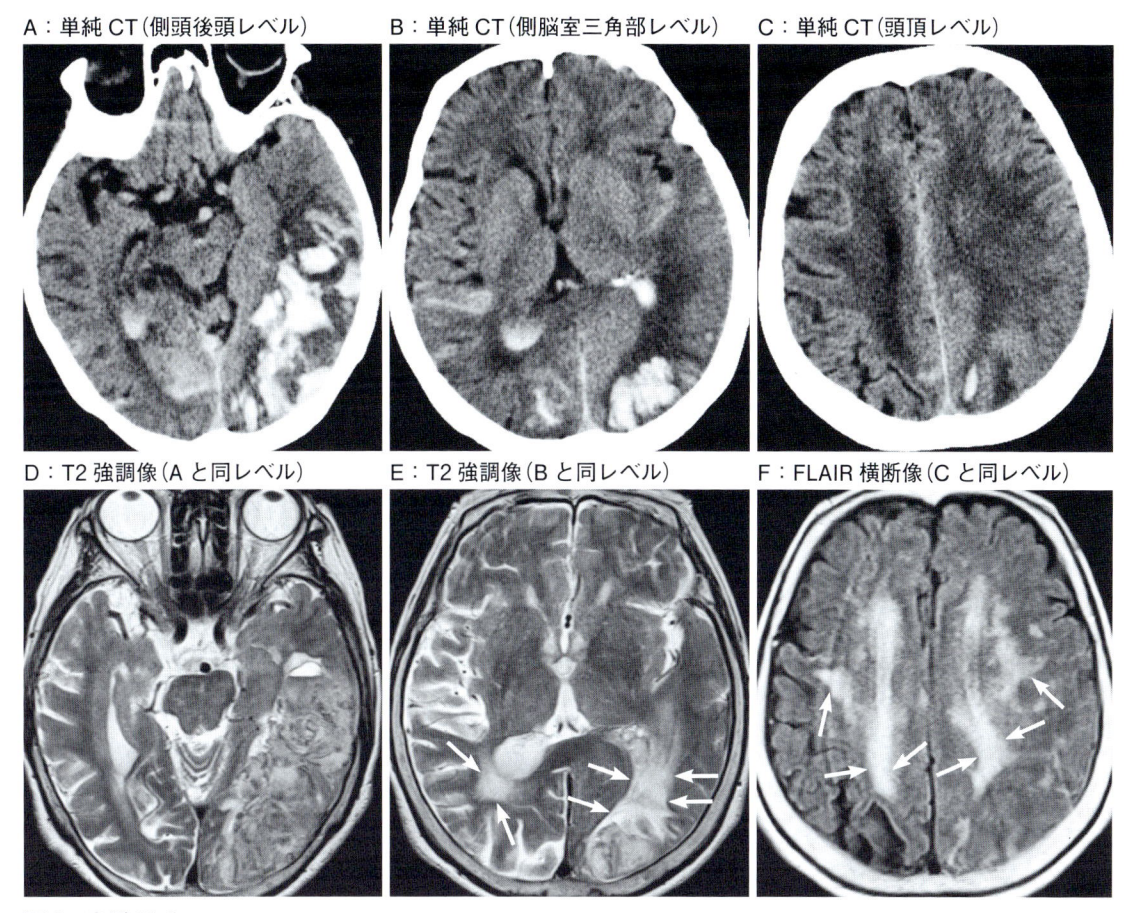

A：単純CT（側頭後頭レベル）　B：単純CT（側脳室三角部レベル）　C：単純CT（頭頂レベル）

D：T2強調像（Aと同レベル）　E：T2強調像（Bと同レベル）　F：FLAIR横断像（Cと同レベル）

図2　症例14-2

○ **画像所見**　左後頭葉，左側頭葉皮質下白質から深部白質にかけて多発性の斑状の高吸収域を呈する出血急性期と，その周囲の低吸収域が認められる（図2A,B）．mass effectを呈しているが軽度で，右側への大脳鎌下ヘルニアや，左側の下行性のテント切痕ヘルニアは合併していない．被殻や，視床，脳幹には明らかな出血の既往歴や，ラクナ梗塞は認めず，深部穿通動脈系に高血圧性の著明な動脈硬化性変化や出血や梗塞の既往歴はない．

　実質内出血はT2強調像で中程度の高信号から軽度低信号の混在を呈し，オキシヘモグロビンとデオキシヘモグロビンからなる（図2D）．

　両側側脳室周囲深部白質には，単純CT（図2C）で低吸収域，T2強調像およびFLAIRで高信号域を呈する白質病変が認められ（図2E,F，→），アミロイドアンギオパチーによる白質病変の可能性が考えられる．ただし，画像のみでは高血圧性の慢性循環不全との鑑別はできない．

91

● **最終診断** 脳アミロイドアンギオパチー(CAA)による皮質下出血急性期(臨床的にほぼ確実症例).

鑑別疾患として, 出血の分布範囲から, 左中大脳動脈皮質枝 inferior trunk 領域の出血性梗塞が考えられたが, 発症機序が突然でないこと, 心房細動がないこと, 内頸動脈や中大脳動脈皮質枝 M3 レベルまで閉塞を認めなかったこと, 拡散強調画像(非掲載)で明らかな梗塞所見を認めなかったことから, 出血性梗塞の可能性はないと判断した.

○ **治療方針** 内科的治療. 出血は比較的大量で, 血腫は表在性で, 血腫除去術の適応も検討されたが, mass effect が乏しく, 内ヘルニアもないことから, 血腫除去による状態改善を望めず, 保存的治療となった.

症例 14-3

80 歳代男性. 12 時間前から眩暈持続. 一過性の左側視野障害.

A：FLAIR 像(基底核レベル)
B：磁化率強調画像(SWI, A と同レベル)
C：FLAIR 像(側脳室体部レベル)
D：磁化率強調画像(SWI, C と同レベル)

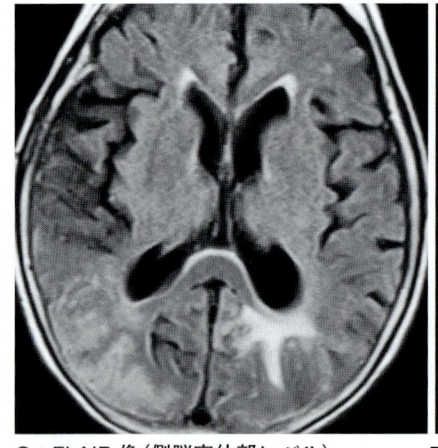

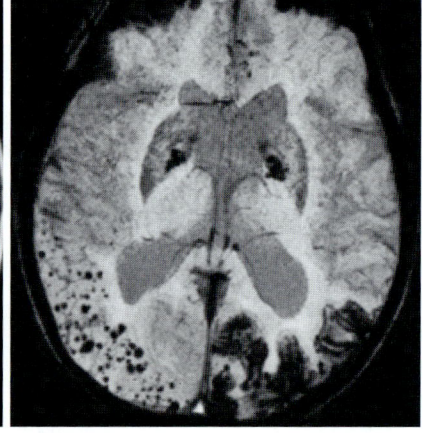

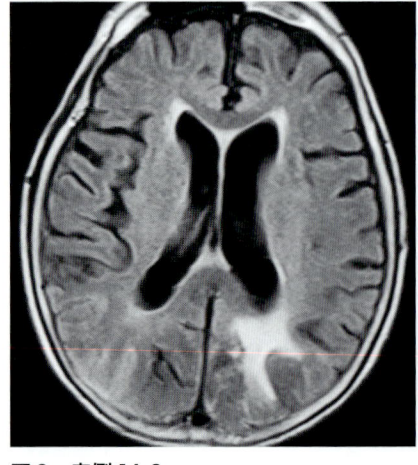

図3　症例 14-3

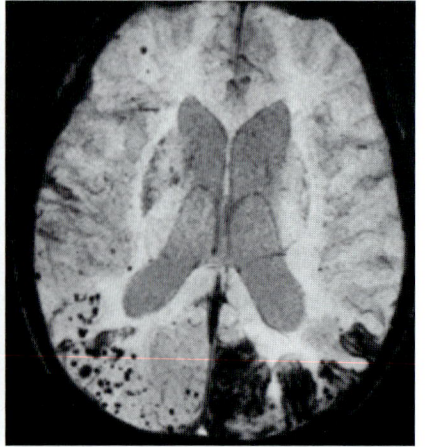

○ **MRI 所見** FLAIR(図3A)で，右後頭葉から頭頂葉，側頭葉後半部のくも膜下腔に軽度高信号域が連続して認められ，くも膜下出血急性期〜亜急性期と考えられる．磁化率強調画像(SWI，図3B)でも小さな結節状の低信号域が多発して認められ，デオキシヘモグロビンによる磁化率変化と考えられる．左側脳室体部周囲深部白質には高信号域を認める(図3C)．さらに磁化率強調画像(SWI，図3D)では，左後頭頭頂領域にも，脳表に沿って連続して低信号域が認められ，既往のくも膜下出血(superficial siderosis)と考えられる．

　本症例では軽度の高血圧があるが，くも膜下出血の原因となるような，脳動脈瘤，硬膜動静脈瘻，脳動静脈奇形，静脈洞血栓症を否定され，そのほか，髄膜炎を示唆する神経所見，臨床検査データはなく，軟膜に主座があるアミロイドアンギオパチーが考えられた．

● **最終診断** 脳アミロイドアンギオパチー疑い(診断基準には一致しないが，臨床的にアミロイドアンギオパチーとして経過観察されている)．

○ **治療方針** 内科的治療．

脳アミロイドアンギオパチー　　cerebral amyloid angiopathy(CAA)

病態と臨床

　中枢神経系のアミロイド沈着症である脳アミロイドーシスは，脳アミロイドアンギオパチー(CAA)，アルツハイマー型認知症に大きく分類される．CAAは皮質および皮質下白質，髄膜血管(特に動脈)にβアミロイド蛋白が沈着して起こる病態である(CAA-associated vasculopathies)．高齢者における脳出血(CAA関連脳内出血：cerebral amyloid angiopathy-related intracerebral hemorrhage)や白質脳症などの原因となる(ノート10)．臨床的には高齢者の非高血圧性出血の再発，多発を繰り返す皮質，皮質下型出血，くも膜下出血を特徴とし，認知機能の障害を伴う．

　病理学的には皮質下白質(一部深部白質にも)および軟膜の中小の血管の中膜および外膜へのアミロイド沈着により，中膜平滑筋の変性・消失，微小動脈瘤様血管拡張(micro-aneurysmal dilatation)，類線維素変性(fibrinoid degeneration)をきたした結果，血管壁の破綻・出血を生じる．

　CAAは病初期は無症状であるが，徐々に一過性の神経障害，認知機能の低下をきたす．25〜40%の症例に，脳出血発症前にすでに認知機能障害を認めている．緩徐に進行するアルツハイマー型の認知症症状を呈する．さらに多発，再発する脳葉型の脳出血を合併し，頭痛，意識障害や片麻痺，視野障害，失語などの高次脳機能障害などを呈する．脳アミロイドアンギオパチー(CAA)に合併する脳内出血は高齢者に多く，皮質下出血のパターンをとり，出血発症時に著明な高血圧はない．ただし，初回の単発性の皮質下出血例では，高血圧性脳出血か脳アミロイドアンギオパチー(CAA)による出血か

の鑑別は，臨床経過や画像所見のみでは困難なことが多い(いずれも高齢者に多く，両要因の複合で出血をきたした可能性も考えられる)．脳葉型の出血は頭頂葉と後頭葉に多く，部位に応じた神経症状(片麻痺，感覚障害，失語，視覚症状など)を呈する．前頭葉や側頭葉，小脳にも認められる．小脳出血をきたすと小脳失調症状を呈する．一方，大脳基底核や視床，脳幹にはアミロイド沈着，出血をきたさない．

くも膜下腔の軟膜動脈に破綻を生じたり，皮質下出血が脳表に穿破すると，くも膜下出血を合併し，髄膜刺激症状をきたす．高齢者で脳表に限局するくも膜下出血で，外傷の可能性がなければ，脳アミロイドアンギオパチー(CAA)も考慮する．くも膜下出血やくも膜下穿破をきたすと頭痛や髄膜刺激症状を呈する．大量の脳葉型出血やくも膜下出血のために初回発作で死亡する症例もある．また初回発作が軽微であっても，再発を繰り返すことにより経時的に高度脳機能低下を示すこともある．

さらにCAAに関連し炎症や肉芽腫性血管炎がみられ，亜急性白質脳症を呈する．白質脳症では，進行性認知症，痙攣，頭痛を呈する．アルツハイマー病では80％以上の症例で脳動脈にβアミロイドの沈着を認める．

診断基準

脳アミロイドアンギオパチー(CAA)の確定診断には病理学的な証明が必要であるが，非侵襲的なMRI所見も診断基準として利用される．Boston CAA groupによる診断基準では，CAAの確定診断には病理所見が必要であるが，臨床所見(55歳以上，他の出血原因がない)とMRIまたはCT所見(多発性*もしくは単発性**の脳葉性から皮質・皮質下出血)でも診断基準を満たす(*：probable CAA，**：possible CAA)(表1)．

画像診断

1) 脳実質内出血

脳アミロイドアンギオパチー(CAA)は皮質下白質に多発性の脳葉型の出血を呈する．

ノート10　脳アミロイドアンギオパチー：アミロイド蛋白からみた分類

沈着するアミロイド蛋白の主成分として6種類があり，それぞれの6病型に分類されている(付表)．βアミロイド(Aβアミロイド)の沈着型が最も多く，そのなかに①孤発性と②遺伝性があり，孤発性が最も多い．

加齢性変化やアルツハイマー病に認められる脳動脈へのアミロイド沈着はβアミロイドによるものである．

付表　アミロイド蛋白からみた脳アミロイドアンギオパチー分類

• アミロイドβ蛋白	• プリオン蛋白(ASCr)
① 孤発性	• ABri/Adam
② 遺伝性	• トランスサイレチン(ATTR)
• シスタチンC(Acys)	• ゲルゾリン(AGel)

皮質下出血は頭頂葉と後頭葉に好発する．血腫のCT所見およびMR信号は高血圧性出血と同様である．出血自体は非特異的な所見であり，画像のみでは高血圧性脳出血など他の原因による出血と鑑別できない．

CAAでは皮質下に出血が時間的，空間的に多発することが多い．発症時期が異なる出血が混在することがあり，既往の陳旧性出血はT2強調像やT2*強調像で，限局性のヘモジデリン沈着(低信号，"black dots")とgliosis(高信号)のみを呈する．ただし，出血の多発性は高血圧性出血でも認められ，両者の鑑別点にはならない．血腫内部や血腫周囲には造影T1強調像では異常増強効果は呈さない．

出血の診断はCTのみでも十分である．MRIではT2強調像，T1強調像，FLAIRを施行する．磁化率に鋭敏なGRE法T2*強調像や磁化率強調画像(SWI)は，FSE法T2強調像で検出困難な既往の微小出血によるヘモジデリン沈着を著明な低信号域として検出するので，本症を疑ったときは必須である．

2) くも膜下出血

急性期〜亜急性期のくも膜下出血もしくは脳表のヘモジデローシス(superficial hemosiderosis)として検出される．急性期から亜急性期の少量のくも膜下出血の検出には，FLAIRが有用である．病歴に外傷のない高齢者の円蓋部のくも膜下出血では，CAAを疑う必要がある．くも膜下出血のみで脳実質内に出血を伴わないこともある．

表1 脳アミロイドアンギオパチー(CAA)に関連する脳出血のBoston診断基準

1.	確実(definite CAA)	剖検で以下の3点を証明 1) 脳葉型，皮質あるいは皮質皮質下出血 2) CAA関連血管病変(CAA-associated pathology) 3) 他の原因病変の欠如
2.	ほぼ確実(生体組織の陽性所見を伴う)(probable CAA with supporting pathology)	臨床所見および病理組織(血腫吸引標本あるいは皮質生検)が以下の3点を示す 1) 脳葉型，皮質あるいは皮質皮質下出血 2) 標本内にCAA組織が存在 3) 他の原因病変の欠如
3.	臨床的にほぼ確実(probable CAA)	臨床所見およびMRI/CT所見が以下の3点を示す 1) 脳葉型，皮質あるいは皮質皮質下に限局する多発性出血(小脳出血を含む) 2) 年齢55歳以上 3) その他の原因がない
4.	疑い(possible CAA)	臨床データおよびMR/CTが以下の3点を示す 1) 脳葉型，皮質あるいは皮質皮質下に限局する単発性出血 2) 年齢55歳以上 3) その他の原因がない

注：1) CAA関連血管病変：フィブリノイド壊死を伴う微小動脈瘤形成．2) 他の脳出血の原因：高血圧，ワルファリンカリウム過量(PT-INR 3以上)，頭部外傷，虚血性脳血管障害，脳腫瘍，脳血管奇形，脳血管炎，血液凝固異常症など．
(厚生労働省アミロイドーシスに関する調査研究班：アミロイドーシス診療ガイドライン2010．p.45より許可を得て転載)

皮質下出血がくも膜下腔に穿破し，二次性くも膜下出血を合併することがあるが，髄軟膜の小動脈のCAAから破綻し，くも膜下出血を生じ，さらに周囲大脳皮質に梗塞や壊死をきたし，くも膜下出血から壊死した皮質下に破綻することもある．

3) 白質病変

CAAに伴う白質脳症はおもに2種類あり，①U-fiberを含んだ皮質下を中心としたT2強調像において高信号域でmass effectを呈し，可逆性のもの，②側脳室周囲の対称性の白質病変で非可逆的のものである．

U-fiberを含んだ皮質下病変は炎症に伴った血管性浮腫と推測されている．また，片側有意の皮質下白質病変があり，同領域に微小出血(cerebral microbreeds：CMB)の描出がある場合，cerebral amyloid angiopathy related inflammationとよぶ．拡散強調像では高信号を示さない．

鑑別診断

皮質下出血の鑑別疾患として，高血圧性脳出血と脳アミロイドアンギオパチー(CAA)があげられる．若年者ではそのほかに，出血性梗塞，心内膜炎に合併する脳出血，出血性脳挫傷，静脈洞閉塞による静脈性出血，脳動静脈奇形や血管炎からの出血などが鑑別になる．

① **高血圧性皮質下出血**：被殻や視床に好発する．皮質下出血の頻度は高血圧性出血の約5〜10％程度であるが，CAAと同様，高齢者に多い．高血圧性皮質下出血のほとんどは単発性であるが，多発例もありCAAと鑑別が困難なことがある(図4)．
② **出血性梗塞**：背景に動脈支配に一致した梗塞病変がある．塞栓性梗塞の急性期〜亜急性期に好発する．
③ **出血性脳挫傷**：前頭葉底部や側頭葉先端部に好発する．発症直後は不明瞭でも，数時間で増大する．低吸収域の脳挫傷のなかに中小の多発性出血(salt-and-pepper)をきたす．
④ **静脈性出血**：深部白質側に優位に血管性浮腫を伴い，上矢状静脈洞閉塞例では両側性に生じる．
⑤ **血管腫**：大脳白質に多く，微小で周囲の浮腫やmass effectはなく，gliosisや萎縮も乏しい．

T2強調像

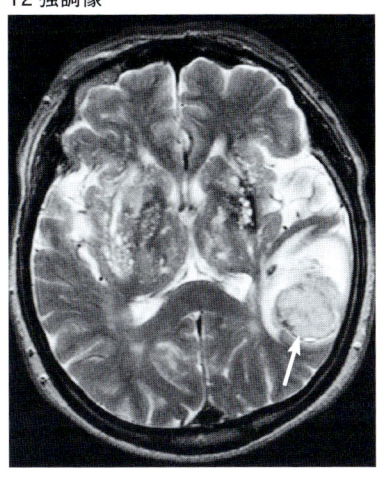

図4 高血圧性の皮質下出血（60歳代男性）
長期にわたる高血圧コントロール中，突然，右片麻痺と失語を発症する．左側頭後頭葉領域皮質下に，超急性期血腫（オキシヘモグロビン，中程度高信号）が認められる（→）．両側基底核や視床など穿通動脈領域には多発性の高血圧性の陳旧性ラクナ梗塞，および出血吸収後のヘモジデリン沈着が認められる（低信号域）．高血圧性の皮質下出血と診断された．脳アミロイドアンギオパチー（CAA）が鑑別になるが，CAAでは大脳基底核や視床に，出血をきたすことはまれである．

治療方針

　脳アミロイドアンギオパチー（CAA）に対する根治的治療法，合併する脳出血の予防法はない．皮質下出血については高血圧性脳出血に準じて治療，全身管理が行われる．高齢発症が多く，血腫除去術の適応になる割合は少ない．血腫除去術の有効性のエビデンスはない．CAA症例における脳梗塞に対する抗血栓療法の施行は，皮質下出血およびくも膜下出血の合併の危険性を増加させる．

キーポイント

- 脳アミロイドアンギオパチー（CAA）は高齢者に多く，皮質下出血やくも膜下出血，白質脳症をきたし，進行性の認知症をきたすこともある．
- 脳出血は時間的，空間的に多発することがある．
- CAAの診断には，病理診断のほかに，MRIやCTによる画像診断が用いられる．T2*強調像や磁化率強調画像（SWI）が有用である．
- CAAは抗血栓療法において脳出血合併のリスクファクターとなる．

文献

1) Takeda S, Yamazaki K, Miyakawa T, et al : Subcortical hematoma caused by cerebral amyloid angiopathy : does the first evidence of hemorrhage occur in the subarachnoid space? Neuropathology 2003 ; 23 : 254-261.
2) Chao CP, Kotsenas AL, Broderick DF : Cerebral amyloid angiopathy : CT and MR imaging findings. RadioGraphics 2006 ; 26 : 1517-1531.
3) Pezzini A, Del Zotto E, Volonghi I, et al : Cerebral amyloid angiopathy : a common cause of cerebral hemorrhage. Curr Med Chem 2009 ; 16 : 2498-2513.

症例 15-1

70歳代男性．突然，右片麻痺と失語を発症．発症2時間後，心原性塞栓症を疑われ，頭部MRIを施行．

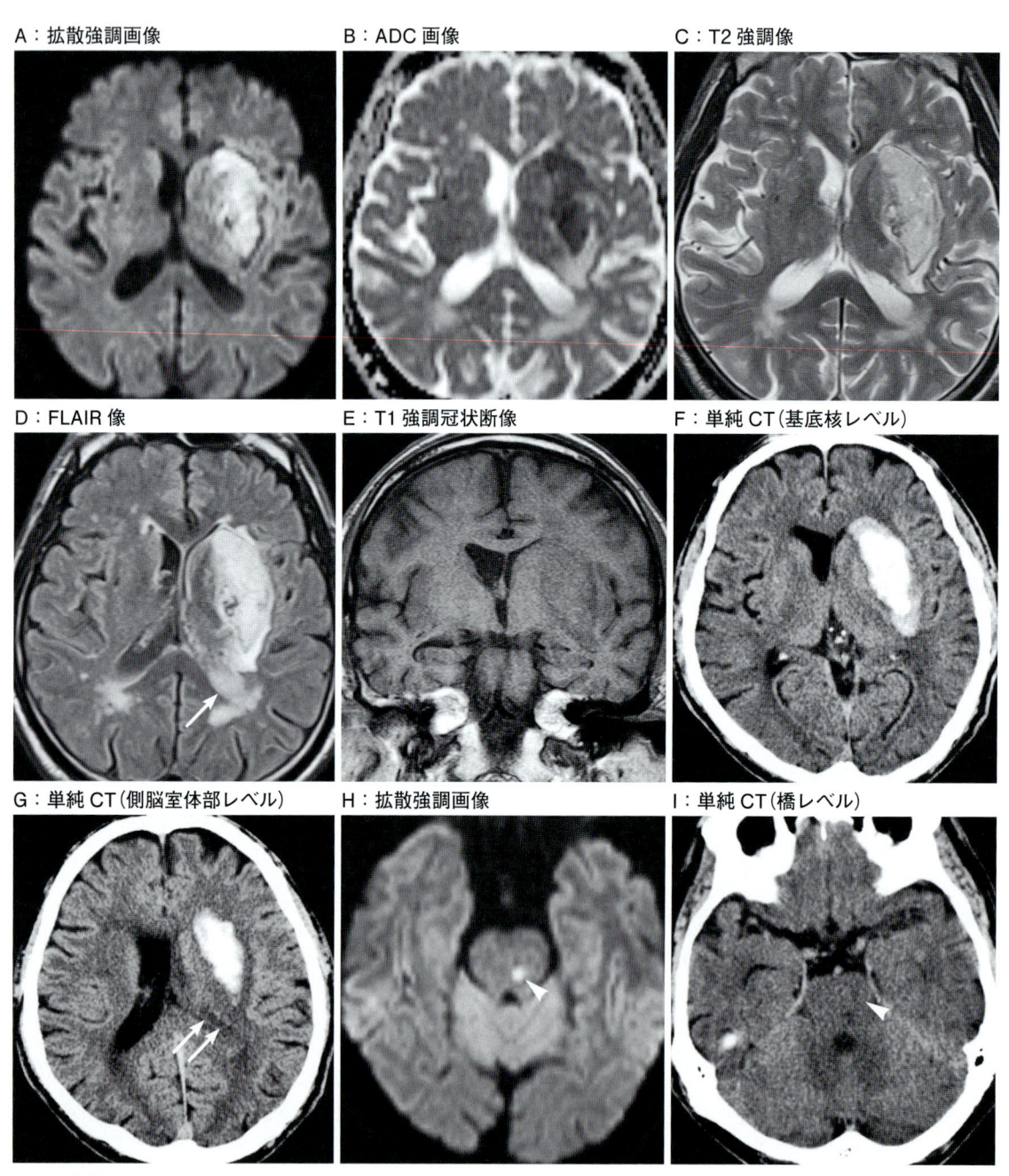

A：拡散強調画像　　B：ADC画像　　C：T2強調像
D：FLAIR像　　E：T1強調冠状断像　　F：単純CT（基底核レベル）
G：単純CT（側脳室体部レベル）　　H：拡散強調画像　　I：単純CT（橋レベル）

図1　症例15-1

○ **画像所見**　MRI拡散強調画像（図1A）では，左被殻全体にわたり異常高信号域が認められる．辺縁部には線状の低信号域を認める．ADC画像（図1B）では，拡散強調画像の高信号領域

98

は著明にADCが低下している．T2強調像(図1C)では，左被殻の病変は発症2時間後にもかかわらず，被殻全体にわたって異常な高信号を呈する．すでにT2強調像でも広範囲に異常な高信号を呈し，拡散強調画像では高信号病変も辺縁部に線状の低信号域を認めることから(図1A)，オキシヘモグロビンを主体とする被殻出血と診断できる．辺縁部の低信号域はデオキシヘモグロビンである．FLAIR(図1D)では，T2強調像の高信号に一致して，異常高信号を呈する．FLAIRでは，脳室内にも信号上昇が認められ(→)，脳室穿破と診断できる．T1強調冠状断像(図1E)では，軽度低信号を呈するのみで，高信号(メトヘモグロビン)は認めない．

　MRIに引き続いてCTを施行した．単純CT(図1F,G)では境界明瞭な高吸収域を呈し，脳出血超急性期であることを確認される．周囲には血管性浮腫が出現していない．ただし少量の脳室穿破(図1G，→)は，FLAIRのほうが明瞭である．

　拡散強調画像(図1H)で橋左傍正中動脈領域深部に，限局性の高信号(▶)を認め(ADCも低下，非掲載)，単純CT(図1I)で低吸収域(▶)を呈していることから，ラクナ梗塞急性期と考えられる．

● **最終診断**　**左被殻出血超急性期(オキシヘモグロビンが主体．左中大脳動脈外側線条体動脈領域)．**
鑑別診断として，左中大脳動脈M1塞栓性閉塞による外側線条体動脈領域の出血性梗塞があげられる．

○ **治療方針**　内科的治療．

症例 15-2

40歳代男性．急性発症の左片麻痺．意識状態は比較的良好．すでに発症から10時間以上が経過していたので，経静脈性血栓溶解療法の適応はないが，心原性塞栓症が第一に考えられ，MRI施行．

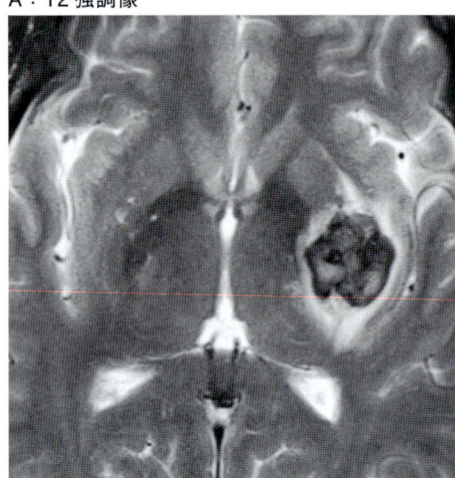

A：T2強調像　　　　　　　　　　B：拡散強調画像

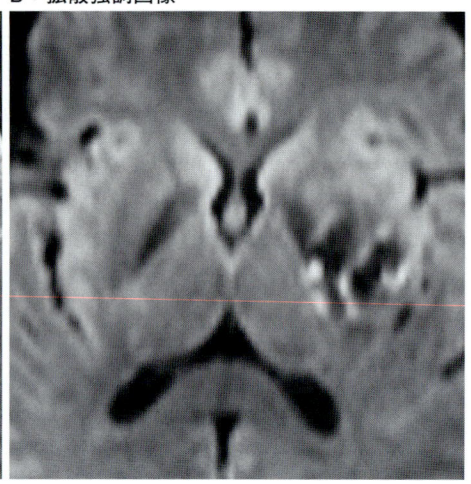

図2　症例15-2

○ **MRI所見**　発症11時間後のT2強調像(図2A)で，左中大脳動脈外側線条体動脈領域，左被殻後半部から左内包後脚にかけて，動脈支配域には一致しない異常信号域が認められる．T2強調像で軽度高信号を呈し，辺縁部には低信号域が認められる．オキシヘモグロビンを主体とし，辺縁部にデオキシヘモグロビンを有する急性期血腫と診断できる．その周囲には高信号域があり，浮腫と考えられる．磁化率変化に鋭敏なecho planar (EPI)法拡散強調画像(図1B)では，デオキシヘモグロビンを鋭敏に反映して，血腫全体が低信号を呈する．

● **最終診断**　高血圧性被殻出血急性期(デオキシヘモグロビン主体)．

○ **治療方針**　内科的治療．

脳出血 II

症例 15-3

70歳代女性．右片麻痺および失語，意識障害は中程度．高血圧で他院通院中．来院時血圧 168/86 mmHg．起床時発症で正確な発症時間は不詳．正常状態の最終確認から15時間後，起床時からは3時間後にCTを施行．神経学的には心原性塞栓症が疑われ，第一にMRIが施行された．（症例6-2と同一症例．p.41参照）

A：拡散強調画像

B：T2強調像（視床背側レベル）

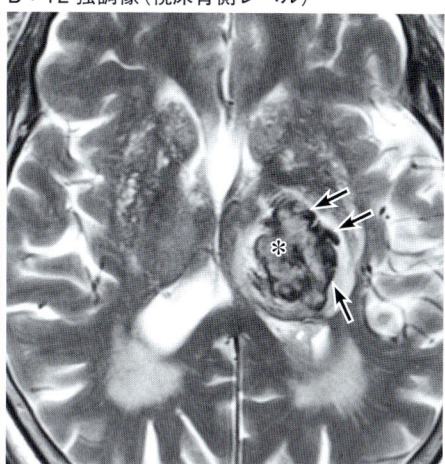

C：T2強調像（視床腹側レベル）

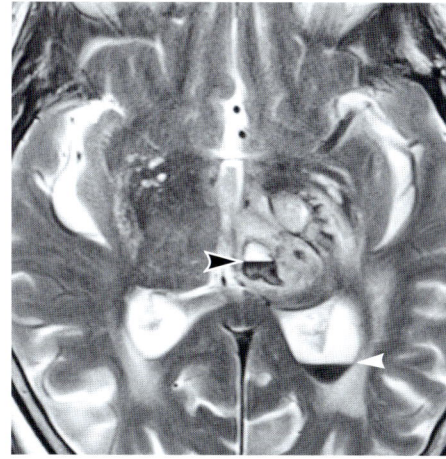

D：FLAIR 冠状断像

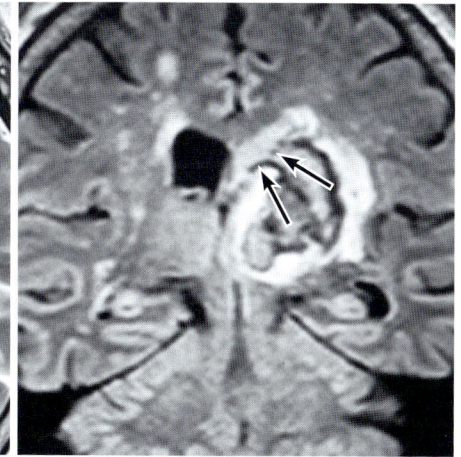

図3 症例15-3

○ **MRI 所見** 拡散強調画像（図3A）では，左視床に病変を認めるが，病変は辺縁部を中心として低信号を呈し，中心部分が軽度高信号を呈する(*)．低信号部分は出血急性期のデオキシヘモグロビン成分と考えられる．視床出血急性期と診断される．梗塞としては視床の病変の形状が視床の血管支配に一致しないこと，デオキシヘモグロビン成分を有することから，心原性塞栓症急性期は否定される．T2強調像（図3B）では，左視床の血腫の辺縁部は低信号（小矢印），内部は軽度高信号(*)を呈する．中心部分はオキシヘモグロビン，辺縁部はデオキシヘモグロビンからなる急性期の所見である．周囲には高信号を示

す軽度の浮腫性変化があり，内包後脚や脳室上衣を軽度圧排している．血腫の一部には液化空洞が認められ，血清成分(高信号)とデオキシヘモグロビン成分(低信号)が液面形成(fluid-fluid level，図3C，黒矢頭)を形成している．

　血腫は頭頂側に進展し，左側脳室体部に直接穿破し，左側脳室から第三脳室内に血腫を形成している(図3D，大矢印)．側脳室から第三脳室の血腫は，FLAIR(図3D)およびT2強調像(図3C)で軽度高信号を呈し，オキシヘモグロビンが主体であるが，左側脳室後角には，少量のデオキシヘモグロビン成分が脳脊髄液と液面形成を形成している(図3C，白矢頭)．両側基底核，両側中大脳動脈外側線条体動脈の血管周囲腔の開大が認められ，側脳室周囲深部白質にも高信号域が認められる．長期にわたる高血圧による穿通動脈レベルの動脈硬化性変化である．さらに血腫内部およびその周囲には明らかな異常血管や，腫瘍性病変を示唆する所見はなく，臨床所見と合わせて高血圧性と考えられる．

● **最終診断** 左視床出血急性期．左側脳室穿破(オキシヘモグロビンとデオキシヘモグロビンが混在)．発症時間は不詳であるが，発症から12時間以内と推測される．

○ **治療方針** 内科的治療．

超急性期実質内出血のMRI診断

病態と臨床

　脳出血超急性期では，脳梗塞と比較して頭蓋内圧亢進症状(頭痛，嘔気，嘔吐)が出現するが，必ずしも神経学的に両者の鑑別は容易ではない．致死率が高く，予後不良なくも膜下出血および高血圧性脳出血を診断(および完全に除外)するために，頭部救急においては頭部CTを第一に選択する．頭部外傷例においても頭蓋内の外傷性脳出血を診断する目的で，頭部CTを施行する．

　一方で，神経症状の発症3時間以内で，経静脈性血栓溶解療法の適応が考えられる脳虚血超急性期の症例では，tPA(tissue-type plasminogen activator 組織型プラスミノーゲン活性化因子)投与をできるだけ早期に開始するために，CTを省略してMRIを第一に施行することがある．また比較的神経症状が軽度であったり，急性発症ではなく，血管障害以外の腫瘍性病変や脱髄疾患，変性疾患，代謝性疾患などを臨床的に考えるときは，CTを省略して，MRIが第一選択となることがある．

　このようにCTを省略するときはMRIのみで急性期の頭蓋内出血(脳実質内出血のみならずくも膜下出血，硬膜下血腫も含めて)を完全に除外診断できることが重要である．

画像診断

　超急性期の脳実質内出血は，発症直後からT2強調像やFLAIR，拡散強調画像で異常信号を呈する(表1)．その検出率はCTとほぼ同等である．

　発症直後の出血は，オキシヘモグロビンが反磁性物質で磁化率変化をきたさないが，

表1 超急性期脳出血と脳虚血のMRI所見の比較

	超急性期出血	超急性期脳梗塞
発症から異常所見の出現までの時間	発症直後から信号変化を認める 磁化率変化や細胞性浮腫に鋭敏でない高速SE法T2強調像でも信号変化を認める	発症直後は所見を認めない 虚血中心から徐々に信号変化をきたす 発症24時間以内は最終梗塞に向かって増大する可能性がある
T2強調像	中心部は中等度高信号（オキシヘモグロビン） 辺縁部に低信号（デオキシヘモグロビン） 血腫周囲に軽度浮腫（高信号，下図A）	拡散画像で異常所見出現後に，血管性浮腫による高信号が出現する T2強調像では6〜12時間以上経過しないと信号変化は出現しない（下図C）
拡散強調画像	中心部は高信号およびADCの低下（オキシヘモグロビン） 辺縁部には磁化率変化による低信号（デオキシヘモグロビン，下図B）	発症30分程度で所見が出現しうるが，発症24時間以内は最終梗塞に向かって徐々に増大しうる 拡散異常＜最終梗塞＜灌流異常の関係にある 虚血の強度，病態により所見の出現時間が異なる（下図D）
臨床症状	突然発症	塞栓症では突然発症 血栓症では段階的発症

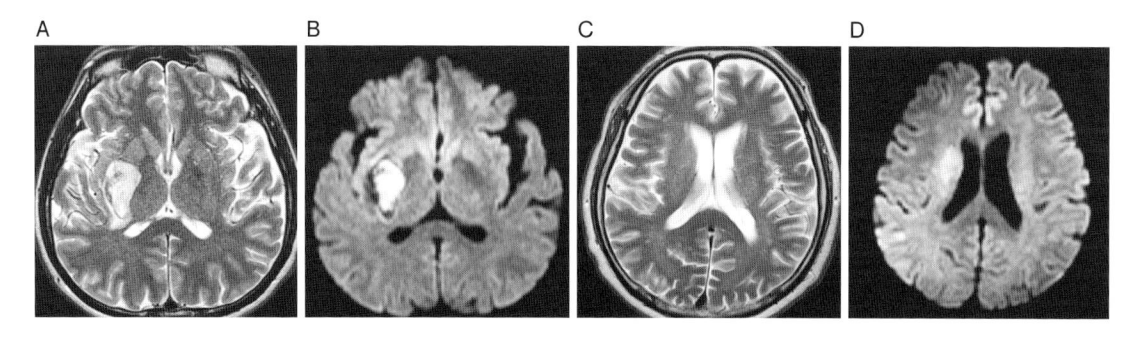

A　　　　　　　　B　　　　　　　　C　　　　　　　　D

　水分含有量の増大，粘稠度の増加を反映してT2強調像で中程度の高信号をきたす．FLAIRでも高信号を呈する．T1強調像では等信号から軽度低信号を示す．この信号変化は出血発症直後から出現する．また拡散強調像では，凝血塊の粘稠度の上昇および細胞密度を反映して高信号，ADC低下をきたす．

　血腫周囲には軽度の浮腫性変化が認められ，T2強調像で高信号，拡散強調画像で低信号，ADC上昇を示す．血腫辺縁部より徐々に脱酸素化を生じてデオキシヘモグロビン（常磁性）に変化すると磁化率変化による低信号を呈し，早期検出にはGRE法T2*強調像や磁化率強調画像（SWI）が有用である

　これら磁化率に鋭敏な撮像法では，細胞内メトヘモグロビンやヘモジデリンも低信号を呈するため，亜急性期以降の血腫との鑑別が困難となる．脳梗塞急性期では，発症時

間以内は T2 強調像で信号変化をきたさないので，発症早期から，拡散異常と同等の範囲で T2 強調像で中程度の高信号を示す病変は血腫の可能性を考える．また，被殻や視床は脳虚血の好発部位でもあるが，脳出血は血管支配域とは一致しない進展範囲を示す．

キーポイント

- 発症直後の超急性期の実質内出血は，オキシヘモグロビンが主体で，発症直後から T2 強調像で軽度高信号を呈する．粘稠度を反映して，拡散強調画像では高信号を呈する．
- 少量の出血の診断には，デオキシヘモグロビン（常磁性体）による磁化率変化に鋭敏な T2*強調像が有用で明瞭な低信号を呈するが，慢性期のヘモジデリン沈着も同様に低信号を呈することから，特異的な所見ではない．

文献

1) Fiebach JB, Schellinger PD, Gass A, et al : Stroke magnetic resonance imaging is accurate in hyperacute intracerebral hemorrhage: a multicenter study on the validity of stroke imaging. Stroke 2004 ; 35 : 502-506.
2) Kidwell CS, Chalela JA, Saver JL, et al : Comparison of MRI and CT for detection of acute intracerebral hemorrhage. JAMA 2004 ; 292 : 1823-1830.
3) Chalela JA, Kidwell CS, Nentwich LM, et al : Magnetic resonance imaging and computed tomography in emergency assessment of patients with suspected acute stroke : a prospective comparison. Lancet 2007 ; 27 ; 369(9558) : 293-298.

脳出血 II

症例 16-1

60歳代女性．右上肢および下肢のしびれと脱力．発症2時間後．高血圧あり．急性期ラクナ梗塞の診断で第一にMRIが施行された．

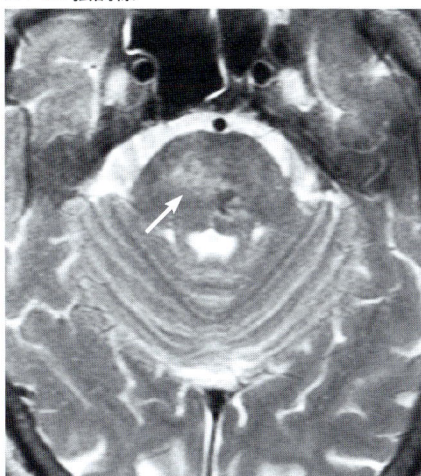

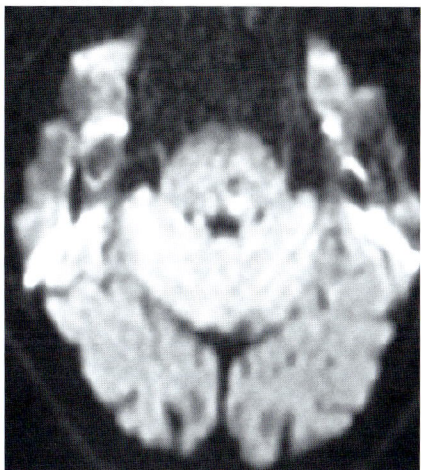

A：T2強調像
B：拡散強調画像
C：単純CT

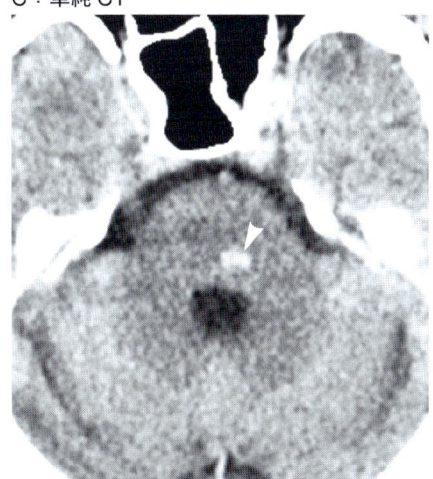

図1 症例16-1

○ **画像所見** MRI，T2強調像(図1A)では，橋左傍正中動脈領域深部に限局性の淡い高信号と低信号の混在を認める．橋深部右側には境界不鮮明な淡い高信号域が認められ(→)，長期にわたる高血圧による変化と考えられる．拡散強調画像(図1B)では，T2強調像で橋深部左側に認めた病変は低信号として認められ，周囲にわずかな高信号を認める．

　以上の経過からは，空洞形成を伴うような陳旧性のラクナ梗塞との鑑別が難しい(実際に診断報告書を最初に記載した研修医は陳旧性梗塞とした)．しかし，T2強調像で明らかに低信号域があること，拡散強調画像ではその低信号がより顕著であることから，専門医から出血急性期の診断がなされ，CTで急性期出血であることが確認された(図1C，▶)．

● **最終診断** 橋出血急性期（デオキシヘモグロビン主体）．

○ **治療方針** 内科的治療（高血圧のコントロール）．

症例 16-2

50歳代女性．突然の左半身のしびれを自覚．明らかな麻痺を認めないが，左上肢 Barre 徴候がわずかに陽性．脳梗塞急性期疑いで MRI が施行された．

A：拡散強調画像

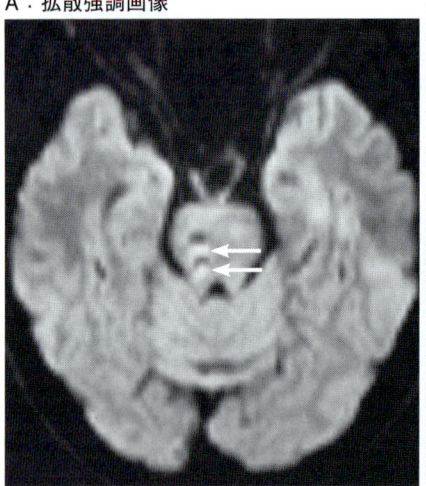

B：FSE T2 強調像（発症3時間後）

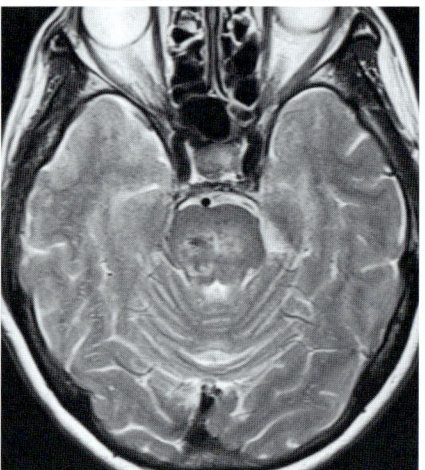

C：単純 CT（発症3時間15分後）

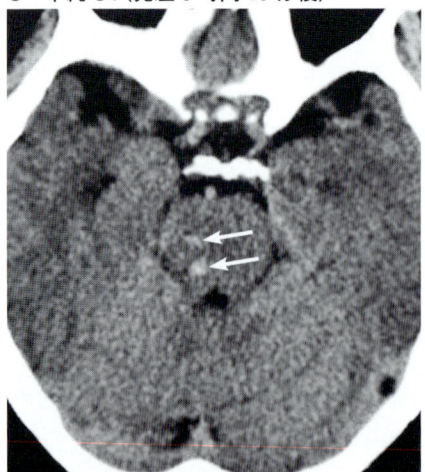

図2 症例 16-2

○ **画像所見** MRI拡散強調画像(図2A)では,橋右傍正中動脈領域深部に高信号域を2か所認める(→).さらにその近傍には低信号域を認める.出血急性期のデオキシヘモグロビンもしくは既往の橋出血のヘモジデリン沈着の可能性があり,両者の鑑別のために,引き続いてCT(非掲載)を施行した.低信号域周囲には高信号域を認めるが,急性期梗塞ではなく,磁化率アーチファクトと考えられる.発症3時間後の高速SE法T2強調像(図2B)では,拡散強調画像で認めた低信号域はやや不鮮明である.その周囲に軽度の高信号域を認める.

　発症3時間15分後の単純CT(図2C)では,拡散強調画像およびT2強調像の低信号域に一致して,淡い高吸収域がみられ(→),橋出血急性期と診断された.磁化率に鋭敏な拡散強調画像(シングルショットEPI)で認める高信号域は磁化率アーチファクトと考えられる〔ADC低下も認めない(非掲載)〕.

● **最終診断** 橋出血急性期(デオキシヘモグロビンが主体).

○ **治療方針** 内科的治療.

MRIのみでは診断が難しい出血急性期症例

病態と臨床

　急性期の脳出血は発症直後からCTで高吸収を呈する.その後,発症24〜48時間で最も吸収値が上昇する.その後,亜急性期〜慢性期にかけて辺縁部から徐々に低吸収域化する.

1) 発症直後〜亜急性期(発症〜1週間程度)

　血腫の占拠効果による周囲組織圧迫による循環障害により,発症数時間から周囲に浮腫を生じ,浮腫は発症数日で最大になる.

2) 吸収期(1週間〜2,3か月程度)

　赤血球の細胞膜の破綻,崩壊により,ヘモグロビン濃度が低下し,高吸収を呈する血腫の辺縁部から吸収値が低下し低吸収域化する.組織学的には血腫周囲の脳組織に血管新生と貪食機能を有する細胞が認められ,さらに肉芽組織形成,被膜形成をきたす.

3) 瘢痕期

　壊死組織が貪食排除され液化空洞を形成する.液化空洞は脳脊髄液と同等の低吸収値を呈する.占拠効果が消失するため,液化空洞は虚脱傾向を示し,血腫の最大容積時よりは縮小する.大きな被殻出血ではスリット状の空洞を形成する.

画像診断

　CTでは,血腫の辺縁部から徐々に低吸収域化し,全体が低吸収域化する.第2病日から周囲の浮腫性変化は増悪し,発症後1週間程度持続する.亜急性期にCT上,血腫が高吸収から完全に低吸収域化し,高吸収域がすべて消失しても,血腫が完全に吸収さ

表1 脳実質内出血の経時的変化(ヘモグロビン代謝)とMRI所見

出血時期	血球ヘム鉄	局在	磁性	双極子間相互作用	スピン格子作用
超急性期 (発症24時間以内)	オキシヘモグロビン	赤血球内 Fe^{2+}	反磁性	なし	なし
急性期 (1日～3日)	デオキシヘモグロビン	赤血球内	常磁性	なし	あり
亜急性期早期 (～7日程度)	メトヘモグロビン	赤血球内	常磁性	あり	あり
亜急性期後期 (～1か月程度)	メトヘモグロビン	赤血球外	常磁性	あり	なし
慢性期～陳旧性 (1か月以降)	ヘモジデリン	赤血球外	常磁性	なし	あり

れグリア化したわけではない．血腫が低吸収域化しただけで，周囲の浮腫とともに血腫が残存している可能性がある．血腫のMRIによる評価が有用である．

実質内血腫のMRI所見は，血球ヘム鉄の酸化・還元状態と細胞内外の局在と分布の違いから経時的に変化する．血液が血管外漏出すると，赤血球内でデオキシヘモグロビンに変化する．急性期のデオキシヘモグロビンはT2強調像で著明な低信号になる．周囲には高信号域の浮腫性変化が出現する(表1)．

ただし小出血で，オキシヘモグロビンからデオキシヘモグロビンに移行する時期に，信号変化が等信号化して不明瞭になることがあり，MRI診断に際しては注意を要する．超急性期において出血との鑑別が難しいときは直ちにCTを追加する．脳出血超急性期のMRI診断の症例経験が少ない施設では，必ずMRIに先行してCTを施行し，頭蓋内出血を除外することは重要である．

亜急性期のメトヘモグロビンはT1強調像の高信号を呈する．酸素分圧の高い血腫辺縁部からメトヘモグロビンになるため，T1強調像でリング状の高信号を呈する．亜急性期前半ではメトヘモグロビンが赤血球内に局在し，全体的に不均一な分布を呈するため，T2強調像では低信号を呈する．亜急性期後半では硬結によりメトヘモグロビンの血腫内の分布は均一となり，水分含量を反映してT2強調像で高信号となる．亜急性期以降はCTでは徐々に高吸収域が辺縁部から消退するため，MRIのほうが残存する血腫の大きさを正確に表す．

慢性期はマクロファージに貪食されたヘモジデリンはT2強調像の低信号となる．血腫辺縁部にヘモジデリンが沈着し，長期にわたり残存する．血腫吸収後のgliosisはT2強調像およびFLAIRで高信号，吸収後の中心部の液化嚢胞変性はT2強調像で脳脊髄液と同等の高信号，FLAIRで低信号を呈する．血腫はほぼ完全に吸収されるとT2強

表1（続き）

MRI所見			CT所見	
T2強調像	T1強調像	造影T1強調像		
軽度高信号	等信号〜軽度低信号	増強効果なし	高吸収	超急性期
著明な低信号	等信号〜低信号	増強効果なし	より高吸収に．周囲に浮腫出現	急性期〜亜急性期（〜7日）
低信号	高信号	辺縁部肉芽組織に増強効果	高吸収＋周囲浮腫増悪	
高信号	高信号	辺縁部肉芽組織に増強効果	辺縁部から低吸収域化	吸収期（〜3か月）
低信号（液化空洞部分では脳脊髄液と同等の高信号）	低信号（液化空洞部分では脳脊髄液と同等の低信号）	増強効果なし	低吸収→空洞形成	瘢痕期（3カ月以降）

調像ではスリット状の辺縁部が低信号，中心部が高信号となり，特徴的である．微量のヘモジデリン沈着の検出には，T2*強調像や磁化率強調画像（SWI）が有用である．

キーポイント

- CTでは実質内出血は，辺縁部より徐々に低吸収域化する．
- MRIでは，血球ヘム鉄の酸化・還元状態と細胞内外の局在と分布の違いから，信号パターンは経時的に複雑に変化する．
- 急性期のデオキシヘモグロビンはT2強調像で低信号を呈する．
- 亜急性期のメトヘモグロビンはT1強調像で高信号を呈する．
- 慢性期のヘモジデリンはT2強調像で低信号を呈する．
- オキシヘモグロビンからデオキシヘモグロビンに変化する過程において，小さな出血では，信号が不明瞭になる時期がある．

文献

1) Smith EE, Rosand J, Greenberg SM : Imaging of hemorrhagic stroke. Magn Reson Imaging Clin N Am 2006 ; 14 : 127-140.

Ⅲ章

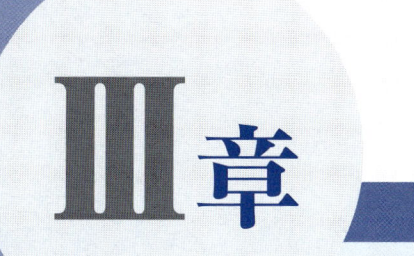

くも膜下出血

症例 17-1

30歳代女性．勤務中に突然発症した後頭部痛および頸部痛．嘔気はあるが嘔吐はなし．片麻痺や意識障害はなく帰宅するが，その後も頭痛が持続するので来院．来院時の意識は清明．複視認めず．

A：単純CT（鞍上槽下部レベル）　　B：単純CT（鞍上槽上部レベル）

C：FLAIR像

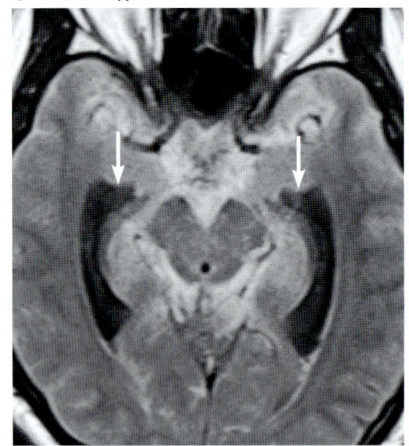

図1　症例17-1

○ **画像所見**　単純CT（図1A,B）では，鞍上槽から両側大脳谷槽，Sylvius裂，大脳縦裂，脚間槽，両側迂回槽に連続性に高吸収域が認められ，くも膜下出血急性期と診断される．すでに両側側脳室前角の開大も認められ(→)，水頭症も合併している．
　　MRI，FLAIR（図1C）でも，鞍上槽から両側大脳谷槽，脚間槽，両側迂回槽に高信号域が認められる．さらに側脳室下角の開大をきたしている(→)．

● **最終診断**　くも膜下出血急性期．脳動脈瘤破裂疑い．

○ **治療方針**　脳動脈瘤精査後に治療方針決定．

III くも膜下出血

症例 17-2

40歳代男性．転倒，右前頭部打撲．転倒直後より軽度の意識障害および頭痛あり．片麻痺なし．転倒1時間後にCT施行．

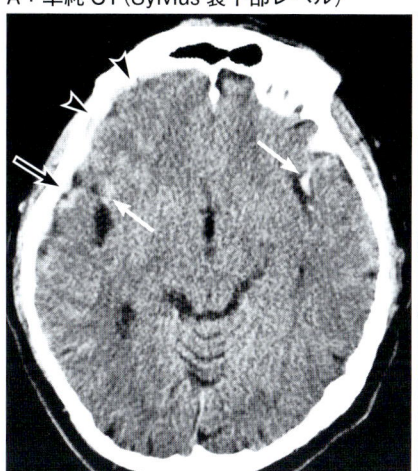

A：単純CT（Sylvius裂下部レベル）　　B：単純CT（Sylvius裂上部レベル）

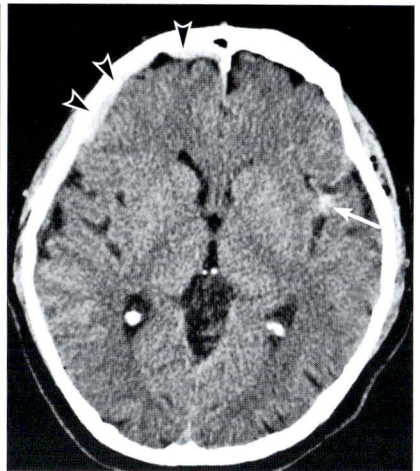

図2　症例17-2

○ **CT所見**　右側頭葉表層（図2A），右Sylvius裂（図2A），左Sylvius裂（図2A, B）に少量の高吸収域が認められる（→）．くも膜下出血急性期の所見である．右前頭領域硬膜下腔には，高吸収域が認められ（▶），外傷性の急性硬膜下血腫である．

● **最終診断**　外傷性くも膜下出血および急性硬膜下血腫．

○ **治療方針**　保存的治療．

くも膜下出血：原因と診断

病態と臨床

　くも膜下出血（subarachnoid hemorrhage）は，くも膜下腔に出血をきたす病態である．女性に多く，高齢者で頻度が高い（若年者では男性の頻度が高い）．脳血管障害の約20％は出血性病変で，脳実質内出血とくも膜下出血である．くも膜下出血は頭蓋内くも膜下腔の脳脊髄液内に出血をきたす病態で，脳血管障害の10％を占める（出血性血管障害の約半数）．くも膜下出血の重症例では発症直後から生命予後の危険があり，急性期の死亡率も高い．本邦におけるくも膜下出血の頻度は人口10万人あたり12〜15人程度である．

　くも膜下出血はその原因から，① 外傷性くも膜下出血と，② 外傷機転など明らかな原因がなく，突然発症の頭蓋内くも膜下出血，すなわち特発性くも膜下出血（idiopathic

113

表1 くも膜下出血の原因

外傷性	非外傷性
・頭部外傷 　　くも膜下出血単独 　　硬膜下血腫や出血性脳挫傷に合併 ・外傷後のくも膜下出血でも，脳動脈瘤の破裂が原因の可能性もある	・脳動脈瘤破裂 ・脳実質内出血のくも膜下腔穿破 ・脳動静脈奇形(脳動脈瘤を合併することもある) ・脳動脈解離破裂 ・もやもや病 ・硬膜動静脈奇形 ・静脈洞血栓症による静脈うっ滞 ・脳血管炎 ・感染性の脳動脈瘤破裂 ・脳アミロイドアンギオパチー ・可逆性脳血管攣縮症候群 ・脳腫瘍(神経膠芽腫，脈絡叢乳頭腫，下垂体腺腫，転移性脳腫瘍などの腫瘍新生血管からの出血) ・凝固異常症 ・出血性素因

subarachnoid hemorrhage，非外傷性)に分類される(表1).

　特発性くも膜下出血のなかで最も頻度が高く，臨床的に重篤な神経症状をきたす病態は，脳動脈瘤の破裂である．非外傷性でくも膜下腔のみに出血があり，そのほか実質内に明らかな病変がない場合は，ほとんどが脳動脈瘤破裂によるもので，特にCTで鞍上槽を中心とし，広範囲に脳槽にくも膜下出血をきたす症例では脳動脈瘤の破裂を第一に考える．その他の原因で両側性に広範囲にくも膜下出血をきたすことはほとんどない．

　くも膜下出血急性期の症例の現病歴に頭部外傷があったとしても，くも膜下出血が外傷性とは限らない．脳動脈瘤破裂時に意識障害を伴い，転倒受傷した可能性も十分あり，病歴のみならず画像診断によって，くも膜下出血の原因を確定する必要がある．

画像診断

　くも膜下出血が疑われた場合，その診断には単純CTが第一選択でgold standardとなる．急性期のくも膜下出血は，単純CTで脳槽や脳溝のくも膜下腔に脳脊髄液の異常な高吸収域として描出される．発症2日以内であれば，95％以上の症例で単純CTで診断可能である．典型例では実質内出血同様の高吸収を示すが，少量の出血例では典型的な高吸収域を示さず，脳実質と等吸収域もしくは正常脳脊髄液よりもわずかに吸収値が高い程度のこともあり，診断には細心の注意を要する．ただし，CTよりも先に腰椎穿刺，髄液検査を施行してはいけない．

　CTによるくも膜下出血の重症度の指標としては，Fisher分類がある．単純CT所見から4段階に分類する(表2)．出血量の多いGroup 3は亜急性期以降の脳血管攣縮の合併率が高い．

表2 Fisher 分類：CT による急性期くも膜下出血の程度分類

Group 1	出血なし
Group 2	びまん性，あるいはいずれの部位でも1mm 未満の薄い出血
Group 3	限局性の血腫あるいは1mm 以上の厚い出血→脳動脈攣縮の危険度が高い
Group 4	脳内血腫あるいは脳室内血腫

　急性期のくも膜下出血は，FLAIR で低信号を示す脳脊髄液の中に高信号を呈する．急性期における FLAIR の診断能は CT と同等である．くも膜下出血を疑っていない救急症例では，MRI が第一に施行されることがあり，その際は FLAIR で急性期くも膜下出血を完全に除外する必要がある．

　脳動脈瘤破裂によるくも膜下出血では，動脈瘤の好発部位である Willis 動脈輪が局在する鞍上槽，中大脳動脈分岐部が局在する大脳谷槽から Sylvius 裂などの脳底槽に優位に局在する．外傷性くも膜下出血では直達外力を受けた coup 側とその対側にあたる contre-coup 側に認められ，大脳鎌や小脳テント縁にも出血を認めることがある．外傷性の症例では，急性硬膜下血腫や出血性脳挫傷を伴うことが多いが，軽症例ではくも膜下出血単独のこともある．少量の外傷性くも膜下出血の症例では発症数日で洗い出され高吸収域が消退する．

キーポイント

- くも膜下出血の診断の第一選択は，単純 CT である．
- 急性期は，単純 CT で高吸収域を呈する．
- 急性期〜亜急性期は，FLAIR で高信号を呈する．

文献
1) 1van Gijn J, Kerr RS, Rinkel GJ : Subarachnoid haemorrhage. Lancet 2007 ; 27 ; 369(9558) : 306-318.
2) Dupont SA, Wijdicks EF, Lanzino G, Rabinstein AA : Aneurysmal subarachnoid hemorrhage : an overview for the practicing neurologist. Semin Neurol 2010 ; 30 : 545-554. (Epub 2011 Jan)

症例 18

50歳代男性．3日前から右側頭部痛が断続的に出現．徐々に増悪．

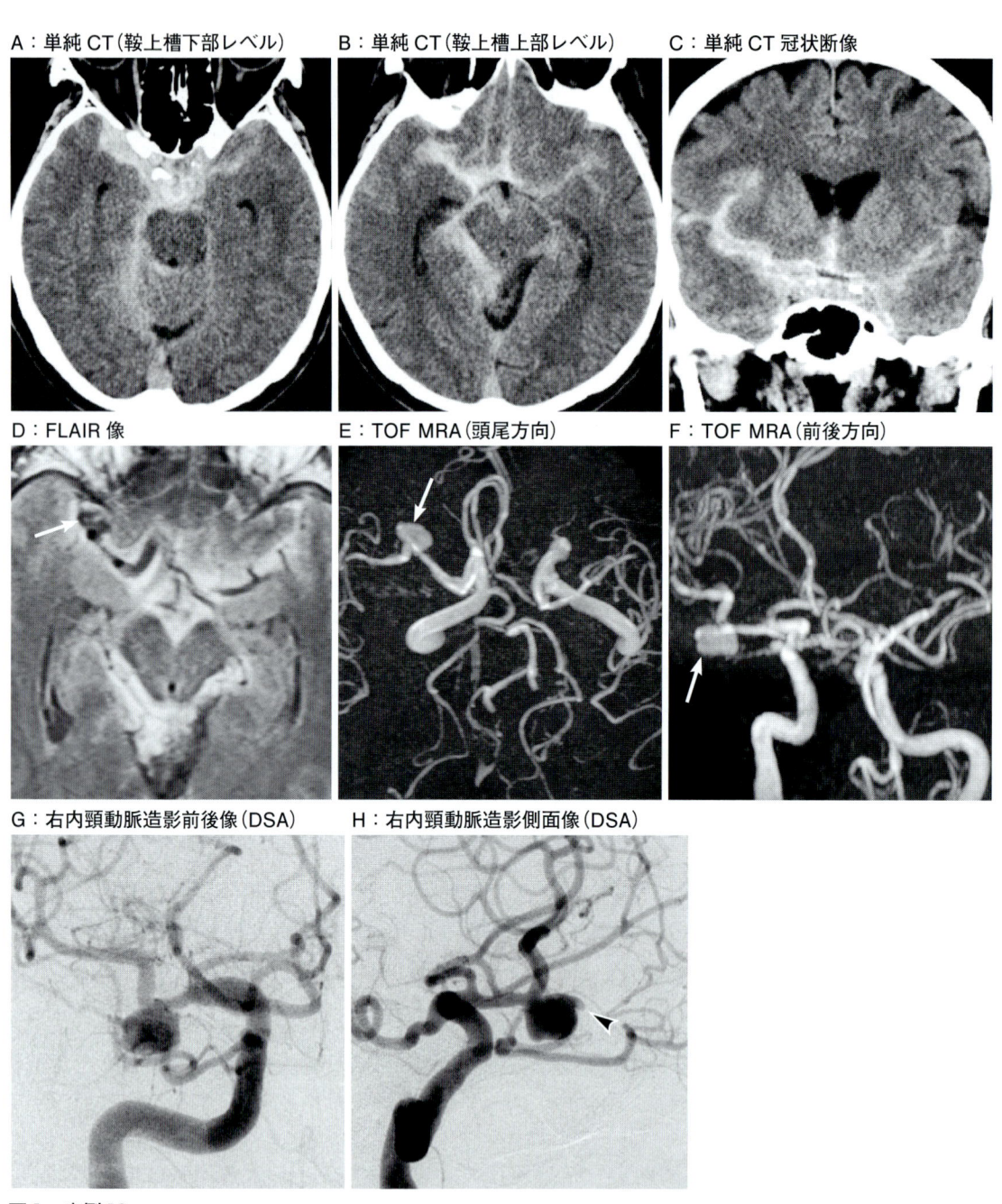

A：単純CT（鞍上槽下部レベル）
B：単純CT（鞍上槽上部レベル）
C：単純CT冠状断像
D：FLAIR像
E：TOF MRA（頭尾方向）
F：TOF MRA（前後方向）
G：右内頸動脈造影前後像（DSA）
H：右内頸動脈造影側面像（DSA）

図1 症例18

- **画像所見** 単純CT（図1A～C）では，脳底槽に両側性に高吸収域を呈する急性期くも膜下出血を認める．特に，鞍上槽右側から右側大脳谷槽，右Sylvius裂，右迂回槽に優位に局在する．右内頸動脈後交通動脈分岐部動脈瘤もしくは右中大脳動脈分岐部動脈瘤の破裂が示唆される．

MRI, FLAIR(図1D)では，鞍上槽から両側Sylvius裂，両側迂回槽に高信号を認め，MRIでもくも膜下出血の診断が可能である．右大脳谷槽の右中大脳動脈M1遠位側にflow voidを呈する動脈瘤内腔が認められる(→)．TOF MRA(図1E,F)でも右中大脳動脈分岐部に不整形状の動脈瘤を認める(→)．右内頸動脈造影(図1G,H)でも動脈瘤が確認でき，先端部には小さなbleb形成を認める(▶)．

　(臨床的にくも膜下出血を疑ったが，発症から3日が経過しており，少量のくも膜下出血を見逃さないために，実際にはCTよりもMRIが先に施行されている．)

● 最終診断　右中大脳動脈分岐部動脈瘤破裂によるくも膜下出血急性期．

○ 治療方針　右前頭側頭開頭．破裂動脈瘤クリッピング術．

脳動脈瘤破裂によるくも膜下出血

病態と臨床

　くも膜下出血の原因のなかで最も頻度が高く臨床的に問題となるのは，脳動脈瘤の破裂である．硬膜内くも膜下腔を走行する脳動脈に生じた動脈瘤の破裂によって，くも膜下腔に出血をきたす．高血圧性脳出血の発症頻度および死亡率は徐々に減少しているが，くも膜下出血は人口10万人に対して年間20人程度の発症率である．しかし，脳動脈瘤破裂によるくも膜下出血の発症頻度は減少しておらず，年齢調整死亡率は横ばいで，女性で増加している．

1) 脳動脈瘤の発生原因と好発部位

　脳動脈瘤は形態学的に，①囊状(saccular)と，②紡錘状(fusiform)に分類される(表1)．破裂をきたす動脈瘤のほとんどは囊状動脈瘤で脳動脈瘤壁には中膜欠損がある．

　脳動脈瘤発生の原因は多岐にわたるが，脳動脈分岐部の先天的な中膜欠損による器質的な脆弱性に加えて，後天的な血行力学的ストレスによる分岐部の動脈壁の退行変性によって生じる．動脈硬化性変化や，高血圧，喫煙，過度の飲酒が動脈瘤の形成と増大の危険因子となる．

　脳動脈瘤は，脳底部のWillis動脈輪，および内頸動脈系および椎骨脳底動脈系主幹部から皮質枝近位側の分岐部に好発する．前方循環系に頻度が高く，内頸動脈の後交通動脈起始部や前交通動脈に好発する(表2)．10〜20％は多発性である．常染色体優性遺伝による成人型の多発性囊胞腎では，高頻度に脳動脈瘤を合併する．

2) 脳動脈瘤破裂によるくも膜下出血発症時の一次的脳損傷による神経症状

　脳動脈瘤破裂によるくも膜下出血は40歳以降に好発し，発症率は加齢とともに上昇する[†1]．男性では，50歳代にピークがある(いわゆる働きざかり)．高齢者では有意に

脚注
†1　10〜30歳代のくも膜下出血では，脳動静脈奇形やもやもや病を考える．

表1 脳動脈瘤の分類

分類方法	分 類	特 徴
形状による分類	① 囊状動脈瘤	分岐部に血行力学的な要因で生じる．破裂しやすい
	② 紡錘状動脈瘤	アテローム硬化性変化や動脈解離により生じる．囊状動脈瘤よりは破裂の頻度が低い
大きさによる分類	① 小型動脈瘤	10 mm 未満（もしくは 13 mm 未満）
	② 大型動脈瘤	10 mm 以上（もしくは 13 mm 以上）25 mm 未満
	③ 巨大動脈瘤	25 mm 以上
病理学的な分類	① 真性動脈瘤	動脈壁中膜欠損部から拡張
	② 仮性動脈瘤	動脈瘤もしくは動脈壁の破綻により血管外に漏出した血液が血腫を形成し，周囲が器質化して被膜（壁）を形成し，血腫と親動脈が交通し動脈瘤を形成したもの
	③ 動脈解離	動脈解離により，解離腔の血栓化，真腔の狭窄により脳梗塞を合併したり，外膜側に破綻し，くも膜下出血をきたす．亜急性期以降に紡錘状の仮性動脈瘤を形成する（動脈解離は常に拡張するとは限らないので，解離性動脈瘤という病名は適切ではない）

女性に頻度が高い．特に高齢女性で発症率が高い．

　脳動脈瘤の破裂は，身体活動が活発になる（血圧が上昇する）昼間，勤務時間中に多く，就寝時の発症は少ない．破裂機序には，全身的な血圧上昇や排便時など Valsalva 負荷による胸腔内圧および静脈内圧の上昇があり，静脈内圧の上昇は頭蓋内圧に関与して脳動脈瘤の破裂を誘発することがある．

　脳動脈瘤破裂によるくも膜下出血では，突然の激しい頭痛および嘔気・嘔吐で発症する．典型例では意識が正常の状態から何時何分に発症と言えるくらい突然に発症し「今まで経験したことがないような，金槌で殴られたような頭痛」のように訴える．頭痛には左右差があることがある．また，頭痛を自覚する前に突然の嘔気・嘔吐で発症することもある．頭痛のほかにもさまざまな髄膜刺激症状が認められる（項部強直，Kernig 徴候，neck flexion test 陽性など）．片麻痺などの局所症状がないことが実質内出血や脳梗塞との鑑別になる．脳動脈瘤破裂では動脈血がくも膜下腔に流入するため，急激に頭蓋内圧が亢進し低下する．頭蓋内圧が亢進するので[†2]，繰り返す激しい嘔気・嘔吐に加えて，脳幹の圧迫や血流低下による意識障害も認められ，発症急性期の意識障害が強い症例では予後不良である．重症例では動脈瘤破裂直後の急性死亡もありえる（ノート11）．

脚注
†2 頭蓋内圧亢進症状として，嘔気・嘔吐，うっ血乳頭，眼底出血などがある．

表2　破裂脳動脈瘤の好発部位

前方循環系		後方循環系	
・内頸動脈		・椎骨脳底動脈	5%
内頸動脈海綿静脈洞部		椎骨動脈後下小脳動脈分岐部	
内頸動脈眼窩動脈分岐部		椎骨動脈合流部	
内頸動脈後交通動脈分岐部	25〜35%	椎骨動脈上小脳動脈分岐部	
内頸動脈前脈絡動脈分岐部		椎骨動脈先端部	
内頸動脈先端部			
・前大脳動脈			
前交通動脈	30〜35%		
前大脳動脈遠位側			
・**中大脳動脈分岐部**	20〜25%		

未破裂脳動脈瘤も含めると，脳動脈瘤は内頸動脈系に最も多く，50%以上を占める．

ノート11　くも膜下出血の重症度 Grade 分類

　くも膜下出血の神経学的な重症度分類には，いくつかの分類方法があるが，以下に代表的な3つを示す．予後の予測や，治療方針の決定の際の指標となる．

1) Hunt and Hess 分類
　患者の年齢や動脈瘤の部位，出血からの経過時間は考慮しない．
　入院時と術前に判定．
　Grade I〜Grade II は比較的予後良好で，I〜II の間で有意差はない．

Grade

I	無症状，もしくは軽度の頭痛および軽度の項部硬直
II	脳神経麻痺，中程度から重篤な頭痛，項部硬直
III	軽度の局所症状，傾眠，錯乱
IV	昏迷，中等度から重篤な片麻痺，早期除脳硬直
V	深昏睡，除脳硬直，瀕死の状態

付帯事項
　重篤な全身疾患(高血圧，糖尿病，著明な動脈硬化，慢性肺疾患)，または脳血管造影で認められる頭蓋内血管攣縮が著明な場合には重症度を1段階上げる．

2) Hunt and Kosnik 分類(Hunt and Hess 分類の修正分類)
　Hunt and Hess 分類と基本的に同じ分類で，未破裂脳動脈瘤(Grade 0)および固定した神経症状があるが，くも膜下出血をきたしていない Grade Ia を追加したものである．

Grade	
0	未破裂脳動脈瘤
I	無症状，もしくは軽度の頭痛および軽度の項部硬直
	Ia　急性髄膜刺激症状を伴わないが，固定した神経症状を伴う．
II	脳神経麻痺，中程度から重篤な頭痛，項部硬直
III	軽度の局所症状，傾眠，錯乱
IV	昏迷，中等度から重篤な片麻痺，早期除脳硬直
V	深昏睡，除脳硬直，瀕死の状態

付帯事項
　重篤な全身疾患（高血圧，糖尿病，著明な動脈硬化，慢性肺疾患），または脳血管造影で認められる頭蓋内血管攣縮が著明な場合には重症度を1段階上げる．

3) WFNS（World Federation of Neurologic Surgeons grading of subarchnoid hemorrhage）分類

　くも膜下出血の予後を，意識障害の程度（Glasgow coma scale：GCS）および失語，片麻痺の有無を指標に評価する方法で，Hunt and Hess 分類と比較して客観性は高いが，Grade IVの意識障害の幅が大きいため，Grade IIIの症例は少なく，Grade IVの症例が多くなる傾向にある．

WFNS grade	GCS score（意識レベル）	重篤な神経症状（失語や片麻痺）
0（未破裂脳動脈瘤）		
I	15	なし
II	13〜14	なし
III	13〜14	あり
IV	7〜12	ありまたはなし
V	3〜6	ありまたはなし

　ただし発症直後は症状が軽微で髄膜刺激症状もなく，急性期に段階的に症状が増悪する症例もあるので，発症直後や来院時に典型的な頭蓋内圧亢進症状や，髄膜刺激症状がなくても，くも膜下出血は完全には否定できない．脳動脈瘤破裂によるくも膜下出血には発症直後の急性死もあり，初回破裂および直後の再破裂を含めて，急性期に15〜25％が死亡する．

　くも膜下出血は局所的な神経症状を伴わないが，出血に合併する脳動脈攣縮によって脳梗塞を合併したときや動脈瘤による脳実質の圧迫，脳実質内への穿破などによって片麻痺や脳神経症状をきたすことがある．発症直後は症状が軽微でも，急性期に再破裂をきたして，神経症状の急激な増悪を認めることがある．再破裂は臥位時（CTやMRI，血管造影中でも）にも生じうるので，厳重なモニタリングが必要である．

　脳動脈瘤破裂によるくも膜下出血においては，発症から3日以内を急性期，2週間以内を亜急性期，それ以降を慢性期とする．

表3　急性期の CT 診断の役割

① くも膜下出血の診断および出血の進展範囲
② 出血局在から破裂動脈瘤の推定
③ その他のくも膜下出血の原因となる疾患の鑑別
④ 巨大動脈瘤：動脈瘤の大きさ，内腔の血栓化の程度
⑤ 実質内穿破，脳室内穿破の合併の有無
⑥ 脳血管攣縮に伴う血管性浮腫や脳梗塞の合併：急性期にも脳実質腫脹による圧排や，脳動脈瘤萎縮による血管性浮腫や梗塞を合併することがある
⑦ 水頭症の有無：発症直後から水頭症をきたすが，その重症度

表4　脳動脈瘤破裂部位と急性期のくも膜下出血の局在

破裂動脈瘤	出血の局在
• 内頸動脈後交通動脈分岐部	鞍上槽から大脳谷槽，迂回槽（特に同側優位）
• 中大脳動脈分岐部（M1-M2 分岐部）	同側大脳谷槽から Sylvius 裂
• 前交通動脈	鞍上槽から大脳縦裂下部（前頭底部）
• 前大脳動脈末梢	大脳縦裂（前頭部から頭頂部）
• 脳底動脈末梢	鞍上槽から橋前槽，特に脚間槽
• 椎骨動脈後下小脳動脈分岐部	橋前槽から延髄前槽，大後頭孔レベル

画像診断

くも膜下出血急性期の CT 診断の役割について表3に示す．

脳動脈瘤破裂によるくも膜下出血は動脈瘤の部位に一致して，脳底槽，すなわち鞍上槽から大脳縦裂下部，大脳谷槽から Sylvius 裂，脚間槽，迂回槽，さらに脳幹周囲の橋前槽から延髄前槽に優位に局在する（**ノート12**）．Sylvius 裂や大脳縦裂からは脳溝に広がる．さらに Luschka 孔や Magendie 孔を経由して第四脳室から中脳水道に逆流し，水頭症の原因となる．これら脳底槽から Sylvius 裂にくも膜下出血がなく，表層のくも膜下腔に限局するくも膜下出血では，外傷性や静脈性などその他の原因を考える．

脳動脈瘤の局在とくも膜下出血の局在は強く関連する（**表4**）．前交通動脈動脈瘤の破裂では，大脳縦裂下部に出血が認められる．中大脳動脈分岐部の動脈瘤破裂では同側の大脳谷槽から Sylvius 裂に優位に局在する．内頸動脈動脈瘤破裂では鞍上槽の破裂側から大脳谷槽に局在する．前大脳動脈遠位側の動脈瘤破裂では大脳縦裂下部から透明中隔を挟んで両側傍正中性に広がる．

椎骨脳底動脈系の動脈瘤では，後頭蓋窩の脳幹周囲にくも膜下出血が局在し，さらに第四脳室に逆流することがある．脳底動脈先端部動脈瘤破裂では脚間槽から鞍上槽にくも膜下出血を認める．脳底動脈先端部動脈瘤が上方に破裂すると，第三脳室に直接穿破して脳室内血腫を生じる．椎骨動脈では動脈解離穿破によりくも膜下出血をきたすことがあるが，単純 CT 所見のみで動脈瘤破裂か動脈解離穿破かを鑑別することはできない．

ノート12　くも膜下出血，破裂脳動脈瘤の診断に必要な解剖知識

くも膜下出血の診断に必要な脳槽の分類（付図参照）

鞍上槽（suprasellar cistern）
大脳縦裂（半球間裂）（interhemispheric fissure）
　　前頭底部，前頭部，頭頂・後頭部
大脳谷槽（vallecula cistern of the sylvian fissure）
Sylvius 裂（sylvian fissure）
脚間槽（interpeduncular cistern）
迂回槽（ambient cistern）
橋前槽（prepontine cistern）

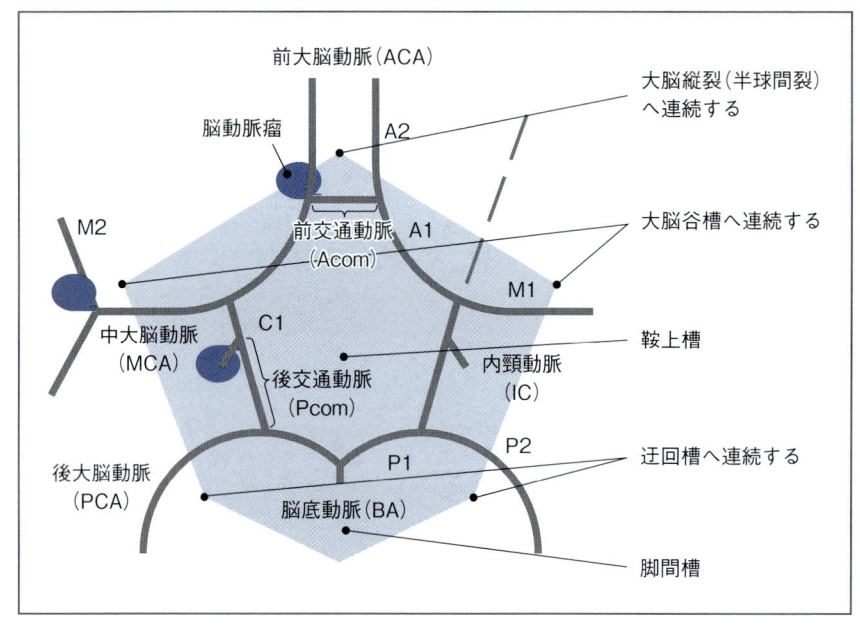

付図　脳動脈瘤の好発部位と脳槽の解剖
CT，MRI 横断像で，鞍上槽は五角形（いわゆるペンタゴン）を呈する（脚間槽を合わせると六角形）．五角形のそれぞれの角が大脳縦裂，大脳谷槽，迂回槽に連続する．

　瘤径の大きな動脈瘤破裂症例では，高吸収域を示すくも膜下出血の中に動脈瘤が相対的な低吸収域として認められ，破裂動脈瘤の局在診断の一助となることがある（くも膜下出血を陽性造影剤に見立てて陰性像として描出される："filling defect sign"）．しかし，多発共存する未破裂脳動脈瘤や動脈瘤以外の実質外性腫瘍も同様に filling defect を呈しうるので，破裂動脈瘤に特異的な所見ではない（5 mm 以下の動脈瘤では検出は困難である）．

　脳動脈瘤の突出する方向，ある程度の大きさのある動脈瘤では破裂部位（bleb 形成部位）も血腫の局在に関連する（ノート13）．動脈瘤が脳実質にのめり込むように発育して

ノート 13　未破裂脳動脈瘤：破裂しやすい因子

　脳動脈瘤はその大きさ，部位，形状に関係なく破裂する危険がある．5 mm 未満の脳動脈瘤の破裂もしばしば経験する一方で，大型動脈瘤，巨大動脈瘤でも未破裂の症例もある．破裂の危険度の因子を認知することは未破裂脳動脈瘤の経過観察，治療方針を決定するうえで，重要である．

付表　未破裂脳動脈瘤：破裂しやすい因子

評価項目	破裂しやすい因子	
神経症状	症候性の脳動脈瘤	動眼神経麻痺など．症候性は大きな動脈瘤に多いが，症候性の症例では大きさに関係なく，治療対象
動脈瘤の大きさ	大きい動脈瘤	5〜7 mm 以上，ただし小さい脳動脈瘤でも破裂の危険性はある
動脈瘤の局在	後方に向く動脈瘤	脳底動脈瘤 内頚動脈後交通動脈分岐部動脈瘤
	中央寄りの動脈瘤	前交通動脈動脈瘤 脳底動脈先端部瘤
動脈瘤の形状	不規則形状	ふたこぶ状や，表面に bleb 形成
	dome/neck 比が大きい	dome/neck 比が大きい動脈瘤
	動脈瘤の大きさ/親動脈の径の比が大きい	親動脈の径に対して大きな動脈瘤
動脈瘤の数	複数，多発例	
背景因子	高齢者，高血圧，多発性囊胞腎，喫煙歴	特に女性
くも膜下出血既往歴	動脈瘤破裂によるくも膜下出血既往歴がある動脈瘤	
家族歴	家族に動脈瘤	兄弟姉妹（二親等以内）に動脈瘤がある

いるときには実質内出血で発症することもある．多発性脳動脈瘤は約 20％の症例に認められ，特に女性に多い傾向にある．

治療方針
　再出血を予防する目的で，破裂動脈瘤の治療を行う．
① 開頭動脈瘤クリッピング術．
② 経動脈性コイル塞栓術．
③ 開頭動脈瘤ラッピング術．
④ 保存的治療．

キーポイント

- 脳動脈瘤破裂は，くも膜下出血の原因として頻度が高く，重篤な病態である．
- 突然発症の激しい頭痛で髄膜刺激症状があれば，脳動脈瘤破裂によるくも膜下出血を第一に考え，CT を施行する．
- CT で出血の局在および進展範囲から破裂脳動脈瘤の部位を予測する．

文献
1) Bonneville F, Sourour N, Biondi A : Intracranial aneurysms : an overview. Neuroimaging Clin N Am 2006 ; 16 : 371-382.
2) Penn DL, Komotar RJ, Sander Connolly E : Hemodynamic mechanisms underlying cerebral aneurysm pathogenesis. J Clin Neurosci 2011 ; 18 : 1435-1438.（Epub 2011 Sep 14）

III くも膜下出血

症例 19

50歳代男性．くしゃみと同時に突発性の頭痛．頭痛の程度に左右差は認めず．意識は清明．片麻痺認めず．発症1時間後にCTを施行．

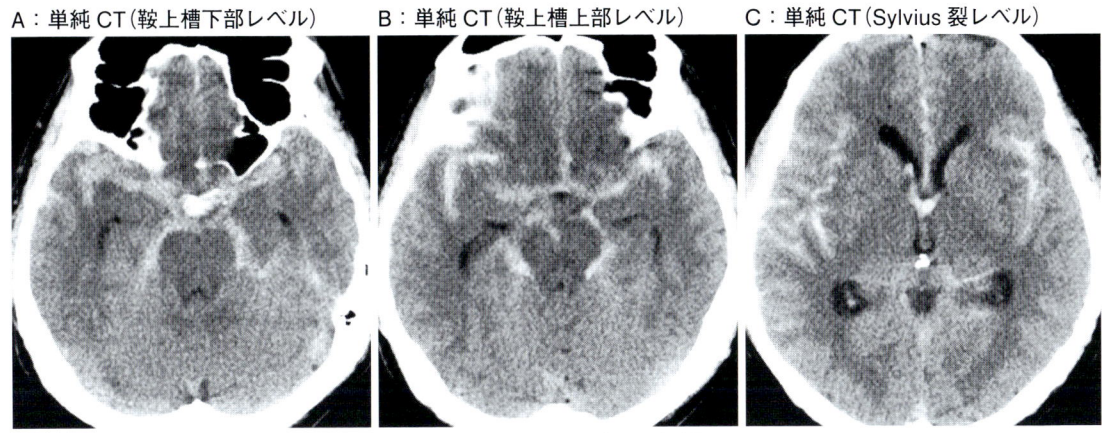

A：単純CT（鞍上槽下部レベル）　B：単純CT（鞍上槽上部レベル）　C：単純CT（Sylvius裂レベル）

D：TOF MRA（前後方向）　E：TOF MRA（頭尾方向）

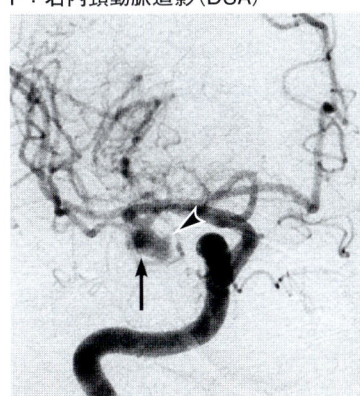

F：右内頸動脈造影（DSA）　G：回転DSA再構成画像　H：回転DSA再構成画像

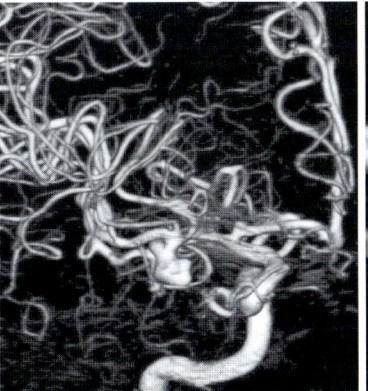

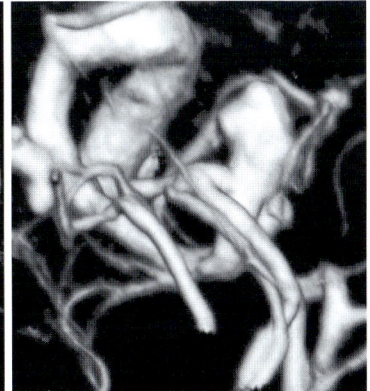

図1　症例19

○ **画像所見**　単純CTで鞍上槽から脚間槽，大脳縦裂に高吸収域を呈する急性期くも膜下出血が認められ（図1A～C），さらに両側大脳谷槽から両側Sylvius裂，橋前槽にも進展している．

動脈瘤破裂によるくも膜下出血急性期の所見であるが，CT 所見のみでは，出血が両側びまん性に広がるため動脈瘤の局在を特定することができない．鞍上槽を中心に両側に広がることから，内頸動脈動脈瘤や脳底動脈先端部動脈瘤を第一に考えた．
　TOF MRA(図1D,E)では，右中大脳動脈分岐部に形状不整な嚢状動脈瘤が認められる(→)．さらに左中大脳動脈分岐部にも嚢状動脈瘤を認める(▶)．大きさおよび不整な形状より，右中大脳動脈分岐部動脈瘤を破裂動脈瘤と診断した．

○ **DSA 所見**　右内頸動脈造影(図1F)でも，右中大脳動脈分岐部に嚢状動脈瘤が認められ(→)，表面には小さな bleb 形成を認める(▶)．破裂動脈瘤と診断し，脳動脈瘤クリッピング術が施行された．回転DSA再構成画像(図1G,H)では，さらに親動脈と動脈瘤 neck との関係，表面の bleb が明瞭となる．

● **最終診断**　右中大脳動脈分岐部動脈瘤破裂によるくも膜下出血急性期．

○ **治療方針**　開頭動脈瘤クリッピング術．

破裂脳動脈瘤の診断

病態と臨床
　非外傷性のくも膜下出血の原因として最も頻度が高いのは，脳動脈瘤の破裂である．動脈瘤破裂症例においては，再破裂による再出血をきたす前に破裂動脈瘤の治療が必要となる．特に開頭クリッピング術の施行に際しては，脳血管攣縮の影響を避けるために(手術の時期は施設ごとの方針によるが)，発症後なるべく早期に動脈瘤の局在と全貌を診断することは重要である．破裂動脈瘤の治療法の決定，術前精査目的として必要な情報を以下にあげる．
① 動脈瘤の局在，多発性の有無(多発性の場合は責任動脈瘤の決定)
② 動脈瘤の向き，大きさ，形状(dome/neck 比)，bleb の有無(図2)
③ 親血管，分岐血管との関係，脳動脈攣縮の合併
④ 動脈瘤およびその周囲からの穿通動脈
⑤ 開頭クリッピング術の際のアプローチ方向の決定
などである．
　破裂動脈瘤の診断としては，①選択的脳動脈造影(DSA)，②造影CTA (CT angiography)，③ TOF MRA (MR angiography) がある．

画像診断
1) 選択的脳動脈造影(DSA)による破裂動脈瘤の診断の手順
　破裂脳動脈瘤の術前診断の gold standard は DSA である(表1，図3)．頭蓋内の両側前方循環系および後方循環系，すなわち 4-vessel study (両側内頸動脈造影，両側椎骨動脈造影)を必須とする．脳動脈瘤は多発することがあり，1つの動脈瘤を指摘できて

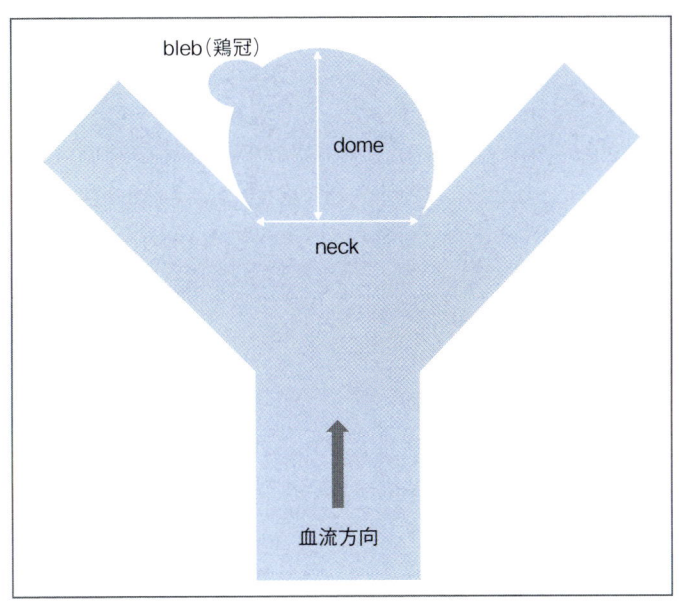

図2 脳動脈瘤の形状(dome/neck 比),bleb
dome/neck 比 2.0 以上ではコイル塞栓術の適応となりうる．

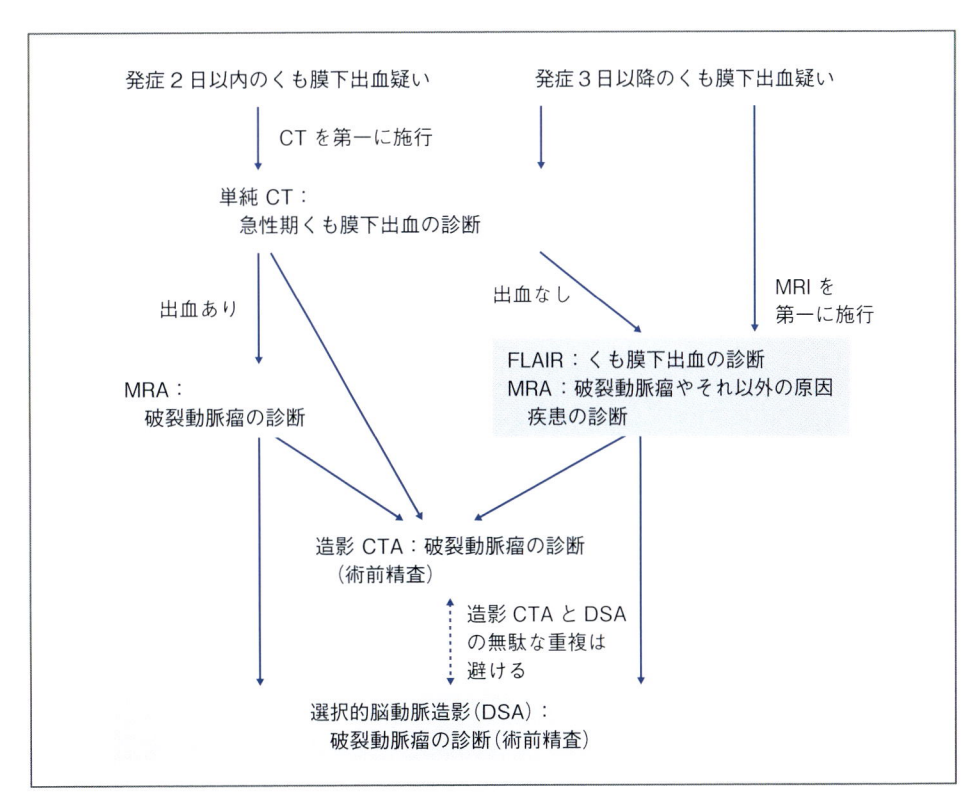

図3 急性期〜亜急性期くも膜下出血の診断フローチャート

も，破裂動脈瘤が別にあることも十分考えられる．（ただし，前方循環系の破裂と考えられる症例では，一側の椎骨動脈造影で脳底動脈が十分に描出され，対側椎骨動脈 V4 遠位側に軽度逆流すれば，対側椎骨動脈造影は必要ない）．単純 CT で得られたくも膜下出血の局在情報から予測される破裂動脈瘤の親血管から撮像することを基本とするが，その順位はカテーテルの選択的挿入の容易な動脈から造影すればよい．局在が特定できない場合は，頻度の高い内頸動脈系から撮像する．

ただし，患者の状態，動脈硬化性変化の程度，緊急度に応じて明らかに破裂動脈瘤への血流供給に寄与しない動脈は省略することもある．拡大撮影，斜位撮影，対側内頸動脈徒手圧迫撮影（前交通動脈の描出と cross circulation の程度を見る），回転撮影を追加する．回転撮影により 3 次元データ収集が可能で，後処理で造影 CTA のように任意の方向からの立体像を再構成し，ステレオ視で評価することもできる．

なお，脳血管造影中に動脈瘤の再発をきたすこともある．造影中に動脈瘤から血管外に造影剤漏出（extravasation）が認められたときは，再出血と診断できる．（脳血管造影が動脈瘤再発の原因となるか否かはまだ不明である．少なくとも基本的操作および造影法を遵守していれば，撮影手技が再発を誘発させるとは考えにくい）．

2）造影 CTA による破裂動脈瘤診断の注意事項

選択的脳動脈造影（DSA）と比較して，経静脈性にカテーテルを挿入しなくても施行できるため，検査の侵襲度が低い．さらに，くも膜下出血診断のための単純 CT に引き続き施行可能なことから，緊急対応が容易である．

造影 CTA は 1 回の撮像で，必要な範囲の 3D volume data を得ることができ，検査全体にかかる時間も短い．一方で，良好な造影 CTA を得るためには，至適な撮像条件，撮像タイミング，および画像再構成，後処理が必要となる．くも膜下出血急性期においては頭蓋内圧が高く，急速静注された造影剤の到達時間が延長およびボーラス性の低下する可能性があり，通常よりも末梢側にモニタリングの関心領域を設定する．必要に応じて連続 2 相を撮像する（被曝量が 2 倍になるが，確実に診断することが重要）．さらに装置としては 16 列以上，今後の機種更新に際しては 64 列以上の多列検出器 CT（MDCT）が望ましい．後処理については造影前後の subtraction 法や骨濃度組織の除去ソフト，もしくは 2 管球搭載 CT による dual energy 撮像により骨構造を除去することができる．

造影 CTA は空間分解能が高く，おもな穿通枝も描出でき，あらゆる方向からの画像再構成が可能でステレオ立体視ができるため，選択的脳動脈造影に置き換わって術前精査方法として用いることができる（施設や脳神経外科チームの方針による）．

造影 CTA においては，被曝があること，少なくともヨード量に換算して 12 g 程度（300 濃度で 40 mL 前後）の造影剤を使用することを踏まえて，検査法を組み立てる．

かつては DSA のみでは，任意の血管像を再構成できず，造影 CT を併用することもあったが，現行では DSA でも回転撮影をすることで，造影 CT と同様の画像再構成を行うことができるので，同時期に造影 CTA と DSA を全例に施行することは避けるべきである．ノイズ低減による被曝の低減と画質向上を図ること，および造影剤を有効利用することが検査前の画像診断管理のポイントとなる．

造影 CTA を施行した症例では，続けて必要に応じて軀幹部の造影 CT を施行する．

表1 破裂脳動脈瘤の診断：それぞれの特徴

	選択的脳動脈造影(DSA)	造影CTA	TOF MRA
長所	高い空間分解能(術前精査法としてgold standard)．60分程度要する 脳血流動態を同時に評価することができる 回転DSAにより，3D画像再構成が可能	救急対応が容易．単純CTに引き続いて施行が可能．15分程度で検査終了 1回のデータ収集で，撮像範囲内の脳動脈の情報が得られる．3Dデータセットよりあらゆる方向から再構成が可能(術前精査法にもなりうる) 頭部造影CTA後に，軀幹部の造影CTも追加できる(造影剤の有効利用)	造影剤を必要としない．被曝がない．15分程度で検査終了 1回のデータ収集でスラブ(slab)内の脳動脈の情報がすべて得られる．3Dデータセットよりあらゆる方向から再構成が可能 最小値投影法による画像再構成が容易
問題	被曝がある 経動脈的にカテーテルを挿入することによる動脈損傷などの副作用 未破裂脳動脈瘤の精査目的でも基本的に入院が必要 1回の撮像で，1方向もしくは2方向のみ(ただし回転DSAを施行すれば，3Dデータセットからあらゆる再構成が可能)	被曝がある ヨード造影剤を用いる(30～40 mL以上)．撮像条件，造影タイミングの至適条件設定が必要 造影剤および後押しフラッシュ用の生理食塩水(30～40 mL)を用いるので，高齢者においては，心不全を惹起する危険がある(投与量を主治医に報告する) 画像再構成には，骨除去ソフトや，subtraction法，dual energy CTが必要である	空間分解能が低い(術前精査法としては不十分)．ただし中大脳動脈分岐部動脈瘤症例で，状態が不良で緊急時は，術前精査法になりえる 渦流の影響を受けやすく，TOF信号が減弱するため，動脈瘤の大きさを過小評価したり，狭窄を過大評価する

特に高齢者で初回例であれば，頭部造影CTA後に軀幹部CTを加えることで，全身精査が可能であり，造影剤を有効利用できる(その直前に胸腹部造影CTを施行している症例や，若年者では必要ない．少なくとも同一疾患の同一病期に複数回にわたって造影剤を投与することは極力避ける)．

3) TOF MRAの有用性

急性期くも膜下出血にMRIは必須ではないが，CTで検出できない少量または亜急性期以降のくも膜下出血のFLAIRによる診断に加えて，TOF MRAでは破裂動脈瘤の検出が可能である．MRIの救急対応が可能ならば，TOF MRAでは短時間で脳動脈の3D情報の収集が可能で，あらゆる方向からの血管像を再構成することができ，ステレオ立体視による評価ができる(ノート14)．TOF MRAは造影剤を必要としないので腎機能低下症例でも適応となる．

ただし，2 mm 以下の微小な動脈瘤の検出や正確な評価は困難である．親動脈のアテローム硬化性変化や脳血管攣縮による渦流や灌流圧の低下の影響により TOF 信号の描出能が低下する．また，大型動脈瘤や巨大動脈瘤では瘤内の渦流と血栓化により動脈瘤の全体像を描出できない可能性がある．さらに，破裂動脈瘤周囲に血腫が大量に存在し mass effect をきたしていると動脈瘤内腔が虚脱し，MRA では検出できない可能性があるが，周囲からの圧排で動脈瘤が虚脱している場合は，脳動脈造影でも描出されないことが多い．

　MRI は空間分解能が十分ではなく，動脈瘤近傍の穿通動脈の描出も明瞭でないことから，術前の精査法にはなりえないが，不十分なスタッフによる体制で時間外に脳動脈造影を施行するより，発症直後にとりあえず MRA を施行することで破裂動脈瘤の部位および進展方向，大きさ，親動脈の性状の評価が行える．その結果，治療方針がある程度決定され，患者および家族への説明ができ，スタッフの準備などに時間的余裕が生じる．なお，くも膜下出血急性期の緊急 MRI 施行においては，脳梗塞などその他の救急症例の場合に準ずる．撮像中は脈波や酸素分圧などのモニタリングを行う．

　破裂動脈瘤の局在診断のほかにくも膜下出血急性期症例における MRA の適応としては，①外傷性くも膜下出血との鑑別や，②二次性脳出血の原因診断がある．

① **外傷性くも膜下出血との鑑別**：くも膜下出血については，現病歴，CT 所見から外傷性を疑うが，脳動脈瘤破裂によるくも膜下出血が原因の意識消失などによる外傷が完全に否定できないときは，非侵襲的な TOF MRA が適応となる．外傷を示唆する所見としては，脳動脈瘤を認めないこと，くも膜下出血以外の急性硬膜下血腫，出血性脳挫傷の併発がある．

② **二次性脳出血の原因診断**：脳実質内出血とくも膜下出血の合併症例で，典型的な高血圧性脳出血ではなく，二次性の脳出血の可能性があるときは TOF MRA による脳動脈瘤検索のみならず，脳動静脈奇形，硬膜動静脈瘻などその他の二次性の出血の原因となる疾患の診断を行う．TOF MRA に加えて T2 強調像や，造影 MR DSA，造影 MRA 元画像を適宜組み合わせる．

ノート 14　MRA による脳動脈瘤の診断のための読影環境：ステレオ視の重要性

　Willis 動脈輪周囲の動脈瘤は，瘤全体の大きさが親動脈の径よりも小さいことがあり，親動脈との重なりによる見逃しを防ぐために，MRA や造影 CT においては多方向からのステレオ視による立体的な評価，観察が必要である．また，動脈の屈曲を囊状動脈瘤と過大評価しないことが重要である．

適切なステレオ視を行うための読影環境
- 横並列に 2 画像以上を並べて読影する必要がある．
- 隣接する再構成画像の角度は 5°以内であること，少なくとも 180°以上の方向からの画像を作成することが必要である．
- 視認可能の速度で画像めくりが可能なこと．

　ステレオ視による読影は，MRA のみならず，CTA，回転 DSA 再構成画像の読影に際して基本となる．

キーポイント

- 破裂脳動脈瘤の術前診断の gold standard は，選択的脳動脈造影（DSA）である．
- 造影 CTA は空間分解能も高く，1 回の造影撮像で 3 次元データを収集するため，あらゆる方向からの血管像を再構成することが可能で，術前精査方法になりうる．
- 3D TOF MRA は造影剤を必要とせず，1 回のデータ収集であらゆる方向からの血管像を再構成することが可能である．

文献
1) Molyneux AJ : Ruptured intracranial aneurysms : clinical aspects of subarachnoid hemorrhage management and the International Subarachnoid Aneurysm Trial. Neuroimaging Clin N Am 2006 ; 16 : 391-396.
2) Marshall SA, Kathuria S, Nyquist P, Gandhi D : Noninvasive imaging techniques in the diagnosis and management of aneurysmal subarachnoid hemorrhage. Neurosurg Clin N Am 2010 ; 21 : 305-323.

症例 20-1

60歳代女性．10日前より頭痛が持続．数時間前より左上肢不全麻痺出現．高血圧あり．数時間前より段階的に発症しているのでCT，MRIを施行．
（Ⅱ章　脳出血，症例12-1と同一症例，p.71参照）

A：単純CT（Sylvius裂上部レベル）　B：単純CT（Sylvius裂下部レベル）

C：単純CT冠状断像　D：TOF MRA

E：T2強調像　F：造影MRA元画像

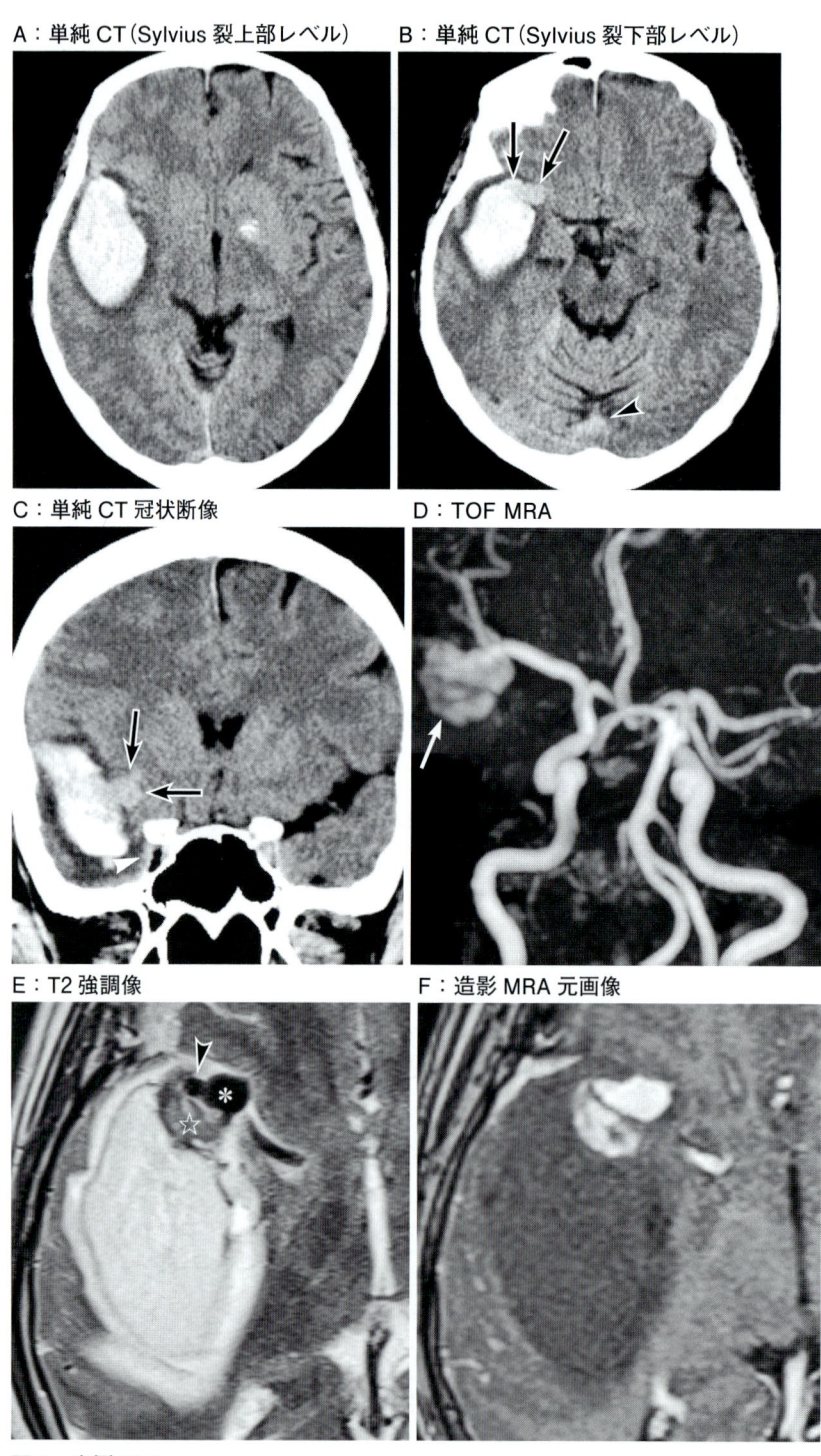

図1　症例20-1

○ CT 所見
右側頭葉実質内皮質下に境界明瞭な高吸収域が認められ，その周囲に薄い低吸収域が認められる．皮質下出血急性期と周囲の軽度の浮腫性変化である(図1A)．高血圧がある高齢者であることから，高血圧性の皮質下出血も考えられるが，この血腫に接して大脳谷槽には軽度高吸収域を呈する不整形状の構造物が認められ(図1B, C，→)，静脈洞交会内部(図1B，黒矢頭)や海綿静脈洞内部(図1C，白矢頭)と同程度の軽度高信号を呈する．右中大脳動脈分岐部動脈瘤破裂による出血の可能性も考え，MRI精査を施行した．

○ MRI 所見
TOF MRA(図1D)で，右中大脳動脈分岐部に長径約20 mmの動脈瘤を認める(→)．ただし，内部のTOF信号は不均一でその輪郭は不鮮明である．T2強調像(図1E)では，右側頭葉実質内皮質下白質の血腫は高信号を呈し，オキシヘモグロビンを主体とする急性期血腫である．辺縁部にデオキシヘモグロビンの低信号域が認められ，その外周には帯状に浮腫性変化が高信号を呈する．CTで認めた右大脳谷槽の軽度高信号域の構造物は，① 不整形状の境界明瞭なflow void(＊)と，② その外側の不均一な低信号域と高信号域の混在域(☆)からなる．①のflow voidの部分は右中大脳動脈分岐部動脈瘤内腔で，その先端部分には，不整形状のbleb状の構造が認められ(▶)，破裂部位と考えられる．その外周の②は血栓化した仮性動脈瘤と考えられる．TOF MRA 元画像(非掲載)で高信号を呈しており，造影MRA元画像(図1F)で認める高信号は増強効果ではなくメトヘモグロビンである．

● 最終診断
実質内血腫をきたした右中大脳動脈分岐部動脈瘤破裂(10日前に切迫破裂をきたし破裂後に仮性動脈瘤形成)．

○ 治療方針
開頭，血腫除去および動脈瘤クリッピング術．

症例 20-2

50歳代男性．生来，片頭痛はなかったが，数日前より視力低下あり．日中活動中，前頭部痛出現，徐々に増悪．意識レベルは正常．血圧は正常．発症1時間後にCTを施行．（症例22-2と同一症例，p.146参照）

A：単純CT（前頭葉直回上部レベル）　B：単純CT（前頭葉直回下部レベル）

C：単純CT（鞍上槽レベル）　D：右内頸動脈造影（DSA）

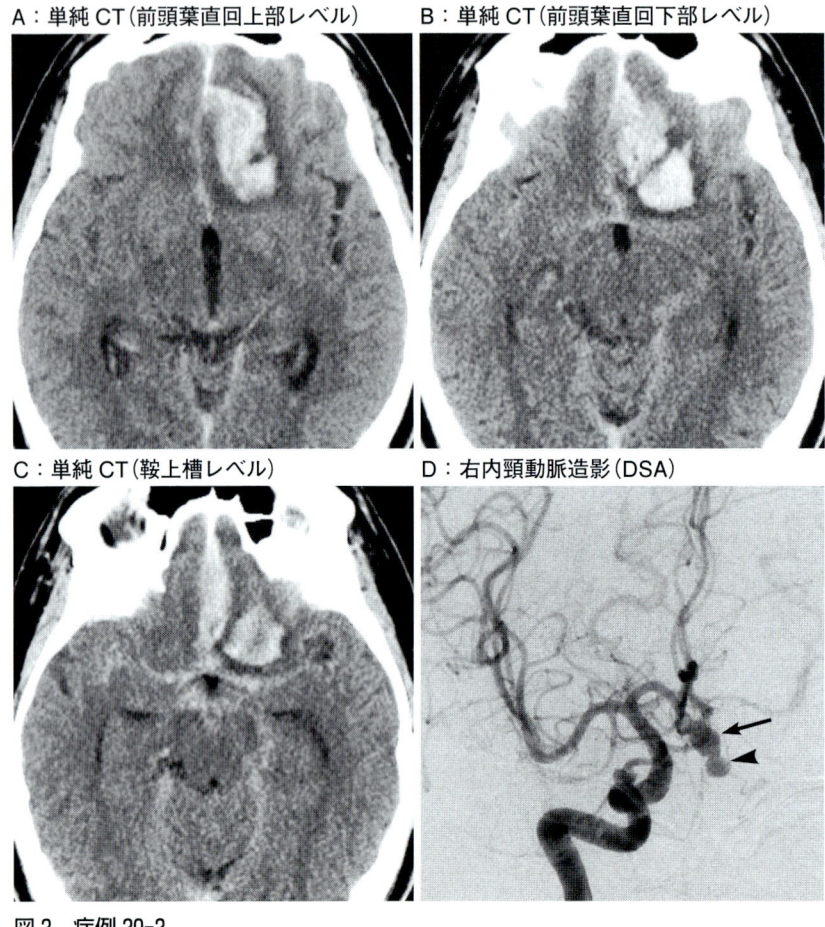

図2　症例20-2

- **CT所見**　単純CT（図1A〜C）では，左直回から内側眼窩回に高吸収域が認められ，急性期実質内出血である．大脳縦裂および鞍上槽，両側大脳谷槽にも高吸収域の急性期くも膜下出血を認める．前交通動脈動脈瘤破裂による実質内出血と考えられた．

- **DSA所見**　右内頸動脈造影（図1D）で，前交通動脈および両側の前大脳動脈が造影され，前交通動脈から左側下方に向く囊状動脈瘤を認める（→）．先端部にはbleb形成があり（▶），この動脈瘤破裂による，実質内出血およびくも膜下出血と診断された．

- **最終診断**　前交通動脈動脈瘤破裂穿破による左前頭葉底部実質内出血．

- **治療方針**　開頭血腫除去および動脈瘤クリッピング．

症例 20-3

30歳代男性．もともと高血圧がある．突然の右片麻痺と意識障害で発症．発症1時間後にCTを施行．

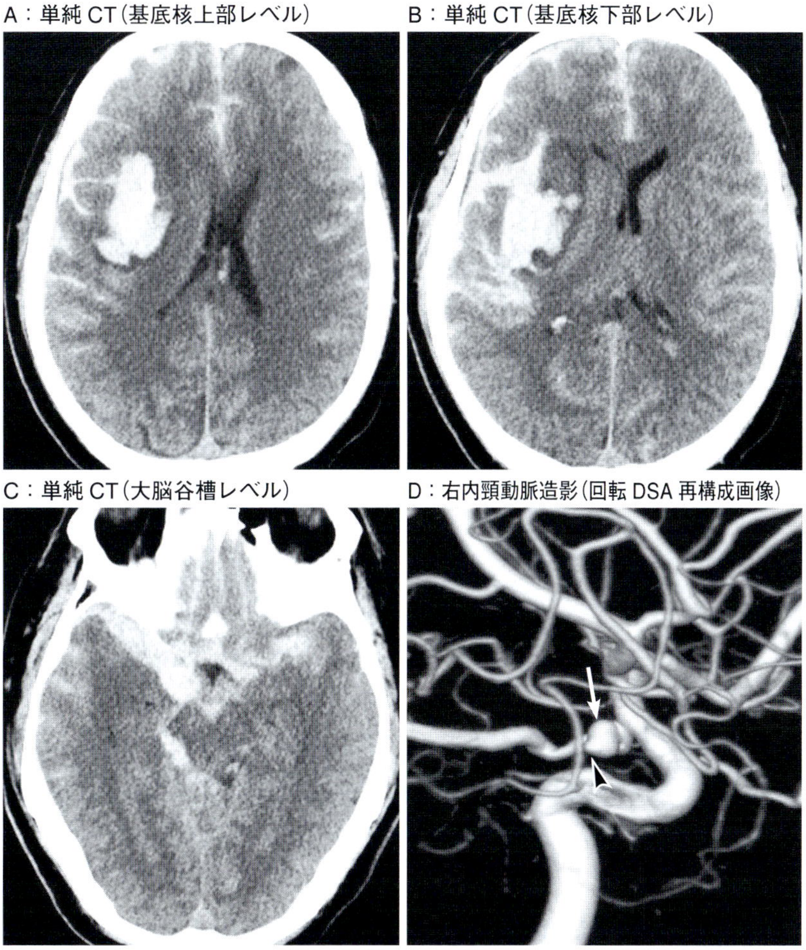

A：単純CT（基底核上部レベル） B：単純CT（基底核下部レベル）
C：単純CT（大脳谷槽レベル） D：右内頸動脈造影（回転DSA再構成画像）

図3 症例20-3

○ **CT所見** 単純CT（図3A～C）では，鞍上槽右側から右側大脳谷槽，右側Sylvius裂優位に，高吸収域を呈する急性期くも膜下出血が認められる．さらに，右島回皮質下から右被殻にかけて高吸収域を呈する実質内血腫形成も認める．

○ **DSA所見** 高血圧性被殻出血のくも膜下腔穿破か，脳動脈瘤破裂によるくも膜下出血の実質内穿破かの鑑別が難しく，状態が不良で，血腫開頭術も考慮されたため，直ちに脳血管造影が施行された．右内頸動脈造影（図3D）で，右内頸動脈後交通動脈分岐部に形状不整な動脈瘤（→）を認め，先端部にbleb（►）があることから破裂動脈瘤と診断した．

● **最終診断** 右内頸動脈後交通動脈分岐部動脈瘤破裂によるくも膜下出血および脳実質内穿破．

○ **治療方針**　開頭，動脈瘤クリッピング術．

脳動脈瘤破裂による実質内血腫，脳室内出血

病態と臨床

　硬膜内くも膜下腔を走行する脳動脈に生じた脳動脈瘤の破裂により，くも膜下腔に出血をきたすが，脳動脈瘤が脳実質に近接もしくは圧排するように発育すると，破裂により直接，脳実質内に穿破し実質内血腫を形成し，局所神経症状を呈することがある．

　臨床的には実質内血腫を形成する症例のほうが，初診時はより重症の傾向にある．血腫が大きく頭蓋内圧亢進症の原因になるようであれば，動脈瘤クリッピング術に加えて血腫除去術や減圧術も適応になる．

　脳室近傍のくも膜下腔の動脈瘤破裂により，脳室内に血腫をきたすことがある．脳室内出血をきたした症例でも神経症状が重篤なことが多い．

画像診断

　選択的脳動脈造影や，造影 CTA で破裂動脈瘤の確定診断を行うが，非侵襲的には TOF MRA によるスクリーニングが第一選択となる．MRA では血腫の全体が撮像範囲に含まれるようにする．ただし血腫がメトヘモグロビン化していると，その T1 短縮効果により MRA では動脈瘤の診断が困難となる．また，MRI では同時に脳動静脈奇形や脳挫傷など脳動脈瘤破裂以外の原因についても精査を行う．

1）脳動脈瘤破裂による実質内出血

　動脈瘤破裂により，実質内に血腫を形成した場合でも，典型的な高血圧性出血の局在を示すことはなく，動脈瘤好発部位に近接した脳実質に血腫を形成するので動脈瘤破裂を疑うことは比較的容易である（ただし皮質下に血腫をきたした場合，鑑別が難しいことがある）．また，実質内の血腫の近傍のくも膜下腔に同時に出血を認めることが多い．しかし，実質内出血のくも膜下腔への穿破と確実に鑑別診断しなければならず，MRI や造影 CTA，脳動脈造影で確認する．

　中大脳動脈分岐部動脈瘤破裂では，Sylvius 裂に大きな限局した血腫を形成し，実質内出血と鑑別が問題になることがある．さらに，動脈瘤が広範囲に脳実質に接していたり脳実質を圧排していると，側頭葉や外包から被殻領域に実質内血腫を形成し，高血圧性の被殻出血と鑑別を要する．

　前交通動脈動脈瘤破裂では直回など前頭葉底部や透明中隔に血腫を形成する．前大脳動脈皮質枝末梢側の動脈瘤破裂では，上前頭回や帯状回，脳梁に実質内穿破をきたし，実質内血腫を形成することがある．内頸動脈後交通動脈分岐部動脈瘤では，側頭葉内側や基底核領域に実質内出血を形成することがある．内頸動脈末梢の先端分岐部（前大脳動脈 A1 と中大脳動脈 M1 分岐部）の動脈瘤では，前頭葉に実質内血腫を形成することがある．

2）脳動脈瘤破裂による脳室内出血

　前交通動脈動脈瘤破裂により，透明中隔に血腫を形成し，さらに側方に穿破して，側

脳室内に脳室内血腫を形成することがある．後方に膨隆性に進展する前交通動脈動脈瘤では第三脳室内に穿破することもある．

　脳底動脈先端部動脈瘤の破裂でも，第三脳室内に出血をきたすことがある．右中大脳動脈分岐部動脈瘤破裂により，側脳室下角に脳室内出血をきたすことがある．また椎骨動脈の動脈瘤破裂によるくも膜下出血で，逆流により，第四脳室，第三脳室に出血が進展することがある．

キーポイント

- 脳動脈瘤の破裂では実質内血腫や脳室内血腫をきたすことがある．
- 脳動脈瘤破裂による実質内血腫は，高血圧性実質内出血によるくも膜下腔穿破と鑑別が難しいことがある．
- 少しでも動脈瘤破裂の疑いがあるときは，直ちに MRA や造影 CTA で，破裂動脈瘤の検索が必要である．

文献

1) Abbed KM, Ogilvy CS : Intracerebral hematoma from aneurysm rupture. Neurosurg Focus 2003 ; 15 ; 15 : E4.
2) Thai QA, Raza SM, Pradilla G, Tamargo RJ : Aneurysmal rupture without subarachnoid hemorrhage : case series and literature review. Neurosurgery 2005 ; 57 : 225-229 ; discussion.
3) Venti M : Subarachnoid and intraventricular hemorrhage. Front Neurol Neurosci 2012 ; 30 : 149-153.（Epub 2012 Feb 14）

症例 21-1

70歳代女性．突然の激しい頭痛と意識障害で発症．発症1.5時間後にCT，MRIを施行．（症例35-1と同一症例，p.212参照）

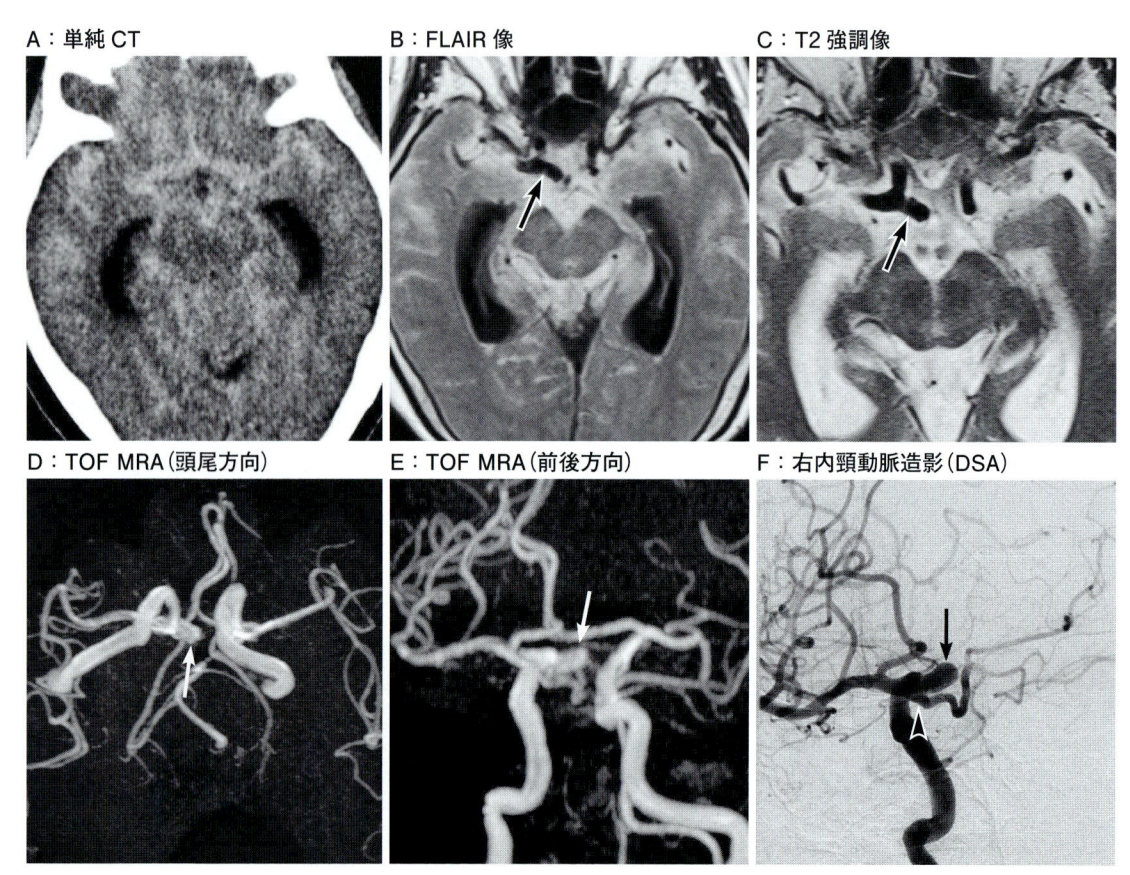

A：単純CT　　B：FLAIR像　　C：T2強調像
D：TOF MRA（頭尾方向）　　E：TOF MRA（前後方向）　　F：右内頸動脈造影（DSA）

図1　症例21-1

○ **画像所見**　単純CT（図1A）で，鞍上槽を中心に，両側大脳谷槽，Sylvius裂，大脳縦裂，両側迂回槽に高吸収域を呈する急性期くも膜下出血を認める．両側側脳室下角の開大を認め，すでに水頭症をきたしている．

FLAIR（図1B）でも鞍上槽を中心に，高信号の急性期くも膜下出血を認める．さらにFLAIRおよびT2強調像（図1C）で，右内頸動脈後交通動脈分岐部内側にflow voidを呈する嚢状動脈瘤を認める（→）．TOF MRA（図1D, E）でも，右内頸動脈後交通動脈分岐部に内側に向く嚢状動脈瘤が認められる（→）．右内頸動脈造影（図1F）で，右内頸動脈後交通動脈分岐部（▶）から発生した動脈瘤が確認される（→）

● **最終診断**　右内頸動脈後交通動脈分岐部動脈瘤破裂によるくも膜下出血急性期．

○ **治療方針とその後の経過**　開頭動脈瘤クリッピング術が施行された．術後経過は良好であったが，発症3週間後に意識レベル低下および左片麻痺を認めた．

くも膜下出血 III

症例 21-2

50歳代男性．突然の頭痛と意識障害で発症．発症1時間後にCT，MRIを施行．（症例35-2と同一症例，p.214参照）

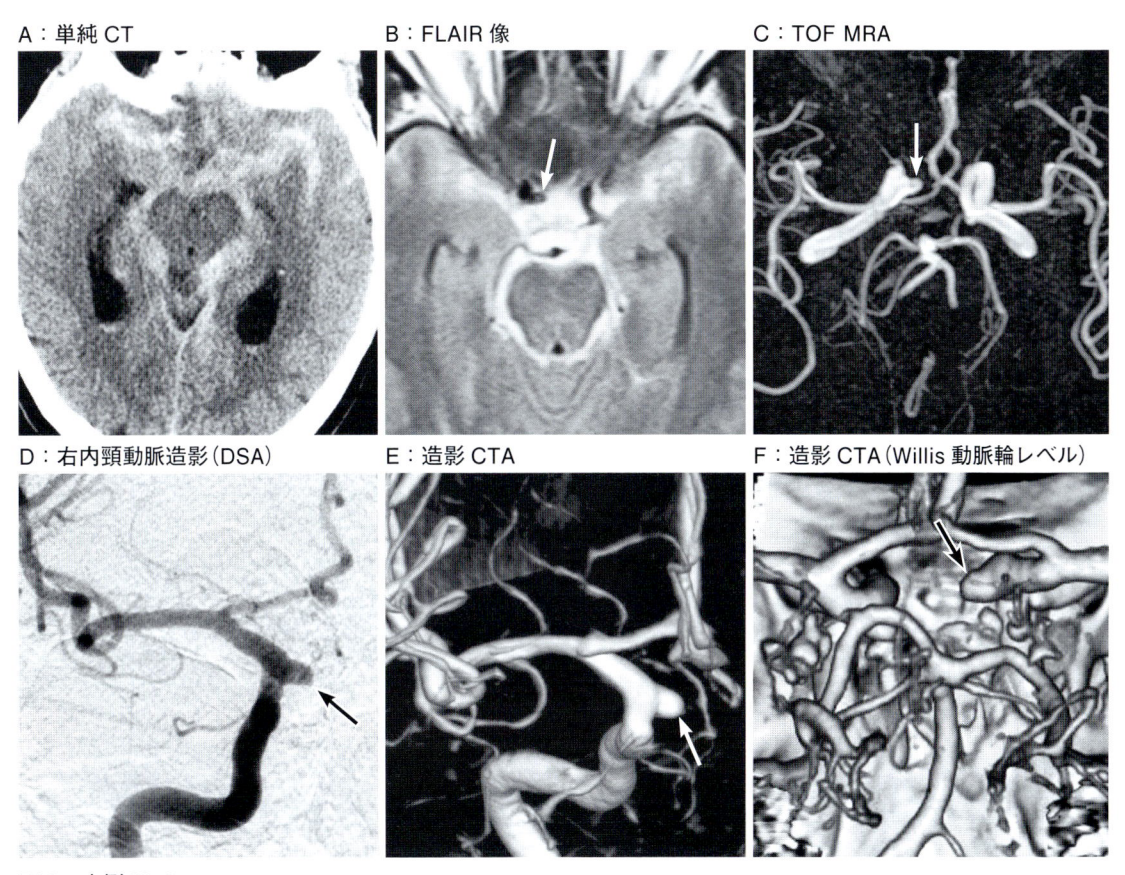

A：単純CT　　B：FLAIR像　　C：TOF MRA

D：右内頸動脈造影(DSA)　　E：造影CTA　　F：造影CTA(Willis動脈輪レベル)

図2　症例21-2

○ **画像所見**　単純CT（図2A）で，鞍上槽から両側大脳谷槽からSylvius裂，さらに両側迂回槽に高吸収域を呈する急性期くも膜下出血を認める．脳室には開大があり，急性水頭症をきたしている．

　FLAIR（図2B）でも鞍上槽を中心として，高信号の急性期くも膜下出血を認める．右内頸動脈後交通動脈分岐レベル内側にはflow voidを呈する囊状脳動脈瘤を認める（→）．TOF MRA（図2C）でも右内頸動脈C2内側に囊状動脈瘤を認める（→）．

　右内頸動脈造影（図2D）および造影CTA（図2E,F）でも，右内頸動脈C2内側に囊状動脈瘤が認められる（→）．

● **最終診断**　右内頸動脈後交通動脈分岐部動脈瘤破裂によるくも膜下出血急性期．

○ **治療方針**　動脈瘤コイル塞栓術．

内頸動脈動脈瘤破裂によるくも膜下出血

病態と臨床

　頭蓋内の内頸動脈は，前交通動脈，中大脳動脈分岐部と並んで破裂脳動脈瘤の好発部位である．内頸動脈は内腔の血圧が高く，血流量も多いため，未破裂脳動脈瘤も含めると最も動脈瘤発生の頻度が高い(ノート15)．

　内頸動脈動脈瘤の発生する部位は近位側から順に，①海綿静脈洞部，②傍前床突起部(眼動脈分岐部，内頸動脈窩)，③後交通動脈分岐部，④前脈絡動脈分岐部，⑤内頸動脈分岐部(内頸動脈と前大脳動脈A1，中大脳動脈M1分岐部)のsegmentに分類される(表1)．このなかで最も頻度が高いのが，③後交通動脈分岐部動脈瘤で，動脈瘤の内圧が高いため，破裂すると脳底槽に大量の出血をきたす．脳底槽に広範囲に出血が進展するため，意識障害が強く，急性期の死亡率も高い．また，亜急性期以降の合併症の発症頻度が高く，Willis動脈輪や，皮質枝近位側に広範囲に脳血管攣縮を呈する可能性があり，水頭症の合併率も高い．

　内頸動脈後交通動脈分岐部に発生した未破裂脳動脈瘤では，動脈瘤径増大に伴う動眼神経の圧排により，動眼神経麻痺(瞳孔散大，対光反射消失が早期から出現．眼瞼下垂は遅れて出現する)を呈する．動眼神経麻痺の原因としては，動脈瘤からの微小出血をきたしている可能性もある．いずれにしても，内頸動脈後交通動脈分岐部動脈瘤による急速発症の(段階的なこともある)動眼神経麻痺は，くも膜下出血の警告症状として重要である．特に動脈瘤が後方に突出する症例で，径10 mm以上の動脈瘤で動眼神経麻痺をきたしやすい．同側の眼窩部奥の痛みを伴うことが多い．

　海綿静脈洞部動脈瘤は，比較的大きな紡錘状ないしは嚢状動脈瘤を形成する．動脈瘤が海綿静脈洞内に限局している場合は，くも膜下腔に出血をきたすことはない．動脈瘤の増大，圧排により，海綿静脈洞近傍を走行する脳神経に症状を呈することがある(動眼神経麻痺，外転神経麻痺，Horner症候群)．動脈瘤が内側に進展すると，頻度は低いが下垂体柄を圧迫して下垂体機能低下症を引き起こすことがある．前方に向かって発育

ノート15　内頸動脈後交通動脈分岐部の漏斗状拡張(infundibular dilatation)

　内頸動脈から分岐する後交通動脈起始部には，漏斗状拡張(もしくは分岐部拡張junctional dilatation)がしばしば認められる．MRAやCTAの読影に際しては，動脈瘤との鑑別が問題となる．漏斗状拡張は，①入口径が3 mm以内で，入口部を底部にもつ三角錐形状を呈し，②滑らかに拡張部の先端から後交通動脈に連続する(大きく屈曲していることもある)．

　漏斗状拡張が破裂してくも膜下出血をきたすことはないが，漏斗状拡張部位から動脈瘤が発生するという報告もある．また内頸動脈からの後交通動脈起始部には強い屈曲がしばしば認められ，動脈瘤と鑑別が難しいことがある．

表1　内頸動脈動脈瘤：部位別特徴

	発生部位，発生頻度	局　在	臨床的な特徴
海綿静脈洞部動脈瘤	海綿静脈洞部を通過する内頸動脈から発生する動脈瘤	海綿静脈洞（→ CCF）	破裂により硬膜動静脈瘻をきたす．動脈硬化が原因で，高齢者に多い．未破裂動脈瘤の圧迫症状による海綿静脈洞症候群（動眼神経・滑車神経・三叉神経・外転神経麻痺，眼球突出，眼瞼浮腫）．上眼窩裂症候群（動眼神経・滑車神経・三叉神経第1枝・外転神経障害）．くも膜下出血はまれ
眼動脈分岐部動脈瘤	内頸動脈眼動脈分岐部	硬膜内	女性に多い．くも膜下出血発症．頻度は低いが視力障害をきたすことがある大型動脈瘤や巨大動脈瘤を呈することがある
内頸動脈窩動脈瘤	内頸動脈窩〔内頸動脈が海綿静脈洞を通過して硬膜を貫通する部位（硬膜輪）の内側に形成される硬膜陥凹部〕	硬膜内（→くも膜下出血）	動脈瘤頸部は眼動脈よりも近位側にある．動脈瘤は内頸動脈サイフォン部の屈曲部から内側に向く
内頸動脈前壁動脈瘤	内頸動脈 C2 前上壁．血管分岐とは関係ない	硬膜内	女性に多い．小さい動脈瘤（血豆状），半紡錘状の動脈瘤が多い．くも膜下出血の頻度は低く，経過観察となることが多い
後交通動脈分岐部動脈瘤	後交通動脈が分岐する部位に発生する動脈瘤で，内頸動脈では最も頻度が高い	硬膜内（→くも膜下出血）	くも膜下出血をきたす．前駆症状として動眼神経麻痺をきたすことがある
前脈絡動脈分岐部動脈瘤	前脈絡動脈分岐部に発生する動脈瘤で10％以下．前脈絡動脈は後交通動脈分岐部より数mm遠位側で，内頸動脈後面から分岐する．	硬膜内（→くも膜下出血）	くも膜下出血をきたす．後外側方向に進展していることが多く，側頭葉鈎部に膨隆性に埋もれていることもある
内頸動脈分岐部動脈瘤	内頸動脈の末梢先端部，前大脳動脈と中大脳動脈に分岐する部位に発生する動脈瘤．内頸動脈の動脈瘤の15％程度	硬膜内（→くも膜下出血）	くも膜下出血をきたす．男性に多い．若年者にもみられる．実質内穿破や，片麻痺をきたす

CCF：頸動脈海綿静脈洞瘻（carotid cavernous fistula）

すると上眼窩裂症候群を呈することがある．

　さらに海綿静脈洞部動脈瘤破裂により出血をきたすと，頸動脈海綿静脈洞瘻〔直接型CCF (carotid-cavernous fistula)〕や，傍鞍部から中頭蓋窩の硬膜下血腫を合併することがある．海綿静脈洞周囲硬膜下腔に出血をきたすこともある．

画像診断

　内頸動脈後交通動脈分岐部動脈瘤破裂は，くも膜下出血の原因として頻度が高い．後交通動脈が発達していなくても，同分岐部レベルに動脈瘤を形成することがある．後交通動脈分岐部ないしはそれよりもやや遠位側の前脈絡動脈分岐部動脈瘤破裂では，鞍上槽から同側の迂回槽，大脳谷槽から Sylvius 裂，さらに大脳縦裂に同側優位にくも膜下出血をきたす．動脈内圧が高いため，出血が大量であると両側ほぼ対称性に広範囲にくも膜下出血が進展するため，単純 CT 所見のみでは破裂動脈瘤の局在の予測に苦慮することがある(前交通動脈瘤破裂や，脳底動脈瘤破裂，中大脳動脈分岐部破裂でも，鞍上槽から迂回槽に出血が進展しうる)．

　動眼神経麻痺の急速な増悪症例，特に軽度の頭痛を伴う症例，嘔気・嘔吐を伴う症例では緊急の画像診断が必要となる．動脈瘤以外の動眼神経麻痺の原因もあわせて除外診断するために MRI を第一選択とするとよい．すでにくも膜下出血合併を疑うときは CT を第一選択とするが，CT でくも膜下出血がなくても続いて MRI による動脈瘤精査を行う．

　動眼神経麻痺をきたす動脈瘤は直径 10 mm 以上の大型動脈瘤が多い．ただし大型動脈瘤では動脈瘤壁内血腫や瘤内血栓形成を合併していることも多く，これら血栓部位が器質化増大して，動眼神経を圧迫することがある．TOF MRA や造影 CTA で描出される内腔容積のみでは，動脈瘤の全体の大きさおよび形状を正確に把握することができず，必ず T2 強調像もしくは FLAIR で鞍上槽から脚間槽に大きな動脈瘤がないか評価する．T2 強調像および FLAIR で大型動脈瘤を認めたときは，T1 強調像や TOF MRA の元画像と比較し，さらに造影 CTA 元画像や造影 MRA 元画像で開存している内腔の血液プール造影効果と比較する．

　さらに動眼神経麻痺症例では FLAIR や CT で，周囲に微小な出血がないか評価する．内頸動脈後交通動脈分岐部動脈瘤のほかに脳底動脈先端部動脈瘤が上方前側に突出すると，動眼神経を圧迫することがある．

　慢性的な動眼神経麻痺をきたす疾患としては，糖尿病に合併した neuropathy がある．画像診断では動眼神経の異常増強効果など明らかな異常は認めない．

治療方針

　ここで，くも膜下出血の治療における脳動脈瘤の治療方針についてまとめる．

　脳動脈瘤破裂による急性期くも膜下出血の治療は，①動脈瘤再破裂による再出血の予防，②急性期の内科的全身管理，③術後管理および合併症の予防がある．表2にその詳細を示す．

表2 くも膜下出血の治療：脳動脈瘤の治療方針

目的	治療法	特徴	適応	備考
再出血の予防	開頭動脈瘤頸部クリッピング術（または開頭動脈瘤 trapping 術，開頭動脈瘤被包術）	動脈瘤頸部をクリッピングすることにより，動脈瘤内腔の血流を確実に遮断することができるが，開頭による侵襲性がある．脳動脈攣縮が合併する前に行うことを原則とする	① 軽症例：Hunt & Hess（もしくは Hunt & Kosnik）分類 Grade Ⅰ～Ⅲ	早期手術適応（原則として 72 時間以内）
			② 重症例 Grade Ⅳ	手術適応になる可能性は低いが全身状態が比較的良好で，開頭術により，予後改善が期待できる症例は適応となることがある（開頭血腫除去術＋動脈瘤クリッピング術など）
			③ 重篤例 Grade Ⅴ	原則として開頭術適応なし
	血管造影手技による動脈瘤コイル塞栓術	開頭術よりも非侵襲的で，重症例や，高齢者，開頭術による到達経路確保が難しい症例でも適応になる．椎骨動脈解離による紡錘状の仮性動脈瘤では，親動脈の閉塞術（ligation）も可能．動脈硬化性変化の強い症例では，経動脈性アプローチが困難なこともある	1) 適応となる要件	① neck が広くなく，dome が大きな有茎性の動脈瘤（dome/neck 比が 2 以上，② 巨大動脈瘤（特に血栓化がある）
			2) 部位からみた適応	内頸動脈動脈瘤，前交通動脈動脈瘤，前大脳動脈末梢動脈瘤，椎骨脳底動脈系動脈瘤（到達距離の短い中大脳動脈分岐部動脈瘤は開頭術となることが多い）
			3) 適応外	動脈瘤壁のない仮性動脈瘤は適応とならない．
急性期の内科的管理	鎮静処置，血圧コントロール，抗脳浮腫薬投与，抗痙攣薬の投与，心不全の予防，胃十二指腸潰瘍の予防			
術後の管理	血圧コントロール，脳血流・脳循環の維持，脳動脈攣縮の予防など．水頭症に対してはドレナージ			

キーポイント

- 内頸動脈は血圧が高く,動脈瘤の好発部位である.後交通動脈分岐部に最も好発する.大量のくも膜下出血をきたすことが多い.
- 後交通動脈分岐部動脈瘤では,動眼神経麻痺をきたすことがある.

文献

1) 大熊洋揮:Infundibular dilatation の成長.脳動脈瘤化の因子に関する脳血管写上の検討.Neuro Med Chir 1985 ; 25 : 907-914.
2) Pikus HJ, Heros RC : Surgical treatment of internal carotid and posterior communicating artery aneurysms. Neurosurg Clin N Am 1998 ; 9 : 785-795.
3) Yang Z, Liu J, Zhao W, et al : A fusiform aneurysm of a persistent trigeminal artery variant : case report and literature review. Surg Radiol Anat 2010 ; 32 : 401-403.(Epub 2009 Aug 19)
4) Javalkar V, Banerjee AD, Nanda A : Paraclinoid carotid aneurysms. J Clin Neurosci 2011 ; 18 : 13-22.(Epub 2010 Dec 3)

くも膜下出血 III

症例 22-1

30歳代女性．突然の後頭部痛および頸部痛で発症．嘔気はあるが嘔吐はなし．片麻痺や意識障害はなく帰宅するが，その後も頭痛が持続するので来院．来院時の意識は清明．複視認めず．発症10時間後にCT，MRIを施行．

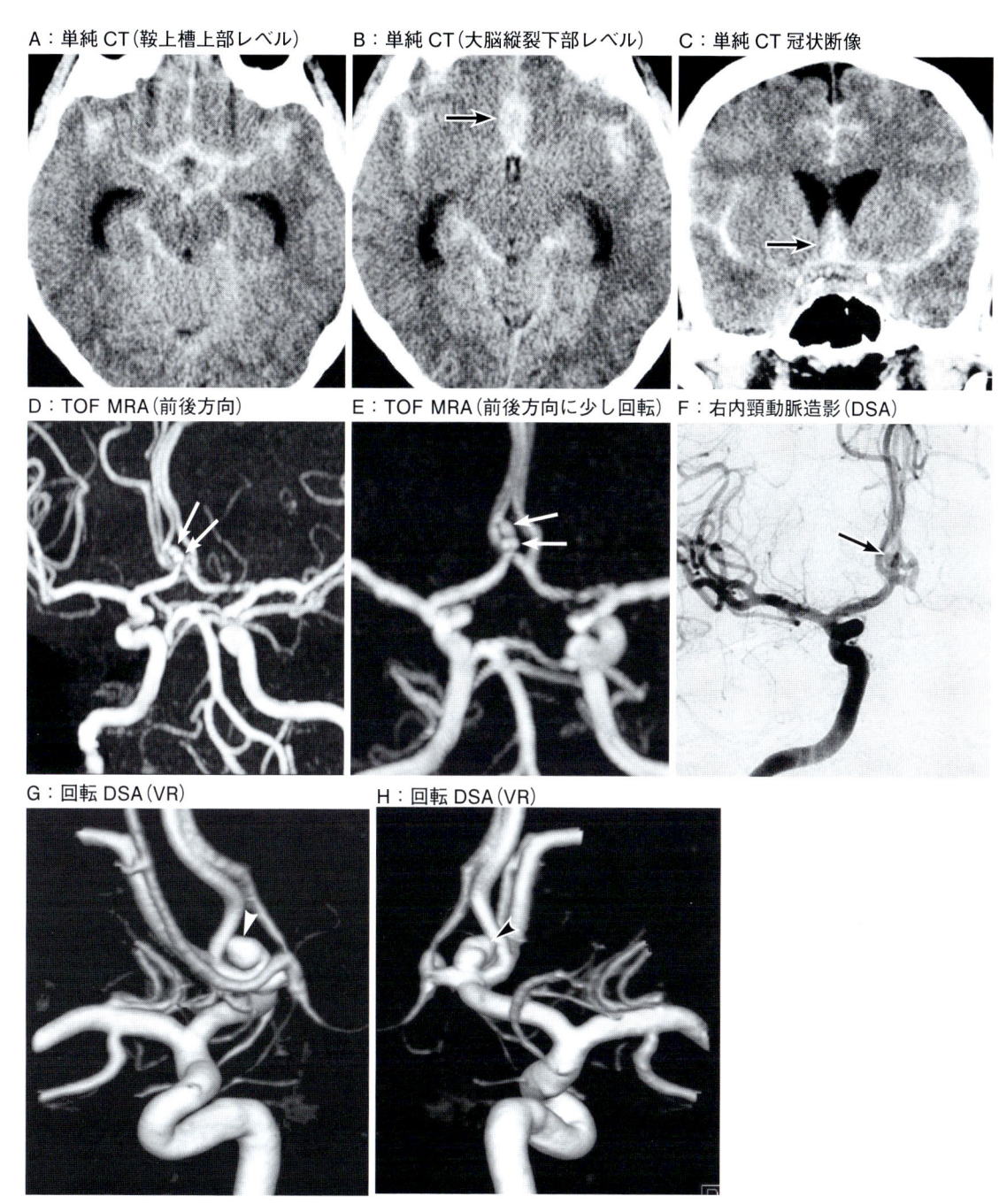

A：単純CT（鞍上槽上部レベル）　B：単純CT（大脳縦裂下部レベル）　C：単純CT冠状断像

D：TOF MRA（前後方向）　E：TOF MRA（前後方向に少し回転）　F：右内頸動脈造影（DSA）

G：回転DSA（VR）　H：回転DSA（VR）

図1　症例22-1

○ **画像所見** 単純CT(図1A～C)では，鞍上槽から両側大脳谷槽，Sylvius裂，大脳縦裂，両側迂回槽に連続性に高吸収域が認められ，くも膜下出血急性期と診断される．すでに両側側脳室前角の開大も認められ，水頭症も合併している．特に大脳縦裂に限局して血腫量が多く(→)，前大脳動脈前交通動脈分岐部動脈瘤破裂が示唆される(図1B,C).

TOF MRA(図1D,E)では，右前大脳動脈前交通動脈分岐部に，頭頂方向に突出する，ふた瘤状の囊状動脈瘤が認められ(→)，破裂動脈瘤(責任病巣)と考えられる．

○ **DSA所見** 右内頸動脈造影(図1F)で，MRA所見と一致して，右前大脳動脈前交通動脈分岐部に，頭頂方向に突出する囊状の動脈瘤が認められ(→)，破裂動脈瘤と診断される．回転DSAのvolume rendering(VR)画像(図1G,H)で，動脈瘤先端部に大きなblebがあり(▶)，ふた瘤構造を呈し，破裂部位と考えられる．

● **最終診断** 前交通動脈動脈瘤破裂によるくも膜下出血(大脳縦裂にくも膜下出血が局在).

○ **治療方針** 動脈瘤コイル塞栓術．

症例 22-2

50歳代男性．日中活動時に突然，頭痛，嘔気・嘔吐を発症する．数日前より視力低下あり．発症6時間後にCTを施行．(症例20-2と同一症例，p.134参照)

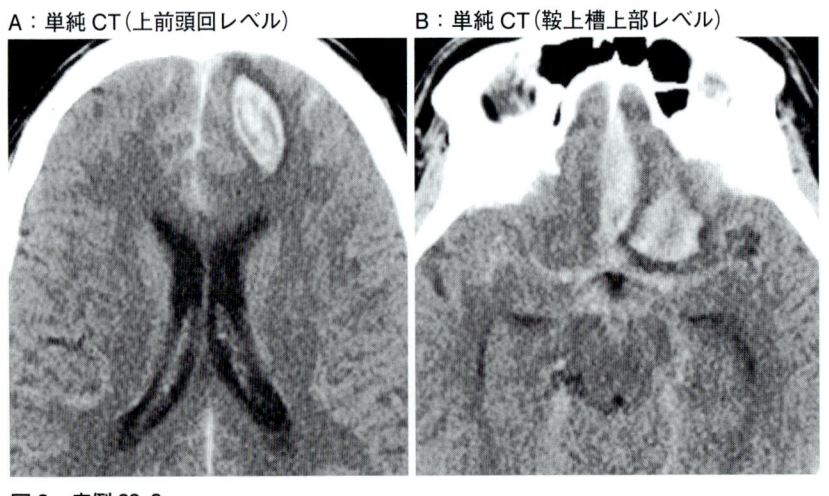

A：単純CT(上前頭回レベル)　　B：単純CT(鞍上槽上部レベル)

図2　症例22-2

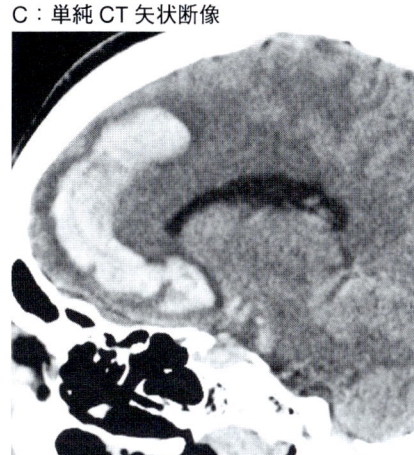

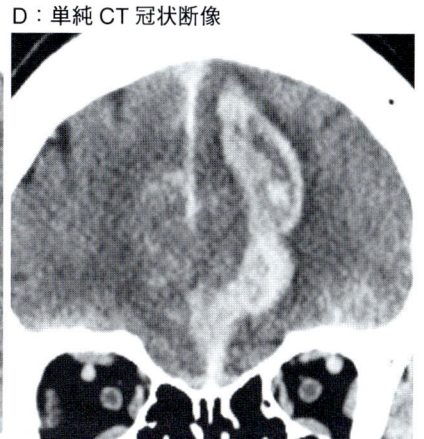

C：単純 CT 矢状断像　　　　D：単純 CT 冠状断像

図2（続き）

○ **CT 所見**　単純 CT（図2A, C）で，左前頭葉上前頭回から直回皮質下にかけて連続する高吸収域が認められる．実質内出血急性期と診断できる．さらに，隣接する鞍上槽から大脳縦裂，大脳谷槽にも高吸収域が認められ（図2B），急性期くも膜下出血も認める．実質内出血のくも膜下腔への穿破もしくは脳動脈瘤破裂による実質内穿破が考えられる（図2D）．

○ **DSA 所見**　前頭葉には，高血圧性皮質下出血やアミロイドアンギオパチーによる出血の頻度は少ないことから，前交通動脈動脈瘤破裂によるくも膜下出血，実質内出血穿破を疑い，直ちに脳動脈造影が施行された．右内頸動脈造影（症例20-2，図2D，p.134）で前交通動脈に不整形状のふた瘤状の囊状動脈瘤を認めた（→）．動脈瘤先端部には bleb 形成が認められた（▶）．

● **最終診断**　脳動脈瘤切迫破裂症状（視神経圧迫）を呈した前交通動脈動脈瘤破裂によるくも膜下出血．実質内穿破．

○ **治療方針**　開頭血腫除去，動脈瘤クリッピング術．

前交通動脈動脈瘤破裂によるくも膜下出血

病態と臨床

　前大脳動脈 A1，A2 と前交通動脈分岐部に生じる動脈瘤は，内頸動脈後交通動脈分岐部動脈瘤と並んで破裂動脈瘤の好発部位である．動脈瘤の形成および増大は血行力学的機序にあり，対側の前大脳動脈 A1 に欠損もしくは低形成がある症例で動脈瘤の発生頻度が高く，優位側からの前大脳動脈 A1，A2 および前交通動脈分岐部に囊状動脈瘤を生じる．神経学的には，視床下部への血流障害により記憶障害や自発性の低下，人格変化，行動異常を呈する（前交通動脈症候群）．

画像診断

　前交通動脈は両側前大脳動脈の間で，大脳縦裂の下部に位置する．前交通動脈動脈瘤破裂では鞍上槽から大脳縦裂下部にくも膜下出血が優位に局在する．内頸動脈動脈瘤や，脳底動脈遠位側の動脈瘤でも，鞍上槽から大脳縦裂下部にくも膜下出血が進展するので特異的な所見ではないが，大脳縦裂下部に優位にくも膜下出血を認める症例では前交通動脈動脈瘤破裂を第一に考える．逆に大脳縦裂に出血がない場合は，前交通動脈動脈瘤破裂の可能性は低い．

　大脳縦裂下部は容積が小さいので脳動脈瘤の"filling defect sign"[†]を認める頻度は低く，前大脳動脈 A1 には正常変異(normal variation)があるため，FLAIR や T2 強調像のみでは小型の動脈瘤を指摘することは難しい．前交通動脈動脈瘤は比較的小さく，投射像では両側の前大脳動脈 A2 とも重なりやすいため，MRA や造影 CTA では多方向からの観察，特にステレオ視による診断が必要である．

　前交通動脈動脈瘤が前頭葉底部実質内に膨隆している症例では，破裂により，前頭葉底部実質内に血腫を形成することがある．また，動脈瘤が上方に進展しその先端から出血した症例では，透明中隔内に血腫を形成し側脳室内に穿破することがある．さらに脳梁内や帯状溝に血腫が進展することがあるが，これらは，前大脳動脈遠位側の動脈瘤破裂によることが多い．

脚注
　† filling defect sign：高吸収域のくも膜下出血内部に脳動脈瘤が相対的な低信号として認められる．

キーポイント

- 前大脳動脈 A1，A2 と前交通動脈分岐部に生じる動脈瘤は，内頸動脈後交通動脈分岐部と並んで，破裂動脈瘤の頻度が高い．
- 大脳縦裂下部にくも膜下出血の優位局在を認めるときは，前交通動脈動脈瘤破裂を考える(大脳縦裂下部にくも膜下出血を認めなければ，前交通動脈動脈瘤破裂の可能性はきわめて低い)．
- 前交通動脈動脈瘤は，透明中隔から側脳室内に穿破することがある．

文献

1) Agrawal A, Kato Y, Chen L, et al : Anterior communicating artery aneurysms: an overview. Minim Invasive Neurosurg 2008 ; 51 : 131-135.

III くも膜下出血

症例 23-1

40歳代女性．突然の複視，眼球運動障害，左外転神経麻痺で発症．発症2時間後にCTを施行．

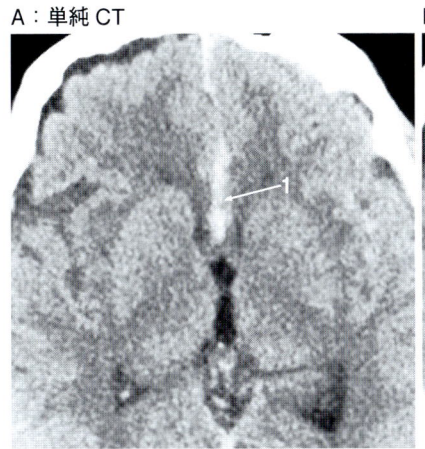

A：単純CT
B：単純CT冠状断像
C：左内頸動脈動脈造影（DSA）

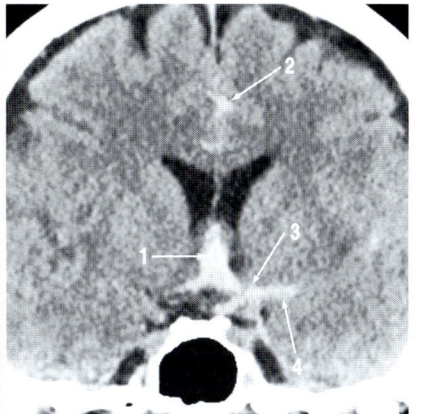

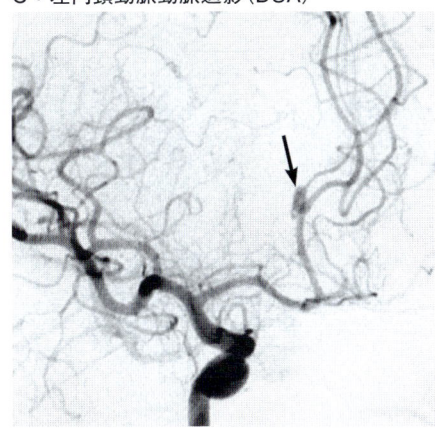

図1　症例23-1

○ **CT所見**　単純CT（図1A, B）で，大脳縦裂前頭部（1→）から頭頂部（2→），鞍上槽左側（3→），左大脳谷槽（4→）に高吸収域の急性期くも膜下出血が認められる．左大脳谷槽（4→）にくも膜下出血が認められ，左外転神経麻痺があり，左内頸動脈動脈瘤破裂の可能性も考えたが，大脳縦裂に血腫が優位に局在しており，前大脳動脈，特に遠位側の動脈瘤破裂が示唆される．

○ **DSA所見**　右前大脳動脈A2遠位側の前頭極動脈分岐部に，嚢状動脈瘤が認められる（図1C, →）．

● **最終診断**　前大脳動脈末梢A2，前頭極動脈分岐部動脈瘤破裂によるくも膜下出血急性期．

○ **治療方針**　動脈瘤コイル塞栓術．

症例 23-2

40歳代女性．日中活動時に突然の頭痛と嘔気・嘔吐で発症．意識は清明．片麻痺なし．発症2時間後にCT, MRIを施行．

A：単純CT（鞍上槽レベル）　B：単純CT（大脳縦裂前頭部レベル）　C：T2強調像

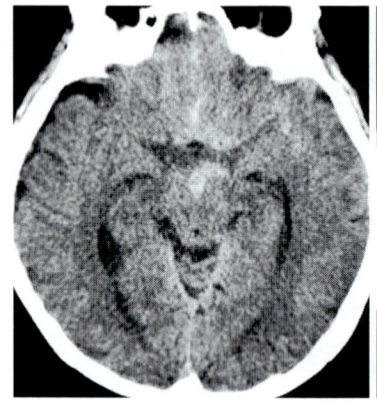

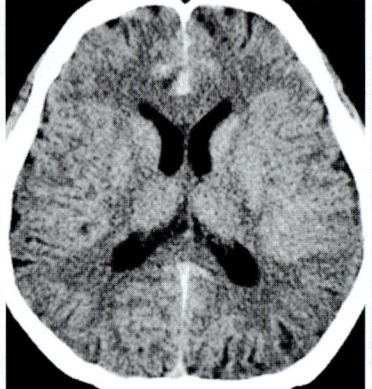

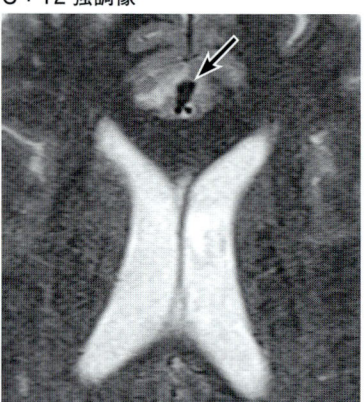

D：TOF MRA　E：右内頸動脈造影（DSA）

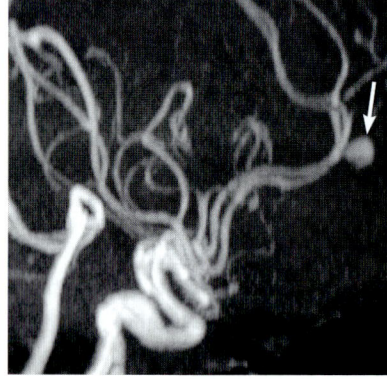

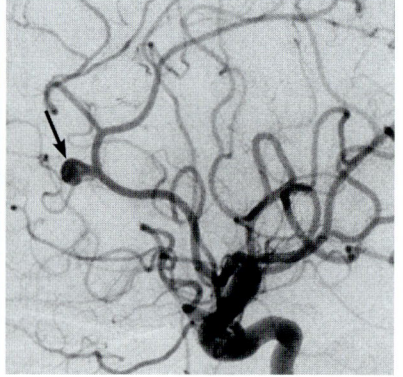

図2　症例23-2

○ **画像所見**　鞍上槽から大脳縦裂前半部，脚間槽，左大脳谷槽から左Sylvius裂に高吸収域を認め，くも膜下出血急性期の所見である（図2A）．特に大脳縦裂の大脳鎌近傍に出血が局在するので，前大脳動脈末梢の動脈瘤破裂が疑われる．発症2時間後であるが，両側前頭葉の軽度腫脹，両側側脳室の軽度開大を認める（図2B）．
　MRI, T2強調像（図2C）で大脳縦裂前半部上部に，右前大脳動脈皮質枝より前方，やや左側に突出する動脈瘤が認められる（内部はflow void, →）．TOF MRA（図2D）で右前大脳動脈皮質枝末梢に囊状動脈瘤が認められる（→）．

○ **DSA所見**　右前大脳動脈皮質枝末梢，前頭極動脈分岐に囊状動脈瘤を認める（図2E, →）．

● **最終診断**　右前大脳動脈A2遠位側分岐部動脈瘤破裂によるくも膜下出血急性期．

○ **治療方針**　前頭開頭による大脳縦裂正中アプローチ（frontal interhemispheric approach）による動脈瘤クリッピング術．

くも膜下出血 III

症例 23-3

80歳代女性．突然の頭痛，意識障害で発症．両側四肢麻痺．頻回の嘔吐あり．搬送中に意識レベル低下（意識レベル300）があり，動脈瘤再破裂が疑われた．発症1時間後にCTを施行．

A：単純CT（鞍上槽レベル）　　B：単純CT（脳梁膝部レベル）

C：右内頸動脈造影（DSA）

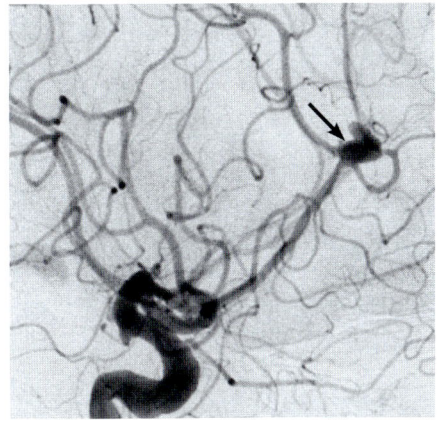

図3　症例23-3

○ **CT所見**　単純CT（図3 A, B）で，鞍上槽から両側Sylvius裂，迂回槽，大脳縦裂に急性期くも膜下出血が認められる．特に脳梁膝部レベルの大脳縦裂に大量の出血，大きな血腫形成がある．

○ **DSA所見**　右内頸動脈造影（図3 C）で右前大脳動脈遠位側，脳梁辺縁動脈分岐部に不整形状の囊状動脈瘤が認められ（→），破裂動脈瘤と診断した．

● **最終診断**　右前大脳動脈遠位側A3，脳梁辺縁動脈分岐部（脳梁膝部レベル）の動脈瘤破裂によるくも膜下出血急性期．

○ **治療方針**　前頭開頭．大脳半球アプローチによる動脈瘤クリッピング術．

前大脳動脈末梢の動脈瘤破裂によるくも膜下出血

病態と臨床

　前大脳動脈では前交通動脈分岐部が動脈瘤の好発部位であるが，さらにそれよりも近位側のA1水平部や，前交通動脈より末梢側の前大脳動脈皮質枝A2以降に動脈瘤をきたすことがある．前大脳動脈の脳梁膝部レベルA3の脳梁周囲動脈(pericallosal artery)，もしくは脳梁辺縁動脈(callosomarginal artery)の分岐部に，囊状動脈瘤を生じ(前大脳動脈末梢側の動脈瘤の約80%)，くも膜下出血の原因となる．それよりも近位側のA2の前頭極動脈(frontopolar artery)分岐部にも動脈瘤を生じることがある．また，前大脳動脈皮質枝末梢は動脈解離をきたし，くも膜下出血の原因となることもある．さらに，皮質枝末梢側では外傷性の仮性動脈瘤や感染性動脈瘤きたすこともある．

画像診断

　前大脳動脈皮質枝末梢の動脈瘤は囊状動脈瘤を呈し，特に脳梁辺縁動脈分岐部動脈瘤は血行力学的に前上方に向いていることが多いため，破裂により大脳縦裂前頭部から頭頂部に優位に出血が局在する．他の部位と比較して，動脈瘤は比較的小さいことが多く，大型動脈瘤や巨大動脈瘤を形成する頻度は低い．前頭極動脈分岐部動脈瘤の破裂では，大脳縦裂前半部に血腫が局在する．

　大脳縦裂の前頭部から頭頂部にくも膜下出血を認めた場合は，MRAや造影CTAでWillis動脈輪からも脳梁の上縁レベルまで撮像範囲に含める必要がある．

　大脳縦裂の幅は狭く，動脈瘤が脳実質内に入り込むように進展することがあり，動脈瘤破裂により上前頭回や帯状回，脳梁膝部の実質内に血腫を形成し，さらに第三脳室や側脳室に穿破をきたすことがある．くも膜下出血のパターンのみで，動脈瘤破裂か動脈解離かを鑑別することはできない．

　出血量は比較的少量で，脳血管攣縮の合併率が低いと報告されているが，前大脳動脈皮質枝領域の梗塞合併に注意する．動脈解離ではくも膜下出血はなく梗塞で発症する症例もある．動脈解離の診断にはMRAおよび造影MRA元画像による評価が有用である．

キーポイント

- 前大脳動脈皮質枝末梢では，前大脳動脈脳梁膝部A3，脳梁辺縁動脈分岐部に囊状動脈瘤が好発する．
- 破裂により，大脳縦裂前頭部から頭頂部に出血が局在する．

文献

1) Steven DA, Lownie SP, Ferguson GG : Aneurysms of the distal anterior cerebral artery: results in 59 consecutively managed patients. Neurosurgery 2007 ; 60 : 227-233 : discussion 234.
2) Lehecka M, Dashti R, Lehto H, et al : Distal anterior cerebral artery aneurysms. Acta Neurochir 2010 ; 107 : 15-26.

III くも膜下出血

症例 24-1

60歳代男性．眩暈精査目的で頭部単純 CT を施行．7 年前の CT では異常を認めていない．

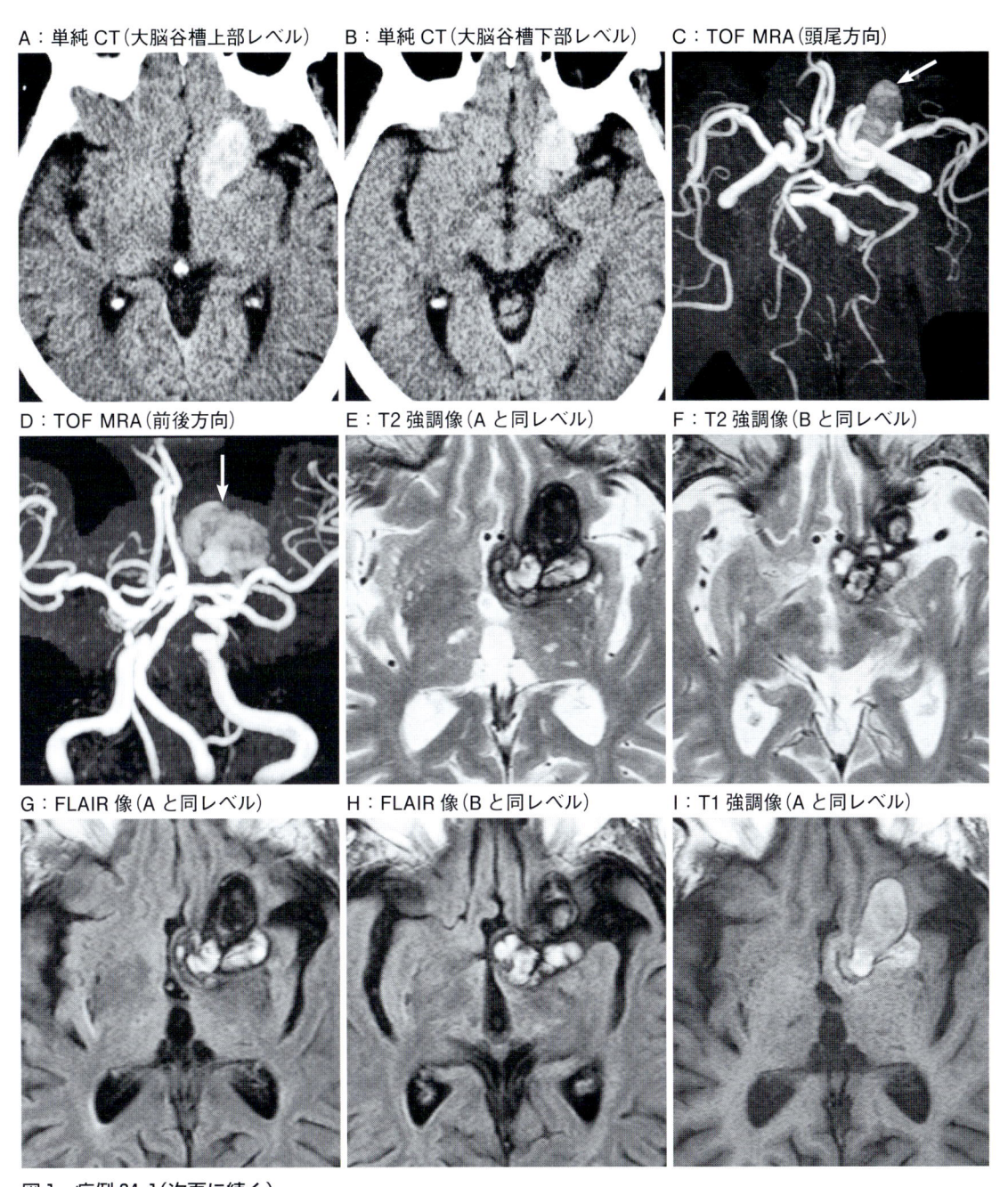

A：単純 CT（大脳谷槽上部レベル）　B：単純 CT（大脳谷槽下部レベル）　C：TOF MRA（頭尾方向）

D：TOF MRA（前後方向）　E：T2 強調像（A と同レベル）　F：T2 強調像（B と同レベル）

G：FLAIR 像（A と同レベル）　H：FLAIR 像（B と同レベル）　I：T1 強調像（A と同レベル）

図1　症例 24-1（次頁に続く）

○ **画像所見**　単純 CT（図1A, B）で，左前頭葉に高吸収域を呈する境界明瞭，形状不整な腫瘤性病変を認める．くも膜下腔には明らかな出血は認めない．

J：T1強調像（Bと同レベル）　　K：造影MRA元画像（Aと同レベル）　　L：造影MRA元画像（Bと同レベル）

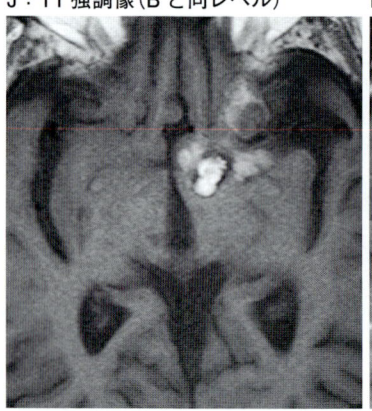

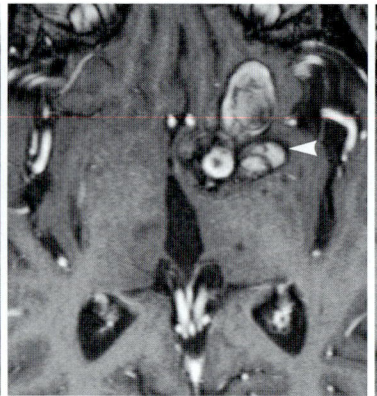

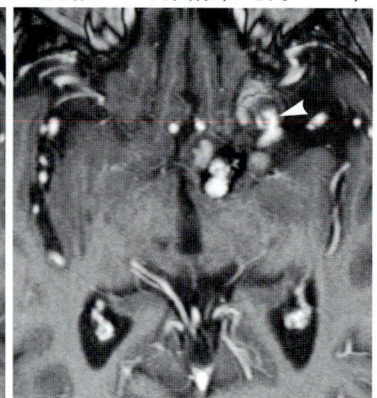

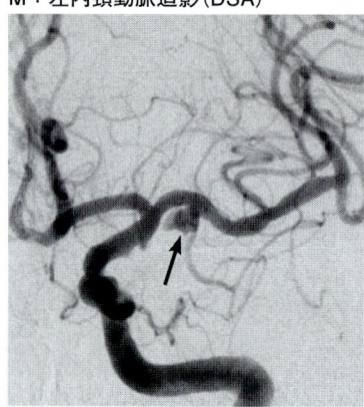

M：左内頸動脈造影(DSA)　　N：FLAIR像（頭頂部レベル）

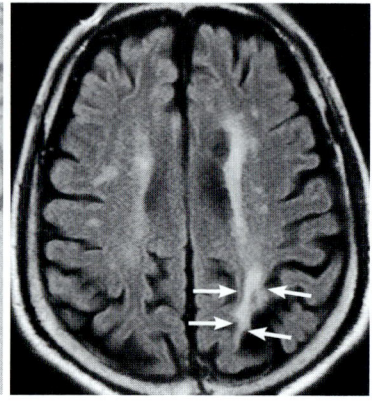

図1（続き）

　TOF MRA（図1C,D）では左中大脳動脈M1に巨大動脈瘤を認め（→），CTで認めた高吸収病変と一致する．動脈瘤内部はSE法T2強調像（図1E,F）およびFLAIR（図1G,H）で低信号部分と高信号部分からなる．SE法T1強調像（図1I,J）で動脈瘤全体が高信号を呈することから，デオキシヘモグロビンとメトヘモグロビンの混在する，大部分が血栓化した動脈瘤と考えられる．造影MRA元画像（図1K,L）では血栓化部分の一部に被膜の増強効果を認め，さらに中大脳動脈M1に連続して開存する内腔の増強効果を認める（図1K,L，▶）．

　左内頸動脈造影（図1M）で左中大脳動脈M1に囊状動脈瘤内腔が認められる（→）．

　FLAIR（図1N）では，左中大脳動脈，前大脳動脈，後大脳動脈境界領域に血行力学的な陳旧性梗塞を認める（→）．

● **最終診断**　左内頸動脈造影で**左中大脳動脈M1近位側の巨大動脈瘤（未破裂）**．ただし巨大動脈瘤の大部分は血栓化．巨大動脈瘤の圧排．左大脳半球に陳旧性の血行力学的梗塞．この巨大動脈瘤の増大，内部血栓化過程において左中大脳動脈M1を圧排し，灌流圧低下をきたしたものと考えられる．

○ **治療方針**　開頭，血栓化動脈瘤摘除，残存する内腔のクリッピング術．

症例 24-2

60歳代男性．繰り返すめまい発作（非回転性）．

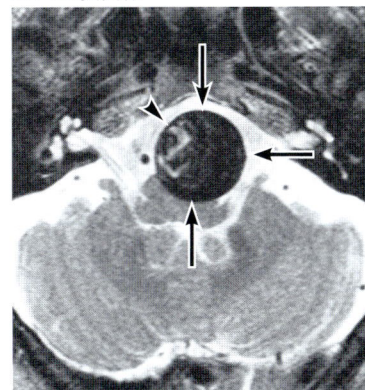

A：T2強調像　　B：TOF MRA　　C：造影MRA元画像

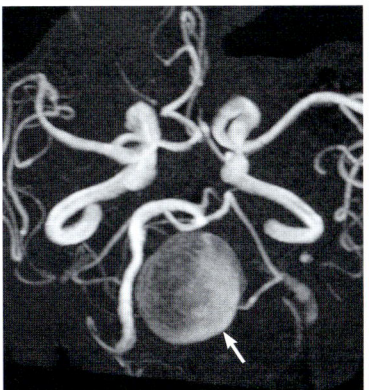

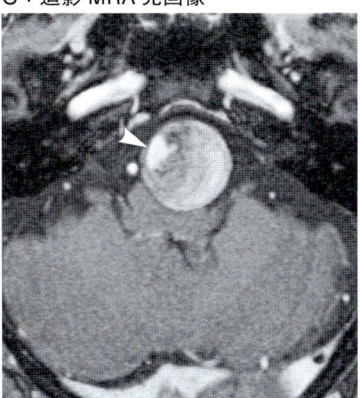

図2　症例24-2

- **MRI所見**　T2強調像（図2A）で，橋下部から延髄上部の前に境界明瞭な実質外性病変が認められる．左椎骨動脈V4の動脈瘤である（大矢印）．横断像での最大短径24 mmであるが，血管長軸方向の長径は32 mmあり，巨大動脈瘤に分類される．動脈瘤内腔はT2強調像でおもに低信号を呈しているが，内部に不規則形状で，不均一な高信号を認める（黒矢頭）．T2強調像のみでは，血栓化，内腔の開存について評価はできない．

　　TOF MRA（図2B）では動脈瘤内腔左側に高信号域を認め（小矢印），右側には低信号域を認める．高信号の成因についてはTOF信号もしくは血栓（メトヘモグロビン）が考えられる．低信号の成因については血栓化（デオキシヘモグロビンなど）もしくは渦流や低速度血流が示唆される．造影MRA元画像（図2C）では，動脈瘤内腔右側に限局性の境界明瞭な血液プール増強効果が認められ（白矢頭），開存している内腔である．それ以外の部分は内腔血栓化で，左側に向かう層状の高信号が認められ（造影効果ではない），TOF MRAの高信号と一致し，高信号はTOF信号ではなく，血栓化（メトヘモグロビン）による信号である．

- **最終診断**　左椎骨動脈V4に生じた巨大動脈瘤（長軸方向長径32 mm）．内腔の大部分は血栓化．血栓化部分はデオキシヘモグロビンと層状のメトヘモグロビンを呈する．

- **治療方針**　大部分は血栓化しており，血栓化部分に潰瘍形成を認めないことから保存的治療．

症例 24-3

40歳代男性．以前より右不全麻痺がある．

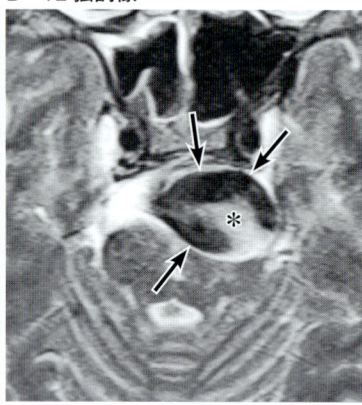

A：TOF MRA　　B：T2強調像　　C：FLAIR像

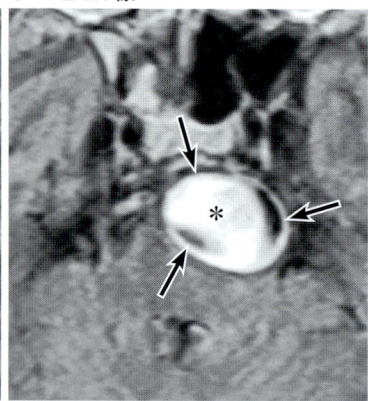

D：3D GRE T1強調像（MRA 元画像）　　E：造影 MRA 元画像　　F：造影 MRA 再構成画像

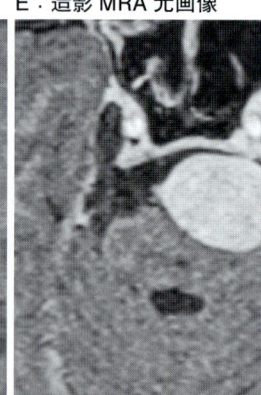

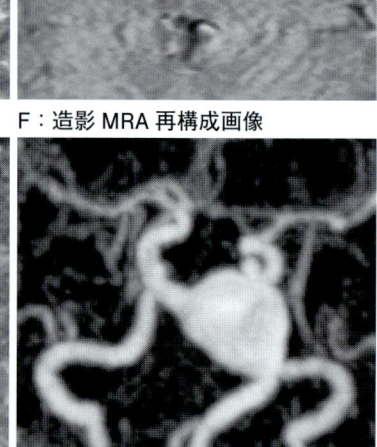

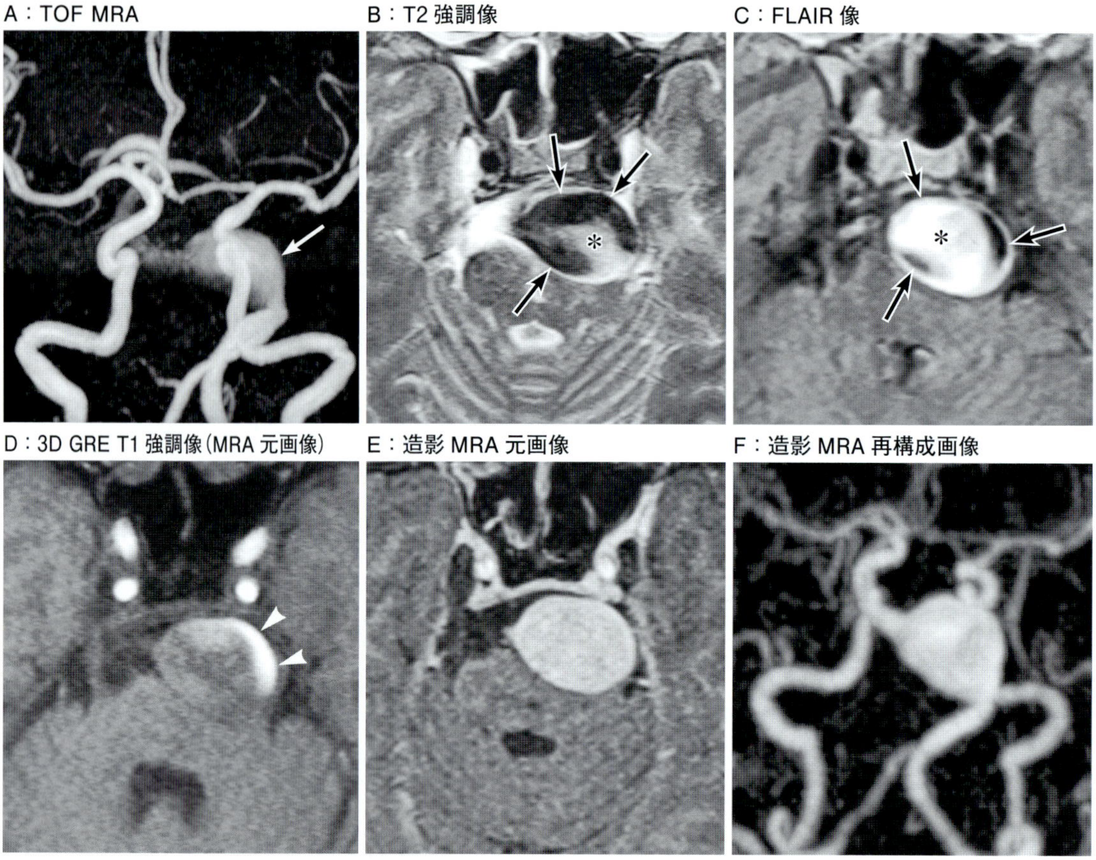

図3　症例24-3

○ **MRI所見**　TOF MRA（図3A）で，椎骨脳底動脈にアテローム硬化性の蛇行，延長が著明で，脳底動脈近位側には紡錘状動脈瘤が認められる（→）．この紡錘状動脈瘤は最大短径20 mmであるが，長軸方向には27 mmで橋左腹側を圧排している．

T2強調像（図3B）およびFLAIR（図3C）で，内腔辺縁部にflow voidを認めるが，中心部分はflow voidの消失が認められる（*）．TOF MRA元画像（図3D）でも辺縁部にTOF信号を認める（▶）が，中心部分にはTOF信号の欠損が認められ，血栓化動脈瘤が示唆される．しかし，造影後MRA元画像（図3E）および再構成画像（図3F）では，動脈瘤内腔全体にわたって均一な血液プール増強効果を認め，動脈瘤内腔に血栓化はない．なおFLAIR，T2強調像でも膜下出血の既往歴を示唆する所見はなく，また橋，延髄に梗塞合併は認めない．

● **最終診断**　脳底動脈の巨大紡錘状動脈瘤（未破裂）．TOF MRAおよびT2強調像，FLAIRでは内腔の渦流および血流速度の低下により，flow voidの消失およびTOF信号の消失を認

めるが，血栓化はない．

○ **治療方針**　保存的治療(血圧のコントロールなど)．

巨大動脈瘤

病態と臨床

　脳動脈瘤の最大径が 25 mm 以上の動脈瘤を巨大動脈瘤と定義する[†]．巨大動脈瘤(giant aneurysm)は形態から巨大嚢状動脈瘤と巨大紡錘状動脈瘤に分けられる．巨大嚢状動脈瘤は血行力学的機序で発生し，巨大紡錘状動脈瘤はアテローム硬化性機序により発生増大したものである．

　巨大動脈瘤は内頸動脈海綿静脈洞部や後交通動脈起始部，中大脳動脈分岐部，脳底動脈末梢に多い．脳底動脈ではアテローム硬化性のリモデリングによる巨大紡錘状動脈瘤が多いが，分岐部に嚢状動脈瘤を形成することもある．動脈瘤の増大の原因には，以下の3点があげられる．

① 持続的で強い血行力学的なストレス．
② 動脈瘤径の増大により動脈瘤内腔や壁在部に渦流が生じるため，高頻度に動脈瘤内腔辺縁部分に血栓化を伴う．血栓化，器質化をきたすと，内腔の狭小化を呈するが，器質化した血栓内に増生した新生血管からの出血により，血栓化後も活動性炎症や出血，潰瘍形成をきたして増大する可能性がある．
③ 壁内出血を繰り返し，血腫が器質化してさらに新生血管の増生，活動性の炎症をきたし増大する．

　巨大動脈瘤自体は破裂しなければ無症状のこともあるが，① mass effect による圧迫症状と，② くも膜下出血を合併することがある．動脈瘤による脳実質や脳神経の圧排により脳実質の慢性的な浮腫や脳神経症状を呈する．内頸動脈海綿静脈洞部の巨大動脈瘤では，視神経や動眼神経，滑車神経，三叉神経，外転神経など脳神経症状(複視や眼球運動障害，眼瞼下垂など)を呈する．内頸動脈眼動脈起始部レベルや前交通動脈の巨大動脈瘤では視神経症状(視力低下)を呈する．脳底動脈遠位側の巨大動脈瘤では，動眼神経麻痺や滑車神経麻痺，中脳圧迫症状(Weber 症候群など)を呈する．椎骨動脈 V4 から脳底動脈の巨大動脈瘤では，脳幹圧迫症状，下位脳神経症状を呈する．急激な神経症状の増悪は切迫破裂の所見となる．

　巨大動脈瘤，特に巨大紡錘状動脈瘤の瘤内血栓化により，親動脈は圧排されて内腔の狭小化をきたし，さらに二次血栓を生じて，末梢側に脳梗塞を合併することがある．頻度は低いが脳動脈瘤内腔の血栓化により，脳動脈瘤から分岐する穿通枝領域に梗塞をきたすこともある．

　巨大動脈瘤の破裂頻度は通常の動脈瘤より低いと報告されている．増大もせず破裂

脚注
　† 12〜25 mm(または 10〜25 mm)の動脈瘤を大型動脈瘤(large aneurysm)と称する．

も，くも膜下出血もきたさないこともあるが，経時的に増大する過程で破裂をきたす率も高く，破裂すると予後不良で死亡率も高い．

画像診断

　巨大動脈瘤は，単純CTでは境界明瞭な実質外性腫瘤様病変として認められる．周囲の脳実質と比較して，血栓化部分は軽度の高吸収域を呈することが多い．アテローム硬化のある肥厚した動脈瘤壁や陳旧性血栓化部分に石灰化を伴うことがある．脳動脈造影や造影CTAでは血栓化していない内腔のみが造影されるため，血栓化した巨大動脈瘤の全体像の輪郭を描出することはできない（元画像による評価が必要）．

　TOF MRAでは内腔にTOF効果が認められるが，血栓化部分の輪郭は描出できない．開存している内腔も渦流や血流速度の低下でTOF効果が減弱するので，動脈瘤内腔容積を過小評価する．逆にTOF MRAで血栓化部分のメトヘモグロビンが不均一な高信号（T1短縮効果）として認められることがあり，TOF信号との鑑別が難しく，動脈瘤内腔を過大評価することもありうる．

　T2強調像では巨大動脈瘤の輪郭が描出でき，周囲脳実質の圧排の程度も合わせて評価することができる．血栓化部分は低信号（ヘモジデリンや器質化）を呈するため，開存している内腔のflow voidとの識別が困難である．一方で開存している内腔は血流速度の低下や渦流により，必ずしもflow voidにはならず，複雑に混在した信号形成をすることがある．血栓化部分には経時的な血栓形成により多層性の構造を呈することがある．骨髄腫などの実質外性腫瘤と鑑別を要することもある．

　造影MRA元画像（造影3D GRE T1強調像）では，造影剤の血液プール効果により内腔が造影されるため，血栓化部分と明瞭に識別できる．血栓化，器質化部分にも新生血管増生や炎症により，軽度の増強効果をきたすこともある．血栓化した動脈瘤壁にも軽度の増強効果が認められ，巨大動脈瘤の精査には必須の撮像法である．

　局所神経症状がある場合は，動脈瘤のmass effectに加えて末梢側の梗塞，特に微小塞栓性梗塞や血行力学的な梗塞の可能性も考え，拡散強調画像で評価する．

　脳動脈造影では開存している内腔の進展範囲，大きさに加えて，嚢状動脈瘤のneckの描出や，瘤内血栓の表面の潰瘍形成や部分的な再開通について評価する．

キーポイント

- 最大径25 mm以上の動脈瘤を巨大動脈瘤とする．
- 巨大動脈瘤は，内頸動脈海綿静脈洞，中大脳動脈分岐部，脳底動脈先端部などに多い．
- MRIは巨大動脈瘤の内腔の血栓化の程度，周囲の圧迫の程度の評価に有効である．

文献

1) Choi IS, David C : Giant intracranial aneurysms: development, clinical presentation and treatment. Eur J Radiol 2003 ; 46 : 178-94.
2) White PM, Wardlaw JM : Unruptured intracranial aneurysms. J Neuroradiol 2003 ; 30 : 336-350.

Ⅲ　くも膜下出血

症例 25-1

50歳代女性．突然の頭痛で発症．片麻痺は認めない．発症1.5時間後にCTを施行．

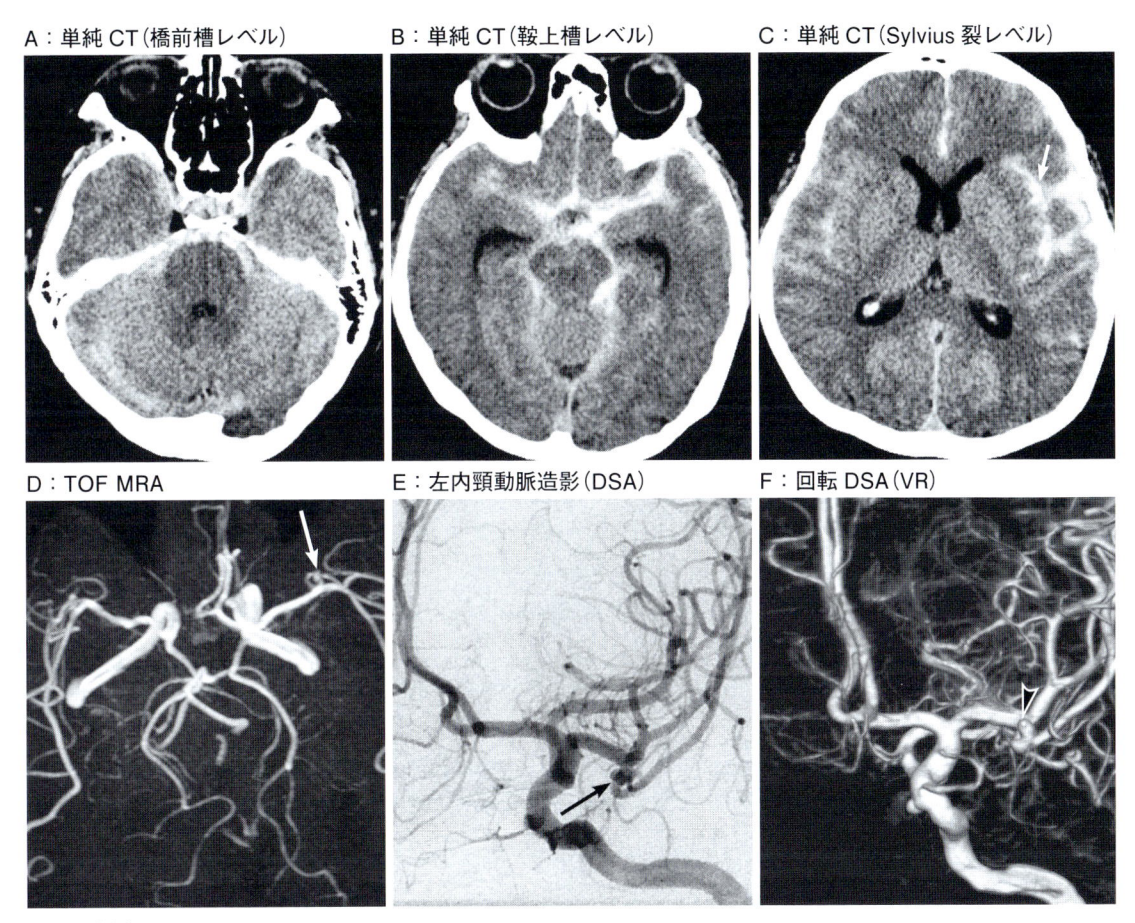

A：単純CT（橋前槽レベル）　B：単純CT（鞍上槽レベル）　C：単純CT（Sylvius裂レベル）

D：TOF MRA　E：左内頸動脈造影（DSA）　F：回転DSA（VR）

図1　症例25-1

○ **画像所見**　単純CT（図1A〜C）で，鞍上槽から両側性にくも膜下腔に高吸収域が認められ，急性くも膜下出血の所見である．特に鞍上槽から左大脳谷槽，左Sylvius裂（図1C，小矢印）に優位に認められる．左中大脳動脈分岐部動脈瘤破裂が示唆される．TOF MRA（図1D）で左中大脳動脈分岐部（bifurcation）に小さな囊状動脈瘤を認める（大矢印）．

○ **DSA所見**　左内頸動脈造影（図1E）で左内頸動脈分岐部動脈瘤を確認できる（大矢印）．回転DSAのvolume rendering（VR）像（図1F）では，動脈瘤表面にbleb様の小さな突出が認められ，出血性と考えられる（▶）．

● **最終診断**　左内頸動脈分岐部動脈瘤破裂によるくも膜下出血急性期．

○ **治療方針**　開頭動脈瘤クリッピング術．

症例 25-2

20歳代女性．就寝中に突然，今まで経験したこともないような激しい頭痛を発症．嘔吐あり．意識レベルは清明．第1病日にCTを施行．

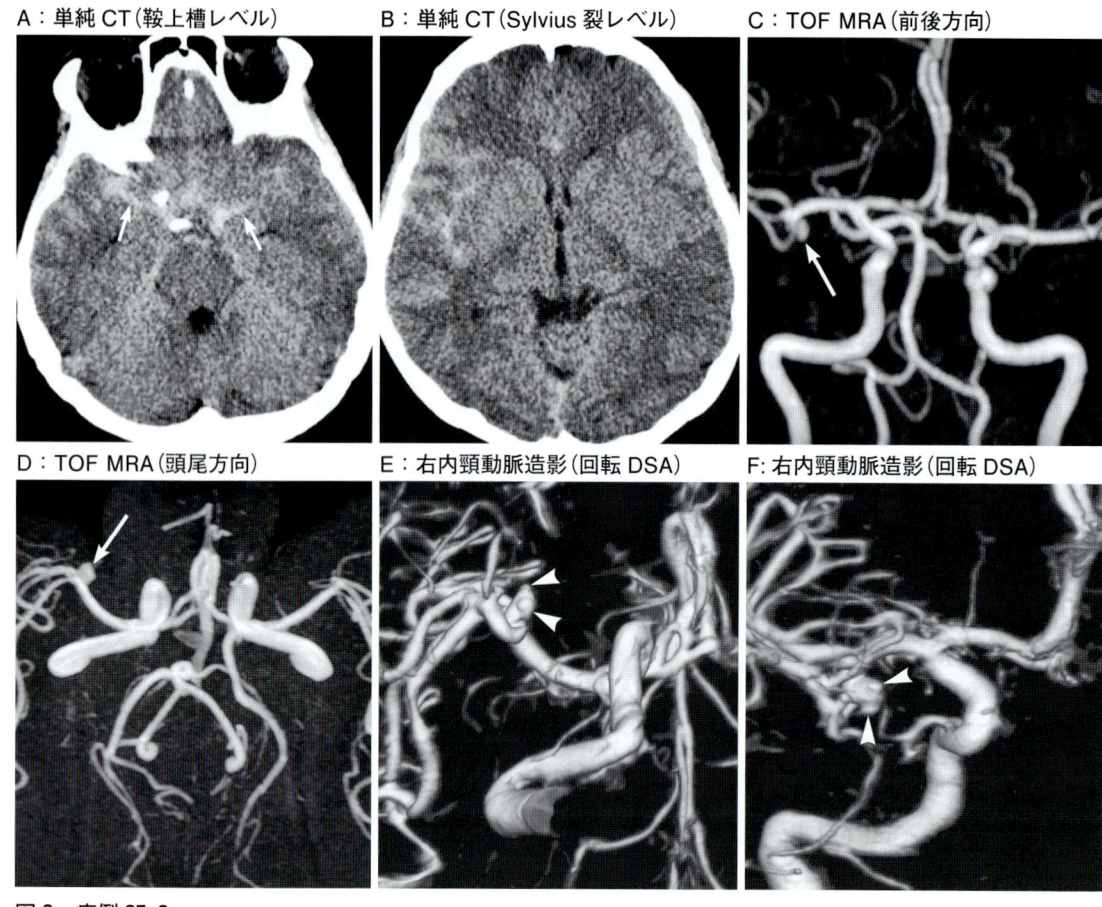

A：単純CT（鞍上槽レベル）　B：単純CT（Sylvius裂レベル）　C：TOF MRA（前後方向）

D：TOF MRA（頭尾方向）　E：右内頸動脈造影（回転DSA）　F：右内頸動脈造影（回転DSA）

図2　症例25-2

○ **画像所見**　単純CT（図2A）で，鞍上槽から両側大脳谷槽に高吸収域の急性期くも膜下出血を認める（小矢印）．右側に優位である．まだ側脳室下角の開大はきたしていない．Sylvius裂レベルの単純CT（図2B）では，若年者なので脳溝は狭く，左側のSylvius裂も明瞭ではないが，右側Sylvius裂には，明らかに高吸収域が認められ，くも膜下出血の原因として，右中大脳動脈動脈瘤破裂が示唆される．TOF MRA（図2C, D）では，右中大脳動脈分岐部（trifurcation）に不整形状の囊状動脈瘤が認められ，破裂動脈瘤と診断される（大矢印）．

○ **DSA所見**　右内頸動脈造影では，回転DSAのvolume rendering（VR）像で，右中大脳動脈分岐部に囊状動脈瘤が認められ，表面にはbleb形成（図2E, F，▶）を認める．

● **最終診断** 　右中大脳動脈分岐部動脈瘤破裂によるくも膜下出血急性期.

○ **治療方針** 　開頭, 動脈瘤クリッピング術.

中大脳動脈分岐部動脈瘤破裂によるくも膜下出血

病態と臨床

　中大脳動脈では, 中大脳動脈 M1 遠位側の M2 との分岐部に動脈瘤が好発する[†]. 中大脳動脈分岐部動脈瘤は大脳谷槽から Sylvius 裂に局在し, 前交通動脈動脈瘤, 内頸動脈動脈瘤に次いで多い. 発症頻度に左右差は認めない. ただし両側中大脳動脈分岐部に動脈瘤が多発発生することがある.

　未破裂ではほとんどは無症状で, 破裂によるくも膜下出血で発症する. 同側に優位の頭痛をきたすことが多いが, 意識障害も比較的軽度のことが多い. 動脈瘤が前脳基底部や, 側頭葉実質内方向に進展していると, 基底核外側(外包領域)や側頭葉に実質内出血を形成することがある. 中大脳動脈分岐部動脈瘤は破裂動脈瘤のなかで, 実質内出血を合併する頻度が最も高い. 実質内に出血をきたすと強い意識障害や, 時に片麻痺で発症することがある. 逆に中大脳動脈領域の脳虚血, 脳梗塞で発症することはまれである (血管攣縮をきたして梗塞で初発する症例はある).

画像診断

　動脈瘤破裂により, 同側の Sylvius 裂, 大脳谷槽から鞍上槽に優位にくも膜下出血が局在する. 出血量が多く, 破裂から時間が経過すると, 鞍上槽から迂回槽, 対側の大脳谷槽, Sylvius 裂に血腫が進展する. 両側ほぼ対称性に血腫が分布することがあり, 内頸動脈分岐部や前交通動脈, 対側の中大脳動脈分岐部動脈瘤破裂と鑑別が困難なこともしばしばある. 大型動脈瘤や巨大動脈瘤を形成することもあり, MRI による内腔の血栓化などの精査が必要となる.

　側頭葉先端部や内側の実質内出血や, 基底核底部外側部分の実質内出血では, 中大脳動脈分岐部動脈瘤破裂を鑑別する必要がある. 動脈瘤破裂による実質内穿破では, 実質内出血に加えてくも膜下出血を同時に認めることが多いが, くも膜下出血がまったく認められない症例もある. また, 高血圧性脳出血やアミロイドアンギオパチーによる実質内出血がくも膜下腔に穿破することもある. 脳動脈瘤破裂との鑑別には, 非侵襲的には MRI が最も有用である.

脚注
[†] 中大脳動脈 M1-M2 分岐部の形態には, ①2分岐(bifurcation), ②3分岐(trifurcation), ③4分岐, ④single trunk がある. 2分岐を示すものが最も多い.

キーポイント

- 中大脳動脈分岐部動脈瘤は，中大脳動脈分岐部 M1-M2 分岐部で好発する．
- 破裂により同側の Sylvius 裂，大脳谷槽，鞍上槽にくも膜下出血を認める．

文献

1) Fulkerson DH, Voorhies JM, Payner TD, et al : Middle cerebral artery aneurysms in children : case series and review. J Neurosurg Pediatr 2011 ; 8 : 79-89.

III くも膜下出血

症例 26-1

70歳代女性．突然の意識障害，嘔気・嘔吐で発症．脳幹出血もしくは脳幹梗塞疑いでMRI施行．左内頸動脈動脈瘤クリッピング術の既往歴あり．

A：FLAIR像（鞍上槽レベル）
B：FLAIR像（Sylvius裂下部レベル）
C：FLAIR像（Sylvius裂上部レベル）
D：FLAIR像（両側側脳室レベル）
E：TOF MRA
F：右椎骨動脈造影（DSA）

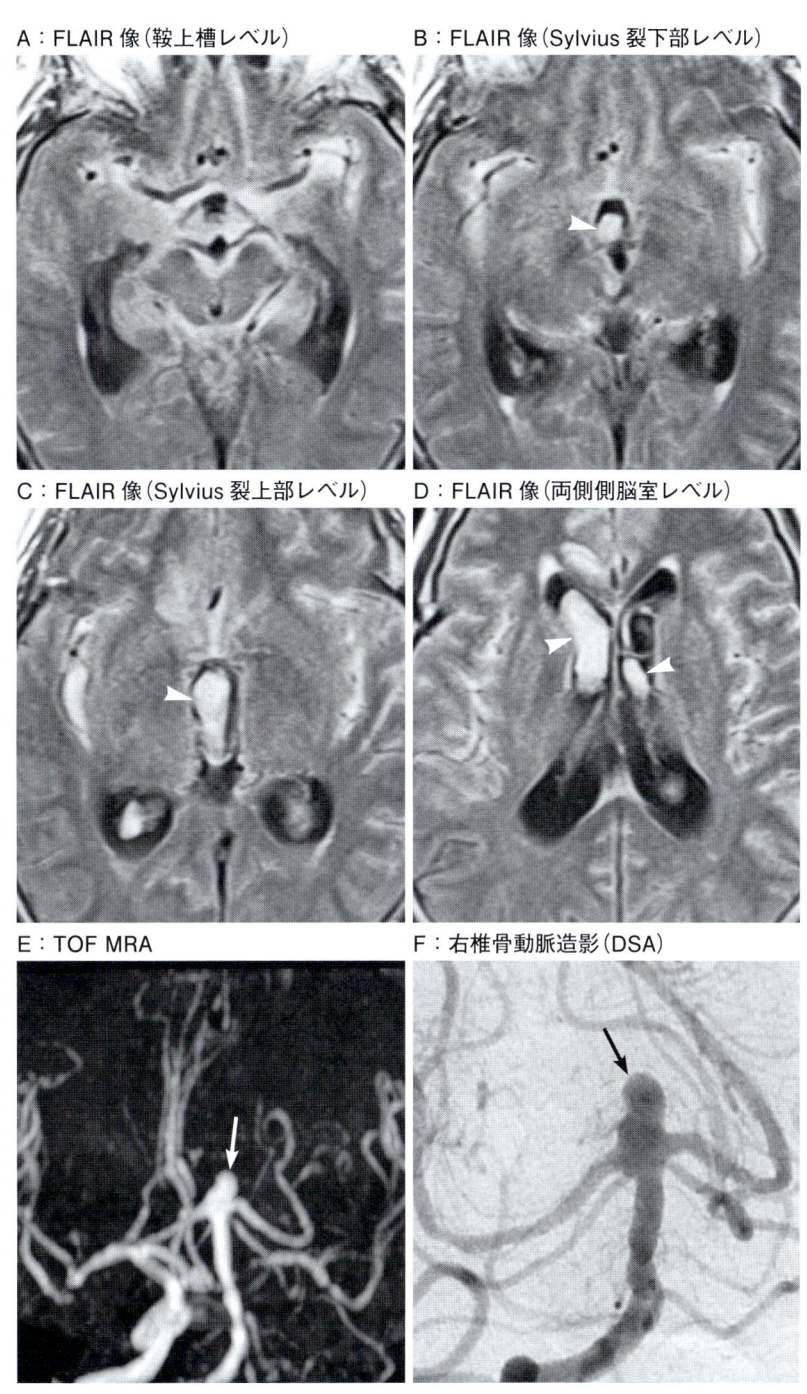

図1　症例26-1

○ **MRI所見** FLAIR（図1A〜D）で，鞍上槽から脚間槽，両側大脳谷槽からSylvius裂，両側迂回槽，橋前槽に高信号を呈する急性期くも膜下出血を認める．さらに第三脳室から右側側脳室に，脳室内血腫を認める（▶）．FLAIRおよびTOF MRA（図1E）で脳底動脈先端部動脈瘤を認める（→）．

○ **DSA所見** 椎骨脳底動脈先端部に広基性の嚢状動脈瘤が認められる（図1F，→）．

● **最終診断** 脳底動脈先端部動脈瘤破裂によるくも膜下出血急性期．第三脳室穿破．

○ **治療方針** 動脈瘤コイル塞栓術．

症例 26-2

70歳代女性．3日前より前額部の痛み．

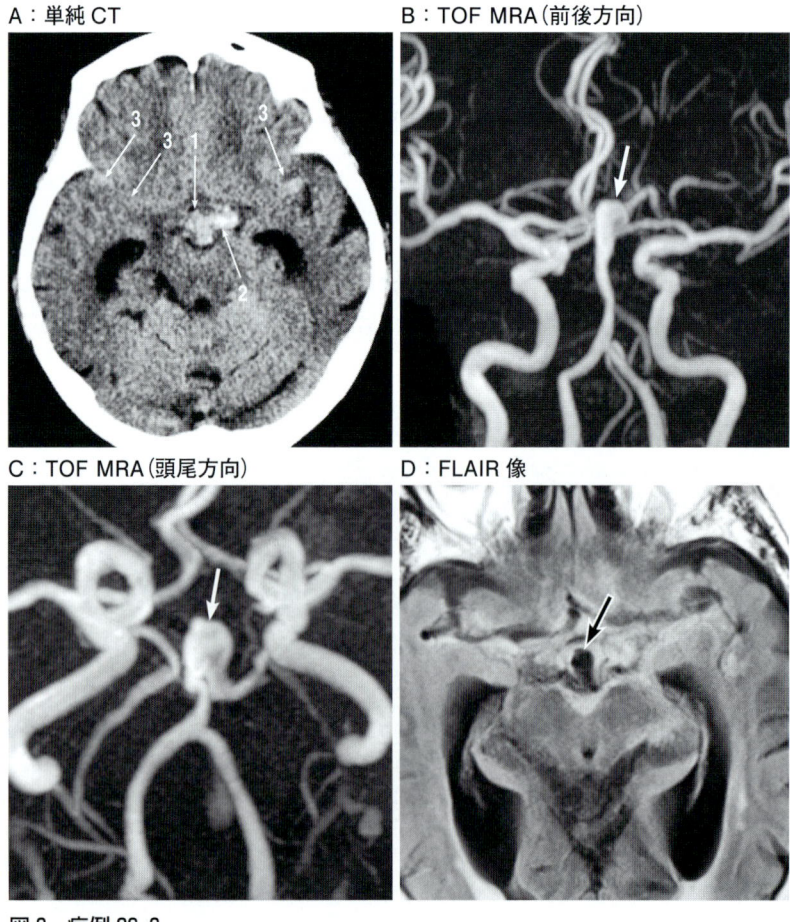

A：単純CT
B：TOF MRA（前後方向）
C：TOF MRA（頭尾方向）
D：FLAIR像

図2　症例26-2

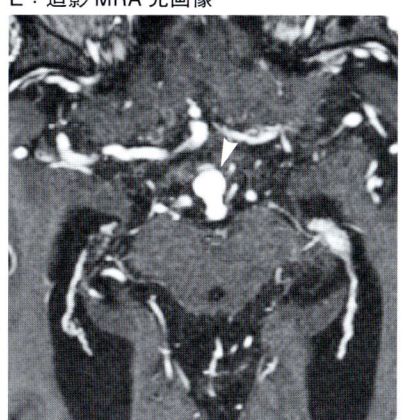

E：造影 MRA 元画像　　　F：椎骨動脈造影（DSA）

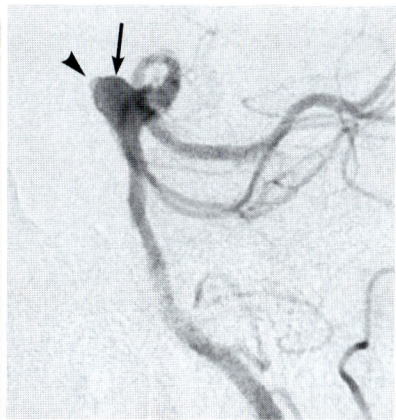

図2（続き）

○ **画像所見**　単純CT（図2A）で，脚間槽（1→）から鞍上槽左側（2→）に境界明瞭な不整形状の高吸収域が認められ，くも膜下出血急性期が考えられる．さらに両側大脳谷槽（3→）にも軽度の高吸収域が認められ，出血が進展している．

　　TOF MRA（図2B，C）で，脳底動脈先端部の左後交通動脈分岐部に広基性の嚢状動脈瘤を認める（→）．FLAIR（図2D）では，脳底動脈先端部にflow voidを呈する動脈瘤を認める（→）．さらに動脈瘤を取り囲むように，脚間槽から鞍上槽，両側大脳谷槽は高信号域を呈し，くも膜下出血の所見である．造影MRA元画像（図2E）では，動脈瘤内腔は血液プール増強効果を呈し（▶），血栓化は認めない．CTで認めた脚間槽の高吸収域は動脈瘤で，その左側の高吸収域がくも膜下出血であることがわかる．ただし，その周囲のくも膜下出血については，CTよりもFLAIRのほうが明瞭である．

　　椎骨動脈造影（図2F）で，脳底動脈先端から前方に突出する動脈瘤が認められ（→），その先端部には小さなblebが確認される（▶）．

● **最終診断**　脳底動脈先端部動脈瘤破裂．

○ **治療方針**　動脈瘤コイル塞栓術．

脳底動脈動脈瘤破裂によるくも膜下出血

病態と臨床

　脳底動脈動脈瘤には，①近位側脳底動脈(椎骨動脈合流部から前交通動脈分岐より近位側)，②中間位脳底動脈(前下小脳動脈分岐部動脈瘤)，③遠位側脳底動脈(脳底動脈上小脳動脈分岐部動脈瘤および脳底動脈先端部動脈瘤)に分類される．さらにアテローム血栓性機序による脳底動脈本幹部の紡錘状動脈瘤もある．前方循環系に比較して，椎骨脳底動脈系の動脈瘤の頻度は低いが，このなかでも，遠位側脳底動脈の頻度は比較的高い．

　遠位側脳底動脈動脈瘤の破裂では，鞍上槽から迂回槽，橋前槽にくも膜下出血をきたす．脳底動脈先端部から後大脳動脈近位側，後交通動脈からは，視床腹側への穿通枝を分岐するため，動脈瘤破裂，くも膜下出血により視床の虚血症状をきたすことがある．比較的大きな動脈瘤を形成することも多く，大型動脈瘤や巨大動脈瘤を形成することもある．動脈瘤増大により，切迫症状として動眼神経麻痺，特に上方注視麻痺を呈することがある．

画像診断

1) 脳底動脈先端部動脈瘤 basilar top aneurysm

　脳底動脈が後大脳動脈に分岐する，脳底動脈先端部に発生する動脈瘤で，椎骨脳底動脈系では最も頻度が高い．動脈瘤は上方前方もしくは後方に突出する．横断像では鞍上槽後半部から脚間槽に動脈瘤を認める．

　動脈瘤破裂により，脚間槽から鞍上槽，橋前槽にくも膜下出血をきたす(橋前槽にくも膜下出血を認めたときは，椎骨・脳底動脈系の動脈瘤破裂の可能性を鑑別に考える)．

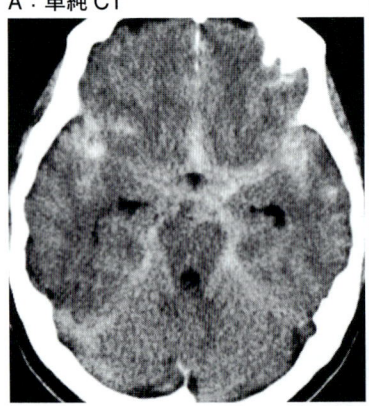

A：単純CT　　B：右椎骨動脈造影(DSA)　　C：右椎骨動脈造影(回転DSA再構成画像)

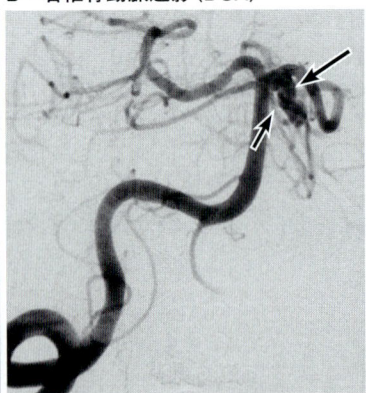

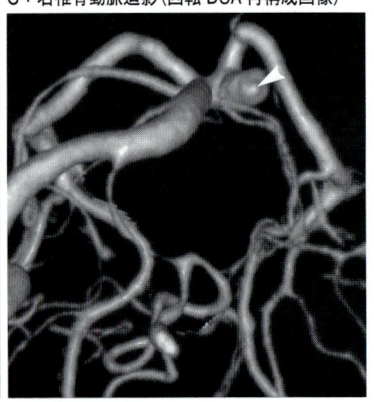

図3　脳底動脈左上小脳動脈分岐部動脈瘤破裂によるくも膜下出血急性期(70歳代女性)
単純CT(A)で，鞍上槽から両側大脳谷槽，大脳縦裂，橋前槽に高吸収域の急性期くも膜下出血を認め，左側に優位に局在しており，右内頚動脈後交通動脈分岐部動脈瘤破裂が考えられたが，右椎骨脳底動脈造影(B)で脳底動脈左上小脳動脈分岐部(小矢印)に動脈瘤を認めた(大矢印)．動脈瘤先端部にはblebが認められ(C, ▶)，破裂動脈瘤と診断された．

また，上方後方に突出している動脈瘤破裂により第三脳室に直接穿破して，第三脳室内血腫を形成することがある．

2）上小脳動脈分岐部動脈瘤

椎骨動脈と上小脳動脈の分岐部に接する動脈瘤（図3）で，外側方に突出していることが多く，切迫症状として動眼神経麻痺を呈することがある．破裂により，脚間槽から鞍上槽，橋前槽，同側迂回槽にくも膜出血をきたす．

キーポイント

- 脳底動脈動脈瘤は，脳底動脈先端部に好発する．
- 脚間槽，鞍上槽，迂回槽，橋前槽にくも膜下出血を呈する
- 切迫破裂症状として動眼神経麻痺がある．

文献

1) Aguiar GB, Conti ML, Veiga JC, et al : Basilar artery aneurysm at a persistent trigeminal artery junction : a case report and literature review. Interv Neuroradiol 2011 ; 17 : 343-346. (Epub 2011 Oct 17)
2) Zhou Y, Yang P, Zhang Y, Liu J: Posterior cerebral artery-posterior communicating artery (PCA-PComA) aneurysms : report of five cases and literature review. Neurol India 2012 ; 60 : 228-230.

症例 27-1

60歳代男性．会社でデスクワーク中に突然，崩れるようにして数分間の意識障害を起こす．前頭部痛があり，嘔吐頻回．高血圧，高脂血症で他院通院中．発症1時間後にCT，MRIを施行．

A：単純CT（鞍上槽レベル）　B：単純CT（橋前槽レベル）　C：T2強調像
D：TOF MRA 元画像　E：TOF MRA　F：右椎骨動脈造影（DSA）

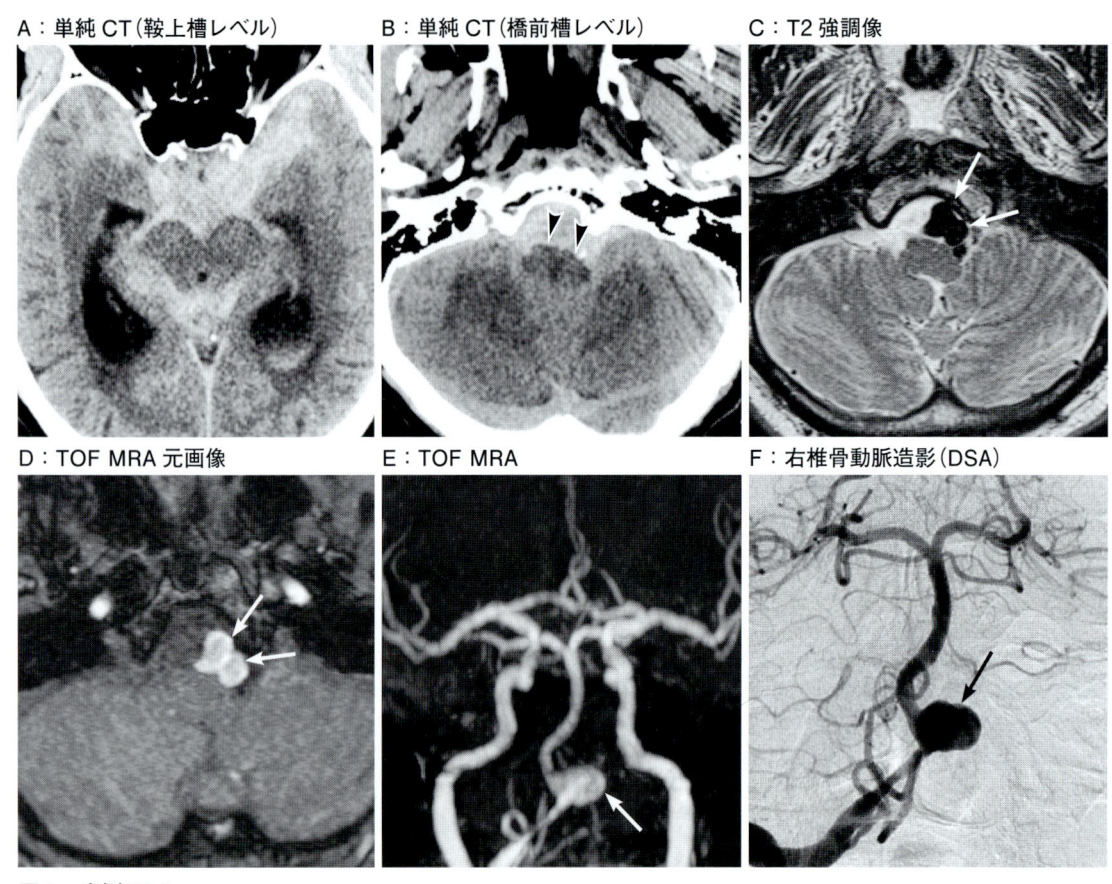

図1　症例27-1

○ **画像所見**　単純CT（図1A,B）で，鞍上槽から大脳谷槽に大量の急性期くも膜下出血を認めるが，両側迂回槽，橋前槽にもくも膜下出血を認め，椎骨脳底動脈系の動脈瘤破裂が示唆される．特に橋前槽のくも膜下出血により，延髄が圧排されている（図1B，▶）．

　MRI，T2強調像（図1C）で延髄前槽にflow void（→）を呈する動脈瘤を認める．TOF MRA（図1E）およびその元画像（図1D）で，椎骨動脈遠位側合流部の屈曲部に左側方に張り出す形状不整な嚢状動脈瘤を認める（→）．もともと左椎骨動脈V4は低形成で，右椎骨動脈V4からの血行力学的な機序が考えられる．

○ **DSA所見**　右椎骨動脈造影（図1F）で嚢状動脈瘤が確認される（→）．

● **最終診断**　右椎骨動脈遠位側動脈瘤破裂によるくも膜下出血．

くも膜下出血 III

○ **治療方針**　動脈瘤コイル塞栓術.

症 例 27-2

60歳代男性. 数日前より徐々に増悪する右側顔面神経麻痺および複視（内転障害）あり. 10年以上前に他院のMRIで動脈瘤を指摘されたことがあるが詳細不詳. 糖尿病あり. 亜急性期脳梗塞疑いでMRI施行.

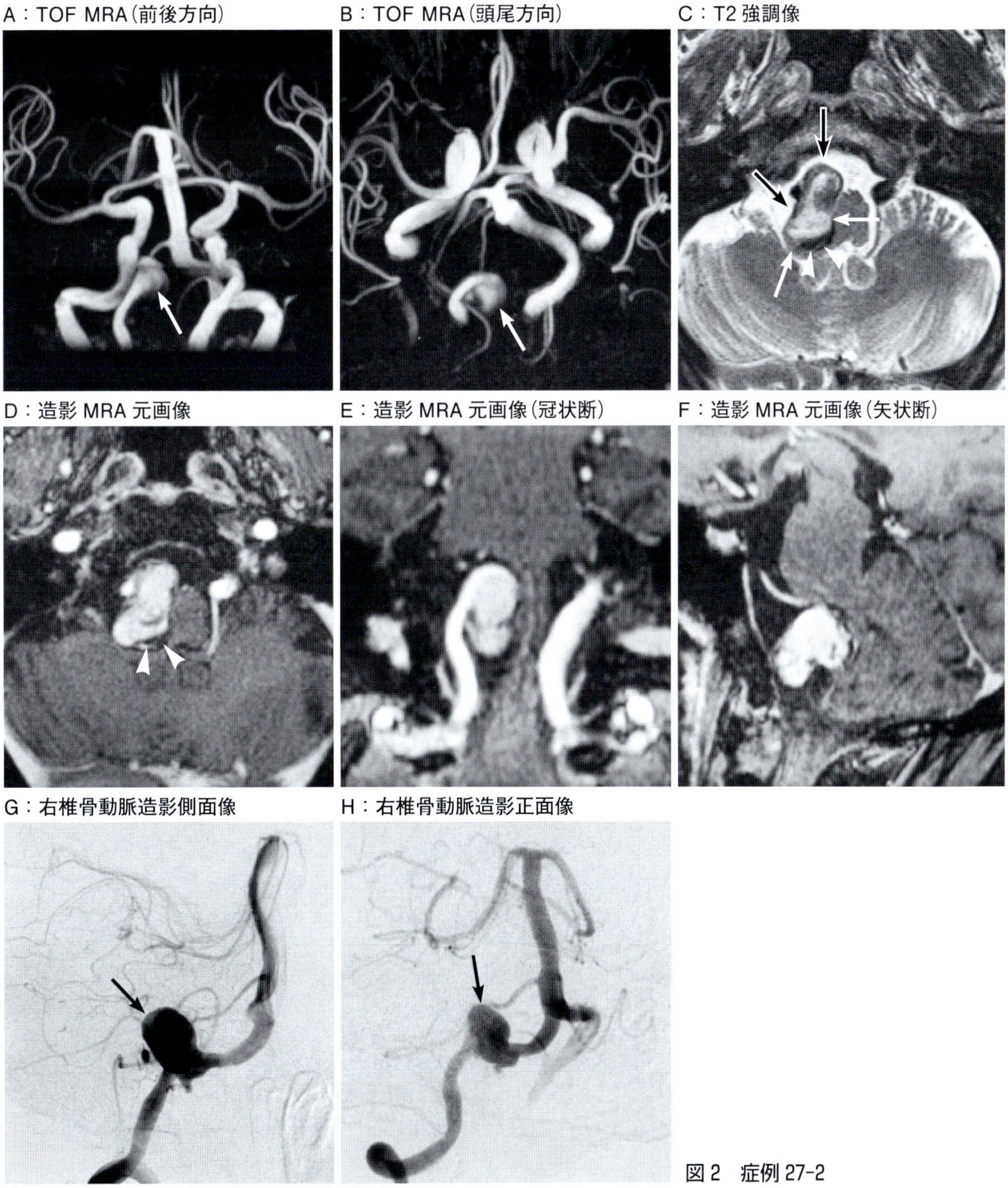

A：TOF MRA（前後方向）
B：TOF MRA（頭尾方向）
C：T2強調像
D：造影MRA元画像
E：造影MRA元画像（冠状断）
F：造影MRA元画像（矢状断）
G：右椎骨動脈造影側面像
H：右椎骨動脈造影正面像

図2　症例27-2

○ **MRI 所見** TOF MRA(図2A,B)で，前方循環系，後方循環系ともアテローム硬化性のリモデリング，拡張，蛇行が認められる．右椎骨動脈 V4 には不整形状の動脈瘤が認められる(→)．TOF MRA での長径は 11 mm である．右椎骨動脈 V4 遠位側は低形成であるが開存している．T2 強調像(図2C)では右椎骨動脈 V4 と延髄との間に形状不整な動脈瘤が認められ(→)，長径は TOF MRA での計測よりも大きく 27 mm である(TOF MRA では渦流で TOF 信号が部分的に消失したためと考えられる)．動脈瘤内腔は高信号と低信号部分からなる．動脈瘤は延髄右側を強く圧排しているが，延髄に梗塞や出血は認めない(拡散画像でも急性期梗塞を認めず)．

造影 MRA 元画像(図2D)では，T2 強調像で高信号を示す部分に一致して血液プール増強効果を認める．T2 強調像で低信号を示す部分(▶)は造影欠損を示し，血栓化部分である．冠状断再構成像(図2E)では，右椎骨動脈 V4 屈曲部に動脈瘤入口部があり，内側尾側方向に動脈瘤が増大していることがわかる．延髄右側を圧排している．矢状断再構成像(図2F)では，動脈瘤が橋・延髄移行部を圧排しており，右顔面神経は圧排されていると考えられる．

○ **DSA 所見** 右椎骨動脈造影(図2G,H)で，右椎骨動脈 V4 屈曲部に血行力学的な動脈瘤を生じたことが確認できる(→)．

● **最終診断** 右椎骨動脈 V4 屈曲部の脳動脈瘤(未破裂)による右顔面神経圧排．

○ **治療方針** 後頭開頭，動脈瘤クリッピング．

くも膜下出血 III

症例 27-3

60歳代男性．突然の後頭部痛と眩暈で発症．発症1.5時間後にCT，MRIを施行．

A：単純CT　　B：単純CT矢状断像　　C：FLAIR像

D：造影MRA元画像　　E：造影MRA元画像（矢状断）　　F：左椎骨動脈造影（DSA）

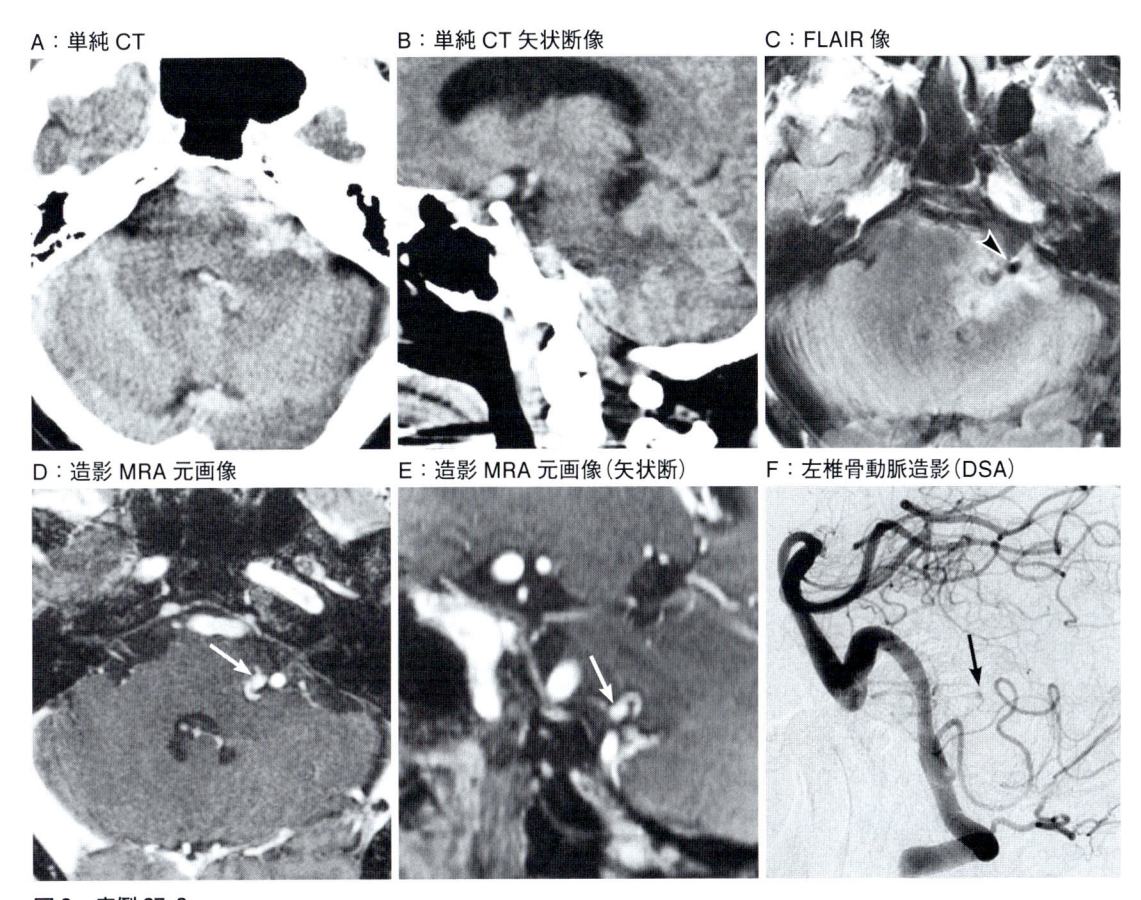

図3　症例27-3

○ **画像所見**　単純CT（図3A, B）で，延髄前槽から橋前槽，特に正中から左側にかけて，高吸収域を呈する急性期くも膜下出血を認める．第四脳室にも出血の逆流を認める．
　MRI, FLAIR（図3C）でくも膜下出血は高信号を呈し，その内部に flow void を示す管腔構造が認められる（▶）．造影MRA元画像（図3D）および矢状断像（図3E）で，後下小脳動脈に限局性の動脈瘤が認められ，破裂動脈瘤と考えられる（→）．

○ **DSA所見**　左椎骨動脈造影（図3F）で，後下小脳動脈末梢に動脈瘤を認めるが，くも膜下出血による圧迫もしくは血栓化により，動脈瘤内腔は狭小化している（→）．

● **最終診断**　後下小脳動脈末梢の動脈瘤破裂によるくも膜下出血．

○ **治療方針**　保存的治療．

171

椎骨動脈動脈瘤および後下小脳動脈動脈瘤破裂によるくも膜下出血

病態と臨床

　椎骨動脈は両側鎖骨下動脈から分岐し，頸椎横突孔を通過して，大後頭孔から硬膜を貫通して後頭蓋窩くも膜下腔に入る．環椎横突孔を出て椎骨動脈合流部までがV4領域である．椎骨動脈V4から分岐する主要な動脈枝としては，前脊椎動脈と後下小脳動脈がある．後下小脳動脈は椎骨動脈V4中間部から分岐し，おもに延髄外側および小脳内側底面に供給する．

　椎骨動脈V4領域の動脈瘤としては，椎骨動脈後下小脳動脈分岐部動脈瘤が最も多い．そのほか，椎骨動脈遠位側合流部に動脈瘤を形成する．前方循環系と比較して動脈瘤形成の頻度は低いが，比較的早期の動脈瘤を形成することもある．さらに頻度は低いが，後下小脳動脈末梢にも動脈瘤を形成することがある．出血量が多いと脳幹部圧迫により，発症直後に致死的になる．

画像診断

　椎骨動脈V4領域の動脈瘤破裂では橋前槽や延髄前槽にくも膜下出血を認め，さらに大後頭孔から上位頸椎レベルに進展する．Luschka孔から第四脳室に逆流する．少量出血例ではCTでは不明瞭なこともあり，MRIによる精査が必要である．ただしFLAIRでは，180°反転パルスを受けていない脳脊髄液が拍動で流入し，高信号になることがあるのでくも膜下出血と誤診しないよう注意を要する．脳動脈瘤破裂のほかに，椎骨動脈解離や動静脈奇形によるくも膜下出血も鑑別になる．

キーポイント

- 椎骨動脈からの後下小脳動脈分岐部や椎骨動脈合流部に動脈瘤が好発する．

文献

1) Yoon SM, Chun YI, Kwon Y, Kwun BD : Vertebrobasilar junction aneurysms associated with fenestration : experience of five cases treated with Guglielmi detachable coils. Surg Neurol 2004 ; 61 : 248-254.
2) Ciappetta P, Luzzi S, De Blasi R, D'Urso PI : Extracranial aneurysms of the posterior inferior cerebellar artery : literature review and report of a new case. J Neurosurg Sci 2009 ; 53 : 147-151.
3) Shirani M, Abdoli A, Alimohamadi M, Ketabchi M : Extracranial aneurysm of the distal PICA presenting as isolated fourth ventricular hemorrhage : case report and literature. Acta Neurochir (Wien) 2010 ; 152 : 699-702. (Epub 2009 May 26)

III くも膜下出血

症例 28

40歳代女性．左側動眼神経麻痺．1日前に，一過性の短期記憶障害．中脳ないしは海馬病変疑い，さらに内頸動脈後交通動脈分岐部動脈瘤による動眼神経圧排の疑いでMRIを施行．

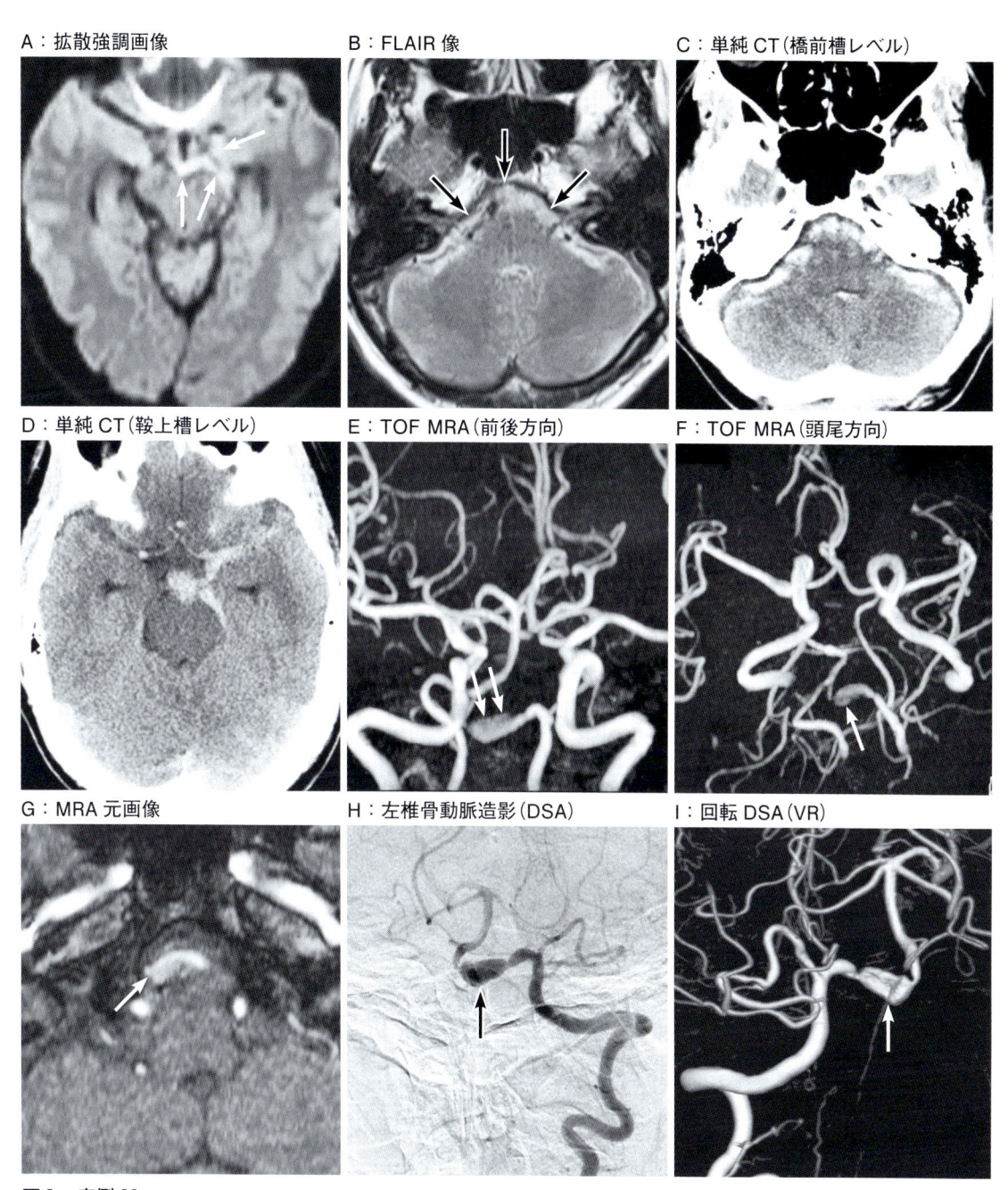

A：拡散強調画像　　B：FLAIR像　　C：単純CT（橋前槽レベル）

D：単純CT（鞍上槽レベル）　　E：TOF MRA（前後方向）　　F：TOF MRA（頭尾方向）

G：MRA元画像　　H：左椎骨動脈造影（DSA）　　I：回転DSA（VR）

図1　症例28

○ **画像所見**　MRI，拡散強調画像（図1A）で中脳，脳幹に病変は認めないが，脚間槽，鞍上槽左側，

173

左迂回槽優位に高信号が認められる（→）．FLAIR（図1B）では橋前槽から延髄前槽に高信号がみられ（→），急性期くも膜下出血と診断できる．単純CT（図1C,D）でも高吸収域のくも膜下出血が確認できる．

　TOF MRA（図1E,F）では，左椎骨動脈V4遠位側に不整形状の紡錘状の動脈瘤が認められる（→）．MRAの元画像（図1G）でもdouble lumen（→）を認める．信号の強い部分が真腔と考えられる．

　この症例では，延髄左外側に陳旧性の梗塞を認めるが（非掲載），1年前にMRIが施行されており，左椎骨動脈V4に明らかな紡錘状動脈瘤を認めていない．

○ **DSA所見** 左椎骨動脈造影（図1H,I）では，左後下小脳動脈分岐部より遠位側の左椎骨動脈V4に不整形状で紡錘状の拡張を認める（→）．その近位側には限局性の狭窄を認める．

● **最終診断** 左椎骨動脈V4動脈解離による紡錘状仮性動脈瘤合併．仮性動脈瘤破裂によるくも膜下出血急性期．

○ **治療方針** 経動脈性塞栓術による椎骨動脈V4の完全閉塞．

椎骨動脈動脈解離によるくも膜下出血

病態と臨床

　脳動脈の動脈解離とは，脳動脈の内膜に損傷が生じて，内膜と中膜の間もしくは中膜と外膜との間に血流が流入することで，偽腔（解離腔）を形成する病態である．真腔の血流低下，偽腔の血栓化により，狭小化をきたすこともあるが，偽腔の拡張により紡錘状動脈瘤を形成することもある（解離性動脈瘤）．動脈解離の合併症としては，① 真腔の狭小化，閉塞によるその遠位側もしくは分枝血管の脳梗塞と，② 外膜側への破綻によるくも膜下出血がある．頭蓋外では内頸動脈に，頭蓋内では椎骨動脈V4に好発する．

　頭蓋内椎骨動脈V4（環椎横突孔を出てから椎骨動脈合流部まで）は，頭蓋内の動脈解離の好発部位で，最も頻度が高い．原因としては，① 外傷性（環椎軸椎レベルでの椎骨動脈の損傷），② 特発性（非外傷性）がある．外傷性については病歴や，環軸椎の骨折，脱臼などの受傷機転が明らかであれば，画像診断による慎重な経過観察によって診断は容易であるが，早期診断で問題になるのは特発性（非外傷性）である．

　特発性の原因としては，環椎後頭骨移行部で硬膜陥入部が軸となって，頸部の過回旋運動により，血管損傷，解離が生じると考えられている．また誘因となる背景因子としては，高血圧，経口避妊薬，妊娠や分娩，fibromuscular dysplasiaなどが考えられている．しかしこれら背景因子がなく，また明らかな頸部の過回旋運動もなく発症する例も多い．特発性の椎骨動脈解離は30歳代〜50歳代の若年者に多く，20歳代の発症例もある．男性に多い傾向にある（女性に多いという報告もある）．

　椎骨動脈V4の動脈解離は一側性のことが多いが，経時的に両側性に発症する症例もある．一側の椎骨動脈解離が反対側に進展することや，脳底動脈に進展することもある

が，その頻度はきわめて低い．

　椎骨動脈解離による合併症としては，① 脳梗塞(延髄外側梗塞など)，② 外膜側破綻による延髄前槽へのくも膜下出血発症，③ 脳幹および脳神経の圧迫症状がある．脳梗塞発症例が多いとする報告やくも膜下出血が多いとする報告があるが，MRI で後頭蓋窩の高分解能撮像や造影 MRA を施行するようになって，脳梗塞を合併する症例のほうが多いことが明らかとなっている(IV章　脳梗塞，症例 52, p.357 参照)．くも膜下出血例では，急性期の再出血率が高い．脳梗塞や出血を合併しない症例では予後は良好である．

　椎骨動脈解離の初発症状としては，① 後頸部から後頭部の痛み(軽症例から激しい頭痛までさまざま．片側性のことが多い)，② 眩暈，失調症状，顔面の異常感覚，眼振など，③ 延髄外側症候群(Wallenberg 症候群)がある．

画像診断

1) くも膜下出血の診断

　橋前槽，延髄前槽などの脳幹周囲から脊柱管内くも膜下腔，鞍上槽から脚間槽，両側迂回槽にくも膜下出血が進展する．さらに Luschka 孔，Magendie 孔を経由して，第四脳室に出血が逆流して水頭症の原因となる．

2) 動脈解離の診断

　脳動脈解離によるくも膜下出血症例においては，急性期の再出血率が高く，再出血ごとに動脈解離に対する治療が必要である．治療方針の決定には後下小脳動脈などの分枝血管の描出，および血流動態を精査する目的で脳動脈造影(DSA)が必要であるが，非侵襲的な脳動脈の解離の診断には MRI(TOF MRA，thin-slice の高分解能 T2 強調像および造影 MRA 元画像)が有用である(表1, 2)．

　造影 CTA は単純 CT に引き続いて施行ができ，元画像評価で解離が診断できることもあるが，内腔の詳細な性状には MRI のほうが優れる．最終的に選択的脳動脈造影(DSA)を施行する予定があれば，椎骨動脈解離の診断だけの目的で，造影 CTA を施行する必要ない．血管内腔は狭小化することもあるが，拡張することもある．

表1 動脈解離の画像所見

選択的脳動脈造影 (DSA)	診断のみの目的で施行する必要はないが，治療方針の決定と血流動態の精査を目的に行われる	① intimal flap の描出，"double lumen sign"（ただし正常の層流が double lumen 様にみえることがあるので注意を要する） ② "pearl and string sign"：string は動脈内腔の不整な狭小化，pearl は仮性瘤の拡張
MRI	T2 強調像	intimal flap および double lumen を認めることがある*
	T1 強調像	偽腔内の血腫（メトヘモグロビン）が高信号呈することがある*
	MRA 元画像	double lumen および intimal flap を認めることがある（検出能，特異度とも低い）*
	*ただし，これらは血流速度，血流の性状，血栓化などにより，さまざまな信号パターンを呈するので，所見のパターンは複雑で，必ずしも認められる所見ではない→表2参照	
	造影 MRA 元画像（造影 3D T1 強調像）	開存している内腔に血液プール造影効果を認め，double lumen sign を呈する．急性期では intimal flap や，外膜にも異常増強効果を認めることがある．ただし，血栓化した偽腔には増強効果を認めない（しかし，器質化した血栓，炎症を伴う血栓には，異常造影効果を認めることがある）
造影 CT angiography (CTA)	動脈解離の診断のみの目的で施行する意義は少ない．同一時期に同じ造影剤を用いる選択的脳動脈造影（DSA）と重複しないようにする．（造影 CTA を施行した際には，必要に応じて胸腹部の動脈硬化の程度など，全身検索も同時に行う）	元画像で開存している内腔は造影効果を示すが，intimal flap や double lumen の摘出は難しい

表2 椎骨動脈解離のMRI所見

	真腔および偽腔の性状	T2強調像	造影MRA元画像
解離直後	真腔：開存 偽腔：開存	flow voidによる無信号 flow voidによる無信号	血液プール造影効果 血液プール造影効果
偽腔の血栓化	真腔：開存 偽腔：デオキシヘモグロビン	flow voidによる無信号 常磁性による著明な低信号	血液プール造影効果 造影欠損
	真腔：開存 偽腔：メトヘモグロビン	flow voidによる無信号 flow voidの消失→高信号	血液プール造影効果 造影欠損
偽腔および真腔の血栓化	真腔：デオキシヘモグロビン 偽腔：メトヘモグロビン	常磁性による著明な低信号 flow voidの消失→高信号	造影欠損 造影欠損
	真腔：メトヘモグロビン 偽腔：メトヘモグロビン	flow voidの消失→高信号 flow voidの消失→高信号	造影欠損 造影欠損

解離急性期〜亜急性期には外膜や隔壁に異常造影効果を呈することがある

（IV章　脳梗塞，症例52，p.360も参照）

キーポイント

- 頭蓋内では椎骨動脈V4に動脈解離が好発する．
- 脳動脈の動脈解離では，血管内腔（真腔）は狭小化することもあるが，解離腔に仮性動脈瘤を形成し拡張することもある．
- 非侵襲的な診断には，造影MRA元画像による評価が有用である．

文献

1) Flis CM, Jäger HR, Sidhu PS : Carotid and vertebral artery dissections : clinical aspects, imaging features and endovascular treatment. Eur Radiol 2007 ; 17 : 820-834. (Epub 2006 Jul 27)
2) Schwartz NE, Vertinsky AT, Hirsch KG, Albers GW : Clinical and radiographic natural history of cervical artery dissections. J Stroke Cerebrovasc Dis 2009 ; 18 : 416-423.
3) Gottesman RF, Sharma P, Robinson KA, et al : Clinical characteristics of symptomatic vertebral artery dissection : a systematic review. Neurologist 2012 ; 18 : 245-254.
4) Shea K, Stahmer S : Carotid and vertebral arterial dissections in the emergency department. Emerg Med Pract 2012 ; 14 : 1-23 ; quiz 23

症例 29-1

60歳代男性．突然の左側頭部痛，嘔気・嘔吐で発症．くも膜下出血疑い．発症後1時間後にCTを施行．

A：単純CT（鞍上槽レベル）　B：単純CT（Sylvius裂レベル）　C：TOF MRA（頭尾方向）

D：TOF MRA（前後方向）　E：左内頸動脈造影　F：右内頸動脈造影

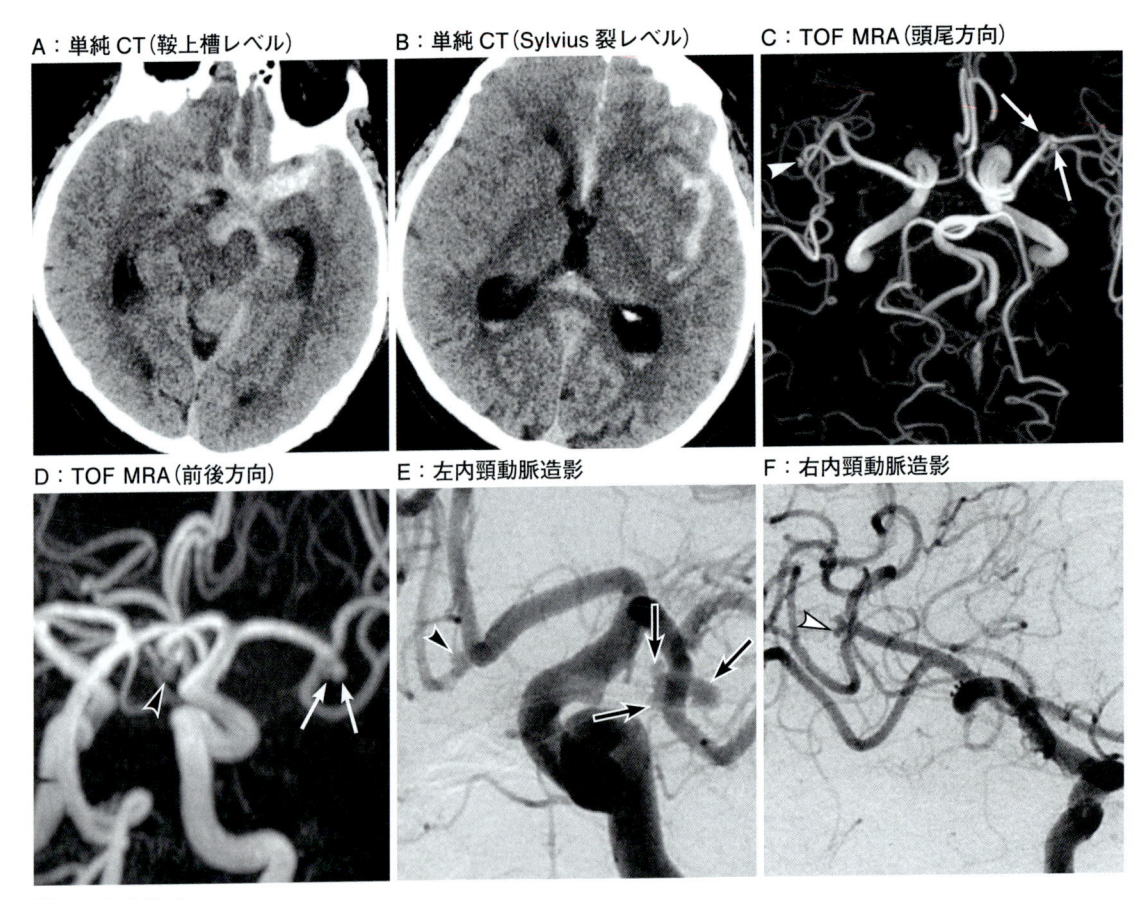

図1 症例29-1

○ **画像所見**　単純CT（図1A,B）で，左大脳谷槽から左Sylvius裂，鞍上槽左側に高吸収域を呈する急性期くも膜下出血を認める．さらに大脳縦裂下部，左迂回槽にも進展している．血腫の局在から左中大脳動脈分岐部動脈瘤破裂と考えられる．

　TOF MRA（図1C,D）で，左中大脳動脈分岐部にふた瘤状の形状不整な動脈瘤を認める（→）．左内頸動脈造影（図1E）でも確認され（→），破裂動脈瘤と診断した．ただしそのほかにも，対側の右中大脳動脈分岐部に不整形状の囊状動脈が認められ（図1C，白矢頭），右内頸動脈造影（図1F）でも確認されている（白矢頭）．またTOF MRA（図1D）で左前大脳動脈A1，前交通動脈分岐部にも動脈瘤が認められ（黒矢頭），左内頸動脈造影（図1E）でも確認されている（黒矢頭）．

● **最終診断**　左中大脳動脈分岐部動脈瘤破裂によるくも膜下出血．脳動脈瘤多発例（左中大脳動脈分岐部，前交通動脈，右中大脳動脈分岐部）．

III　くも膜下出血

○ **治療方針**　左中大脳動脈分岐部動脈瘤にクリッピング術．その他の動脈瘤については経過観察．

症例 29-2

80歳代男性．突然の頭痛と意識障害で発症．発症1.5時間後にCT，MRIを施行．（症例35-3と同一症例，p.215参照）

A：単純CT（大脳谷槽，橋前槽レベル）　B：単純CT（鞍上槽から大脳谷槽レベル）　C：単純CT冠状断像

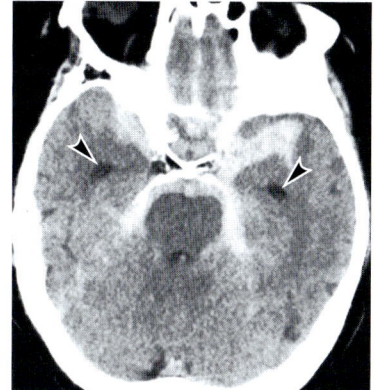

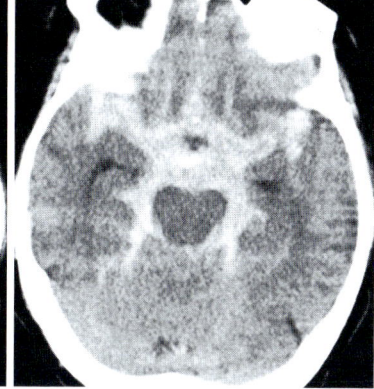

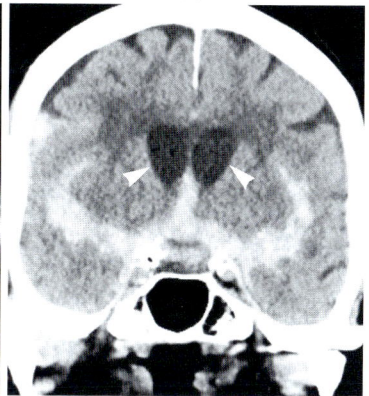

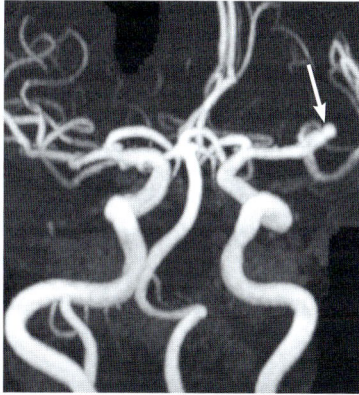

D：TOF MRA（前後方向）　E：TOF MRA（頭尾方向）

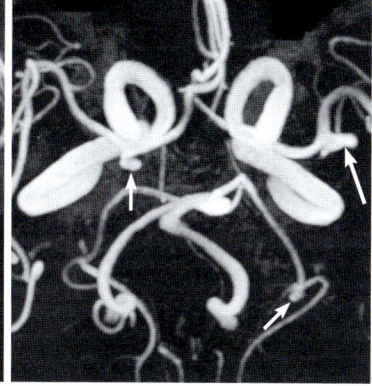

図2　症例29-2

○ **画像所見**　単純CT（図2A～C）で，鞍上槽から両側大脳谷槽，Sylvius裂，両側迂回槽，大脳縦裂，橋前槽に高吸収域を呈する急性期くも膜下出血を認める．側脳室下角の開大が認められ（図3A,C，►），すでに軽度の水頭症をきたしている．くも膜下出血の分布からは，あらゆる部位の脳動脈瘤破裂の可能性が考えられる．

　TOF MRA（図2D,E）で，左中大脳動脈分岐部に破裂嚢状動脈瘤が認められる（大矢印）．表面にはbleb形成があり，形状不整で，今回の破裂動脈瘤と考えられる．さらにMRAで右後大脳動脈後交通動脈分岐部，左後大脳動脈遠位側にも嚢状動脈瘤を認める（小矢印）．

- **最終診断**　くも膜下出血急性期で脳動脈瘤多発症例（左中大脳動脈，右内頸動脈後交通動脈分岐部，左後大脳動脈遠位側）で，左中大脳動脈分岐部動脈瘤が責任病巣と考えられる．

○ **治療方針とその後の経過**　左中大脳動脈動脈瘤に対してクリッピング術の適応が検討されたが，高齢者であり，また多発性脳動脈瘤のうち，今回の破裂動脈瘤が確定できないため，保存的治療となった．保存的治療で意識レベルは徐々に回復し，順調な経過を示していたが，亜急性期の発症後第15病日に瞳孔不同，意識レベル低下をきたし，動脈瘤再破裂によるくも膜下出血疑いで，頭部単純CT施行．

多発性脳動脈瘤　multiple cerebral aneurysms

病態と臨床

　脳動脈瘤を2病変以上の複数個有する症例を多発症例とする．破裂動脈瘤における脳動脈瘤の多発例は，20〜45％と報告されている（動脈瘤の検査法により検出率が異なる）．非侵襲的な検査法（MRAや造影CTA）の精細化や，脳動脈造影における回転DSAの導入により微小な動脈瘤も含めれば，未破裂脳動脈瘤の検出率と同等に，多発例も増加すると考えられる．

　脳動脈瘤の多発例は女性に多い傾向がある．さらに加齢とともに高齢者で多発の頻度が増加する．脳動脈瘤の治療後の経過観察中に，新たな脳動脈瘤が発生する症例もある．脳動脈瘤クリッピング術後のくも膜下出血の再発は，クリッピング部位からの再発よりも，新生脳動脈瘤の破裂からのほうが多い．特に若年者の脳動脈瘤破裂症例では余命が長い分，術後の新生動脈瘤発生率が高くなる．特発性のほか，放射線治療後や膠原病関連血管炎，心臓粘液腫塞栓に多発脳動脈瘤を合併することがある．

画像診断

　すべてのくも膜下出血の症例において，脳動脈瘤が多発している可能性がありうる．脳動脈瘤の多発性における画像診断の役割は，① 多発する動脈瘤の検出，② そのなかで破裂動脈瘤の確定，③ 破裂急性期以降のその他の動脈瘤の経過観察にある．

　多発性の脳動脈瘤を有する症例では，1つの脳動脈瘤を発見した後にその他の脳動脈瘤を見逃す危険がある．動脈瘤の検出および動脈瘤の破裂の有無の診断においては，CTやMRI，FLAIRにおけるくも膜下出血の局在をもとに評価されるが，動脈瘤を1つ見つけた場合，直ちにそれが破裂動脈瘤，責任病巣と決めつけないで，好発部位を中心にすべての領域をきちんと観察，評価する必要がある．多発例はどの部位にも生じうるが，内頸動脈後交通動脈分岐部動脈瘤，中大脳動脈分岐部動脈瘤，前交通動脈動脈瘤に多い．両側性，正中部と外側部，同側性といろいろな場合がありうる．

　単独の選択的脳動脈造影（conventionalなDSA）と比較して，MRAや造影CTAおよび回転動脈造影（回転DSA）[†]は，動脈瘤多発例の診断に有用で，その診断には，多方向からのステレオ視による評価が必要である．

　多発性動脈瘤のなかで，破裂か未破裂かを診断する確定的な鑑別所見はないが，破裂

動脈瘤の可能性の所見としては次の所見があげられる．
① くも膜下出血の優位局在領域内にある動脈瘤もしくはその方向に向く動脈瘤．
② 最も大きな動脈瘤．
③ 形状不整な動脈瘤，表面に bleb 形成をもつ動脈瘤．
④ 分岐部に生じた血行力学的機序による動脈瘤．

　破裂急性期以降のその他の多発する動脈瘤の経過観察については，基本的には未破裂脳動脈瘤の経過観察よりも確実に定期的に行うようにする．

脚注
† 回転動脈造影(回転 DSA)：C アームの X 線管管球および検出器を回転させて(データ収集角度約 180°～200°)，多方向からのデータを収集し，容積データを最小値投影法(Min-IP：minimum intensity projection)や，volume rendering，surface rendering 処理を施行して，3次元画像を作成する．MRA や CTA のように任意の方向からの連続画像を作成することができ，ステレオ視も可能となる．

キーポイント

- 脳動脈瘤は多発することがあり，くも膜下出血症例では1つの脳動脈瘤を検出しても，責任病巣と決めつけないで，ほかにも動脈瘤がないか，すべての領域を精査する．

文献
1) Moriyama T, Shigemori M, Hirohata Y, et al：Multiple intracranial aneurysms following radiation therapy for pituitary adenoma；a case report. No Shinkei Geka 1992；20：487-492.
2) Inci S, Ozgen T：Multiple aneurysms of the anterior communicating artery：radiological and surgical difficulties. J Neurosurg 2005；102：495-502.

症例 30-1

60歳代女性．以前より軽度の右動眼神経麻痺を認めるが，最近，増悪．

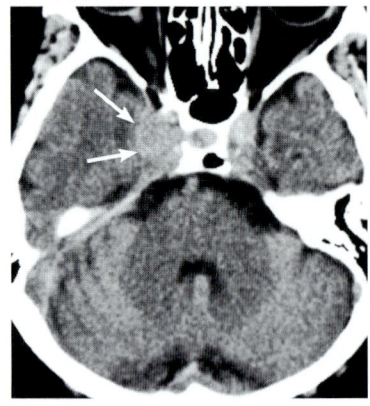

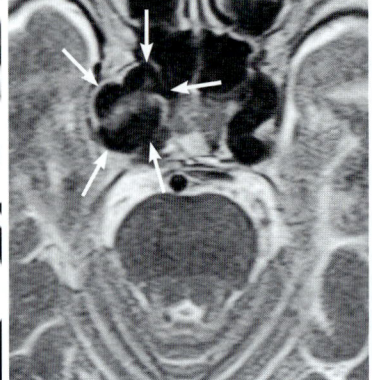

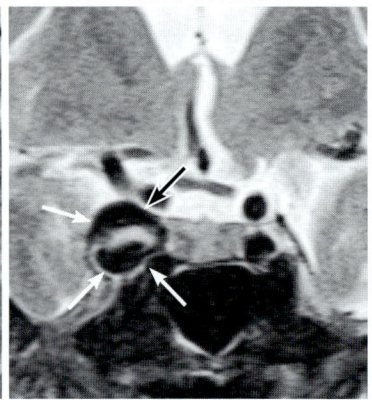

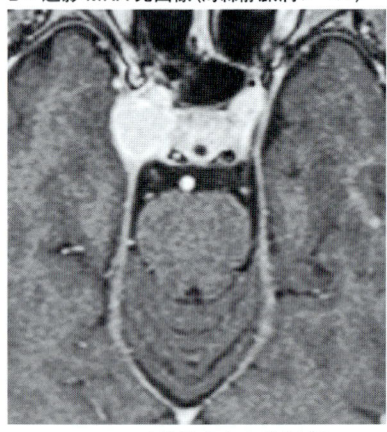

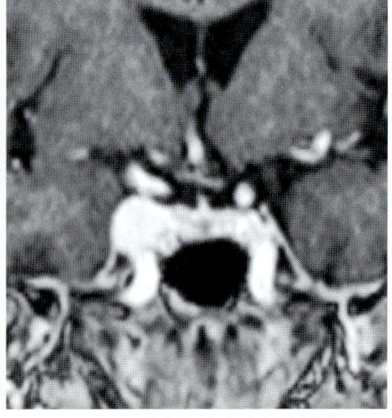

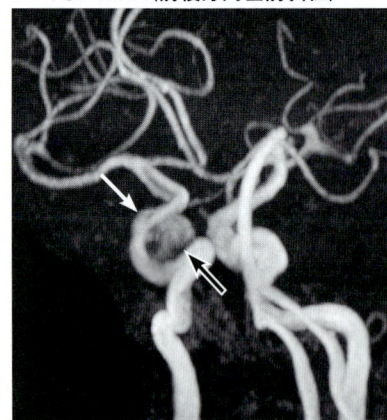

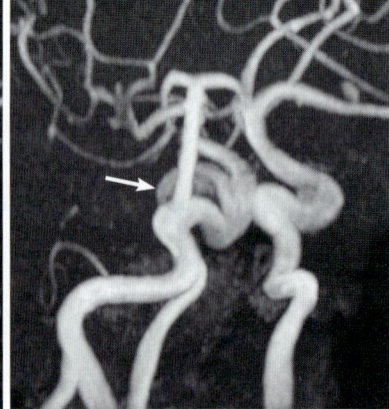

A：単純CT
B：T2強調像（海綿静脈洞レベル）
C：T2強調冠状断像（海綿静脈洞レベル）
D：造影MRA元画像（海綿静脈洞レベル）
E：造影MRA元画冠状断像（Cと同レベル）
F：TOF MRA（前後方向左前斜位）
G：TOF MRA（前後方向右前斜位）

図1　症例30-1

H：右内頸動脈造影(DSA)　　I：回転 DSA(VR)

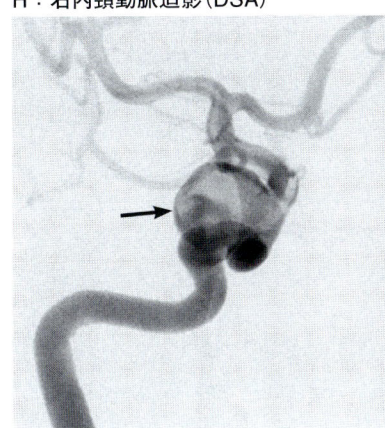

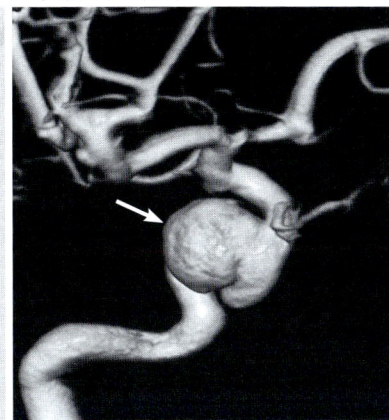

図1（続き）

○ **画像所見**　単純 CT（図1A）で，右海綿静脈洞の側方への腫大が認められる（→）．MRI, T2 強調像（図1B,C）で同部は管腔様構造を呈しており（→），内部は flow void と中心部の限局性の軽度高信号を認める．

　　　　　　造影 MRA 元画像（図1D,E）では内腔は均一な血液プール増強効果を呈する．TOF MRA（図1F,G）では，右内頸動脈 C3 外側壁から海綿静脈洞に突出する有茎性嚢状動脈瘤として描出されている（→）．

○ **DSA 所見**　右内頸動脈造影（図1H,I）でも C3 外側壁から外側後方，海綿静脈洞内に膨隆性に突出する有茎性嚢状動脈瘤が認められる（→）．

● **最終診断**　右内頸動脈 C3 から発生し右海綿静脈洞内に膨隆性に進展する未破裂脳動脈瘤による動眼神経麻痺．

○ **治療方針**　動脈瘤コイル塞栓術．

症例 30-2

57歳男性．左側動眼神経麻痺．

A：3D TOF MRA

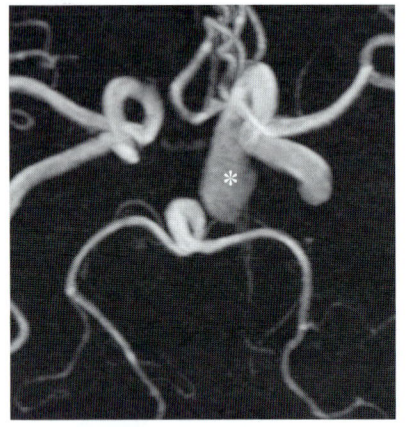

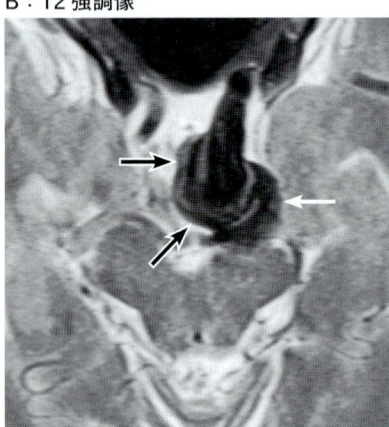

B：T2強調像　　C：造影 MRA 元画像

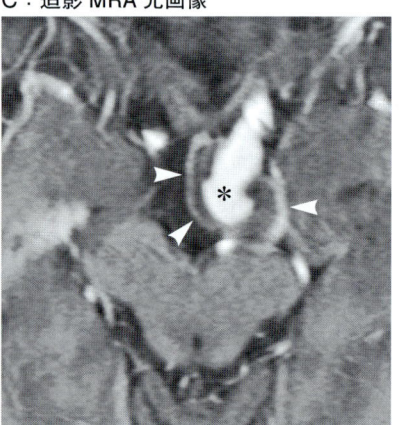

図2　症例 30-2

○ **MRI 所見**　3D TOF MRA（図2A）では，左内頸動脈後交通動脈分岐部に，鞍上槽に突出する囊状動脈瘤が認められる（＊）．動脈瘤内腔の信号は，左後大脳動脈 P1 とは接していない．T2 強調像（図2B）では，左内頸動脈後交通動脈分岐部の囊状動脈瘤は flow void を呈し，MRA の TOF 信号よりも，T2 強調像のほうが動脈瘤が大きく描出されている（→）．左後大脳動脈 P1 および左大脳脚腹側を圧排している．造影 MRA 元画像（造影 3D GRE T1 強調像，図2C）では，T2 強調像で認めた動脈瘤輪郭に一致して，被膜様の薄い線状の増強効果が見られ（▶），MRA の TOF 信号と一致して，動脈瘤内腔に増強効果を認める（＊）．その辺縁部には増強効果を認めず，血栓化部分と診断できる．

● **最終診断**　左内頸動脈後交通動脈分岐部動脈瘤による左動眼神経圧排による切迫症状．

○ **治療方針**　動眼神経麻痺は軽度で，増悪傾向がないため経過観察．

くも膜下出血 III

症例 30-3

40歳代男性．2日前より眩暈，歩行時のふらつきあり．起床時より眩暈が増強，嘔気・嘔吐をきたしたため，救急来院．

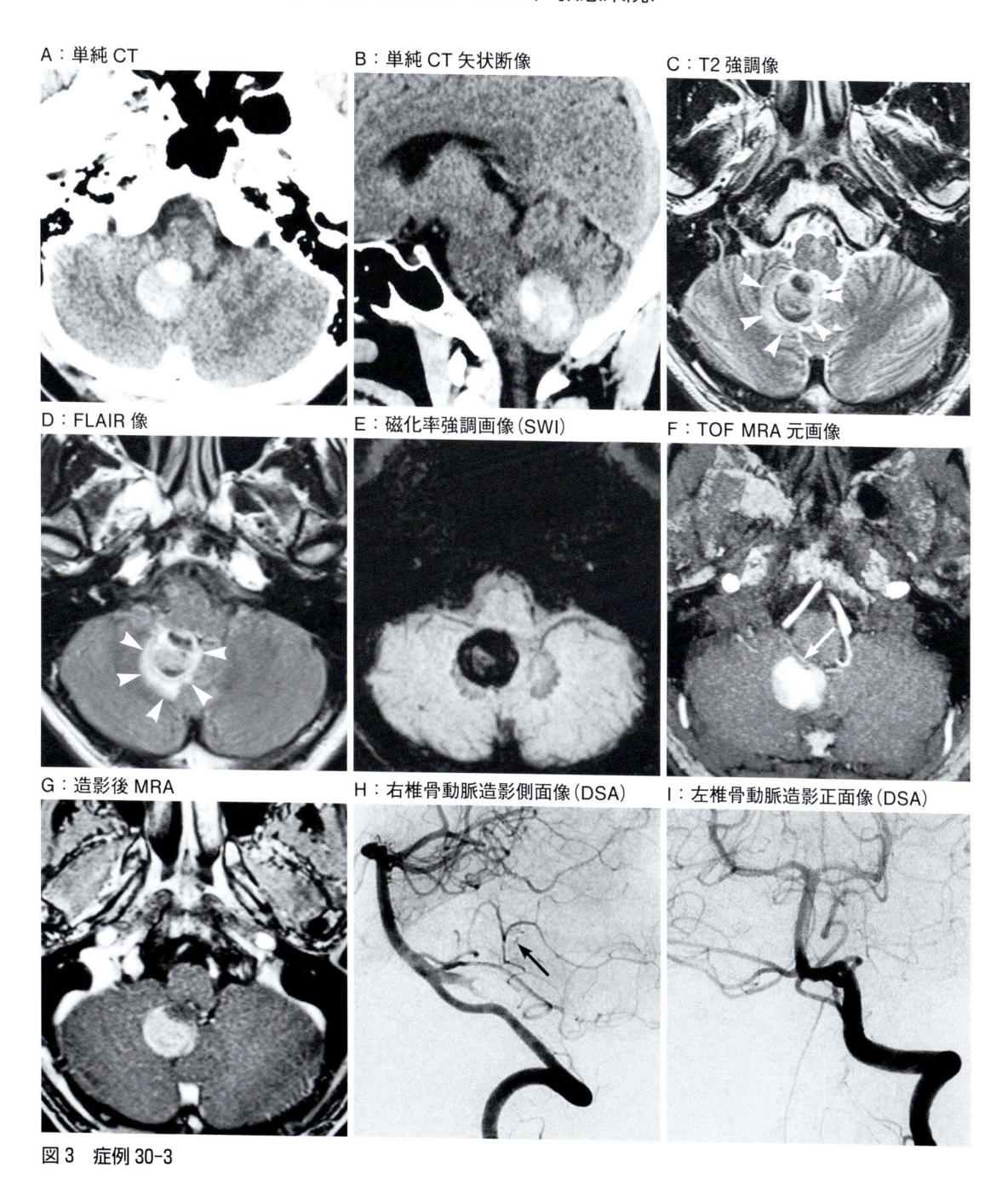

A：単純 CT
B：単純 CT 矢状断像
C：T2 強調像
D：FLAIR 像
E：磁化率強調画像（SWI）
F：TOF MRA 元画像
G：造影後 MRA
H：右椎骨動脈造影側面像（DSA）
I：左椎骨動脈造影正面像（DSA）

図3 症例 30-3

○ **画像所見** 単純 CT（図3 A, B，実際には MRI が先に施行されている）で，延髄右背側に境界明瞭な腫瘤状の高吸収域が認められる．周囲に軽度の mass effect を認めるが，小脳半球，

小脳虫部に浮腫性変化は認めない．くも膜下腔に高吸収域の急性期出血は認めない．
　MRI，T2強調像(図3C)およびFLAIR(図3D)では，内部は低信号から軽度高信号の層状構造を形成している．圧排された小脳実質に軽度の浮腫性変化が認められる(▶)．FLAIRで明らかなくも膜下出血は認めない．磁化率強調画像(SWI，図3E)では内部は著明な低信号域を呈しており，血栓化動脈瘤と診断できる．周囲に明らかな静脈奇形(developmental venous anomaly)は認めない．
　TOF MRA元画像(図3F)では，動脈瘤内腔は低信号と高信号を呈するが，磁化率強調画像(SWI)の所見と合わせて考えると，高信号部分はTOF信号ではなく，メトヘモグロビンによるT1短縮と考えられる．この血栓化動脈瘤前壁に接して右前下小脳動脈が走行する(→)．造影後MRA(図3G)でも動脈瘤壁には増強効果を認めるが，内腔には血液プール様の増強効果は認めないことから，ほぼ完全に血栓化された動脈瘤と考えられる．

○ **DSA所見** 右椎骨動脈造影側面像(図3H)で右椎骨動脈V4から後下小脳動脈分枝は認めない．右前下小脳動脈が右後下小脳動脈領域にも供給している．右前下小脳動脈末梢に微小な動脈瘤様のpoolingを認める(→)．左椎骨動脈造影正面像(図3I)で右前下小脳動脈末梢に，圧排，伸展している．

● **最終診断** 右後下小脳動脈の大型動脈瘤による延髄圧迫．ただし内腔は完全に血栓化．

○ **治療方針** 高血圧のコントロールとともに，保存的経過観察．

脳動脈瘤の切迫破裂

病態と臨床

　未破裂脳動脈瘤の大部分は破裂することなく無症状で自然経過をとる．一方，動脈瘤破裂によるくも膜下出血は発症急性期の死亡の原因となる重症疾患で，生命を取り止めてもその半数は機能的予後不良を残す．脳動脈瘤の治療成績は破裂動脈瘤よりも，未破裂脳動脈瘤のほうが良好である．したがって，動脈瘤が破裂する前に早期診断，早期治療を行うことで，予後の改善が望める．
　未破裂脳動脈瘤自体は無症状で，脳動脈瘤が破裂して突発的な重度の症状をきたすが，大破裂の前に微小な破裂をきたすと微量な出血(警告出血)で，軽度もしくは一過性の頭痛(繰り返すことがある)や，嘔気・嘔吐をきたすことがある．これらは動脈瘤破裂前の警告症状となりうる(警告頭痛)．しかし，これら出血による警告頭痛は軽度で一過性のことが多く，本人が自覚して受診することも難しく，また臨床診断も困難なことが多いので，大破裂をきたしてからその病歴を認識することが多い．
　一方，脳動脈瘤の急速増大が脳組織や脳神経を圧迫して，脳神経症状や脳幹の圧排による神経症状を呈することがあり，脳動脈瘤の増大すなわち破裂の危険の警告症状となる．脳動脈瘤が破裂してくも膜下出血をきたしても激しい頭痛や髄膜刺激症状が優位

III くも膜下出血

表1 脳動脈瘤増大，切迫破裂，破裂に伴う局所症状

部 位	病 態	神経症状
内頸動脈眼動脈分岐部	動脈瘤による視神経圧迫	同側の視力障害
内頸動脈海綿静脈洞部	破裂による内頸動脈海綿静脈洞瘻 動脈瘤による三叉神経圧排 動脈瘤による鞍上部および鞍内進展による下垂体の圧迫	眼窩部奥の痛み，眼球突出 三叉神経症状 下垂体内分泌異常
内頸動脈後交通動脈分岐部	動脈瘤による動眼神経圧迫 動脈瘤による大脳脚圧排→錐体路症状	同側の動眼神経麻痺，複視 対側の片麻痺
前交通動脈から前大脳動脈末梢	破裂による大脳縦裂血腫→錐体路症状 破裂による大脳縦裂血腫→前頭葉症状	両側下肢麻痺 精神症状，無動
前交通動脈瘤	視交叉圧迫	視交叉症候群
中大脳動脈分岐部動脈瘤	破裂による Sylvius 裂の血腫	対側片麻痺，左側では失語
脳底動脈先端部	動眼神経圧迫 視交叉圧迫 大脳脚圧排→錐体路症状	同側の動眼神経麻痺，複視 視交叉症候群 対側の片麻痺
後下小脳動脈末梢の動脈瘤	延髄被蓋，小脳虫部圧迫	非回転性めまい

で，局所的な神経症状を随伴することはないが，急速に増悪する神経症状や脳幹圧迫症状は，切迫破裂の重要な所見である．

脳動脈瘤破裂による海綿静脈洞瘻では，くも膜下出血をきたさないので，激しい頭痛や嘔気・嘔吐などの髄膜刺激症状をきたすことはないが，眼窩部の痛みや，血管雑音，眼窩周囲の静脈うっ滞による腫脹などの症状が早期診断に有用である．表1に脳動脈瘤による特異的な局所的神経症状を示した．

1）内頸動脈後交通動脈分岐部動脈瘤による動眼神経麻痺

内頸動脈後交通動脈分岐部に発生した脳動脈瘤の径増大に伴う後方への進展により，同側の動眼神経の圧排，動眼神経麻痺(眼瞼下垂，散瞳，外眼筋麻痺による複視)をきたす．動眼神経麻痺の原因として動脈瘤からの微小出血の可能性も考えられる．いずれにしても，内頸動脈後交通動脈分岐部動脈瘤による急速発症の(段階的なこともある)動眼神経麻痺は，くも膜下出血の警告症状として重要である．特に動脈瘤が後方に突出する症例で，径10 mm以上の動脈瘤症例で動眼神経麻痺をきたしやすい．動脈瘤増大による動眼神経圧迫症状としては散瞳が最も多く，自覚的には複視を訴える．内頸動脈や前交通動脈動脈瘤，脳底動脈動脈瘤破裂によるくも膜下出血後にも動眼神経麻痺をきたすことがあり，症状として眼瞼下垂きたすことが多い．

内頸動脈後交通動脈分岐部動脈瘤のほかに，脳底動脈先端部や脳底動脈上小脳動脈分岐部動脈瘤が上方前側に進展すると，動眼神経が圧迫され，動眼神経麻痺症状をきたす

ことがある．このような症例では，動眼神経麻痺は不完全で，瞳孔括約筋が障害され初期には散瞳をきたすことが多い．

片側性の瞳孔散大を伴う動眼神経麻痺の発症やその急性増悪をきたしたときは，脳動脈瘤切迫破裂を考え，緊急に精査を行う．特に，動眼神経麻痺と同側の頭痛があるときは，動脈瘤の増大と微小出血を示唆する．また，破裂による実質内への直接穿破やくも膜下出血に合併する脳血管攣縮によって脳梗塞を合併し，片麻痺や感覚障害，失語などの神経症状をきたすこともある．

慢性的な動眼神経麻痺をきたす疾患としては，糖尿病に合併した neuropathy があり，その頻度は脳動脈瘤による圧排よりも圧倒的に高い．糖尿病性の動眼神経麻痺では，異常造影効果など明らかな異常所見は指摘できないことが多い．

2）海綿静脈洞部動脈瘤による動眼神経麻痺

海綿静脈洞部動脈瘤は比較的大きな紡錘状動脈瘤を形成する．動脈瘤が海綿静脈洞内に限局している場合は，くも膜下腔に出血をきたすことはない．動脈瘤の増大，圧排により海綿静脈洞近傍を走行する脳神経症状をきたすことがある（動眼神経麻痺，外転神経麻痺，Horner 症候群）．動脈瘤が内側に進展すると，頻度は低いが下垂体柄を圧迫して下垂体機能低下症を起こすことがある．前方に向かって発育すると，上眼窩裂症候群をきたすことがある．

さらに，海綿静脈洞部動脈瘤破裂により出血をきたすと，頸動脈海綿静脈洞瘻〔直接型 CCF（carotid-cavernous fistula）〕や，傍鞍部から中頭蓋窩の硬膜下血腫を合併することがある．海綿静脈洞周囲硬膜下腔に出血をきたすこともある．

画像診断

1）警告頭痛，警告出血

頭痛は日常遭遇する最も多い神経症状のひとつである．頻度の高い頭痛の原因としては筋緊張性頭痛や片頭痛があるが，そのほかの大半は原因不明の非特異的なものが多く，保存的に軽快することが多い．それと比較して脳動脈瘤の切迫破裂による警告頭痛の症例はきわめて少ないため，確実に臨床診断されることは少ない．頭痛症例のすべてに単純 CT を施行することは，被曝や診療報酬の観点からも過剰診療となるため避けなければならないが，一過性であっても激しい頭痛，以前に経験したことのないような嘔気・嘔吐を伴う頭痛，断続的に増悪しながら繰り返す頭痛症例においては，慎重な病歴の聴取を行い，単純 CT もしくは MRI の適応となる．特に発症から数日経過した少量のくも膜下出血の症例では，単純 CT では診断困難なことが多く，FLAIR および TOF MRA によるスクリーニングの適応となる．

いずれにしても通常のくも膜下出血の診断と同様，少量の出血を見逃さないことが重要であり，単純 CT でくも膜下腔の吸収値のわずかな上昇や，脳室内に沈殿する少量の血液に注意を払い，おもな脳槽，脳溝が正常に低吸収域にみえることを確認する．少しでもくも膜下出血の疑いがあれば，緊急 MRI の適応となる．

2）脳動脈瘤増大に伴う脳神経，脳幹圧排

警告出血と同様，単純 CT でくも膜下出血の診断を行う．明らかなくも膜下出血が認められれば，その施設の脳動脈瘤の診断プロトコールに沿って，原因となった脳動脈瘤

の診断を進める．くも膜下出血が指摘できなくても，なるべく早期にMRIによる精査を行う．MRIが緊急で行える状況においてはMRIが第一選択となる．脳動脈瘤の検出には，造影CTAでもよいが，MRIでは，①造影剤を用いなくても血管撮影が可能なこと，②脳動脈瘤以外の神経圧迫病態を診断することは可能（周囲構造を明瞭に描出）であることから，MRIが勧められる．ただし，症状，患者の状態，施設の状況に応じて，適宜選択する．

キーポイント

- 脳動脈瘤破裂の初期段階の微量の出血や脳動脈瘤径の急速増大によって，一過性の頭痛など警告症状をきたすことがある．
- 警告症状（警告頭痛，警告出血，複視など）を呈したときは，MRIによる精査が必要である．

文献

1) Yanaka K, Matsumaru Y, Mashiko R, et al：Small unruptured cerebral aneurysms presenting with oculomotor nerve palsy. Neurosurgery 2003；52：553-557；discussion 556-557.
2) Güresir E, Schuss P, Setzer M, et al：Posterior communicating artery aneurysm-related oculomotor nerve palsy：influence of surgical and endovascular treatment on recovery：single-center series and systematic review. Neurosurgery 2011；68：1527-1533；discussion 1533-1534.
3) Güresir E, Schuss P, Seifert V, Vatter H：Oculomotor nerve palsy by posterior communicating artery aneurysms：influence of surgical strategy on recovery. J Neurosurg 2012 Aug 31.

症例 31-1

30歳代女性．突然の頭痛で発症．嘔気あり．片麻痺なし．発症数時間後にCT施行．

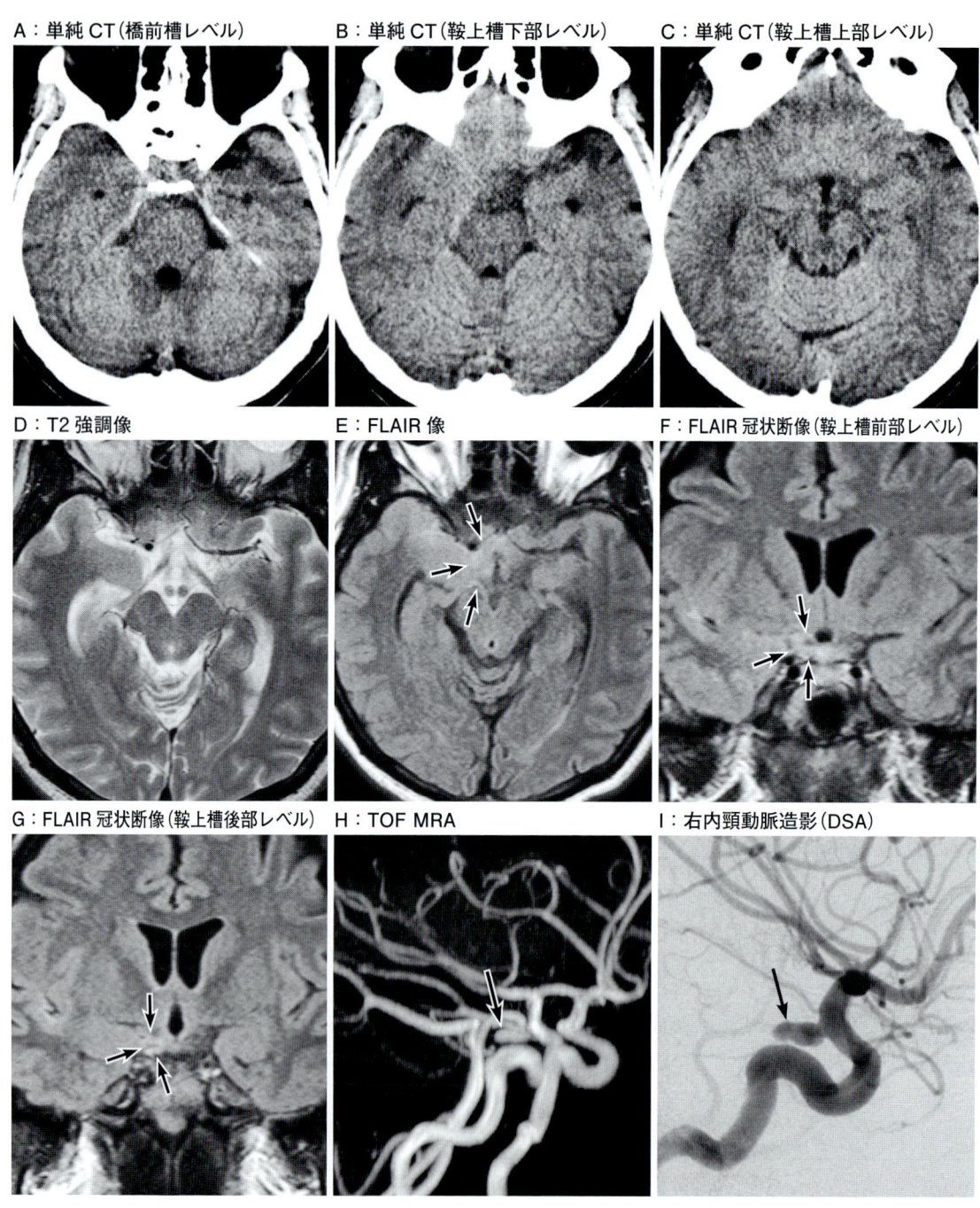

A：単純CT（橋前槽レベル）
B：単純CT（鞍上槽下部レベル）
C：単純CT（鞍上槽上部レベル）
D：T2強調像
E：FLAIR像
F：FLAIR冠状断像（鞍上槽前部レベル）
G：FLAIR冠状断像（鞍上槽後部レベル）
H：TOF MRA
I：右内頸動脈造影（DSA）

図1 症例31-1

くも膜下出血 III

○ **画像所見** 単純CT（図1A〜C）で，橋前槽右側から鞍上槽右側前半部にかけて，脳脊髄液の濃度が上昇し，周囲の脳実質と等吸収域を呈する（正常の脳脊髄液濃度の消失）．くも膜下出血が疑われる．

MRI，T2強調像（図1D）では鞍上槽の脳脊髄液に異常信号を認めないが，FLAIR（図1E〜G）で鞍上槽全体，右側に信号上昇があり（小矢印），脳実質と等信号から軽度高信号を呈する．右側大脳谷槽も脳脊髄液濃度の軽度上昇があり，不明瞭化している．TOF MRA（図1H）では，右内頸動脈後交通動脈分岐部レベルに後方に突出する囊状動脈瘤が認められる（大矢印）．

○ **DSA所見** 右内頸動脈造影（図1I）で，右内頸動脈後交通動脈分岐部囊状動脈瘤が確認される（大矢印）．本症例では小球性低色素性貧血があった．

● **最終診断** 右内頸動脈後交通動脈分岐部動脈瘤破裂によるくも膜下出血急性期．小球性低色素性貧血があり，CTで典型的な高吸収域を示さず．

○ **治療方針** 動脈瘤コイル塞栓術．

症例 31-2 60歳代女性．数日前より右側側頭部痛あり．嘔気・嘔吐なし．他院の頭部CTで異常なしと診断された．

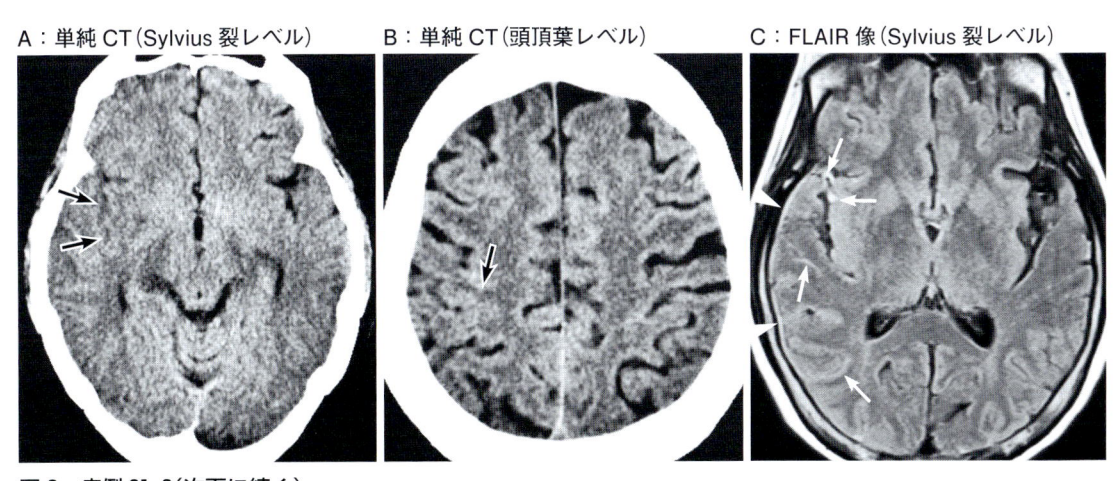

A：単純CT（Sylvius裂レベル）　　B：単純CT（頭頂葉レベル）　　C：FLAIR像（Sylvius裂レベル）

図2　症例31-2（次頁に続く）

D：FLAIR 像（Sylvius 裂レベル）　　E：FLAIR 像（頭頂レベル）

F：磁化率強調画像（SWI）　　G：磁化率強調画像（SWI）

H：TOF MRA　　I：右内頸動脈造影（DSA）

図2　症例31-2（続き）

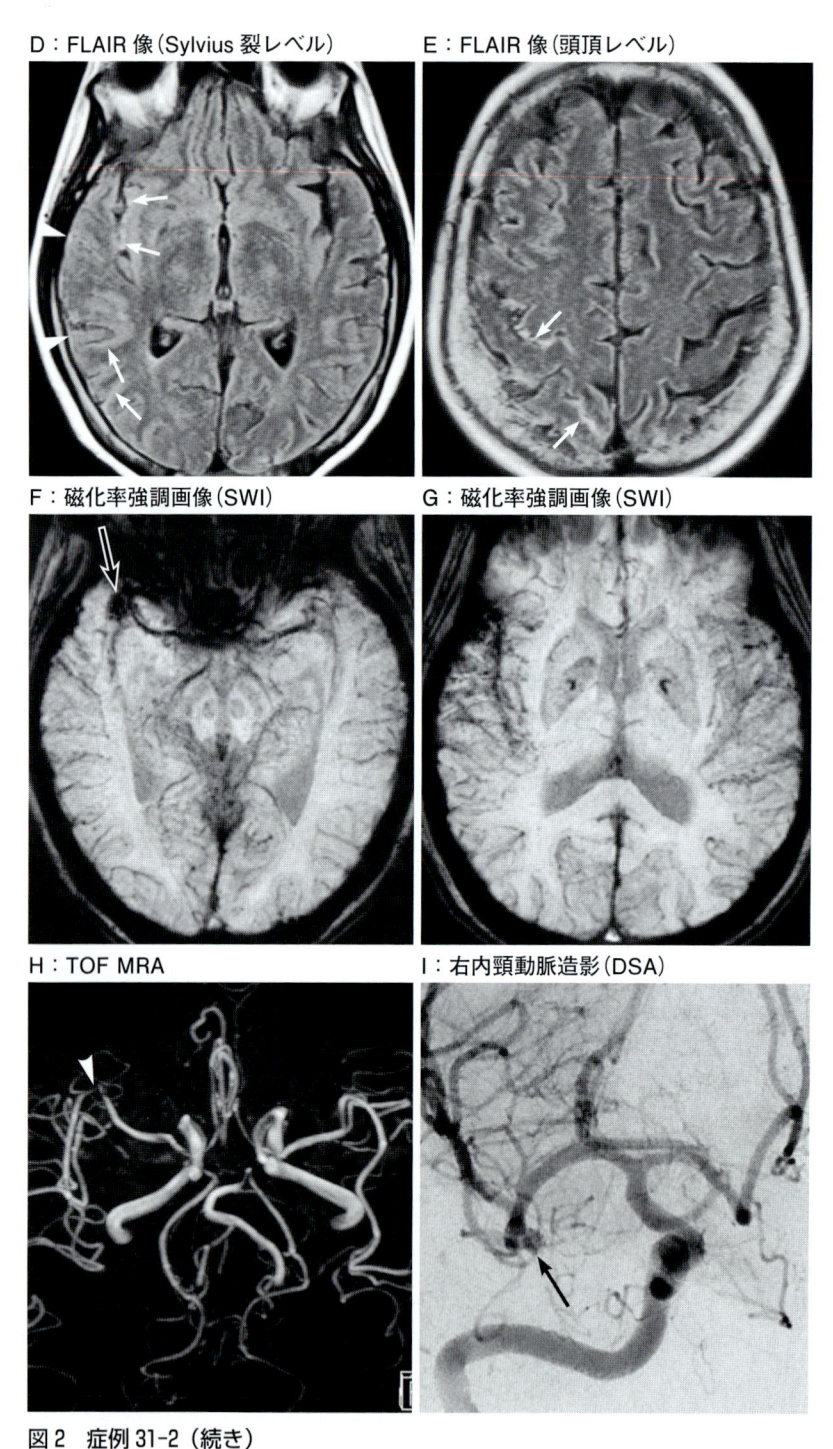

○ **画像所見**　単純CT（図2A）では，左側Sylvius裂は正常の低吸収域（正常の脳脊髄液濃度）を呈しているが，右側Sylvius裂は低吸収域の輪郭が不鮮明で，脳実質と等吸収値を示す病変が示唆され，少量のくも膜下出血が考えられる（小矢印）．頭頂葉レベルの単純CT（図2B）では，右頭頂葉の脳溝の低吸収域も不鮮明化し，少量のくも膜下出血（小矢印）が示

唆されるが，CTのみでは確定診断に至らない．
　MRI, FLAIR（図2C,D）で，CTで認めた右Sylvius裂の等吸収域と一致して，限局性の高信号域を認める（小矢印）．右側頭葉から右頭頂葉の脳溝にも高信号が認められ（図2E，小矢印），くも膜下出血急性期～亜急性期である．さらに右側には少量の硬膜下血腫も認められる（図2C,Dの高信号，▶）．磁化率強調画像（SWI，図2F,G）では，右Sylvius裂に低信号域が散在性に認められる．特に右中大脳動脈分岐部周囲に限局性に低信号域が認められ（大矢印），右中大脳動脈分岐部動脈瘤破裂によるくも膜下出血が示唆される．
　TOF MRA（図2H）では，右中大脳動脈分岐部周囲のTOF信号に狭窄ないしは減弱が認められる（▶）．発症から数日が経過しており，右中大脳動脈分岐部周囲は出血（デオキシヘモグロビン）による磁化率アーチファクトや脳動脈攣縮を合併している可能性がある．動脈瘤を評価することはできない．

○ **DSA所見**　右内頸動脈造影（図2I）で，右中大脳動脈分岐部に囊状動脈瘤を認める（大矢印）．今回の責任病巣と診断された．

● **最終診断**　右中大脳動脈分岐部動脈瘤破裂によるくも膜下出血亜急性期．

○ **治療方針**　開頭，脳動脈瘤クリッピング術．

診断が難しいくも膜下出血

病態と臨床

　典型的な症状をきたした動脈瘤破裂症例では，直後～第2病日であれば単純CTで95％以上の症例で確実にくも膜下出血を診断できるが，出血量が少ない症例や第3病日以降では，くも膜下出血が脳実質と等吸収値もしくは低吸収域を示すため，単純CTでは出血を診断できないこともある．
　血腫のX線吸収値はヘモグロビン濃度に依存し，ヘモグロビン量，ヘマトクリット値と比例して低下するため，重度の貧血症例では典型的な高吸収を呈さないことがある．ヘモグロビン9～11 g/dLでは急性期のくも膜下出血は脳実質とほぼ等吸収値を呈し，それ以下では低吸収域となることがある．貧血の有無については，上矢状静脈洞内のCT吸収値が参考になる（上矢状静脈洞内は正常では脳実質よりも高吸収値を呈するが，貧血が強いと低吸収値を呈する）．
　貧血がなくても，少量の出血例ではヘモグロビン濃度が低下するとCT値は低下し，周囲の脳実質と等吸収域もしくは低吸収域となって不明瞭化するので，くも膜下出血の診断には注意を要する．また，発症から数日経過した，少量の凝血塊を形成しないくも膜下出血症例では，脳脊髄液循環による洗い出しによってヘモグロビン濃度が低下するため，吸収値が低下し，典型的な高吸収ではなく等吸収値から低吸収値を呈して，診断が困難になることがある（CTの読影に際しては発症からの経過時間が重要）．

一方，活動性の出血部位で凝血塊を形成していない場合は高吸収値は示さず，低吸収値を示す．高吸収域の血腫内部に限局性の低吸収域を認めたときは，出血部位である可能性がある．

画像診断
1）CT で少量のくも膜下出血を見逃さないために
　脳動脈瘤破裂によるくも膜下出血の読影に際しては，破裂動脈瘤の好発部位である脳底槽を中心にくも膜下腔の高吸収域を検出するが，高吸収域のくも膜下出血を検索するのみではなく，等吸収のくも膜下出血により，正常の脳槽，脳溝が消失していないかひとつひとつチェックする必要がある．

　発症からの時間が経過すると，脳脊髄液循環による出血の洗い出しにより，脳底槽の動脈瘤破裂にもかかわらず，脳底槽には明らかな高吸収域がなく，円蓋部の高位脳溝のくも膜下腔のみに低吸収域の局在することがあり，外傷性くも膜下出血やアミロイドアンギオパチーと誤診しないよう注意する．また時間が経過すると，逆流した脳室内のみに高吸収域を認められ，診断の決め手になることがあり，特に両側側脳室後角に高吸収域がないかチェックする．

　さらに，発症直後の早期の水頭症合併もくも膜下出血の存在診断に有用で，側脳室下角の開大がないかを見る．

2）FLAIR の有用性
　少量のくも膜下出血の診断には MRI，FLAIR が有用である．FLAIR では低信号を示す正常脳脊髄液の中に，くも膜下出血は高信号を呈する．血性髄液は高分子水和効果で T1 短縮をきたすので，正常脳脊髄液と null point が異なるため信号が十分抑制されず，相対的に高信号を呈する（ノート16）．また発症直後のくも膜下出血は T2 値が延長しているため FLAIR の高信号の成因となる．

　発症直後の急性期においては，くも膜下出血の検出能力は CT と FLAIR は同等であるが，CT で高吸収域が不明瞭化する少量出血や，ある程度時間が経過した亜急性期のくも膜下出血の検出には，CT よりも FLAIR がくも膜下出血の検出に有用である（ノート17）．

ノート 16　FLAIR でくも膜下腔に高信号を呈する疾患

- くも膜下出血
- 感染性髄膜炎
- 癌性髄膜炎
- 脂肪腫や成熟嚢胞奇形腫の破裂に伴う脂肪成分の穿破
- リピオドールなどの油性造影剤
- 神経皮膚黒色腫
- 占拠性病変による周囲の脳脊髄液の停滞による．
- 酸素吸入時

ノート17　くも膜下出血診断における腰椎穿刺

　臨床的にくも膜下出血が疑われるがCTで明らかな所見がない症例に対して，かつては腰椎穿刺が施行されていたが，現在では腰椎穿刺よりも前にMRIを施行すべきである．CTやFLAIRでもくも膜下出血が検出できない症例で，画像上，頭蓋内圧亢進を示唆する所見がない症例では必要に応じて腰椎穿刺を施行する．

　腰椎穿刺では髄液が血性もしくはキサントクロミーを示せば，くも膜下出血と診断されるが，出血の原因や出血部位の局在を診断することはできない．また，くも膜下出血以外の疾患を除外，鑑別することができない．

　腰椎穿刺においては，穿刺部からの髄液漏出による低髄液圧症候群や，頭蓋内圧亢進時の脳ヘルニア合併を惹起する危険もあることを承知して施行すべきである．

　くも膜下出血においては，次に破裂動脈瘤などの原因検索の画像診断が必要となる（DSA，造影CTA，MRAなど）．

キーポイント

- CTで少量のくも膜下出血を見逃さないためには，脳槽，脳溝を確認し，正常なくも膜下腔の脳脊髄液濃度がみえるかどうかに注意し，軽度の高吸収から等吸収のくも膜下出血を検出する．
- くも膜下出血が完全に否定できないときはMRI(FLAIR)を施行する．
- 亜急性期以降のくも膜下出血の診断には，CTよりもMRI，FLAIRが有用である．

文献

1) Stuckey SL, Goh TD, Heffernan T, Rowan D：Hyperintensity in the subarachnoid space on FLAIR MRI. AJR Am J Roentgenol 2007；189：913-921.
2) Lummel N, Schoepf V, Burke M, et al：3D fluid-attenuated inversion recovery imaging：reduced CSF artifacts and enhanced sensitivity and specificity for subarachnoid hemorrhage. AJNR Am J Neuroradiol 2011；32：2054-2060.(Epub 2011 Sep 15)

症例 32-1

70歳代女性．昨晩より頭痛．徐々に進行する右片麻痺あり，脳梗塞疑いでMRIを施行．

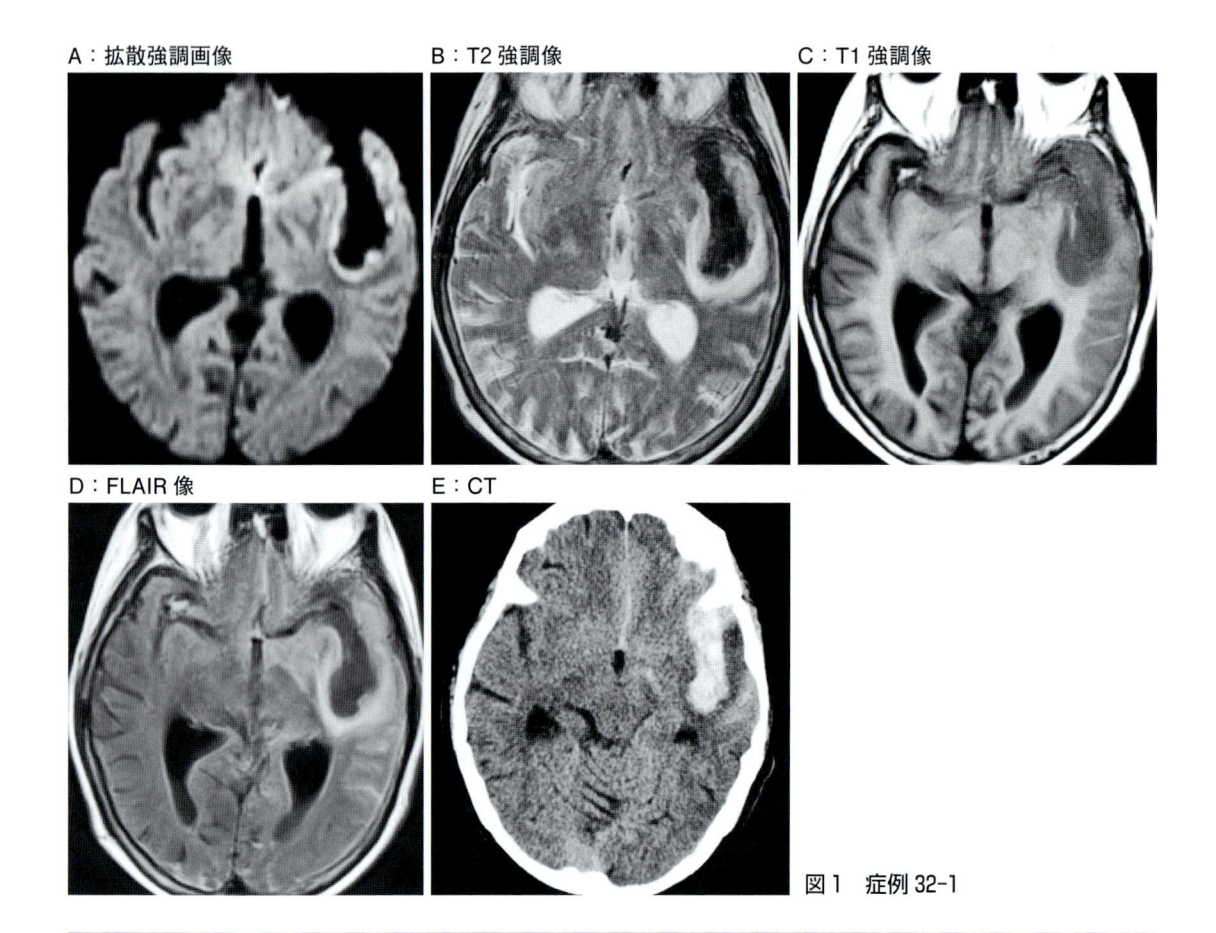

A：拡散強調画像　　B：T2強調像　　C：T1強調像

D：FLAIR像　　E：CT

図1　症例32-1

- **画像所見**　拡散強調画像(図1A)では，左島回や左側頭葉内側の灰白質に高信号を認めるが，血管支配域に一致せず，典型的な脳梗塞の所見ではない．左Sylvius裂が開大している．T2強調像(図1B)では，左島回から左側頭葉内側灰白質に，拡散強調画像の高信号と一致して高信号を認める．さらに開大している左Sylvius裂は著明な低信号を呈する．T1強調像(図1C)でも低信号を呈するが脳脊髄液よりはやや濃度が高い．以上の所見から左Sylvius裂のくも膜下出血が示唆されるが，FLAIR(図1D)では高信号を呈さず著明な低信号を呈する．ただし左大脳半球のその他の脳溝には，少量の高信号が認められる．発症から12時間程度で，左Sylvius裂に限局する血腫量は大量で，デオキシヘモグロビンを主体とするため，T2強調像やFLAIRで低信号をきたしたと考えられる．CT(図1E)では高吸収域を呈する．

- **最終診断**　左中大脳動脈分岐部動脈瘤破裂によるくも膜下出血亜急性期．

- **治療方針**　亜急性期に開頭，クリッピング術．

III くも膜下出血

症例 32-2

70歳代男性．6か月前に激しい頭痛があり，発症数日後に他院を受診しCTを撮像するが，「くも膜下出血はない」と診断された．現在，意識レベルの低下や片麻痺などの神経症状を認めないが，頭痛を繰り返すため，再度，精査目的で来院．

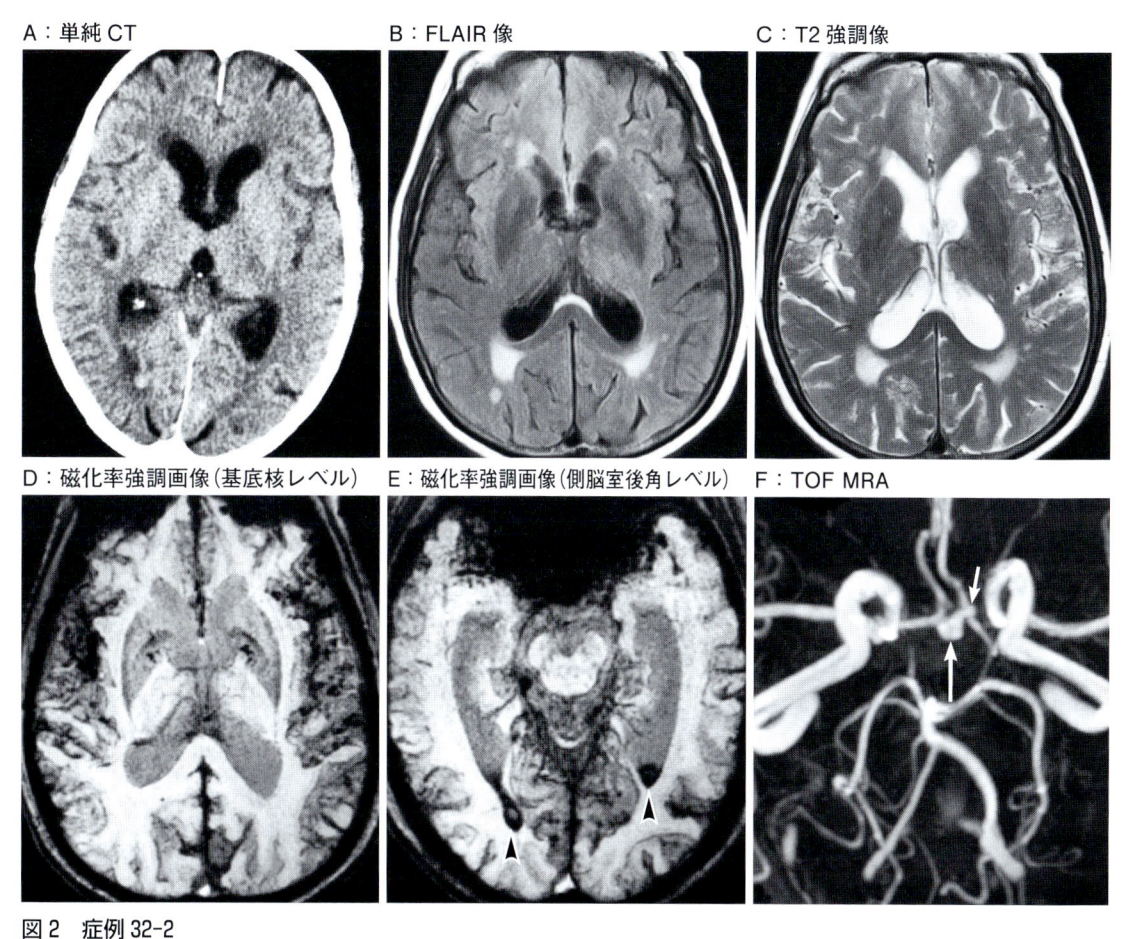

A：単純CT　　B：FLAIR像　　C：T2強調像
D：磁化率強調画像（基底核レベル）　E：磁化率強調画像（側脳室後角レベル）　F：TOF MRA

図2　症例32-2

○ **画像所見**　単純CT（図2A）では軽度の脳室拡大を認めるが，くも膜下腔に高吸収域は認めない．
　MRI，FLAIR（図2B）でもくも膜下腔に高信号域は認めない．T2強調像（図2C）で軟膜に沿った低信号域は認めずsuperficial siderosisを示唆する所見は認めない．磁化率強調画像（SWI，図2D,E）ではSylvius裂および大脳縦裂を中心として，両側大脳半球軟膜に沿って広範囲にびまん性低信号域が認められ，少量のsuperficial siderosisを検出している．側脳室後角にも少量のヘモジデリン貯留が認められる（図2E，▶）．
　TOF MRA（図2F）で右前大脳動脈A1と前交通動脈分岐部に内側に突出する形状不整な囊状動脈瘤が認められ（小矢印），先端部にbleb形成を認めることから破裂動脈瘤と診断した（図2F，大矢印）．

● **最終診断** 発症6か月後に磁化率強調画像(SWI)で診断されたsuperficial siderosis. 6か月前の激しい頭痛は前交通動脈動脈瘤破裂による警告頭痛であったと考えられる.

○ **治療方針** 開頭, 動脈瘤クリッピング術.

くも膜下出血のMRI所見(FLAIR以外)

病態と臨床

　くも膜下出血急性期の画像診断の第一選択はCTで, 実質内出血同様, くも膜下腔に高吸収域を呈する. CTでくも膜下出血急性期と診断されれば, くも膜下出血の診断目的のためにMRIを追加する必要はない. しかし, 救急症例においては超急性期脳虚血やその他の疾患を疑って, MRIが第一に施行されることがあるので, MRIでも確実に急性期〜亜急性期のくも膜下出血を診断することが重要である(ノート18).

画像診断

1) FLAIR

　急性期〜亜急性期のくも膜下出血はFLAIRで高信号を呈する. CTで診断がついているくも膜下出血症例に対して, 新たにFLAIRを追加する必要はないが, CTで検出が難しい少量の出血で亜急性期以降の出血に対してはFLAIRを施行する(p.194参照).

2) T2強調像, T2*強調像

　脳実質内出血は発症直後より, T2強調像で中程度の高信号(軽度のT2延長)を呈する. 発症直後は反磁性体のオキシヘモグロビンが主体で磁化率変化をきたさないが, 水分含有量の増加を反映して軽度のT2延長をきたす. さらに発症数時間後から強い常磁性を示すデオキシヘモグロビンに還元されるため, 著明なT2*短縮(低信号)をきたす. さらに, 赤血球内の脱水状態もT2短縮(信号低下)の原因となる. デオキシヘモグロビンによるT2短縮, T2*短縮は急性期実質内出血の診断のポイントとして重要な所見である.

　一方, T2強調像では脳脊髄液は高信号を呈するため, 発症直後のオキシヘモグロビンを主体とするくも膜下出血とコントラストがつきにくい(脳脊髄液よりはわずかに信号が低いが). また, 脳脊髄液は脳実質内と比較して酸素分圧が高く, デオキシヘモグロビンへの還元速度が遅く, オキシヘモグロビンの状態が持続し, そのまま濃度低下をきたすため, T2強調像における低信号が認められないことが多い. したがって, 高信号を示す脳脊髄液の中で発症直後のくも膜下出血を後期に確実に検出することは困難である. T2*強調像はT2強調像よりも少量のデオキシヘモグロビンを鋭敏に検出するため, ある程度の出血量があると信号低下をきたし, 診断が可能であるが, FLAIR高信号のほうが診断能が高い. ただし限局的に大量のデオキシヘモグロビンが存在すると, FLAIRでもT2*短縮効果がより強調されるため, くも膜下出血の高信号が不明瞭化することがあるので注意を要する(表1).

　T2*強調像は, デオキシヘモグロビンやメトヘモグロビン, ヘモジデリンによるT2*

ノート 18　脳動脈瘤破裂による急性期くも膜下出血における MRI の有用性と留意点

1）脳動脈瘤破裂症例における MRI の有用性

① くも膜下出血の診断

　発症第 3 病日以降のくも膜下出血，少量のくも膜下出血では，FLAIR によるくも膜下出血の検出能は CT よりも高い．また，くも膜下出血以外の急性疾患の鑑別にも有用である．拡散画像は合併する脳虚血超急性期の鑑別に有用である．

② 3D TOF MRA による破裂動脈瘤の診断

　造影剤を使用せずに脳動脈瘤の評価が可能である．5 分程度の撮像時間で，Willis 動脈輪を中心として，椎骨動脈 V4 から前大脳動脈皮質枝末梢側まで撮像範囲を網羅することが可能で，1 回のデータ収集で，あらゆる方向からの再構成画像が作成でき，ステレオ立体視による観察が可能となる．さらに，径の大きな動脈瘤では，FLAIR や T2 強調像でも診断可能なことがある．

③ 血栓化動脈瘤の診断

　TOF MRA や，造影 CTA，脳動脈造影では，開存している内腔のみしか描出できないが，MRI（T2 強調像，T1 強調像，造影 MRA 元画像）では，血栓化部分も描出でき，脳動脈瘤全体の内部性状と大きさを評価することができる．さらに MRI では動脈瘤と周囲脳実質との関係を明瞭に描出する．

　大型動脈瘤や巨大動脈瘤では，T2 強調像や FLAIR，MRA 元画像で，脳実質の圧排を直接描出することができる．

2）くも膜下出血症例に MRI を施行する際の留意する点

① 検査中のモニタリング
② 既往歴にクリッピング術を施行されている症例では，クリッピング周囲に磁化率アーチファクトによる信号欠損をきたすため，クリッピング近傍の動脈瘤を評価することができない．
③ 血腫のヘモグロビンがメトヘモグロビンに還元されると T1 短縮をきたし（高信号になり），T1 強調像である MRA の TOF 信号をマスクするので，破裂動脈瘤の検出は困難となる（図 3）．

短縮効果により，著明な低信号域として認められる．T2*強調像は限局性の高濃度のくも膜下出血の診断には優れているが，脳脊髄液で希釈されたヘモグロビン濃度の低いくも膜下出血の診断には FLAIR のほうが有用である．一方，FLAIR でもヘモグロビン濃度の高い凝血塊は T2 短縮効果により信号低下をきたすため，くも膜下出血の高信号が不明瞭化することがある．脳梗塞急性期の塞栓子検出の際の，T2*強調像の"susceptibility sign[†]"と，FLAIR の "intraarterial signal" についても同様の減少が認

脚注
[†] susceptibility sign：Ⅳ章　脳梗塞，p. 265 参照．

表1 くも膜下出血のMRI：FLAIRとT2*強調像の比較

	FLAIR(高速 SE)	T2*強調像(GRE)
撮像法の原理	inversion time を脳脊髄液が null point になるように設定	エコー時間を長く設定
	T1 短縮効果	T2*効果，局所の磁化率変化(デオキシヘモグロビン，メトヘモグロビン，ヘモジデリン)
くも膜下出血(急性期)の信号	高信号	低信号(T2*短縮)
その信号機序	脳脊髄液で希釈された出血	ヘモグロビン濃度の高い血腫
非典型的な所見とその機序	高濃度の凝血塊ではT2*短縮効果の影響で，高信号が不鮮明化し，低信号を呈することもある	脳脊髄液で希釈され，脳脊髄液内に均一に分布すると，T2*短縮効果が減弱する

められる．

　大量のくも膜下出血貯留状態では，脳槽に限局性の血腫を形成すると，血腫凝血内でオキシヘモグロビンからデオキシヘモグロビンへの還元が促進するため，亜急性期以降にT2強調像，T2*強調像で著明な低信号を示す．また，凝結に伴う赤血球の脱水状態とヘマトクリット値の上昇によりT2短縮(低信号化)をきたす．

　慢性期以降のヘモジデリンは強い常磁性を示す．大量のくも膜下出血をきたした症例では，脳脊髄液流による出血の洗い出し，濃度が低下しても，軟膜や脳神経，くも膜にそって長期にわたりヘモジデリンが沈着し，T2*強調像でびまん性の低信号域として認められることがある．これを脳表ヘモジデリン沈着症(superficial hemosiderosis)という．大脳半球や小脳半球の表面に認められるが，特にテント下に好発する．ほとんどの症例では慢性期においては無症候性であるが，くも膜下出血を繰り返す症例では，脳神経症状や小脳症状をきたすことがある．内耳道内くも膜にヘモジデリンが沈着すると，難聴の原因となる．

　磁化率強調画像(susceptibility-weighted imaging：SWI)は，局所の磁化率変化による強度画像の信号低下に加えて，磁化率変化による位相変調を用いて組織レベルの磁化率変化を強調する方法で，通常の 2D GRE 法 T2*強調像よりも，磁化率変化に鋭敏な画像法である．FLAIRでも検出できないような微量の急性期くも膜下出血の診断や，慢性期の脳表ヘモジデリン沈着症の診断に有用である．ただし 3D GRE 法で撮像するため急性期においてはルーチンには施行しない．

3) 拡散強調画像

　少量のくも膜下出血例では，拡散強調画像(diffusion-weighted imaging：DWI)では発症直後のくも膜下出血を検出することはできないが，大量出血例，特にFisher Grade 3 以上では，血腫は細胞密度の増加，粘稠度の増加を反映して拡散強調画像で高信号，ADC 低下を示す．しかし臨床において，拡散強調画像はスピンエコー型のシングルショットエコープラナー(echo planar imaging：EPI)法を用いるので，磁化率変化

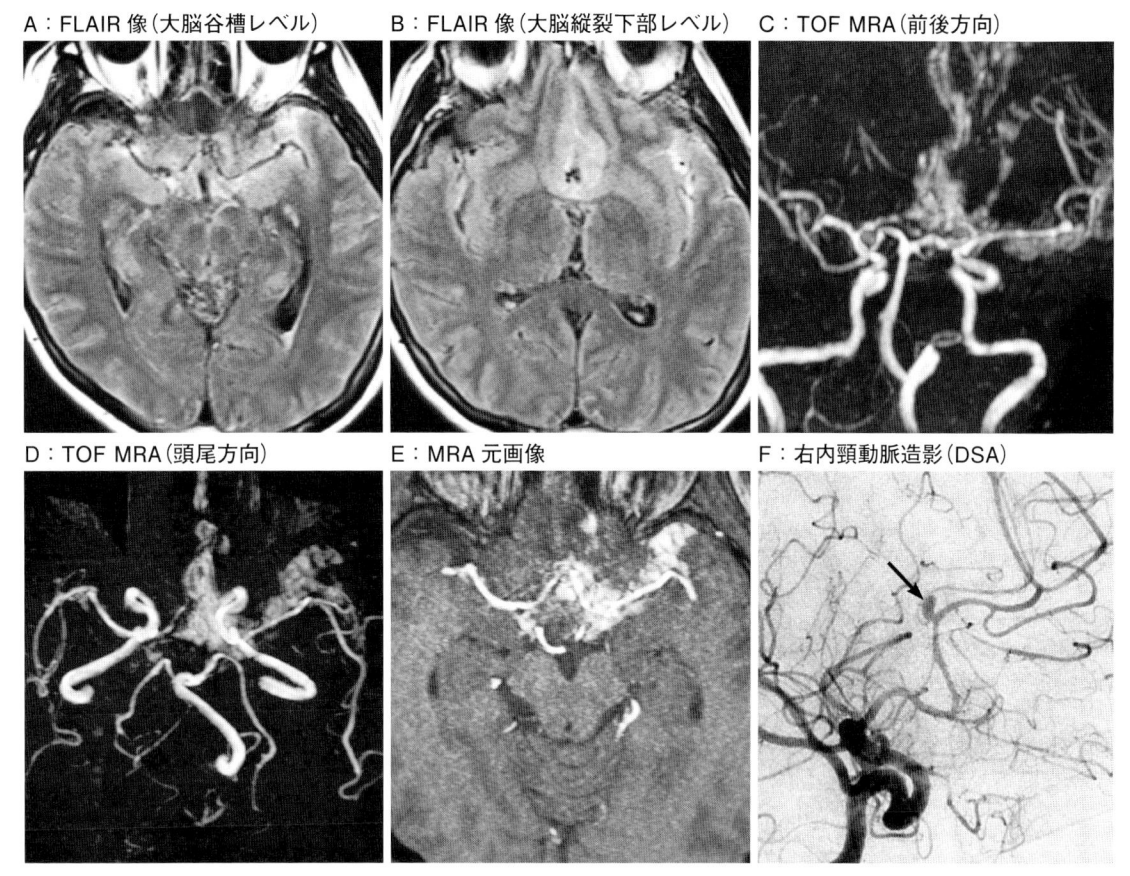

A：FLAIR 像（大脳谷槽レベル）　B：FLAIR 像（大脳縦裂下部レベル）　C：TOF MRA（前後方向）

D：TOF MRA（頭尾方向）　E：MRA 元画像　F：右内頸動脈造影（DSA）

図3　数日前より複視，軽度の頭痛あり（40 歳代女性）

FLAIR（A, B）で鞍上槽から両側大脳谷槽，大脳縦裂に高信号が認められ，くも膜下出血急性期〜亜急性期と診断できる．TOF MRA（C, D）で鞍上槽から大脳縦裂，左大脳谷槽，Sylvius 裂に不整形状の高信号が認められ，すでにくも膜下出血がメトヘモグロビン化しており，発症から数日が経過していると考えられる．メトヘモグロビンによる T1 短縮（高信号）が TOF 信号をマスクするため，MRA での破裂動脈瘤の診断は困難となる．

右内頸動脈造影（F）では，脳梁膝部レベル，右前大脳動脈皮質枝 A2 遠位側分岐部に血行力学的な嚢状動脈瘤が認められ（→），破裂動脈瘤と診断した．発症から数日が経過し，くも膜下出血が大脳縦裂から鞍上槽，両側大脳谷槽まで進展したと考えられる．右前大脳動脈 A2 には，軽度の狭小化，広狭不整が認められ，軽度の脳血管攣縮の所見である．

に鋭敏で，ヘモグロビン，特に常磁性を示すデオキシヘモグロビンによる磁化率変化により，くも膜下腔の信号低下，周囲の画像の歪み（distortion）をもたらす．したがって，拡散強調画像のみでくも膜下出血の存在診断や進展の評価は難しく，補助的な診断にすぎない．脳底槽およびその周囲実質に拡散強調画像で信号低下，画像の歪みがあるときは，くも膜下出血急性期を疑い，FLAIR もしくは CT で確認する．拡散強調画像はくも膜下出血に合併する脳血管攣縮による脳梗塞の早期診断に有用である．

4）T1 強調像

発症第 3 病日以降の亜急性期においては，血液分解産物がメトヘモグロビンに変化し，常磁性効果と高分子水和効果により T1 短縮効果をきたすため，T1 強調像で高信号を呈する．急性期に CT で高吸収域を示していたくも膜下出血も，亜急性期以降は

徐々に洗い出し吸収され，ヘモグロビン濃度の低下により不明瞭となるため，T1強調像のメトヘモグロビン信号のほうが明瞭に描出されることがある．また症状からは，急性期でもT1強調像で高信号を呈しているが，その数日前に破裂をきたした亜急性期であることがわかる．TOF MRAはT1強調像であり，メトヘモグロビンは高信号に描出される．その結果，脳槽内を走行する皮質枝のTOF信号がマスクされるため，皮質枝の評価，破裂動脈瘤の診断が困難となる．破裂動脈瘤をMRAで評価するときはメトヘモグロビンに変化しない急性期に施行すべきである．

キーポイント

- 急性期～亜急性期のくも膜下出血は，FLAIRで高信号，T2*強調像で低信号を呈する．
- 拡散強調画像で発症直後の急性期のくも膜下出血が高信号として描出されることがある．

文献

1) Santhosh K, Kesavadas C, Thomas B, et al：Susceptibility weighted imaging：a new tool in magnetic resonance imaging of stroke. Clin Radiol 2009；64：74-83.（Epub 2008 Aug 21）
2) Mittal S, Wu Z, Neelavalli J, Haacke EM：Susceptibility-weighted imaging：technical aspects and clinical applications, part 2. AJNR Am J Neuroradiol 2009；30：232-252.（Epub 2009 Jan 8）
3) Marshall SA, Kathuria S, Nyquist P, Gandhi D：Noninvasive imaging techniques in the diagnosis and management of aneurysmal subarachnoid hemorrhage. Neurosurg Clin N Am 2010；21：305-323.
4) Posti JP, Juvela S, Parkkola R, Roine S：Three cases of superficial siderosis of the central nervous system and review of the literature. Acta Neurochir（Wien）2011；153：2067-2073.（Epub 2011 Aug 7）

くも膜下出血 III

症例 33

40歳代女性．4日前から頭痛と複視が持続する．さらに頭痛が増悪したため来院．外傷の現病歴はない．左動眼神経麻痺あり．家族歴にくも膜下出血あり，くも膜下出血を疑いCTを施行．

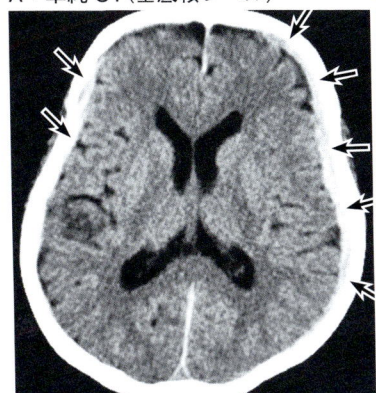

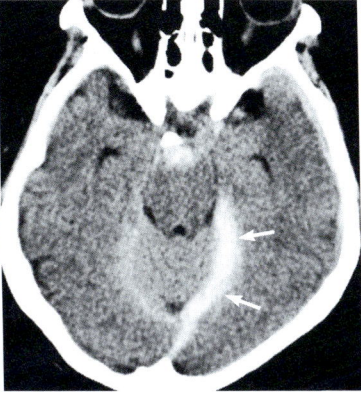

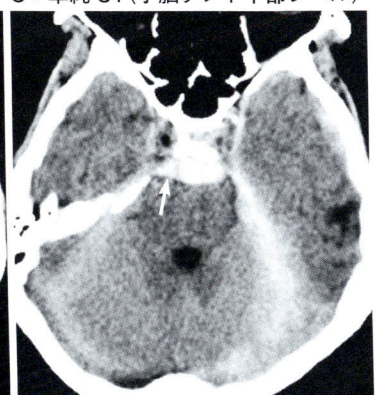

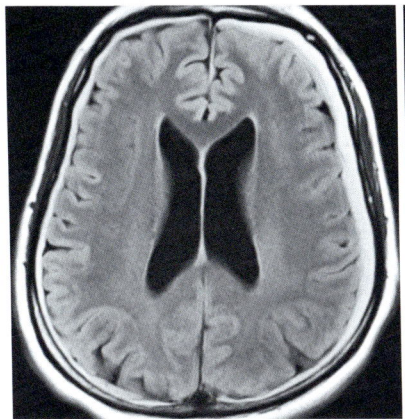

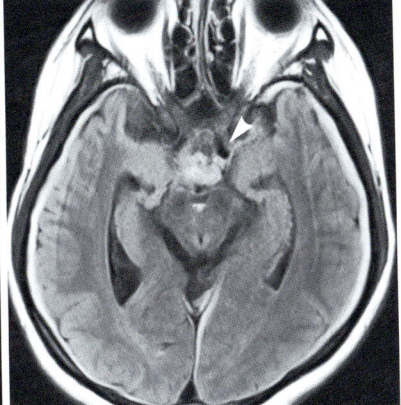

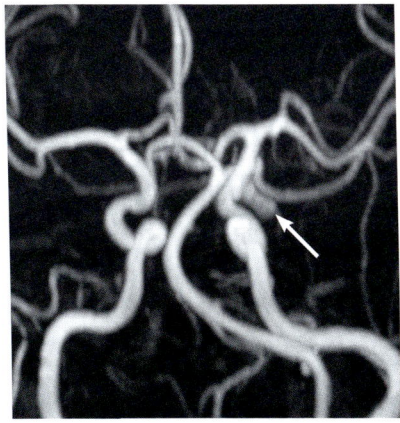

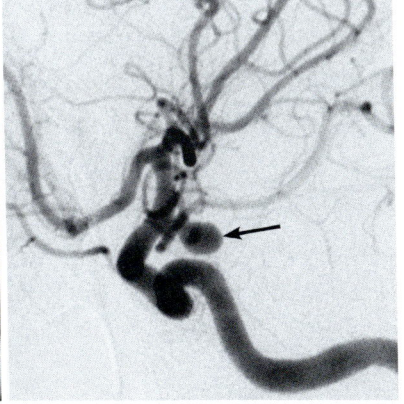

A：単純CT（基底核レベル）　B：単純CT（小脳テント上部レベル）　C：単純CT（小脳テント下部レベル）
D：FLAIR像（側脳室体部レベル）　E：FLAIR像（鞍上槽レベル）
F：TOF MRA　G：左内頸動脈造影（DSA）

図1　症例33

○ **画像所見** 単純CT（図1A）で両側，特に左側に急性硬膜下血腫が認められる（小矢印）．硬膜下血腫は小脳テントにも認められる（図1B，小矢印）．鞍上槽から左海綿静脈洞周囲，橋前槽（小矢印）に高吸収域が認められ，くも膜下出血も合併している（図1C）．
　FLAIR（図1D）でも，両側性に広範囲に，円蓋部から小脳テントに至る硬膜下腔に高信号域が認められる．急性硬膜下血腫と考えられるが，低髄液圧症候群も鑑別になる．ただしFLAIRでも，鞍上槽から左側海綿静脈洞に沿ってくも膜下腔に高信号域が認められ（図1E），くも膜下出血も認められる．この高信号域の中に，嚢状動脈瘤を示唆する管腔様のflow voidが認められる（▶）．TOF MRA（図1F）で左内頸動脈後交通動脈起始部に不整形状の嚢状動脈瘤が認められ（大矢印），破裂動脈瘤と考えられる．

○ **DSA所見** 左内頸動脈造影（図1G）で，左内頸動脈後交通動脈起始部に嚢状動脈瘤が認められる（大矢印）．

● **最終診断** 左内頸動脈後交通動脈起始部の嚢状動脈瘤が海綿静脈洞近傍の硬膜下と鞍上槽くも膜下腔に穿破．

○ **治療方針** 開頭，動脈瘤クリッピング術．

脳動脈瘤破裂による急性硬膜下血腫

病態と臨床
　頻度は高くないが脳動脈瘤の破裂により，硬膜下血腫を合併することがある．くも膜下腔の出血が硬膜下腔に穿破する症例がほとんどであるが，くも膜下出血がほとんど指摘できず，硬膜下血腫を優位にきたす症例もある．
　原因として，脳動脈瘤破裂によるくも膜下腔の出血時の圧上昇による硬膜囊損傷や，脳動脈瘤がくも膜に広く接して硬膜を圧排していたり，髄膜炎や既往のくも膜下出血後にくも膜に癒着性変化があり，硬膜下腔と交通して直接穿破する機序が考えられる．
　くも膜下腔外の内頸動脈動脈瘤破裂で，海綿静脈洞周囲から中頭蓋窩に硬膜下血腫を形成することがある．右中大脳動脈分岐部もしくは遠位側の動脈瘤の破裂により，円蓋部硬膜下腔に血腫を合併することがある．前大脳動脈皮質枝遠位側動脈瘤の破裂では，大脳鎌に沿った硬膜下血腫を合併することがある．椎骨脳底動脈動脈瘤では後頭蓋窩，特に橋前槽にくも膜下出血をきたすが，動脈瘤から直接硬膜下腔に穿破して，硬膜下血腫を形成する症例がある．

画像診断
　急性硬膜下血腫はCTで高吸収域，T2強調像で高信号から低信号，FLAIRで高信号から低信号，T1強調像で低信号から高信号をきたす．
　急性硬膜下血腫の原因は外傷性が最も多く，外傷性くも膜下出血や出血性脳挫傷を伴

うことが多い．外傷性の急性硬膜下血腫はテント上円蓋部の前頭，側頭，頭頂領域，さらに大脳鎌，小脳テントに沿って好発する．また，受傷第2病日以降に少量の硬膜下水腫を合併する．

外傷機転が明らかでなく，頭痛や嘔気・嘔吐などの髄膜刺激症状で急性発症し，明らかな脳挫傷を合併しない症例では，くも膜下出血を認めなくても，脳動脈瘤破裂による急性硬膜下血腫も鑑別に考え，TOF MRAの適応となる．

なお，FLAIRで急性硬膜下血腫様の高信号の液体貯留を広範囲にびまん性に認めた場合，低髄液圧症候群†が鑑別になる．低髄液圧症候群では，起立性の頭痛と臥位による症状の改善，およびびまん性の硬膜の造影効果と肥厚，FLAIRで高信号を呈する硬膜下水腫が診断のポイントとなる．

脚注
† VI章 神経内科疾患の症例63（低髄液圧症候群），p.432参照．

キーポイント

- 急性硬膜下血腫の原因は外傷性が多いが，脳動脈瘤破裂によりくも膜下出血が硬膜下腔に穿破して硬膜下血腫を形成することがある．
- 脳動脈瘤がくも膜に広く接し癒着性変化がある症例では，破裂により，くも膜下出血よりも急性硬膜下血腫が優位となることがある．

文献

1) Koerbel A, Ernemann U, Freudenstein D：Acute subdural haematoma without subarachnoid haemorrhage caused by rupture of an internal carotid artery bifurcation aneurysm：case report and review of literature. Br J Radiol 2005；78：646-650.
2) Marbacher S, Fandino J, Lukes A：Acute subdural hematoma from ruptured cerebral aneurysm. Acta Neurochir（Wien）2010；152：501-507.（Epub 2009 Oct 24）

症例 34-1

40歳代男性．起床時発症の構音障害および両側下肢不全麻痺．脳梗塞疑いでMRIを施行．

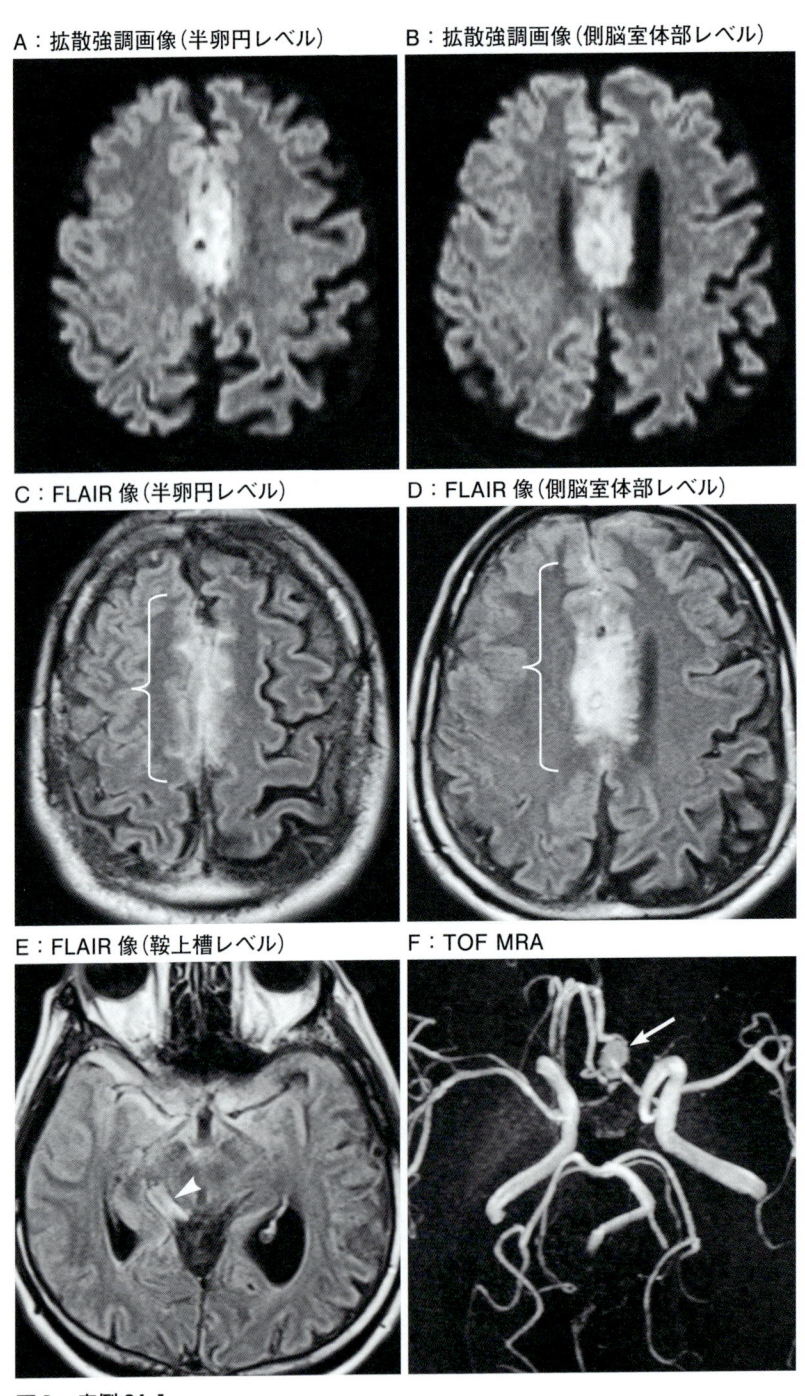

A：拡散強調画像（半卵円レベル）
B：拡散強調画像（側脳室体部レベル）
C：FLAIR像（半卵円レベル）
D：FLAIR像（側脳室体部レベル）
E：FLAIR像（鞍上槽レベル）
F：TOF MRA

図1　症例34-1

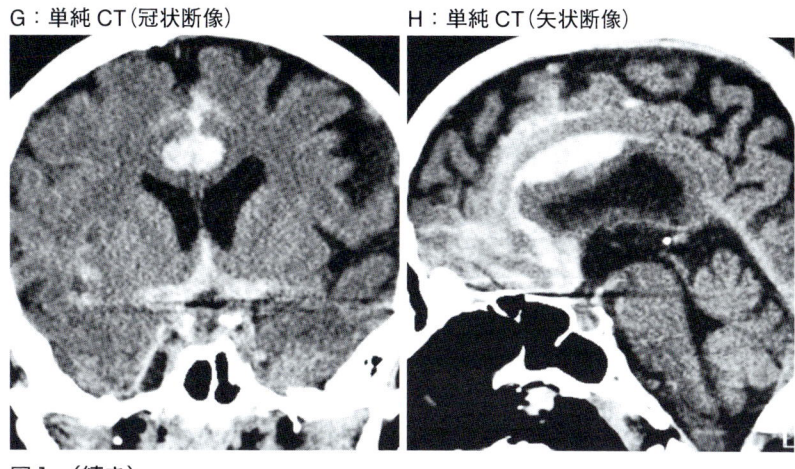

G：単純CT（冠状断像）　　H：単純CT（矢状断像）

図1　（続き）

○ **MRI所見**　拡散強調画像（図1A, B）で，両側帯状回から両側上前頭回，中心傍小葉に表在性に高信号が認められる（ADCも低下している，非掲載）．両側前大脳動脈皮質枝領域の急性期梗塞が考えられる．FLAIR（図1C, D）で，拡散強調画像の高信号域に一致して高信号を認めるが，連続して周囲のくも膜下腔に高信号を呈する急性期くも膜下出血を認める（括弧の示す範囲）ことから，拡散強調画像の高信号病変は梗塞急性期ではなく，大脳縦裂くも膜下腔に形成された血腫急性期と診断できる．さらにFLAIR（図1E）で，連続して鞍上槽から両側大脳谷槽，右側迂回槽（▶）に高信号域を呈するくも膜下出血が認められる．

　　TOF MRA（図1F）で，左前大脳動脈前交通動脈分岐部の形状不整な囊状動脈瘤を認め（→），動脈瘤破裂によるくも膜下出血と診断した．

○ **CT所見**　MRI後に直ちにCT（図1G, H）を施行し，くも膜出血の大脳縦裂への波及であることを確認した．

● **最終診断**　前交通動脈動脈瘤破裂によるくも膜下出血．特に大脳縦裂上部に血腫は局在し，中心傍小葉を圧排して両側下肢麻痺をきたした．

○ **治療方針**　開頭，動脈瘤クリッピング術．

症例 34-2

70歳代女性．朝から見当識障害が出現．症状が改善しないため，来院．感覚性失語あり．頭痛ははっきりしない．嘔吐なし．右片麻痺は認めなかったが，感覚性失語があり，左中大脳動脈領域脳梗塞急性期の疑いで，見当識障害発症から12時間後に緊急MRIを施行．

A：拡散強調画像（円蓋部レベル）　B：拡散強調画像（Sylvius裂レベル）　C：FLAIR像

D：T2強調像　E：TOF MRA（頭尾方向）

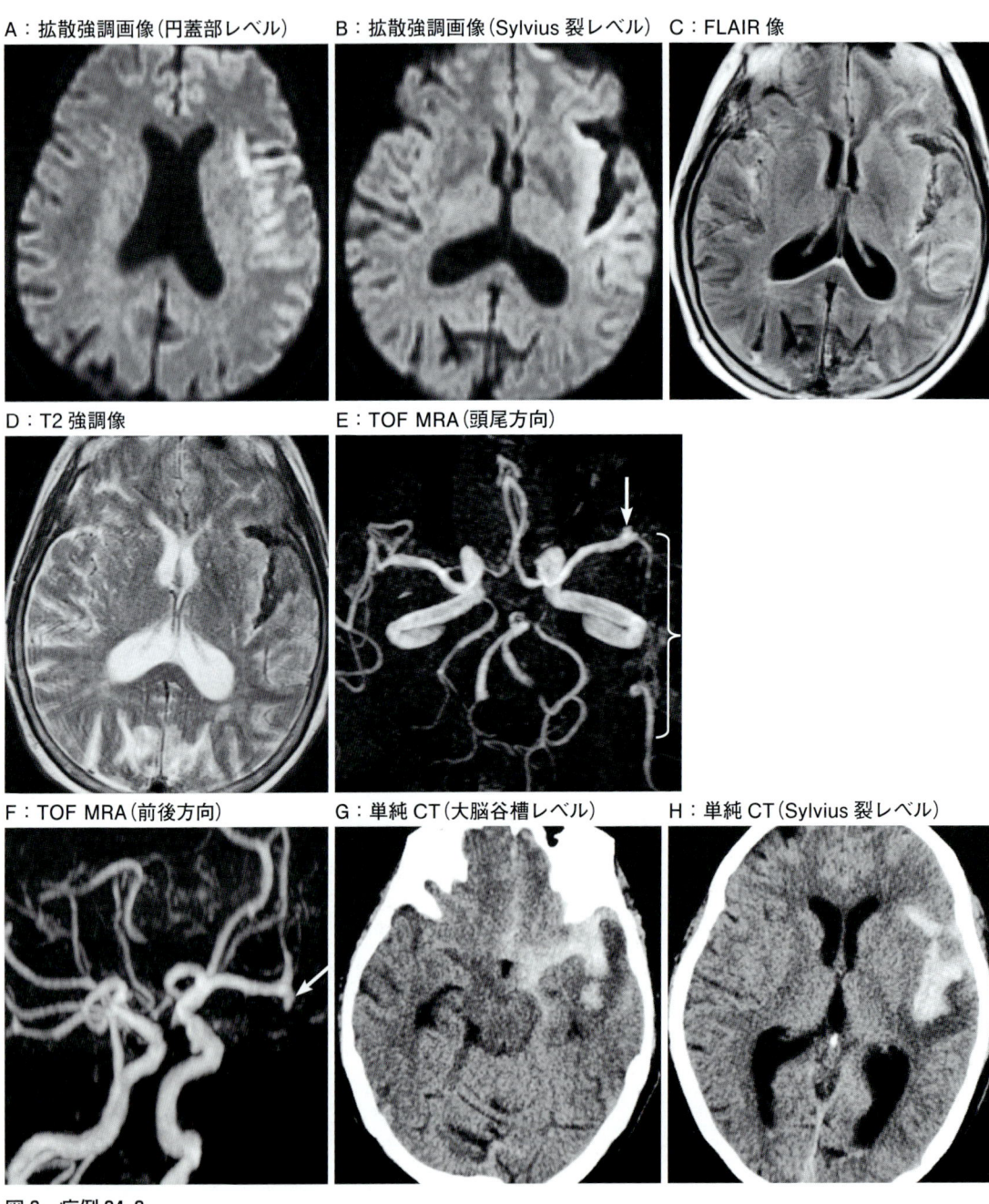

F：TOF MRA（前後方向）　G：単純CT（大脳谷槽レベル）　H：単純CT（Sylvius裂レベル）

図2　症例34-2

○ **MRI所見** 拡散強調画像（図2A,B）では，左中大脳動脈皮質枝領域灰白質に沿って高信号域を認める（ADC低下，非掲載）．左Sylvius裂の開大を認める（図2B）．FLAIR（図2C）では，拡散強調画像で認めた高信号域に沿って高信号を認めるが，さらに連続して広範囲にくも膜下腔に高信号域が認められ，くも膜下出血と診断できる．T2強調像（図2D）では左Sylvius裂が低信号を呈し，急性期血腫（デオキシヘモグロビン）が局在していると診断できる．拡散強調画像で認めた灰白質の高信号は，血腫による圧排もしくは左中大脳動脈皮質枝の血管攣縮による虚血性変化をきたしたものと考えられる（感覚性失語の原因）．

TOF MRA（図2E,F）では，左中大脳動脈分岐部に嚢状動脈瘤が認められ（→），破裂動脈瘤と診断した．左中大脳動脈皮質枝には，TOF信号の減弱が認められる（括弧の示す範囲）．血腫による圧迫で生じた血流低下もしくは急性期の脳血管攣縮が示唆される．

○ **CT所見** MRI直後にCTが施行され，左側優位の急性期くも膜下出血を認める（図2G,H）．

● **最終診断** 左中大脳動脈分岐部動脈瘤破裂によるくも膜下出血（画像診断の時点で発症から12時間）．左Sylvius裂に局在する大量の血腫による脳動脈圧迫，もしくは脳血管攣縮による左中大脳動脈皮質枝領域の灰白質に限局する虚血性変化．

○ **治療方針** 脳動脈攣縮が回復した後に，開頭，動脈瘤クリッピング術．

症例 34-3

40歳代男性．9時間前より気分不快，左顔面，左半身の感覚低下としびれを自覚．

A：拡散強調画像　　B：T2強調像（視床レベル）　　C：TOF MRA

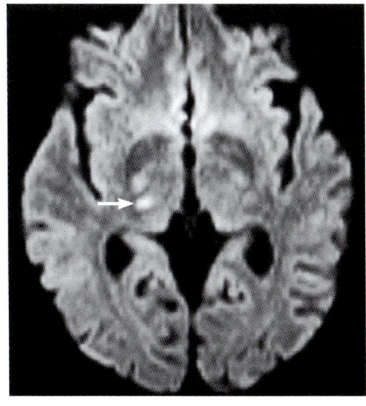

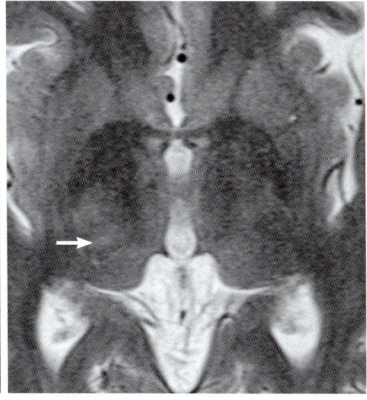

図3　症例34-3（次頁に続く）

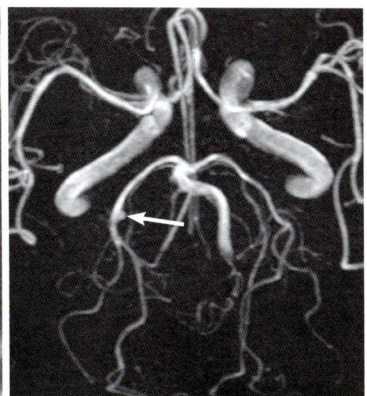

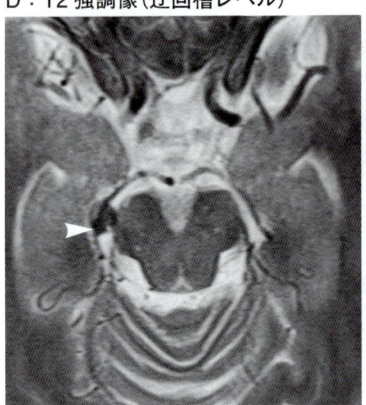

D：T2 強調像（迂回槽レベル）　　E：造影 MRA 元画像　　F：左椎骨動脈造影（DSA）

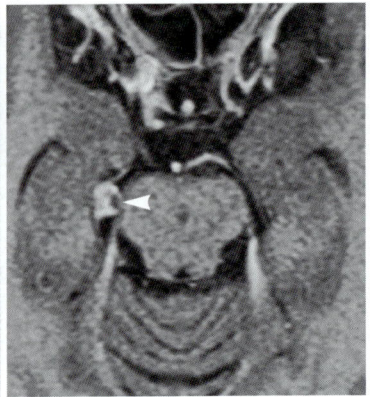

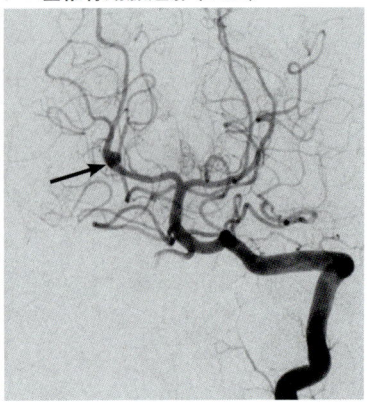

図3（続き）

- **MRI 所見**　拡散強調画像（図3A）で右視床外側領域に，限局性の高信号が認められる（小矢印）．T2 強調像（図3B）でもすでに発症後6時間を経過していることから，同領域に淡い高信号が認められる（小矢印）．
　TOF MRA（図2C）では右後大脳動脈 P2 に限局性の拡張があり，脳動脈瘤の所見である（大矢印）．T2 強調像（図2D）では，TOF MRA で認める脳動脈瘤の形よりもさらに大きな動脈瘤輪郭が認められる．内部は低信号（flow void）と淡い高信号がある（▶）．造影 MRA 元画像（図2E）ではT2強調像の動脈瘤に一致して，血液プール造影効果を認めるが，一部に造影欠損があり（▶），部分的に血栓化した動脈瘤と考えられる．

- **DSA 所見**　左椎骨動脈造影（図2F）で右後大脳動脈 P2 に動脈瘤が認められる（大矢印）．

- **最終診断**　右後大脳動脈皮質枝 P2 の動脈瘤内腔の一部血栓化による分枝粥腫型梗塞合併．本症例では，脳動脈瘤の成因は不明であるが，限局性の解離に伴い，紡錘状の仮性動脈瘤が形成され，その一部に血栓化を生じ，そこから分岐する左視床膝状体動脈瘤に梗塞を合併したものと考えられる．

- **治療方針**　保存的治療．

脳梗塞様の神経症状で発症した動脈瘤破裂によるくも膜下出血

病態と臨床

　脳動脈瘤破裂によるくも膜下出血の典型例は，激しい頭痛と意識障害で発症し，髄膜刺激症状を呈する．急性期には局所的な神経症状（巣症状）をきたすことはまれで，これらが脳実質内出血や脳梗塞急性期との鑑別点になる．しかし，くも膜下出血が大量に片側性に局在し脳実質を圧排したり，脳実質内に穿破，実質内血腫を形成した場合は，局所的な神経症状が優位に認められることがある．さらに血腫による脳動脈の圧迫もしく

は早期の脳血管攣縮による脳虚血も，局所的な神経症状の原因になりうる．

画像診断

脳実質内出血を疑い第一に単純CTが施行され，急性期のくも膜下出血を見逃すことはないが，実質内出血や硬膜下出血においても典型的な高血圧性や外傷性でないときは，脳動脈瘤破裂を疑い，MRIで精査を施行する．くも膜下出血の血管攣縮を合併し，脳梗塞による局所神経症状で発症する症例もある．

脳梗塞急性期を疑ってMRIを第一に施行した場合，急性期くも膜下出血を見逃さないよう注意を要する．拡散画像とT2強調像に加えて，救急症例においてもFLAIR，TOF MRAをルーチンに施行していれば，くも膜下出血や破裂動脈瘤を確実に検出することができる．MRIでくも膜下出血，動脈瘤の疑いがあるときは，直ちに単純CTを追加する．

また未破裂脳動脈瘤の増大により，脳動脈瘤が穿通枝を圧迫し，穿通枝領域梗塞をきたすことがある．さらに脳動脈瘤先端から穿通枝が分岐する症例では，動脈瘤の増大や動脈瘤内腔の血栓化により，分枝粥腫型梗塞をきたす可能性がある(症例34-3)．

キーポイント

- くも膜下出血でも局所神経症状で発症し，臨床的に脳梗塞急性期と鑑別が難しい症例がある．

文献

1) Inoue T, Fujimura M, Matsumoto Y, et al : Simultaneous occurrence of subarachnoid hemorrhage and cerebral infarction caused by anterior cerebral artery dissection treated by endovascular trapping. Neurol Med Chir (Tokyo) 2010 ; 50 : 574-577.
2) Suzuki K, Mishina M, Okubo S, et al : Anterior cerebral artery dissection presenting subarachnoid hemorrhage and cerebral infarction. J Nihon Med Sch 2012 ; 79 : 153-158.

症例 35-1

70歳代女性．突然の激しい頭痛と意識障害で発症．右内頸動脈後交通動脈分岐部動脈瘤破裂によるくも膜下出血急性期で開頭，動脈瘤クリッピング術が施行された．術後で経過は良好であったが，発症3週間後に，意識レベル低下および左片麻痺を認めたため，MRIを施行．（症例21-1と同一症例，p. 138参照）

A：TOF MRA（頭尾方向）　　B：TOF MRA（前後方向）

C：造影MR灌流画像　　D：右内頸動脈造影（DSA）

E：拡散強調画像（発症1か月後）　　F：単純CT冠状断像（発症直後）

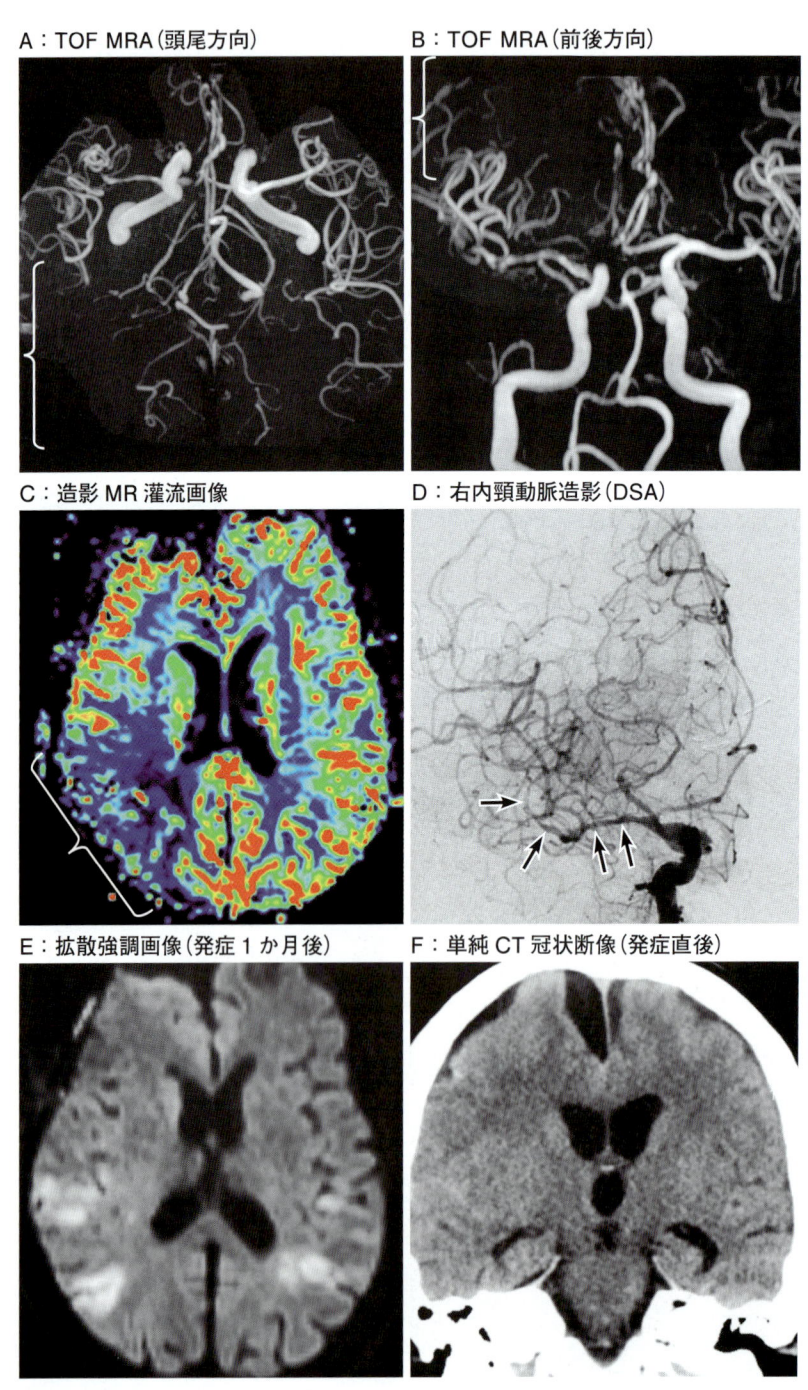

図1　症例35-1

G：単純CT冠状断像（発症2か月後）　　H：単純CT冠状断像（シャント後）

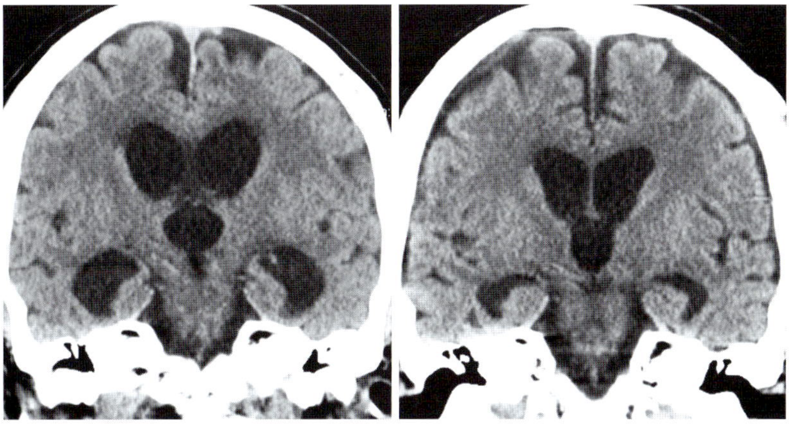

図1（続き）

○ **画像所見**　明らかな脳梗塞合併を認めなかったが，TOF MRA（図1A, B）で，右中大脳動脈M1からM2にかけて，広狭不整とTOF信号の減弱が認められ（括弧の示す範囲），脳血管攣縮が考えられる．造影灌流画像（図1C）では右中大脳動脈皮質枝領域，特にmiddle trunk領域に，rCBF低下が認められる（括弧の示す範囲）．右内頸動脈造影（図1D）でも，右内頸動脈遠位側から右中大脳動脈M1からM2にかけて，脳血管攣縮を認める（→）．その後も意識レベルの低下と麻痺の増悪，寛解を繰り返す．

　1か月後の経過観察MRIでは，拡散強調画像（図1E）で両側中大脳動脈領域に，急性期〜亜急性期の小梗塞が多発する．MRA（非掲載）では右中大脳動脈の脳血管攣縮は持続し，さらに右後大脳動脈や左中大脳動脈皮質枝にも狭小化が認められ，広範囲に脳血管攣縮をきたしていることがわかる．

● **最終診断**　右内頸動脈後交通動脈分岐部動脈瘤破裂によるくも膜下出血に合併した水頭症と脳血管攣縮．

○ **治療方針とその後の経過**　発症直後のCT（図1F）と比較して，2か月後CT（図1G）では明らかに両側側脳室体部，側脳室下角に開大，増悪が認められる．Sylvius裂の開大や，円蓋部くも膜下腔の狭小化を認めず，典型的な正常圧水頭症の所見には至っていないが，認知症様の症状や歩行不安定が出現したため，脳室-腹腔シャントが施行され，脳室開大は改善した（図1H）．

症例 35-2

50歳代男性．突然の頭痛と意識障害で発症．右内頸動脈後交通動脈分岐部動脈瘤破裂によるくも膜下出血急性期で動脈瘤クリッピング術施行．1か月後に意識レベルがやや低下したため，CTを施行．（症例21-2と同一症例，p.139）

A：単純CT冠状断像（発症直後）　B：単純CT冠状断像（発症1か月後）

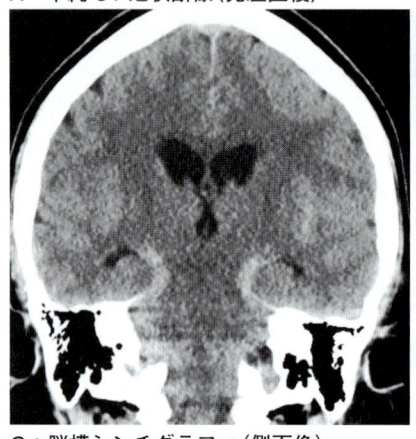

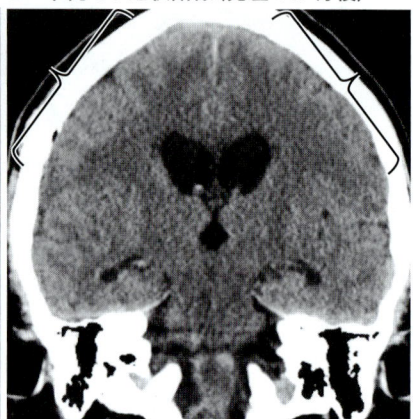

C：脳槽シンチグラフィ（側面像）　D：脳槽シンチグラフィ（正面像）

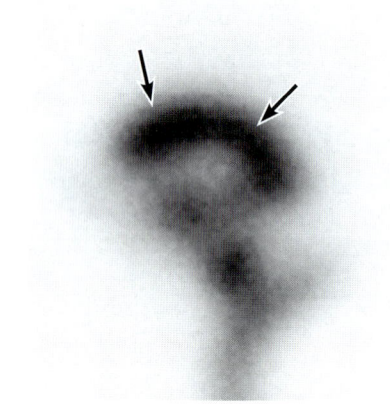

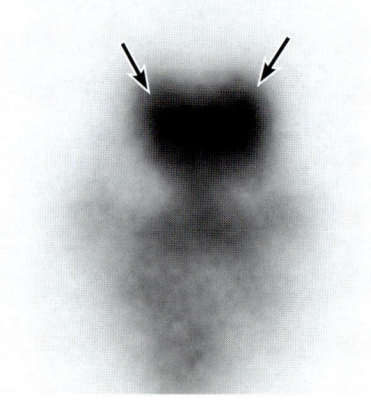

図2
症例35-2

- **CT所見** 1か月後の単純CT（図2B）では脳底槽の高吸収域のくも膜下出血が洗い出され，吸収されている．発症直後のCT（図2A）でも軽度の水頭症を認めるが，1か月後のCTで，脳室開大の軽度増悪を認める．さらに，円蓋部くも膜下腔の狭小化が認められ（図2B，括弧の示す範囲），正常圧水頭症が示唆される．

- **シンチグラフィ所見** 脳槽シンチグラフィ（図2C,D）にて，側脳室への逆流が認められ（→），円蓋部くも膜下腔に流入は認めない．

- **最終診断** 正常圧水頭症の合併．

- **治療方針** 脳室-腹腔シャント術．

症例 35-3

80歳代男性．突然，頭痛と意識障害を発症したくも膜下出血症例．左中大脳動脈分岐部および右後大脳動脈後交通動脈分岐部，左後大脳動脈に，多発性の未破裂脳動脈瘤を指摘された．保存的治療で意識レベルは徐々に回復し，順調な経過を示していたが，亜急性期の発症後第15病日に瞳孔不同，意識レベル低下をきたし，動脈瘤再破裂によるくも膜下出血を疑い，頭部単純CTを施行した．（症例29-2と同一症例，p. 179参照）．

A：単純CT（側脳室下角～後角レベル）　B：単純CT冠状断像（側脳室後角レベル）

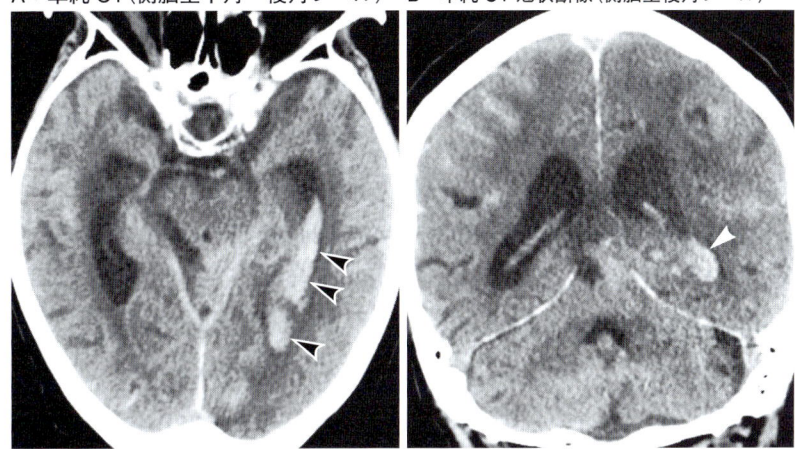

C：単純CT像（第21病日）

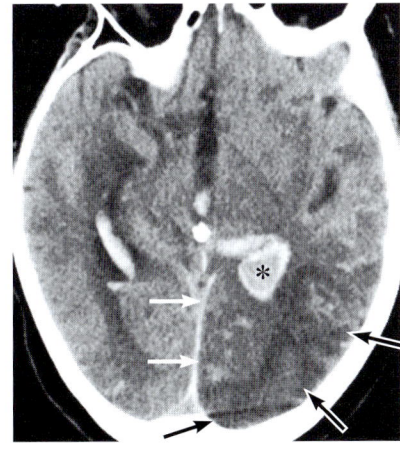

図3　症例35-3

○ **画像所見**　両側側脳室に水頭症が認められる．左側迂回槽から左上小脳槽に高吸収域のくも膜下出血が認められ，さらに左側脳室後角内側壁から脳室内に血腫が直接穿破している（図3 A, B，►）．くも膜下出血の局在から左後大脳動脈皮質枝末梢側の嚢状動脈瘤からの破裂と考えられる．

再破裂から6日後に呼応に対する反応も低下したため再度，頭部単純CTを施行したところ，左迂回槽に血腫（＊）は残存しており，左後大脳動脈領域に広範囲に脳梗塞急性期の血管性浮腫を認める（図3 C，→）．

- **再破裂後最終診断** 左中大脳動脈分岐部動脈瘤破裂によるくも膜下出血に加えて，その亜急性期に左後大脳動脈皮質枝末梢側の動脈瘤も破裂をきたし，左側脳室内に穿破．左迂回槽に限局する血腫により左後大脳動脈皮質枝の脳血管攣縮による脳梗塞を合併した．

- **治療方針** 高齢で状態不良であるため保存的治療．

脳動脈瘤破裂によるくも膜下出血：合併症

　脳動脈瘤破裂によるくも膜下出血では急性期の一次的脳損傷に加えて，さまざまな合併症による予後不良化がある．くも膜下出血急性期～慢性期初期における，予後不良因子となる合併症として，① 脳動脈瘤の再破裂による再出血，② 水頭症，③ 脳動脈攣縮（cerebral vasospasm）による脳梗塞がある．

A．脳動脈瘤の再破裂，再出血
病態と臨床

　脳動脈瘤破裂によるくも膜下出血急性期に発生する最も重篤な合併症として，再出血がある．再出血の責任病巣としては，① 破裂動脈瘤の再破裂と，② 多発する他の動脈瘤の破裂がある．

　発症直後の破裂脳動脈瘤は，くも膜下腔に形成された血腫による圧迫効果で止血されているが，再破裂により，神経症状，特に意識レベルの急激な増悪をきたし，予後不良となる．救急での診察中や撮像中にも起こりうるので，意識状態や神経症状を常に経過観察する．

画像診断

　脳血管造影（DSA）中に認める extravasation は再破裂を示唆する所見である．MRI 撮像中や脳動脈造影検査中であっても，神経症状の増悪があったときは直ちに単純 CT を施行する．血腫の増量，新たな脳室穿破や実質内出血の出現，びまん性脳腫脹や水頭症の急性増悪などを認めるときは，動脈瘤の再破裂もしくは同時に併存する他の動脈瘤の破裂の可能性を考える．

B．水頭症
病態と臨床

　水頭症はくも膜下出血の 10～30％ に合併し，発症直後から認められる．急性期の水頭症の機序としては，くも膜下腔の血腫形成や脳室内血腫合併による脳脊髄液循環の閉塞機転による．特に後頭蓋窩くも膜下腔の血腫形成例では水頭症合併の頻度や重症度が高い．

　正常圧水頭症は，慢性期に認める合併症であり，記憶障害，歩行障害，尿失禁を三主徴とする．

画像診断

　脳室の拡張は側脳室や第三脳室で認められる．第四脳室は拡張しない傾向にある．特

表1 Classen分類：CTによるくも膜下出血の分類

Grade	くも膜下出血	脳室内出血
0	なし	なし
1	少量のくも膜下出血	なし
2	少量のくも膜下出血と両側脳室内の出血を認める	両側側脳室内に出血
3	厚さ5mm以上のくも膜下出血	なし
4	厚さ5mm以上のくも膜下出血	両側側脳室内に出血

Classen分類は，脳血管攣縮の合併を予測するためにFisher分類を改訂した分類
Grade 4は脳血管攣縮の合併頻度が高い

に側脳室の下角の開大が認められ，くも膜下腔の早期所見として有用である．
　CT, MRIでは脳室の開大，Sylvius裂の開大および円蓋部くも膜下腔の狭小化を認める．

C．脳血管攣縮 cerebral vasospasm(vasoconstriction)および脳梗塞
病態と臨床
　くも膜下出血内を走行する脳動脈皮質枝に血液分解産物による脳血管攣縮(vasospasm)を生じて，その支配域に循環障害をきたす．くも膜下出血に合併する脳血管攣縮には，動脈瘤破裂直後48時間以内の急性期に起こる，① 早期脳血管攣縮(early vasospasm)と，第4病日以降の亜急性期に発症して1～2週間程度持続する，② 遅発性脳血管攣縮(delayed vasospasm)がある．臨床的に問題となるのは，亜急性期に起こる遅発性の脳血管攣縮で，遅発性虚血症候群を合併することがある．

　正常の脳動脈では，脳血管内皮が血管拡張作用のある一酸化窒素(NO)を産生しているが，くも膜下出血症例では二次性の血管内皮障害によりNO産生が抑制され，攣縮が生じると考えられている．

　優位側の中大脳動脈に広範囲に脳血管攣縮による虚血が生じると，片麻痺や失語が生じる．前大脳動脈遠位側動脈瘤破裂によるくも膜下出血では，両側前大脳動脈に攣縮を生じる可能性があり，重篤な意識障害をきたす．くも膜下出血の症状が軽微で，合併する脳血管攣縮の虚血症状で搬送されることもある．

　脳血管攣縮以外にも開頭クリッピング術時の手術操作，びまん性脳腫脹や内ヘルニア(テント切痕ヘルニアによる後大脳動脈圧迫など)による脳動脈圧排により，脳梗塞を合併することがある．

　くも膜下出血量が多く，くも膜下腔に血腫を形成し長期にわたり局在する症例で，脳血管攣縮の合併率が高い．脳血管攣縮の合併の予測にClassen分類がある(**表1**)．Fisher分類を改訂した分類で，Grade 4は脳血管攣縮の合併頻度が高い．

画像診断
　脳血管攣縮はMRA，造影CTA，脳血管造影(DSA)で診断する．区域性の梗塞をきたし，急性期に細胞性浮腫と血管性浮腫を認める．血管性浮腫が増悪し，出血性梗塞を

きたすこともある．

キーポイント

- 動脈瘤再破裂による再出血は急性期の最も重篤な合併症で，救急での撮像中にも起こりうるので，意識状態，神経症状を常に経過観察する．
- 急性期〜亜急性期に片麻痺，失語など局所的な神経症状をきたしたときは，脳血管攣縮による脳虚血の合併を考える．
- 正常圧水頭症では，Sylvius 裂の開大と円蓋部くも膜下腔の狭小化を認める．

文献

1) Pearl JD, Macdonald RL：Vasospasm after aneurysmal subarachnoid hemorrhage：need for further study. Acta Neurochir Suppl 2008；105：207-210.
2) Vergouwen MD, Vermeulen M, Roos YB：Delayed cerebral ischemia after aneurysmal subarachnoid hemorrhage：is angiographic vasospasm an epiphenomenon? Stroke 2009；40：e39；author reply e40.（Epub 2008 Dec 12）
3) Starke RM, Connolly ES Jr：Rebleeding after aneurysmal subarachnoid hemorrhage. Participants in the International Multi-Disciplinary Consensus Conference on the Critical Care Management of Subarachnoid Hemorrhage. Neurocrit Care 2011；15：241-246.
4) Rose MJ：Aneurysmal subarachnoid hemorrhage：an update on the medical complications and treatments strategies seen in these patients. Curr Opin Anaesthesiol 2011；24：500-507
5) Velat GJ, Kimball MM, Mocco JD, Hoh BL：Vasospasm after aneurysmal subarachnoid hemorrhage：review of randomized controlled trials and meta-analyses in the literature. World Neurosurg 2011；76：446-454.
6) Mahaney KB, Todd MM, Bayman EO, Torner JC：IHAST investigators：acute postoperative neurological deterioration associated with surgery for ruptured intracranial aneurysm：incidence, predictors, and outcomes. J Neurosurg 2012；116：1267-1278.（Epub 2012 Mar 9）
7) Rowland MJ, Hadjipavlou G, Kelly M, et al：Delayed cerebral ischaemia after subarachnoid haemorrhage：looking beyond vasospasm. Br J Anaesth 2012；109：315-329.

IV章

脳梗塞

症例 36

50歳代男性．心房細動あり．突然の失語，右片麻痺．NIHSS（National Institute of Health Stroke Score）6点．MRIは発症1時間10分後，CTは発症1時間30分後に施行．

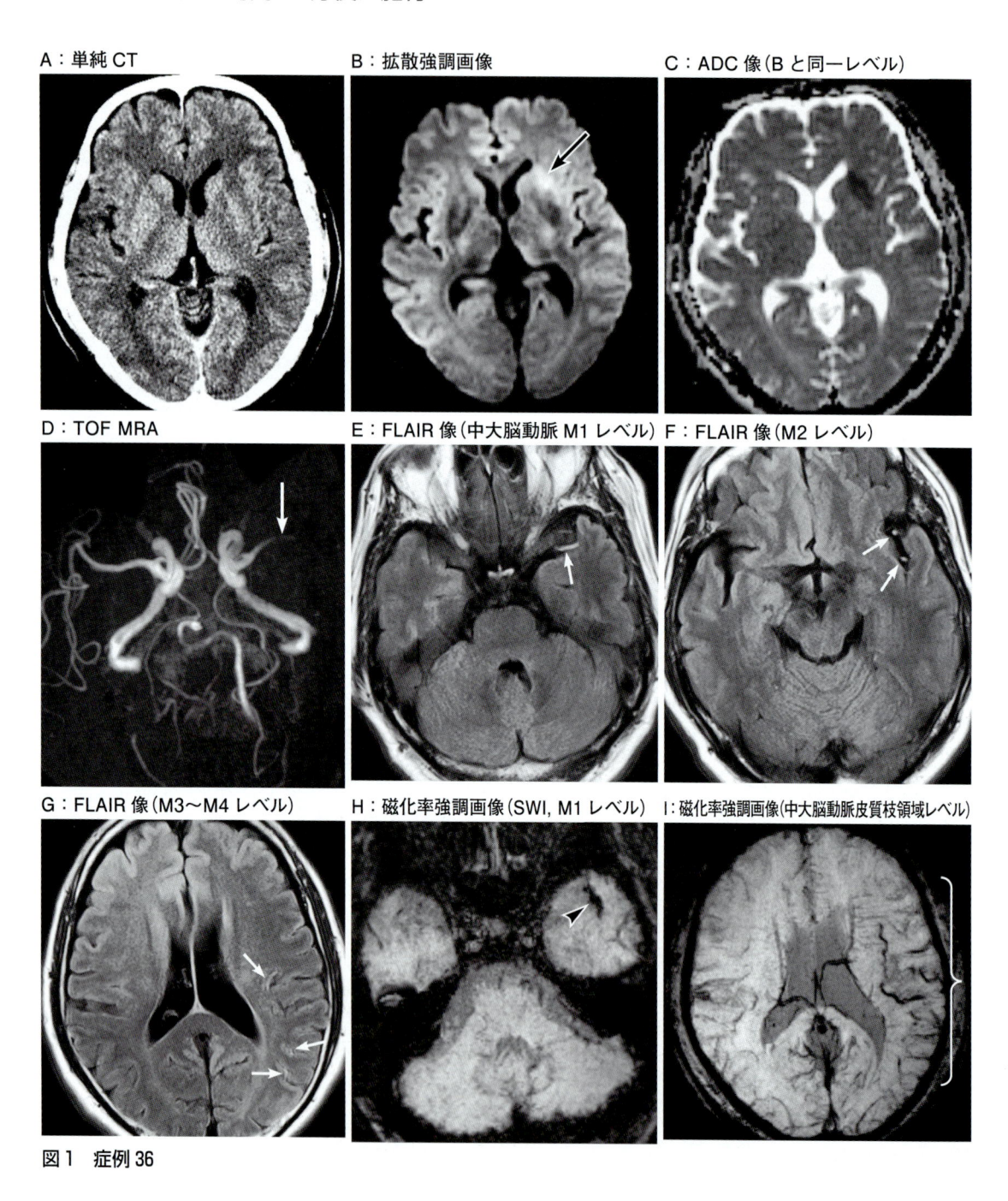

A：単純CT
B：拡散強調画像
C：ADC像（Bと同一レベル）
D：TOF MRA
E：FLAIR像（中大脳動脈M1レベル）
F：FLAIR像（M2レベル）
G：FLAIR像（M3～M4レベル）
H：磁化率強調画像（SWI, M1レベル）
I：磁化率強調画像（中大脳動脈皮質枝領域レベル）

図1　症例36

脳梗塞 **IV**

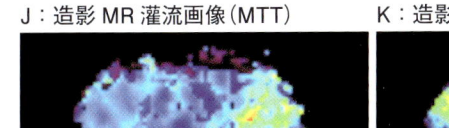

J：造影 MR 灌流画像（MTT）　　K：造影 MR 灌流画像（rCBF）　　L：造影 MR 灌流画像（rCBV）

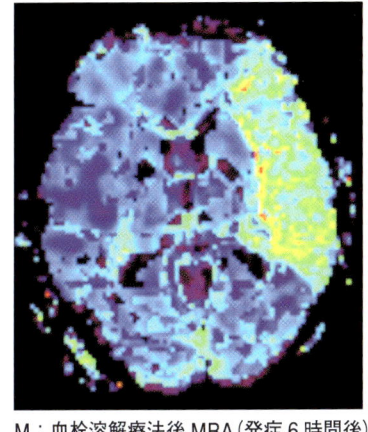

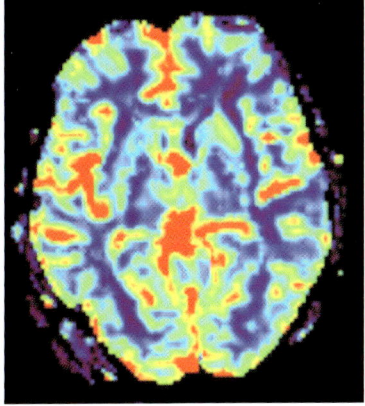

M：血栓溶解療法後 MRA（発症 6 時間後）　　N：血栓溶解療法後 FLAIR 像

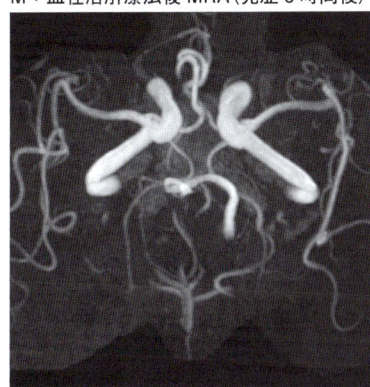

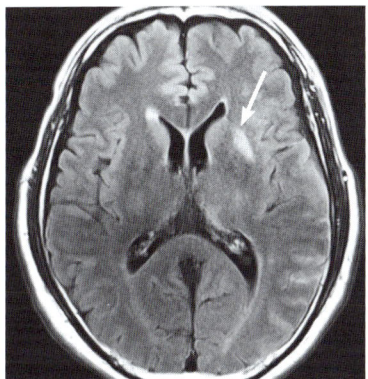

図1（続き）

○ **画像所見**　発症 1 時間 30 分後の単純 CT（図 1 A）で，prospectively には明らかな "early CT sign" を指摘できない（実際には MRI が先に施行されている）．発症 1 時間 10 分後の拡散強調画像（図 1 B）では，左被殻前半部，左中大脳動脈外側線条体動脈領域の一部に限局性の軽度の高信号を認め（大矢印），一致して ADC も低下している（図 1 C）．拡散強調画像および ADC 画像所見から再度 CT を見ると，左被殻前半部分に淡い低吸収域が認識される．TOF MRA（図 1 D）では，左中大脳動脈 M1 遠位側レベルで TOF 信号の途絶が認められる（大矢印）．

　FLAIR（図 1 E〜G）では，左中大脳動脈 M1 遠位側分岐部から M2 以降 M4 レベルまで，皮質枝に "intraarterial signal" が認められる（小矢印）．左中大脳動脈皮質枝領域に，diffusion-perfusion mismatch（p.260 参照）があると予測できる．

　磁化率強調画像（SWI，図 1 H, I）では，左中大脳動脈 M1 遠位側分岐部から近位側に，限局性の低信号が認められ，動脈閉塞の原因となった塞栓子である（▶）．左中大脳動脈皮質枝領域からの還流静脈である皮質静脈および髄質静脈内にデオキシヘモグロビン濃度の上昇を示唆する（括弧の示す範囲）．

　造影 MR 灌流画像が施行され，左中大脳動脈皮質枝領域のほぼ全体に MTT（平均通過時間：mean transit time）の延長を認め（図 1 J），皮質枝領域に diffusion-MTT mismatchがある．しかし，皮質枝領域のrCBF（局所脳血流量：regional cerebral blood flow）の低下は軽度で（図1K），皮質枝領域のrCBV（局所脳血液量：regional cerebral blood volume）も良好に保たれており（図1L），循環代償が良好に働いていることがわかる．

血栓溶解療法後の発症6時間後のMRA（図1M）では，左中大脳動脈M1に再開通が認められ，その皮質枝の末梢側までTOF信号を認める．血栓溶解療法後のFLAIR（図1N）で高信号を示す最終梗塞は初回の拡散強調画像（図1B）の高信号領域にほぼ一致し（大矢印），最終梗塞の増大はなく，皮質枝領域には新たな梗塞を認めない．右片麻痺および失語も改善した．

● **最終診断** 左中大脳動脈M1遠位側の心原性塞栓性閉塞による梗塞超急性期．左中大脳動脈皮質枝領域に広範囲なdiffusion-perfusion mismatchを示すが，血栓溶解療法により再開通が得られ，mismatch領域は可逆的で最終梗塞には至らなかった．

○ **治療方針** 経静脈性血栓溶解療法．

脳梗塞急性期の画像診断のポイント

病態と臨床

脳梗塞は，脳動脈の狭窄ないしは閉塞による脳動脈血流供給不全によって引き起こされる脳組織の壊死で，中枢神経系の非可逆的な機能障害をきたす．脳梗塞は単一疾患ではなく，その原因にはさまざまな病態がある．

発症直後の脳梗塞は進行性の病態であり，超急性期〜急性期において適切な治療がなされなければ，最終梗塞の範囲の増大，脳動脈狭窄の増悪，脳梗塞の再発，増悪をきたし，長期的な機能的予後の不良に陥る．

脳動脈主幹部閉塞や，皮質枝近位側の高度狭窄から閉塞による虚血強度の強い症例では，発症3時間程度で皮質枝遠位側や穿通動脈に閉塞が起こり最終梗塞に陥いる．虚血強度の弱い症例でも発症24時間以内に梗塞は完成し，最終梗塞に至る．しかし，その時間内では脳循環不全病態は刻々と変化するので，神経症候学的な診断に併せて画像診断による評価が必要である．脳梗塞の治療法は急性期の再灌流，血流改善，脳組織保護のみならず，亜急性期以降の再発予防治療など多岐にわたり，発症機序病態に応じた治療法が選択される．

画像診断

脳梗塞における画像診断の役割を表1に示す．特に脳梗塞超急性期〜急性期の画像診断においては，①非可逆的な脳組織障害の検出，②閉塞動脈の診断，③脳循環動態の評価および最大最終梗塞範囲の予測，④発症機序（病型・病因）の診断，がポイントとなる．

表1　脳梗塞における画像診断の役割

- 頭蓋内急性期出血の否定
  ―脳梗塞以外の可能性
- 脳梗塞の診断 ─────────────▶ **超急性期・急性期の診断目的**
- 脳梗塞の原因検索
  ―頭蓋内動脈の閉塞
  ―椎骨動脈解離
  ―内頸動脈起始部プラーク形成
  ―左心耳血栓の有無
  ―右左シャントの有無
  ―大動脈解離
  ―進行性の悪性腫瘍と転移
- 合併症の診断
  ―腎梗塞
  ―アテローム血栓性の大動脈瘤，閉塞性動脈硬化症（ASO）
  ―深部静脈血栓，肺動脈塞栓
  ―誤嚥性肺炎，うっ血性心不全

超急性期・急性期の診断目的

MRI が第一選択
- 主幹動脈から皮質動脈の閉塞部位
  ―病変の動脈支配域
- 非可逆的組織障害の検出
- 灌流異常域の検出
  ― diffusion-perfusion mismatch
- 残存循環予備能の評価
  ― rCBF, rCBV
- 病型・病因の診断
  ―治療法選択

1）頭蓋内出血の除外

単純 CT で急性期の頭蓋内出血（脳実質内出血，くも膜下出血，外傷性出血，慢性硬膜下血腫など）を完全に除外診断する．ただし急性期の頭蓋内出血は MRI のみでも診断可能である（表1）．超急性期のオキシヘモグロビンは T2 強調像で発症直後から中程度の高信号を示す（II 章 脳出血，症例 15-1, p.98 参照）．また，くも膜下出血急性期～亜急性期は FLAIR で高信号を示す（III 章 くも膜下出血，症例 21-1, p.138 参照）．発症からの時間経過や信号変化の進展範囲から，超急性期脳梗塞と脳出血の鑑別は MRI でも可能である．ただし，MRI 単独で急性期の頭蓋内出血の診断をするには，適切なプロトコールの設定と十分な臨床経験が必要である．

2）脳虚血超急性期の障害組織の診断

虚血による障害組織（細胞性浮腫）は，拡散強調画像で高信号，みかけの拡散係数（ADC）の低下を示す（ADC 画像で低信号）．単純 CT でも超急性期の早期 CT 所見（"early CT sign"）を示すことがあるが，早期検出には拡散強調画像が有用である．拡散強調画像で高信号を示す病変は脳梗塞超急性期以外にもあり，特異的ではないが，急性発症で拡散強調画像で高信号を示す病変は第一に脳梗塞を考える（表2）．

3）動脈閉塞部位の診断および灌流異常の予測

3D TOF MRA で，内頸動脈や皮質枝近位側の狭窄，閉塞を診断する．FLAIR における "intraarterial signal" や，T2*強調像の "susceptibility sign"（磁化率変化による局所的な低信号）は，皮質枝近位側から皮質枝遠位側の動脈閉塞の診断に有用である．可能ならば頸部（総頸動脈分岐部から内頸動脈起始部レベル）の TOF MRA も施行するが，血栓溶解療法の適応判定においては，時間が優先されるので必要ではない．

表2 荏原病院ストロークユニットにおける脳梗塞超急性期(発症3時間以内)のための緊急MRIプロトコール

撮像順位	撮像シーケンス	脳虚血超急性期診断における目的	その他の評価項目
1 拡散画像(拡散強調画像とADC画像)	2D SE-EPI	非可逆的の組織障害(細胞性浮腫)の早期検出	① 脳出血超急性期との鑑別,② 脳梗塞以外の拡散低下をきたす疾患の鑑別
2 FLAIR	2D FSE	皮質枝閉塞(intraarterial signal)	急性期〜亜急性期のくも膜下出血
3 T2*強調像	2D GRE	皮質枝閉塞(塞栓子や血栓のsusceptibility sign)	穿通動脈レベルのヘモジデリン沈着(いわゆるmicro-bleed)検出
磁化率強調画像(SWI)	3D GRE	① 皮質枝閉塞(susceptibility sign),② misery perfusion領域の検出(還流静脈内のデオキシヘモグロビンの上昇)	穿通動脈レベルのヘモジデリン沈着の検出
4 T2強調像	2D FSE	① 脳梗塞や脳出血の既往歴,② 主幹動脈の閉塞	脳出血超急性期(オキシヘモグロビン)の診断
5 TOF MRA	3D GRE	① 主幹動脈から皮質枝近位側閉塞,② 脳動脈硬化の程度,③ Willis動脈輪の形態	脳動脈瘤,脳血管奇形の診断

上記の所見から,主幹動脈から皮質枝に動脈閉塞があり,皮質枝領域に広範に灌流異常が示唆されるが,拡散異常域が限局し,diffusion-perfusion mismatchの存在が考えられる症例では以下を施行する

| 6 造影灌流画像 | 2D GRE-EPI | ① 灌流異常域の範囲(TTP, MTT),② 残存循環予備能の評価(rCBV, rCBF) | |

脳動脈解離が疑われる症例では以下を施行する

| 7 造影MRA | 3D GRE | 動脈解離の診断 | 側副血行路の評価にも有用 |

1) 超急性期頭蓋内出血もMRIで診断可能なので,ストロークユニットの神経内科医もしくは脳神経外科医が,① 脳出血を第一に考えるならばCT first,② 脳梗塞を第一に考えるならば,MRI firstを基本に選択しているが,重症例や不穏状態な患者においてはCTを第一に施行する.
2) 血栓溶解療法の適応の判定を要する患者で,画像診断部に到着後,MRI開始までに5分以上あるならば,CTを第一に施行する.

4）灌流異常領域の循環予備能の評価

　上記の2）および3）の所見から，diffusion-perfusion mismatchの可能性が予測される症例（脳動脈主幹部や皮質枝近位側に動脈閉塞が証明され，予測される灌流異常領域と比較して，拡散異常領域が限局している症例）では造影灌流画像の対象となる．造影灌流画像ではミスマッチ領域の範囲を特定し（到達時間：TTP，平均通過時間：MTT），循環予備能の評価を施行し（局所脳血液量：rCBV，局所脳血流量：rCBF），血栓溶解療法の適応を判定する．主幹部から皮質枝に閉塞がないか，閉塞があっても予測される灌流異常領域にほぼ一致して拡散異常域が認められ，すでにdiffusion-perfusion matchが予想される症例では，造影灌流画像を施行する必要はない．

5）発症機序の診断

　1）～4）の所見から発症機序を診断する．発症機序については，画像診断のみで確定できるものではないが，可能な限り臨床情報も収集し画像所見と合わせて初期段階の判定を行う（ノート19参照）．

治療方針

　脳梗塞超急性期のおもな治療法として以下①～⑦がある．超急性期の障害組織の範囲，動脈閉塞部位と灌流障害の有無，循環予備能によって治療法は異なる．さらに脳梗塞は単一病態ではなく，その発症機序，全身状態，発症後の経過により適切な治療法の組み合わせを選択する．

ノート19　迅速にMRI検査を施行するための工夫

　救急疾患において画像診断の役割が大きいが，撮像自体が急性期治療開始の律速段階になってはいけない．単純CTは簡便で短時間で施行できるため，待機時間もなく施行可能であるが，多くの施設でMRI検査の救急対応は難しいのが現状である．一方で，中枢神経疾患の救急症例専用にMRIのような高額医療機器を設置することは経営的に困難である．したがって，既存の設備を効率よく運用することが重要である．

1）MRI機器の整備と工夫

　MRIの検査効率の改善と比較して，CTのマルチスライス化によるCT 1台あたりの検査効率の向上は著しいので，今後の高額画像診断機器の導入台数についてはMRIに重点をおくべきである．さらに複数台のMRIおよびCTを効率的に運用するために並列，近接して配置し，スタッフエリアなどを工夫して，CTからMRI，MRIからCTへの移動がスムーズな機能的経路を設営することで，緊急対応が可能となる．脳梗塞は全身疾患であり，救急時においても頭部MRIに合わせて緊急全身CTが必要なことがある（症例53-1，p.362参照）

2）MRI検査の運用上の工夫

　機器の整備よりも運用上の工夫が重要で，患者入れ替えにおいて撮影室の空き時間が生じないように，日常より効率よいMRI検査運用を心掛ける．荏原病院にお

ける工夫として，以下のものがある．
① CTとMRIを並列させることで，検査スタッフも効率的な勤務が可能となる（昼休みなども交代で撮像可能）．
② 夜間当直を担当する技師は全員MRIの撮像操作をできるよう教育訓練する．
③ 外来患者は時間指定の完全予約制であるが，入院患者については検査予定に入院枠を設定するが，予約の時点で特に時間を指定しない．この入院枠を利用して救急対応する．外来患者の予約に際しても「救急患者優先で，予定時間どおり検査が施行できない可能性もある」ことを明示する．
④ 撮影室と読影室が近接し，速やかにプロトコールの指示と読影ができる体制にする．もしくは読影医がMRI撮影室で読影できるよう設備配置する．その結果，ストロークユニット担当医とdiscussionしながら，撮像中から読影開始できる．

3）検査時間の短縮よりも，検査開始を速やかに

　撮像技術の進歩による，高速撮像法，さまざまな撮像時間短縮法により救急対応が可能なプロトコールが提唱されているが，表2に示す拡散強調画像，T2強調像，FLAIR（もしくはT2*強調像），MRAを施行するには，患者の入退室を含めて実際には15〜20分を要する．さらに造影MR灌流画像などを含めると，造影準備なども含めて30分は必要となり，この時間が急性期治療開始の律速段階となる危惧がある．しかし実際には，急性期の治療法開始，特に血栓溶解療法のような重篤な合併症の危険性がある治療法の開始にあたっては，画像診断以外にも臨床検査データの収集，ICUに準拠したストロークユニット病棟の準備，患者家族の招集と説明など多くの要因が律速段階として存在する．したがってMRI検査のための"30分"も，患者搬送後にできるだけ速やかに撮像を開始すれば，律速段階となることはほとんどない．血栓溶解療法の適応判定を目的とする症例においては，救急隊などから搬送の連絡を受けた段階でストロークユニット担当医は画像診断部に通知する．

4）造影灌流画像を施行する可能性がある患者は，造影剤ダイナミック注入用の静脈ルートを確保する

① 肘部（可能ならば尺側）もしくは肘部に近い前腕の静脈を穿刺，確保する．
② すべての接続にロック付き延長チューブを用いる．
③ 延長チューブはMRI検査室に対応できるだけの長さを確保し，静磁場中心から十分離れた完全な位置に，三方活栓口を設置する（検査中にも緊急投与ができるように）．

5）採血および検体提出はMRIに優先させるが，心電図，胸部単純X線写真，尿道ルート確保などはMRIの後でもよい

　I章でも述べたように，中枢神経救急疾患，特に脳血管障害の診断において客観的形態，機能情報を提供し，自己完結型医療を防ぐうえで画像診断は必須な検査法である．画像診断の重要性を認識せず，必要な機器やスタッフ，運用方法の整備を無視して，脳血管障害の救急，ストロークユニットを標榜する医療機関の開設者は，無責任の極みである．

① **血栓溶解療法**：組織型プラスミノーゲン活性化因子(t-PA)の経静脈性投与による動脈血栓の溶解と再灌流を目的とした治療法．発症4.5時間以内が適応となる．ただし出血の合併が問題となり，適応基準をしっかり厳守する必要がある．
② **抗血小板療法**：血小板凝集により血栓(白色血栓)の増大や新たな血栓形成を抑制する．
③ **抗凝固療法**：凝固因子を不活化しフィブリン血栓の形成を抑制し，梗塞の増大を最小限とする．
④ **血液希釈療法**：血漿増量により血液粘度を低下することにより微小循環を改善する．
⑤ **脳保護療法**：フリーラジカルを消去し，脳浮腫，遅発性神経細胞死などの虚血性脳血管障害の発現および増悪を抑制する．
⑥ **抗脳浮腫療法**
⑦ **全身管理**：呼吸，循環，栄養代謝，痙攣，中枢性発熱の管理．

キーポイント

- 発症24時間以内の脳梗塞の可能性がある症例においては，速やかにMRIを施行する．
- 拡散強調画像で，すでに非可逆的な障害組織を早期検出する．
- MRAやFLAIR，T2*強調像，磁化率強調画像(SWI)で，動脈閉塞部位や灌流異常の領域を検出し，造影灌流画像で循環予備能を評価する．
- 発症機序を診断し，適切な治療法を選択する．

文献

1) Kloska SP, Wintermark M, Engelhorn T, Fiebach JB : Acute stroke magnetic resonance imaging : current status and future perspective. Neuroradiology 2010 ; 52 : 189-201. (Epub 2009, Dec 5)
2) Kanekar SG, Zacharia T, Roller R : Imaging of stroke : Part 2, pathophysiology at the molecular and cellular levels and corresponding imaging changes. AJR Am J Roentgenol 2012 ; 198 : 63-74.

症例 37-1

70歳代男性．突然，右片麻痺，完全失語を発症．心房細動あり．発症24時間後にCTを施行．

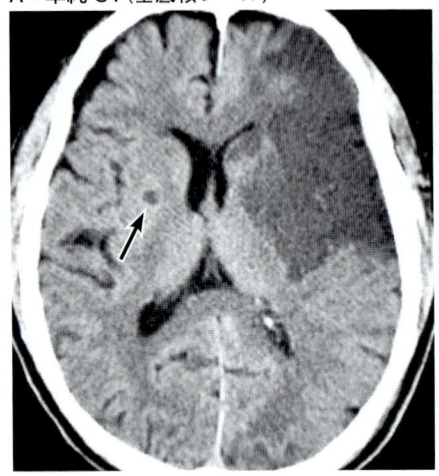

A：単純CT（基底核レベル）　　B：単純CT（側脳室体部レベル）

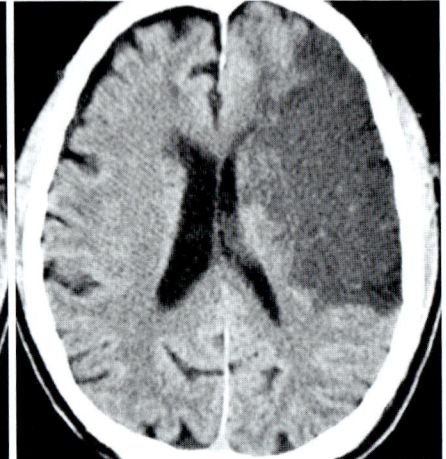

C：単純CT（前頭上部〜頭頂レベル）

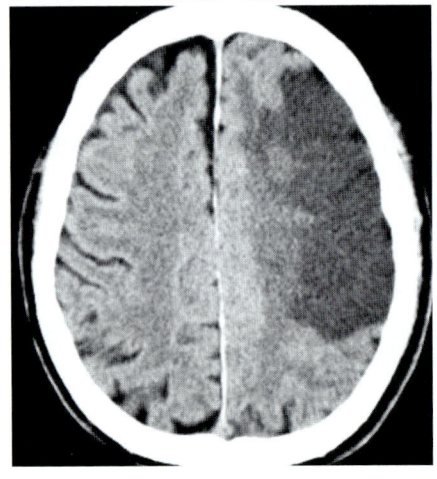

図1　症例37-1

○ **CT所見**　左中大脳動脈外側線条体動脈領域および皮質枝領域のほぼ全体にわたる低吸収域と軽度の浮腫性変化を認める．低吸収域は灰白質を含み，その進展範囲は動脈支配域に一致し，境界明瞭である．図1Aでは右被殻，右中大脳動脈外側線条体動脈領域に陳旧性ラクナ梗塞を認める（→）．

● **最終診断**　左中大脳動脈皮質枝M1近位側レベルの塞栓性閉塞による心原性塞栓性梗塞急性期．

○ **治療方針**　血栓溶解療法の適応はない．抗凝固療法など．

脳梗塞 IV

症例 37-2

60歳代男性．1週間前から繰り返す左不全片麻痺があり，6時間前より緩徐に進行する左片麻痺があり，現在は完全な片麻痺状態．高血圧，糖尿病あり．

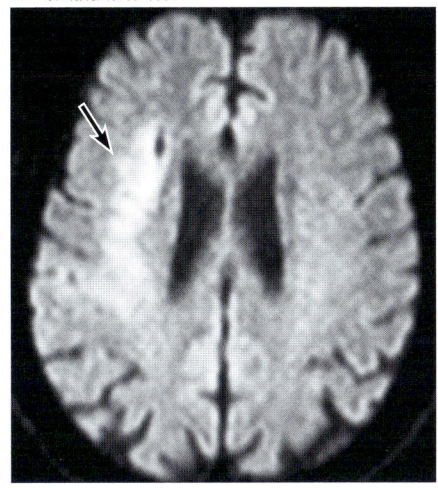

A：拡散強調画像　　B：TOF MRA

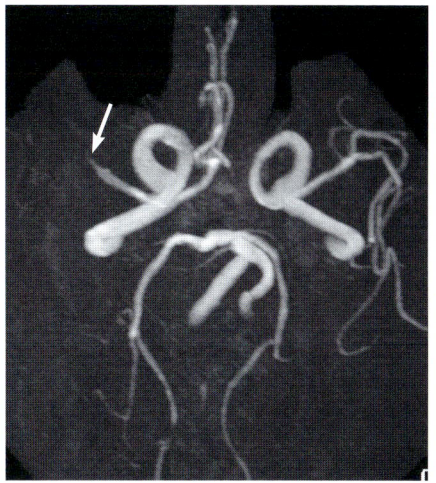

図2　症例37-2

○ **MRI所見**　拡散強調画像(図2A)で，右中大脳動脈皮質枝領域で深部白質優位に高信号域を認める(→)．ADCも低下している(非掲載)．灰白質はsparedされている．著明な血管性浮腫や出血の合併を認めない．TOF MRA(図2B)では，右中大脳動脈M1遠位側に先細り状の高度狭窄を認める(→)．さらにその末梢側の右中大脳動脈皮質枝M2以降のTOF信号が消失している．

● **最終診断**　右中大脳動脈皮質枝M1のアテローム血栓性閉塞による梗塞急性期．

○ **治療方針**　血栓溶解療法の適応はない．抗血小板療法など．

症例 37-3

70歳代男性．8時間前より緩徐に出現した左側のしびれ．高血圧あり．

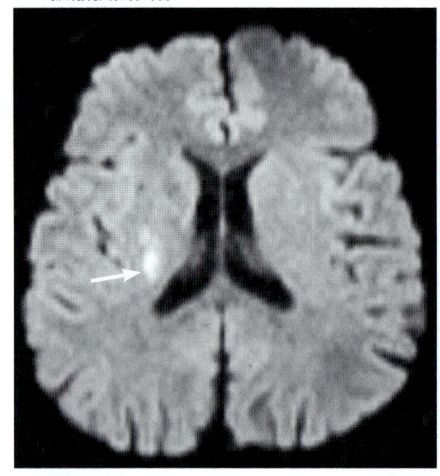

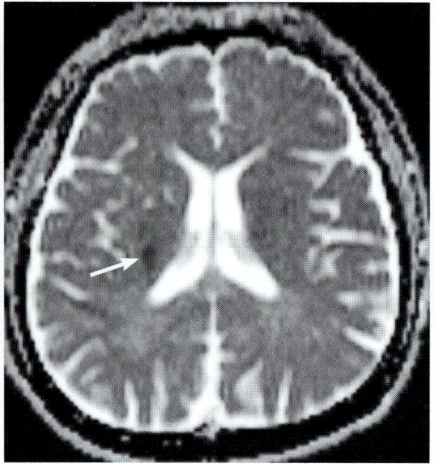

A：拡散強調画像
B：ADC画像
C：T2強調像

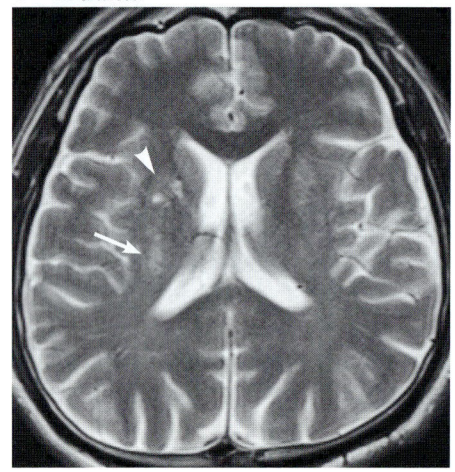

図3　症例37-3

- **MRI所見**　右視床に拡散強調画像(図3A)で高信号，ADC画像(図3B)で低下を示す限局性病変を認める(→)．右後大脳動脈皮質枝からの右視床への穿通動脈領域のラクナ梗塞急性期である．すでにT2強調像(図3C)でも軽度高信号(→)を呈しており，非可逆的である．T2強調像では右被殻，右外側線条体動脈領域にも陳旧性ラクナ梗塞(►)が散在する．

- **最終診断**　右視床のラクナ梗塞急性期．高血圧性．

- **治療方針**　血栓溶解療法の適応はない．抗血小板療法，高血圧のコントロール．

表1 脳梗塞の分類

A. 発症機序(mechanism)による分類	B. 臨床カテゴリー(clinical categories)による分類
●脳血流の途絶機序からみた分類 ① 血栓性(thrombotic) ② 塞栓性(embolic) ③ 血行力学性(hemodynamic)	●血栓の形成機序と部位,血管閉塞の部位からみた分類 ① アテローム血栓性脳梗塞(atherothrombotic) ② 心原性脳塞栓症(cardioembolic) ③ ラクナ梗塞(lacunar) ④ その他(others)

C. 臨床病型と発症機序を合わせた脳梗塞の臨床分類

臨床病型	発症機序	臨床病名と病態
塞栓性梗塞	塞栓性	**心原性脳塞栓症** **動脈原性塞栓症*** **奇異性塞栓症**(右→左シャント)
アテローム血栓性梗塞	血栓性	**アテローム血栓性梗塞**(狭義:血栓機序による)
	塞栓性	**動脈原性塞栓症**(*と同一病態):主幹動脈の粥腫に合併した血栓が遊離→皮質枝末梢側に塞栓性閉塞
	血行力学的	**境界領域梗塞**(表在型):主幹動脈の狭窄から閉塞による灌流圧低下
穿通動脈梗塞	細小動脈硬化(リポヒアリン変性)	**ラクナ梗塞**
	血栓性	**分枝粥腫型梗塞**:動脈起始部の微小アテロームによる閉塞
	塞栓性	微小塞栓や,親動脈の塞栓による穿通動脈領域梗塞
	血行力学的	**境界領域梗塞**(深部型):主幹動脈の狭窄から閉塞による灌流圧低下

(National Institute of Neurological Disorders and Strokes. Classification of Cerebrovascular Disease III. Stroke 1990;21:637-676 より一部改変)

脳梗塞の分類

病態と臨床

　脳卒中の臨床的な分類には,NINDS(National Institute of Neurological Disorders and Stroke)から発表された,Classfication of Cerebrovascular Diseases III(CVD-III)(1990)が用いられる.CVD-III では局所神経症候を有する脳卒中の病型を① 脳出血,② くも膜下出血,③ 動静脈奇形からの頭蓋内出血,④ 脳梗塞に分類している.

　そのなかで,④ 脳梗塞は発症機序により,① 血栓性,② 塞栓性,③ 血行力学性に分類され(表1のA),臨床カテゴリーからは,① アテローム血栓性,② 心原性塞栓,③ ラクナ,④ その他に分類される(表1のB).発症機序による分類と臨床カテゴリーによる分類は,それぞれ異なる側面から分類しており,発症機序による分類は脳血流の途

絶機序からみた分類で，臨床カテゴリーによる分類は血栓形成の機序や閉塞動脈の部位からみた分類といえる．

　臨床においてはこの 2 分類を組み合わせで脳梗塞の病型診断がなされる（表 1 の C）．臨床カテゴリーによる分類のアテローム血栓性脳梗塞では，発症機序による分類の血栓性，塞栓性，血行力学性のいずれの機序でも脳梗塞を発症する．臨床的には頻度の高い脳梗塞として，①心原性脳塞栓症，②動脈原性塞栓症，③アテローム血栓性脳梗塞，④境界領域梗塞，⑤分枝粥腫型梗塞，⑥ラクナ梗塞に分類される．NINDS 以外の分類については，ノート 20 を参照されたい．臨床的には脳動脈閉塞部位および脳梗塞の進展範囲，すなわち動脈支配領域および閉塞動脈のレベルからの分類も重要である．脳梗塞の臨床診断に必要な脳動脈解剖をノート 21 に示す．主幹動脈と皮質動脈閉塞による梗塞は large artery disease として，一方，穿通動脈の閉塞による梗塞は small

表 2　閉塞動脈からみた脳梗塞の分類

large artery disease	small artery disease
主幹動脈から皮質枝閉塞による梗塞 • 心原性塞栓症 • アテローム血栓性梗塞 • 動脈原性塞栓症 • 血行力学的梗塞 ―皮質症状を伴う ―血栓溶解療法の適応がありうる	穿通枝閉塞による梗塞 • ラクナ梗塞 • 分枝粥腫型梗塞 • 微小塞栓性梗塞 ―皮質症状を伴わない ―血栓溶解療法の適応は少ない

ノート 20　その他の脳梗塞の分類：OCSP 分類，TOAST 分類

1）OCSP 分類（Oxfordshire Community Stroke Project）

　1980 年代に英国で制定された脳梗塞の臨床分類で，初回発作の急性期の神経症候が出現した時点で，画像診断を用いずに臨床症候のみで分類を行う．① lacunar infarcts，② total anterior circulation infarcts，③ partial anterior circulation infarcts，④ partial posterior circulation infarcts に分類される．この分類は，1）急性期梗塞において CT では異常所見が認められない症例があること，2）急性期梗塞では CT 上の低吸収域よりも神経学的な臨床症候のほうが正確に予後を推定できること，3）CT では陳旧性梗塞と急性期梗塞が鑑別できない，という考えに基づいた臨床分類で，本邦の現状の診療体制とは合致せず，少なくとも画像診断では用いられない分類である．また，脳梗塞の原因（塞栓性もしくは血栓性？）は分類の要因には入っていない．

2）TOAST 分類

　臨床症候，画像所見，検査所見に基づいた分類で，①大血管のアテローム硬化，②心原性脳塞栓症，③小血管の閉塞，④その他の原因によるもの，⑤原因が明らかでないもの，に分類している．

ノート21　脳梗塞の臨床のための脳動脈の解剖

　脳動脈の走行は複雑で多岐にわたる分岐および名称を有し，その解剖学は中枢神経領域を専門とする放射線科専門医でも完全習得は難しい．特に中枢神経領域の画像診断学がかつての血管造影主体から，CT，MRIを中心とする断層撮影に移行したため，脳動脈解剖の詳細については日常臨床では必然ではなくなった．

　脳梗塞の臨床においては，脳動脈の1本1本の詳細まで覚える必要はなく，塞栓症やアテローム血栓症の好発部位，臨床病型に合わせた，体系的な脳動脈，脳静脈の解剖について理解すればよい．

1）前方循環系（内頸動脈系）と後方循環系（椎骨脳底動脈系）

　総頸動脈から分岐する内頸動脈とその分枝，さらにそれらの灌流領域を，前方循環系（anterior circulation，内頸動脈系）と称する（図4A, B）．その皮質枝は中大脳動脈と前大脳動脈であり，大脳半球の大部分を供給する．

　後方循環系（posterior circulation，椎骨脳底動脈系）は，椎骨動脈から脳底動脈とその分枝で，後下小脳動脈，前下小脳動脈，上小脳動脈，後大脳動脈からなる（図4C, D）．発生学的には，後大脳動脈と上小脳動脈は前方循環系であるが，臨床的には，椎骨脳底動脈系からの分枝であることが多く，後方循環系として扱う．ただし，後大脳動脈が内頸動脈から後交通動脈を介して分岐していることがしばしばあり，この場合は，臨床的には前方循環系として考える．

　椎骨脳底動脈系は正常変異（normal variation）が多く，しばしば機能的には問題のない低形成が認められ，後天的な動脈閉塞と誤らないように注意する．特に一側の椎骨動脈遠位側が低形成で，対側のみが脳底動脈に血流を供給しているタイプが多い．また，前下小脳動脈や後下小脳動脈のいずれかが先天的に欠損または低形成を呈するパターンでは，同側のもう一方が動脈血流供給を代償する．後下小脳動脈や前下小脳動脈に関しては，正中を越えて対側からの血流代償は形成されない．

　もともと発生学的には2本の椎骨動脈が癒合して脳底動脈を形成するため，椎骨動脈から脳底動脈への合流部では，癒合が完全ではなく，fenestration（窓形成）を形成することがある．fenestration自体は臨床的には問題ないが，fenestrationの部位に血行力学的に脳動脈瘤を合併することがあるので，MRAで確認する．後大脳動脈と上小脳動脈は発生学的には前方循環系からの発生で，後大脳動脈と上小脳動脈には基本的に先天的な欠損はない．

2）主幹動脈

　前方循環系の内頸動脈，後方循環系の椎骨脳底動脈が主幹動脈で，皮質動脈や一部の穿通動脈を分岐する．主幹動脈の急性閉塞は広範囲に灌流異常をもたらし，重篤な神経症状，予後不良をきたすが，前方循環もしくは後方循環から相互に側副循環が形成されると，梗塞も限局的で，比較的軽症のことがある．

3）皮質動脈と穿通動脈（穿通枝）

　皮質動脈は，頭蓋内で主幹動脈から分岐し，大脳や小脳半球，脳幹の周囲くも膜下腔を走行する動脈で，大脳や脳幹の表層を取り囲むように回旋して（回旋枝），脳表から灰白質，皮質下白質に直接血流を供給する．皮質動脈には，内頸動脈系の前

大脳動脈，中大脳動脈，椎骨脳底動脈系の後下小脳動脈，前下小脳動脈，上小脳動脈，後大脳動脈がある．これらは DSA や MRA で描出される動脈である．特に内頸動脈皮質枝閉塞は，広範囲に diffusion-perfusion mismatch をきたし，血栓溶解療法の適応となることがある．

　穿通動脈は，くも膜下腔の主幹動脈や皮質動脈から分岐して，脳実質を穿通して走行する動脈である．

　① 深部穿通動脈系：脳底部から基底核や視床に分布する穿通動脈，および後頭蓋窩で脳幹に分布する穿通動脈を深部穿通動脈系という．腎動脈と同様，機能解剖学的には終動脈形態を呈し，末梢における側副循環は形成されにくい．深部穿通動脈系は，主幹動脈や皮質動脈近位側から分岐するので，体循環の血圧上昇の影響を直接受けやすく，高血圧性動脈硬化性変化（リポヒアリン変性）の好発部位で，ラクナ梗塞や高血圧性脳出血をきたす．また，これら主幹動脈および皮質動脈近位側はアテローム血栓性変化の好発部位で，深部穿通動脈起始部に微小アテロームが形成されると分枝粥腫型梗塞の原因となる．

　② 表在穿通枝系：皮質枝末梢から脳表の大脳皮質を穿通し皮質下白質に供給する動脈である．中大脳動脈皮質枝末梢から大脳半球へ入る髄質動脈が代表例で，皮質下白質に供給する．深部穿通動脈系とは逆で，灌流圧が低く，その動脈硬化により，虚血性変化や慢性循環不全をきたす．

arteries disease として分類される（表2, p.232）．

　脳梗塞超急性期の画像診断においても，臨床病型を考えながら診断することが治療方針を決定するうえで重要である．血栓溶解療法の最も効果の高い適応症例は，主幹動脈から皮質動脈近位側の閉塞症例で，皮質枝領域に灌流異常域をきたしながら，まだ拡散異常が限局している症例である．

　ここでは基本的な，① 塞栓性梗塞（特に心原性塞栓症），② アテローム血栓性梗塞，③ 穿通動脈梗塞（ラクナ梗塞）について臨床病型の特徴を説明する．（表3）

1）塞栓性梗塞（心原性塞栓症，図5A）

　塞栓性梗塞は，心臓，上行大動脈，内頸動脈，椎骨動脈で形成された塞栓子が主幹部から皮質枝に流入し閉塞をきたすことで発症する．塞栓症では血栓症と比較して，突発型の発症と神経症状の完成を呈し，意識障害や完全麻痺などの重篤な神経症状を呈することが多い．塞栓子が大きいほど，広範囲な梗塞，重篤な神経症状をきたす．突発性の近位側閉塞に伴う側副血流の発達不良を反映して皮質優位の区域性の梗塞範囲を示す．

　心原性塞栓症は心房細動に合併して左心耳に形成された血栓が遊離して，比較的大きな塞栓子となって生じる．突然発症の重篤な神経症状を呈し，臨床的に最も問題になる．動脈原性塞栓症（artery-to-artery embolism）では心原性塞栓症に比較して塞栓源が小さく，梗塞の範囲も限局性で神経症状も重篤でないことが多い．

　奇異性塞栓症は，卵円孔開存や肺動静脈瘻など右→左シャントがある場合に，下肢静脈深部静脈血栓のように静脈系由来の塞栓源がシャントを経由して塞栓性梗塞をきたすもので頻度は高くない．頸動脈や上行大動脈，左心系に明らかに塞栓源またはその基礎

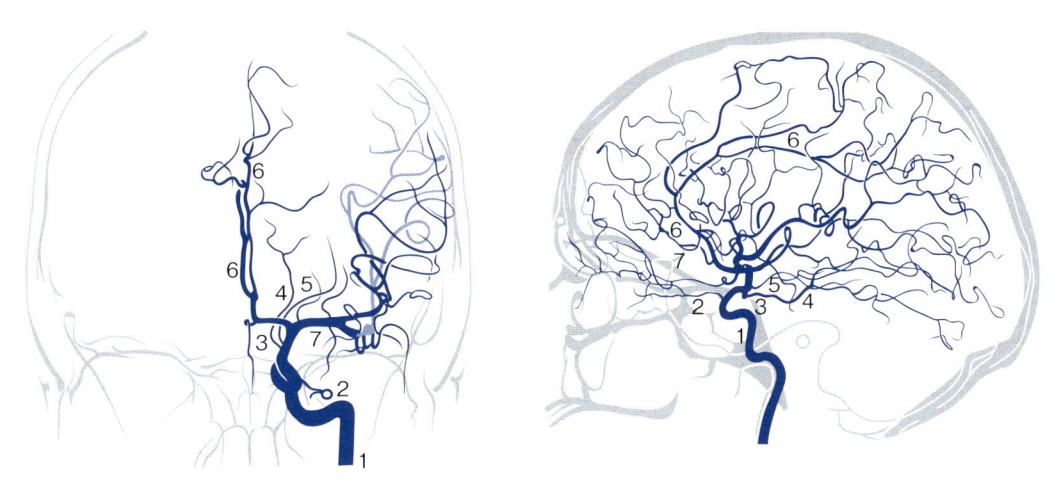

A：前方循環系正面

B：前方循環系側面

1：内頸動脈（internal carotid artery），2：眼動脈（ophthalmic a.），3：後交通動脈（posterior communicating a.），4：後大脳動脈（posterior cerebellar a.），5：前脈絡動脈（anterior choroidal a.），6：前大脳動脈（anterior cerebral a.），7：中大脳動脈（middle cerebral a.）

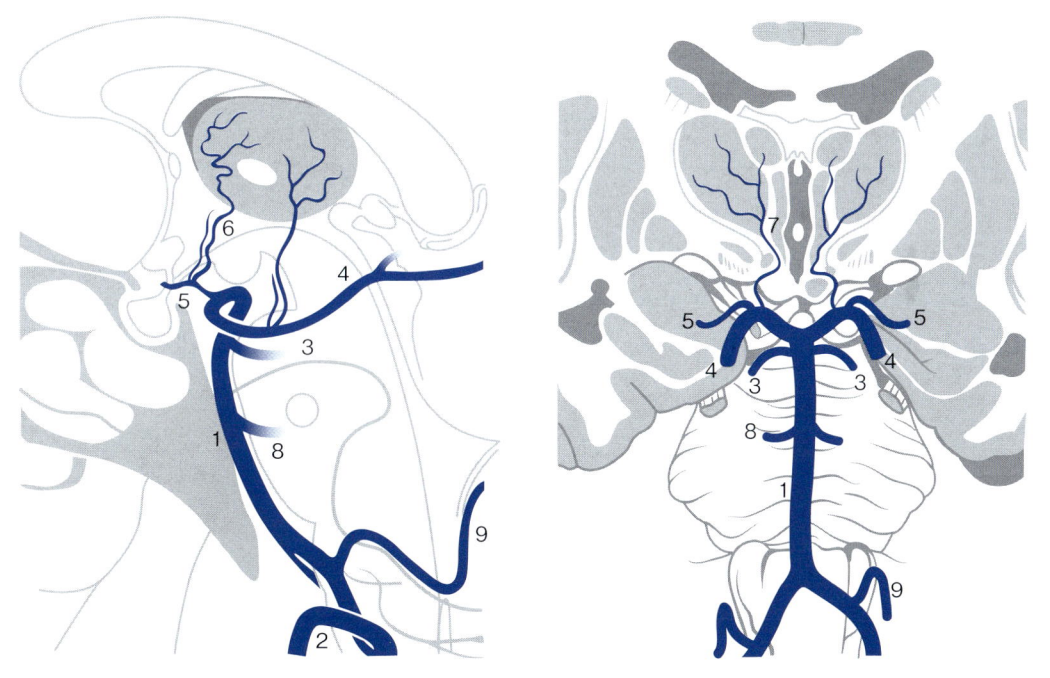

C：後方循環系側面

D：後方循環系正面

1：脳底動脈（basilar artery），2：椎骨動脈（vertebral a.），3：上小脳動脈（superior cerebellar a.），4：後大脳動脈（posterior cerebral a.），5：後交通動脈（posterior communicating a.），6：内側後脈絡動脈（medial posterior choroidal a.），7：外側後脈絡動脈（lateral posterior choroidal a.），8：前下小脳動脈（anterior inferior cerebellar a.），9：後下小脳動脈（posterior inferior cerebellar a.）

図4 脳動脈の解剖
(Huber P：Krayenbühl/Yasargil Cerebral angiography, 2 nd ed. Georg Thieme, 1982：118, 168 より許可を得て転載)

表3 脳梗塞：臨床病型の特徴

	心原性塞栓症	アテローム血栓性梗塞	ラクナ梗塞
閉塞部位	主幹部から皮質枝分岐部の直前	主幹部から皮質枝分岐直後	穿通動脈
原因	心臓内で形成されたフィブリン血栓が遊離	アテローム形成による狭窄から閉塞	細動脈硬化(リポヒアリン変性)による閉塞
危険因子	非弁膜症性心房細動 心筋梗塞	脂質異常症，糖尿病，高血圧，喫煙，飲酒	高血圧
TIA頻度	頻度は低い	頻度が高い．	まれ
発症形式	突発完成(日中活動時)	急性，段階的進行(安静時，睡眠中)	急性だが軽微
側副血行代償	形成されにくい	形成されやすい	形成されない
多発性	塞栓子が粉砕すれば末梢域に多発する．心房細動がコントロールされなければ再発をきたす	ありうる	同時に多発はない．ただし，経時的に再発して多発ラクナ梗塞状態を形成する
意識障害	高率，重度	軽度，頻度は低い	意識障害なし，もしくは一過性
皮質症状 (失語など)	重度	軽度	皮質症状なし，もしくは軽微で一過性．多発性ラクナ梗塞状態では，パーキンソニズムや，認知障害をきたす
再開通	急性期に高率に起こる→重度の血管性浮腫，出血性梗塞	完全な再開通はなく，出血性梗塞の頻度は低い	再開通なし
血管性浮腫	重篤なことがある	軽度	認めない
出血性梗塞	急性期に重篤な出血性梗塞をきたす危険がある．	軽度	認めない
画像所見	代表的な画像は症例37-1 (p.228)	代表的な画像は症例37-2 (p.229)	代表的な画像は症例37-3 (p.230)
進展範囲	皮質を含む，閉塞動脈支配域に一致した境界明瞭な最終梗塞．	皮質はsparedされ，皮質下白質から深部白質に優位な，境界不鮮明な梗塞．閉塞動脈の灌流異常領域よりも小さな最終梗塞	穿通動脈領域に限局
拡散画像所見	発症早期からADC低下が出現，灰白質側から出現	塞栓症よりはADC低下出現までやや時間を要する．	ADC低下まで数時間を要する
主幹部から皮質動脈	塞栓子による途絶状の閉塞	アテローム血栓性変化による先細り状の狭窄→閉塞	閉塞なし
diffusion perfusion mismatch	超急性期では存在する．mismatch領域の虚血強度も強い．	超急性期では存在するが，塞栓症よりは狭く，mismatch領域の虚血強度も比較的弱い	存在しない(微視的には存在する可能性があるが，現在のMRIの空間分解能では，存在せず)

A：塞栓性梗塞

梗塞部
皮質を含む梗塞
心原性塞栓

- 頭蓋外からの塞栓子による閉塞
- 側副血行ができにくい→突発完成
- 重篤な意識障害，失語，片麻痺…
- 高度浮腫／再開通→出血性梗塞

B：アテローム血栓性梗塞

側副血行
白質優位の梗塞
アテローム（粥腫）形成

- 急速発症→段階的進行
- 側副血行ができやすい
- 一過性脳虚血発作（TIA）が前駆
- 神経学的には重症ではない

C：ラクナ梗塞

穿通動脈

- 高血圧
- 穿通動脈硬化（リポヒアリン変性）
- 基底核，視床
- 症状はさまざま

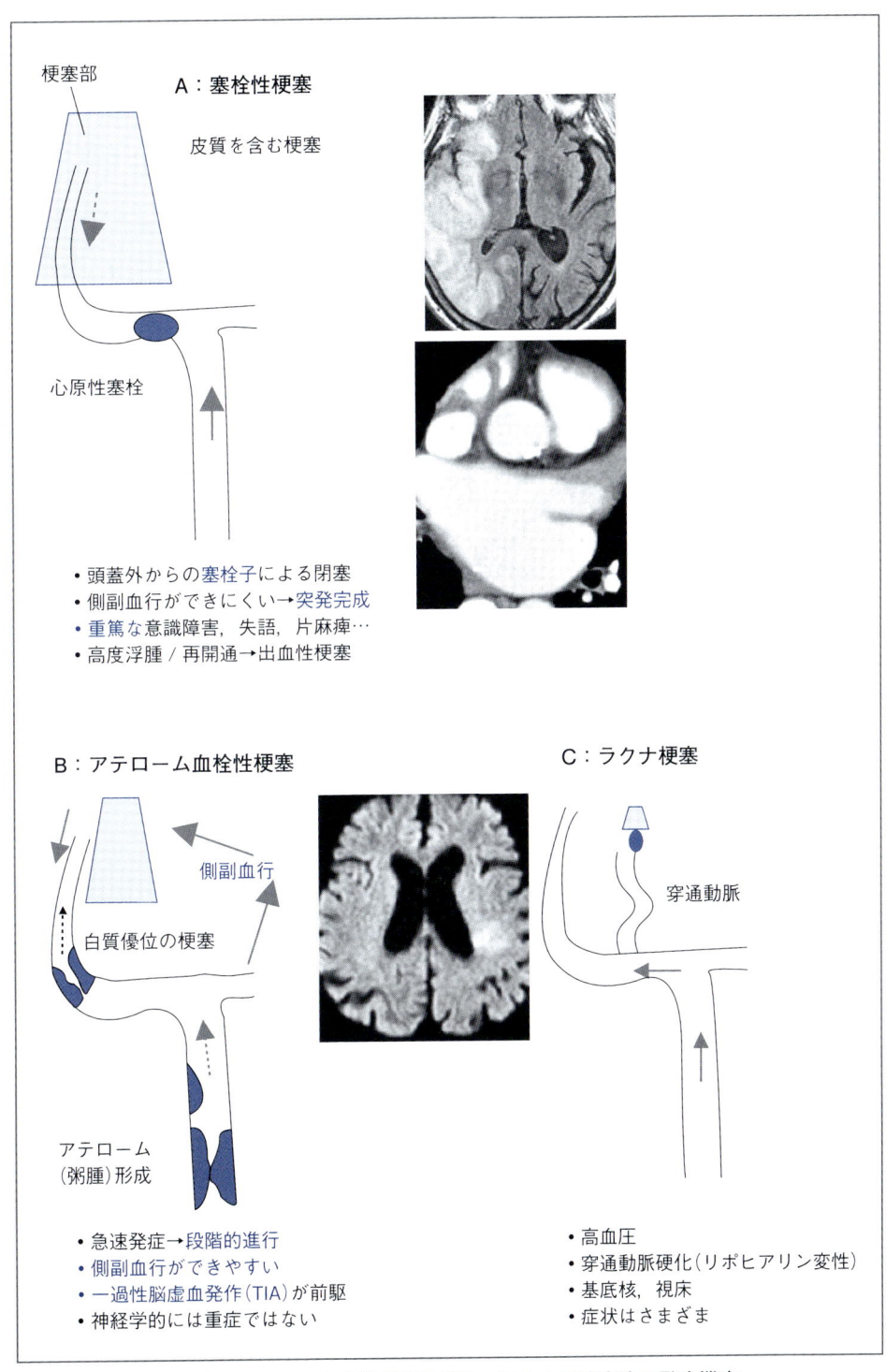

図5 塞栓性梗塞（A），アテローム血栓性梗塞（B），ラクナ梗塞（C）の発症機序

疾患がないときは奇異性塞栓症の可能性も考え，右→左シャントの有無を精査する．

2）アテローム血栓性梗塞（図5B）

　頸部から頭蓋内の動脈主幹部，皮質枝などに粥腫が形成され，緩徐進行性に内腔が狭小化する．血中の low density lipoprotein（LDL）が血管内皮に取り込まれ，内皮下に遊走してきた単球由来のマクロファージや，中膜から内膜に遊走した血管平滑筋に貪食される．その結果，内膜下に泡沫細胞が集積し粥腫が形成される．粥腫による狭窄部位に，新たに新鮮な二次血栓が形成され閉塞をきたすこともある．動脈分岐後に緩徐に狭窄が生じることから側副血行路が発達しやすく，軟膜髄膜吻合を介する側副血流供給によって皮質は梗塞から免れ，白質優位に梗塞を生じる．

　自動調節能による血管拡張によりかろうじて脳血流が保持されていたところに，さらに狭窄が進行し灌流圧が低下すると，動脈支配の境界領域に血行力学的な梗塞をきたす（境界領域梗塞）．

　粥腫の破綻や，狭窄部位に生じた新鮮血栓が塞栓源になることもある（動脈原性塞栓症）．

3）穿通枝に限局する梗塞（ラクナ梗塞，分枝粥腫型梗塞）（図5C）

　脳表を走行する脳動脈主幹部およびその遠位側の皮質枝から分岐して，脳実質内を穿通する動脈の閉塞によって生じる梗塞で，穿通枝の支配領域は限局しており，梗塞は比較的小さい．ただし，穿通枝閉塞では側副血行の発達が不十分なので，動脈閉塞により確実に梗塞が生じる．

　ラクナ梗塞は深部穿通動脈の末梢に生じる脳梗塞で，基底核，視床，脳幹に好発する．主幹動脈や皮質動脈近位側から直接分岐する深部穿通動脈には，体循環の高血圧の影響を受けやすく，深部穿通動脈末梢の細動脈硬化〔リポヒアリン変性（lipohyalinosis）〕による閉塞が原因となる．梗塞の範囲は限局性で，神経学的には軽度の運動障害や感覚障害，構音障害にとどまり，重篤な意識障害や失語症をきたす頻度は低い．ただし無症候性のこともあり，再発を繰り返し多発状態になると，認知機能障害やパーキンソニズムの原因となりうる．

　分枝粥腫型梗塞は深部穿通動脈起始部から近位側に生じたアテローム血栓性の微小アテロームにより起始部狭窄ないしは閉塞をきたし，それよりも末梢の動脈支配領域に梗塞を生じる．基底核，視床，脳幹に発症するが，特に外側線条体動脈や橋傍正中動脈に好発する．ラクナ梗塞よりも近位側に原因があるので梗塞巣も大きい．発症原因およびその機序はアテローム血栓性で発症直後は比較的症状が軽微でも，発症後数日間で緩徐に症状が増悪し，ラクナ梗塞よりも強い神経症状を呈する．

画像診断

　おもな脳梗塞の臨床病型および画像上の特徴については表3および図5に示した．

治療方針

　脳梗塞の治療法には抗血栓療法として，①血栓溶解療法，②抗血小板療法，③抗凝固療法があり（表4），そのほか，④脳保護療法，⑤脳浮腫に対する治療，⑥血液希釈療法，⑦低体温療法がある．血栓溶解療法は抗血栓療法のひとつで，すべての急性期

表4 脳梗塞急性期の治療(1):抗血栓療法の概要

	血栓溶解療法	抗血小板療法	抗凝固療法
作用機序	血栓中でプラスミノーゲンをプラスミンに変化し、フィブリンを分解.完成した血栓を溶解	血小板活性化、血小板凝集を抑制.動脈血栓〔血流が速い状態下において渦流が生じると血小板凝集により形成される白色血栓(血小板形成)〕の形成を阻害	凝固因子の活性化を抑制.静脈血栓〔血流が遅い状態下におけるフィブリン網形成による赤色血栓(凝固血栓)〕の形成を阻害
有効な適応疾患	脳虚血超急性期(4.5時間以内)	アテローム血栓性脳梗塞.ラクナ梗塞	心原性脳塞栓症(心房細動による脳梗塞).深部静脈血栓症および肺動脈塞栓症
効果判定法	なし	血小板凝集能	ヘパリンはTAT, FDP, D-dimer, ワルファリンはF1+2
出血の危険予測	なし	なし	ヘパリンはAPTT, ワルファリンはPT-INR

TAT:thrombin-antithrombin complex(トロンビン・アンチトロンビン複合体),FDP:fibrin-fibrinogen degradation products(フィブリン-フィブリノーゲン分解産物),F1+2:プロトロンビンフラグメント1+2,APTT:activated partial thromboplastin time(活性化部分トロンボプラスチン時間),PT-INR:prothrombin time-international normalized ratio(プロトロンビン時間国際標準比)

表5 脳梗塞急性期の治療(2):脳梗塞の分類と治療法選択

	血栓溶解療法 rtPA (4.5時間以内)		抗血小板療法 オザグレルナトリウム(発症5日以内)		アスピリン (発症48時間以内)		抗凝固療法 アルガトロバン (48時間以内)		ヘパリン (48時間以内)		血液希釈療法	
心原性塞栓症	A	◎	禁忌	禁忌	A	△	禁忌	禁忌	C	◎	C	禁忌
アテローム血栓性梗塞	A	○	B	◎	A	◎	B	○	C	○	C	◎
ラクナ梗塞	A	△	B	◎	A	◎	適応なし	△	C	○	C	○

脳卒中治療ガイドライン2009
 A:Grade A:強く勧められる
 B:Grade B:勧められる
 C:Grade C:科学的根拠はない

荏原病院における治療方針
 ◎:臨床的によい適応があり、効果が期待できる
 ○:適応あり
 △:適応の可能性はあるが、効果は低い

表6 脳梗塞急性期の治療(3)：各治療法の概要

治療法	一般名	作用機序	適用	禁忌，適応外	代表的商品名
血栓溶解療法	組織型プラスミノーゲン活性化因子(t-PA)	フィブリン親和性が高く，血栓に特異的に吸着→血栓中でプラスミノーゲンをプラスミンに変換→フィブリンを分解→血栓を溶解	脳梗塞全般．ただし① 発症から4.5時間以内，② 神経症状の急速な改善がない，③ NIHSS 4点以上25点以下(26点以上は慎重投与)．ただし，投与後24時間以内はエダラボン以外の抗血栓療法併用を避ける	すべての抗血栓療法に出血性合併症の危険がある．① 脳出血および頭部以外の出血の合併，② CTもしくは拡散強調画像で広範囲な早期虚血所見，③ 1か月以内の脳梗塞，④ 3か月以内の重篤な頭部脊髄外傷または手術など．	アクチバシン®，グルトパ®
	＊血栓溶解療法は抗血栓療法のひとつで，すべての急性期症例に適応になるわけではなく，合併症を最小限に抑えるために，その適用には厳格な根拠に基づいた診断が必要である．				
抗血小板療法	オザグレルナトリウム	血小板内のトロンボキサンA_2(TXA$_2$)合成酵素を選択的に阻害→血小板凝集抑制	① アテローム血栓性梗塞，② ラクナ梗塞，発症5日以内に開始	心原性塞栓症	キサンボン®，カタクロット®
	アスピリン	TXA$_2$を産生する酵素であるシクロオキシゲナーゼ(COX)1を阻害→血小板凝集抑制	① アテローム血栓性梗塞，② ラクナ梗塞の発症48時間以内に投与開始(心原性塞栓症も適応ではあるが，主治療として施行されることは少ない)	心原性塞栓症に対して使用されることは少ない	バファリン®，バイアスピリン®
	シロスタゾール	① ずり応力惹起血小板凝集を増強させる動脈硬化惹起性リポ蛋白(レムナント様リポ蛋白)を抑制，② 血管拡張作用もある．再発抑制	① ラクナ梗塞，② アテローム血栓性梗塞	心原性塞栓症	プレタール®
	クロピドグレル	血小板内のcyclic AMP活性を高め，血小板凝集能を抑制する	① アテローム血栓性脳梗塞，② ラクナ梗塞	心原性塞栓症	プラビックス®

表6（続き）

治療法	一般名	作用機序	適用	禁忌，適応外	代表的商品名
抗凝固療法	アルガトロバン	選択的トロンビン阻害：トロンビンの活性部位に結合→フィブリン形成阻害	アテローム血栓性梗塞の発症48時間以内に開始	心原性塞栓症には禁忌 ラクナ梗塞	アルガロン®，ガルトバン®，スロバスタン®，スロンノン®，ノバスタン®
	ヘパリン	アンチトロンビンIIIと複合体形成→トロンビン，活性型凝固因子IXa, Xa, XIa, XIIaを阻害，②ヘパリンコファクターと複合体形成→トロンビンを阻害	心原性塞栓症，主幹動脈に高度狭窄を有するアテローム血栓性梗塞		ヘパリン®，オルガラン®
	低分子ヘパリン（保険適用外）	活性型凝固因子Xaを阻害	心原性塞栓症		フラグミン®，クレキサン®
	ワルファリン	ビタミンKの活性化を抑制し，ビタミンK依存性の凝固因子	急性期のヘパリンに引き続いて慢性期の再発予防		ワーファリン®
	ダビガトラン	トロンビンを直接阻害	心原性塞栓症		プラザキサ®
脳浮腫の管理	高張グリセロール	血漿浸透圧を上昇させて脳組織中の水分を血管内に移動させ脳浮腫の軽減	頭蓋内圧亢進を伴う心原性塞栓症，アテローム血栓性梗塞	反跳現象がある	グリセオール® グリセレブ®
	（マンニトール）		マンニトールの有用性については十分なエビデンスがない	グレセロールよりも反跳現象をきたしやすい．うっ血性心不全には禁忌	
血液希釈療法	低分子デキストラン	血漿増量により血液粘度を低下→微小循環の改善	① アテローム血栓性梗塞，② 分枝粥腫型梗塞，③ ラクナ梗塞	主幹動脈の閉塞している心原性塞栓症	
脳保護療法	エダラボン（フリーラジカル消去剤）	脳梗塞急性期の脳浮腫，遅発性神経細胞死などの虚血性脳血管障害の発現および増悪を抑制．フリーラジカル消去→細胞膜脂質の過酸化を抑制→脳保護作用	発症24時間以内の脳梗塞全般．血栓溶解療法との併用も可能	重篤な腎機能障害．投与中の腎機能に注意する	ラジカット®

症例に適応になるわけではなく，合併症を最小限に抑えるためにその適用には厳格な根拠に基づいた診断が必要である(表5,6)．

キーポイント

- 脳梗塞は単一病態ではなく，発症機序および臨床病型から分類される．
- 臨床的には，①心原性脳塞栓症，②動脈原性塞栓症，③アテローム血栓性脳梗塞，④境界領域梗塞，⑤分枝粥腫型梗塞，⑥ラクナ梗塞などに分類され，それぞれ発症様式，神経症状，発症後の経過，画像所見に特徴を有し，治療法も異なる．

文献

1) Special report from the National Institute of Neurological Disorders and Stroke : Classification of cerebrovascular diseases III. Stroke 1990 ; 21 : 637-676.
2) Arsava EM, Ballabio E, Benner T, et al ; International Stroke Genetics Consortium : The Causative Classification of Stroke system : An international reliability and optimization study. Neurology 2010 ; 75 : 1277-1284.

脳梗塞 **IV**

症例 38-1

70歳代男性．突然，右片麻痺と完全失語を発症．心房細動あり．発症60分で到着．その15分後（75分後）からMRI開始．CTは発症から120分後に施行．

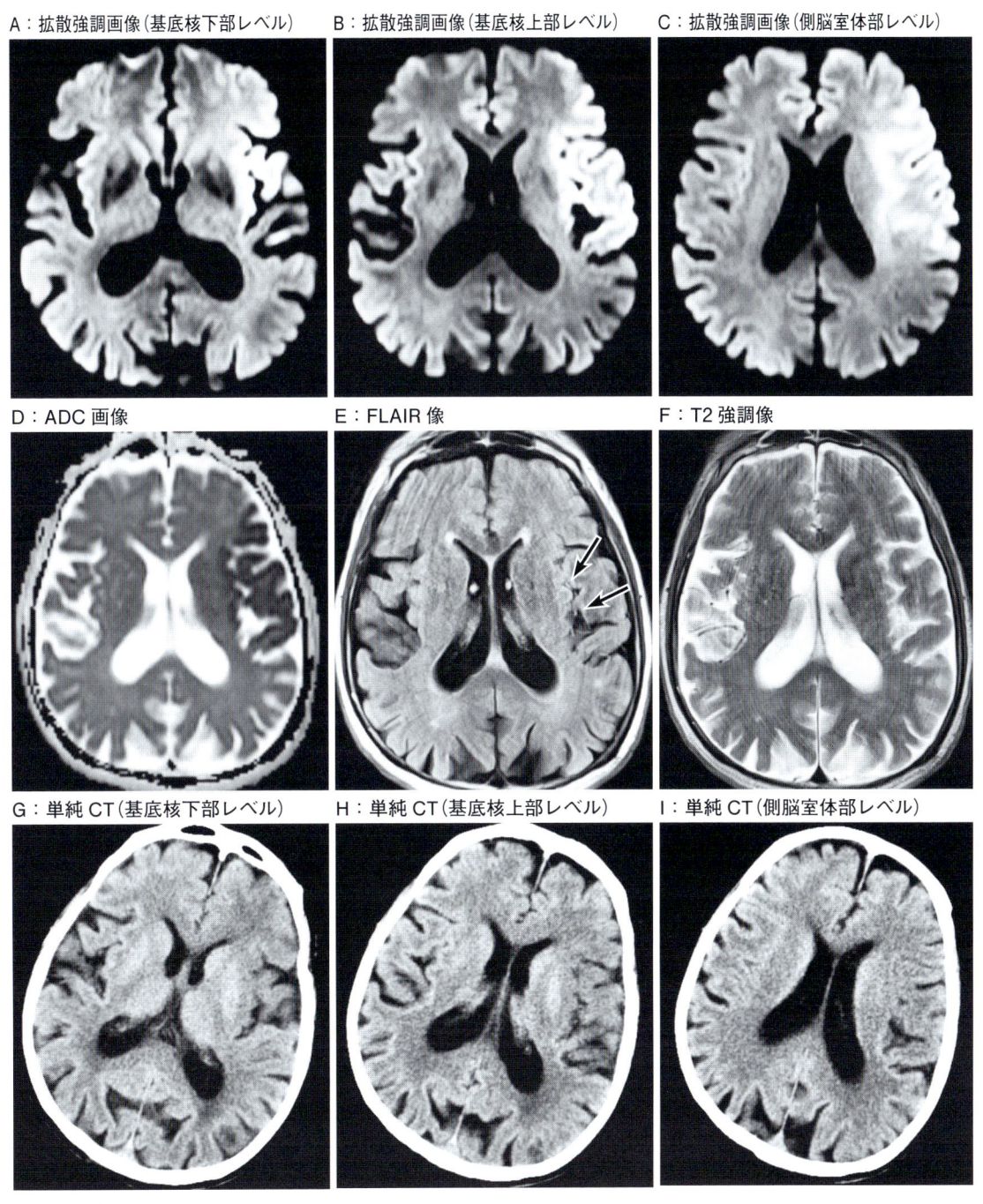

A：拡散強調画像（基底核下部レベル）　B：拡散強調画像（基底核上部レベル）　C：拡散強調画像（側脳室体部レベル）

D：ADC画像　E：FLAIR像　F：T2強調像

G：単純CT（基底核下部レベル）　H：単純CT（基底核上部レベル）　I：単純CT（側脳室体部レベル）

図1　症例38-1

○ **画像所見** 拡散強調画像(図1A～C)では，左中大脳動脈皮質枝領域で灰白質側優位に境界明瞭な高信号域が認められる．ADCも低下している(図1D)．FLAIR(図1E)やT2強調像(図1F)では，まだ異常所見は出現していない．左基底核(左中大脳動脈外側線条体動脈領域)はsparedされている．左中大脳動脈M1遠位側ないしはM2近位側レベルの塞栓性梗塞超急性期の所見である．FLAIRで左中大脳動脈皮質枝に，intraarterial signalを認める(図1E，→)．梗塞の大きさ，虚血強度の強さから，心原性脳塞栓症を第一に考える．本症例では拡散異常領域に一致して，rCBV，rCBFとも著明に低下していた(非掲載)．

　患者家族の到着を待つ間に頭部単純CTも施行．拡散強調画像から45分後の単純CT(図1G～I)では，わずかではあるが，島回灰白質濃度低下，表在灰白質濃度の低下による，灰白質白質コントラストの低下が認められる．しかし，明らかに拡散強調画像の高信号のほうが診断に有用で，検出は確実である．

● **最終診断** 左中大脳動脈M1遠位側からM2近位側の塞栓性閉塞．心原性脳塞栓症．

○ **治療方針** 血栓溶解療法の適応も検討したが，diffusion-perfusion mismatch域はほとんどなく，rCBFも著明に低下していたので，血栓溶解療法は施行せず．抗凝固療法を施行．最終梗塞は初回拡散強調画像の高信号域に一致．

症例 38-2

80歳代男性．突然，右片麻痺，完全失語を発症．高血圧，心房細動あり．糖尿病なし．発症70分後にCT，80分後にMRIを施行．

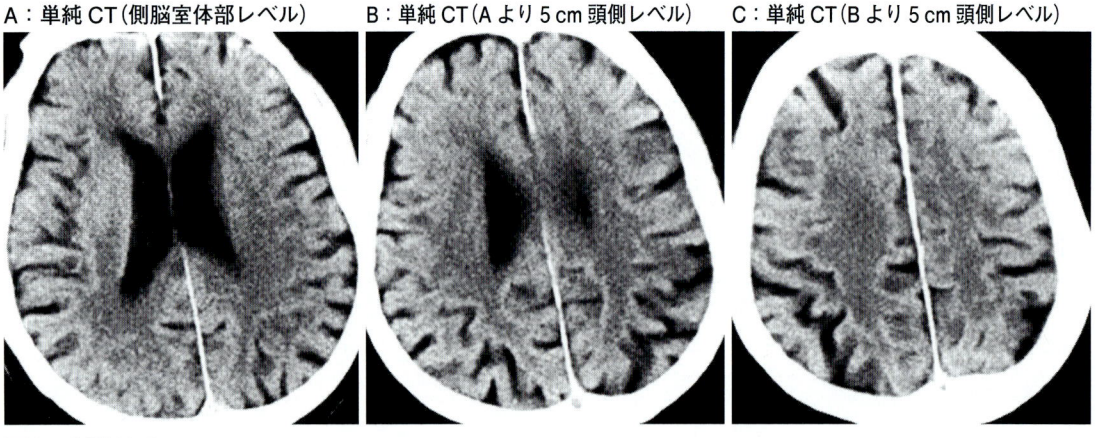

A：単純CT(側脳室体部レベル)　　B：単純CT(Aより5cm頭側レベル)　　C：単純CT(Bより5cm頭側レベル)

図2　症例38-2

D：拡散強調画像（Aと同レベル）　　E：拡散強調画像（Bと同レベル）　　F：拡散強調画像（Cと同レベル）

G：T2強調像　　H：FLAIR像　　I：T2強調像（発症24時間後）

図2（続き）

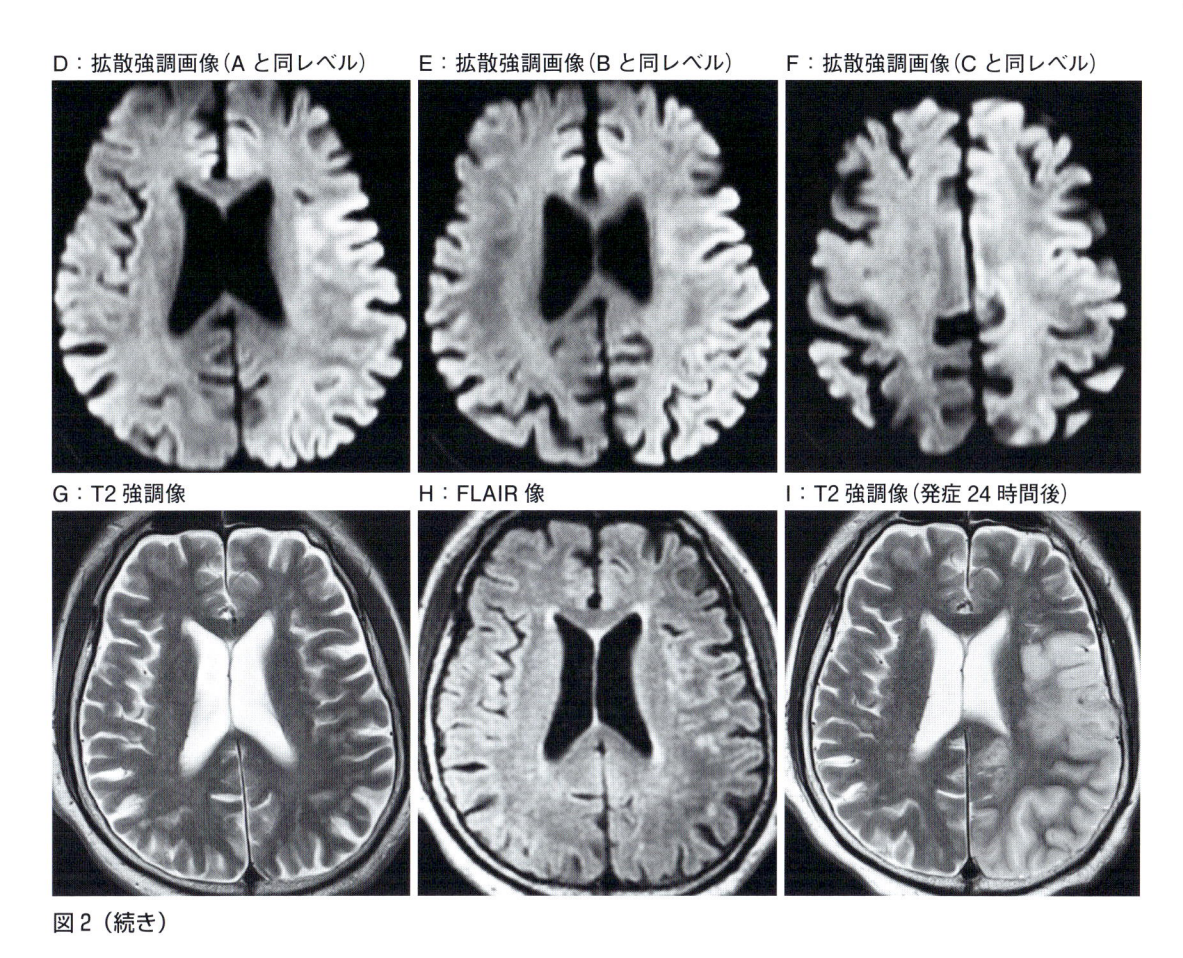

○ 画像所見

放射線科に到着後，前の患者のMRI検査終了するまでに5分以上あったので，先に単純CTを施行．発症70分後の単純CT（図2A～C）では，急性期の頭蓋内出血は否定される．左中大脳動脈領域の灰白質に限局性の低吸収域が散在して認められる．臨床症状と合わせて，左中大脳動脈皮質枝領域の塞栓性梗塞が疑われる．

発症80分後の拡散強調画像（図2D～F）では，CTで認めた低吸収域はさらに広い範囲で，左中大脳動脈領域に灰白質優位に高信号域（ADC低下）が認められる．さらに，左前大脳動脈皮質枝領域にも，高信号を認める．10分の時間差があるが，CTよりも拡散強調画像のほうが，早期の組織障害の検出に有用である．本症例では症例38-1と同様，T2強調像（図2G），FLAIR（図2H）では，明らかな異常信号は認めないが，左中大脳動脈皮質枝領域のrCBV，rCBFは著明に低下していた（非掲載）．発症24時間後のT2強調像（図2I）では，拡散強調画像（図2D～F）の高信号域に一致して最終梗塞を認める．

● 最終診断

左中大脳動脈皮質枝領域および左前大脳動脈皮質枝領域の心原性脳塞栓症．

○ 治療方針

T2強調像やFLAIRでは信号変化の出現を認めないが，拡散強調画像では高信号の範囲が広く，血栓溶解療法の適応とならない．保存的療法．

脳梗塞超急性期の診断(1)：拡散強調画像

病態と臨床

　脳動脈の急性閉塞をきたし脳動脈の灌流圧が低下し始めると，循環予備能(自動調節による毛細血管の拡張)により局所脳血液量(rCBV)の増加が起こり，局所脳血流量(rCBF)が代償・維持される．さらに脳灌流圧の低下が起きると循環予備能はすでに限界に達しているため，局所脳血流量が低下し始める．その結果，酸素供給が低下するため，嫌気性解糖回路によるATP産生が起こる(代謝予備能)．さらに代謝予備能の限界を越えて灌流圧が低下するとATP供給は停止し，細胞性浮腫を生じて，神経細胞の能動的活動が停止する．灌流低下状態が持続すると非可逆的な細胞・組織壊死に至る．

　脳虚血超急性期の細胞性浮腫は拡散強調画像で高信号，ADCの低下を呈する．脳虚血超急性期のADCの低下については，その機序は正確には解明されていないが，臨床的には"細胞性浮腫"と考えられている．脳動脈閉塞による灌流圧低下状態では，酸素供給の低下によりATP産生は低下し，Na^+-K^+の能動輸送が停止する．その結果，細胞内のNa^+濃度が上昇し細胞性浮腫をきたして，細胞内の拡散が低下すると考えられている．この細胞性浮腫は神経細胞(ニューロン)のみならずグリア細胞や髄鞘にも生じる．脳梗塞急性期のT2延長(高信号)は血液脳関門(BBB)の破綻による単位容積あたりの水含有量の増量(血管性浮腫)によるが，脳梗塞超急性期のADCの低下状態では単位容積あたりの水分量の増加はほとんどなく，分布区画の変化による移動制限によるものと考えられている(図3)．

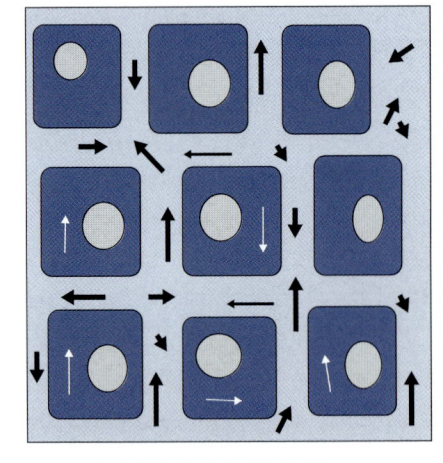

正常
- 細胞間隙(細胞外液腔)正常
- 拡散(ADC)正常
- 拡散強調画像は正常
(矢印は水分子の移動を示す)

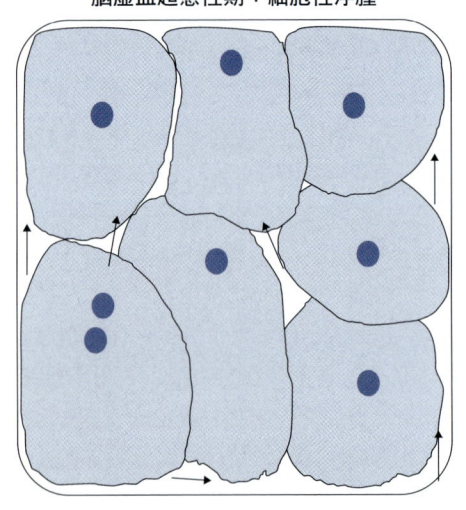

脳虚血超急性期：細胞性浮腫
- 能動輸送破綻→細胞間隙狭小化
- 細胞小器官の構築・粘稠度変化
- 拡散(ADC)低下
- 拡散強調画像は高信号

図3　拡散強調画像と脳虚血超急性期の細胞性浮腫

画像診断

　脳梗塞超急性期の MRI 診断においては，スピンエコー(SE)型エコープラナー法 (echo planar imaging：EPI)による拡散強調画像(diffusion-weighted imaging：DWI)をまず施行する．b＝0 および b＝1000〜1200 の拡散強調画像を撮像し，両者からみかけの拡散係数(ADC)計算画像を得る．十分な信号雑音比(S/N 比)を得るために患者の状態が良好であれば積算回数を十分にとる(2〜4回)．パラレルイメージング(parallel imaging)を用いれば，積算回数を 4〜6 回程度でも撮像時間 1 分以内の撮像条件設定が可能である．拡散強調画像は約 1 分以内で臨床的に有用な画像が撮像できるので，脳血管障害急性期のみならず，脳 MRI 全例に施行すべきである(表1)．

　脳虚血超急性期の組織障害(細胞性浮腫)は拡散強調画像で高信号，ADC 画像で低信号(ADC の低下)を示す．拡散画像では，虚血による脳組織障害を細胞性浮腫の段階で CT や T2 強調像よりも早期に検出する．T2 強調像では 3〜6 時間以降でないと T2 延長(高信号)はきたさないが，拡散異常(拡散強調画像で高信号，ADC 低下)は T2 強調像よりも早期に出現する．

　拡散強調画像では発症早期(約 30 分前後)より高信号(ADC 低下)を呈しうるが，高信号の出現時間は，虚血の強度や病態により症例ごとにさまざまである．虚血強度の強い症例では発症後より早期に高信号が出現する．閉塞部位，閉塞機序，側副血行の発達程度が影響する．

① 塞栓症のような虚血強度の強い症例では，発症 30 分程度から拡散異常をきたしうる．塞栓子が比較的大きく近位側レベルに閉塞をきたしやすい心原性塞栓症では最も早期に特に側副循環のない灰白質優位に拡散異常をきたす．虚血強度の強い広範囲にわたる梗塞では CT でも早期所見を診断しうるが，濃度分解能が高い拡散異常のほうがより確実に診断が可能となる．

② アテローム血栓性梗塞では，髄軟膜吻合からの側副循環があるため灰白質を spared し，塞栓症に比較して緩徐に白質優位に出現する(症例 44-1, p. 296 参照)．アテローム血栓症や穿通動脈閉塞のように塞栓症よりも虚血強度の弱い虚血の早期検出では，CT 所見よりも拡散異常のほうが明らかに有用である(ノート 22〜25)．

表1　拡散強調画像で高信号，ADC 低下をきたすおもな病態

成　因	病　態	おもな疾患
水の分布の変化	細胞性浮腫	脳梗塞超急性期 神経細胞やグリア，髄鞘の急性障害 ニューロンの興奮状態
粘稠度上昇	炎症細胞や壊死物質 コレステリン産物	脳膿瘍 類表皮嚢胞(epidermoid cyst)
細胞密度の増加 (細胞間隙狭小化 による拡散低下)	悪性腫瘍による細胞密度の増加 良性腫瘍における均一な細胞密度	退形成神経膠腫，神経膠芽腫など 悪性リンパ腫 髄膜腫

③ ラクナ梗塞や分枝粥腫型梗塞のように穿通動脈に限局する動脈閉塞では，虚血強度が比較的弱く，発症から拡散異常の出現まで時間を要する．また，脳底動脈からの回旋枝支配である脳幹梗塞も拡散異常の出現までに時間を要する．

ただし，発症直後は塞栓症でも拡散異常は出現しないので，超急性期においては拡散異常がなくても脳虚血は否定できない．

拡散画像でも動脈閉塞直後は異常をきたさないが，虚血中心(ischemic core；虚血強度の最も強い部位)から拡散異常をきたす．虚血中心とは急性期脳虚血の灌流異常域で，側副循環の代償が乏しく，脳血流量の最も低下した領域であり，すなわち虚血中心は灌流異常域内の動脈閉塞部周囲の近位側に存在する．主幹部や皮質枝閉塞症例では，超急性期の拡散異常は灌流異常域内の虚血中心に限局している可能性があり(diffusion-perfusion mismatchの存在)，発症24時間以内は時間経過とともに最終梗塞に向かって増大する可能性がある．塞栓症のほうが血栓症よりも，拡散異常域の増大速度や増大の割合も大きい．穿通動脈梗塞のなかでも分枝粥腫型梗塞は，親動脈からの起始部ないしは穿通枝近位側レベルのアテローム血栓性粥腫(プラーク)に起因するため，分枝粥腫型梗塞では24〜48時間でも徐々に拡散異常領域が増大し，神経症状も段階的に増悪することがある．

脳梗塞超急性期における拡散強調画像高信号，ADC低下病変は，基本的に非可逆的な組織障害を示し，最終梗塞に至る．

Q1 拡散強調画像に用いるエコープラナー法(EPI)は磁化率変化に鋭敏で，含気腔と近接する頭蓋底近傍に画像のゆがみや高信号のアーチファクトをきたすが，その解決法はあるか？

ノート22　単純CTによる脳虚血超急性期組織障害の診断：脳実質の"early CT sign"および脳動脈の"hyperdense sign"

脳虚血超急性期の非可逆的組織障害の検出においては，early CT signよりも拡散強調画像のほうが明らかに臨床的に有用であるが，救急においてはCT firstに施行されることが多いことや，CT早期所見の出現様式と拡散異常の出現様式は同等であり，拡散異常を早期に確実に検出するためにもCT早期所見の理解が重要である．

1) early CT signとは

細胞性浮腫に伴う灰白質濃度の低下(低吸収域化)である．拡散強調画像で高信号(ADC低下)と同様，虚血中心部から吸収値変化が生じ，徐々に辺縁部に広がる．たとえば中大脳動脈M1閉塞では虚血強度が強い外側線条体動脈領域(被殻)(基底核輪郭の不明瞭化)や島回灰白質(insular ribbonの消失)，M2閉塞では島回灰白質に出現しやすい．皮質枝末梢レベルの細胞性浮腫は脳回の灰白質の低吸収域化，すなわち灰白質/白質コントラストの低下として認められる(付表参照)．なお，脳溝

の消失は，脳回の腫脹を示すもので，灰白質濃度が低下して非可逆的な血管性浮腫が生じてから認められる．参考症例を図4〜7に示す．

2) hyperdense sign

　動脈閉塞の原因となった塞栓子の凝血塊がヘマトクリット値の相対的な上昇を反映して高吸収域として認められることがある．これはhyperdense signであるが，高齢者では背景にアテローム硬化性変化があり，動脈壁の石灰化を反映して，非閉塞動脈でも相対的な高吸収域を示すことがしばしばあり，必ずしも特異性の高い所見ではない．皮質枝閉塞は中大脳動脈領域に最も好発することから，中大脳動脈M1閉塞にしばしば認められる("hyperdense MCA sign")．なお"hyperdense MCA dot sign"は，横断像では撮像断面と交差する中大脳動脈M2の塞栓子断面がdot状にみえることを指す．

3) early CT sign評価のための撮像条件と表示条件

　early CT sign評価のためには灰白質/白質コントラストが十分得られる撮像条件が必要である(灰白質が軽度高吸収値，白質は軽度低吸収値)．正常例においても，大脳半球の灰白質/白質コントラストが十分得られていること，深部白質や内包と比較して基底核，視床のコントラストが得られていることが重要である．十分な濃度分解能を得るためには，十分な管電流をかける(mAsを上げる)．さらに再構成，画像表示にはスライス厚は厚くしたほうが有利であるが，空間分解能が低下し，partial volume effectをきたすため判定しにくくなることがある．荏原病院では1回のデータ収集で5 mm厚と10 mm厚の両方の画像を再構成して，読影および臨床に提供している．

付表　超急性期梗塞：early CT sign

灰白質濃度低下，灰白質/白質コントラスト低下
細胞性浮腫 >> 血管性浮腫
非可逆的≒DWI高信号

1) 島回皮質の濃度低下
　　(loss of the insular ribbon)
2) 基底核の輪郭の不明瞭化
　　(obscuration of the lentiform nucleus)
3) 灰白質/白質境界の不明瞭化
　　(loss of gray-white matter differentiation)
4) 脳回の腫脹，脳溝の消失
　　(effacement of the cortical sulci)
5) 閉塞血管の高吸収域化
　　(hyperdense sign)

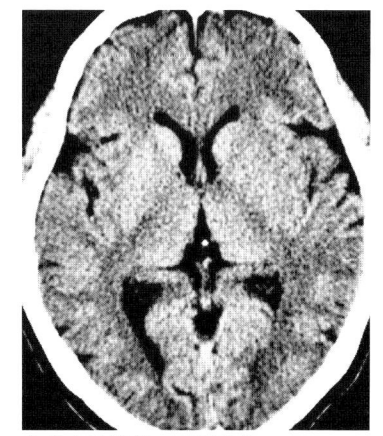

右基底核輪郭の不明瞭化

A1 ① 撮像角度を工夫する：副鼻腔や頭蓋底が撮像範囲に入らないように撮像角度を設定する．basiparellel line に直交する撮像角度では頭蓋底や副鼻腔が入るため，特にアーチファクトか急性梗塞か鑑別が難しいときは，撮像角度を変えて，再現性を見る．
② 薄い撮像スライス厚を用いる：撮像スライス厚を薄くすることで，ボクセル内のプロトンの位相変化を抑制する．ただし S/N 比が低下する．
③ パラレルイメージングを用いる：パラレルイメージングではデータ収集ライン数が減少するため，画像の歪みが減少する

A：単純 CT　　　　　　B：拡散強調画像

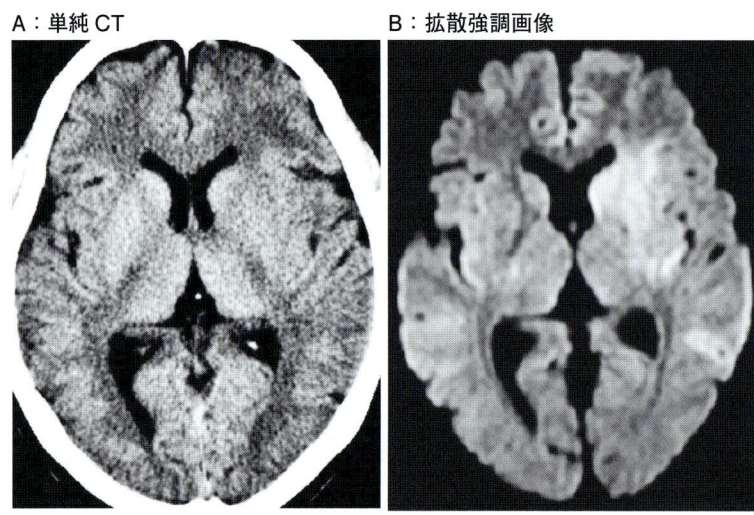

図4　early CT sign：基底核輪郭の不明瞭化(40 歳代女性)
右片麻痺と失語，発症 1 時間後．NIHSS 4 点．CT で基底核の輪郭の不明瞭化が認められる．左中大脳動脈 M1 の塞栓性閉塞症例．拡散画像のほうが確実に診断可能である．

A：単純 CT　　　　　　B：拡散強調画像

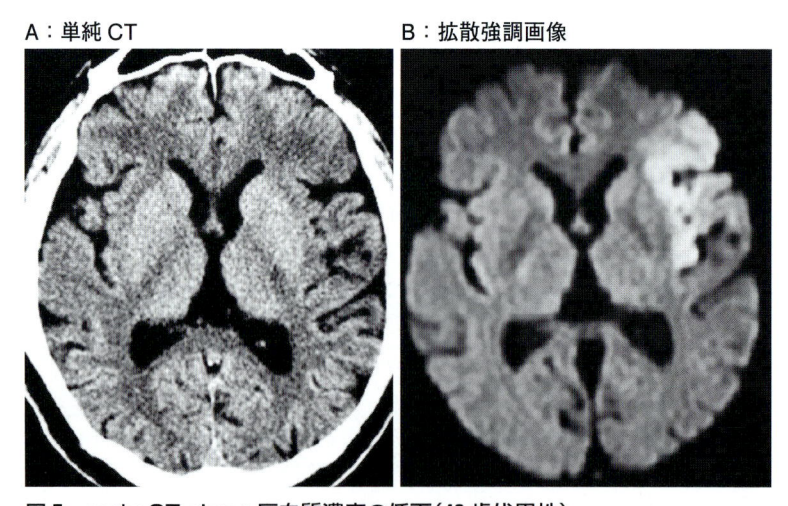

図5　early CT sign：灰白質濃度の低下(40 歳代男性)
右片麻痺と失語，発症 1 時間 30 分後．NIHSS 12 点．CT で島回皮質の濃度低下(insular ribbon の消失)および左前頭葉の灰白質/白質コントラストの低下がみられる．左中大脳動脈 M1 遠位側の塞栓性閉塞の症例である．

A：単純CT **B：拡散強調画像**

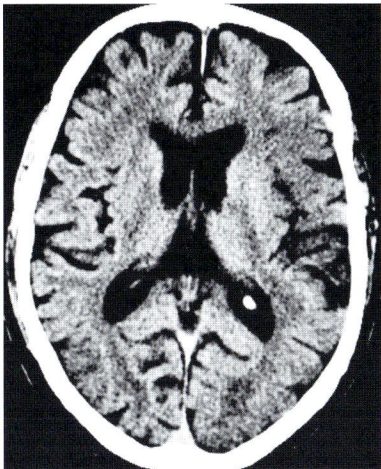

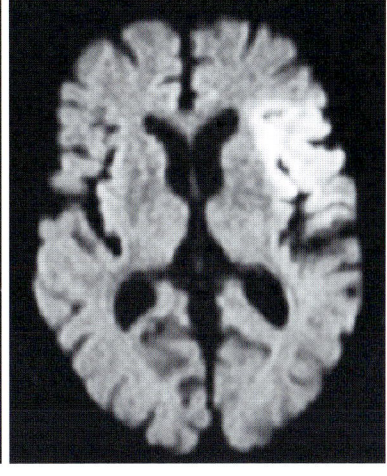

図6　early CT sign；灰白質濃度の低下（60歳代男性）
右片麻痺，失語．発症2時間後．NIHSS 4点．CTでは左前頭葉に灰白質/白質境界コントラストの不明瞭化がみられる．左中大脳動脈M1遠位側の塞栓性閉塞の症例である．

単純CT

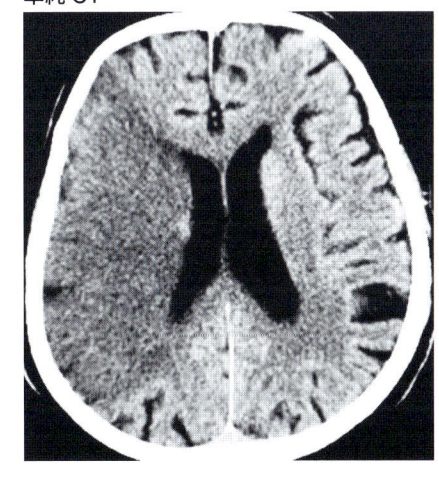

図7　early CT sign：灰白質濃度の低下と脳回の腫脹（80歳代男性）
起床時発症の左片麻痺と意識障害．起床時から3時間後，正常最終確認時から12時間後にCTを施行．NIHSS 20点．右中大脳動脈領域全体にわたる灰白質濃度の低下，脳回の腫脹と脳溝の消失が認められる．右中大脳動脈M1近位側の塞栓性閉塞の症例である．

④ EPIを用いる：シングルショット型ではなく，マルチショット型のEPIを用いることでエコートレイン数が減少し，磁化率変化に鋭敏でなくなる．ただし，撮像時間が延長するためmotion artifactの影響を受けやすい．

Q2　ADC画像は全症例に必要か？

A2　ADC（apparent diffusion coefficiency）画像は全例に必要である．拡散強調画像で高信号を呈していて，T2強調像で高信号を示す病変は，T2強調像の高信号が拡散強調画像に反映されている可能性があり（T2 shine-through現象），必ずADC画像の評価が必要である．拡散強調画像で高信号を呈し，T2強調像で信号変化がなければ，ADC低

ノート23　拡散強調画像とは？

　MRIで測定する拡散は水分子（プロトン）の微視的な拡散現象である．SE型シーケンスで，180°収束反転パルスの前後に対称性に等価の傾斜磁場（motion probing gradient：MPG）を印加することで，静止しているプロトンの位相を0に収束し，拡散しているプロトンの位相を分散させることで，拡散しているプロトンの信号低下をきたす（下図参照）．

　正常組織よりも拡散が低下している病変は拡散強調画像で高信号（ADC低下），拡散が亢進している病変は低信号（ADC値上昇）を呈する．心拍動や呼吸運動，脳脊髄液拍動，毛細血管血流などの巨視的な動きの影響を最小限にするために，超高速撮像法であるシングルショット型エコープラナー法（single-shot EPI）を用いる．MPGを印加するため，エコー時間が長くなるので，MPG印加前のシーケンスはT2強調像になる．そのため，T2強調像で高信号を呈する病変は拡散が低下していなくても，拡散強調画像で高信号を呈する可能性がある（"T2 shine-through"現象）．

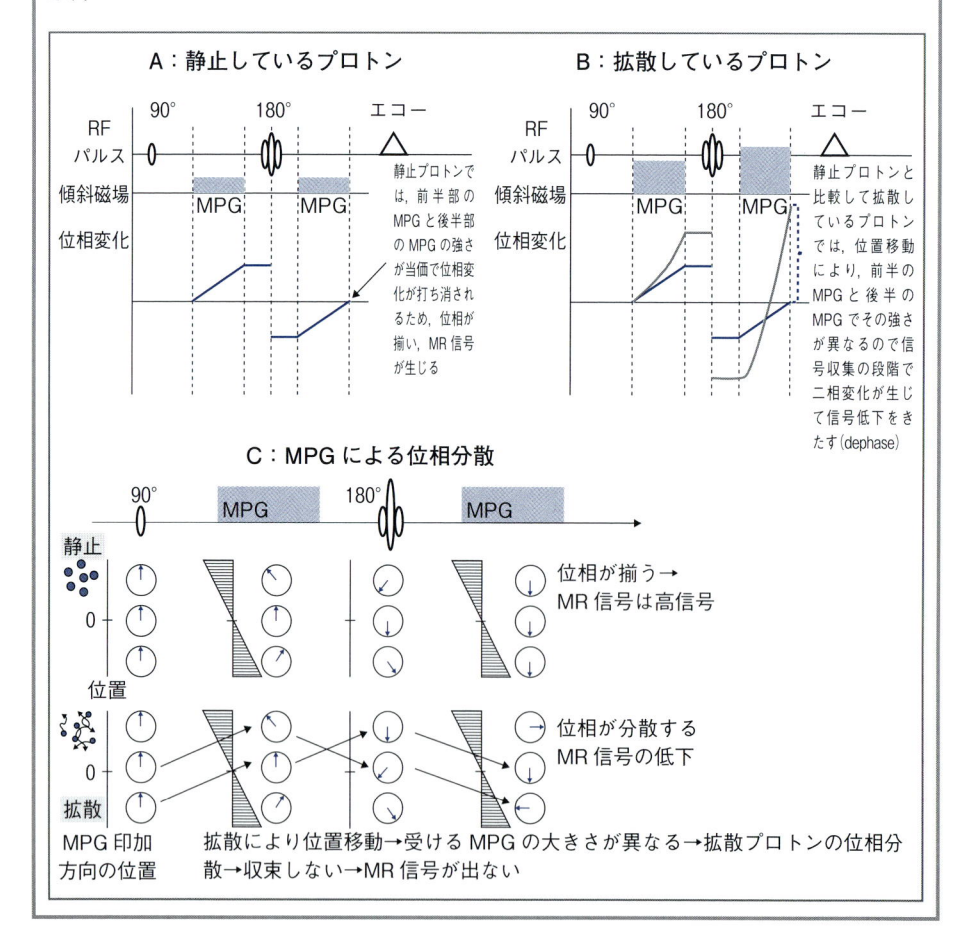

A：静止しているプロトン

静止プロトンでは，前半部のMPGと後半部のMPGの強さが当価で位相変化が打ち消されるため，位相が揃い，MR信号が生じる

B：拡散しているプロトン

静止プロトンと比較して拡散しているプロトンでは，位置移動により，前半のMPGと後半のMPGでその強さが異なるので信号収集の段階で二相変化が生じて信号低下をきたす（dephase）

C：MPGによる位相分散

位相が揃う→MR信号は高信号

位相が分散する
MR信号の低下

MPG印加方向の位置　拡散により位置移動→受けるMPGの大きさが異なる→拡散プロトンの位相分散→収束しない→MR信号が出ない

ノート24　急性発症の神経症状を有する症例の拡散強調画像

　急性発症の神経症状を有し，拡散強調画像で高信号（ADC の低下）で，T2 強調像で信号変化がなければ，脳虚血超急性期の細胞性浮腫を第一に考える．

　逆に急性の神経症状を有し，T2 強調像で高信号を呈するにもかかわらず，拡散異常がなければ超急性期脳虚血は否定される．拡散強調画像で高信号を呈していても T2 強調像で高信号ならば，必ず ADC を確認し，T2 shine-through 現象と鑑別する．posterior reversible encephalopathy syndrome（PRES）や静脈洞閉塞急性期の静脈性浮腫など，血管性浮腫をきたす急性病態を考える．拡散強調画像で高信号で T2 強調像でも高信号をきたしている病変は，T2 shine-through の可能性があり，必ず ADC を確認する（付表参照）．

　急性発症の神経症状を有し，拡散強調画像で高信号（ADC の低下）をきたす脳虚血急性期以外の疾患としては，痙攣後脳症（細胞興奮毒性による細胞性浮腫）がある．痙攣重積では痙攣焦点を中心としてその近傍の灰白質や皮質下白質，脳梁膨大部に拡散低下（細胞性浮腫）をきたすことがある．痙攣重積が早期にコントロールされれば，この細胞性浮腫のほとんどは可逆的で明らかな組織障害を残さない．

　低血糖発作でも急性期に細胞性浮腫による拡散低下をきたすこともある．その程度は軽度（ADC の低下も軽度）な症例では，低血糖の治療とともに大部分は可逆的である（VI章　神経内科疾患，症例 68，p. 456 参照）．

付表　急性発症の神経症状を有する症例の拡散画像でわかる病態

・拡散強調画像（DWI）で高信号 ・T2 強調像で信号変化なし ・ADC 低下 　→細胞性浮腫 　→脳梗塞超急性期を考える	・DWI で信号変化なし ・T2 強調像で高信号 ・ADC 上昇 　→血管性浮腫 　→脳梗塞超急性期ではない．
脳梗塞超急性期→非可逆的	PRES →可逆的
T2 強調像　拡散強調画像　ADC 画像	T2 強調像　拡散強調画像　ADC 画像

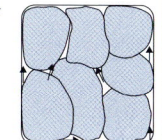

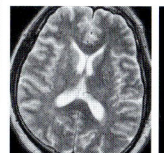

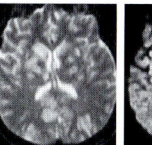

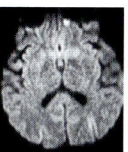

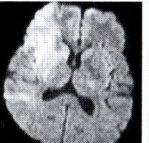

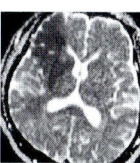

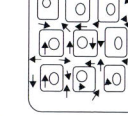

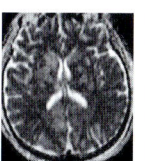

ノート25　脳梗塞亜急性期以降の拡散画像所見（表2）

　発症第2病日から毛細血管の血液脳関門の破綻により，血管性浮腫が起こる．血管性浮腫により単位組織あたりの水分量が増加するため，T2強調像では高信号をきたす．純粋な血管性浮腫では，細胞外液量が増加し（細胞間隙の開大），局所水分量が増加するため，T2強調像で高信号と拡散の亢進（ADC上昇）をきたす（症例64-2，p.441参照）．しかし脳梗塞急性期〜亜急性期にかけては，純粋な血管性浮腫ではなく，細胞性浮腫も持続しており，また微小出血や炎症細胞，マクロファージが浸潤するため，血管性浮腫が生じても拡散の低下（ADC低下）状態は持続する．

　慢性期では神経細胞の壊死とグリア化が起こり，細胞間隙の開大，すなわち細胞外液腔が開大するため，拡散の亢進をきたし，拡散強調画像で低信号になる．

　このように拡散強調画像は超急性期の脳虚血の診断のみならず，脳梗塞の経過，病期を診断するのにも有用である．脳梗塞急性期以降はT2強調像で高信号を呈するが，拡散強調画像の所見と合わせれば，脳梗塞の病期を正確に評価することができる（表2）．

　脳梗塞急性期の拡散の低下から慢性期の拡散の亢進状態に移行する過程で，拡散画像の信号値およびADCが正常値と同等の値を呈する時期がある．これをpseudonormalizationという．拡散強調画像ではT2値を反映するため（T2 shine-through），拡散係数画像（ADC map）では，梗塞発症7〜10日後には正常値に回復するのに対して，拡散強調画像で高信号が消失するには14日以上かかり，梗塞亜急性期の拡散強調画像所見の経時変化とADCの経時変化には解離がある．すなわちADC画像のpseudonormalizationに遅れて，拡散強調画像のpseudonormalizationが認められる．

　陳旧性の多発性の脳血管障害例では，T2強調像やFLAIRのみで新たな急性期病変の合併を検出するのは困難である．無症候性のラクナ梗塞であっても経年的に多発化すれば，血管性認知症や血管性パーキンソニズムなどの危険因子になるし，背景にある高血圧などの基礎疾患を検出，管理するために，全例に拡散強調画像を施行する意義はある．

下は確実なので，わざわざADC画像を観察する必要はない．ただし，ADC画像を必要に応じて随時作成するのではなく，全例において拡散強調画像とADC画像を作成し，読影医と臨床医に提供することが重要である．逆にT2強調像で低信号を示す病変では，拡散係数が低下していても，拡散強調画像で高信号を示さないことがある（T2 dark-through現象）．脳梗塞超急性期においてはこのような現象は中大脳動脈外側線条体領域の梗塞でみられることがある．淡蒼球が生理的鉄沈着でT2強調像で低信号を呈するので，ADCが低下しているにもかかわらず，拡散強調画像では高信号にならないことがある（症例43-1，p.288参照）．（たとえば前立腺癌では，ADCは低下しているものの，拡散強調画像で高信号が不明瞭なことがある）．

表2 脳梗塞の病期と拡散画像所見

病 期	病 態	MRI 拡散強調画像	ADC	T2強調像	CT
発症直後	(閉塞直後：灌流低下)	所見なし	変化なし	所見なし	所見なし
超急性期	細胞性浮腫	高信号	低下	所見なし	early CT sign
急性期	細胞性浮腫＋血管性浮腫	高信号	低下	高信号	低吸収
亜急性期	マクロファージの遊走浸潤，血管新生	高→	低下→	高信号	低吸収
	浮腫軽減	PN* →低信号	PN →上昇	FE** 高信号	FE 低吸収
慢性期	壊死，吸収→瘢痕化	低信号	上昇	高信号	低吸収（髄液濃度），萎縮

梗塞に陥ると，細胞性浮腫に引き続いて血管性浮腫を生じる．細胞性浮腫では拡散低下（拡散強調画像で高信号）を呈するが，その後，徐々に拡散は上昇し，正常値を通過し（pseudonormalization），最終的には拡散は亢進し，拡散強調画像で低信号を呈する．

拡散強調画像とT2強調像を比較することは，脳梗塞の病期判定にも有用である．特に多発性陳旧性ラクナ梗塞の既往歴のある症例では，T2強調像のみでは急性期ラクナ梗塞を識別することは困難で，拡散強調画像が有用である．

*PN：pseudonormalization．ADCが低下から上昇，拡散強調画像の高信号が低信号に移行している過程で正常レベル，等信号レベルを回復する．発症1週間～2週間前後で認められる．

**FE：fogging effect．発症2週間前後で，血管性浮腫の消退に伴い，CTにおける低吸収域の濃度上昇による等吸収域化，不明瞭化，およびT2強調像で高信号，T1強調像で低信号から等信号化，不明瞭化が生じる．

キーポイント

- 拡散画像は，脳梗塞超急性期における組織障害を最も早期に鋭敏に検出する撮像法で，脳梗塞超急性期の診断においては必須である．
- 脳梗塞超急性期では，拡散強調画像で高信号，ADCの低下を示す．
- 脳梗塞超急性期における拡散強調画像高信号，ADC低下は，非可逆的な組織障害で，最終梗塞に至る．
- 拡散強調画像で所見がなくても，脳梗塞超急性期は否定はできない．

文献

1) Fung SH, Roccatagliata L, Gonzalez RG, Schaefer PW : MR diffusion imaging in ischemic stroke. Neuroimaging Clin N Am 2011 ; 21 : 345-377.
2) Kumar MA, Vangala H, Tong DC, et al : MRI guides diagnostic approach for ischaemic stroke. J Neurol Neurosurg Psychiatry 2011 ; 82 : 1201-1205. (Epub 2011 May 7)

症例 39-1

70歳代男性．突然，右片麻痺，完全失語を発症．心房細動あり．発症3時間30分後にMRI施行．

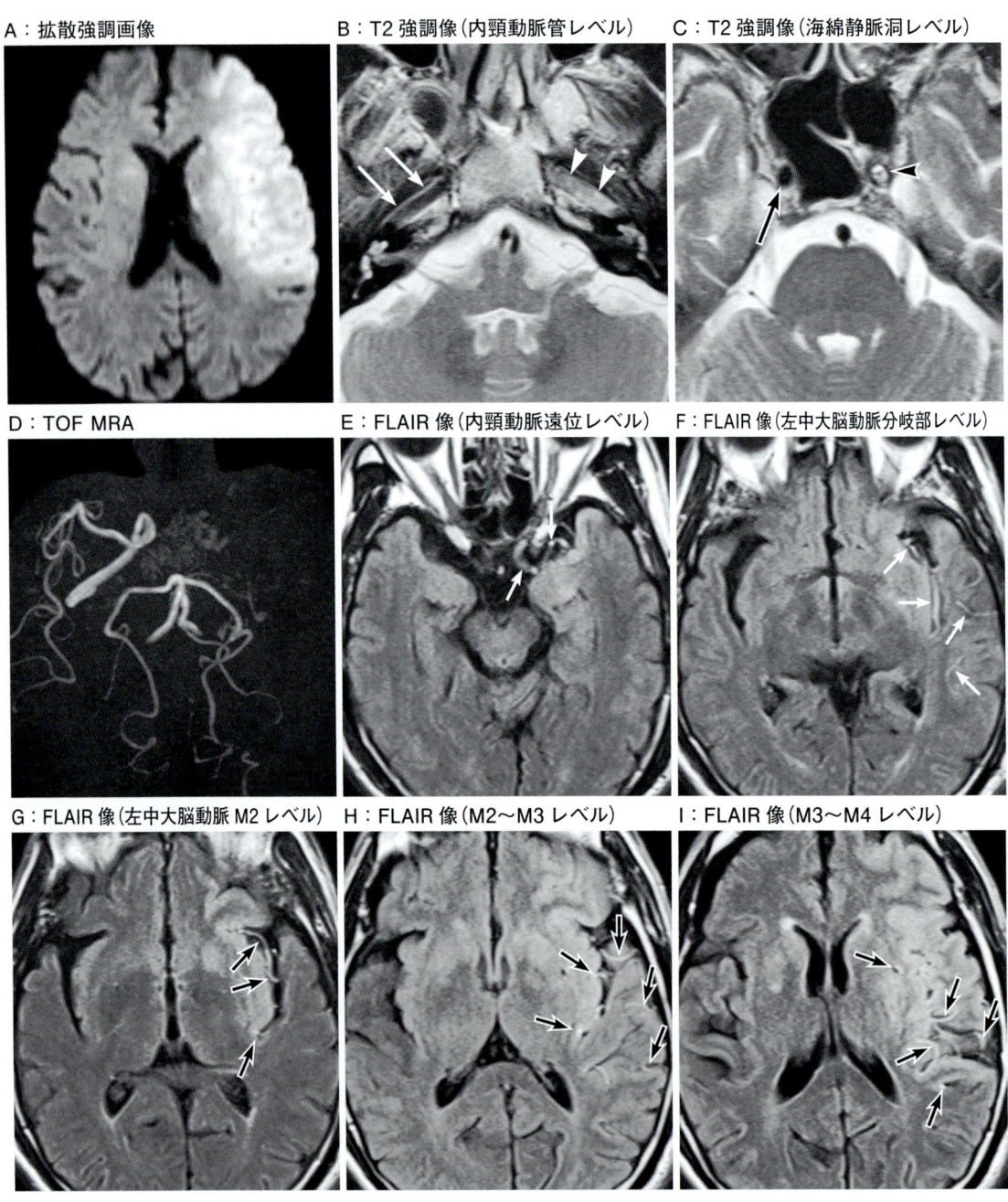

A：拡散強調画像
B：T2強調像（内頸動脈管レベル）
C：T2強調像（海綿静脈洞レベル）
D：TOF MRA
E：FLAIR像（内頸動脈遠位レベル）
F：FLAIR像（左中大脳動脈分岐部レベル）
G：FLAIR像（左中大脳動脈M2レベル）
H：FLAIR像（M2〜M3レベル）
I：FLAIR像（M3〜M4レベル）

図1　症例39-1

脳梗塞 IV

○ **MRI 所見** 発症3時間30分後の拡散強調画像(図1A)では,左中大脳動脈外側線条体動脈領域から左中大脳動脈皮質枝領域全体にわたる高信号(ADC低下)を認め,すでに非可逆的な細胞性浮腫をきたしている.T2強調像では,内頸動脈管レベル(図1B)で右内頸動脈には正常のflow voidを認める(大矢印)が,左内頸動脈内腔にflow voidの消失,高信号が認められる(▶).海綿静脈洞レベル(図1C)でも,右内頸動脈には正常のflow voidを認める(大矢印)が,左内頸動脈ではflow voidの消失を認める(▶).

TOF MRA(図1D)では,左内頸動脈から左中大脳動脈,さらに両側前大脳動脈のTOF信号が欠損している.本症例では,左前大脳動脈に拡散異常を認めないので,右中大脳動脈皮質枝や両側後大脳動脈皮質枝からのleptomeningeal anastomosisを介する逆行性の両側前大脳動脈への血流供給があると考えられる.

FLAIR(図1E〜I)では,左内頸動脈から左中大脳動脈皮質枝に連続性にintraarterial signalを認める(小矢印).本症例は左内頸動脈遠位側の大きな心原性塞栓子による完全閉塞で,左中大脳動脈領域の虚血強度は重度で,発症から3時間30分であるが,すでにFLAIRやT2強調像でも灰白質優位に,軽度高信号(血管性浮腫)が出現している.

● **最終診断** 心原性塞栓症による左内頸動脈閉塞によって生じた左中大脳動脈外側線条体動脈領域および皮質枝領域の塞栓性梗塞急性期.

○ **治療方針** 血栓溶解療法の適応にならない.その理由は,①拡散強調画像で広範囲に著明な高信号が出現していることから,すでに非可逆的な組織障害をきたしている.②内頸動脈閉塞では血栓溶解療法の予後は不良である,③すでに発症から3時間以上経過している,である.

症例 39-2

80歳代女性．左顔面を含む左片麻痺を急性発症．心房細動あり．発症2時間後にMRI施行．

A：拡散強調画像　　B：磁化率強調画像(SWI)　　C：FLAIR像(中大脳動脈M2レベル)

D：FLAIR像(M3レベル)　　E：TOF MRA　　F：磁化率強調画像(SWI)

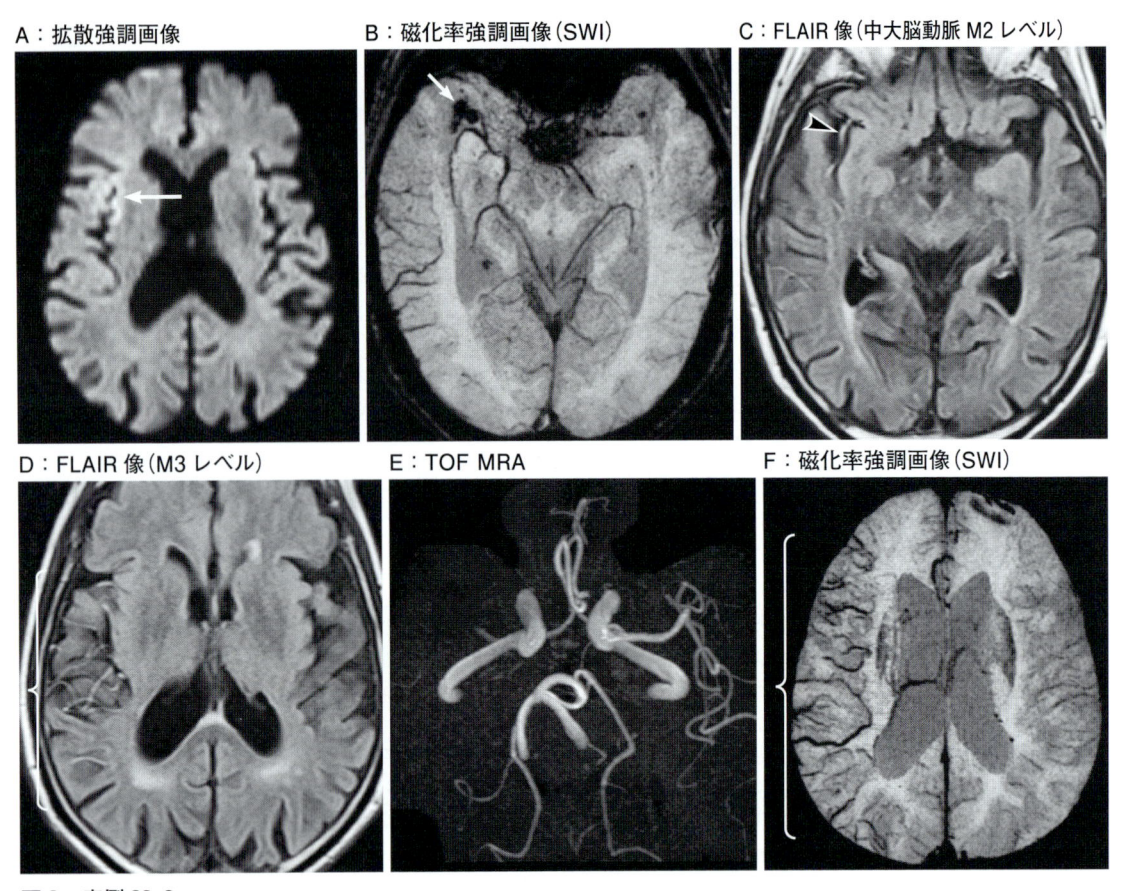

図2　症例 39-2

- **MRI所見**　発症2時間後の拡散強調画像(図1A)では，右島回を含む，右中大脳動脈皮質枝upper trunk領域に，灰白質優位の高信号(ADC低下，非掲載)が認められる(大矢印)．磁化率強調画像(SWI，図2B)では右中大脳動脈M1遠位側に，限局性の低信号が認められ，塞栓子である(小矢印)．FLAIR(図2C,D)では，右中大脳動脈M1以降にintraarterial signalを認める(黒矢頭，括弧の示す範囲)．TOF MRA(図2E)では右中大脳動脈M1でTOF信号の途絶を認める．磁化率強調画像(SWI，図2F)では，灌流異常領域である右中大脳動脈皮質枝領域からの還流静脈にデオキシヘモグロビン濃度の上昇を認める(括弧の示す範囲)．misery perfusion状態を示す．

- **最終診断**　右中大脳動脈M1遠位側の心原性塞栓症超急性期．

- **治療方針**　右中大脳動脈皮質枝領域に広範囲にdiffusion-perfusion mismatchがあり，経静脈性血栓溶解療法の適応となりうる．

症例 39-3

60歳，女性．勤務中に意識障害，構音障害，右上肢不全麻痺をきたした．約1時間で神経症状は消失し，来院時にも神経症状を認めなかった．自覚的にも対座法でも明らかな視野障害は認めない．発症4時間後にMRI施行．

A：拡散強調画像　B：TOF MRA　C：磁化率強調画像（SWI）

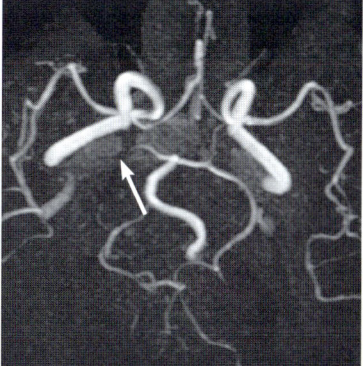

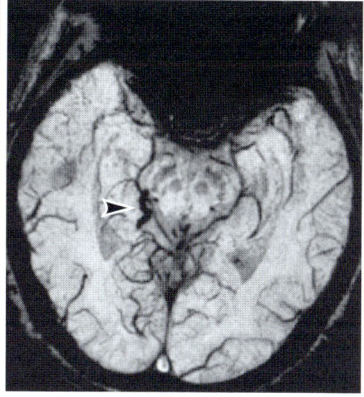

D：FLAIR像（右後大脳動脈P2レベル）　E：FLAIR像（右後大脳動脈P3レベル）　F：FLAIR冠状断像（第3病日）

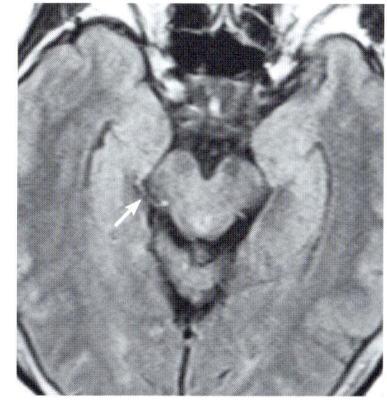

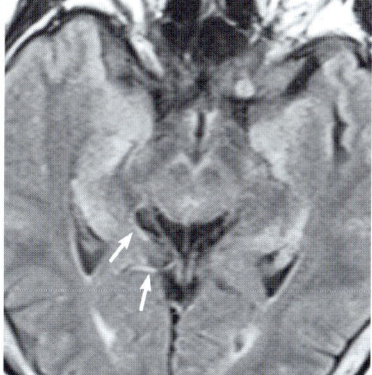

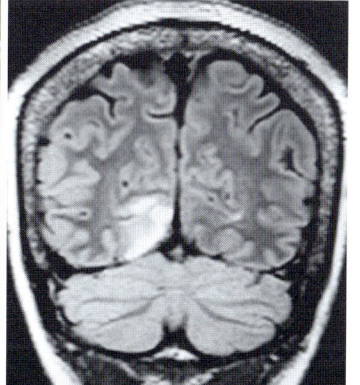

図3　症例39-3

○ **MRI所見**　拡散強調画像で明らかな異常は認めない（図3A）．MRA（図3B）でも前方循環系，後方循環系とも軽度のアテローム硬化性変化を認めるが，主幹部レベルで高度狭窄や閉塞は認めない．右後大脳動脈P1レベルでのTOF信号途絶が認められ（大矢印），同レベルでの閉塞が示唆されるが，慢性閉塞との鑑別はできない．磁化率強調画像（SWI，図3C）で右後大脳動脈P2に限局性の低信号が認められ，急性期の塞栓子と考えられる（►）．FLAIR（図3D,E）でも右後大脳動脈皮質枝P2から末梢に，intraarterial signalを認め（小矢印），急性期の皮質枝閉塞と診断できる．

● **最終診断**　脳底動脈遠位側に塞栓子が停滞→一過性の脳幹症状〔一過性脳虚血発作（TIA）〕→塞栓子の自然融解→**右後大脳動脈皮質枝へのmigrationによる塞栓性閉塞．**

○ 治療方針とその後の経過　明らかな神経症状を認めなかったが，一過性脳虚血発作症状(TIA)があったこと，およびMRIで右後大脳動脈皮質枝急性閉塞があり，同領域に低灌流が示唆されることから，入院加療となった．右後大脳動脈領域にはdiffusion-perfusion mismatchが存在するが，急性期に神経症状が改善し(NIHSS＝1)，再増悪はなく，すでに発症から4時間経過していることからt-PAによる血栓溶解療法の適応はない．第3病日に神経学的には，明らかな再増悪を認めなかったが，右後大脳動脈皮質枝領域に最終梗塞を認める(図3F)．簡易視野検査では明らかな視野欠損を認めなかった．

脳梗塞超急性期のMRI診断(2)：閉塞動脈の診断

病態と臨床

　脳梗塞の病態および機能的予後は，発症機序に加えて動脈閉塞部位によってさまざまである．一般に主幹部から皮質枝近位側閉塞は，皮質枝遠位側閉塞や穿通動脈の閉塞に比較して神経学的に重篤で，診断時期および治療法によって，予後が大きく左右される．急性期の診断において動脈閉塞部位を診断することは治療法の適応決定や予後予測に重要である．特に超急性期の血栓溶解療法が最もよい適応と考えられるのは，拡散異常がまだ出現していない灌流異常領域(ischemic penumbra，diffusion-perfusion mismatch領域)であり，拡散異常に陥る前に動脈閉塞を検出することが必須となる．またTOF MRAでWillis動脈輪の形態を把握しておくことは，側副循環の可能性や最終梗塞の範囲の推定に有用である．

1) 内頸動脈閉塞

　急性の内頸動脈閉塞症例では虚血強度が強いことから，意識障害や片麻痺などの重篤な神経症状をきたす．超急性期でも拡散強調画像で高信号を呈していることがほとんどで，MRIで超急性期虚血病変を見逃すことはないが，内頸動脈閉塞では虚血範囲が広く，十分な側副循環が発達しにくいことから，急性期以降に内ヘルニアをきたすほどの重度の血管性浮腫を呈することがある．また，経静脈性血栓溶解療法を施行しても塞栓子は完全には融解されないこと，融解しても重篤な出血性梗塞や，大きな塞栓子の末梢へのmigrationによる二次的な塞栓症をきたすため，その成績は良好ではなく，重篤な合併症の頻度が高い．したがって，治療前に内頸動脈の急性閉塞を確実に診断する必要がある．

　一方で内頸動脈のみに限局する慢性閉塞症例では，Willis動脈輪を介するcross circulationが良好に達しており，神経学的に無症状のこともある(図4)．ただしこれらの慢性閉塞症例でも，何らかの原因で血行力学的な急性循環不全をきたしたり，血栓遠位側に血小板形成が生じ，これが遊離して動脈原性梗塞をきたすことがある．

2) 内頸動脈系(中大脳動脈，前大脳動脈)皮質枝閉塞

　皮質枝閉塞，特に塞栓性閉塞では，超急性期において，diffusion-perfusion mismatchが存在する可能性があり，血栓溶解療法の適応となることがある．

3) 椎骨脳底動脈主幹部閉塞

　脳底動脈の完全閉塞では重篤な神経症状(意識障害や両側四肢麻痺，瞳孔異常など)を

A：TOF MRA（ステレオ視）

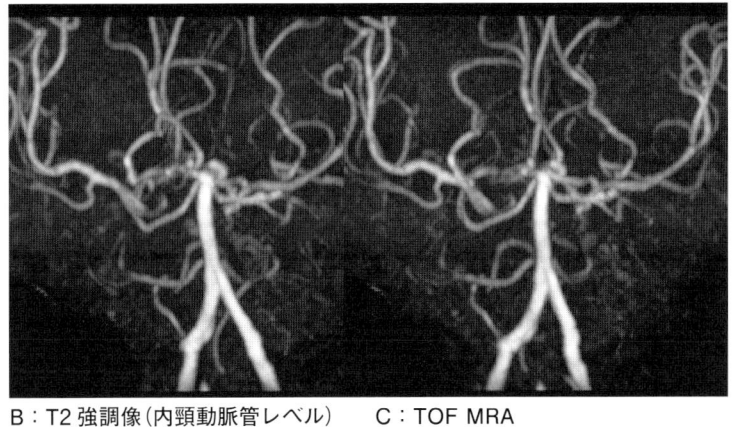

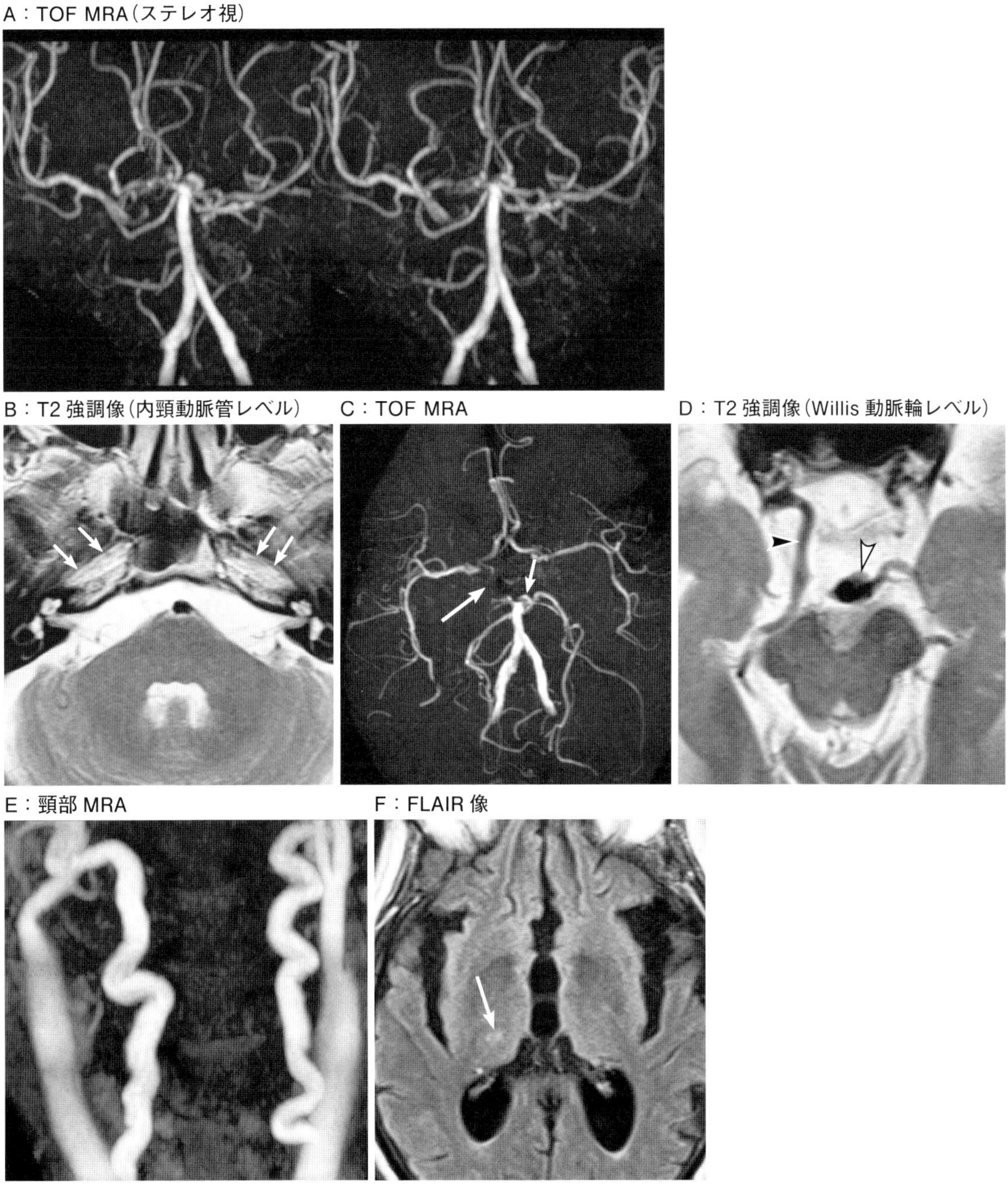

B：T2 強調像（内頸動脈管レベル）　　C：TOF MRA　　D：T2 強調像（Willis 動脈輪レベル）

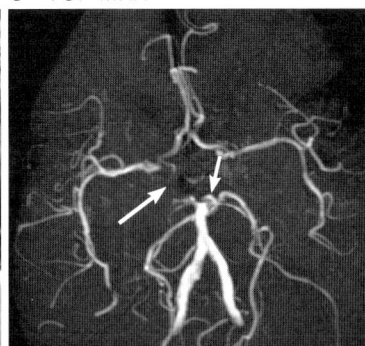

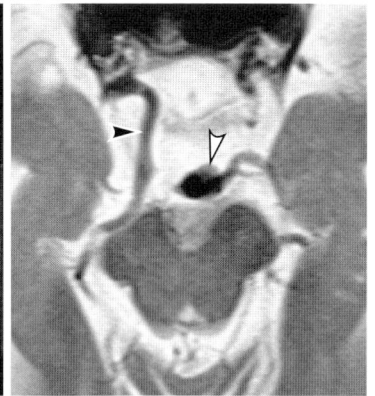

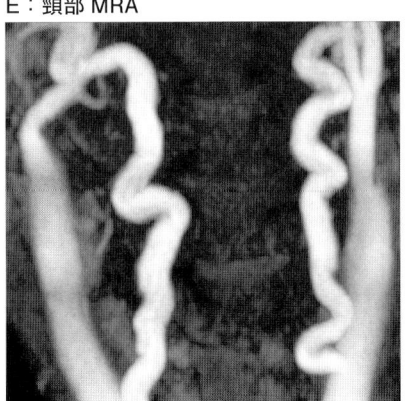

E：頸部 MRA　　F：FLAIR 像

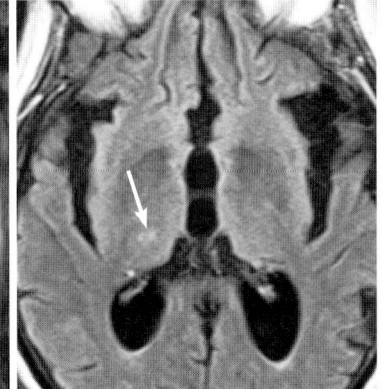

図4　内頸動脈慢性閉塞（70 歳代男性）

高血圧あり．ラクナ梗塞の既往歴があるが，塞栓性梗塞やアテローム血栓性梗塞の既往歴はない．今回，認知症の精査目的で受診．現症として脳梗塞超急性期症状はない．MRA（A，ステレオ視ができるようになっている）では，両側内頸動脈の TOF 信号が完全に欠損している．両側内頸動脈 C1 遠位側から中大脳動脈・前大脳動脈の TOF 信号は認められる．椎骨脳底動脈には TOF 信号欠損を認めず，軽度拡張している．脳底動脈先端部には未破裂脳動脈瘤が認められる．この囊状動脈瘤の内腔は TOF 信号の部分的欠損があるが，動脈瘤内の渦流によるものである．全体的にアテローム硬化性の広狭不整が認められる．

内頸動脈管レベルの T2 強調像（B）では，両側内頸動脈内腔の flow void が消失し，高信号を呈している（小矢印）．両側内頸動脈は先天的な欠損ではなく，後天的なアテローム血栓性の慢性閉塞である．　**（次頁に続く）**

(図4説明文 続き)

　TOF MRA(C)では椎骨脳底動脈の拡張が認められる．明瞭ではないが，右後交通動脈が認められ(大矢印)，椎骨脳底動脈系から右後交通動脈を介する前方循環系への cross circulation がある(小矢印)．

　Willis 動脈輪レベルの T2 強調像(D)で右後交通動脈の拡張(黒矢頭)と正常の flow void が認められ，内腔および血流は保たれているものの，渦流により TOF 信号が減弱しているものと考えられる．左後交通動脈の形成は認めない．椎骨動脈の拡張は，側副血行路供給のための代償性の血流増加があることを示し，その結果として脳底動脈先端部に血行力学的な機序による未破裂囊状動脈瘤(白矢頭)の形成をきたしたものと考えられる．

　頸部 MRA(E)では，両側内頸動脈起始部レベルで完全閉塞を認める．椎骨動脈は代償性に著明に拡張している．FLAIR(F)では両側中大脳動脈皮質枝に intraarterial signal は認めず，Willis 動脈輪を介する側副循環により，前方系の灌流圧は良好に代償されていると診断できる．脳実質の萎縮，右視床の陳旧性ラクナ梗塞を認める(大矢印)が，皮質枝レベルの梗塞や，血行力学的な梗塞所見は認めない．

きたす．部分的な閉塞による延髄梗塞や脳幹部の分枝粥腫型梗塞では動脈閉塞から脳幹実質の拡散異常出現まで時間を要する．

画像診断

　単純 CT での動脈閉塞急性期の所見として，塞栓子ないしは血栓内部の凝血塊のヘマトクリット値の上昇を反映した "hyperdense sign" があるが，頭蓋内動脈のアテローム血栓症の壁石灰化による吸収値の上昇との鑑別は困難で，必ずしも検出率および特異度の高い所見ではない．CT での動脈閉塞の直接描出には，造影 CT が必要となる．

　MRA では造影剤を用いなくても急性期の動脈閉塞の診断が可能で，拡散強調画像と合わせて，MRI が CT よりも脳梗塞急性期の診断に優れる理由である．動脈主幹部および皮質枝の閉塞を早期診断することは灌流異常領域の予測につながり，造影灌流画像の適応の判断に有用な所見である(表1)．

1) T2 強調像

　正常の動脈血流は内腔の flow void を呈する．頭蓋内内頸動脈(動脈幹からサイフォン部)から中大脳動脈 M1，椎骨脳底動脈の flow void の確認をする．急性閉塞と慢性閉塞の鑑別は T2 強調像の flow void の消失のみでは困難である．MRA で内頸動脈閉塞があるにもかかわらず Willis 動脈輪を介する cross circulation が良好に発達しており，急性発症の神経症状がなければ慢性閉塞と考えられる．頻度はきわめて少ないが，先天的に内頸動脈形成不全の症例では骨性の内頸動脈管の形成を認めないので，急性閉塞との鑑別は容易である．動脈閉塞の診断とあわせて T2 強調像ではオキシヘモグロビンを主体とする超急性期実質内出血の除外診断を行う．

2) TOF MRA

　頭蓋内動脈の全体像を把握し，① Willis 動脈輪の形態や normal variation の有無(特に後大脳動脈や椎骨脳底動脈系の発達様式)，② 主幹動脈から皮質静脈近位側の閉塞の有無，③ 全体的なアテローム硬化性変化の程度，④ 未破裂脳動脈瘤やその他出血の原因となるような血管奇形の有無，をチェックする．TOF 信号が海綿静脈洞や，横静脈洞から S 状静脈洞に異常流入しているときは，硬膜動静脈瘻が示唆される[†1]．

3) FLAIR intraarterial signal

　FLAIR では急性閉塞をきたした皮質枝が高信号を呈する(intraarterial signal：

表1 MRIによる動脈閉塞部位の診断方法

撮像法	評価部位	正常の動脈血流	動脈閉塞	超急性期においてそのほかに診断すべき項目
T2強調像	内頸動脈，椎骨脳底動脈，皮質動脈近位側	flow void	flow voidの消失→高信号	超急性期実質内出血(オキシヘモグロビンは中程度高信号)
TOF MRA	脳動脈全体，内頸動脈から皮質動脈近位側，椎骨脳底動脈	TOF信号	TOF信号の消失	Willis動脈輪の形態，アテローム硬化の程度，亜急性期以降の脳梗塞や脳出血
FLAIR	皮質動脈，脳底動脈	正常動脈は認識できない	intraarterial signal (塞栓子や血栓およびその末梢側の低灌流が高信号)	くも膜下出血(急性期～亜急性期)
T2*強調像	皮質動脈	正常動脈は認識できない	susceptibility sign (塞栓子や血栓が低信号)	いわゆる微小出血(microbleeds*)
磁化率強調画像(SWI)	皮質動脈	正常動脈は認識できない		静脈奇形や海綿状血管腫など
	灌流異常領域からの還流静脈(misery perfusionの有無)	正常静脈は低信号	還流静脈内のデオキシヘモグロビン濃度が上昇し，還流静脈がさらに低信号を呈する	① 脳梗塞超急性期でなくても，痙攣後脳症などのように一過性の脳虚血状態でも出現する．② 静脈閉塞，硬膜動静脈閉塞などによる静脈シャントで，皮質還流静脈の静脈内圧が上昇している状態で，静脈内のデオキシヘモグロビン濃度が上昇する
造影後MRA元画像(造影後の3D GRE T1強調像)	動脈解離や壁在プラーク	動脈内腔血液プール造影	血液プール造影欠損	静脈洞血栓症

*ただし筆者はこの所見のすべてが出血とは考えていない．ただ深部穿通動脈系に存在すれば，高血圧性の動脈硬化性変化を表すことは確かである

脚注

†1 左内頸静脈では，正常でも心拍動に伴う静脈逆流があるため，左内頸静脈に生理的にTOF信号を認めることがある．内頸動脈サイフォンに接して，海綿静脈洞から上眼静脈，下錐体静脈，内頸静脈に異常なTOF信号が連続するときに，頸動脈海綿静脈洞瘻を疑う．

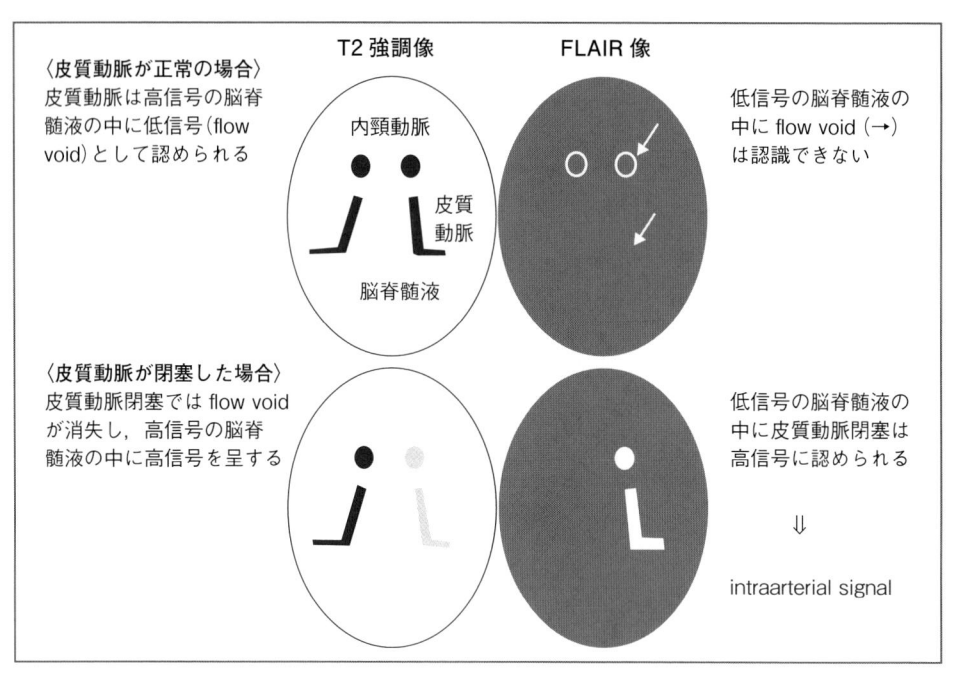

図5 FLAIR intraarterial signal の機序

IAS).閉塞部位のみならずそれよりも遠位側の,灌流圧の低下した血流が連続して高信号を呈する(図5).限局性の点状の高信号は動脈硬化壁や脳脊髄液の拍動によるアーチファクトであり,皮質動脈の走行に一致して連続性に認める高信号をIAS陽性とする.このようにIASは閉塞部遠位側の遅滞した血流も高信号になるため,後述する"T2* susceptibility sign"と比較して閉塞部位(塞栓子や血栓)の進展範囲を過大評価するが,IASの分布範囲は灌流領域と一致する.

T2強調像では閉塞動脈は flow void が消失するため,閉塞動脈高信号の脳脊髄液の中に高信号を呈するが,FLAIRでは低信号の脳脊髄液の中に高信号として描出されるので,病変コントラストが高く,検出が容易である.またMRAのTOF信号の消失やflow voidの消失は「陰性所見」であるのに対して,IASは「陽性所見」として描出するので急性期における診断的価値が高い[2,3].特に normal variation の多い中大脳動脈皮質枝M2以降の分枝閉塞においてはTOF MRAでの検出は困難であるが,FLAIRで

脚注
　†2 慢性閉塞症例でも血行力学的な循環不全を呈しているような症例ではIASが認められることがある.このような症例では循環予備能の限界にせまる循環不全をきたしている可能性があり,急性期と同様に診断を進める必要がある.
　†3 k-spaceの中心に直線のk-space lineを置いて回転させながらk-space中心を重点的にデータ収集する撮像法(PROPELLER,BLADEなど)は,被検者の動きを抑制するために,救急症例に有用であるが,FLAIRにこのデータ収集方法を応用すると皮質動脈の血流も「動き」として認識されるため,正常でも皮質動脈が intraarterial signal のように高信号を呈することがあるので動脈閉塞と誤診しないよう注意を要する.急性動脈閉塞の診断には,PROPELLERやBLADEは併用しない.

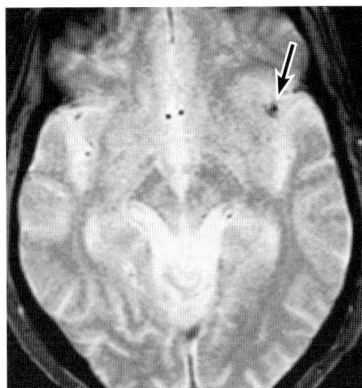

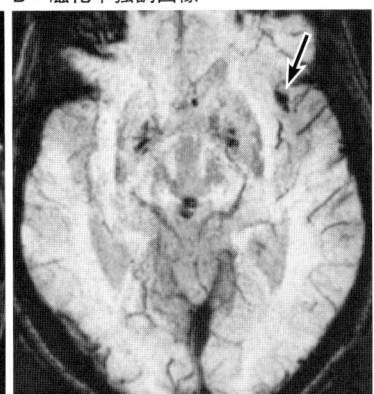

A：GRE T2*強調像　　　　　　B：磁化率強調画像　　　　　　C：FLAIR 像

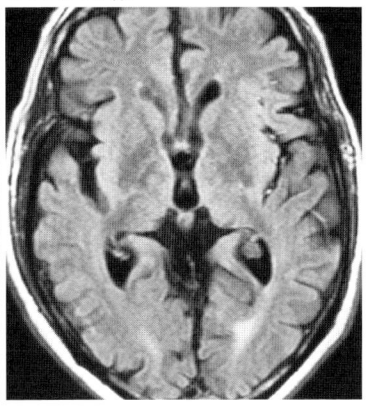

図6　左中大脳動脈 M1 遠位側から M2 近位側の塞栓性閉塞（発症後2時間30分）（70歳代男性）
磁化率強調画像（SWI，B）は，GRE 法 T2*強調像（A）より磁化率変化に鋭敏で，塞栓子をより明瞭に低信号として捉えている（→）．FLAIR（図6C）は，塞栓子自体の検出よりも塞栓，血栓による皮質枝の低灌流を明瞭に描出する（intraarterial signal）．

は高信号を呈するため，その検出が容易である．

4）T2*強調像，磁化率強調画像（SWI）による閉塞動脈の診断と misery perfusion の評価

　2D GRE 法 T2*強調像では，塞栓子や血栓は含有するデオキシヘモグロビンやヘモジデリンによる磁化率効果を反映して，限局性の低信号として描出される（susceptibility sign）．脳虚血超急性期における磁化率強調画像（susceptibility weighted imaging：SWI，ノート26参照）では，2D GRE 法 T2*強調像と同様，動脈閉塞部位の塞栓子が磁化率効果で著明な低信号を呈する．T2*強調像よりも空間分解能が高く，磁化率変化にも鋭敏なことから急性期塞栓子や血栓の検出率は高い（図6）．ただし SWI では，頭蓋底からの磁化率アーチファクトにより内頸動脈内の塞栓子の検出は困難である．FLAIR intraarterial signal は，塞栓子およびその末梢側の停滞もしくは遅延した血流に flow void が消失して高信号を示すが，塞栓子内部の磁化率効果が非常に強いと，FLAIR でも磁化率変化の影響が強く現れ，高信号にならないことがある．このように，SWI（または GRE T2*強調像）と FLAIR は相補的で両者の所見を組みあわせることで，塞栓子自体の検出と灌流異常域の評価がより正確になる（図7）．

　さらに SWI では，灌流圧低下に伴う動脈血流の相対的なオキシヘモグロビンの減少と組織の酸素消費率の上昇および相対的なデオキシヘモグロビン濃度の上昇を反映して，灌流異常領域からの還流静脈内の低信号がより増強される．皮質静脈のみならず髄質静脈レベルにも低信号化が認められる．この所見は脳虚血超急性期の灌流異常領域内に認められ，拡散異常の出現よりも早期に検出（diffusion-perfusion mismatch 領域にも検出）できるが，T2強調像で血管性浮腫が出現する時期には認められなくなる．したがって，まだ非可逆的な梗塞状態に陥っていない貧困灌流状態（misery perfusion：oligemia や ischemia），すなわち単位時間あたりの局所脳血流量（rCBF）は低下していても，局所脳血液量（rCBV）がある程度保たれ，酸素摂取率（oxygen extraction fraction：OEF）が上昇，酸素消費量（cerebral metabolic rate of oxygen：$CMRO_2$）が正

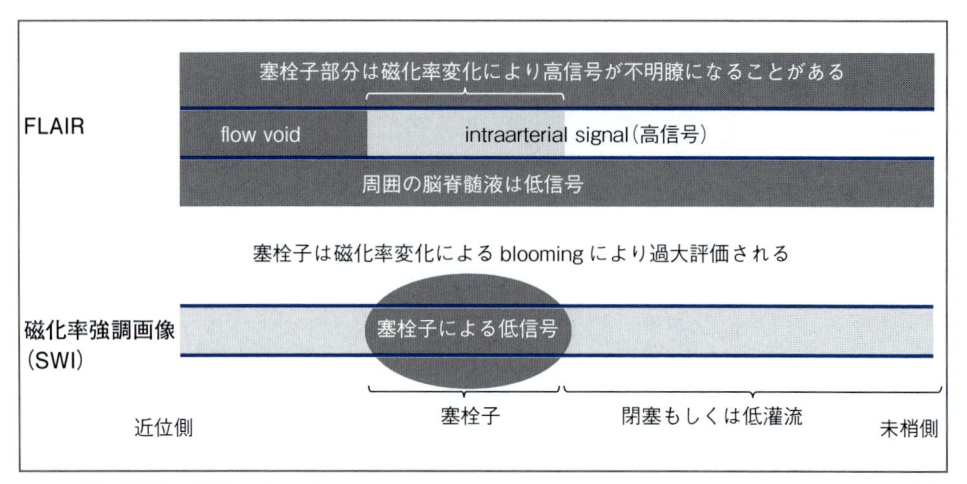

図7 閉塞動脈の診断：FLAIR intraarterial signal と SWI susceptibility sign との関係

常ないしは減少している状態を捉えているものと考えられる．還流静脈のデオキシヘモグロビン濃度上昇を認める急性期症例では，造影灌流画像の適応となる．穿通動脈領域の小梗塞でも広範囲にこの所見を認めれば，単なる穿通枝動脈レベルの閉塞ではなく，主幹部レベル狭窄による血行力学的虚血の可能性がある．3 テスラ（T）MRI では高分解能の 2D GRE 法 T2*強調像でも同様の所見が認められる．これらは皮質動脈レベルに灌流異常域の存在を示す重要な所見である．

5）その後の診断方針（造影灌流画像の適応）

急性動脈閉塞を検出した場合，灌流異常域と比較して，diffusion-perfusion mismatch の可能性があるようならば，造影灌流画像を施行し，循環予備能を評価する．

主幹部から皮質枝レベルに急性閉塞がなければ，穿通動脈に限局する梗塞の可能性を考える．穿通動脈に限局する梗塞症例では，造影灌流画像の適応はない．

ノート 26　磁化率強調画像（susceptibility weighted imaging：SWI）の原理

撮像された MRI データからは強度画像と位相画像が得られるが，通常の MRI 画像は強度画像を表示している．SWI は磁化率変化による位相変化を用いて磁化率効果を強調する画像で，T2*強調像の強度画像に位相マスク処理をした位相画像を掛け合わせて磁化率変化を強調する（図8）．SWI では 3D GRE 法を用いるので空間分解能が高く，2D GRE 法 T2*強調像と比較しても数倍以上の磁化率効果が得られる．3 軸に flow compensation をかけるので動脈流の影響は排除される．オキシヘモグロビン濃度の高い脳実質組織に対してデオキシヘモグロビン濃度の高い静脈のコントラストが得られ，最小値投影処理により，静脈が低信号に連続性に描出され，BOLD 法による高分解能な MR venography が得られる（表2）．高磁場装置では皮質静脈のみならず髄質静脈の描出も可能となる．微小出血（microbleeds：微量のヘモジデリン沈着）の検出にも有用で，2D GRE 法 T2*強調像よりも鋭敏である．

```
SWI：データ収集から後処理のステップ                    ┌─────────────────────────┐
1. 高周波数成分通過型フィルター(high-pass filter)      │      3D GRE 撮像          │
   ・背景にある低周波成分を取り除く                    │ k-space 実質部分 │ k-space 虚数部分 │
2. 位相マスク画像の作成("phase" mask)                  └─────────────────────────┘
   ・強調したいコントラストを重みづけ                        ↓              ↓
3. 強度画像に位相マスク画像の掛け合わせ("phase"        ┌──────────┐   ┌──────────┐
   mask multiplication)                                │ 強度画像   │   │ 位相画像   │
4. 最小値投影(minimum intensity projection：Min IP)    │ T2*強調像  │   │ phase     │
   ・静脈画像を作成                                    └──────────┘   └──────────┘
(1, 2, 3, 4 は右図の番号と対応する)
                                                          1. high-pass filter
                                                          2. phase mask
                                                                ↓
                                                    ┌───────────────────────┐
                                                    │ 3. 強度画像⊗phase mask 画像 │
                                                    └───────────────────────┘
                                                                ↓
                                                        ┌──────────┐
                                                        │ SWI 原画像 │
                                                        └──────────┘
                                                          4. 最小値投影
                                                                ↓
                                                        ┌──────────┐
                                                        │SWI 静脈画像│
                                                        └──────────┘
```

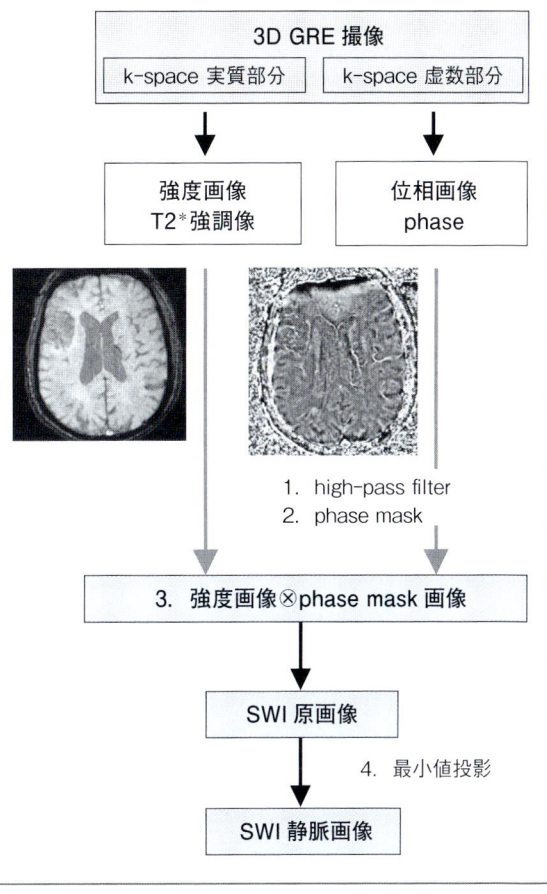

図8 磁化率強調画像(SWI)の原理と特徴(1)：データ収集から後処理
(Rauscher A, et al：Nonnvasive assessment of vascular architecture and function during modulated blood oxygenation using susceptibility weighted magnetic resonance imaging. Magn Reson Med. 2005；54：87-95 より，改変)

表2 SWI の原理と特徴(2)

原　理	画像コントラスト
・SWI は"位相情報"を用いて磁化率を強調する 　—磁化率の差異による① 信号減衰，および②位相情報(位相分散)を用いて磁化率を強調する 　—単なる T2*強調像(強度画像)ではない ・3D グラジエントエコー(GRE)法を用いる 　—磁化率変化による位相シフトを強調 　—高い空間分解能 　　・ボクセル内の dephasing を最小限にする 　　・大きな位相分散による信号低下を避け，位相差情報を検出するため ・3軸に flow compensation をかける 　—flow(動脈流など)による影響を排除 　—SWI では動脈はみえない！	・組織間の磁化率の差異を強調 ① 脳組織においては，デオキシヘモグロビン化された静脈血とオキシヘモグロビン濃度の高い周囲脳組織との間のコントラスト→最小値投影処理によって高分解能な BOLD venography が得られる→静脈性病変，脳循環代謝異常の評価(静脈内のデオキシヘモグロビン濃度変化) ② 微小出血の検出：① 微小出血(microbleed)の検出，② びまん性軸索損傷の検出 ③ 鉄沈着の検出：① 鉄沈着のある基底核構造の描出(淡蒼球，視床下核，黒質網様部，赤核など)，② 異常鉄沈着の検出(多系統萎縮症，パーキンソン病など)

キーポイント

- MRI では造影剤を用いなくても動脈閉塞部位を診断することができる（flow void の消失，TOF 信号の消失，FLAIR intraarterial signal，susceptibility sign）．
- 主幹動脈や皮質動脈近位側に閉塞がある症例では，拡散画像と比較して，diffusion-perfusion mismatch の存在を予測する．
- mismatch の可能性がある症例では，造影灌流画像の適応となる．

文献

1) Toyada K, Ida M, Fukuda K : Fluid-attenuated inversion recovery intraarterial signal : an early sign of hyperacute cerebral ischemia. AJNR Am J Neuroradiol 2001 ; 22 : 1021-1029.
2) Tamura H, Hatazawa J, Toyoshima H, et al : Detection of deoxygenation-related signal change in acute ischemic stroke patients by T2*-weighted magnetic resonance imaging. Stroke 2002 ; 33 : 967-971.
3) Tsushima Y, Aoki J, Endo K : Brain microhemorrhages detected on T2*-weighted gradient-echo MR images. Am J Neuroradiol 2003 ; 24 : 88-96.
4) Lee KY, Latour LL, Luby M, et al：Distal hyperintense vessels on FLAIR : an MRI marker for collateral circulation in acute stroke? Neurology 2009 ; 72 : 1134-1139.(Epub 2009 Feb 11)
5) Hohenhaus M, Schmidt WU, Brunecker P, et al : FLAIR vascular hyperintensities in acute ICA and MCA infarction : a marker for mismatch and stroke severity? Cerebrovasc Dis 2012 ; 34 : 63-69.［Epub ahead of print］

症例 40-1

70歳代男性．意識障害，左上肢および下肢麻痺を認める．心房細動あり．発症から70分後にMRI施行．（症例46-2と同一症例，p.312参照）

A：拡散強調画像（側頭葉レベル）　　B：拡散強調画像（基底核レベル）　　C：拡散強調画像（側脳室体部レベル）

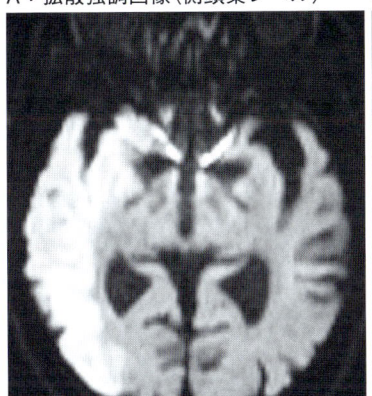

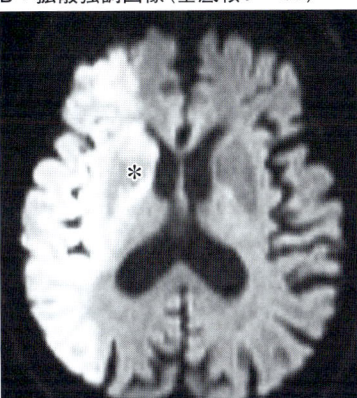

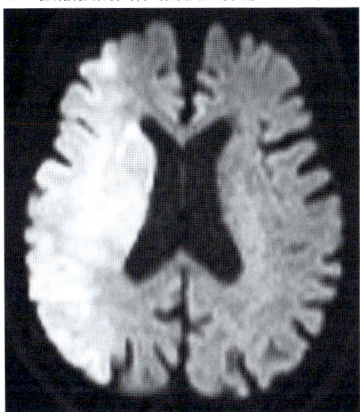

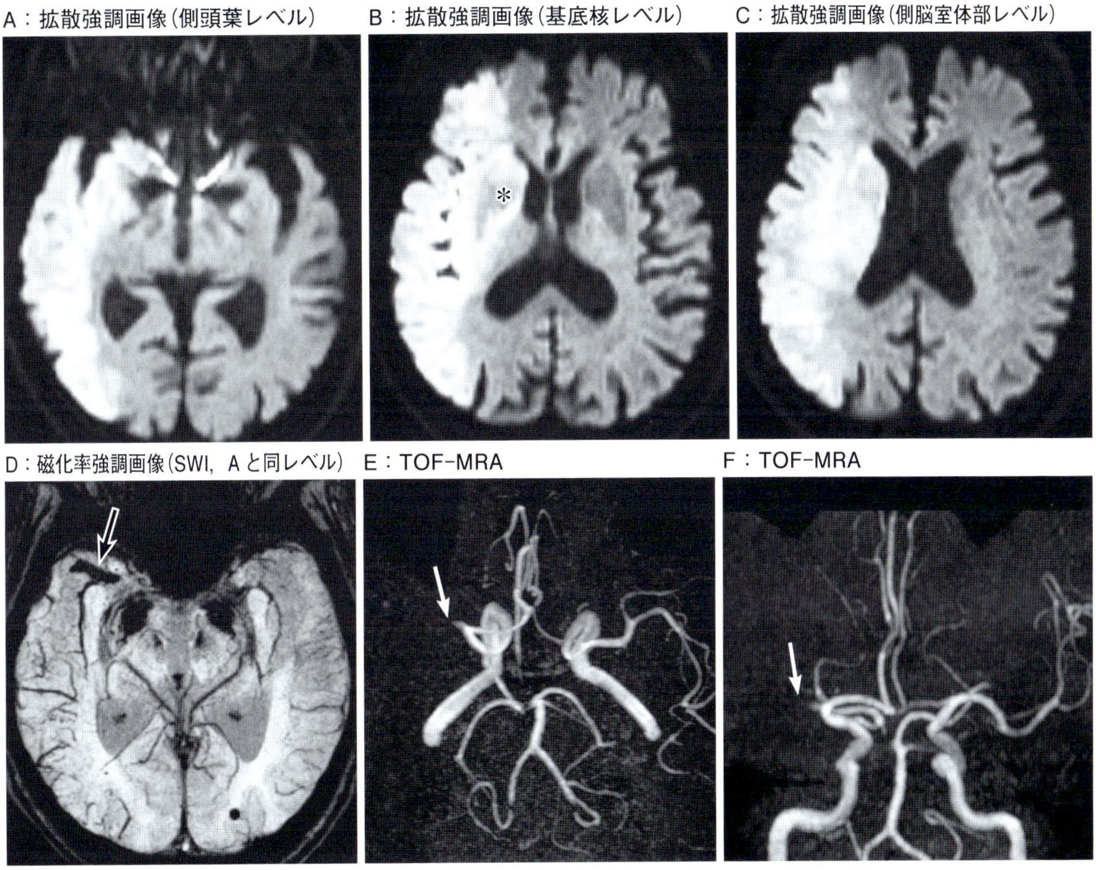

D：磁化率強調画像（SWI，Aと同レベル）　　E：TOF-MRA　　F：TOF-MRA

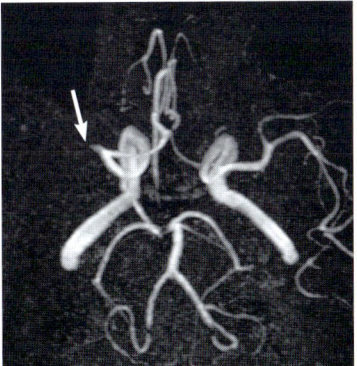

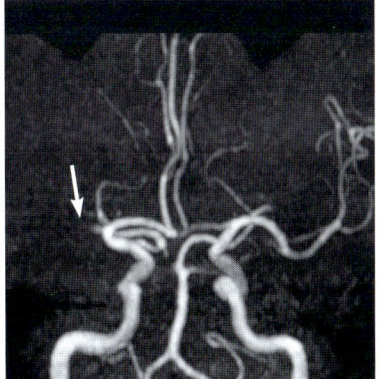

図1　症例40-1

○ **MRI所見**　拡散強調画像（図1A〜C）で，右側頭葉から右前頭葉，右頭頂葉，右後頭葉外側面に広範囲に，高信号域（ADCも低下，非掲載）を認める．さらに基底核領域にも高信号を認める（*）．脳回は軽度腫脹し，脳溝も不明瞭化している．磁化率強調画像（SWI，図1D）で，右中大脳動脈M1に限局性の低信号（susceptibility sign）が認められ（→），塞栓子と診断できる．MRA（図1E,F）では，右中大脳動脈M1近位側にTOF信号の途絶を認める（→）．発症から60分にもかかわらず右中大脳動脈の灌流領域全体に拡散異常が出現しており，塞栓性閉塞で側副血流がまったくない状態と考えられる．

● **最終診断**　右中大脳動脈M1塞栓性閉塞（心原性塞栓症）急性期．すでに拡散強調画像で右中大脳動脈皮質枝および穿通動脈領域全体にわたる拡散異常（細胞性浮腫）が認められ，diffusion-perfusion match状態と診断した．造影灌流画像は施行せず．

○ **治療方針** 発症60分であるが，すでに diffusion-perfusion match の状態であり，血栓溶解療法の適応にはならない．抗脳浮腫薬の投与と抗凝固療法．

中大脳動脈領域（1）：皮質枝領域梗塞

病態と臨床

　中大脳動脈皮質枝は大脳半球外側の大部分を支配する．中大脳動脈は内頸動脈から分岐後に，水平部（M1）が大脳谷（vallecula cistern of the sylvian fissure）を外側に走行し，2分岐（upper trunk と lower trunk）または3分岐（upper, middle, および lower trunk）後に（図2A），島回の外側である Sylvius 裂を上行する（M2）．さらに弁蓋部を外側に向かい（M3），脳表のくも膜下腔を回旋する（M4, 図2B）．

　中大脳動脈領域の神経症状として，顔面および舌を含む片麻痺および半身の感覚障害，意識障害，同名半盲，注視障害などが認められる．優位側では失語（運動失語，感覚失語），劣位側では失認や失行が生じる．皮質動脈領域の広範囲な梗塞は運動麻痺や感覚障害に加えて，優位半球の梗塞では全失語をきたす．それぞれのおもな分枝と神経症状を表1に示す

　中大脳動脈 M1 からは基底核領域への穿通動脈である外側線条体動脈を分岐する．中大脳動脈領域のアテローム血栓性変化は，内頸動脈からの分岐後の M1 近位側（眼動脈や前大脳動脈 A1 は spared される）や，第1分岐後の M2 近位側レベルに好発する（M2 の一部は spared される）．アテローム血栓性変化は緩徐に進行するので，前大脳動脈や後交通動脈，閉塞してない中大脳動脈皮質枝分枝などから髄軟膜吻合を介する側副血行路が発達しやい．

　一方，塞栓性閉塞，特に塞栓子が大きい心原性塞栓症では分岐部直前に塞栓子の閉塞が好発するので，内頸動脈遠位側から M1 近位側，M1 遠位側から M2 近位側レベルに塞栓性閉塞をきたす．突発性に閉塞をきたすので，側副血行が発達しにくいので，外側線条体動脈領域全体や，M2 以降全体の梗塞をきたしやすい．

画像診断

　中大脳動脈 M1 近位側閉塞，特に塞栓性閉塞では，外側線条体動脈領域および大脳半球の外側を占める皮質枝領域全体に最終梗塞が進展する可能性がある〔大脳半球前半部内側は前大脳動脈（ACA）領域，側頭葉内側前半部は内頸動脈から前脈絡動脈（Acho）領域，大脳半球内側後半部（後頭葉内側）は後大脳動脈（PCA）皮質枝領域である（図3）〕．M1 近位側閉塞では，外側線条体動脈領域から皮質枝領域全体に灌流異常をきたすため，再開通がなければ，最も側副循環が到達しにくい外側線条体動脈領域（基底核領域）に完全な梗塞をもたらす．さらに髄軟膜吻合からの側副血行がなければ，皮質枝領域ほぼ全体にも梗塞が広がる（ノート27参照）．

　ただし M1 近位側の心原性塞栓性閉塞でも，Willis 動脈輪を介する同側の前大脳動脈や後大脳動脈の血流途絶がなければ，前大脳動脈皮質枝末梢および後大脳動脈皮質枝末梢からの髄軟膜吻合による側副血行により，皮質動脈全領域の梗塞に陥ることは少な

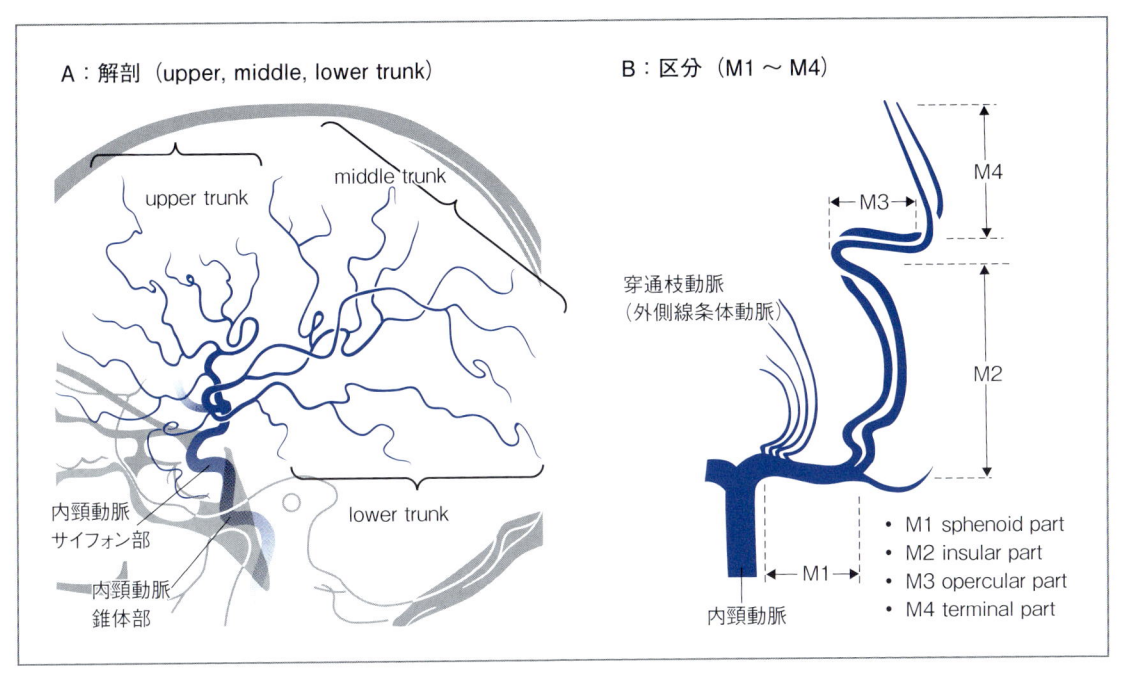

図2 中大脳動脈皮質枝

A：解剖（upper, middle, lower trunk）

- upper trunk
- middle trunk
- lower trunk
- 内頸動脈サイフォン部
- 内頸動脈錐体部

B：区分（M1～M4）

- M1
- M2
- M3
- M4
- 穿通枝動脈（外側線条体動脈）
- 内頸動脈

- M1 sphenoid part
- M2 insular part
- M3 opercular part
- M4 terminal part

（Huber P : Krayenbühl/Yasargil Cerebral angiography 2 nd ed. Georg Thieme, 1982 を改変）

表1 中大脳動脈皮質枝の支配領域および神経症状

動脈分枝	おもな支配領域	おもな神経症状	臨床的な特徴
1）上幹（upper trunk）	前頭葉から側頭葉上部，特に弁蓋部を中心に	軽度の運動麻痺，優位半球では運動性失語	塞栓性梗塞の好発部位
① 眼窩前頭動脈	前頭葉底部		
② 前頭前動脈	上前頭回，中前頭回		
③ 中心前動脈	中心前回		
2）中幹（middle trunk）	前頭葉後半部から頭頂葉，側頭葉後半上部	運動麻痺，感覚障害，構音障害	最も重篤な症状をきたす
① 中心動脈	中心前回，中心後回	優位半球では伝導性失語	
② 頭頂動脈	頭頂小葉	健忘性失語，軽度の運動障害，感覚障害，失行，失認，失書，失計算	
③ 角回動脈	角回，縁上回など		
3）下幹（lower trunk）	側頭葉および後頭葉外側部		神経症状が明瞭でない場合もある
① 前側頭動脈	側頭極，側頭葉前半部		
② 中側頭動脈	側頭葉中間部		
③ 後側頭動脈	側頭葉後半部	同名半盲，感覚性失語	

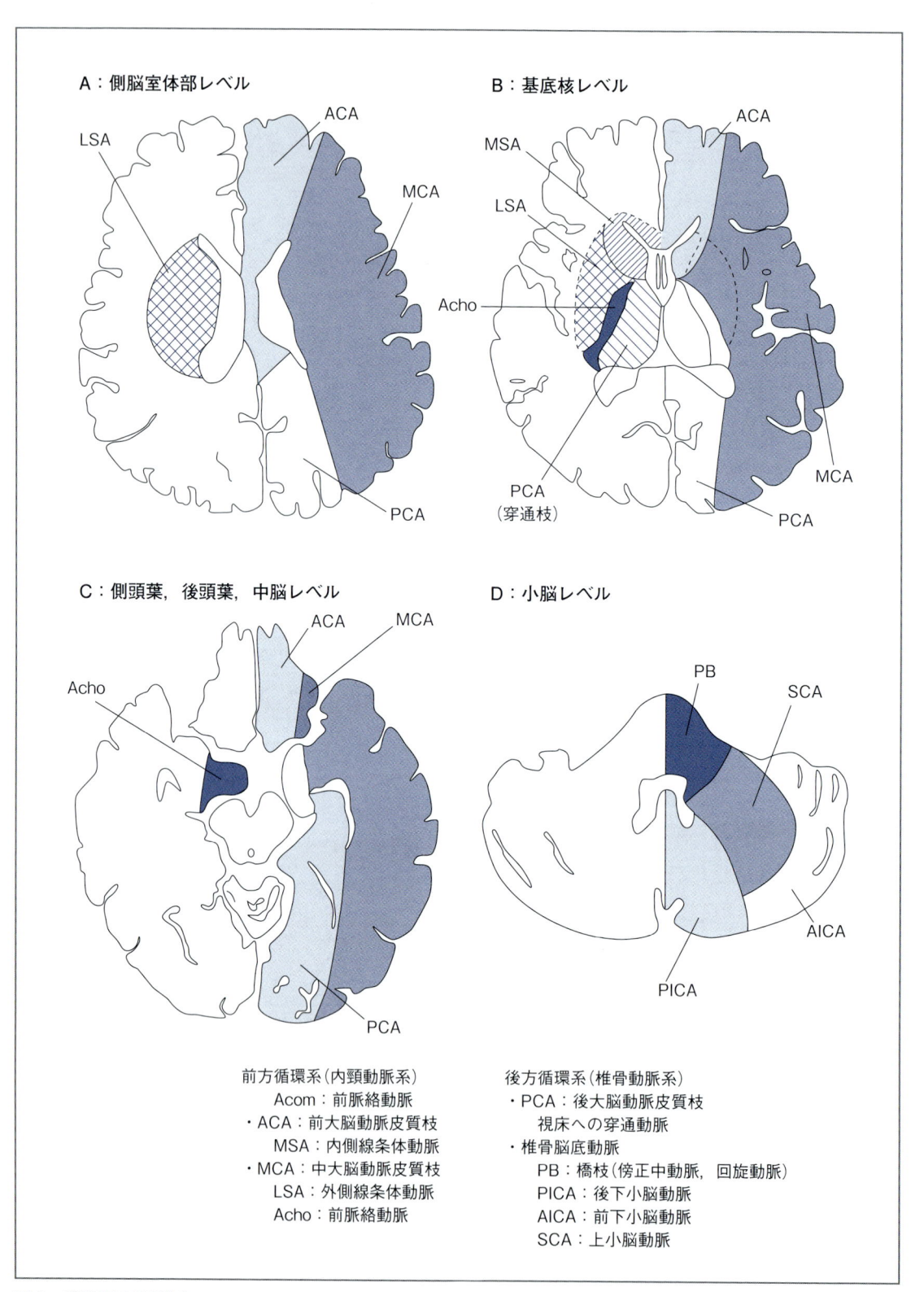

図3 脳動脈支配領域
図の右側(右半球)は皮質動脈の支配域，左側(左半球)は穿通動脈の支配域を表示した．（井田正博：脳梗塞と血管支配．青木茂樹，井田正博，大場 洋・他編；よくわかる脳MRI 第3版．学研メディカル秀潤社，2012：264-265 より許可を得て転載）

い．内頸動脈の塞栓性閉塞で，Willis動脈輪から前大脳動脈や後大脳動脈への血流供給が十分でなく，側副循環の発達が悪い症例では，中大脳動脈皮質動脈領域に一致した広範囲に梗塞をきたす．

中大脳動脈の動脈支配領域は広いため，神経学的には最も重篤な症状を呈する．外側線条体動脈領域のみならず，中大脳動脈皮質動脈領域梗塞の脳血管性浮腫の増悪は，著明なmass effectの原因となり，対側への大脳鎌下ヘルニアや同側の下行性テント切痕ヘルニアをきたし，急性期～亜急性期に致死的になることがある．

一方で，M1遠位側からM2近位側の閉塞では，外側線条体動脈領域はsparedされ，それぞれの皮質動脈分枝領域のみが梗塞に陥る．また，M3以降の末梢側の閉塞では最終梗塞の範囲は限局され，神経学的には局所症状のみで，意識障害のような生命予後に関わる重篤な症状は呈さない．

アテローム血栓性梗塞では，髄軟膜吻合による側副血行の程度に応じて，最終梗塞の範囲は限局される．特に灰白質は梗塞から免れ，最終梗塞は深部白質側に優位に局在することが多い．

内頸動脈遠位側から中大脳動脈M1近位側は，アテローム硬化性変化によるアテローム血栓性変化の好発部位であり，さらにM1から分岐する外側線条体動脈領域起始部にもアテローム血栓性変化をきたすため，外側線条体動脈は分枝粥腫型梗塞の好発部位である．

ノート27　中大脳動脈閉塞における側副循環路

中大脳動脈への側副血行路としては，以下の2つがあげられる．
① Willis動脈輪(ノート12，p.122参照)を介して，対側の内頸動脈系もしくは後方の椎骨脳底動脈系からのcross circulation：内頸動脈のみの閉塞で中大脳動脈M1近位側に閉塞がないとき．
② 前大脳動脈皮質枝末梢，後大脳動脈皮質枝末梢からの髄軟膜吻合(leptomeningeal anastomosis)：中大脳動脈M1閉塞において．

特にアテローム血栓性梗塞では前大脳動脈や後大脳動脈からの髄膜軟膜側副血行があるため，中大脳動脈全領域に梗塞をきたすことはない．

症例 40-2

70歳代男性．突然，顔面を含む右片麻痺，運動性失語を発症．左内頸動脈から左中大脳動脈M1近位側の塞栓性閉塞超急性期に血栓溶解療法を施行．発症20時間後，血栓溶解療法後の評価のためMRIを行う．（症例43-2と同一症例，p.289参照）

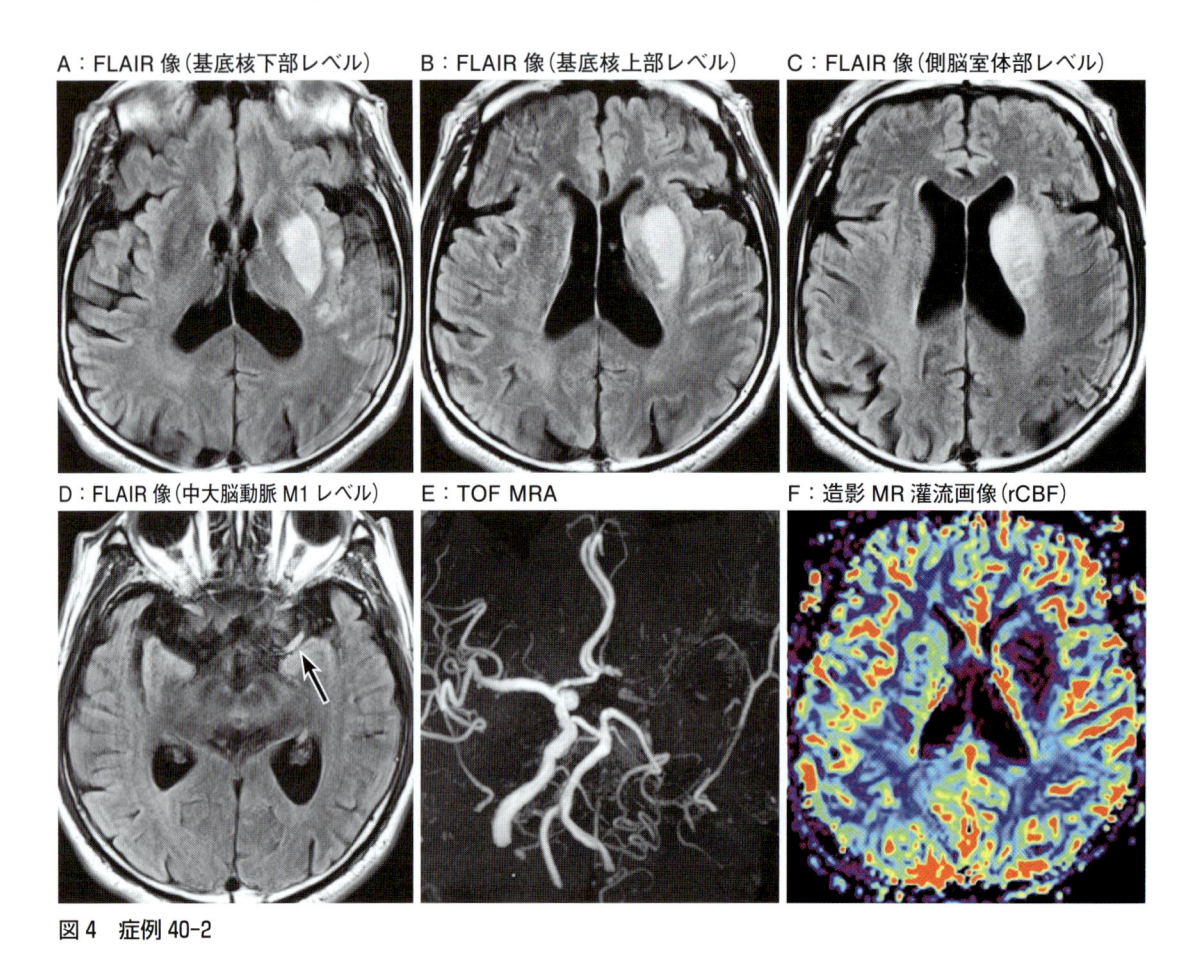

A：FLAIR像（基底核下部レベル）　B：FLAIR像（基底核上部レベル）　C：FLAIR像（側脳室体部レベル）

D：FLAIR像（中大脳動脈M1レベル）　E：TOF MRA　F：造影MR灌流画像（rCBF）

図4　症例40-2

○ **MRI所見**　発症20時間後のFLAIR（図4A～C）では，左外側線条体動脈領域ほぼ全体にわたる最終梗塞を認める．FLAIR（図4D）では左中大脳動脈M1にintraarterial signalが認められ（→），TOF MRA（図4E）では左内頸動脈から左中大脳動脈皮質枝のTOF信号の消失を認める．経静脈性血栓溶解療法による再開通は得られていない．造影灌流画像（図4F）では，左外側線条体動脈領域にはrCBFの著明な低下を認めるが，左中大脳動脈皮質枝領域のrCBFは良好に保たれている．再開通は認めないが，t-PAによる血栓溶解療法により塞栓子よりも遠位側の二次血栓の形成を抑制し，さらに髄軟膜吻合による側副循環により，灌流が保たれたため，皮質動脈領域は梗塞に陥らなかったと考えられる．

● **最終診断**　左内頸動脈から左中大脳動脈皮質枝の心原性塞栓性閉塞による左外側線条体動脈領域に限局した最終梗塞．

○ **治療方針**　亜急性期以降の抗凝固療法．

中大脳動脈（2）：外側線条体動脈 lateral striate artery

病態と臨床

　外側線条体動脈は中大脳動脈 M1 から分岐する深部穿通動脈で，水平部 M1 よりほぼ直角をなして分岐し，前穿通野より脳実質に穿通し，基底核領域（被殻，尾状核，淡蒼球外側領域，内包前脚上部）に分布する．末梢では皮質枝からの髄質動脈と境界領域を形成する（終動脈形態をとるので，髄質動脈と吻合は形成しない）（図5）．

　外側線条体動脈は，脳動脈の主幹部からの血流や血圧変化を直接に受けるので，血管周囲腔の開大や，高血圧性のラクナ梗塞の好発部位である．ラクナでは複数本のうち1本に限局した梗塞を生じるが，経時的にラクナ梗塞はしばしば多発する．神経学的には顔面，舌を含む上肢遠位側に優位の片麻痺と感覚障害を生じる．

　中大脳動脈水平部 M1 に塞栓性閉塞を生じ，その後，自然再開通きたした場合には，皮質枝領域は保たれるが，外側線条体動脈全領域に梗塞を生じることがある（ノート28参照）．

　分枝粥腫型梗塞は，中大脳動脈 M1 から外側線条体動脈起始部に微小粥腫を形成し，高血圧性のラクナ梗塞よりは大きく，血管長軸方向に進展する梗塞をきたす．分枝粥腫型梗塞は発症後数日間にわたって緩徐に増大し，最終梗塞を形成する．

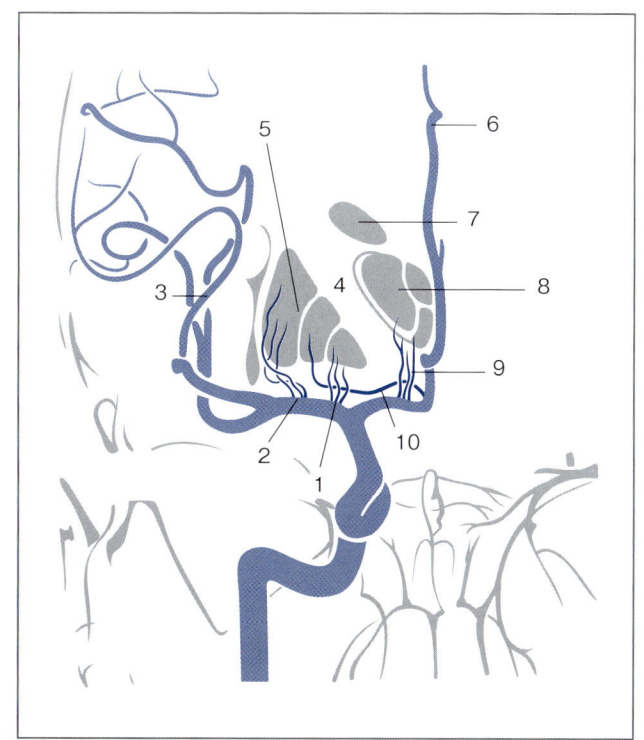

図5　前大脳動脈および中大脳動脈穿通枝
1，2：外側線条体動脈（lateral striate artery），3：中大脳動脈（middle cerebral artery），4：内包（internal capsule），5：淡蒼球（globus pallidus），6：前大脳動脈（anterior cerebral artery），7：尾状核（caudate nucleus），8：視床（thalamus），9：内側線条体動脈（medial striate artery），10：Heubner 反回動脈

(Huber P：Krayenbühl/Yasargil Cerebral angiography, 2 nd ed. Georg Thieme, 1982 より改変)

画像診断

　外側線条体動脈の支配領域は，被殻，尾状核体部，淡蒼球外側領域，内包前脚上部が中大脳動脈領域となる．横断像で基底核の内側前方(尾状核頭部下部や被殻前半内側)は，前大脳動脈から分岐する内側線条体動脈支配となる．中大脳動脈M1近位側閉塞では，外側線条体動脈領域から皮質動脈領域全体に灌流異常をきたすため，再開通がなければ，最も側副循環が到達しにくい外側線条体動脈領域(基底核領域)に完全な梗塞をきたす(ノート28参照)．M1近位側閉塞ではWillis動脈輪からの側副血行はなく，また中大脳動脈M1は髄軟膜吻合からも最も遠位側にあたり，M1から分岐する外側線条体動脈領域は最も梗塞に陥りやすい部位である．また外側線条体動脈は終動脈構造をなすので，皮質動脈から分岐した髄質動脈とも吻合は形成しない．この領域では，虚血強度が強いことに加えて，M1近位側閉塞が再開通(自然再開通もしくは初期治療による補液や血栓溶解療法による再開通)をきたすと，自動調節能を超えて最大に拡張していた外側線条体動脈末梢の毛細血管床に過灌流が生じ，基底核領域に著明な血管性浮腫や出血性梗塞をきたす．すなわち，時期を逸した再開通は神経学的な予後不良をきたす．

ノート28　線条体内包梗塞(striatocapsular infarction)

　基底核領域は中大脳動脈M1から分岐する外側線条体動脈で供給され，穿通動脈動脈硬化による高血圧性ラクナ梗塞や高血圧性脳出血の好発部位である．また，親動脈である中大脳動脈M1や外側線条体動脈近位側皮髄のアテローム硬化性変化による分枝粥腫型梗塞の好発部位でもある．外側線条体動脈は中大脳動脈M1から分岐する複数の動脈群の総称で，それぞれがさらに実質内末梢で"熊手状に"分岐する．近位側微小アテローマによる分枝粥腫型梗塞では，末梢側病変によるラクナ梗塞よりも広い範囲に梗塞が進展する．

　これらラクナ梗塞や分枝粥腫型梗塞より大きな，長径30 mm以上の梗塞が基底核領域に生じることがある．またさらに広範囲に，外側線条体動脈領域全体にわたる梗塞を生じることがある．これらを"線条体内包梗塞"と称するが，複数の外側線条体動脈に同時にラクナ梗塞や分枝粥腫型梗塞が発症することは考えにくく，その原因は内頸動脈から中大脳動脈M1の塞栓性閉塞に起因する．M1の塞栓性閉塞が外側線条体動脈領域のみで中大脳動脈皮質枝領域に梗塞を生じない理由として，早期に中大脳動脈M1が再開通し，側副灌流を受けにくく虚血に脆弱な外側線条体動脈領域のみが梗塞に陥るためである(症例40-2)．線条体内包梗塞は病因や病態を表す名称ではないので，本書では用いていない．

キーポイント

- 中大脳動脈は両側大脳半球外側面の大部分と，基底核領域に血流を供給する．
- 中大脳動脈とその分枝である皮質動脈は，塞栓性梗塞やアテローム血栓性梗塞の好発部位であり，片麻痺や感覚障害，高次機能障害などをきたす．
- 中大脳動脈から分岐する深部穿通動脈は，高血圧性脳出血やラクナ梗塞，分枝粥腫型梗塞の好発部位である．

文献

1) Nicolai A, Lazzarino LG, Biasutti E : Large striatocapsular infarcts: clinical features and risk factors. J Neurol 1996 ; 243 : 44-50.
2) Marinkovic S, Gibo H, Milisavljevic M, Cetkovic M : Anatomic and clinical correlations of the lenticulostriate arteries. Clin Anat 2001 ; 14 : 190-195.
3) Jaramillo A, Góngora-Rivera F, Labreuche J, et al : Predictors for malignant middle cerebral artery infarctions : a postmortem analysis. Neurology 2006 ; 66 : 815-820.
4) Giossi A, Volonghi I, Del Zotto E, et al : Large middle cerebral artery and panhemispheric infarction. Front Neurol Neurosci 2012 ; 30 : 154-157. (Epub 2012 Feb 14)

症例 41-1

60歳代女性．10年前に心臓弁膜症の手術を受け，ワルファリン投与中．4日前に頭痛と右側半盲を自覚．他院CTで異常なしと診断され，帰宅．第4病日でも，症状が改善しないため来院．

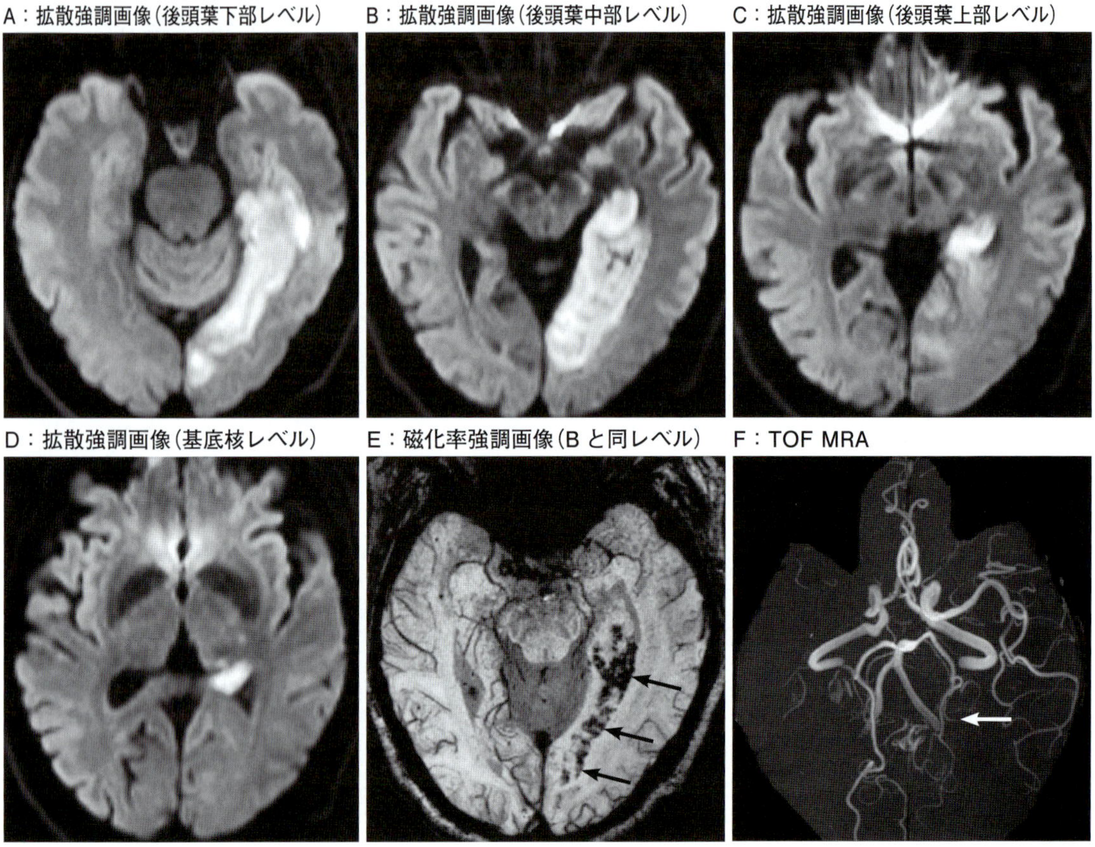

A：拡散強調画像（後頭葉下部レベル）　B：拡散強調画像（後頭葉中部レベル）　C：拡散強調画像（後頭葉上部レベル）
D：拡散強調画像（基底核レベル）　E：磁化率強調画像（Bと同レベル）　F：TOF MRA

図1　症例41-1

○ **MRI所見**　拡散強調画像（図1A〜D）では，左側頭葉内側後半部から左後頭葉内側に連続性に，灰白質側優位に高信号域が認められる（ADCも低下，非掲載）．病変部の脳回は腫脹し，塞栓性梗塞急性期〜亜急性期の所見である．脳梁膨大部左側の一部や，左視床後半部の一部にも同様の急性期梗塞を認める．T2強調像でもすでに高信号を呈し，明らかな出血の合併を認めなかったが（非掲載），磁化率強調画像（SWI，図1E）で梗塞内部に微量の出血合併（低信号）が認められる（→）．
　TOF MRAで左後大脳動脈P3レベルでTOF信号の途絶が認められる（→）．

● **最終診断**　左後大脳動脈皮質枝の心原性塞栓症による脳梗塞亜急性期．

○ **治療方針**　出血性梗塞は少量で，出血に伴うmass effectもなく，保存的治療．ワルファリンは一時中止．

症例 41-2

70歳代男性．8時間前より喋りにくい，普段できていた日常動作ができないなど，様子がおかしかった．来院時に意識障害や明らかな片麻痺は認めないが，構音障害と右同名半盲を認める．発症8時間後にMRI施行．

A：拡散強調画像（視床レベル）　B：拡散強調画像（側頭葉内側レベル）　C：拡散強調冠状断像
D：磁化率強調画像（SWI）　E：TOF MRA　F：FLAIR像（2週間後）

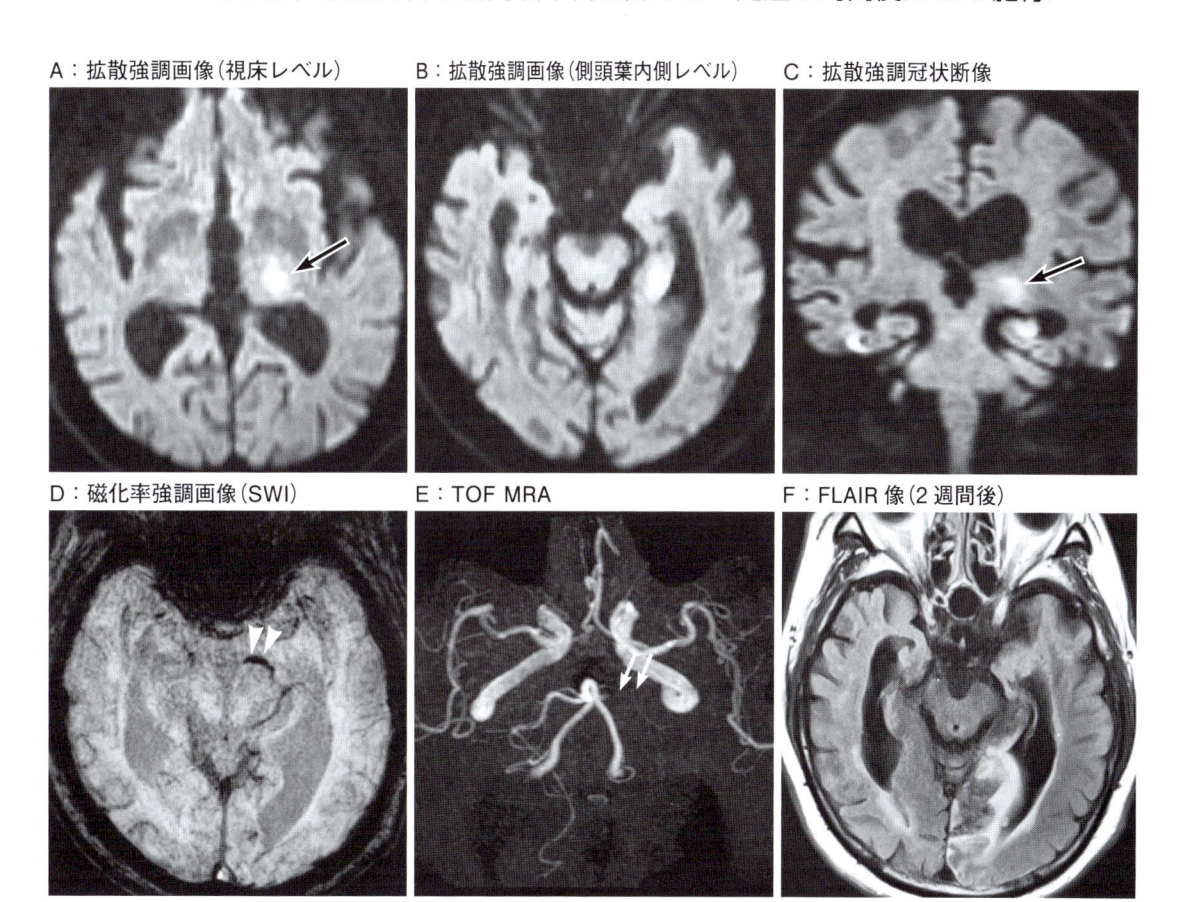

図2　症例41-2

○ **MRI所見**　発症8時間後の拡散強調画像で左視床外側に限局性の高信号域を認め（図2A，C，大矢印），ADCも低下している（非掲載）．左側頭葉内側前半部，海馬体体部領域にも限局性の高信号を認める（図2B）．拡散異常の範囲から左後大脳動脈皮質枝近位側領域の閉塞が考えられる．磁化率強調画像（SWI，図2D）で左迂回槽に限局性の低信号域が認められ（▶），左後大脳動脈P1レベルの閉塞と診断できる．

TOF MRA（図2E）でも左後大脳動脈P1近位側にTOF信号の途絶を認める（小矢印）．

● **最終診断**　左後大脳動脈近位側レベル（P1）閉塞による，**左視床膝状体動脈領域および皮質動脈領域梗塞急性期**．心房細動があり，心原性塞栓症と診断した．

○ 治療方針とその後の経過　抗血小板療法．左視野障害は改善せず，2週間後，FLAIR（図2F）で，左後大脳動脈にintraarterial signalを認めず，再開通および再灌流があると診断できるが，左後大脳動脈皮質枝領域全体に最終梗塞が認められ，少量の出血性梗塞（梗塞内に低信号）を合併した．

後大脳動脈領域梗塞

病態と臨床

　後大脳動脈は脳底動脈先端より分岐し，大脳脚腹側を側方に走行し（peduncular segment：P1），動眼神経の上面を通過する．P1からは後交通動脈が分岐し内頸動脈と交通する．さらに迂回槽を背側に走行し（ambient segment：P2），四丘体槽で内側方に向かう（quadrigeminal segment：P3）（図5参照）．

　後大脳動脈P1が欠損し，内頸動脈から後交通動脈を介して後大脳動脈が血流支配される場合がある（胎児型 fetal type）．椎骨脳底動脈系の閉塞のみならず，内頸動脈の閉塞で後大脳動脈領域に梗塞をきたすことがある．

　発生学的には後大脳動脈および上小脳動脈は，前方循環系由来で，片側の低形成はなく必ず両側性に対になって存在する．一方，椎骨脳底動脈系由来の後下小脳動脈や，前下小脳動脈はいずれかが低形成となる正常変異の頻度が高い．ただし前下小脳動脈，後下小脳動脈の一方が低形成の場合は，同側のもう一方が優位支配となって同側小脳半球全体を供給し，反対側からの供給を受けることはない．

　後大脳動脈皮質枝は，側頭葉内側下面，後頭葉および頭頂葉内側領域および脳梁後半部を支配する（図3, 4）．特に後頭葉内側には視覚中枢があり，片側の皮質枝領域梗塞では，黄斑回避現象を伴う半盲ないしは上1/4盲となる．両側性の梗塞では皮質盲（盲の否認や無関心）になる．

　後大脳動脈からの穿通枝は中脳，視床，脳梁膨大部を支配する（図5）．

① 視床灰白隆起動脈（thalamotuberal artery）：後交通動脈から分岐し，視床腹側内側領域を支配．→意識障害，垂直性の眼球運動障害．
② 視床穿通動脈（thalamoperforate artery）：後大脳動脈P1から分岐し，中脳傍正中領域と視床内側領域支配．
③ 視床膝状体動脈（thalamogeiculate artery）：P2から分岐し，視床の外側領域を支配．→半身感覚障害および多発性の視床痛．
④ 後脈絡動脈（posterior choroidal artery）：視床付近から視床の後面，上面を支配する．

　穿通枝が一側の後大脳動脈P1から共通幹で分岐すると，両側性に視床腹側から中脳の梗塞をきたすことがある．

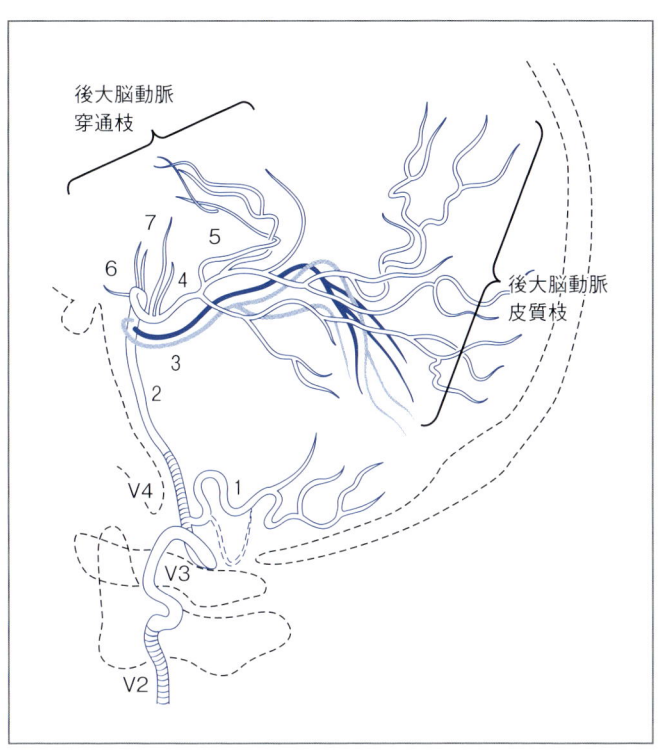

図3 後大脳動脈の解剖(1)：側面から見た図
椎骨動脈〔V2：2nd segment, V3：3rd segment, V4：4th segment（頭蓋内椎骨動脈 intracranial vertebral artery）〕
1：後下小脳動脈 posterior inferior cerebellar artery（PICA），2：脳底動脈（basilar a.），3：上小脳動脈（superior cerebellar a.），4：後大脳動脈（posterior cerebral a.），5：後脈絡動脈（posterior choroid a.），6：後交通動脈（posterior communicating a.），7：視床穿通動脈群（thalamoperforate arterys）．
(Huber P：Krayenbühl, Yasargil Cerebral angiography, 2nd ed. Georg Thieme, 1982：139 より許可を得て転載)

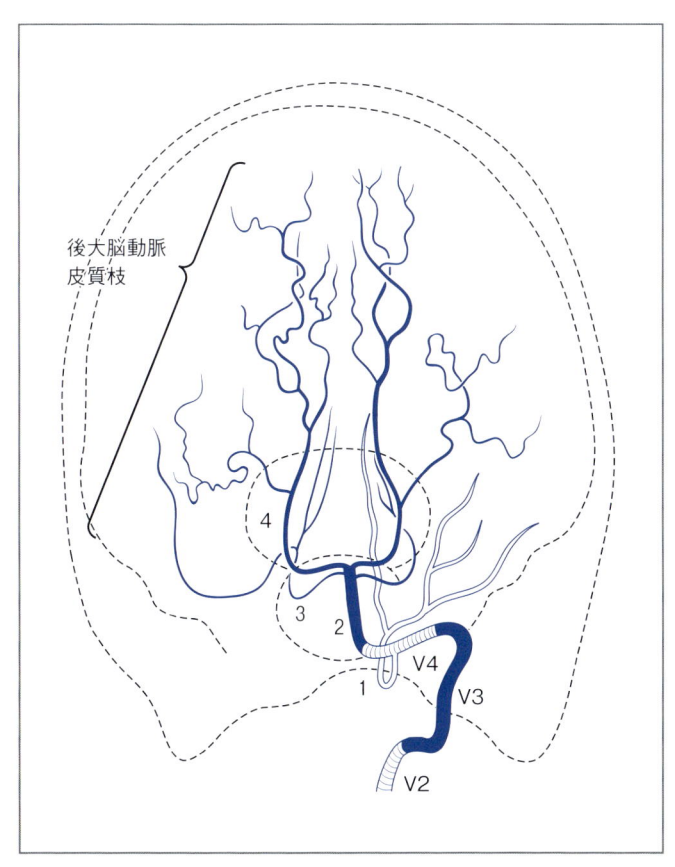

図4 後大脳動脈の解剖(2)：前後方向から見た図
椎骨動脈（V2, V3, V4）
1：後下小脳動脈（PICA），2：脳底動脈（basilar a.），3：上小脳動脈（superior cerebellar a.：SCA），4：後大脳動脈（posterior cerebellar a.）．
(出典は図3と同じ)

画像診断

　後大脳動脈皮質枝は，側頭葉内側底部(海馬体，海馬傍回鉤部，扁桃の一部，下側頭回)，後頭葉内側領域および頭頂葉内側領域を支配する．側頭葉内側先端部は内頸動脈から分岐する前脈絡動脈領域支配である．また後大脳動脈近位側から分岐する穿通動脈は中脳の一部，視床，脳梁膨大部などを供給する．

　後大脳動脈皮質枝近位側閉塞では，側頭葉内側から後頭葉内側，および視床に梗塞が進展する．後大脳動脈皮質枝遠位側の閉塞では，視床は梗塞から免れ，後頭葉内側のみが梗塞に陥る．なお，境界領域に接する頭頂葉内側や後頭葉外側は髄軟膜吻合からの側副血流を受けやすいため，梗塞に陥らないことがある．

　後大脳動脈領域梗塞では，後大脳動脈が脳底動脈から起始する(P1)のか，内頸動脈から後交通動脈を経由して支配(胎児型支配)されているのか，Willis 動脈輪の形態を確認する．脳底動脈からの分岐か，内頸動脈からの分岐かによって，脳梗塞の機序や病態，予後が大きく異なる

　後交通動脈や後大脳動脈皮質枝から分岐する穿通枝群は視床に供給する．後交通動脈もしくは後大脳動脈 P1 から起始する視床灰白隆起動脈は視床腹側を供給する(図5)．後大脳動脈 P1 から分岐する視床穿通動脈は，視床内側を供給する．視床外側領域の梗塞は視床膝状体動脈領域，視床後半部の梗塞は後脈絡動脈領域の梗塞である．これら視床への穿通動脈は後交通動脈や後大脳動脈近位側から分岐するので，脳底動脈閉塞では視床全体に梗塞をきたすことがあるが，後大脳動脈皮質枝閉塞で，視床に広範囲な梗塞を合併することは少ない(図6)．

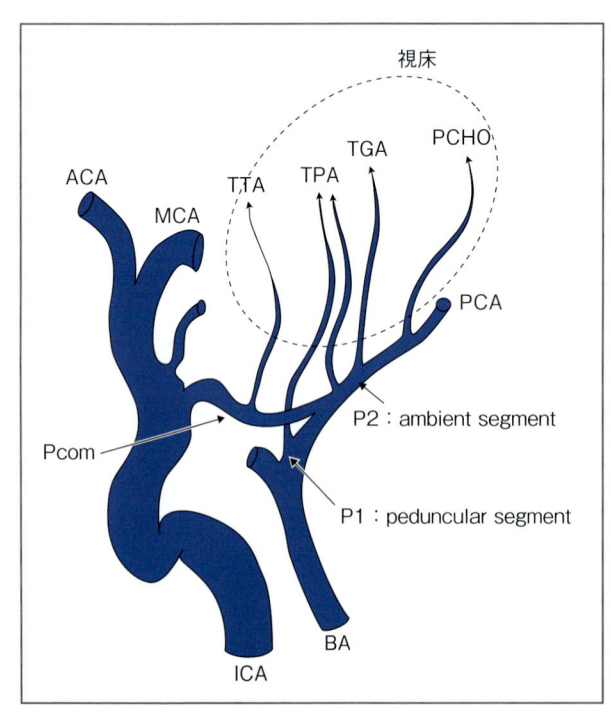

図5　後方循環系：後交通動脈および後大脳動脈から視床への穿通動脈
TTA：視床灰白隆起動脈(thalamotuberal artery)，
TPA：視床穿通動脈(thalamoperforate a.)，
TGA：視床膝状体動脈(thalamogeiculate a.)，
PCHO：後脈絡動脈(posterior choroidal a.)，
Pcom：後交通動脈(posterior communicating a.)，
ACA：前大脳動脈(anterior cerebellar a.)，
BA：脳底動脈(basilar a.)，
ICA：内頸動脈(internal cerebral a.)，
MCA：中大脳動脈(middle cerebellar a.)，
PCA：後大脳動脈(posterior cerebellar a.)
(井田正博：後大脳動脈領域梗塞．青木茂樹，井田正博，大場　洋・編：よくわかる脳MRI 第3版．学研メディカル秀潤社，2012：270-271 より許可を得て転載)

A：拡散強調画像（視床レベル）　　B：拡散強調画像（5 mm 頭側レベル）　C：TOF MRA

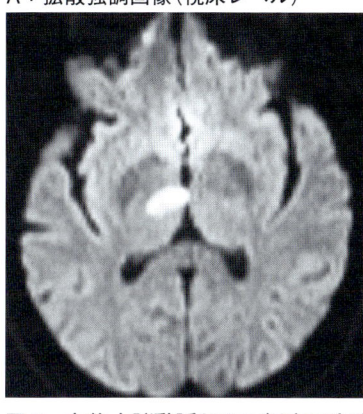

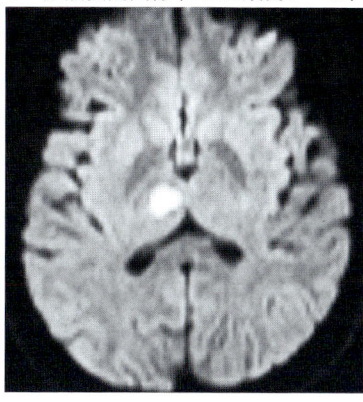

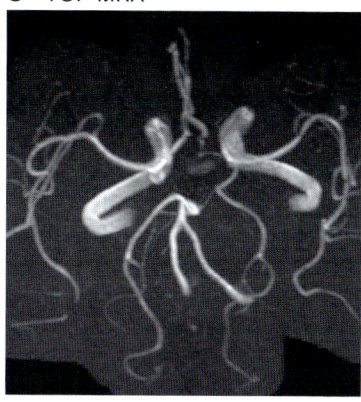

図6　右後大脳動脈からの視床灰白隆起動脈領域および視床穿通動脈領域梗塞急性期（50歳代女性）
昨日より何となく様子がおかしく，意識レベルが低下し，傾眠傾向を示す．片麻痺は認めず．高血圧あり．第2病日にMRIを施行．拡散強調画像（A, B）で右視床の腹側に限局する高信号域を認める．MRA（C）で脳底動脈末梢から分岐する右後大脳動脈に著明なアテローム硬化性変化や，有意狭窄，閉塞は認めない．高血圧性ラクナ梗塞が考えられる．

キーポイント

- 後頭葉内側から側頭葉内側が後大脳動脈の支配領域である．後頭葉内側病変では，対側の視野障害をきたす．
- 視床は後大脳動脈からの穿通枝領域である．

文献

1) Kumral E, Bayulkem G, Ataç C, Alper Y : Spectrum of superficial posterior cerebral artery territory infarcts. Eur J Neurol 2004 ; 11 : 237-246.
2) Lee E, Kang DW, Kwon SU, Kim JS : Posterior cerebral artery infarction : diffusion-weighted MRI analysis of 205 patients. Cerebrovasc Dis 2009 ; 28 : 298-305.（Epub 2009 Jul 21）

症例 42-1

40歳代男性．突然，右不全麻痺を発症．心房細動なし．発症7時間後にMRI施行．

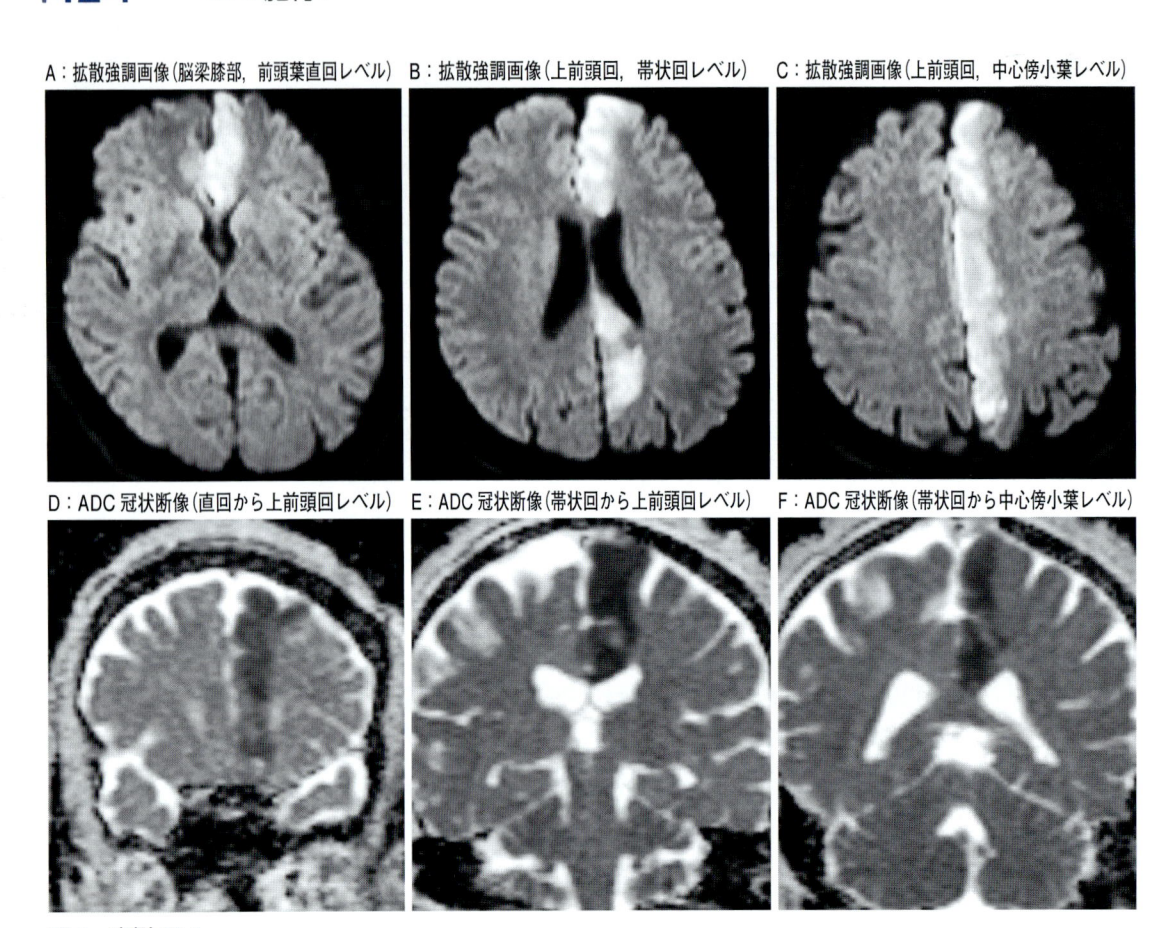

A：拡散強調画像（脳梁膝部，前頭葉直回レベル）　B：拡散強調画像（上前頭回，帯状回レベル）　C：拡散強調画像（上前頭回，中心傍小葉レベル）

D：ADC冠状断像（直回から上前頭回レベル）　E：ADC冠状断像（帯状回から上前頭回レベル）　F：ADC冠状断像（帯状回から中心傍小葉レベル）

図1　症例42-1

○ **MRI所見**　発症7時間後の拡散強調画像で，左前頭葉内側から左帯状回，左頭頂葉内側，左後頭葉内側に拡散異常を認める．拡散強調画像（図1A～C）で高信号，ADC画像（図1D～F）で信号は低下をきたしている．

● **最終診断**　左前大脳動脈皮質枝領域の塞栓性梗塞急性期．

○ **治療方針**　血栓溶解療法の適応はない．抗凝固療法．

症例 42-2

40歳代男性．頭痛を伴う突然発症の右片麻痺．高血圧あり．発症4時間後にMRI施行．

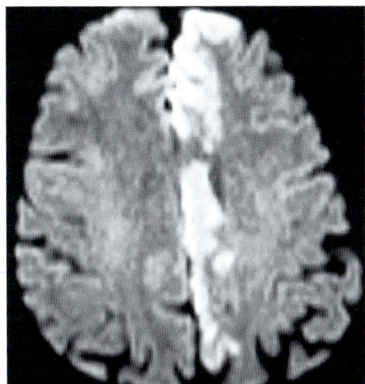

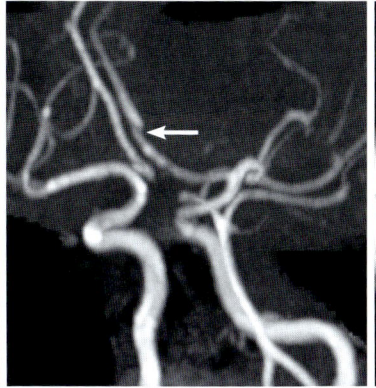

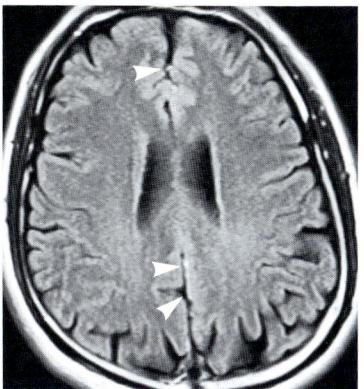

A：拡散強調画像　　B：TOF MRA　　C：FLAIR像

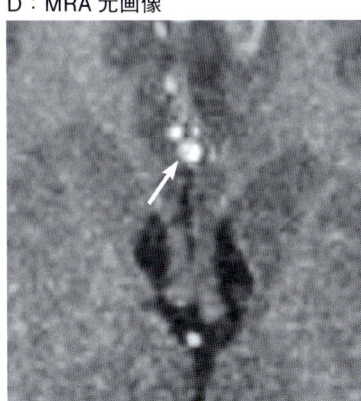

D：MRA元画像　　E：選択的左内頸動脈造影（DSA）

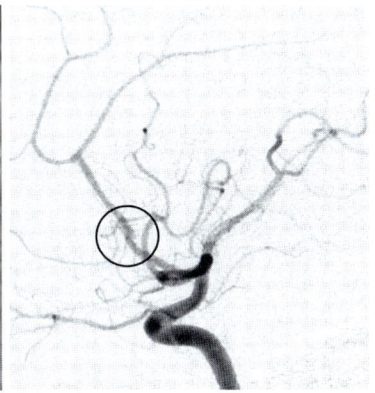

図2　症例42-2

○ **画像所見**　拡散強調画像（図2A）で，左前大脳動脈皮質枝領域に高信号を呈する急性期梗塞を認める．TOF MRA（図2B）では，左前大脳動脈A2レベルに斜めに走るintimal flap様の所見が認められ（→），その末梢側のTOF信号はやや減弱している．FLAIR（図2C）では，前大脳動脈領域A2〜A3にかけて，intraarterial signalが認められ（▶），血流速度が遅延，低灌流があることが示唆される．MRA元画像（図2D）では，左前大脳動脈A2にintimal flapを認める（→）．

DSA（図2E）でも，同部位にintimal flapを認める（丸印）．

● **最終診断**　左前大脳動脈A2レベル動脈解離による左前大脳動脈領域梗塞．

○ **治療方針**　血栓溶解療法の適応はなく血圧のコントロール，および抗血小板療法．

前大脳動脈領域梗塞

病態と臨床

　前大脳動脈(anterior cerebral artery)は内頸動脈から分岐後，内側正中に向けてほぼ水平に走行し(horizontal portion：A1)，前交通動脈を分岐後に脳梁にほぼ平行に，両側大脳半球内側面(大脳縦裂)を上行する．皮質枝として前頭極動脈，傍脳梁動脈(pericallosal artery)，脳梁辺縁動脈，内前頭動脈，内頭頂動脈などを分岐する(図3)．

　前大脳動脈A1にはしばしば低形成があり，一側のA1から前交通動脈を介して対側の前大脳動脈が供給される．そのため一側の前大脳動脈閉塞で対側に梗塞を生じることがある．

① 奇前大脳動脈(azygos anterior cerebral artery)は，左右の傍脳梁動脈が癒合して1本の共通幹を形成し，その末梢で両側に皮質枝を分岐する．

② bi-hemispheric anterior cerebellar arteryは，左右の前大脳動脈のうち1本に優位発達があり，他方は低形成で，優位発達側から対側の皮質枝も分岐する．

　前大脳動脈領域の梗塞は，中大脳動脈や後大脳動脈と比較して頻度は少ない．心原性塞栓症やアテローム血栓性梗塞のほかに，近位側から脳梁膝部屈曲レベルでの動脈解離による梗塞をきたすこともある．

　前大脳動脈領域梗塞では下肢優位の対側片麻痺(傍中心動脈)，顔面および上肢麻痺(内側線条体動脈領域である内包前脚から尾状核頭部の障害)，失語(脳梁辺縁動脈の分枝である前内側前頭動脈領域の前頭連合野の障害)，活動性の低下(脳梁周囲動脈領域である帯状回の障害)がみられる．また，前大脳動脈の穿通動脈であるHeubner反回動脈分岐後以降の閉塞では下肢に強い片麻痺と感覚障害，時に失語症をきたす．

画像診断

　前大脳動脈は前頭葉から頭頂葉の内側領域を支配する．すなわち大脳半球前内側2/3，側脳室前角前内側から側脳室体部の前上方に皮質枝を分岐し，帯状の動脈支配域を形成する．支配域の外側下縁は前頭葉眼窩回レベルで中大脳動脈領域と，背側は頭頂後頭回レベルで後大脳動脈領域と境界する．水平部から分岐する穿通枝として内側線条体動脈とHeubner反回動脈がある．

① 内側線条体動脈は，A1もしくはA2近位側より分岐し，前有孔質から脳底部に入る穿通枝である．尾状核頭部，被殻および淡蒼球腹側下部，および視床下部の腹側や前交連の内側を支配する．

② Heubner反回動脈(recurrent artery of Heubner)は，前交通動脈分岐近傍の前大脳動脈A1ないしはA2近位側から分岐し，外側方向に反回して走行する．尾状核頭部や被殻，淡蒼球の前下部および低位内包前脚を支配する．障害により上肢に強い麻痺が生じる．

　MRI診断においては，①と②の領域を厳密に区別する必要はなく，"前大脳動脈A1～A2近位側から分岐する穿通枝として，内側線条体動脈群があり，尾状核頭部，被殻および淡蒼球腹側下部，内包後脚を供給する"と覚えればよい．

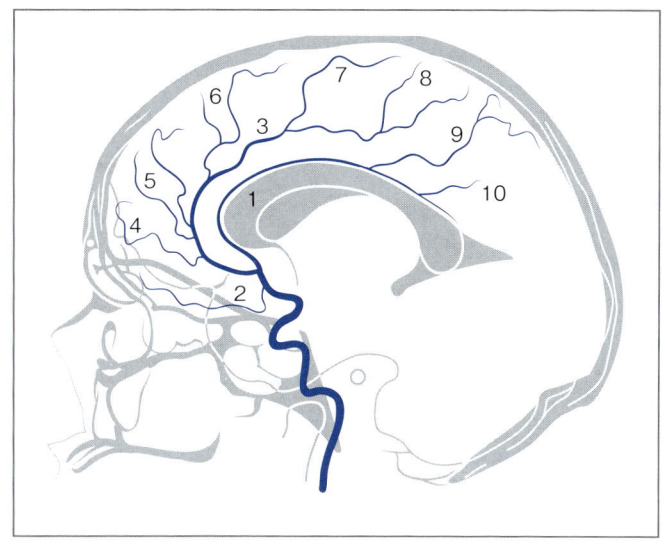

図3 前大脳動脈の解剖
1：傍脳梁動脈(pericallosal artery)，2：前頭眼窩動脈(frontoorbital a.)，3：脳梁辺縁動脈(callosomarginal a.)，4：前頭極動脈(frontopolar a.)，5：前内前頭動脈(anterior internal frontal a.)，6：中内前頭動脈(middle internal frontal a.)，7：後内前頭動脈(posterior internal frontal a.)，8：中心部傍動脈(paracentral a.)，9：上内頭頂動脈(superior parietal internal a.)，10：下内頭頂動脈(inferior parietal internal a.)
(Huber P：Krayenbühl/Yasargil Cerebral angiography, 2nd ed. Georg Thieme, 1982：86 から許可を得て転載)

キーポイント

- 前大脳動脈皮質枝は大脳半球内側前2/3を供給する．前大脳動脈穿通枝は基底核腹側下面や，内包前脚を支配する．
- 前大脳動脈領域の梗塞では，下肢優位の片麻痺をきたす．

文献

1) Kumral E, Bayulkem G, Evyapan D, Yunten N：Spectrum of anterior cerebral artery territory infarction：clinical and MRI findings. Eur J Neurol 2002；9：615-624.
2) Kang SY, Kim JS：Anterior cerebral artery infarction：stroke mechanism and clinical-imaging study in 100 patients. Neurology 2008；70(24 Pt 2)：2386-2393.

症例 43-1 80歳代男性．突然発症の意識障害，右不全麻痺，左共同偏視．心房細動あり．発症3時間後にMRI施行．

A：拡散強調画像（側頭葉レベル）　B：拡散強調画像（基底核レベル）　C：拡散強調画像（側脳室体部レベル）

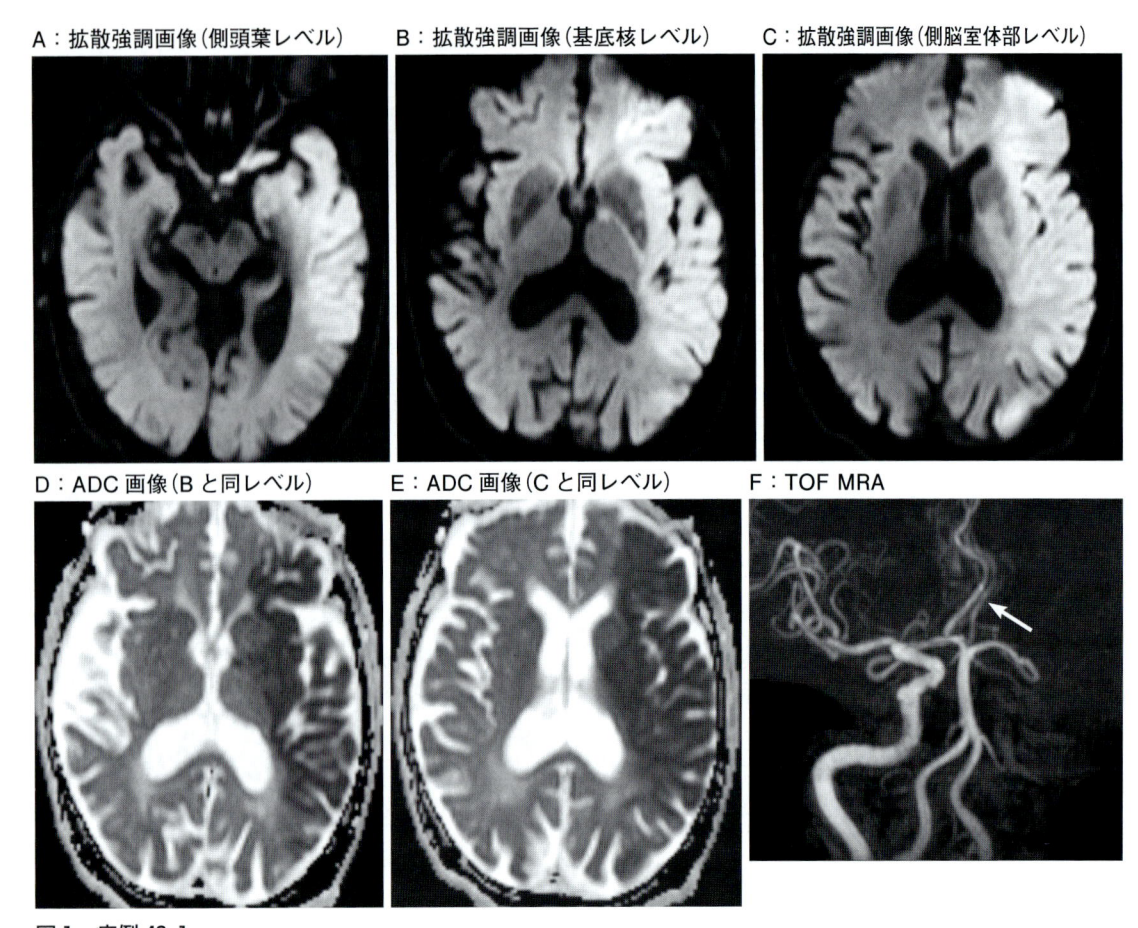

D：ADC画像（Bと同レベル）　E：ADC画像（Cと同レベル）　F：TOF MRA

図1　症例43-1

○ **MRI所見** 発症3時間後の拡散強調画像（図1A～C）では，左中大脳動脈外側線条体動脈領域の一部と皮質枝領域全体にかけて，灰白質側に優位の高信号を認め，一致してADCも低下している（図1D,E）．広範囲にわたる塞栓性梗塞で，左中大脳動脈M1近位側レベルでの心原性脳塞栓症と診断できる．

TOF MRA（図1F）では，左内頸動脈から左中大脳動脈のTOF信号の消失を認める．左前大脳動脈は右内頸動脈系から，左後大脳動脈は椎骨脳底動脈系から供給されている（→）．〔ADC画像（図1D）で基底核領域（外側線条体動脈領域）のADCが低下しているにもかかわらず，拡散強調画像（図1B）で基底核領域が低信号を示すのは，基底核の生理的な鉄沈着よる磁化率効果を強く反映しているためである（"T2-dark through現象" p.254参照）．〕

脳梗塞 **IV**

- **最終診断** 心原性塞栓症による左内頸動脈から左中大脳動脈 M1 近位側の塞栓性閉塞．左中大脳動脈外側線条体動脈領域および皮質枝領域全体に心原性塞栓性梗塞超急性期．

- **治療方針** diffusion-perfusion match の状態で，発症 3 時間後にもかかわらず中大脳動脈領域全体にわたり，すでに拡散異常が出現していることから，拡散異常域には rCBV，rCBF の著明な低下をきたしていると考えられる．血栓溶解療法の適応にはならない．亜急性期以降に抗凝固療法．

症例 43-2

70 歳代男性．突然発症の運動性失語，顔面を含む右不全麻痺．心房細動あり．発症 60 分後に MRI を施行．（症例 40-2 と同一症例，p.274 参照）

A：拡散強調画像（基底核レベル）　B：拡散強調画像（側脳室体部レベル）　C：TOF MRA

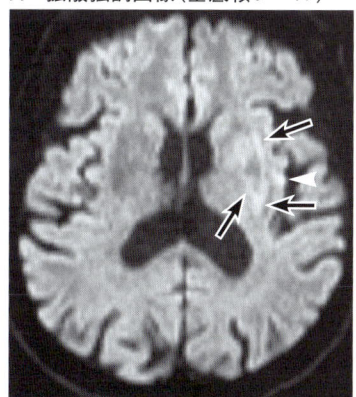

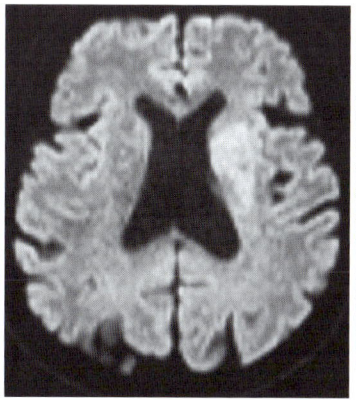

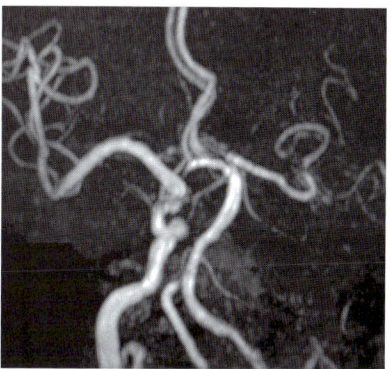

D：造影 MRI 灌流画像　E：心電図同期造影 CT

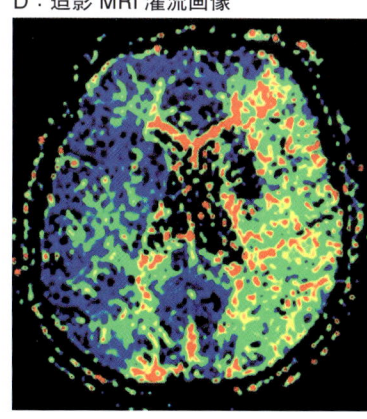

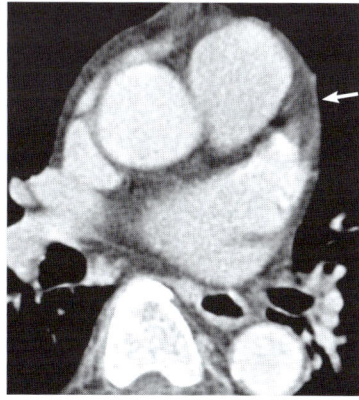

図2　症例 43-2

- **画像所見** 発症 60 分後の拡散強調画像（図 2 A, B）で，左中大脳動脈外側線条体動脈領域（→）および島回皮質下白質（▶）に軽度高信号，ADC 低下を認める（非掲載）．発症 60 分ですでに拡散異常が出現しており，左中大脳動脈 M1 近位側レベルの塞栓性閉塞（特に心原性

289

脳塞栓症)が示唆される．TOF MRA（図2C）では，左内頸動脈から左中大脳動脈の
TOF信号の欠損が認められる．造影灌流画像（図2D）では左中大脳動脈全体に平均通
過時間（MTT）の延長を認める．

　心電図同期造影CTでは，左房左心耳先端部に造影欠損が認められ，左心耳血栓残存
である（図2E，→）．

● **最終診断**　心房細動に合併した左心耳血栓の遊離による，**左内頸動脈の塞栓性閉塞による塞栓性梗塞超急性期（心原性脳塞栓症）**．

○ **治療方針**　血栓溶解療法．

心原性脳塞栓症　cardioembolic cerebral infarction

病態と臨床

　塞栓性梗塞は，心臓，上行大動脈から内頸動脈，椎骨動脈で形成された塞栓子が遊離
して，脳動脈主幹部から皮質枝に閉塞をきたして発症する脳梗塞で，large artery
diseaseに分類される．心原性塞栓症（cardioembolic stroke）は，左心系内腔で形成され
た血栓や腫瘍性病変が塞栓源となって脳動脈を閉塞し梗塞を生じる病態である（表1）．
右→左シャントを有する心疾患において，シャントを介する静脈系からの血栓が塞栓源
になることもある（奇異性塞栓症，ノート29，p.294参照）．

　心原性塞栓症のうち，最も頻度が高く，臨床的に重要な病態は，心房細動に合併して
生じた左心耳血栓の遊離による脳塞栓症である（表2）．心房細動によって左心房内，特
にそのappendixである左心耳先端部に血流の停滞や渦流を生じ，血液凝固系カスケー
ドが活性化され，トロンビン生成が亢進し，大きなフィブリン形成が誘発される（赤色
血栓，表3），この心房細動に合併した左心耳先端部に形成された大きな血栓が遊離し
て，脳動脈主幹部や皮質枝近位側に閉塞の原因となり，心原性塞栓症をきたす．

　表2に心原性塞栓症をきたす原因疾患を列挙する．以前はリウマチに合併した僧帽弁
狭窄など弁膜症性心房細動が多かったが，リウマチ性疾患の減少に伴い，高齢者におけ
る非弁膜症性心房細動（non-vulvar arterial fibrillation：NVAF）が大部分を占める．
D-dimerが上昇していることが多い（ノート30参照）．心臓以外に静脈系からの右→左
シャントによる奇異性塞栓症があるが，必ずしもその頻度は高くない．

　心原性脳塞栓症では，アテローム血栓性梗塞（特に血栓性機序による梗塞）と比較し，
突発性に発症し，急速に神経症状が完成する．完全麻痺，失語や失認などの皮質症状に
意識障害などを伴う重篤な神経症状を呈する．心原性塞栓症では塞栓子が大きく，脳動
脈分岐部近位側に塞栓，閉塞を生じるため，血流の迂回路である側副血行路が発達しに
くく，完全閉塞を起こすと動脈支配の全体が虚血に陥り，広範囲の梗塞をきたす．

　非弁膜症性心房細動（NVAF）は，心原性塞栓症のなかで最も頻度の高い原因である．
特に高齢者においてはNVAFは心原性塞栓症の主原因で，増加傾向にある．来院時や
緊急頭部MRI検査時に心房細動がなくても，発作性心房細動（6か月で2回以上の頻度

表1　血管内血栓形成の要因となる3大因子（Virchow triad）

1）血管内皮の障害
2）血流低下
3）血液凝固能の異常亢進

表2　心原性脳塞栓症をきたす原因疾患

1）左房および左心耳に生じる塞栓源

　　心房細動による左心耳血栓
　　　非弁膜症性心房細動
　　　弁膜症性心房細動（僧帽弁狭窄などリウマチ性心弁膜疾患）
　　洞不全症候群（頻脈徐脈症候群における心房細動による左心耳血栓）
　　左房内腫瘍性病変：左房粘液腫

2）左心室内の血栓形成
　　急性心筋梗塞による壁運動の低下，および心室瘤形成
　　心筋症による壁運動の低下

3）弁膜部の疣贅，血栓形成
　　リウマチ性弁膜症
　　感染性心内膜炎による疣贅形成
　　非細菌性血栓性心内膜炎
　　人工弁置換術後

で出現）が左心耳血栓形成の原因のことがあり，現症のみならず，心房細動の既往歴や抗凝固療法（ワルファリン）による管理の有無などを確認する．心原性塞栓症は血栓溶解療法のよい適応であるが，塞栓子は生体内の線溶活性によって自然溶解し，補液だけで急性期に再開通することがある．

　心筋梗塞，心室瘤形成，心筋症なども左心室に血栓を形成し，心原性塞栓症の原因となることがある．頻度は減少しているが，リウマチ性心臓弁膜症（おもに僧帽弁）に合併した弁膜上の疣贅や血栓が塞栓源になるし，まれに左房粘液腫破綻が塞栓源になることがある．心原性塞栓のみならず，上行大動脈から頸部動脈分岐部（分岐部直後）に生じた血栓が遊離すると動脈原性塞栓をきたす．（アテローム血栓性梗塞の症例45，p.304を参照）

画像診断

　脳動脈主幹部から皮質枝近位側が閉塞し，動脈支配域に一致した境界明瞭な病変範囲を示す（territorial infarction）．アテローム血栓性梗塞よりも近位側分岐部手前に閉塞を生じるため側副血流が生じにくく，虚血強度が強く，広範囲な組織壊死の強い梗塞をきたす．側副血流（髄軟膜吻合）不良を反映して，灰白質側に優位（島回白質，表在灰白質など）の区域性の梗塞を示す．

　発症直後の早期に異常所見が出現する．early CT signについては基底核の濃度およ

表3 動脈血栓と静脈血栓―血栓の種類と成因,治療―

	動脈血栓	静脈血栓
血栓の肉眼的性状と組成	白色血栓(フィブリン含有量と血小板含有量が多いので白色にみえる)	赤色血栓(フィブリン含有量と赤血球含有量が多く,赤色にみえる)
発生する血液	動脈血	静脈血
発生する血流状態	血流速度が速い環境下,急速な血流低下状態,すなわち,おもに動脈血	血流速度が遅い環境下,緩徐な血流低下状態,すなわち,おもに静脈血
血管壁の状態	高いずり応力,血管壁損傷部位(アテローム硬化性変化のある動脈壁に血小板が凝集し,さらにフィブリンがまとわりつき血栓を増大させる)	低いずり応力
血栓形成の機序	血小板機能亢進→血小板血栓	凝固能亢進(血小板機能は正常)→凝固血栓
好発部位	心臓弁膜~頸動脈~頭蓋内動脈	静脈内,心房細動がある左房左心耳*
脳梗塞の原因として	血栓症や動脈原性塞栓症の原因となる	心原性塞栓症の原因となる
治療法	抗血小板療法(血小板の凝集を抑制する)	抗凝固療法(凝血の原因となるフィブリン形成を抑制)
一般名	トロンボキサン A_2(TXA_2)阻害薬	ワルファリン
作用機序	シクロオキシゲナーゼ(COX)を阻害	ビタミンKの活性化を抑制し,ビタミンK依存性の凝固因子を抑制
商品名	アスピリン(バファリン,バイアスピリン)	ワーファリン

*左房左心耳内は血流が緩徐な渦流を形成するため,血液は動脈血であるが,静脈血栓が形成される.心原性塞栓症の主原因である.

びその輪郭の明瞭さ,島回灰白質および皮質動脈末梢の灰白質(特にupper trunk領域,弁蓋部)濃度についてチェックする(ノート22参照,p.248).拡散強調画像では細胞性浮腫を反映して灰白質を含む高信号,ADC低下をきたす.拡散異常はアテローム血栓性梗塞やラクナ梗塞よりも早期に明瞭に異常を呈する.

内頸動脈や中大脳動脈M1近位側の塞栓性閉塞ではWillis動脈cross circulationによる側副循環を形成しにくく,虚血強度が最も強い外側線条体動脈領域に早期に拡散異常が出現し,外側線条体動脈領域(被殻,淡蒼球など)が広範囲に梗塞に陥る.一方,M1遠位側からM2閉塞では外側線条体動脈領域に梗塞は生じない.

塞栓子は,含有するデオキシヘモグロビンやヘモジデリンの磁化率変化によりT2*強調像および磁化率強調画像(SWI)で限局性の低信号(susceptibility sign)を呈する.塞栓子閉塞直後の発症直後からこの所見は認められる.FLAIRでは閉塞した皮質動脈

が高信号を呈する(intraarterial signal)．その分布範囲は灌流異常領域と一致する．皮質動脈近位側レベルの閉塞が認められ，拡散異常と比較して，diffusion-perfusion mismatch の存在が予測されるときには，造影灌流画像の適応となる．

　塞栓子の部分的な自然溶解により，その容積が減少して，発症後に(たとえば検査中にも)末梢側に移動することがある．MRI 撮像時点で M2 以降の皮質枝末梢側の閉塞にもかかわらず外側線条体動脈領域に梗塞がある場合は内頚動脈もしくは M1 近位側に塞栓子が一度閉塞をきたし，その後に塞栓子の部分自然溶解が生じて末梢側に移動したものと考えられる．

　内頚動脈閉塞症例では，中大脳動脈領域に加えて，同側もしくは両側の前大脳動脈，同側の後大脳動脈にも梗塞が進展する可能性がある．前大脳動脈や後大脳動脈の起始には正常変異が多く，内頚動脈閉塞における梗塞の進展範囲は Willis 動脈輪の発達形状による．病変側の内頚動脈から両側前大脳動脈を供給する症例では，両側前大脳動脈領域に梗塞をきたす可能性がある．病変側の前大脳動脈が対側内頚動脈から前交通動脈を介する供給であれば，前大脳動脈は梗塞に陥ることはない．逆に，病変側の前大脳動脈のみならず，対側の前大脳動脈が，病変側内頚動脈から供給されている場合は，一側の内頚動脈閉塞によって両側前大脳動脈が梗塞に陥る．また，後方循環系も後交通動脈を経由して内頚動脈から供給されていると，同側の内頚動脈閉塞により後大脳動脈領域の梗塞に陥る．

　発症急性期の塞栓子に線溶亢進や血流による機械的圧力が加わって，塞栓子の溶解，粉砕が起こり，自然再開通をきたすことがある．塞栓発症直後で閉塞した皮質動脈末梢の灌流が側副灌流などである程度保たれており，非可逆的梗塞に陥っていなければ，超急性期の自然再開通により重篤な神経症状を残すことなく，ほぼ完全に回復する可能性がある(血栓溶解療法もこの現象を目的とする)．しかし，時間が経過し非可逆的梗塞完成直後の再開通は，血液脳関門の破綻を伴う，最大径に拡張した毛細血管組織を有する壊死組織に血流が再灌流するため，血管性浮腫の増悪や出血性梗塞の合併をきたし，脳ヘルニアなどの致死的な合併症に陥る．時期を逸した再開通は予後不良因子のひとつである．

鑑別診断

　高血圧性脳出血：CT では急性期の頭蓋内出血の診断は容易であるが，臨床的には突然に発症し，重篤な意識障害，片麻痺をきたすことから，心原性塞栓症との鑑別が問題となる．臨床的に血栓溶解療法の適応がある発症 3 時間以内の心原性塞栓症を第一に考え，MRI first で画像診断を開始する場合には細心の注意を要する．脳実質内出血であれば，発症直後から，磁化率に最も鋭敏でない高速 SE 法 T2 強調像でも，超急性期血腫の水分含有量の増加を反映して，中程度の高信号を呈する．また病変の分布は，血管支配に一致しない．

ノート29　奇異性脳塞栓症

奇異性塞栓症は，卵円孔開存や肺動静脈瘻など右→左シャントがある症例において，下肢深部静脈血栓のように静脈系由来の塞栓源がシャントを経由して脳動脈に塞栓性梗塞をきたすものである(図3)．頸動脈や上行大動脈，左心系に明らかな塞栓源またはその基礎疾患がないときは奇異性塞栓症の可能性も考え，心エコーで卵円孔開存と右→左シャントの有無を確認する．左心耳血栓の精査目的の造影CTでも心房中隔に開存がないか必ずcheckする．D-dimerが上昇しているときは下肢深部静脈血栓の合併の可能性も考慮する．奇異性塞栓症では，左心耳血栓による塞栓症よりも塞栓子が小さく，梗塞の範囲が限局していることが多いが，多発することもある．

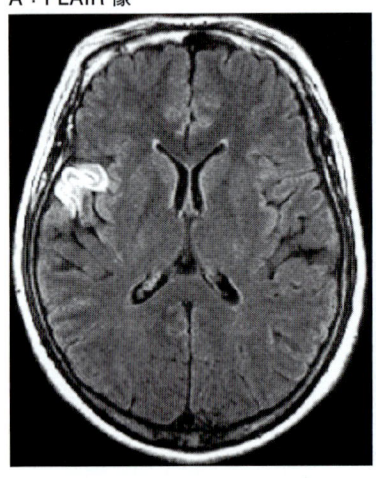

A：FLAIR像　　B：心電図同期下造影CT

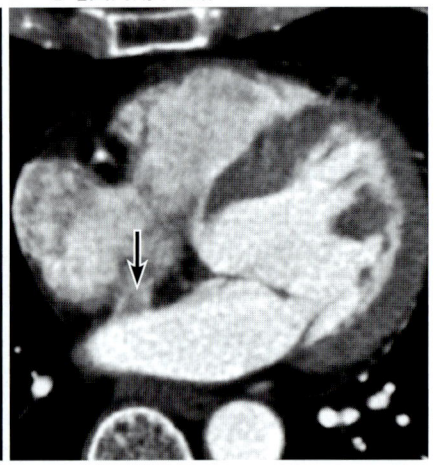

図3　奇異性塞栓症(50歳代女性)
FLAIR(A)で右中大脳動脈upper trunk領域に，限局性の塞栓性梗塞亜急性期の所見を認める．既往歴および現症に心房細動はなく，経過中にも発作性心房細動を指摘できず，塞栓源不明であったが，心電図同期下造影CT(B)で，卵円孔開存が認められ(→)，右→左シャントによる奇異性塞栓症の可能性を考えた．

ノート30　出血性素因および血栓性素因マーカー

1) D-dimer

D-dimerは架橋化フィブリン分解産物(cross-linked fibrin degenerative products)の最小単位で，安定化フィブリンのプラスミンによる分解亢進によって生じる．一次線溶亢進のマーカーで，凝固・線溶亢進状態を反映し，一次線溶亢進と二次線溶亢進の病態の鑑別に用いられる．二次線溶亢進をきたすDIC(播種性血管内凝固)や各種の血栓性疾患の診断，病態把握，治療効果判定の指標となる．脳梗塞急性期にD-dimerの上昇があるときは全身の血栓化，凝固亢進状態を考える．特に悪性腫瘍合併脳梗塞の可能性があり，進行性の悪性腫瘍の既往歴がなければ全身精査が必要である．

2) トロンビン−アンチトロンビンIII複合体(thrombin-antithrombin III complex：TAT)：凝固系のマーカー

アテローム血栓性梗塞急性期では，TATとD-dimerの軽度から中程度の上昇がある．心原性塞栓症ではTAT，D-dimerは高度に上昇する．特に左心耳血栓を有する症例では著明に上昇する．

3) プロトロンビン時間国際標準比(PT-INR)

プロトロンビン時間(PT)は外因系凝固能活性化機序を反映する．PT延長は凝固能低下を，PT短縮は凝固能亢進を示す．しかしPTは指標となるが，使用する試薬や検査機器によって結果数値が異なるため，プロトロンビン時間国際標準比であるPT-INRを用いる(付表)．PT-INRは以下の計算式により，補正を行う．

$$PT\text{-}INR = [\text{patient PT}/\text{control PT}]^{ISI}$$

ISI：international sensitivity index(検査試薬により定数が決まっている)
PT-INRの正常値は1.0である．

PT-INRはワルファリンの効果をモニターするときに用いられる．心房細動がある場合，心原性塞栓性脳梗塞を予防するため，PT-INRが正常より高くなるように，ワルファリンの容量を調節する．通常，PT-INRは2〜3の間に調節される．

付表　PT-INRが高値を示す病態(プロトロンビン時間が延長する病態)

① ワルファリン投与中(ワルファリンはビタミンK拮抗作用があり，凝固第VII，IX，X，II因子の活性を低下させる)
② 肝硬変，肝不全(凝固因子は肝臓で産生される)
③ ビタミンK欠乏症
④ 凝固第VII，X，V，II，I因子欠損

キーポイント

- 心原性脳塞栓症は，心内腔由来の塞栓子に起因する塞栓性梗塞で，高齢者の非弁膜症性心房細動に合併する症例が最も多い．D-dimerが上昇する．
- 突然発症，重篤な神経症状(運動麻痺，皮質症状など)をきたす．
- 発症早期より拡散強調画像で所見(高信号，ADC低下)を呈する．
- 閉塞した皮質動脈には，FLAIR intraarterial signalやT2*強調像susceptibility signを認める．
- 超急性期においてはdiffusion-perfusion mismatchを呈する可能性があり，血栓溶解療法の適応となりうる．
- 急性期〜亜急性期の合併症として，血管性浮腫の増悪と出血性梗塞が問題となる．

文献

1) Ferro JM：Cardioembolic stroke：an update. Lancet Neurol 2003；2：177-188.
2) Jin KN, Chun EJ, Choi SI, et al：Cardioembolic origin in patients with embolic stroke：spectrum of imaging findings on cardiac MDCT. AJR Am J Roentgenol 2010；195：38-44.

症例 44-1

70歳代女性．3時間前から軽度の左片麻痺および構音障害が出現し，徐々に増悪．半側空間無視あり．心房細動なし．発症3時間後にMRIを施行．

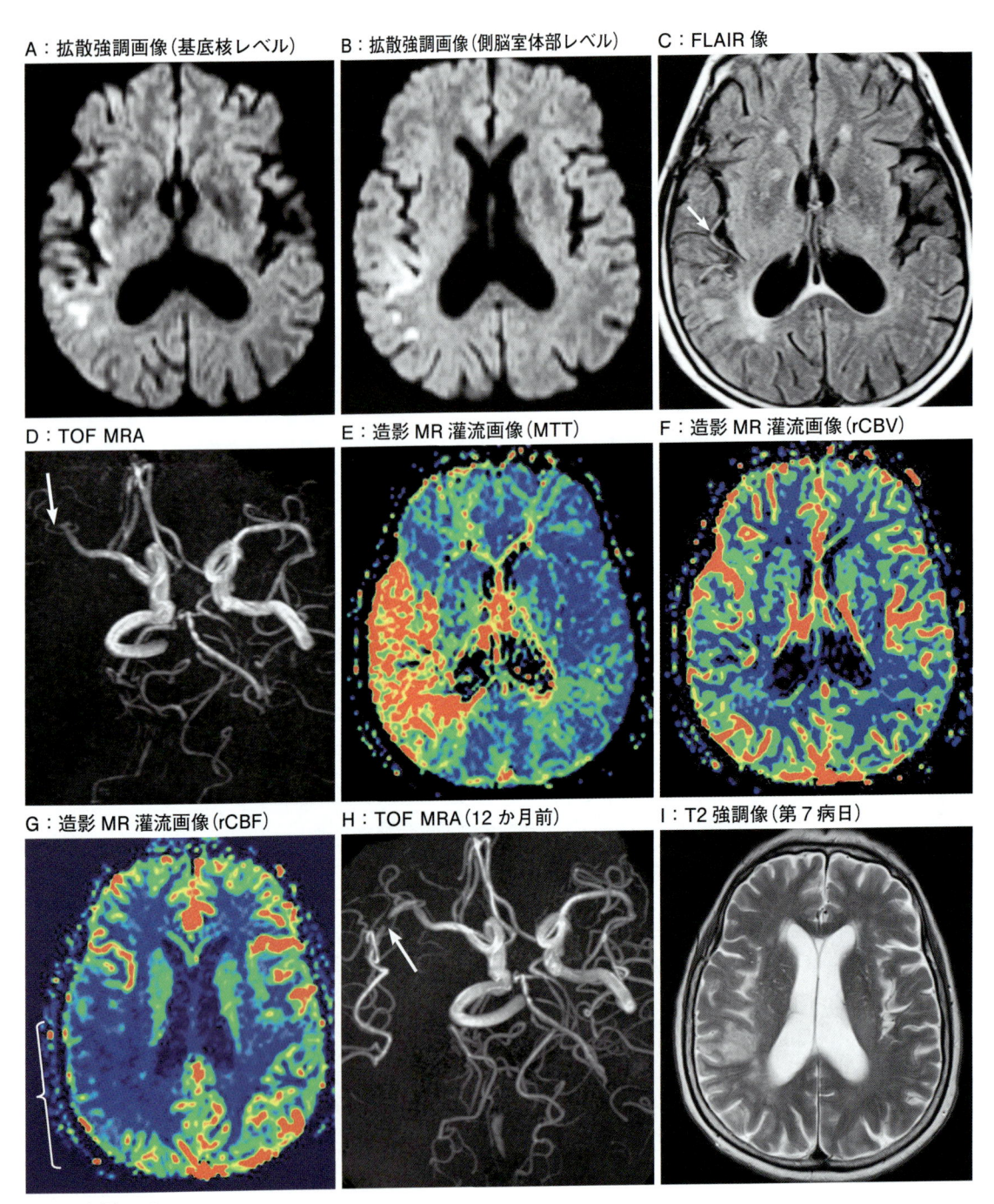

A：拡散強調画像（基底核レベル）　B：拡散強調画像（側脳室体部レベル）　C：FLAIR像

D：TOF MRA　E：造影MR灌流画像（MTT）　F：造影MR灌流画像（rCBV）

G：造影MR灌流画像（rCBF）　H：TOF MRA（12か月前）　I：T2強調像（第7病日）

図1　症例44-1

○ **MRI 所見** 拡散強調画像(図1A,B)で，右中大脳動脈皮質枝領域に，高信号(ADC低下，非掲載)を認める．右島回では灰白質に高信号を認めるが，それよりも末梢側では，白質側優位に散在性に高信号を認め，灰白質は spared されている．FLAIR(図1C)では，右中大脳動脈皮質枝に intraarterial signal を認める(小矢印)．TOF MRA(図1D)では右中大脳動脈 M2 近位側レベルで，TOF信号の途絶が認められる(大矢印)．

　造影灌流画像で，右中大脳動脈皮質枝 middle trunk 領域に MTT の延長を認める(平均通過時間：MTT, 図1E)．diffusion-MTT mismatch がある．ミスマッチ領域の局所脳血液量(rCBV, 図1F)は比較的良好に保たれている．特に灰白質側は良好に保たれており，髄軟膜吻合(leptomeningeal anastomosis)による血流供給があることが示唆される．しかし，mismatch 領域の局所脳血流量(rCBF, 図1G)は低下している(括弧の示す範囲)．12か月前の MRA(図1H)では，右中大脳動脈 M2 近位側に限局性の狭窄が認められる(大矢印)．以上のことから，アテローム血栓性梗塞急性期と診断できる．

● **最終診断** 右中大脳動脈 M2 近位側レベル閉塞によるアテローム血栓性梗塞，超急性期．

○ **治療方針とその後の経過** すでに到着時に発症から3時間で，血栓溶解療法の適応はない．抗血小板療法に加えて抗凝固療法，脳保護療法が施行された．

　今回より12か月前の MRA(図1H)では，今回の閉塞部位である右中大脳動脈 M2 近位側に限局性のアテローム血栓性の狭窄が認められる(大矢印)．末梢側の TOF 信号は保たれており，この時点では狭窄は軽度で末梢側の非代償性の灌流圧の低下はなかった．第7病日 T2 強調像(図1I)では，発症3時間後の拡散強調画像の高信号と一致して最終梗塞を認める．MRA(非掲載)では再開通が認められる．症状の増悪は認めなかったが，灰白質に沿って，軽度信号上昇，軽度の浮腫性変化が認められる．髄軟膜吻合による血流代償があるところに，再開通をきたしたので，再灌流障害による軽度の浮腫性変化をきたしているものと考えられるが，塞栓性梗塞とは異なり，梗塞の増大や著明な血管性浮腫，出血性梗塞の合併はない．

> **症例 44-2**
> 70歳代男性．約13時間前より徐々に進行する右不全麻痺，呂律不良，感覚障害あり．

A：拡散強調画像　　B：T2強調像　　C：TOF MRA

D：FLAIR像　　E：磁化率強調画像（SWI）　　F：造影灌流画像（MTT）

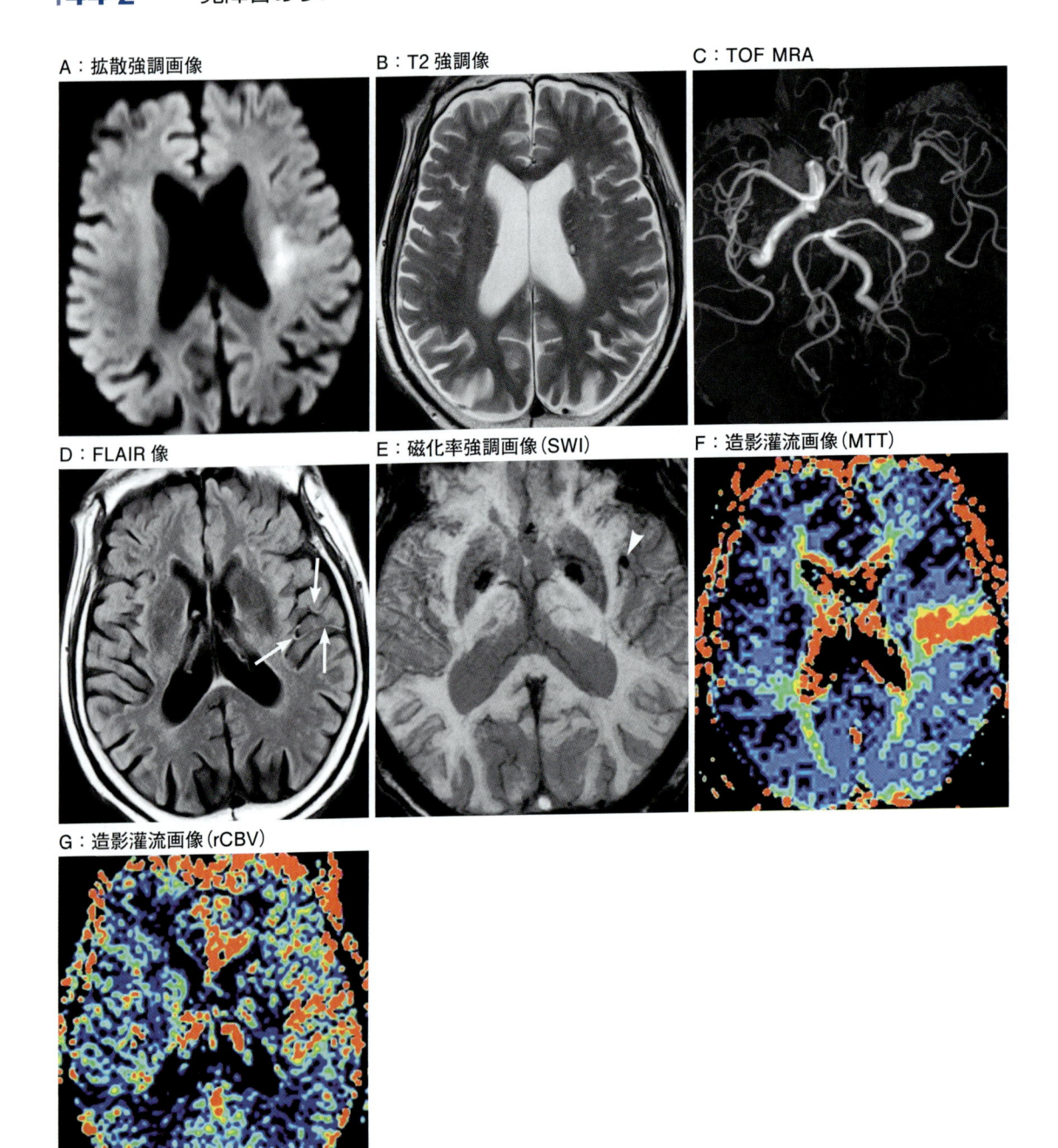

G：造影灌流画像（rCBV）

図2　症例44-2

○ **MRI 所見** 発症13時間後の拡散強調画像(図2A)で，左側脳室周囲深部白質に限局する高信号(ADC 低下，非掲載)が認められる．超急性期梗塞による細胞性浮腫である．灰白質には異常信号は認めない．T2強調像(図2B)ではすでに発症から13時間経過しているが，拡散強調画像で高信号を呈した部位にいまだ明らかな信号異常は認めない．虚血強度が比較的弱いことがわかる．TOF MRA (図2C) では左中大脳動脈皮質枝に明らかな閉塞を指摘できない．FLAIR (図2D) では左中大脳動脈 middle trunk に intraarterial signal を認め (→)，動脈閉塞，灌流障害がある．磁化率強調画像 (SWI，図2E) で左中大脳動脈 M2 レベルに限局性の低信号が認められ (▶)，動脈閉塞部位である．

造影灌流画像では，FLAIR intraarterial signal の領域に一致して，平均通過時間 (MTT，図2F) の延長を認める．しかし局所脳血液量 (rCBV，図2G) の低下はなく，逆に過灌流状態であった．

● **最終診断** 左中大脳動脈皮質枝 middle trunk 領域のアテローム血栓性梗塞，超急性期．

○ **治療方針** 発症から13時間を経過しており，すでに過灌流状態で，経静脈性血栓溶解療法の適応はない．オザグレルナトリウムによる抗血小板療法，アルガトロバンによる抗凝固療法．

症例 44-3

60歳代男性．2日前から緩徐に進行する左片麻痺あり．高血圧，糖尿病あり．

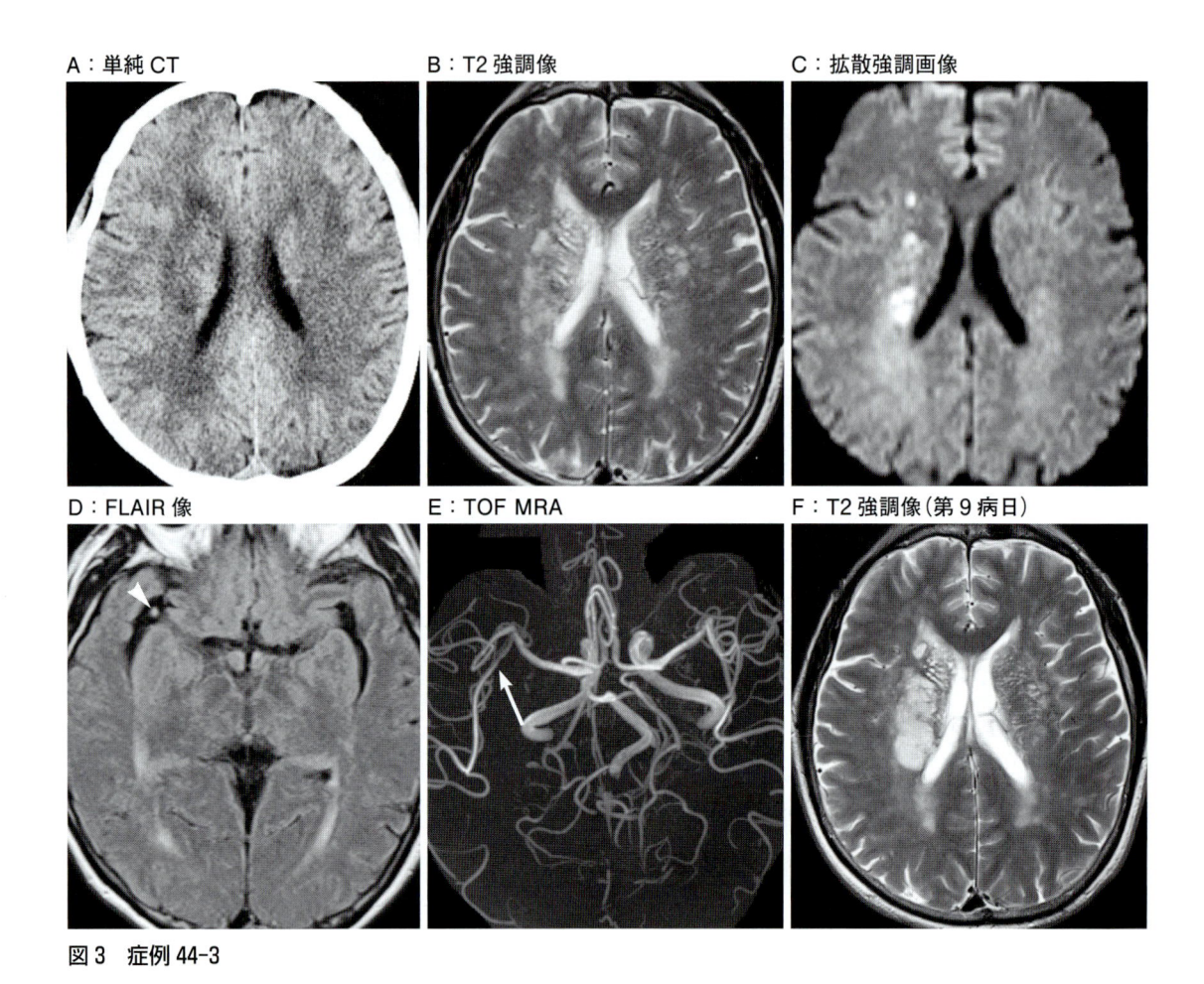

A：単純CT　　B：T2強調像　　C：拡散強調画像

D：FLAIR像　　E：TOF MRA　　F：T2強調像（第9病日）

図3　症例44-3

○ **画像所見**　発症2日後の単純CT（図3A）では，両側側脳室周囲深部白質の髄質動脈レベルに，境界不鮮明な低吸収域が散在するが，急性期梗塞を特定できない．

　T2強調像（図3B）でも両側，特に右側深部白質髄質動脈レベルに，境界不鮮明な高信号域が認められる．両側外側線条体動脈領域末梢には，血管周囲腔の開大ないしは陳旧性ラクナ梗塞の散在が認められ，長期にわたる高血圧による深部穿通動脈の頸動脈硬化性変化と陳旧性ラクナ梗塞を表す．拡散強調画像（図3C）では，右中大脳動脈領域深部白質の髄質動脈レベルに，散在性に高信号病変が認められる（ADCも低下，非掲載）．急性期梗塞の所見である．FLAIR（図3D）で右中大脳動脈M2近位側に，intraarterial signalを認める（▶）．MRA（図3E）では右中大脳動脈middle trunk（M2）近位側にアテローム硬化性の軽度の広狭不整が認められる（→）．

● **最終診断**　右中大脳動脈M2近位側狭窄によるアテローム血栓性梗塞，超急性期．

○ **その後の経過** その後，徐々に症状が進行し，第9病日には左側完全片麻痺となった．第9病日のT2強調像(図3F)では発症2日後と比較して，最終梗塞の増大を認める．

○ **治療方針** 発症経過から経静脈性血栓溶解療法の適応はない．アテローム形成性梗塞に対して抗血小板療法，および抗凝固療法．

アテローム血栓性脳梗塞　atherothrombotic cerebral infarction

病態と臨床

米国NINDS(National Institute of Neurological Disorders and Stroke)による脳血管障害の分類III(1990年)による脳梗塞の分類を表(p.231の表1参照)に示す．脳梗塞は臨床カテゴリーからアテローム血栓性梗塞，心原性脳塞栓症，ラクナ梗塞，その他の脳梗塞の4つの臨床病型に分類される．

1) アテローム血栓性梗塞の成立機序

アテローム血栓性梗塞(atherothrombotic infarction)は，頭蓋外の頸部レベルから頭蓋内動脈主幹部および皮質枝近位側のアテローム硬化性変化に起因する脳梗塞で，large artery diseaseに分類される．高脂血症に起因する血中のlow density lipoprotein (LDL)が血管内皮に取り込まれ，内皮下に遊走してきた単球由来のマクロファージや，中膜から内膜に遊走した血管平滑筋に貪食される．その結果，内膜下に泡沫細胞が集積し，粥腫(アテローマ，プラーク)が形成される．粥腫の発達による狭窄部位に新たに血小板血栓が形成され，狭窄の増悪，閉塞をきたすこともある．

アテローム血栓性梗塞の危険因子には糖尿病，高脂血症，メタボリックシンドローム，喫煙など複数の因子がある．アテローム血栓性梗塞の発症は急性であるが，心原性脳塞栓症と比較して突発的ではなく，やや緩徐に段階的に発症する．

2) アテローム血栓の好発部位

前方循環系では頸動脈分岐部から内頸動脈起始部(特に後壁側)，内頸動脈サイフォン部，中大脳動脈M1(水平部)に好発する．後方循環系では椎骨動脈起始部やV4(頭蓋内)，脳底動脈中間部に好発する．

血栓性機序は，頸部から頭蓋内動脈主幹部，皮質枝などに粥腫が形成され，緩徐進行性に内腔が狭小化し，その結果，動脈血流が低下して動脈支配域に梗塞をきたす．アテローム血栓性機序では分岐直後の遠位側にプラークが好発するので，その近位側の分岐部からの側副血行路が発達しやすく，アテローム血栓性梗塞の血行動態や低灌流の程度は側副路の発達の程度によって大きく異なる．内頸動脈の完全閉塞例でも，まったく梗塞をきたさないことがある．

3) アテローム血栓性梗塞の症状

動脈閉塞部位に応じてさまざまな神経症状をきたすが，運動麻痺や知覚障害のみならず，皮質枝領域の複数の神経症状(意識障害，失語，失認，失行，同名半盲など)の組み合わせを呈することが多い．この点がラクナ梗塞と鑑別点となる．ただしアテローム血栓性梗塞でも片麻痺のみといったラクナ梗塞のような単一の神経症状のみのこともあ

る．アテローム血栓性梗塞では緩徐な発症様式であるが，発症後に徐々に進行性の経過をとる．約1/3の症例で一過性脳虚血発作症状がある．内頸動脈起始部の狭窄症例では突然の一過性の視力低下をきたすことがある(一過性黒内障 transient amourosis)．

4) その他のアテローム血栓性梗塞の病態

アテローム血栓性梗塞はいずれの発症機序(血栓性，塞栓性，血行力学的)でも起こりうる．主幹部レベルのアテローム硬化性狭窄による慢性的な低灌流状態が側副血行によって灌流代償されているときに，さらに血圧の低下や心拍出量の低下，狭窄の進行などにより低灌流状態が増悪して，動脈支配領域の境界である分水嶺領域に生じる梗塞が血行力学的な境界領域梗塞(分水嶺領域梗塞)である(p.307参照)．

一方，頸動脈分岐部から内頸動脈起始部後壁側に生じたプラークが破綻をきたし，さらに破綻部位にフィブリン血栓を生じて，破綻内容や遊離血栓が末梢に移動すると，末梢レベルの塞栓性閉塞をきたす(動脈原性塞栓症)(p.306参照)．

画像診断

アテローム血栓性機序は，分岐部の末梢側に緩徐に狭窄が生じることから狭窄より中枢側の分岐前より側副血行路が発達しやすく，さらに皮質枝末梢側では，軟膜髄膜吻合を介する側副血流供給によって表在の灰白質は梗塞から免れ，白質優位に梗塞を生じる．

閉塞動脈の支配領域内に梗塞を生じるが，支配領域全体に梗塞が及ぶことはなく，塞栓性梗塞よりも限局する．側脳室周囲の深部白質髄質動脈領域に限局したり，分枝粥腫型梗塞では深部穿通枝領域に，血行力学的な梗塞では動脈支配境界領域に限局する．

拡散異常は虚血中心部から出現するが，塞栓症に比べて虚血強度は弱く，その出現は心原性塞栓症と比較してやや緩徐で，白質優位に出現し灰白質は spared される．皮質動脈閉塞に伴い，FLAIR intraarterial signal や T2* もしくは SWI susceptibility sign を呈するが，心原性塞栓症と比較してその程度は弱い．

頸動脈の TOF MRA を緊急時に全例に施行することは困難であるが，頭蓋内 MRA で内頸動脈の TOF 信号に左右差がある場合は，TOF 信号が減弱している内頸動脈の起始部に，プラークによる狭窄が示唆されるので，総頸動脈分岐部から内頸動脈起始部レベルの TOF MRA を追加する．

梗塞巣も脳組織が完全な融解壊死をきたすことはなく，慢性期においても gliosis (グリオーシス)が主体(T2強調像で高信号，FLAIRで高信号，T1強調像で低信号)で，囊胞変性や二次的な孔脳症をきたすことは少ない(脳脊髄液と同等の信号を呈することはない)．塞栓性梗塞と比較して，急性期〜亜急性期において自然再開通の頻度は低く，逆に重篤な血管性浮腫や出血性梗塞をきたすことはない．

鑑別診断

① びまん性星細胞腫：白質優位に病変が存在するが，動脈支配域に一致しない．軽度の mass effect をきたす．WHO grade II の星細胞腫では ADC は上昇する．
② 脳アミロイドアンギオパチー：白質脳症に加えて，皮質下出血やくも膜下出血を合併する．

キーポイント

- アテローム血栓性梗塞は，頭蓋内主幹動脈から皮質動脈のアテローム硬化性病変が原因となる．特に動脈分岐や屈曲部の直後に好発する(内頸動脈起始部，内頸動脈サイフォン部後のC1部，中大脳動脈M1起始部など)．
- 発症機序には，① 血栓性のほかに，② 塞栓性(動脈原性梗塞)，③ 血行力学性がある．
- 一過性脳虚血発作(TIA)が先行することがある．
- diffusion-perfusion mismatch をきたすことがあり，血栓溶解療法の適応となることがある．

文献

1) Min WK, Park KK, Kim YS, et al : Atherothrombotic middle cerebral artery territory infarction : topographic diversity with common occurrence of concomitant small cortical and subcortical infarcts. Stroke 2000 ; 31 : 2055-2061.

症例 45-1

70歳代男性．右上肢脱力があり，近医受診．様子を見るようにいわれたが，徐々に増悪．心房細動なし．発症22時間後にCT，MRIを施行．

A：単純CT　　B：拡散強調画像（頭頂葉レベル）　　C：拡散強調画像（側脳室体部レベル）

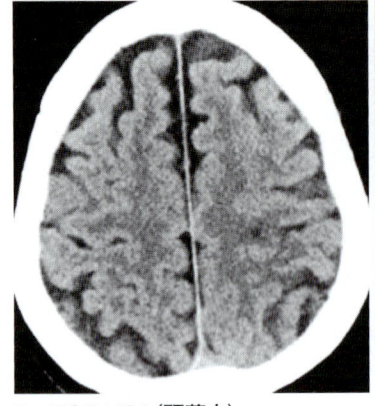

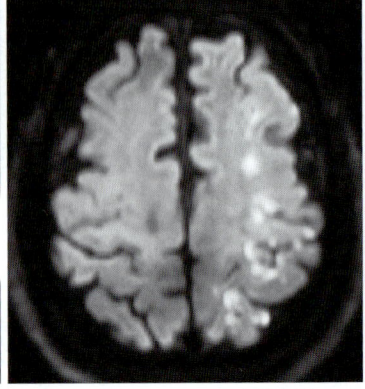

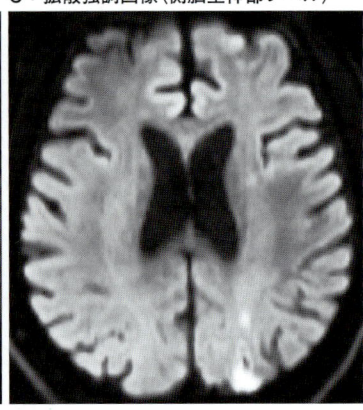

D：TOF MRA（頭蓋内）　　E：TOF MRA（頸動脈レベル）

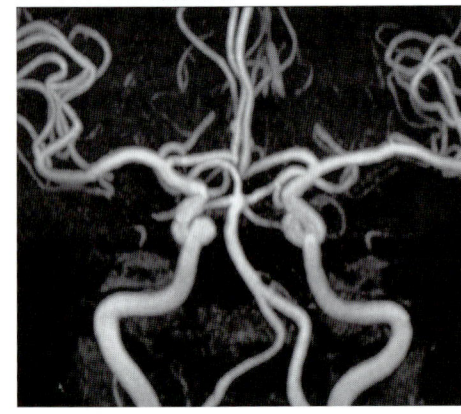

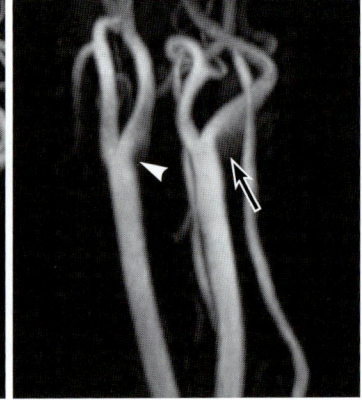

図1　症例45-1

○ **画像所見**　単純CT（図1A）では，左大脳半球の左前大脳動脈－中大脳動脈境界領域に低吸収域が認められるが，単純CTのみでは急性期か慢性期かの診断は難しい．拡散強調画像（図1B，C）で，① 左前大脳動脈－中大脳動脈境界領域，および② 左中大脳動脈皮質枝末梢領域の，灰白質から皮質下白質に高信号を認める．①は血行力学的な要因による境界領域梗塞，②は微小塞栓性梗塞（動脈原性梗塞）と診断できる．頭蓋内TOF MRA（図1D）では，左内頸動脈から左中大脳動脈のTOF信号が右側に比べて減弱しており，灌流圧の低下が示唆される．頸動脈レベルのTOF MRA（図1E）では左内頸動脈分岐部から内頸動脈起始部後壁に，限局性の信号低下域が認められ（→），渦流による信号低下もしくは粥腫（プラーク）形成と考えられる．右側内頸動脈起始部後壁にも限局性の信号欠損があり，渦流もしくは粥腫による軽度狭窄を認める（▶）．

○ **最終診断**　① 左内頸動脈の灌流圧低下による左前大脳動脈－中大脳動脈境界領域のアテローム血

栓性の血行力学的梗塞，および② 境界領域および左中大脳動脈皮質枝領域の微小塞栓性動脈（動脈原性塞栓症）．超音波検査で，左内頸動脈起始部に潰瘍形成を伴うプラーク形成が認められ，50％の有意狭窄があった．

○ **治療方針** 抗血小板療法，および抗凝固療法．

症例 45-2

80歳代女性．約12時間前より徐々に増悪する右片麻痺あり．意識状態は清明で失語は認めない．

A：拡散強調画像（側脳室体部レベル）　B：拡散強調画像（頭頂部レベル）　C：TOF MRA

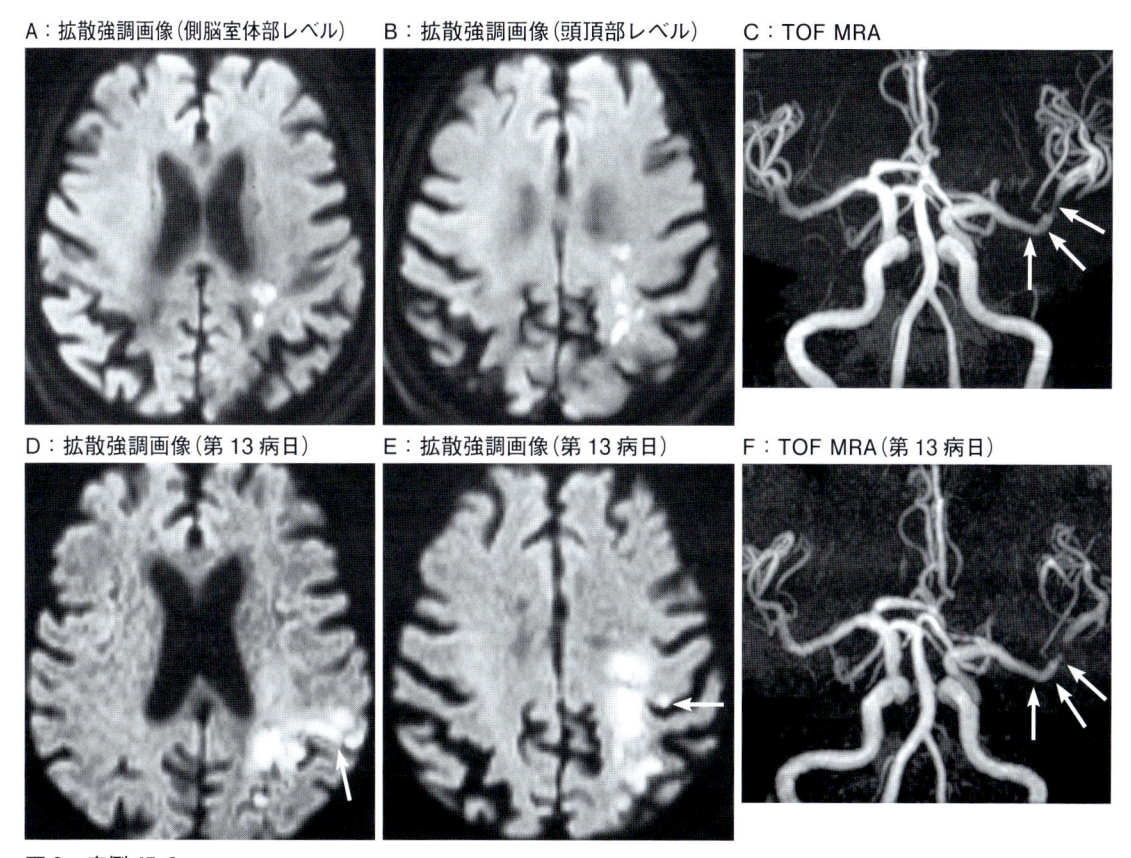

D：拡散強調画像（第13病日）　E：拡散強調画像（第13病日）　F：TOF MRA（第13病日）

図2　症例45-2

○ **MRI所見** 拡散強調画像（図2A, B）では，左中大脳動脈および前大脳動脈の境界領域の白質に散在性の高信号領域（ADC低下，非掲載）が認められる．T2強調像（非掲載）でも，すでに軽度高信号を呈している．TOF MRA（図2C）では内頸動脈，椎骨脳底動脈ともにアテローム硬化性の蛇行，延長，軽度広狭不整が認められ，さらに左中大脳皮質枝M1遠位側からM2近位側にかけて，広狭不整と限局性の狭窄をきたしている（→）．ただしこれ

より末梢側のM2遠位側からM3, M4のTOF信号は良好で, 狭窄の程度は軽度で, 灌流圧は比較的良好に保たれていると考えられる. 内頸動脈起始部レベル(非掲載)にはアテローム血栓性プラーク形成は認めない.

● **最終診断** 左中大脳動脈M1遠位側からM2近位側のアテローム血栓性の狭窄による灌流圧の低下による, ① **左中大脳動脈−前大脳動脈境界領域の血行力学的な梗塞急性期**, ② さらに狭窄部に血小板凝集による二次血栓が生じ, 灌流圧の低下および血小板血栓剥離による**動脈原性梗塞再発**.

○ **治療方針とその後の経過** 抗血小板療法と脳保護療法を継続.
　その後, 症状の増悪はなく経過していたが第13病日に構音障害出現. 右片麻痺が再増悪をきたしたため, 再度MRIを施行. 拡散強調画像(図2D,E)で, 初回の拡散強調画像の高信号病変よりもさらに広い範囲に高信号(ADC低下, 非掲載)が認められる. 一部は中大脳動脈皮質枝末梢領域灰白質にも高信号が認められる(→). MRA(図2F)では, 左中大脳動脈M1遠位側からM2近位側に信号欠損が認められ(→), さらにそれよりも遠位側の中大脳動脈皮質枝のTOF信号が軽度減弱しており, 初回MRI時よりも灌流圧が低下している.

■ 動脈原性梗塞　artery-to-artery infarction
　境界領域梗塞　border zone infarction

病態と臨床
1) 動脈原性梗塞

　動脈原性塞栓症(artery-to-artery embolism：A-to-A embolism)は, 上行大動脈から腕頭動脈, 総頸動脈から内頸動脈, もしくは椎骨動脈に生じた粥腫破綻あるいは血栓が遊離して, 頭蓋内動脈に二次性の塞栓性閉塞をきたして生じる梗塞である. 多くは頸動脈分岐部から内頸動脈起始部後壁側に生じたアテローム血栓性粥腫破綻およびフィブリン血栓形成が動脈原性梗塞の原因となる. 頸動脈分岐部から内頸動脈起始部後壁側には渦流や逆流が生じるため, 物理的刺激により動脈内細胞が障害され, 内膜の肥厚, 粥腫を形成する. 粥腫破綻をきたすと破綻部位にフィブリン血栓を生じて, 破綻内容や遊離血栓が末梢側に移動して皮質動脈レベルの塞栓性閉塞をきたす(図3).

　左心系の左心耳内で形成されるフィブリン血栓と比較して, 塞栓子が小さいことが多く, 主幹部である内頸動脈や中大脳動脈M1レベルに閉塞をきたすことはまれである. 多くは, 中大脳動脈M3以降の皮質枝末梢側に塞栓性閉塞をきたし, 最終梗塞も亜区域性にとどまることが多い(ノート31,32参照). ただし塞栓子が小さく多発するので複数の皮質枝に散布性に塞栓をきたすことがあり, 皮質枝末梢レベルに多発性梗塞を同時に呈することがある.

　突然発症であるが, 塞栓子が小さく, 皮質枝末梢(中大脳動脈では多くはM3以降)に閉塞をきたすので, 心原性塞栓症と比較して, 重篤な神経症状に陥ることは少ない. また一過性脳虚血発作を前駆することがある.

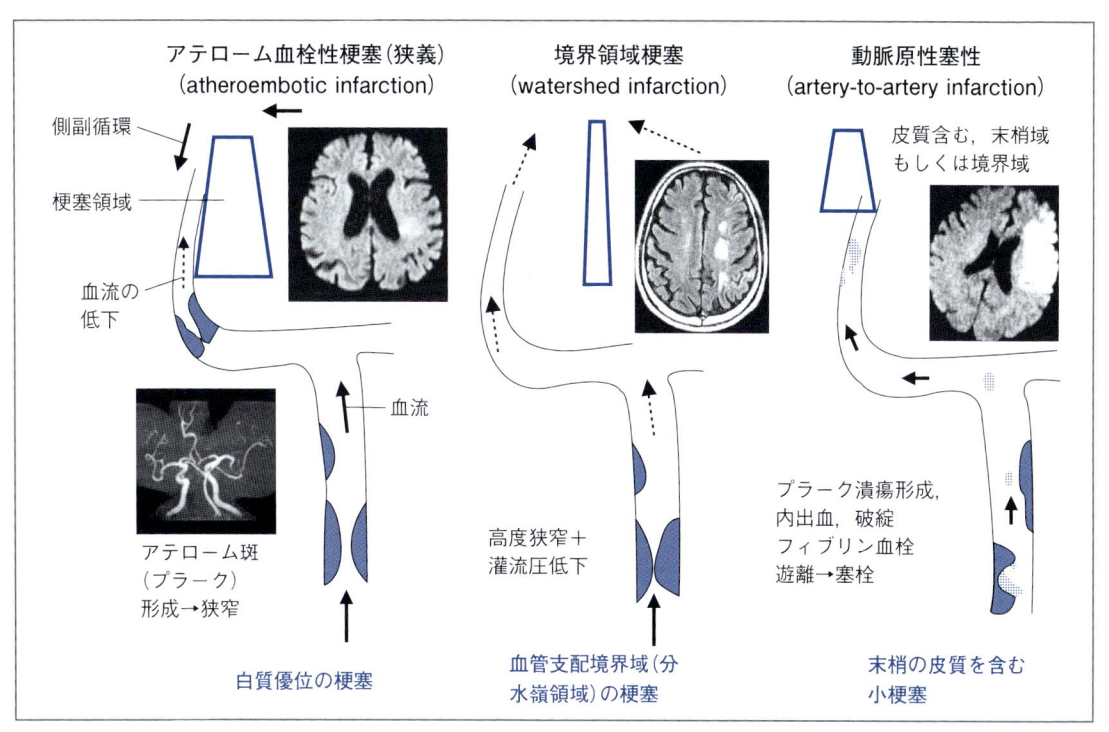

図3 アテローム血栓性梗塞の病態：血栓性，血行力学性，塞栓性

頸動脈分岐部から内頸動脈起始部後壁の粥腫部に生じたフィブリン血栓形成により狭窄が進行すると，その末梢側には上行性に二次血栓が形成され，内頸動脈の完全閉塞をきたす．遠位側の cross circulation による側副血流が良好で，二次血栓形成が眼動脈分岐よりも近位側に留まり，さらにそれが器質化すれば慢性閉塞状態となる．慢性内頸動脈閉塞があっても側副循環が良好であると梗塞をまったくきたさないことがある．内頸動脈の完全閉塞による急性梗塞例では，心原性塞栓による完全閉塞なのか頸動脈起始部粥腫末梢側の二次血栓による閉塞なのか，鑑別が困難なことがしばしばある．

2）境界領域梗塞（分水嶺領域梗塞）

境界領域梗塞（border zone infarction）は脳動脈の灌流領域の最末梢部で，隣接する脳動脈灌流域との境界部に起こる梗塞で，①皮質枝領域境界や，②深部静脈境界（皮質動脈からの髄質動脈と深部穿通動脈との境界域など）に生じる．前方循環系では，中大脳動脈と前大脳動脈，中大脳動脈と後大脳動脈の境界領域に好発する．

内頸動脈や中大脳動脈近位側など主幹部のアテローム血栓性の高度狭窄からの閉塞が原因となり，側副血行路が発達するが，末梢境界領域では灌流圧の低下に代償できず，血行力学的機序により虚血や梗塞を生じる．皮質動脈からの髄質動脈と穿通動脈の境界域にも梗塞を生じる．全身的な灌流圧低下が血行力学的梗塞の誘引となることがある．

境界領域梗塞では，神経症状は比較的軽微で，最終梗塞の範囲も限局し，予後も比較的良好なことも多い．神経学的には無症候症例から一過性脳虚血発作のみの症例もあり，神経学的な初期診断では「ラクナ梗塞疑い」と診断されることある．しかし，境界領域梗塞では，梗塞の範囲よりもさらに広い範囲に急性もしくは慢性的な灌流異常をき

ノート31　微小塞栓性梗塞（microembolic infarction）

　心原性塞栓症の塞栓子（心房細動に合併する左心耳血栓からの遊離塞栓）は，比較的大きく，主幹動脈から皮質枝近位側分岐部の近位側に塞栓性閉塞をきたし，広い範囲の区域性の梗塞を呈する．動脈原性などの微小な塞栓子は主幹動脈皮質枝近位側を通過して，皮質枝末梢側に塞栓性閉塞をきたす（微小塞栓性梗塞）．皮質枝末梢側の灰白質や，境界領域近傍の灰白質に小さな塞栓性梗塞をきたす（付表）．

　微小塞栓の原因として，①頸動脈起始部プラーク破綻や，二次血栓の遊離による塞栓子（動脈原性塞栓症），②左心耳の血栓が微小に粉砕した場合，③奇異性塞栓症（静脈血栓が卵円孔開存部位から左心系に迷入し，脳塞栓症をきたすもの）がある．粉砕した微小塞栓子は多発散布性に脳動脈皮質枝末梢側に閉塞をきたすことがあり，ほぼ同時期もしくは段階的に複数の区域もしくは亜区域に微小塞栓性梗塞を形成する（embolic shower）．微小塞栓性梗塞では，前駆症状として一過性脳虚血発作や spectacular shrinking deficit をきたすことがある．

付表　境界領域梗塞と微小塞栓性梗塞の比較

	境界領域梗塞	微小塞栓性梗塞
病態	主幹動脈の高度狭窄から閉塞による灌流圧の低下→隣接する動脈支配域の境界に血行力学的に生じる梗塞（アテローム血栓性，血行力学的機序）	①内頸動脈起始部のアテローム粥腫破綻や二次血栓の遊離による微小塞栓子（アテローム血栓性） ②心原性塞栓が早期に溶解し，粉砕した塞栓子（心原性塞栓症） ③奇異性塞栓（静脈血栓）
病変の分布，局在	表在境界領域型と深部境界領域型がある	表在境界領域に散布性に塞栓性小梗塞を形成するが，深部境界領域には梗塞をきたさない． 境界領域ではない，動脈支配域の最末梢にも梗塞をつくる（症例45）

たしている可能性があり，片麻痺や高次機能障害などの皮質症状を呈する症例もある．境界領域梗塞後に，さらに主幹部閉塞が進行して広範囲にアテローム血栓性梗塞をきたすことがある．また，主幹部の狭窄原因となっている粥腫の破裂や二次血栓の遊離により，境界領域梗塞後に，さらに重篤な塞栓性梗塞をきたすこともある．急性期の境界領域梗塞を認めたときは，脳循環代謝の精査と頭蓋内のみならず，総頸動脈分岐部から内頸動脈起始部レベルのプラークによる狭窄の有無も精査する必要がある．

画像診断

　動脈原性塞栓症では，心原性塞栓症よりは塞栓子が小さく，皮質動脈の末梢側へmigration し，境界領域の近傍や灰白質優位に限局性の塞栓性梗塞をきたす．心原性塞栓症と同様，灰白質側に優位で，最終梗塞も皮質枝領域に亜区域性で限局していることが多い（微小塞栓性梗塞では灰白質に限局していることが多い）．再開通により血管性浮腫の増悪や出血性梗塞を合併することがあるが，心原性塞栓症における出血性梗塞と比較し，重篤ではない．

　頸動脈粥腫からの遊離過程で，塞栓子が粉砕している可能性があり，皮質動脈の複数の亜区域もしくは異なる支配領域にほぼ同時に多発性の梗塞をきたすことがある（"embolic shower"）．中大脳動脈M3 以降に塞栓性閉塞をきたした場合，TOF MRA では皮質動脈末梢のTOF信号の欠損を診断することは難しく，FLAIR intraarterial signal や，$T2^*$強調像のsusceptibility sign が診断に有用である．したがって，diffusion-perfusion mismatch を呈する頻度は心原性塞栓症に比較して低く，mismatch ratio も小さい．

　境界領域梗塞には①表在型と②深部型があり，両者が混在することもある．

① **表在型境界領域梗塞**（superficial border zone infarction）：皮質動脈の支配境界領域に梗塞をきたす．白質側を頂点，皮質側を底辺に楔状形状の梗塞を呈する．
　　前方型：前大脳動脈と中大脳動脈の境界
　　後方型：中大脳動脈と後大脳動脈の境界
　　3境界型：前大脳・中大脳・後大脳動脈接点領域
② **深部型境界領域梗塞**（terminal zone infarction）：皮質動脈と深部穿通動脈，もしくは深部穿通動脈と髄質動脈との境界領域に血行力学的な梗塞をきたす．横断像では半卵円中心など深部白質に前後方向に点状ないしは線状の病変を呈する．

　後方循環系（椎骨脳底動脈系）では，小脳半球の後下小脳動脈と前下小脳動脈，前下小脳動脈と上小脳動脈境界に境界領域梗塞をきたすことがある．

鑑別診断

1）悪性腫瘍に合併した脳梗塞

　進行性悪性腫瘍に合併して脳梗塞や下肢深部静脈血栓症，肺動脈塞栓症を合併することがある．進行性の悪性腫瘍による全身の凝固能の亢進状態が原因で，脳梗塞では微小塞栓性梗塞のembolic shower に類似して多区域，両側性，多発性に灰白質優位に小梗塞を形成することが多い．深部境界領域に小梗塞を形成する．特異的所見ではないが，D-dimer が上昇する（ノート30, p. 294）．

2）PRES（posterior reversible encephalopathy syndrome）

　PRES が後頭葉に生じると，中大脳動脈皮質枝および後大脳動脈皮質枝の境界領域に生じた表在型境界領域梗塞との鑑別が必要となる．急性期では拡散強調画像は両者の鑑別に有用である．（→ノート24, p. 253, 参照）

ノート32　頸動脈内膜剥離術か頸動脈ステント留置術か？

頸動脈狭窄症に対する頸動脈内膜剥離術（carotid endarterectomy：CEA）と頸動脈ステント留置術（carotid artery stenting：CAS）の予後比較の系統的レビュー（メタアナリシス）では，周術期の死亡および脳卒中の合併はCEAのほうが低く，短期の転帰についてはCEAのほうが優れていた．しかし，周術期の心筋梗塞や脳神経障害はCEAのほうが高率であった．中期の転帰についてはCEAとCASで有意差は認めなかった．

脳卒中治療ガイドライン2009では，症候性頸動脈狭窄（70％以上，NASECET法）では，抗血小板療法を含む内科的治療に加えてCEAが推奨されている（グレードA）．一方，CEAで危険因子（心疾患，重篤な呼吸器疾患，右側頸動脈閉塞，対側喉頭神経麻痺，放射線治療後，CEA再狭窄例，80歳以上）をもつ症例に対しては，CASが推奨されている（グレードB）．

キーポイント

- アテローム血栓性の動脈原性梗塞は，内頸動脈起始部のアテローム血栓性のプラークの破綻による小さな塞栓子による梗塞である．
- 突然発症であるが，心原性塞栓症ほど重篤ではなく，梗塞の範囲も限局的である．
- 皮質枝末梢（中大脳動脈ではM3もしくはM4レベル）に塞栓性閉塞をきたす．さらに微小な塞栓では，動脈支配境界領域に好発する．
- 境界領域梗塞（border zone infarction）は脳動脈の灌流領域の最末梢部で，隣接する脳動脈灌流域との境界部に起こる梗塞で，① 皮質枝領域境界や，② 深部静脈境界（皮質動脈からの髄質動脈と深部穿通動脈との境界域など）がある．

文献

1) Hoshino H : Artery-to-artery embolic cerebral infarction. Nihon Rinsho 2006 ; 64 Suppl 7 : 102-106.
2) Yamauchi H, Nishii R, Higashi T, et al : Hemodynamic compromise as a cause of internal border-zone infarction and cortical neuronal damage in atherosclerotic middle cerebral artery disease. Stroke 2009 ; 40 : 3730-3735. (Epub 2009 Sep 24)
3) Mangla R, Kolar B, Almast J, Ekholm SE : Border zone infarcts : pathophysiologic and imaging characteristics. RadioGraphics 2011 ; 31 : 1201-1214.

症例 46-1

70歳代男性．倒れているところを発見，発症時間不詳．意識障害および左片麻痺あり．搬送直後にMRI，入院第2病日にCTを施行．

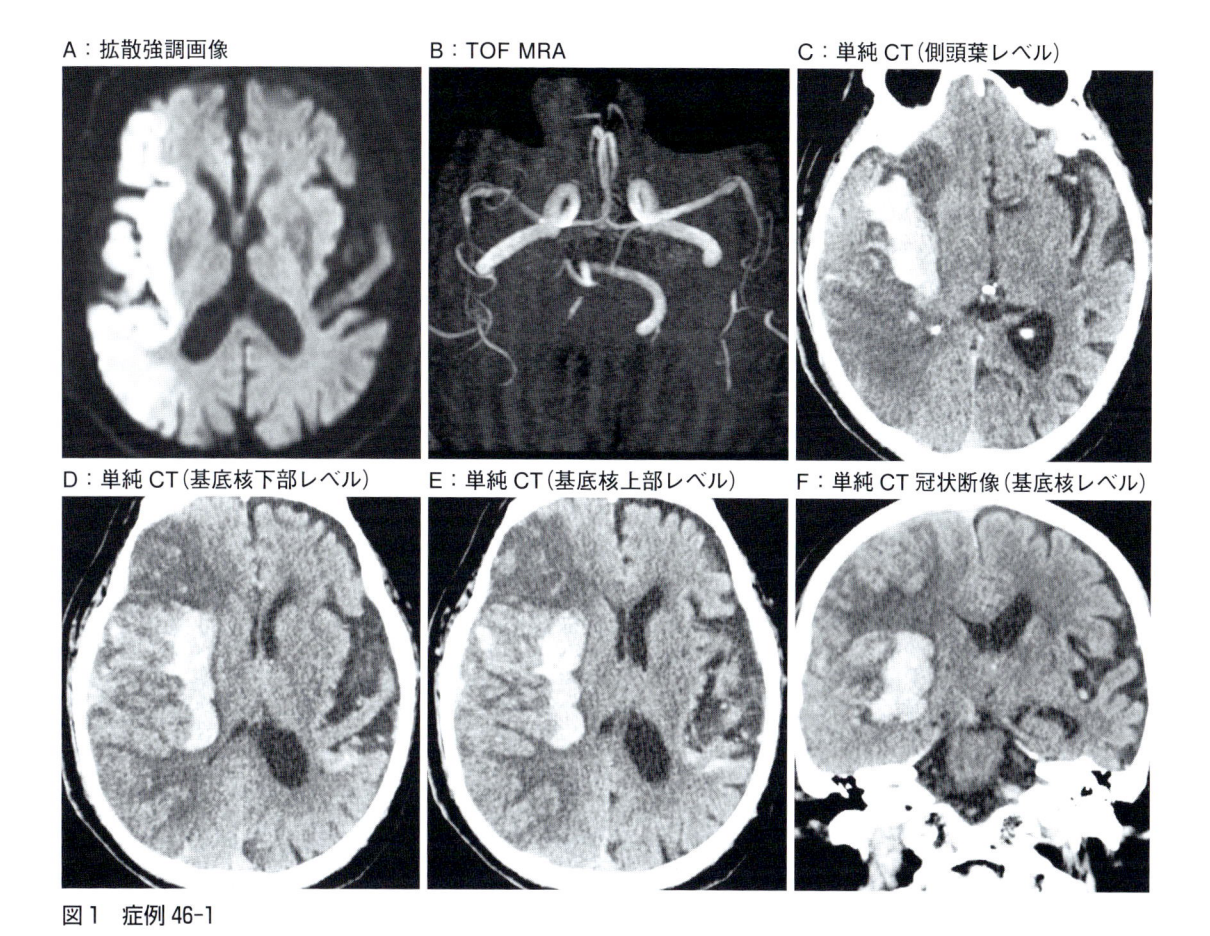

A：拡散強調画像　　B：TOF MRA　　C：単純CT（側頭葉レベル）

D：単純CT（基底核下部レベル）　　E：単純CT（基底核上部レベル）　　F：単純CT 冠状断像（基底核レベル）

図1　症例46-1

○ **画像所見**　来院時MRIでは，拡散強調画像（図1A）で右中大脳動脈皮質枝領域全体に高信号〔ADCは低下（非掲載）〕を認める．外側線条体動脈領域はsparedされていることから，右中大脳動脈M1遠位側レベル閉塞による心原性塞栓症急性期と考えられる．TOF MRA（図1B）ではすでに再開通が認められる．入院後に意識障害は改善したが，初回MRIより34時間後に意識レベルの低下，左片麻痺の増悪を認めた．

　入院第2病日の単純CT（図1C〜F）では，右中大脳動脈皮質枝領域全体にわたる最終梗塞を認め，最も虚血強度が強かったと考えられる右島回皮質下には高吸収域を呈する実質内出血の合併を認める．さらに末梢側皮質枝レベルの灰白質にも腫脹と吸収値の上昇が認められ，散在する斑状の高吸収域が認められ，血液脳関門破綻による血管性浮腫およびうっ血，点状出血の合併である．

● **最終診断**　右中大脳動脈M1遠位側レベル心原性塞栓性閉塞の急性期再開通による出血性梗塞．

○ **治療方針** 抗血栓療法の休薬と，血圧のコントロール．

> **症例 46-2**
> 70歳代男性．突然発症の左上肢・下肢の片麻痺および意識障害．発症30分後にCTを，発症70分後にMRIを施行．意識レベルがさらに低下し，発症15時間後に再度CTを施行．心房細動あり．（症例40-1と同一症例，p.269参照）

A：単純CT（中大脳動脈M1レベル）　B：単純CT（基底核レベル）　C：単純CT（側脳室体部レベル）

D：拡散強調画像　E：TOF MRA　F：磁化率強調画像（SWI）

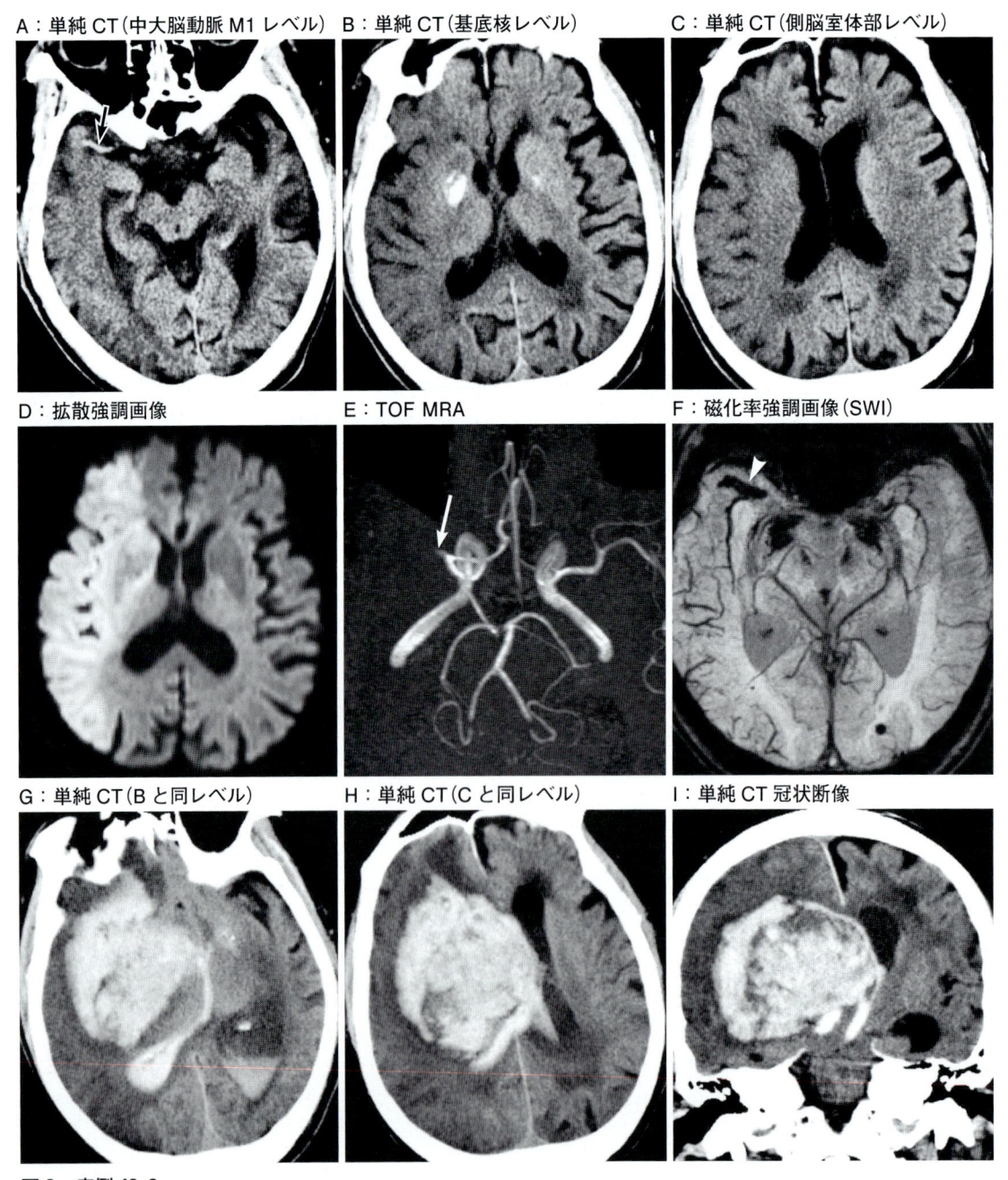

G：単純CT（Bと同レベル）　H：単純CT（Cと同レベル）　I：単純CT冠状断像

図2　症例46-2

脳梗塞 IV

○ **画像所見** 発症30分後の単純CT（図2A～C）で，右中大脳動脈M1に"hyperdense MCA sign"がみられ（図2A，小矢印），右尾状核および被殻の輪郭が不鮮明化している．右中大脳動脈皮質枝領域の灰白質/白質コントラストは低下し，低吸収域化している．

発症70分後の拡散強調画像（図2D）では，右中大脳動脈外側線条体動脈領域と皮質枝領域全体にわたる高信号〔ADCも低下している（非掲載）〕が認められる．TOF MRA（図2E）で，右中大脳動脈M1近位側レベルでTOF信号の途絶を認める（大矢印）．磁化率強調画像（SWI，図1F）で，右中大脳動脈M1に限局性の低信号（susceptibility sign）がみられ（▶），塞栓子を示す．右中大脳動脈M1近位側レベルの心原性塞栓症による塞栓性梗塞超急性期と診断できる．

発症15時間後に意識レベルがさらに低下し，瞳孔不同が出現した．単純CT（図1G,H）では，右基底核領域に大きな実質内出血を認め，右側脳室体部に直接穿破し，脳室内血腫および軽度の水頭症をきたしている．単純CT冠状断像（図1I）では，左側への大脳鎌下ヘルニア，右側下行性テント切痕ヘルニア，橋右側くも膜下腔の開大がみられる．

○ **最終診断** 右中大脳動脈M1心原性塞栓症の急性期に自然再開通をきたし，虚血強度の最も強い**外側線条体動脈領域を中心として出血性梗塞を合併**．皮質枝領域梗塞の血管性浮腫も増悪．

○ **治療方針** 抗血栓療法の中止，血圧のコントロール，抗脳浮腫薬の投与．

出血性梗塞　hemorrhagic transformation, hemorrhagic infarction

病態と臨床

1）急性期の再開通（再灌流）による血管性浮腫の増悪と出血性梗塞

塞栓子の融解や遠位側への移動により非可逆的な梗塞領域に血流の再開通が生じると，血管性浮腫の増悪や出血性梗塞が合併し，重篤な場合は致死的となる．動脈閉塞後の低灌流領域では代償性に毛細血管床が最大限に拡張しており，自動調節能が麻痺していること，さらに壊死組織の血管内皮の障害や血液脳関門の破綻が原因となり，血管性浮腫の増悪や出血をきたす（再灌流障害，ノート33）．虚血強度が強く，塞栓子の自然融解による再開通をきたしやすい塞栓性梗塞（特に心原性塞栓症）で出血性梗塞の頻度が高い．再開通が起こる発症後2日目～5日目程度に合併する．急性期の再開通による出血性梗塞は出血量が大きく，神経症状を増悪させ，予後不良因子となる．外側線条体動脈の閉塞をきたす中大脳動脈M1近位側閉塞症例では，外側線条体動脈領域は髄膜軟膜吻合による側副血流を受けにくいため，再開通により血管性浮腫の増悪および出血性梗塞をきたしやすく，意識障害の増悪や片麻痺の増悪を呈する．

血栓溶解療法の適応には，出血性梗塞のリスクを検討する必要がある．血栓溶解療法後に血管性浮腫の増悪や出血性梗塞をきたす所見として，① 拡散低下領域，② 残存血液量および血流量の著明な低下，③ 内頸動脈から中大脳動脈M1近位側閉塞があげら

れる(ノート33参照).発症直後で拡散低下がわずかでも,残存血液量,血流量が著明に低下していれば,再開通により出血性梗塞をきたす危険性が高い.

2) 亜急性期以降の梗塞に合併する出血

梗塞辺縁部の側副血行路の発達による血流の増加,血管透過性の高い新生血管の増生により出血をきたすことがある.側副血行路の発達する発症2週間前後に頻度が高く,梗塞内部にまだら状の小出血や,脳回灰白質の表層に沿って少量の出血を認める.発症急性期の再開通による出血性梗塞に比較して出血量は軽度で血管性浮腫の増悪はなく,予後不良因子となることはまれである.大脳皮質表面,脳回に沿って,造影CTや造影T1強調像で異常増強効果(gyriform enhancement)を認める時期とほぼ同時期に生じる.

画像診断

急性期の再開通による血管性浮腫の増悪と出血性梗塞

急性期〜亜急性期の再開通による血管性浮腫の増悪は梗塞部壊死組織の著明な腫脹をきたし,重篤な場合は出血の合併がなくても内ヘルニアを合併する.出血性梗塞はCTでは斑状から塊状の高吸収域として認められる.内頸動脈閉塞や中大脳動脈M1近位側レベル閉塞症例では側副循環による血流供給を最も受けにくい外側線条体動脈領域(基底核領域)に出血性梗塞が好発する.急性期再開通により皮質領域の梗塞内にも出血性梗塞をきたす.

梗塞内に合併した出血のMR信号も,高血圧性脳出血の信号パターンと同様である(II章 脳出血,症例15,p.102参照).MRIではT2強調像(デオキシヘモグロビンが低信号),T1強調像(メトヘモグロビンが高信号),FLAIR(くも膜下腔および脳室内への穿破が高信号)を施行する.微量の出血の検出にはT2*強調像や磁化率強調画像(SWI)が有用であるが,少量の出血の合併であれば,予後増悪因子にはならない.急性期の再開通に伴う出血性梗塞の診断にはCTのみで十分で,神経症状の増悪している症例にあえてMRIを施行する必要はない.

鑑別診断

① **高血圧性出血**:高血圧性の被殼出血と外側線条体動脈領域梗塞の出血性梗塞の鑑別が問題になる.M1近位側閉塞では,皮質枝領域にも梗塞を合併していることがほとんどであるが,超急性期に早期再開通があると外側線条体動脈(基底核)レベルの出血性梗塞のみで,皮質枝領域には梗塞を認めないこともある.また画像のみでは皮質枝末梢の出血性梗塞と皮質下出血の鑑別が困難なことがある.
② **出血性脳挫傷**:両側前頭葉底部,両側側頭葉外側および内側面にsalt-and-pepper状の出血を呈する.出血性梗塞は基底核レベルから,皮質枝上幹,中幹レベルに出血が好発することから鑑別は比較的容易である.
③ **脳アミロイドアンギオパチー**:時間的,空間的多発性にまだら状に皮質下出血をきたす.時に大出血をきたし,出血性梗塞と鑑別が難しいことがある.少量のくも膜下出血や白質脳症を合併することもある.

ノート33　出血性梗塞が予測できるか？

梗塞急性期に重篤な出血性梗塞を合併する要因として，虚血強度の強い非可逆的な壊死組織への，早期の血流再開通，再灌流(再灌流障害)がある．出血性梗塞のリスクを示唆する超急性期のMRI所見として下記があげられる．

① 発症後3時間以内，特に1時間以内にもかかわらず，拡散異常やCT早期所見が明瞭．
② 主幹部から近位側閉塞：内頸動脈閉塞もしくは中大脳動脈M1近位側塞栓性閉塞→flow voidの消失，susceptibility sign陽性，FLAIR intraarterial signal陽性(特に内頸動脈から中大脳動脈M1に騎乗する塞栓子による中大脳動脈外側線条体動脈領域および皮質枝領域全体にわたる虚血)．
③ 新鮮な大きな塞栓子閉塞(心原性塞栓症)→大きなsusceptibility sign．
④ 末梢側の髄軟膜吻合による側副循環の乏しい症例→rCBV，rCBF低下．
⑤ 動脈脆弱性をきたす背景因子がある：アテローム硬化性変化の危険因子である糖尿病，高脂血症，高血圧．

キーポイント

- 出血性梗塞とは，急性期の再開通により，完成した梗塞組織に二次性に血管性浮腫の増悪や大量の出血をきたす病態である(再灌流障害)．予後不良となる．
- 心原性塞栓症の塞栓子の急性期再開通による出血性梗塞が最も重篤である．
- 血栓溶解療法の最も重篤な合併症が出血性梗塞である．
- 亜急性期以降の梗塞表層に限局する出血もある．

文献

1) Berger C, Fiorelli M, Steiner T, et al : Hemorrhagic transformation of ischemic brain tissue : asymptomatic or symptomatic? Stroke 2001 ; 32 : 1330-1335.
2) Thomalla G, Sobesky J, Köhrmann M, et al : Two tales : hemorrhagic transformation but not parenchymal hemorrhage after thrombolysis is related to severity and duration of ischemia : MRI study of acute stroke patients treated with intravenous tissue plasminogen activator within 6 hours. Stroke 2007 ; 38 : 313-318. (Epub 2007 Jan 4)

> **症例 47-1**
> 50歳代男性．5時間前より，左上肢・下肢の脱力を自覚，改善せずに来院．明らかな感覚障害を認めず．既往歴に特記なし．血圧164/102 mmHg，左側の深部腱反射が軽度亢進するが，病的反射は認めず．

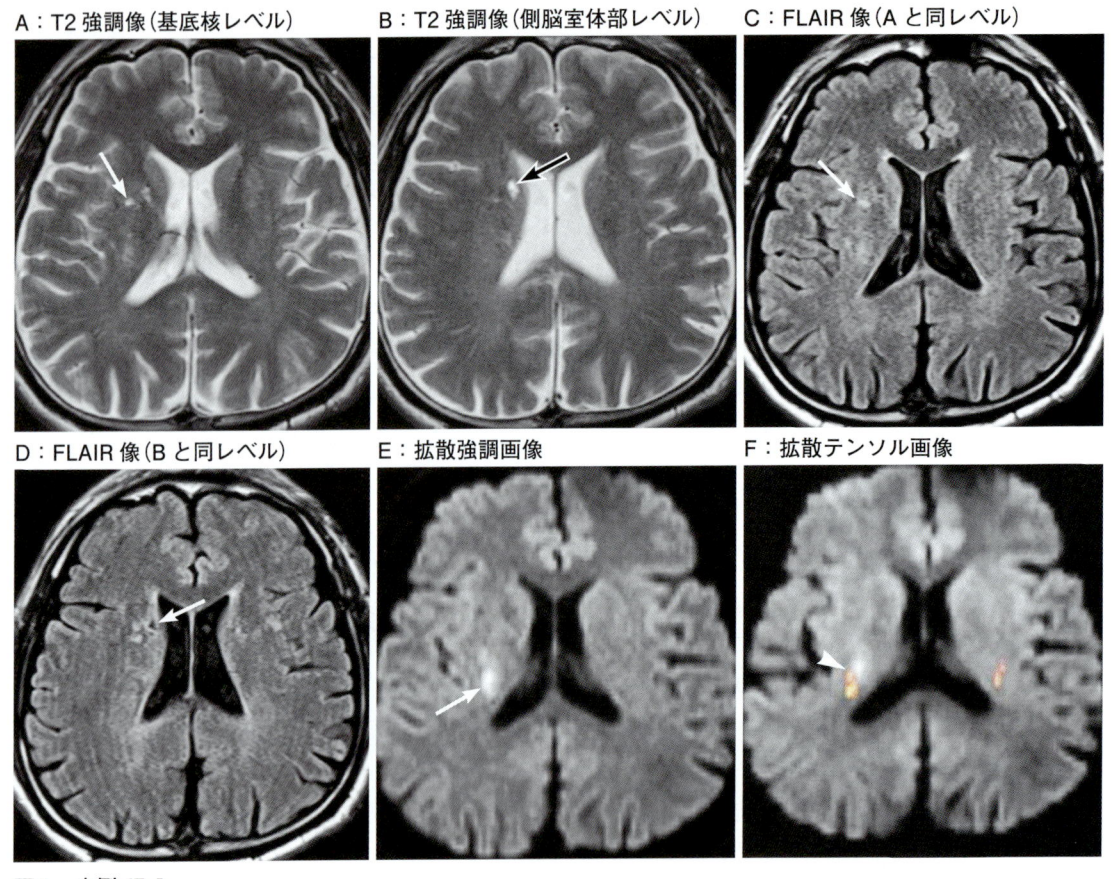

A：T2強調像（基底核レベル）　B：T2強調像（側脳室体部レベル）　C：FLAIR像（Aと同レベル）
D：FLAIR像（Bと同レベル）　E：拡散強調画像　F：拡散テンソル画像

図1　症例47-1

○ **MRI所見**　右被殻から右側脳室周囲深部白質に，複数の陳旧性ラクナ梗塞が散在する．T2強調像（図1B）で高信号，FLAIR（図1D）で低信号を示すラクナ梗塞（→）は，液化壊死，空洞形成をきたした陳旧性ラクナ梗塞で，その周囲にはFLAIRで高信号のgliosisが認められる．T2強調像（図1A）で高信号，FLAIR（図1C）で高信号を示すラクナ梗塞は，液化壊死，空洞に陥っていないgliosisで，T2強調像，FLAIRのみでは，急性期病変か慢性期病変かの診断は難しい．

　拡散強調画像（図1E）でさらに右基底核領域に高信号が認められ（→），ADCが低下しており（非掲載），5時間前発症の急性期ラクナ梗塞と診断できる．すでにT2強調像やFLAIRでも淡い高信号を呈しているが，拡散画像がないと急性期の検出と診断は困難である．FLAIRで右中大脳動脈皮質枝にintraarterial signalを認めず，TOF MRAでも主幹部から皮質枝近位側レベルの閉塞はなく，diffusion-perfusion mismatchは存在しない（造影灌流画像を施行する必要はない）．拡散テンソル画像（図1F）では，急性

脳梗塞 IV

期ラクナ梗塞が右皮質脊髄路の前半部の一部にわずかにかかり（▶）．左不全麻痺の責任病巣であることがわかる．

● **最終診断** ① 高血圧性の陳旧性ラクナ梗塞既往歴，② 高血圧性のラクナ梗塞急性期．

○ **治療方針** 血圧のコントロール．抗血小板療法と抗凝固療法．

症例 47-2

60歳代男性．高血圧があるが，脳血管障害の既往歴はなし．半月前から徐々に進行する歩行障害，構音障害があり，外出時に下肢がもつれるように転倒．右側 Barre 徴候陽性，右側 Mingazzini 徴候陽性．両側下肢深部腱反射亢進．転倒後 5 時間後に MRI 施行．

A：T2 強調像
B：FLAIR 像
C：拡散強調画像
D：磁化率強調画像（SWI）

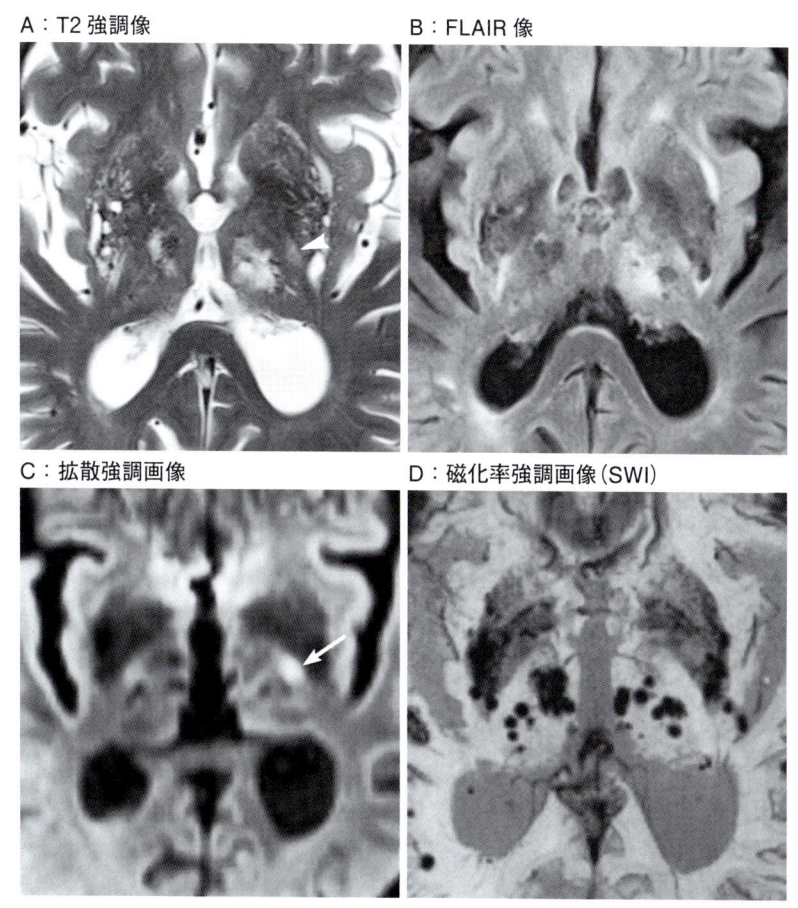

図2 症例 47-2

○ **MRI所見** 両側基底核(中大脳動脈外側線条体動脈領域),および両側視床(後大脳動脈からの視床への穿通動脈領域)に多発性陳旧性ラクナ梗塞状態を認める.T2強調像(図2A)で高信号,FLAIR(図2B)で低信号を示す病変は空洞化,T2強調像で高信号,FLAIRで高信号を示す病変はgliosisである.空洞形成を示す病変の中に辺縁部にT2強調像で低信号を示す病変があり,高血圧性の小出血も合併した可能性がある.T2強調像とFLAIRのみでは,今回の責任病巣の指摘はできないが,拡散強調画像(図2C)では,左内包後脚に新たに高信号を認め〔→,ADCは低下(非掲載)〕,左前脈絡動脈領域のラクナ梗塞急性期と診断できる.T2強調像でもすでに淡い高信号を呈しており非可逆的である(▶).磁化率強調画像(SWI,図2D)では,外側線条体動脈,および視床への穿通動脈領域に多発性にbloomingを伴う低信号を認める.一部は高血圧性の微小出血,一部は高血圧性ラクナ梗塞をきたした穿通動脈血栓内のヘモジデリンを反映していると考えられる.

● **最終診断** 左内包後脚,左前脈絡動脈領域の梗塞急性期.既往歴に外側線条体動脈領域および視床への穿通動脈領域に高血圧性の多発性陳旧性ラクナ梗塞状態,高血圧性の小出血がある.

○ **治療方針** 高血圧の管理.抗血小板療法.

症例 47-3

70歳代女性.60歳代より段階的に進行する認知症症状が出現.高血圧あり.

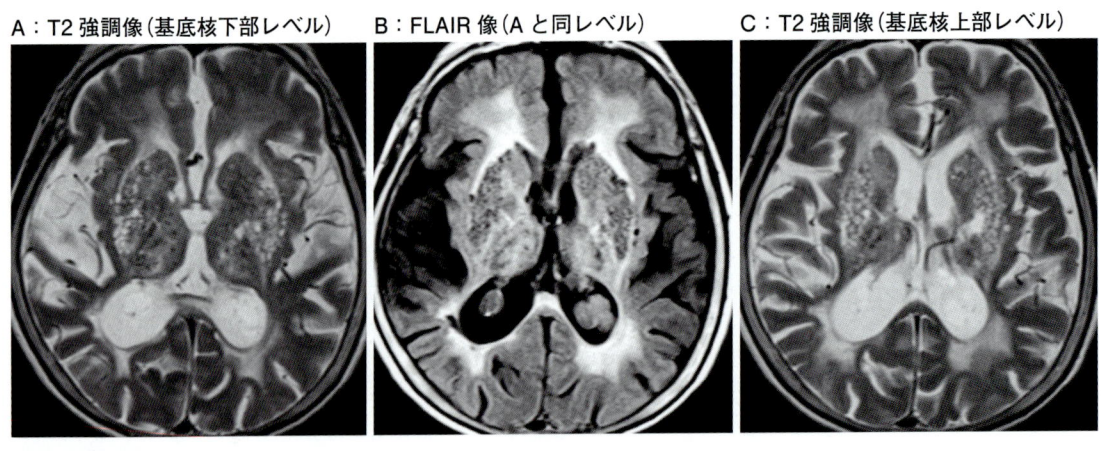

A:T2強調像(基底核下部レベル)　B:FLAIR像(Aと同レベル)　C:T2強調像(基底核上部レベル)

図3　症例47-3

D：FLAIR 像（C と同レベル）　　E：T2 強調像（半卵円レベル）　　F：FLAIR 像（E と同レベル）

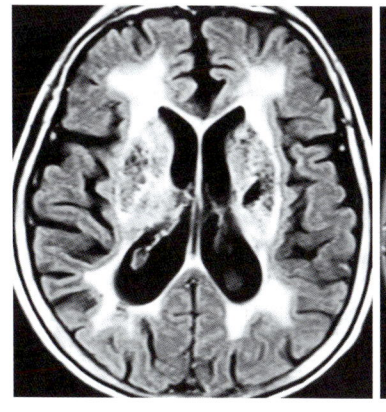

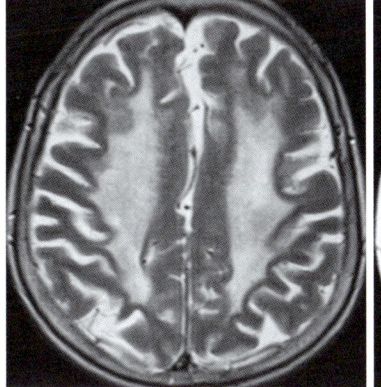

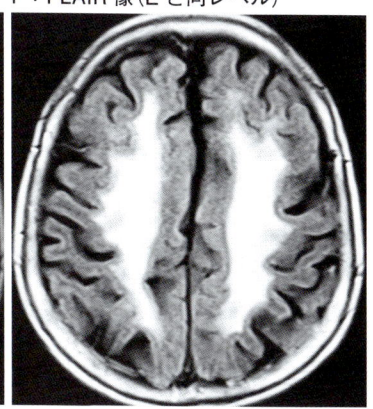

図 3（続き）

- **MRI 所見** 両側基底核（中大脳動脈 M1 から分岐する外側線条体動脈領域），両側視床（両側後大脳動脈からの視床への穿通動脈領域）に多発性陳旧性ラクナ梗塞状態を認める．T2 強調像（図 3 A,C）で高信号，FLAIR（図 3 B,D）で低信号を示す部位は空洞化，T2 強調像で高信号，FLAIR で高信号を示す部位は gliosis である．

　さらに，T2 強調像（図 3 E）および FLAIR（図 3 F）で，両側側脳室周囲深部白質にはほぼ対称性に広範囲に，高信号域が認められる．髄質動脈レベルの慢性循環不全である．

- **最終診断** 多発性ラクナ梗塞状態による血管性認知症．

- **治療方針** 抗血小板療法．高血圧の管理．

ラクナ梗塞　lacunar infarct

病態と臨床

　ラクナ梗塞は，心原性塞栓症，アテローム血栓性梗塞とともに脳梗塞の主要な臨床病型のひとつで，主幹動脈，もしくは皮質枝近位側から基底核や視床，脳幹を穿通する深部穿通動脈末梢の閉塞により生じる小梗塞である．長期の高血圧を有する，60 歳以上の高齢者に多い．

　一般に径 15 mm 未満の梗塞とされているが，これはラクナ梗塞の定義ではなく，画像診断上の目安であり，病態の本質ではない．ラクナ梗塞の多くは径が数 mm 程度であるが，まれに径 15 mm 以上になることもある．

　広義のラクナ梗塞には，狭義のラクナ梗塞のみならず分枝粥腫型梗塞や表在穿通枝の梗塞などすべての穿通枝閉塞が含まれるが，それぞれ病態が異なるため，本項ではラクナ梗塞（狭義）を"深部穿通動脈末梢の血管病変（特にリポヒアリン変性）によって生じた小梗塞"とする（分枝粥腫型梗塞については，症例 48，p.326 参照）．

1）ラクナ梗塞の好発部位，成因

ラクナ梗塞の好発部位は深部穿通動脈であり，中大脳動脈 M1 から分岐する外側線条体動脈領域(被殻，淡蒼球，尾状核)，後大脳動脈から分岐する視床への穿通枝群(視床)，脳底動脈およびその回旋枝から分岐する橋枝領域(橋)である．前大脳動脈から分岐する内側線条体動脈(尾状核頭部)や内頸動脈から分岐する前脈絡動脈(内包後脚)にも，ラクナ梗塞を生じるが頻度は低い．

ラクナ梗塞の成因は，200 μm 以下の深部穿通動脈に慢性的な高血圧によるリポヒアリン変性(lipohyalinosis)，血管壊死(angionecrosis)，微小動脈瘤形成(microaneurysm)，類線維素壊死(fibrinoid degeneration)による閉塞をきたし，その末梢側に微小梗塞を形成する．

深部穿通動脈は主幹動脈である中大脳動脈 M1 や脳底動脈からほぼ直角をなして分岐し，実質内を穿通するため，親動脈の高血圧の影響を受けやすい．長期にわたる持続的な高血圧の負荷が深部穿通動脈の細動脈硬化(リポヒアリン変性)をきたし，血管内腔の狭小化，血栓形成により，ラクナ梗塞の原因となる(ノート 34)．

一方，高血圧性の深部穿通動脈末梢の細動脈硬化病変が破綻すると，高血圧性脳出血を生じる(図 4)．既往にラクナ梗塞と高血圧性脳出血が混在した症例はしばしばみられる．高血圧性の細動脈硬化以外に，微小な塞栓もラクナ梗塞の原因になると考えられている．

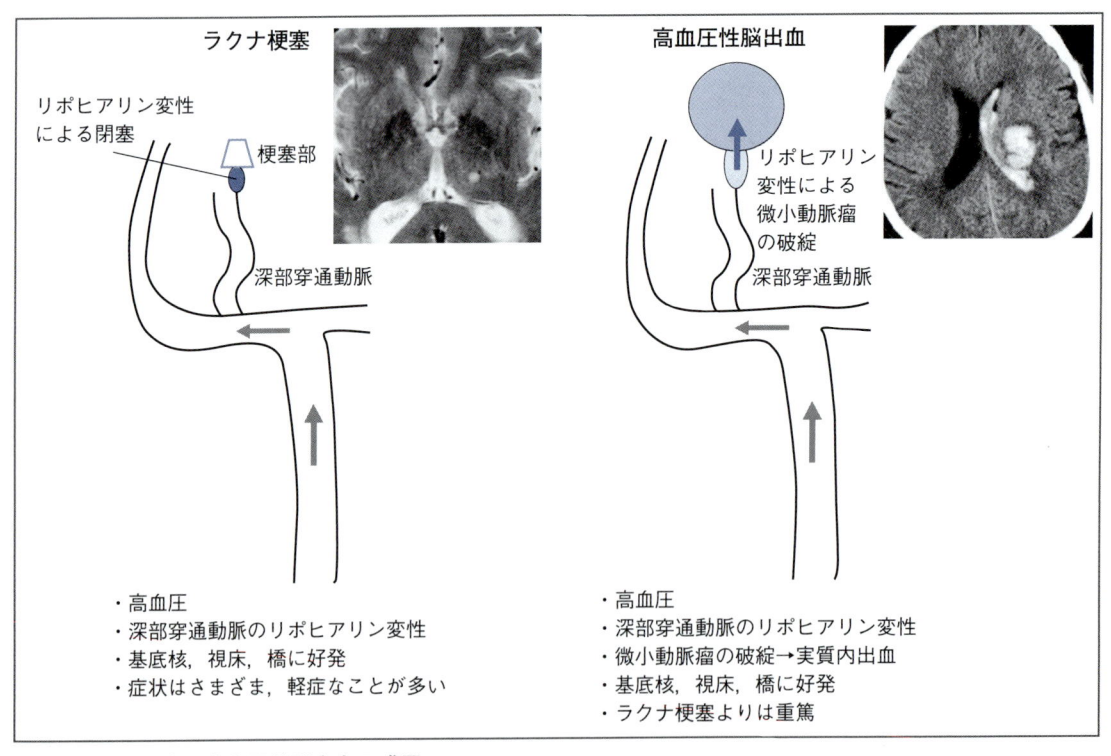

図 4　ラクナ梗塞と高血圧性脳出血の成因

2) ラクナ梗塞の神経症状

ラクナ梗塞は深部穿通動脈の末梢に限局した梗塞で，神経症状は心原性塞栓症やアテローム血栓性梗塞と比較して軽微である．頻度の高い症状としては運動障害（対側）やしびれなどの感覚障害（対側），構音障害などがあり，それらが単独もしくは組み合わせで発症する．ラクナ梗塞では大脳皮質に病変がないため，意識障害や失語，失認などの皮質症状は通常きたさない．

ラクナ梗塞は局在によりそれぞれ特徴的な神経症状を呈する（ラクナ症候群）．pure motor hemiparesis は一側の顔面と上肢下肢に生じる片麻痺で，pure sensory stroke は一側の顔面および上肢下肢に生じる感覚障害である．視床外側膝状体動脈領域梗塞や，

ノート34　深部穿通動脈とは

深部穿通動脈系には，① 中大脳動脈 M1 からの外側線条体動脈や，② 後大脳動脈からの視床への穿通動脈，③ 脳底動脈からの橋枝がある．深部穿通動脈は主幹動脈もしくは皮質枝近位側から分岐し直線的に進入するため，その末梢側まで高血圧の影響を強く受ける．また，その末梢レベルで他領域からの動脈吻合を形成しない終動脈形態をなす．形態，血流動態からは腎動脈に似ている．

表1　ラクナ梗塞の臨床症状(1)：古典的ラクナ症候群

	病名	梗塞部位	神経症状
A	純粋性運動性不全片麻痺（pure motor hemiparesis）	橋底部，内包後脚，放線冠	① 対側の顔面下部を含む上下肢の不全麻痺，② 舌の対側の偏位，③ 構音障害．頻度が高い
B	純粋感覚性脳卒中（pure sensory stroke）	視床外側後腹側核（VPL）視床内側後腹側核（VPM）	対側上下肢および顔面の感覚障害，しびれ
	手口症候群（cheiro-oral syndrome）	VPL と VPM は近接している	対側の口周囲と手の感覚障害
C	運動失調性不全片麻痺（ataxic hemiparesis）	皮質橋路の障害（橋腹側，放線冠，内包など）	① 対側の不全片麻痺（顔面を含む），および② 麻痺だけでは説明できない運動障害と歩行障害，③ 麻痺側に測定障害と反復拮抗運動障害
D	構音障害および手不器用症候群（dysarthria-clumsy hand syndrome）	橋もしくは内包	① 構音障害，② 上肢の巧緻運動障害，③ 小脳失調を伴うことがある．運動失調性不全片麻痺の不全型？
E	感覚運動性脳卒中（sensorimotor stroke）	内包後脚，放線冠	① 対側の感覚障害，② 対側の不全麻痺

表2 ラクナ梗塞の臨床症状(2)：脳幹部のラクナ梗塞

病　名	梗塞部位	神経症状
Weber症候群	中脳	病側動眼神経麻痺，対側片麻痺
Benedict症候群	中脳	病側動眼神経麻痺，対側不随運動
Claude症候群	中脳	病側動眼神経麻痺，対側小脳失調
Foville症候群	橋	病側への注視麻痺，対側片麻痺
MLF症候群	橋	① 病側の眼球内転障害，② 対側眼球の外側注視時の注視方向性眼振
one-and-a-half症候群	橋	① 病側眼球の両側水平性眼球運動障害，② 対側眼球の内転障害
Millard-Gubler症候群	橋	① 病側の顔面神経麻痺，② 対側片麻痺
Dejerine症候群	延髄内側	① 病側舌下神経麻痺，② 対側片麻痺
Wallenberg症候群	延髄外側	① 回転性眩暈，② 眼振，③ 嚥下障害，④ 構音障害，⑤ Horner症候群，⑥ 顔面の温痛覚障害，⑦ 頸部以下の健常側の温痛覚障害

前脈絡動脈領域梗塞では，皮質脊髄路にかかる可能性があり，片麻痺の原因となる（表1, 2）．

臨床的に問題になるのは症候性のラクナ梗塞であるが，MRI診断により無症候性のラクナ梗塞も頻回に診断されるようになった．無症候性でも高血圧などのリスクファクターの精査と再発予防ための加療が必要である．ラクナ梗塞は長期にわたる高血圧を背景にしてしばしば再発，多発し（多発性ラクナ梗塞，ラクナ梗塞状態 lacunar state，ノート35），血管性認知症や血管性パーキンソニズムの原因になる．

画像診断

ラクナ梗塞は基底核，視床，橋などの深部穿通動脈領域の3〜15 mm（多くは10 mm以下）程度の限局性の梗塞で，CTでは低吸収域を示し，T2強調像で高信号から低信号FLAIRで高信号，T1強調像で低信号を示す．CTよりもT2強調像が有用で明瞭な高信号を呈するが，虚血強度の弱いラクナ梗塞ではFLAIRやT1強調像では検出できないことがある．中心部分に組織壊死，液化空洞を形成すると，脳脊髄液と同等の信号を呈し，T2強調像で高信号，FLAIRで低信号，T1強調像で低信号を呈する．ただしFLAIRでは空洞の辺縁部にgliosisを示す高信号が認められる（表3, 図5）．

ラクナ梗塞では主幹動脈から皮質枝に急性閉塞は認めないので，FLAIRで皮質動脈にintraarterial signalを認めるときは，拡散異常が皮質動脈レベルに限局していても，ラクナ梗塞以外の塞栓性梗塞やアテローム血栓性梗塞の可能性を考える．

ラクナ梗塞では，心原性塞栓症やアテローム形成性梗塞と比較して，虚血の範囲は狭

ノート 35　ラクナ梗塞状態とは？

　ラクナ梗塞状態（lacunar state）とは，深部穿通動脈系にラクナ梗塞が多発した状態で，長期にわたる高血圧による広範囲の深部穿通動脈の細動脈硬化性変化による．一つひとつのラクナ梗塞による症状は軽微でも，ラクナ梗塞状態は鬱状態や認知症，パーキンソニズム，偽性球麻痺の原因となる．

　血管性パーキンソニズムは，両側基底核（被殻および淡蒼球）前半部の多発性ラクナ梗塞状態や側脳室体部（特に前半部）周囲の慢性循環不全状態（T2強調像，FLAIRで高信号）が認められることが多い．血管性認知症は深部穿通動脈系の多発性ラクナ梗塞状態を原因としてまだら状の認知障害（記銘力障害が認められるが，専門知識や日常生活における判断力は保たれているなど）や抑うつ状態を段階的に発症する病態である．海馬体，乳頭体から脳弓，帯状回，脳梁，尾状核，淡蒼球，内包膝部，視床および角回の小梗塞では単発でも認知症発症の原因となりうる（戦略拠点型脳梗塞）．ただし，ラクナ梗塞に限らず皮質病変を伴うアテローム血栓性や心原性塞栓症，高血圧性脳出血，くも膜下出血でも認知症の原因になりうる．

表3　ラクナ梗塞，血管周囲腔，髄質動脈レベルの慢性循環不全のMRI所見

	①血管周囲腔の病的開大	②ラクナ梗塞	③深部白質の慢性循環不全
局在	外側線条体動脈近位側（基底核部下1/3）	外側線条体動脈遠位側（上2/3） 視床，脳幹にも好発する	両側側脳室周囲深部白質から皮質下白質（髄質動脈レベル）
分布	両側性にほぼ対称性に認めることが多い	両側性に認められることがあるが，その分布は非対称性	両側性にほぼ対称性に認められる
大きさ	径2～3 mm以下 短軸像では円形，長軸像では線形．形状は整で，境界明瞭	径2～3 mm以上 円形からスリット状．不整形状．境界は明瞭から不明瞭	①，②よりも大きい．まだら状で癒合傾向があり，広範囲に及ぶ． 不整形状から面状 境界不明瞭なことが多い
T2強調像	髄液と同等の高信号	高信号	高信号
FLAIR	髄液と同等の低信号．周囲にgliosisなし	高信号（中心部の液化空洞部分は脳脊髄液と同等の低信号で，周囲に高信号gliosisあり）	高信号
T1強調像	髄液と同等の低信号	軽度低信号（液化空洞部は脳脊髄液と同等の低信号）	軽度低信号
病態	高血圧性の穿通動脈によるリモデリング，蛇行，延長→周囲の脳実質を圧排して血管周囲腔が開大する	高血圧性の細動脈硬化（リポヒアリン変性）による内腔狭小化，血栓形成	高血圧による慢性循環不全，慢性虚血状態

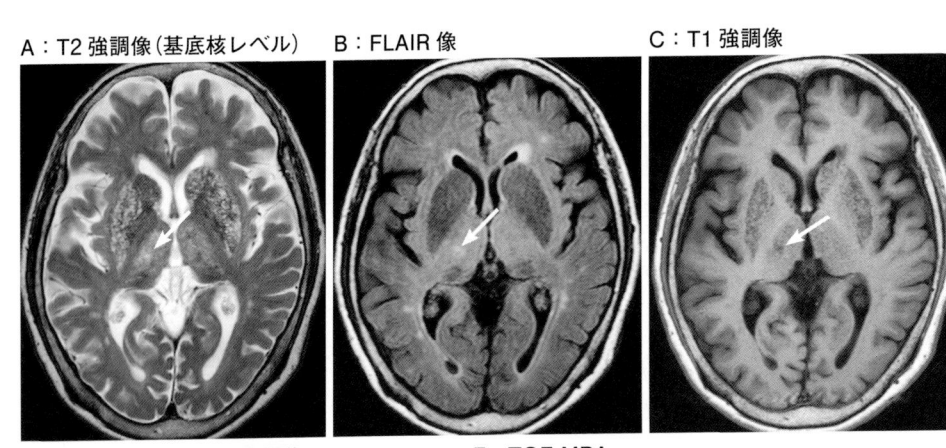

A：T2強調像（基底核レベル）　B：FLAIR像　C：T1強調像

D：FLAIR像（側脳室体部レベル）　E：T1強調像　F：TOF MRA

図5　高血圧性の深部穿通動脈系の血管周囲腔の開大，陳旧性ラクナ梗塞および髄質動脈レベル動脈硬化性変化（80歳代男性）

20年以上前から高血圧で，内科治療を受けるが，コントロール不良．1か月前より左半身の感覚障害が出現．① 両側基底核（両側外側線条体動脈領域）および両側視床（両側後大脳動脈からの視床への穿通動脈領域）に無数の血管周囲腔の開大が認められる．T2強調像（A）で脳脊髄液と同程度の高信号，FLAIR（B）で低信号（少くとも高信号ではない），T1強調像（C）で低信号を呈する．② 右視床（右後大脳動脈からの視床への穿通動脈領域）にT2強調像（A）で限局性の高信号が認められ（→），FLAIR（B）でも高信号（→），T1強調像（C）で低信号を呈する（→）．gliosisからなる陳旧性ラクナ梗塞である．③ 両側側脳室周囲深部白質には，FLAIRで高信号（D），T1強調像（E）で軽度低信号を呈するまだら状の異常信号域が認められ，慢性循環不全状態，不完全な梗塞状態と考えられる．

TOF MRA（F）では，前方循環系，後方循環系とも，軽度の蛇行，延長，拡張，広狭不整が認められるが，80歳代の頭蓋内動脈としてはアテローム硬化性変化は軽度である．

本症例では，長期にわたる高血圧により，深部穿通動脈系に高血圧性の血管周囲腔の開大，右視床の陳旧性ラクナ梗塞，両側側脳室周囲深部白質の慢性循環不全をきたしたものと考えられる．

脚注
† ラクナ梗塞や分枝粥腫型梗塞など穿通動脈領域梗塞は，発症から数時間経過しないと拡散強調画像で異常が出現しないことがあるので，確実に検出するためには超急性期においてもMRI開始時間を遅らせたほうがよいという考え方もあるが，これは大きな誤りである．できるだけ早期にMRI検査を開始して，主幹部閉塞や皮質枝閉塞を否定する必要がある．

く虚血強度は弱いので，拡散強調画像でも急性期の異常所見の出現には時間を要する．超急性期の MRI 診断については発症時間と神経症状を把握し，読影には細心の注意を必要とする†．

周囲に mass effect をきたすような血管性浮腫の合併や，出血性梗塞の合併はほとんどない．ただし，ラクナ梗塞が臨床的に初回発作でも，MR 像上，ラクナ梗塞や高血圧性脳出血の既往所見がみられることがある．ラクナ梗塞も高血圧性脳出血も高血圧を背景にした細動脈硬化によるもので，高血圧性脳出血の既往歴や穿通動脈レベルの限局性のヘモジデリン沈着(いわゆる微小出血)の散在がしばしば認められる．CT や MRI，DSA で深部穿通動脈自体の閉塞を診断することはできない．

鑑別診断

① **高血圧性脳出血**：ラクナ梗塞と同一の背景(高血圧)，同一の部位に発症するが，CT で明らかな高吸収域を呈する．高齢者の脳出血症例ではラクナ梗塞の既往歴があることが多い．
② **分枝粥腫型梗塞**：ラクナ梗塞よりも近位側レベルのアテローム硬化性変化によって生じるので，穿通動脈の走行に沿って，長軸方向に梗塞が進展する．ただし超急性期においては梗塞は限局的で，ラクナ梗塞と鑑別が難しいことがある．
③ **線条体内包梗塞**：外側線条体動脈全体に梗塞が及ぶ(ノート 28, p. 276 参照)．
④ **多発性硬化症**：脱髄病変はラクナ梗塞よりも大きく，比較的境界明瞭な形状不整な楕円形を呈する．また，同時にほぼ多発することがある．急性期病変でもラクナ梗塞ほど ADC 低下はきたさない．横断像では側脳室体部長軸に直交するように局在する(神経線維の走行，すなわち髄質血管の走行に一致する)．側脳室前角から側脳室後角周囲深部白質など，ラクナ梗塞の好発部位でない上衣下深部白質に病変が好発する．

キーポイント

- ラクナ梗塞は深部穿通動脈の末梢の閉塞で，被殻，視床，橋に好発する．
- 高血圧による細動脈硬化(リポヒアリン変性など)が原因となる(高血圧性脳出血と同一病態)．
- ラクナ梗塞では，皮質動脈に FLAIR intraarterial signal は認めない．
- 心原性塞栓症やアテローム血栓性梗塞と比較して，神経症状は軽微であるが，多発性では血管性認知症やパーキンソン症候群の原因となる．

文献

1) Hiroki M, Miyashita K, Oda M : Tortuosity of the white matter medullary arterioles is related to the severity of hypertension. Cerebrovasc Dis 2002 ; 13 : 242-250.
2) Hiroki M, Miyashita K, Oe H, et al : Link between linear hyperintensity objects in cerebral white matter and hypertensive intracerebral hemorrhage. Cerebrovasc Dis 2004 ; 18 : 166-173.(Epub 2004 Jul 13)
3) Sessa M : Intracerebral hemorrhage and hypertension. Neurol Sci 2008 ; 29 Suppl2 : S258-259.
4) van der Flier WM, Cordonnier C : Microbleeds in Vascular Dementia : clinical aspects. Exp Gerontol 2012 Jul 21.

症例 48-1

70歳代男性．高脂血症と不整脈があり，抗血小板療法を施行されている．左片麻痺と構音障害が出現．15分程度で症状は完全に改善消失．発症2時間30分後にMRIを施行．

A：拡散強調画像（基底核中部レベル）　B：拡散強調画像（基底核上部レベル）　C：TOF MRA

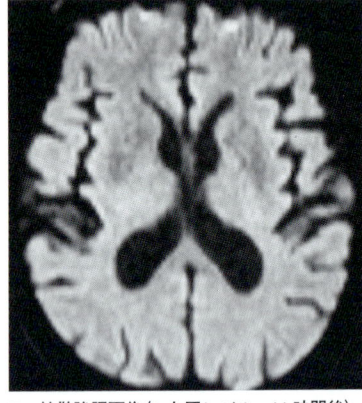

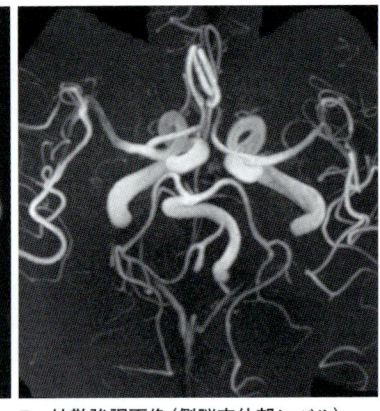

D：拡散強調画像（Aと同レベル，11時間後）　E：拡散強調画像（Bと同レベル）　F：拡散強調画像（側脳室体部レベル）

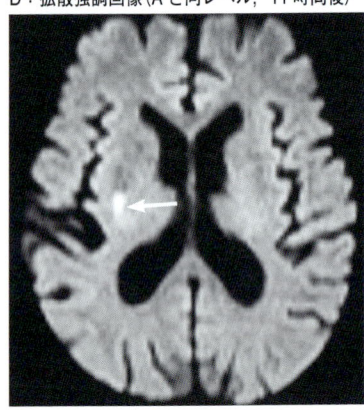

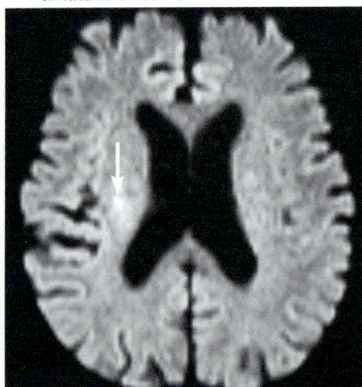

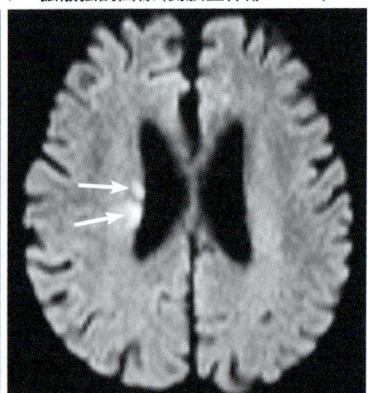

図1　症例48-1

○ **MRI所見**　発症2時間30分後の拡散強調画像（図1A, B）では，明らかな異常信号やADC低下は指摘できず．TOF MRA（図1C）では，内頸動脈系，椎骨脳底動脈系とも軽度のアテローム血栓性の拡張，蛇行，延長が認められる．主幹部から皮質枝レベルに，著明な広狭不整や有意狭窄は認めない．

○ **診断とその後の経過**　一過性脳虚血発作．MRIのみでは発症機序の確定診断には至らないが，背景に高脂血症があること，MRAで主幹部から皮質枝近位側レベルに，動脈硬化性変化を認めることからアテローム血栓性と考えた．MRI検査後に入院し，抗血小板療法，抗凝固療法が開始されたが，初期症状から11時間後に，左上肢麻痺と構音障害が再発（NIHSS 7点→9点に増悪）したため，再度MRIを施行した．11時間後の拡散強調画像（図1D～F）では，右被殻後半領域から右側脳室周囲上衣下深部白質に高信号（→），ADC低下出

脳梗塞 **IV**

現(非掲載)を認める.

● **最終診断** 右中大脳動脈 M1 から分岐する外側線条体動脈領域のアテローム血栓性分枝粥腫型梗塞.

○ **治療方針** アテローム血栓症に準じた治療(抗血小板療法と抗凝固療法).

症例 48-2

90 歳代女性.脳梗塞の既往歴はなし.構音障害と右顔面,舌右側を含む右不全麻痺が出現.NIHSS 4 点.心房細動なし.発症 50 分後に MRI 施行.

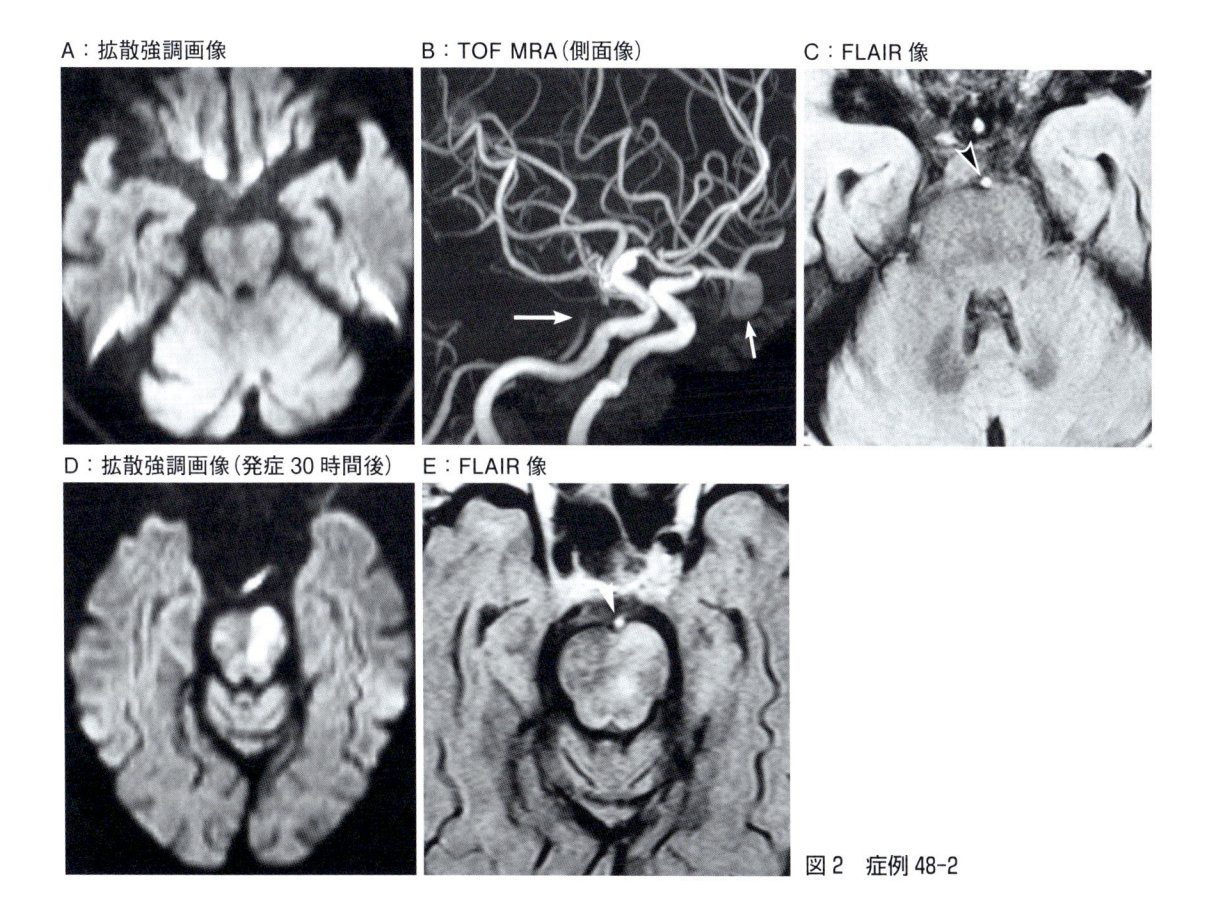

A:拡散強調画像　B:TOF MRA(側面像)　C:FLAIR 像

D:拡散強調画像(発症 30 時間後)　E:FLAIR 像

図2　症例 48-2

○ **MRI 所見** 発症 50 分後の拡散強調画像(図2A)では明らかな異常信号,ADC 低下(非掲載)は認めない.TOF MRA(図2B)では,脳底動脈先端部に TOF 信号の欠損が認められる(大矢印).両側後大脳動脈は両側内頸動脈から後交通動脈を介する胎児型であり,脳底動脈先端部の閉塞によるものか,もともとの低形成によるものか,MRA のみでは鑑別できないが,FLAIR(図2C)で,脳底動脈遠位側に intraarterial signal を認め(▶),神経症

状とあわせて脳底動脈先端部の急性閉塞と診断できる．左中大脳動脈分岐部には未破裂脳動脈瘤を認める（図2B，小矢印）．

○ **その後の経過**　その後，症状が徐々に増悪したため，30時間後に第2回目のMRI施行．拡散強調画像（発症50分後の拡散強調画像と撮像断面が異なるが，同じ橋上部レベル，図2D）では，橋上部レベルの傍正中部に，橋底部に底辺をおく，三角形状の高信号域が認められる．T2強調像（非掲載），FLAIR（図2E）でも，すでに軽度高信号が認められる．FLAIRでは脳底動脈遠位側にintraarterial signalが持続して認められる（▶）．

● **最終診断**　脳底動脈先端部の急性閉塞による橋左傍正中動脈領域全体に広がるアテローム血栓性分枝粥腫型梗塞．初回拡散強調画像（図2A）を再度検討すると，最終梗塞（図2D,E）に一致して，わずかに淡い高信号を認めるが，拡散強調画像でもprospectivelyな検出は困難と考えられる．

○ **治療方針**　アテローム血栓症に準じた治療．

症例 48-3

60歳代男性．2日前に構音障害および右上肢巧緻運動障害で他院を受診するが，症状が軽微なため精査加療されず．第3病日当院来院時に，構音障害および右顔面中枢性麻痺，右上肢巧緻運動障害を認める．高血圧，糖尿病あり．

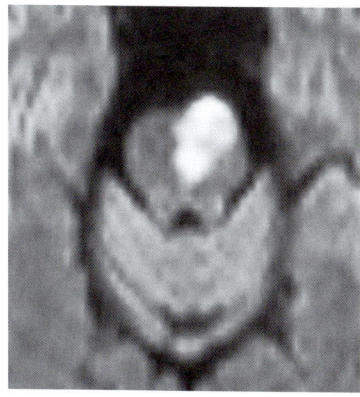

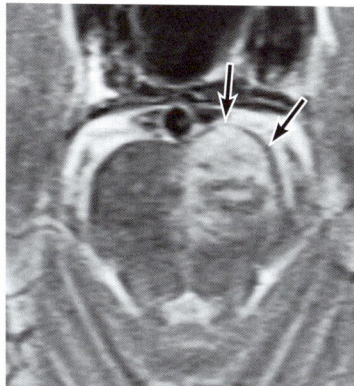

A：拡散強調画像　　B：T2強調像　　C：TOF MRA

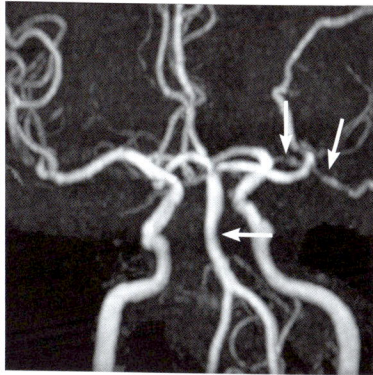

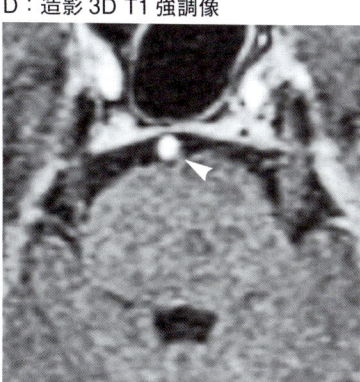

D：造影 3D T1 強調像　　E：造影 3D T1 強調像　　F：造影 3D T1 強調像

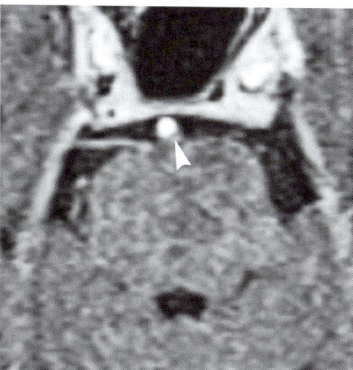

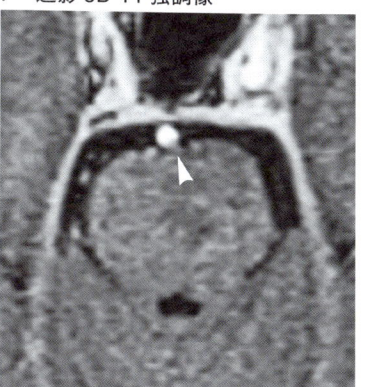

図3　症例 48-3

○ **MRI所見**　拡散強調画像（図3A）で，橋底部から背側に腫脹を伴う楔状の高信号域が認められる．ADCも低下している（非掲載）．T2強調像（図3B）でも同領域に一致して高信号と浮腫性変化が認められる（→）．橋左傍正中動脈領域梗塞急性期で，進展範囲からアテローム血栓性の分枝粥腫型梗塞と診断できる．

　MRA（図3C）で，前方循環系および後方循環系とも軽度のアテローム硬化性の広狭不整が認められ，特に脳底動脈中1/3レベル左側に広狭不整，軽度の狭窄が認められる（→）．造影後3D T1強調像（造影MRA原画像，1mm厚，図3D〜F）では，橋梗塞のレベルに一致して，脳底動脈左側壁から後壁にかけて造影欠損が認められ（▶），アテローム血栓性のプラーク形成と診断できる．

● **最終診断**　脳底動脈から分岐する橋左傍正中動脈起始部のアテローム血栓性プラークに起因した**分枝粥腫型梗塞急性期**．

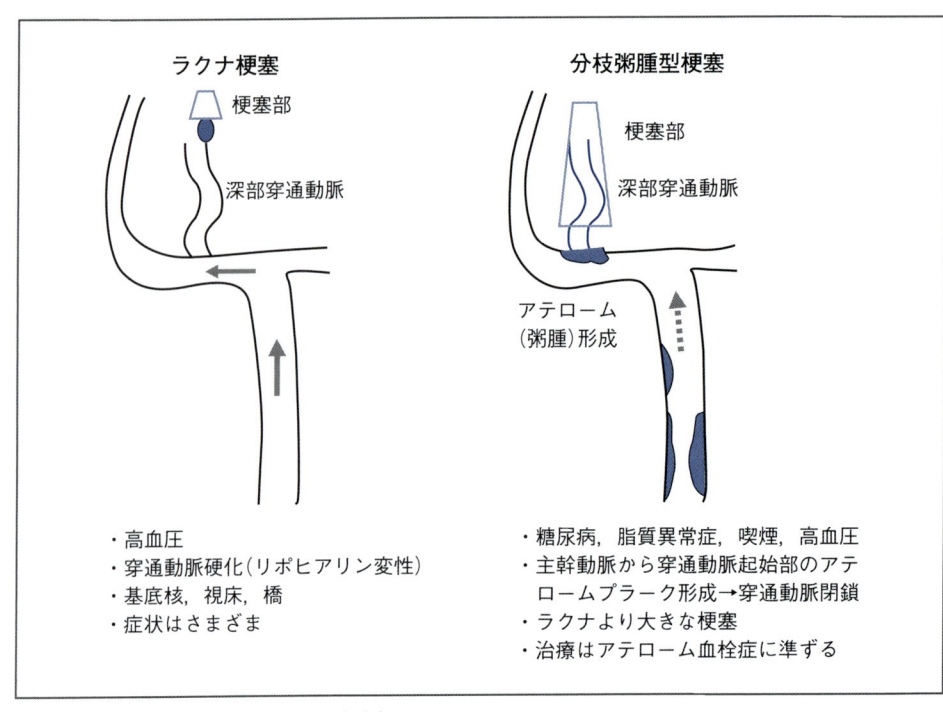

図4　ラクナ梗塞と分枝粥腫型梗塞(1)

○ **治療方針**　アテローム血栓性梗塞の治療法に基づき抗凝固療法.

分枝粥腫型梗塞　branch-atheromatous disease(BAD)

病態と臨床

　分枝粥腫型梗塞は，親動脈(主幹部から皮質枝近位側)に生じたアテローム血栓性粥腫(プラーク)によって，穿通動脈起始部から近位側に高度狭窄ないしは閉塞をきたし，その支配領域の広範囲(中枢側から末梢まで)に梗塞を形成する病態である．高血圧に起因する深部穿通枝末梢のリポヒアリン変性(lipohyalinosis)によるラクナ梗塞とは病態や病変の進展範囲が異なる．

　親動脈のアテローム血栓性粥腫による深部穿通枝分岐部の閉塞，親動脈から深部穿通枝起始部にかかる粥腫(junctional plaque，図5の①)，深部穿通枝近位側に生じる微小粥腫(microplaque，図5の②)が原因となる．ラクナ梗塞と比較して梗塞の範囲が大きく，穿通枝の走行，支配領域に一致して長軸方向に進展する．同一領域の複数の穿通枝に閉塞をきたすこともある(図4,5)．

　橋傍正中動脈領域や，短回旋枝領域では，橋腹側の錐体路に病変が進展するため片麻痺をきたす．また，外側線条体動脈領域や視床膝状体動脈領域でも病変が脳室上衣下まで到達すると，皮質脊髄路と交差するため，片麻痺症状をきたすことがある．

　発生機序はアテローム血栓性で，臨床的には一過性脳虚血発作(transient ischemic attack：TIA)，あるいは漸次増悪する神経症候を呈する．段階的，緩徐に発症し，数

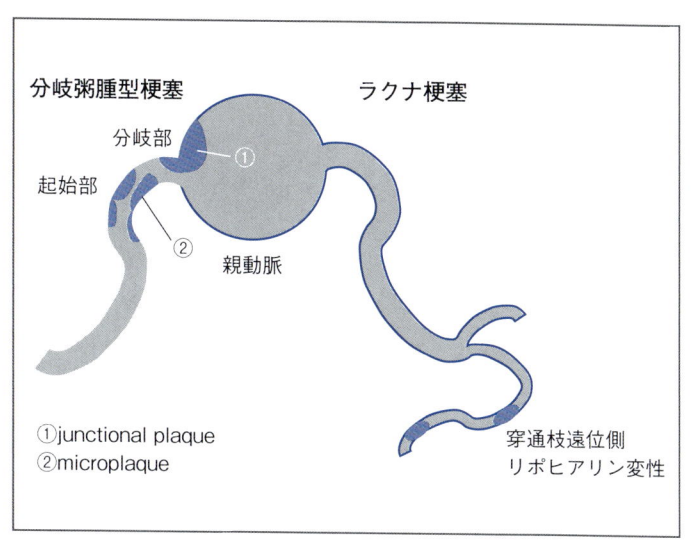

図5 ラクナ梗塞と分枝粥腫型梗塞(2)
分枝粥腫型梗塞では，親動脈から穿通枝分岐部〜起始部にアテローム血栓性粥腫を形成し，穿通動脈領域に広範囲に梗塞を形成する．ラクナ梗塞では，穿通動脈遠位側に高血圧性の細動脈硬化をきたし，その末梢域に限局性の小梗塞を形成する．

時間〜数日かけて，症状が進行，増悪することもある．来院時に比較して，入院後に神経症状が増悪することがしばしばみられるので，急性期〜亜急性期に改善傾向を示すラクナ梗塞とは初期段階できちんと鑑別する必要がある．

画像診断

分枝粥腫型梗塞は，親動脈から分岐する深部穿通動脈起始部のアテローム血栓性閉塞によるので，梗塞巣は深部穿通動脈の走行に沿って起始部から末梢側に長軸方向に進展する(図5参照)．外側線条体動脈や視床膝状体動脈の分枝粥腫型梗塞では，側脳室体部上衣下まで梗塞が進展すると，皮質脊髄路と交叉するので片麻痺をきたす．

深部穿通動脈は起始部では動脈幹を形成し，末梢側で複数に分岐するので，血管長軸に直交する軸位面でも，高血圧性のラクナ梗塞よりも病変面積は大きい．ただし，梗塞は1つの深部穿通枝領域に限局する．複数の深部穿通枝領域に広範囲に生じるいわゆる線条体内包梗塞(ノート28，p.276参照)は分枝粥腫型ではなく，中大脳動脈M1が一過性に塞栓性に閉塞して生じる梗塞である．

橋の傍正中動脈や短回旋枝の分枝粥腫型梗塞では横断(軸位断)像で，橋腹側を底部とする三角形状の最終梗塞を呈する．

発生機序はアテローム血栓性なので虚血の進展と進行に伴い，数時間〜数日かけて徐々に進展，増大する．初回のMRIで所見が軽微でも，症状が進展するときは，急性期に経過観察のMRIを施行する必要がある．

MRAでは主幹動脈のアテローム硬化性変化の程度，狭窄の程度を確認する．ほとんどの症例では原因となる粥腫を検出することはできないが，高分解能T2強調像や造影MRA元画像では，脳底動脈の傍正中動脈や短回旋枝起始部に限局性の粥腫を検出でき

ることがある．

鑑別診断
① 血管周囲腔の開大
② ラクナ梗塞
　（p.323，表3参照）．

キーポイント

- 分枝粥腫型梗塞は，主幹動脈や皮質枝近位側から分岐する穿通動脈起始部から近位側に生じたアテローム血栓性粥腫による梗塞で，ラクナ梗塞とは異なる病態である．
- 深部穿通動脈の長軸方向に沿って梗塞が進展する．
- 発症後，徐々に症状が増悪する．ラクナ梗塞よりも症状が強く，発症後，数日間で増悪することもある．

文献
1) Yamamoto Y, Ohara T, Nagakane Y, et al : The concept of branch atheromatous disease (BAD) and its clinical significance. Rinsho Shinkeigaku 2010 ; 11 : 914-917.
2) Kwan MW, Mak W, Cheung RT, Ho SL : Ischemic stroke related to intracranial branch atheromatous disease and comparison with large and small artery diseases. J Neurol Sci 2011 ; 303 : 80-84.（Epub 2011 Feb 1）
3) Nakase T, Yoshioka S, Sasaki M, Suzuki A : Clinical evaluation of lacunar infarction and branch atheromatous disease. J Stroke Cerebrovasc Dis 2011 ; Nov 29［Epub ahead of print］．

脳梗塞 IV

症例 49-1

40歳代女性．突然発症の右片麻痺と完全失語．NIHSS 12点．発症50分後にMRIを施行．

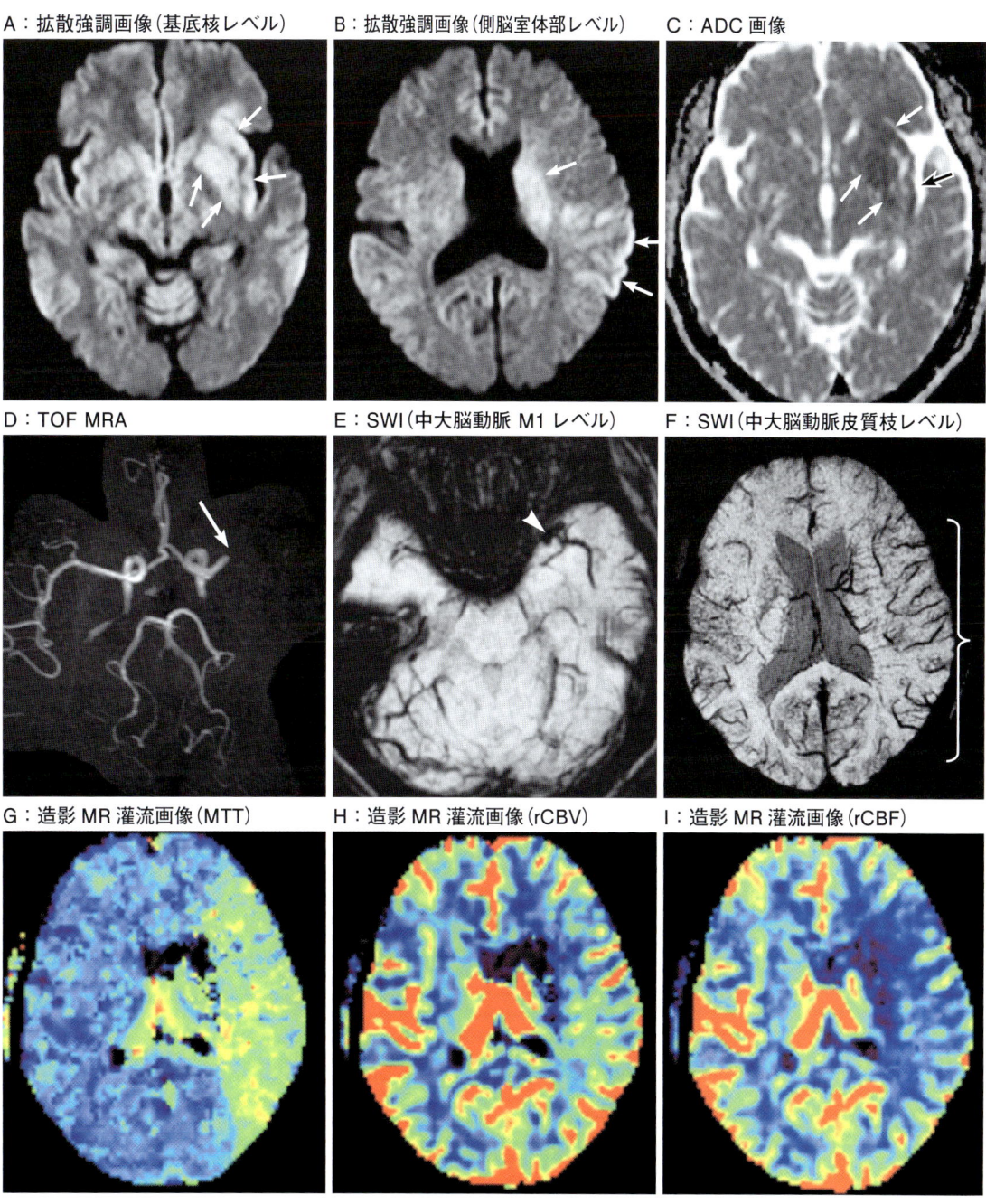

A：拡散強調画像（基底核レベル）
B：拡散強調画像（側脳室体部レベル）
C：ADC画像
D：TOF MRA
E：SWI（中大脳動脈M1レベル）
F：SWI（中大脳動脈皮質枝レベル）
G：造影MR灌流画像（MTT）
H：造影MR灌流画像（rCBV）
I：造影MR灌流画像（rCBF）

図1 症例49-1（次頁に続く）

J：FLAIR 像（最終梗塞）

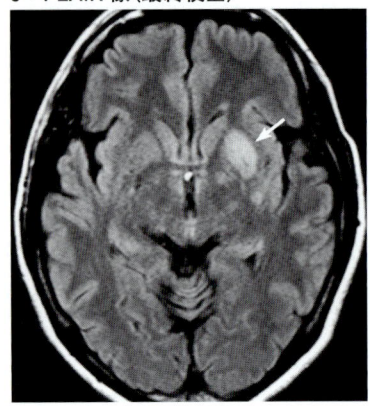

図1（続き）

○ **MRI 所見** 発症50分後の拡散強調画像（図1A, B）で，左中大脳動脈外側線条体動脈領域および左島回灰白質に軽度の高信号を認め（小矢印），ADCも低下しており（図1C, 小矢印），左中大脳動脈M1レベル閉塞による脳虚血超急性期の細胞性浮腫と診断できる．発症から50分にもかかわらず，拡散異常が出現していることから，塞栓性閉塞を考える．TOF MRA（図1D）で左中大脳動脈M1近位側で，TOF信号の途絶が認められる（大矢印）．磁化率強調画像（SWI, 図1E）でも左中大脳動脈M1レベルで，限局性の低信号（塞栓子）が認められる（▶）．さらに左中大脳動脈皮質枝領域では，還流静脈内のデオキシヘモグロビン濃度の上昇が認められる（図1F, 括弧で示す範囲）．

以上の結果から，左中大脳動脈M1塞栓性閉塞による左中大脳動脈外側線条体動脈領域の細胞性浮腫，皮質枝領域の diffusion-perfusion mismatch と診断できる．mismatch 領域の残存灌流精査目的で，造影灌流画像を施行した．左中大脳動脈皮質枝領域に一致して，平均通過時間（MTT）の延長を認め（図1G），mismatch 領域の局所脳血液量（rCBV）は軽度低下し（図1H），局所脳血流量（rCBF）の低下も認められる（図1I）．ただし rCBV, rCBF は0ではないので，血栓溶解療法の適応があると判断し，直ちに経静脈性に t-PA 投与を施行した．

● **最終診断** 左中大脳動脈M1近位側レベル塞栓性閉塞による左中大脳動脈領域の脳虚血超急性期．左外側線条体動脈領域の細胞性浮腫はすでに非可逆的と考えられるが，皮質枝領域の大部分はまだ可逆的の可能性があり，経静脈性血栓溶解療法の適応．

○ **治療方針** MRI終了後に経静脈性に t-PA 投与を施行．右片麻痺と失語は寛解し（NIHSS 12点→0点），最終梗塞は外側線条体動脈領域のみに限局し（図1J, 小矢印），皮質枝領域のほとんどは可逆的で梗塞に陥らなかった．

脳梗塞 **IV**

症例 49-2

70歳代男性．突然発症の運動性失語．顔面を含む右不全麻痺．NIHSS 9点．発症60分後にMRI施行．

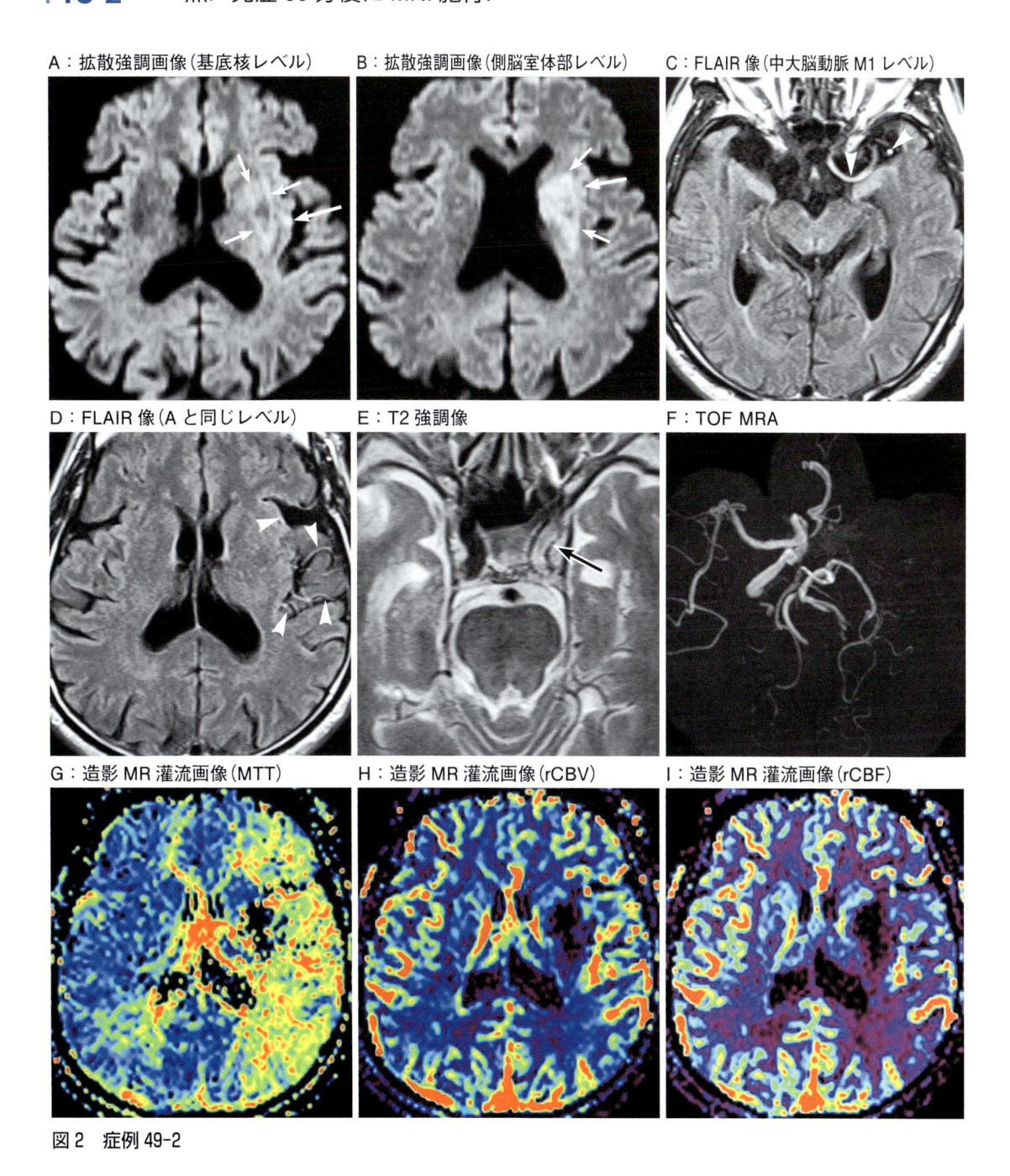

A：拡散強調画像（基底核レベル）
B：拡散強調画像（側脳室体部レベル）
C：FLAIR像（中大脳動脈M1レベル）
D：FLAIR像（Aと同じレベル）
E：T2強調像
F：TOF MRA
G：造影MR灌流画像（MTT）
H：造影MR灌流画像（rCBV）
I：造影MR灌流画像（rCBF）

図2 症例49-2

○ **MRI所見** 発症60分後の拡散強調画像（図2A, B）で，左中大脳動脈外側線条体動脈領域（小矢印）および島回動脈領域の一部（大矢印）に軽度高信号，ADC低下を認める（非掲載）．左中

335

大脳動脈 M1 近位側レベルの塞栓性閉塞による脳虚血超急性期の細胞性浮腫が示唆される．FLAIR(図2C,D)では左中大脳動脈 M1 から末梢皮質枝にかけて連続性に intraarterial signal が認められ(▶)，左中大脳動脈皮質枝領域全体に灌流異常があり，diffusion-perfusion mismatch 状態と考えられる．T2強調像(図2E)では，左内頸動脈に flow void の消失が認められ(大矢印)，完全閉塞がある．TOF MRA(図2F)では左内頸動脈に TOF 信号の完全途絶が認められ，左内頸動脈から左中大脳動脈 M1 起始部レベルの塞栓性梗塞と考えられる．造影灌流画像では，拡散異常領域に一致して，rCBV(図2H)，rCBF(図2I)の著明な低下が認められ，mismatch 領域には，MTT の延長(図2G)を認めるものの，rCBV の低下は軽度で，CBF の低下も軽度で循環予備能は保たれている．

● **最終診断** 左内頸動脈閉塞から左中大脳動脈 M1 レベルの完全閉塞による左中大脳動脈領域脳虚血超急性期．心房細動があり，心原性塞栓症．

○ **治療方針** diffusion-perfusion mismatch 領域に残存血流があり，経静脈性血栓溶解療法の適応．
　t-PA による血栓溶解療法後に，左内頸動脈から中大脳動脈の再開通を認めなかったが，最終梗塞は初回拡散異常域に留まり，皮質枝領域には最終梗塞は認めなかった．左中大脳動脈皮質枝には二次的な血栓形成による閉塞を合併せず，右内頸動脈系や椎骨脳底動脈系からの良好な cross circulation があり，皮質枝領域は梗塞に陥らなかったと考えられる．不全麻痺や失語は改善した(NIHSS 9→3点)．皮質枝領域の rCBV，rCBF にも改善が認められる．

症例 49-3

80歳代男性．突然発症の意識障害，右不全麻痺，左共同偏視．NIHSS 20点．心房細動あり．発症2時間40分後に MRI を施行．

A：拡散強調画像　　B：ADC 画像

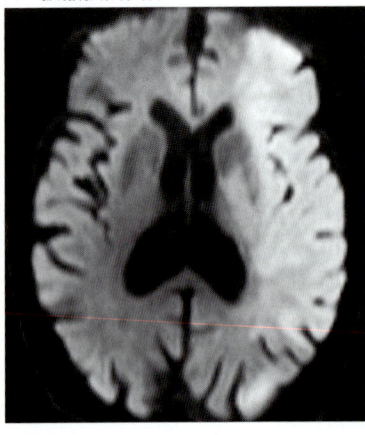

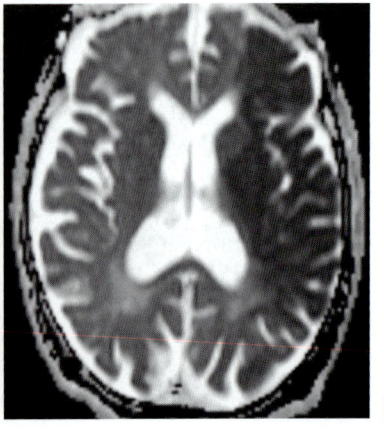

図3　症例 49-3

C：TOF MRA

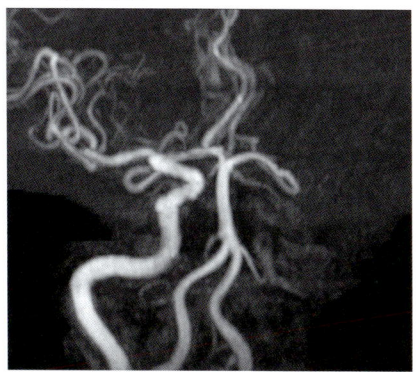

D：造影 MR 灌流画像（rCBV）　　E：T2 強調像（最終梗塞）

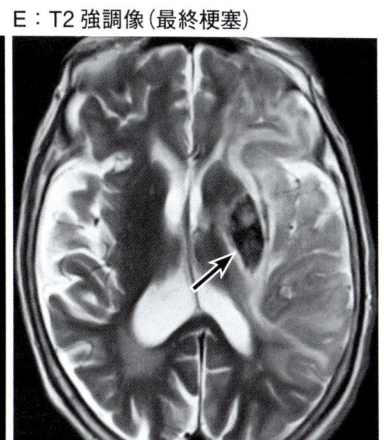

図3（続き）

○ **MRI 所見**　発症2時間40分後の拡散強調画像（図3A）で，左中大脳動脈外側線条体動脈領域から皮質枝領域全体にかけて，灰白質領域優位に高信号を認め，ADC も低下している（図3B）．左中大脳動脈 M1 近位側レベルでの心原性塞栓症と考えられる．TOF MRA（図3C）では，左内頸動脈から左中大脳動脈の TOF 信号の消失を認める．左前大脳動脈は右内頸動脈系から，左後大脳動脈は椎骨脳底動脈系から供給されている．造影灌流画像で rCBV の著明な低下を認める（図3D）

● **最終診断**　左内頸動脈塞栓性閉塞（心原性塞栓症）による左中大脳動脈領域全体にわたる脳虚血超急性期．

○ **治療方針とその後の経過**　すでに拡散強調画像で左中大脳動脈領域全体に高信号が認められ，diffusion-perfusion mismatch 領域は認めず，rCBV も著明に低下していることから血栓溶解療法は禁忌である．

　最終梗塞は初回の拡散強調画像の高信号領域と一致して，左中大脳動脈領域全体に広がる（図3E）．左外側線状体動脈領域には少量の出血性梗塞を合併している（低信号：デオキシヘモグロビン，→）．

> **症例 49-4**
> 80歳代男性．突然発症の構音障害と左顔面の軽度麻痺．上肢・下肢麻痺および感覚障害は認めず．NIHSS 3点．発症2時間後にMRIを施行．

A：拡散強調画像　　B：磁化率強調画像（SWI）　　C：造影MR灌流画像（MTT）

D：造影MR灌流画像（rCBV）　　E：造影MR灌流画像（rCBF）　　F：単純CT（最終梗塞）

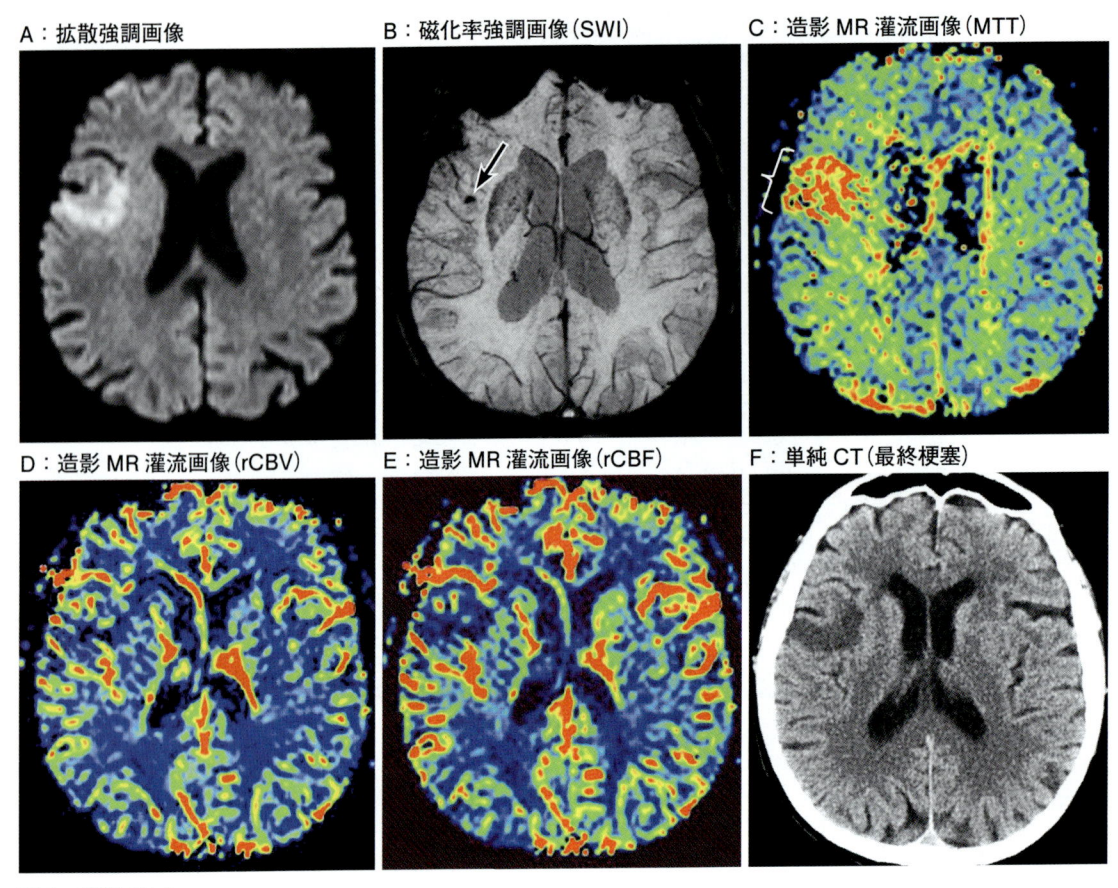

図4　症例49-4

○ **MRI所見**　発症2時間後の拡散強調画像で，右中大脳動脈皮質枝upper trunk領域の一部に，亜区域性に高信号域が認められ（図4A），ADCも低下している（非掲載）．磁化率強調画像（SWI，図4B）では，右中大脳動脈皮質枝M3レベルに塞栓子（限局性の低信号）が認められる（→）．造影灌流画像では，磁化率強調画像で認めた塞栓子よりも末梢側に限局して，MTTの延長（図4C）が認められる（括弧の示す範囲）．拡散異常領域に一致して，rCBV（図4D），rCBF（図4E）の著明な低下を認めるが，diffusion-perfusion mismatch領域のrCBV，rCBFは良好に保たれており，mismatch領域は限局的で小さい．

● **最終診断**　右中大脳動脈皮質枝upper trunk領域末梢の塞栓性閉塞による脳梗塞超急性期．

○ **治療方針**　拡散画像と比較して，diffusion-perfusion mismatchを認めるが，その容積は小さく，

神経学的にも軽症であったことから，血栓溶解療法は施行せず．最終梗塞（図4F）は初回拡散画像の拡散異常にほぼ一致し，増大していない．

脳循環の評価と血栓溶解療法の適応

病態と臨床

脳虚血超急性期における脳循環代謝について，図5に示す．脳動脈に高度狭窄から閉塞が生じ灌流圧が低下すると，自己調節機能により細動脈から毛細血管が拡張し，局所脳血液量（rCBV）を増加させて，局所脳血流を維持する（循環予備能，図5①）．この時点で灌流変化〔到達時間（TTP）延長，平均通過時間（MTT）延長，局所脳血液量（rCBV）の軽度増加による局所脳血流量（rCBF）の維持〕やFLAIR intraarterial signal，T2* susceptibility signが出現する．

さらに灌流圧が低下すると，すでに循環予備能（細動脈から毛細血管の拡張）は限界に達しているため，rCBFが低下し始める．この時点では，酸素供給が低下するため，嫌気性解糖回路によるATP産生が起こり，MR spectroscopyでは乳酸（lactate）の上昇が認められる（代謝予備能，図5②）．

代謝予備能の限界を越えて灌流圧が低下すると，細胞内エネルギーであるATP供給は停止し，細胞膜のイオンチャネルの破綻により細胞性浮腫を生じ，神経細胞の能動的

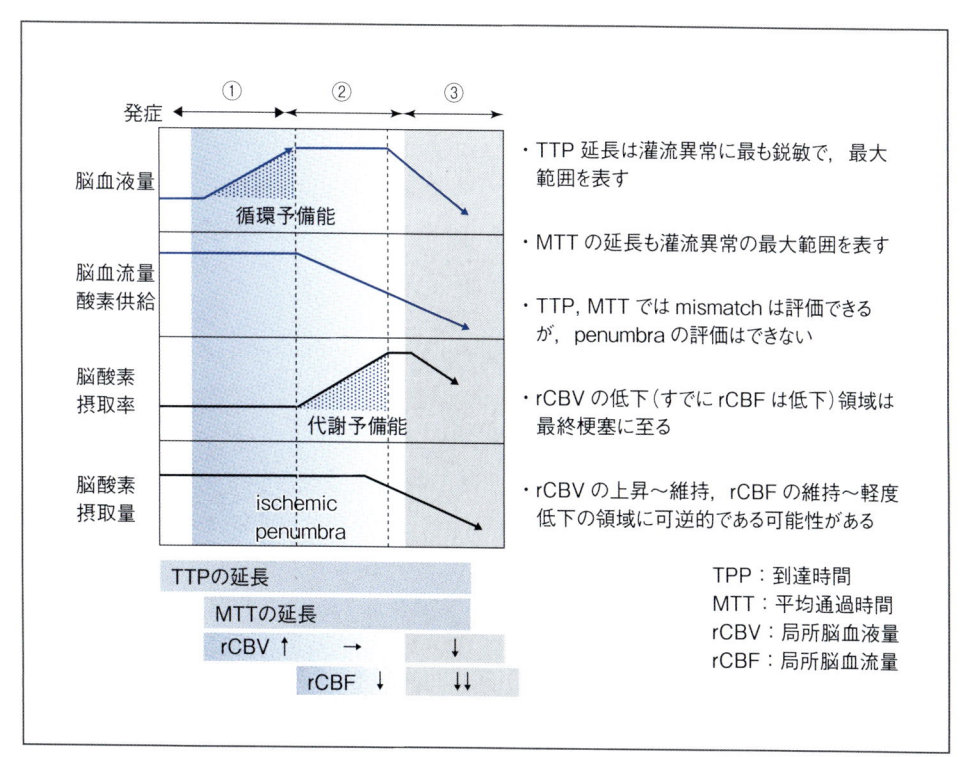

図5 脳虚血超急性期の循環代謝と血栓溶解療法の適応

ノート36　ischemic penumbra と ischemic core

　超急性期虚血領域には，① 中心部の側副血流による代償がない，局所脳血流量(rCBF)の著明に低下した領域(ischemic core)と，② その周囲に広がる軽度の虚血領域がある．penumbra(ペナンブラ)とはcore周囲にある，再灌流によって可逆的な可能性がある虚血領域で，電気的に神経細胞の機能は停止しているが，非可逆的なATP産生の停止や細胞膜の脱分極には陥っていない状態である(付図)．虚血から梗塞への進行は発症24時間以内に「経時的」に，coreから「空間的」にpenumbraへと広がり，最終梗塞が完成する．

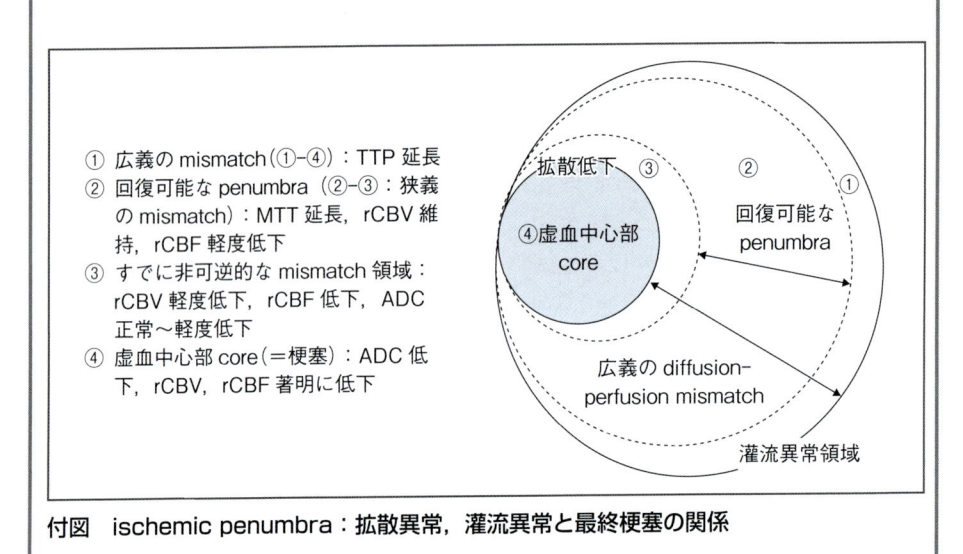

① 広義の mismatch(①-④)：TTP 延長
② 回復可能な penumbra (②-③：狭義の mismatch)：MTT 延長，rCBV 維持，rCBF 軽度低下
③ すでに非可逆的な mismatch 領域：rCBV 軽度低下，rCBF 低下，ADC 正常〜軽度低下
④ 虚血中心部 core(＝梗塞)：ADC 低下，rCBV，rCBF 著明に低下

付図　ischemic penumbra：拡散異常，灌流異常と最終梗塞の関係

活動が停止する(ノート36参照)．動脈再開通がなく，灌流低下状態が持続すると非可逆的な細胞・組織壊死に至り(図5③)．拡散強調画像で高信号，ADCの低下を示す．

画像診断

　血栓溶解療法の適応可否決定のためのMRIプロトコールについては，症例36の表2(p.224)を参照．diffusion-perfusion mismatch の経時的な変化について図6に示す．
　拡散画像，FLAIR，T2強調像，MRAの所見から，主幹動脈から皮質動脈に動脈閉塞があり，皮質枝領域に広範に灌流異常が示唆されるが，拡散異常域が限局し，diffusion-perfusion mismatch の存在が予測される症例で造影灌流画像を施行する(図6の①〜③)．主幹動脈から皮質枝近位側に閉塞がなく，拡散異常が限局している症例は，穿通動脈閉塞と考えられ，造影灌流画像の適応にはならない(図6の⑤〜⑦)．灌流画像の因子のうち，TTPの延長，MTTの延長は脳虚血，灌流異常に最も鋭敏で，灌流異常域の最大範囲を表す．rCBVの著明な低下，rCBFの低下域はすでに拡散異常をきたしており，すでに非可逆的な障害組織で，最終梗塞に至る．rCBVが維持され，rCBFの低下が軽度に留まる領域にpenumbraが存在する(ノート36)．

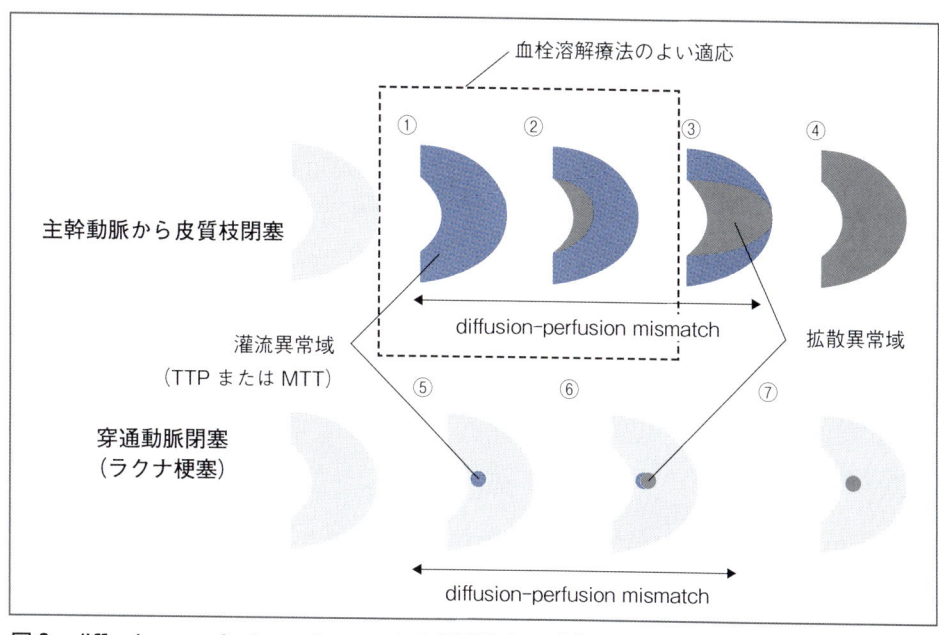

図6 diffusion-perfusion mismatch の時間的および空間的な広がりと血栓溶解療法の適応

表1 日本脳卒中学会が示す経静脈性血栓溶解療法の治療指針の概要および画像診断の役割

経静脈性血栓溶解療法の適応の概要＊ （日本脳卒中学会）	ストロークユニット（SCU）において画像診断が果たす役割（筆者の考え）
緊急の画像診断（CT もしくは MRI）が 24 時間実施可能である	緊急 MRI および CT の両方が 24 時間，救急対応が可能で，両機器が近接していること
日本脳卒中学会専門医など十分な経験を有するストロークチームおよび SCU があり，脳神経外科処置が施行できる	血栓溶解療法適応のための画像診断撮像プロトコールがある．放射線診断専門医による緊急読影体制がある
4.5 時間以内に投与開始	できるだけ速やかに撮像と読影を行う．3 時間以内の投与開始が望ましい
NIHSS スコア 5 点以上 25 点以下．早期の回復がない	MRI 終了時点で，再度，神経所見および NIHSS スコアを確認する
81 歳未満．81 歳以上は慎重投与	81 歳以上でも血栓溶解療法の可能性がある
CT で広範囲な早期虚血所見がない．頭蓋内出血の否定	MRI による評価が必要．早期所見のみならず動脈閉塞部位，diffusion-perfusion mismatch の可能性について評価する
過去 1 か月以内の脳梗塞や 3 か月以内の重篤な頭部脊髄外傷あるいは手術歴がない	陳旧性脳血管障害，頭蓋内外傷性変化についても所見を記載する．

＊日本脳卒中学会 脳卒中医療向上・社会保険委員会・編：rt-PA（アルテプラーゼ）静注療法適正治療指針 第 2 版，2012 より．

表2 血栓溶解療法の適否の判定における拡散強調画像，造影灌流画像の所見

	病態	penumbra(再開通により，可逆的可能性のある領域)	すでに非可逆的な梗塞領域
拡散画像	細胞性浮腫(非可逆的組織障害)→ADC低下	ADC低下なし	ADC低下
到達時間(TTP)	血流到達遅延＋毛細血管拡張	延長	延長
平均通過時間(MTT)	自動調節能による毛細血管拡張	延長	延長
局所脳血液量(rCBV)	毛細血管床容量	正常から上昇	低下
局所脳血流量(rCBF)	単位時間内，単位脳容積あたり流入する血流量	軽度低下	著明に低下

　脳虚血超急性期においては，灌流異常域は拡散異常域よりも広い範囲に存在する．灌流異常域は最終梗塞の最大範囲を示し，拡散異常域は最小範囲を示す(ノート36)．灌流異常域と拡散異常域の差異(diffusion-perfusion mismatch)，すなわち灌流異常を認めるが拡散異常がまだ出現していない領域に，抗血栓療法により可逆的な penumbra (treatable ischemic penumbra)が存在する可能性がある(図6の①，②□内)．拡散異常を認め，すでに diffusion-perfusion match であれば treatable ischemic penumbra は存在しない(図6の④)．

治療方針

　日本脳卒中学会が示す経静脈性血栓溶解療法の治療指針の概要および画像診断の役割について表1に示す．血栓溶解療法の適否の判定における拡散強調画像，造影灌流画像の所見を表2に示す．

キーポイント

- 血栓溶解療法の適応判定において，緊急 MRI は有用かつ客観的な所見を示すので，今後，MRI による評価は必須である．
- 脳動脈主幹部から皮質枝近位側レベルに閉塞があり，拡散異常が限局する症例に血栓溶解療法の適応がある(diffusion-perfusion mismatch)．
- diffuson-parfusion match で，rCBV (局所脳血液量) と rCBF (局所脳血流量) が著明に低下した症例は，血栓溶解療法の適応とならない

文献

1) Wardlaw JM, Warlow CP, Counsell C : Systematic review of evidence on thrombolytic therapy for acute ischaemic stroke. Lancet 1997 ; 50 : 607-614.
2) Heiss WD, Sobesky J : Comparison of PET and DW/PW-MRI in acute ischemic stroke. Keio J Med 2008 ; 57 : 125-131.
3) Heiss WD : The concept of the penumbra : can it be translated to stroke management? Int J Stroke 2010 ; 5 : 290-295.
4) Heiss WD : The ischemic penumbra : correlates in imaging and implications for treatment of ischemic stroke. The Johann Jacob Wepfer award 2011. Cerebrovasc Dis 2011 ; 32 : 307-320. (Epub 2011 Sep15)
5) Grigoryan M, Tung CE, Albers GW : Role of diffusion and perfusion MRI in selecting patients for reperfusion therapies. Neuroimaging Clin N Am 2011 ; 21 : 247-257. (Epub 2011 Mar 16)

症例 50-1

40歳代男性．右上肢および右下肢の脱力．5分程度で消失．高脂血症，高コレステロール血症あり．糖尿病なし．以前にも同様の既往歴があるが，他院では画像診断による精査や脳梗塞に対する予防的治療はなされなかった．発症2時間後にMRI施行．

A：拡散強調画像

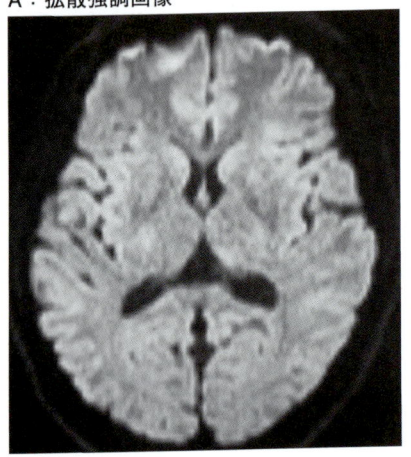

B：TOF MRA

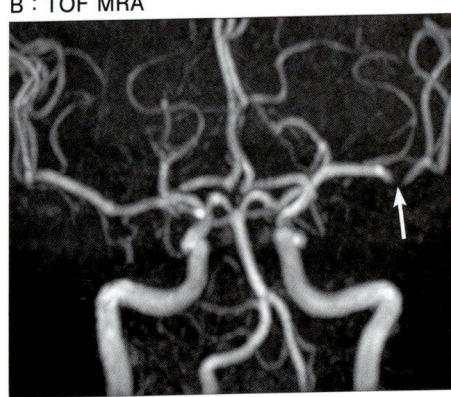

C：TOF MRA

図1 症例50-1

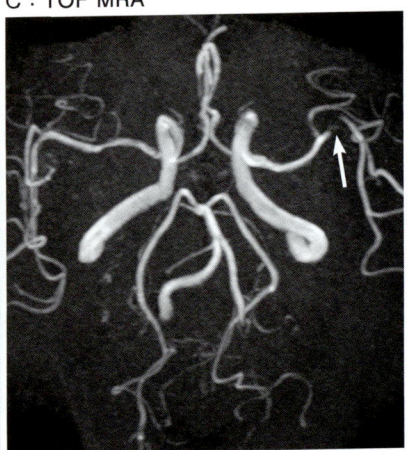

- **MRI所見** 拡散強調画像(図1A)では，明らかな異常信号を認めない．T2強調像やFLAIR(非掲載)でも脳実質に異常信号は認めなかった．また，FLAIRで中大脳動脈皮質枝にintra-arterial signalを認めない．TOF MRA(図1B,C)で左中大脳動脈M2近位側に，限局性の信号欠損を認める(→)．しかしM2以降のTOF信号は保たれており，狭窄は軽度(軽度狭窄による渦流で信号欠損を生じている)で，その末梢側の灌流圧は保たれている．

- **最終診断** その後，症状の再発はなく，一過性脳虚血発作(TIA)と診断された．その後，脳梗塞の再発はない．

- **治療方針** 抗血小板療法．

脳梗塞 **IV**

症例 50-2

70歳代男性．運動中に突然の右片麻痺，運動失語が起こる．心電図上，心房細動を認める．1時間以内に神経症状はほぼ消失．発症1時間後にMRI施行．

A：拡散強調画像

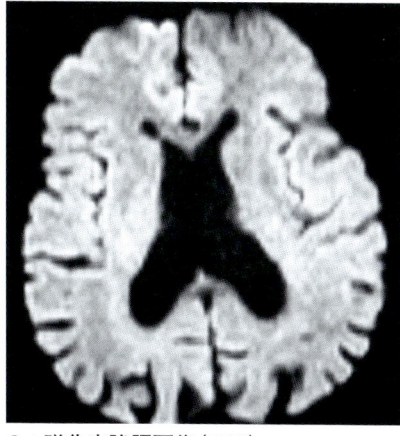

B：TOF MRA

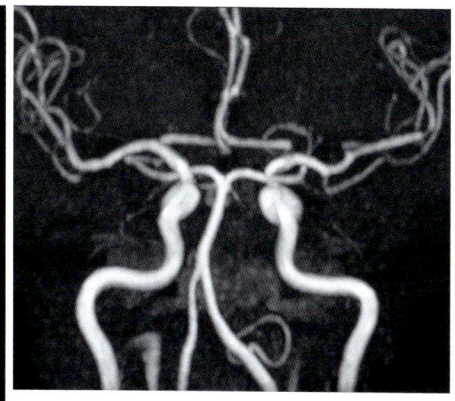

C：磁化率強調画像（SWI）

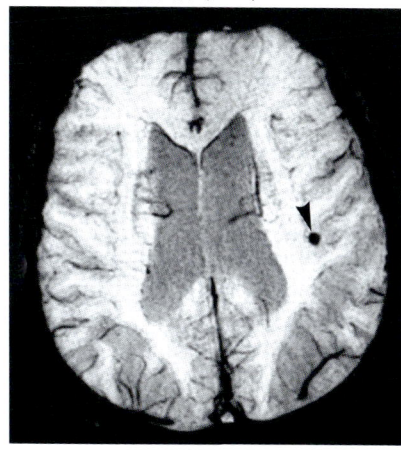

D：心電図同期造影CT

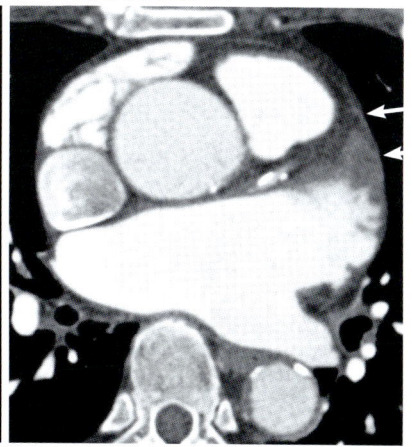

図2　症例50-2

○ **画像所見**　発症1時間後の拡散強調画像（図2A）で異常高信号は認めず，脳虚血超急性期細胞性浮腫の所見は認めない．TOF MRA（図2B）では軽度のアテローム硬化性の広狭不整を認めるが，主幹部から皮質枝レベルに閉塞所見は認めない．左中大脳動脈M2近位側で限局性のTOF信号の減弱を認め，一時的に同部位に塞栓子が停滞し，再開通した可能性がある．磁化率強調画像（SWI，図2C）では左中大脳動脈皮質枝M4レベルに，限局性の低信号が認められ（▶），自然融解した塞栓子の小細片が末梢側に移動して二次塞栓をきたしたと考えられる．MRI直後には，神経症状は完全に消失しており，再発も認めなかった．

　心電図同期造影CT（図2D）では左心耳先端部に造影欠損が認められ（→），心房細動

に合併した左房左心耳内の血栓が残存している．血栓の表面は凸凹不整で，一部は剝離，遊離し，心原性塞栓症，塞栓性梗塞をきたしたものと考えられる．

● **最終診断**　一過性脳虚血発作．

○ **治療方針**　発症3時間以内に神経症状の急速な改善を認め，画像上も主幹部レベルの閉塞が再開通した可能性があるため，血栓溶解療法の適応はない．抗凝固療法を開始．

一過性脳虚血発作　transient ischemic attack(TIA)：その1

病態と臨床
1）TIAの定義と神経症状
　一過性脳虚血発(TIA)は，脳の局所的虚血または網膜虚血による，神経症状が一過性で短時間に回復する病態であり，通常は1時間以内に症状は消失し，画像診断上，急性脳梗塞の所見を伴わない状態と定義される．急性に発症し短時間で一過性に消失する局所神経症状，もしくは片側性の視野欠損(一過性黒内障 amaurosis fugas)を呈する．

　TIAの定義は，1時間以内の短時間で消失する神経症状などとされているが，多くは内頸動脈系の神経症状は通常15分以内，一過性黒内障は5分以内，椎骨脳底動脈系は10分程度で神経症状が消失，回復する(表1)．

　TIAを示唆する神経症状としては，一側性の視力消失，閃輝性暗点，脱力，片麻痺，しびれなどの感覚障害，失語などがある．軽度の意識障害や痙攣，閃輝性暗点を伴うこともある．TIAを示唆しない神経症状としては，進行性の神経症状(片麻痺の増悪や感覚障害の増悪)や非特異的な単独症状(回転性めまいのみ，嚥下障害のみ，構音障害のみ，複視のみ，尿失禁や便失禁のみ，片頭痛のみ，意識混濁のみ，健忘のみなど)があげられる．

2）TIAの発症機序
　TIAの発症機序としては，①塞栓性，②血行力学性，③血栓性がある．

① **塞栓性**：上行大動脈から大動脈弓部，総頸動脈分岐部から内頸動脈起始部に生じたアテローム血栓性粥腫の破綻，および粥腫上の二次血栓(血小板血栓)が剝離し，末梢にmigrationして動脈原性塞栓症を呈するが，塞栓子が微小で早期に線溶系により自然融解，再開通が生じると臨床的にはTIAを呈することがある．左心耳に生じる心原性塞栓(フィブリン血栓)は動脈原性の塞栓子に比較して大きく，心原性脳塞栓症を呈するが，小さい塞栓子が先行すればTIA症状をきたす．進行性の悪性腫瘍による凝固亢進状態でも，微小塞栓子によるTIAをきたすことがある．また，奇異性塞栓症(静脈原性の血栓が卵円孔開存などの右→左シャントにより頭蓋内動脈にmigration)ではTIAをきたすことがある(静脈原性の塞栓子は溶解しやすい)．

② **血行力学性**：脳動脈主幹部にアテローム血栓性の狭窄や閉塞があり，普段は灌流圧が代償されているものの，何らかの原因で，心拍出量の低下，全身の血圧低下などで，脳動脈末梢の灌流圧が代償できなくなることでTIAの原因になる．血行力学的

表1 一過性脳虚血発作(TIA)の症状

	内頸動脈系 (眼動脈, 中大脳動脈, 前大脳動脈)	椎骨脳底動脈系 (小脳動脈, 脳幹回旋枝, 後大脳動脈)
運動障害	対側の上肢下肢麻痺や顔面麻痺 巧緻障害	対麻痺, 交代性片麻痺, 顔面, 四肢のあらゆる組み合わせで起こりうる. 両側性のこともある.
構音障害	起こりうる	起こりうる
感覚障害	対側の上肢下肢および顔面の感覚障害	感覚障害は部位により多彩である. 一側または両側性
失語	優位半球で失語をきたす (右半球に言語優位性がある症例では右半球でも失語をきたす)	失語はない
視力障害	同側の一過性黒内障(視力低下)	一側ないしは両側性の同名半盲
視野障害	対側同名半盲(頻度少)	
小脳症状	認めない	体幹失調, 平衡障害, 不安定性, 動揺性の歩行, 回転性めまい
脳神経症状	構音障害, 嚥下障害, 複視など	
回転性めまい	頻度はまれ	回転性めまいあり
TIA発作再発の回数	再発は少なく, 各発作ごとに症状はほぼ同じ	頻度が高い. 発作ごとに症状が変動する
脳梗塞への移行	移行しやすい	移行しにくい

な機序の場合は，広範囲に循環不全をきたしている可能性がある．

③ **血栓性**：皮質枝のアテローム血栓性の狭窄部位に新たに血小板血栓を形成し，狭窄の増悪によるTIAをきたす．

そのほか，TIAの原因として血管攣縮，もやもや病，脳動脈解離，血管炎などがある．進行性の悪性腫瘍患者でも全身の凝固能が亢進して微小梗塞を合併し，TIA様症状をきたすことがある．

3) TIAの治療と予後

TIAで臨床的に最も問題となるのは，その後の脳梗塞の再発，脳梗塞への移行である．TIA発作後に脳梗塞が再発する症例は10～15%程度で，その大部分はTIAより2日以内に好発する．TIAは脳梗塞の警告症状であり，その背景には，上記のようなアテローム血栓性変化や塞栓源原因が存在する．TIAについても発症機序を診断して，脳梗塞に準じた再発予防治療の開始が必要である(ノート37参照)．

画像診断

TIA の定義についてはさまざまな見解があるが，以前は"神経症状が 24 時間以内に消失する症例"で，"CT もしくは MRI で脳梗塞を呈さない症例"を TIA とするとされていた．しかし，現在では発症から 1 時間以内に神経症状が完全に消失すれば，MRI で小梗塞があっても TIA と診断する．臨床でも施設や症例によりその診断方法は多様であり，臨床診断については，脳卒中専門医が神経所見をとったか否かでその診断能は大きく異なるし，急性期の画像診断方法についても，① 救急ベースで画像診断を施行しない場合，② CT のみで診断する場合，③ MRI で精査する (拡散画像および動脈閉塞の有無) 場合とでは，その初期診断は大きく左右される．

ノート 37　ABCDD (ABCD^2) スコアによる脳梗塞の進展の予測

TIA で臨床的に最も問題となるのは，その後の脳梗塞への移行である．TIA 後の脳梗塞合併の危険度の予測に ABCDD スコアによる評価が提唱されている (AHA/ASA)*．各因子の合計点数で入院精査の必要性を判定する (付表)．TIA 症例では，画像診断においても脳梗塞急性期症例と同様に扱い，早急に MRI 検査をする必要がある．そのほか，発作の頻度が重要であり，短時間に頻回に起こっている場合は crescendo TIA とよばれ，主幹動脈の高度狭窄の存在が示唆される．TIA 症状の再発，その持続時間の延長は脳梗塞の危険が切迫していると考えられる．

付表　ABCDD (ABCD^2) スコア：一過性脳虚血発作後の脳梗塞発症の危険度予測

A：age (年齢)	60 歳以上	1 点
B：blood pressure (血圧)	収縮期血圧 140 mmHg 以上 または拡張期血圧 90 mmHg 以上	1 点
C：clinical features (TIA の臨床症状)	片麻痺 構音障害のみ その他	2 点 1 点 0 点
D：duration (TIA 症状の持続時間)	60 分以上 10〜59 分 10 分未満	2 点 1 点 0 点
D：diabetes (糖尿病)	あり なし	1 点 0 点

発症 72 時間以内の TIA 症例を入院させる基準
　上記，ABCDD スコアの点数を合計して
　① 3 点以上
　② 0〜2 点で，必要な検査を 2 日以内で外来で終了できない場合
　③ 0〜2 点で，脳虚血による局所神経症状のあることが確実な場合

* AHA：American Heart Association，ASA：American Strote Association．

TIAのような神経学的な軽症例ではCTのみで終了されることが多く，CTで所見がなければ，それ以上のMRIによる精査や内科的治療を施行されないことがある．脳梗塞急性期症例を見ていると，既往にTIA症状を示しながら，他院で十分な精査が施行されず，脳虚血として診断，加療されていない症例をしばしば経験する．小さな虚血巣の検出には拡散強調画像が有用であり，またTOF MRAによる動脈硬化の情報は，適切な脳梗塞の再発予防の治療を開始する十分なevidenceとなるので，TIA急性期におけるMRIの役割は大きい．血栓溶解療法が必要な重症例とは異なり，ある程度，時間的余裕があるので（発症後24時間以内でよいと考える），MRIできちんと対応すべきである．

キーポイント

- 一過性脳虚血発作（TIA）は，局所脳虚血あるいは網膜虚血による一過性の神経症状で，1時間以内に症状は消失する病態をいう．
- TIA症例は，来院時にすでに神経症状が消失していることがほとんどであるが，必ず急性期画像診断による精査を施行する．超急性期小虚血の検出能が高いMRI firstが望ましい．
- TIA後の脳梗塞再発率は高い．TIAの発症機序を診断して脳梗塞再発予防治療を開始する．

症例 50-3

50歳代男性．呂律不良，右上肢下肢麻痺を発症する．5分後に右片麻痺は改善消失．その後に徐々に呂律障害の改善消失．来院時は右手のしびれのみ．既往歴に心筋梗塞で経皮的冠動脈形成術を3回施行している．心原性塞栓症による左中大脳動脈閉塞の疑いで，発症60分後にMRIを施行．

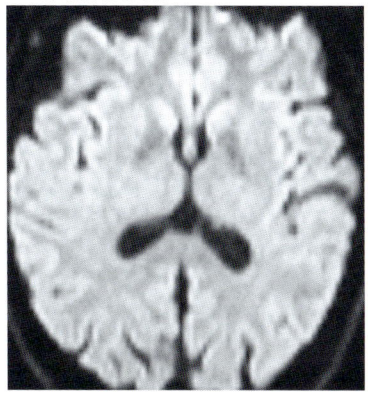

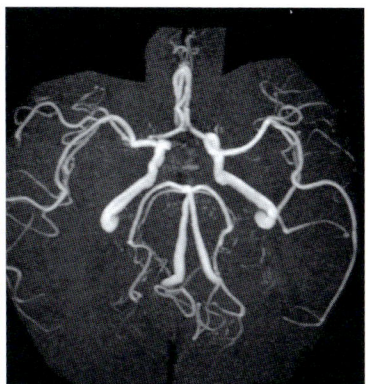

A：拡散強調画像　　B：TOF MRA　　C：FLAIR像

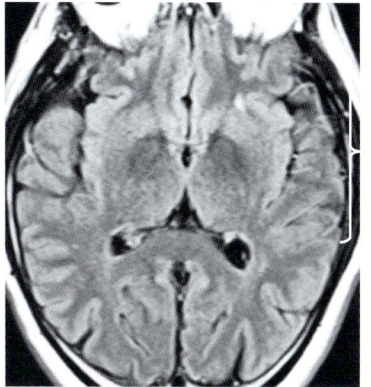

図3　症例50-3（次頁に続く）

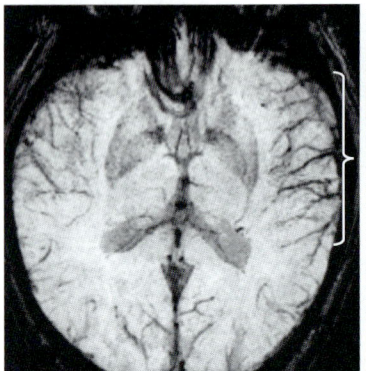

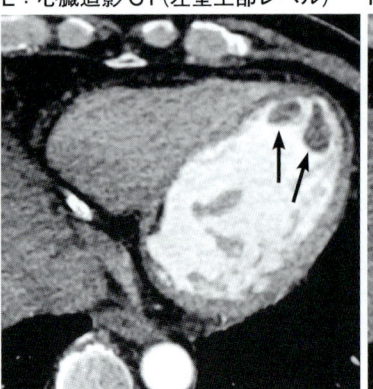

D：磁化率強調画像（SWI）　　E：心臓造影 CT（左室上部レベル）　　F：心臓造影 CT（左室心尖部レベル）

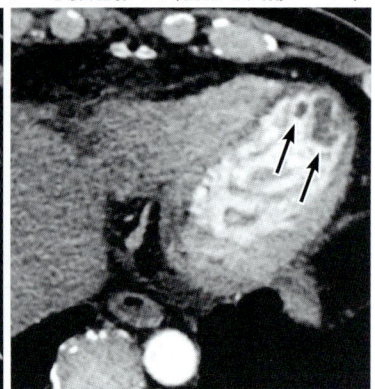

図3（続き）

○ **画像所見**　拡散強調画像（図3A）で左中大脳動脈領域に明らかな異常は認めない．TOF MRA（図3B）でも，軽度のアテローム硬化性の広狭不整を認めるが，左内頸動脈から左中大脳動脈に明らかな閉塞は認めない．FLAIR（図3C）で左中大脳動脈皮質枝 upper trunk に intraarterial signal を認める（括弧の示す範囲）．磁化率強調画像（SWI，図3D）では左中大脳動脈皮質枝 trunk 領域に一致して，還流静脈内のデオキシヘモグロビン濃度の上昇が認められ（括弧の示す範囲），misery perfusion 状態が示唆される．diffusion-perfusion mismatch の存在が示唆されるが，すでに症状は改善しており，造影灌流画像は施行していない．

● **最終診断**　一過性脳虚血発作．その原因として心原性塞栓が疑われ，入院加療，厳重な経過観察と原因精査，内科的治療が必要．

○ **その後の経過**　頸動脈起始部レベルの粥腫形成の有無や心内血栓精査目的，悪性腫瘍精査目的で，頸部から心臓レベルの脈波同期造影 CT，同時に腹部造影 CT を施行した．左室心室中隔から前壁にかけて，菲薄化および造影低下域が認められる．さらに，心室内腔には乳頭筋とは別に，境界明瞭な塊状の造影欠損が認められる（図3E,F，→）．陳旧性の心筋梗塞の akinesis に合併した左心室内血栓で，今回の塞栓性一過性脳虚血発作の原因と考えられる．

○ **治療方針**　抗凝固療法，抗血小板療法．

症例 50-4

60歳代女性．心房細動，高血圧，高脂血症があり，他院で加療中．昼間に頭痛，めまい，嘔気・嘔吐があり，その後，意識が混濁し，構音障害，右上肢不全をきたしたが，50分程度で完全に消失した．発症6時間後にMRIを施行．

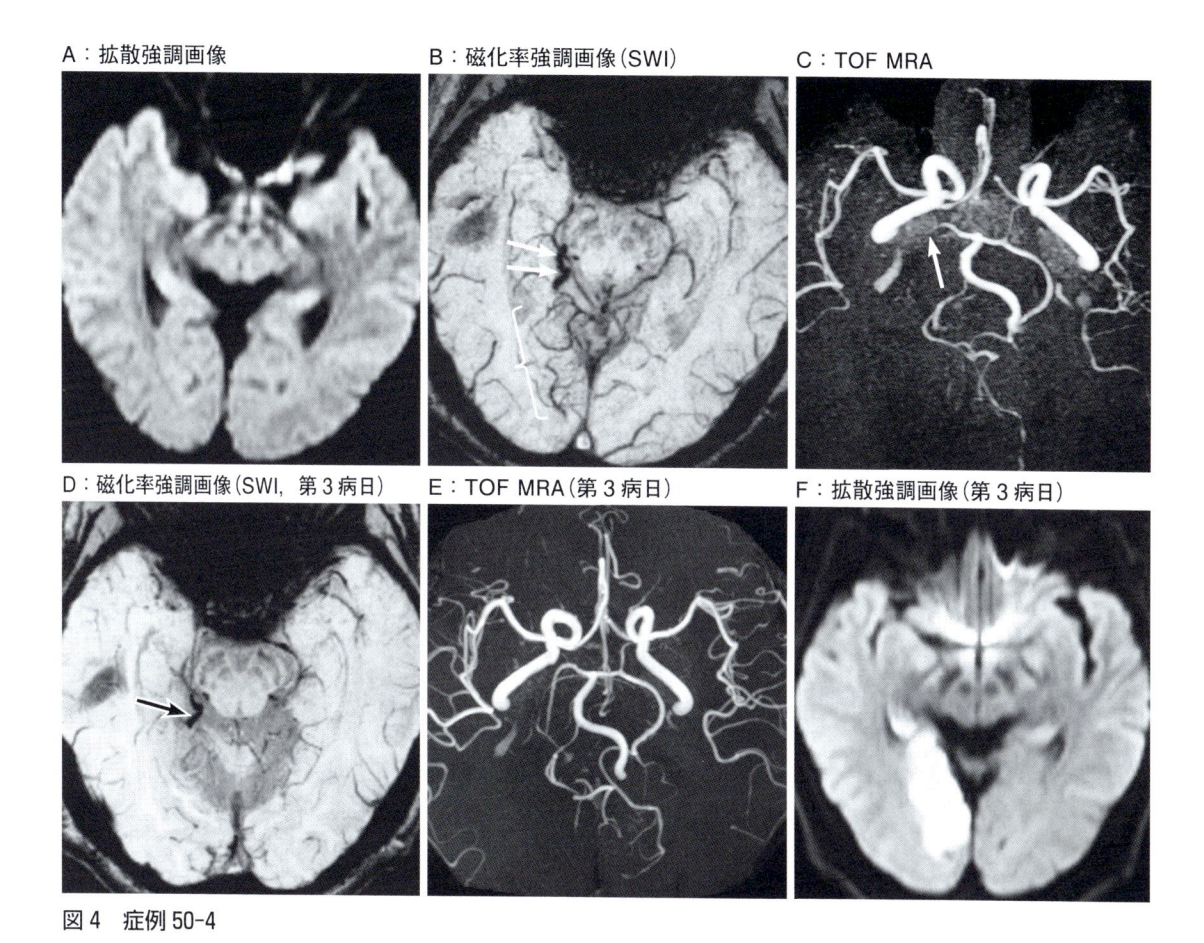

A：拡散強調画像　　B：磁化率強調画像（SWI）　　C：TOF MRA

D：磁化率強調画像（SWI，第3病日）　　E：TOF MRA（第3病日）　　F：拡散強調画像（第3病日）

図4　症例50-4

○ **MRI所見**　拡散強調画像（図4A）で明らかな異常は認めない．磁化率強調画像（SWI，図4B）では，右後大脳動脈P1～P2にかけて，限局性の低信号が認められ（→），心原性の塞栓子と考えられる．右後大脳動脈皮質枝の灌流異常領域からの還流静脈内のデオキシヘモグロビン濃度の上昇を認める（括弧の示す範囲）．TOF MRA（図4C）で磁化率強調画像（SWI）の所見と一致して，右後大脳動脈P1遠位側以降のTOF信号が消失している（→）．

● **最終診断**　右後大脳動脈皮質枝近位側の心原性塞栓性閉塞による一過性の脳虚血発作．

○ **その後の経過**　軽度のめまいと嘔気が認められたが，構音障害や右上肢麻痺などの神経症状の再発を認めなかった．また明らかな視野障害も認めない．短期入院経過観察のうえ，退院前に経過観察のMRIを施行した．

第3病日の磁化率強調画像(SWI, 図4D)および TOF MRA (図4E)では，右後大脳動脈の塞栓子の部分的な溶解と近位側の再開通が認められるが，末梢側はまだ閉塞している．拡散強調画像(図4F)では右後大脳動脈皮質枝領域全体にわたり，塞栓性(非可逆的)急性期の所見が認められる．

一過性脳虚血発作(TIA)：その2

病態と臨床

　神経症状が1時間以内に消失するTIA症状の症例でも，画像診断で小梗塞をきたしていることがある．特に拡散画像による脳虚血超急性期の検出能の向上により，その頻度は上昇している．拡散強調画像で急性期の小梗塞を検出しても，神経症状の経過が一過性で完全寛解すれば，臨床的には一過性脳虚血発作と診断される．このように神経症候学的に一過性であっても，拡散強調画像で急性期梗塞を認める症例を transient symptoms associated infarction(TSI)と呼称することが提唱されている．

　さらに，基底核領域のラクナ梗塞や前大脳動脈領域や後大脳動脈領域の皮質枝領域の梗塞症例でも，神経学的にはほとんど症状が出現せず，後遺症を残さないこともある．しかし，さらに大きな脳梗塞の再発を防ぐために，MRIやCTによる急性期の精査および原因検索，経過観察が必要である(ノート38参照)．

画像診断

　TIA症状における画像診断の目的および役割は，脳梗塞超急性期の診断に準ずる．CTのみで終了せずMRIによる精査を施行する．拡散強調画像で急性期の小梗塞を検出する．拡散強調画像で急性期梗塞がなくても，広範囲に diffusion-perfusion mismatch が存在する可能性があるので，TOF MRA や FLAIR，T2*強調像で，皮質枝や主幹動脈の閉塞の有無，灌流障害の有無を検出し，diffusion-perfusion mismatch の存在を判定する．mismatch の可能性があるときは，造影灌流画像による評価を施行する．

　さらに，TOF MRA で頸動脈起始部の粥腫形成による狭窄の有無をチェックする．

　総頸動脈起始部から大動脈，左心耳血栓，卵円孔開存などについては腎機能などの全身チェックをしたうえで，造影CTによる精査を行う．呼吸困難や下肢の浮腫がある症例では，凝固能の亢進による静脈洞血栓症についてもあわせて造影CTで精査が必要である．

ノート 38　spectacular shrinking deficits(SSD)

　一過性脳虚血発作(TIA)のうち，重篤な神経症状をきたしながら，発症24時間以内に(実際はもっと短時間で)急速に神経症状が改善，消失し，回復する病態をspectacular shrinking deficits(SSD)という．心房細動を有する心原性脳塞栓症で動脈閉塞をきたした塞栓子が早期に自然融解，再開通をきたしたときに認められる．意識障害や片麻痺，失語などの重篤な神経症状を呈するが，早期に寛解する．ただし，多くは心原性塞栓症が原因で，さらに大きな塞栓子による再発をきたす可能性があり，抗凝固療法(ワルファリンなど)が必要である．

キーポイント

- TIAでも梗塞をきたしていることがあり，すでに寛解していても，急性期にMRIによる精査が必要である．
- TIAでは小梗塞の検出のみならず，背景の病態，発症機序まで診断する．

文献

1) Crimmins DS, Levi CR, Gerraty RP, et al : National Stroke Foundation Acute Stroke Guidelines Expert Working Group: acute stroke and transient ischaemic attack management-time to act fast. Intern Med J 2009 ; 39 : 325-331.
2) Uchiyama S : Transient ischemic attack : a medical emergency. Brain Nerve 2009 ; 61 : 1013-1022.
3) Calvet D, Touzé E, Oppenheim C, et al : DWI lesions and TIA etiology improve the prediction of stroke after TIA. Stroke 2009 ; 40 : 187-192. (Epub 2008 Nov 6)

症例 51-1

60歳代男性．15時間前より右片麻痺が徐々に増悪．感覚障害や構音障害などは認めず，ラクナ梗塞による純粋性運動性不全麻痺(pure motor stroke)と診断された．

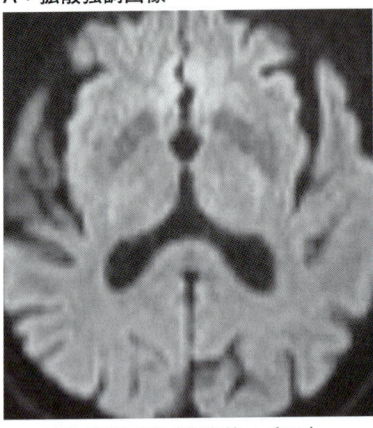

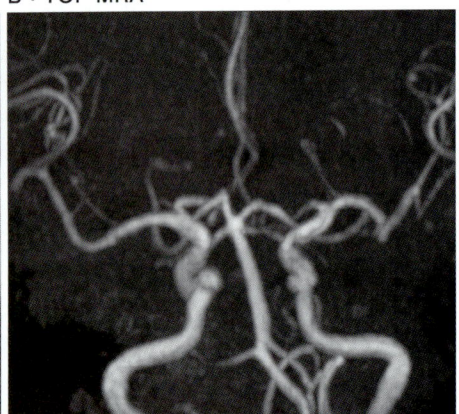

A：拡散強調画像
B：TOF MRA
C：拡散強調画像(発症第4病日)

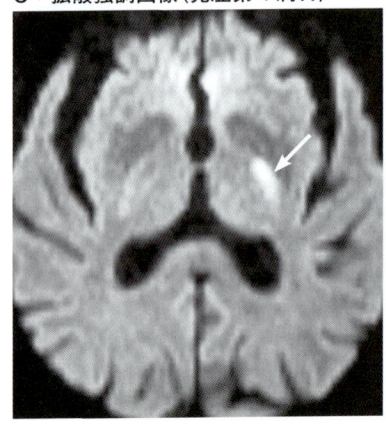

図1 症例51-1

- **MRI所見** 発症から15時間後の拡散強調画像(図1A)では，明らかな異常を認めない．TOF MRA(図1B)で軽度のアテローム硬化性の広狭不整を認めるが，TOF MRAやFLAIR(非掲載)でも主幹動脈レベルに閉塞や急性期〜亜急性期の灌流障害を示唆する所見は認めなかった．入院後も症状は改善せず，入院第3病日(発症第4病日)に経過観察MRIを施行した．その結果，左内包後脚に拡散強調画像で高信号(図1C，→)，T2強調像で高信号を認め(非掲載)，左前脈絡動脈領域梗塞亜急性期と診断した．

- **最終診断** 左前脈絡動脈領域梗塞急性期〜亜急性期．内頸動脈に著明な広狭不整を認めないが，アテローム血栓性の分枝粥腫型梗塞と診断した．

- **治療方針** アテローム血栓症に準じた治療．

症例 51-2

60歳代男性．3日前より徐々に増悪する構音障害，左完全麻痺を認める．

A：拡散強調画像（内包後脚レベル）　　B：拡散強調画像（Aよりも5mm頭側レベル）

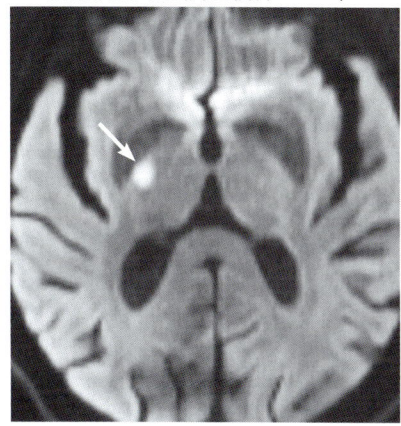

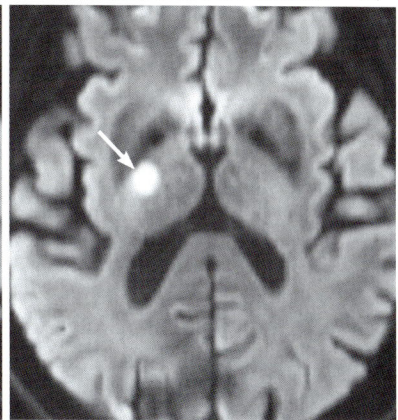

C：拡散テンソルトラクトグラフィ像

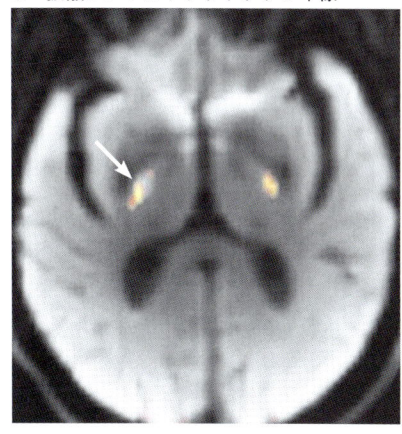

図2　症例51-2

- **MRI所見**　拡散強調画像（図2A,B）で，右内包後脚中1/3レベルに，限局性の高信号（→），ADC低下域を認める（非掲載）．T2強調像でもすでに高信号を呈している（非掲載）．拡散テンソル画像（図2C）で急性期梗塞は右皮質脊髄路と完全に一致している（→）．

- **最終診断**　右前脈絡動脈領域梗塞急性期．症状は徐々に増悪しており，アテローム血栓性分枝粥腫型梗塞と診断した．

- **治療方針**　アテローム血栓性梗塞に準じた治療．

前脈絡動脈領域梗塞

病態と臨床

　前脈絡動脈(antrior choroidal artery)は内頸動脈の最終分枝で，後交通動脈分岐部より末梢側のC1部後面から分岐し，視索の下面から側頭葉鉤部内側を通って背側に走行する．側頭葉内側最前半部，視索，外側膝状体，内包後脚，淡蒼球内節の一部，視床下核，大脳脚の一部，中脳黒質，側脳室脈絡叢前半部に灌流する．

　前脈絡動脈の梗塞の病因としては，①ラクナ梗塞(高血圧性)と②アテローム血栓性分枝粥腫型梗塞がある．ラクナ梗塞では末梢(内包後脚)に限局した小梗塞，分枝粥腫型梗塞では動脈長軸方向に連続する梗塞を形成し，淡蒼球内側や，側頭葉内側前半部にも梗塞を伴うことがある．分枝粥腫型梗塞では，発症から数日間かけて緩徐に症状が進行する可能性があるので厳重に管理する必要がある．また，内頸動脈遠位側から中大脳動脈M1近位側の塞栓性閉塞に合併して前脈絡動脈領域梗塞をきたす．

　前脈絡動脈領域梗塞は，頻度は高くないが，完全な片麻痺をきたし，神経学的な予後不良である．顔面を含む上肢から下肢の片麻痺(皮質脊髄路の障害)，半身の感覚障害，半盲(外側膝状体の障害)をきたすが，失語や失認，失行などの高次機能障害は認めない．

画像診断

　前脈絡動脈領域の梗塞は，大脳脚中1/3や内包後脚に限局する梗塞として認められる．淡蒼球内側や側頭葉内側前半部に梗塞をきたすこともある．明らかな片麻痺(多くはpure motor stroke)をきたしていても，超急性期に明らかな異常を認めないときは前脈絡動脈領域梗塞の可能性を考え，急性期に経過観察のMRIが必要である．明らかな神経症状(片麻痺)を呈するが，他のラクナ梗塞や分枝粥腫型梗塞と同様，超急性期には拡散強調画像でも異常所見が出現していないことがあるので，神経症状の経過とともに，MRIで経過観察を施行する．高血圧性の脳出血や，亜急性期以降の出血性梗塞をきたすことはまれである．

キーポイント

- 前脈絡動脈領域梗塞は，内包後脚に限局する梗塞である．
- 限局性梗塞であるが，強い片麻痺をきたす．

文献

1) Hupperts RM, Lodder J, Heuts-van Raak EP, Kessels F : Infarcts in the anterior choroidal artery territory : anatomical distribution, clinical syndromes, presumed pathogenesis and early outcome. Brain 1994 ; 117 (Pt 4) : 825-834.
2) Hamoir XL, Grandin CB, Peeters A, et al : MRI of hyperacute stroke in the AChA territory. Eur Radiol 2004 ; 14 : 417-424. (Epub 2004 Jan 23)

IV 脳梗塞

症例 52

30歳代女性．2週間前より後頭部痛が出現し持続．起床時より嚥下障害，眩暈がある．起床時から12時間後にMRIを施行．既往歴に特記なく，高血圧や心房細動もない．

A：拡散強調画像　　B：T2強調像　　C：3D-TOF MRA

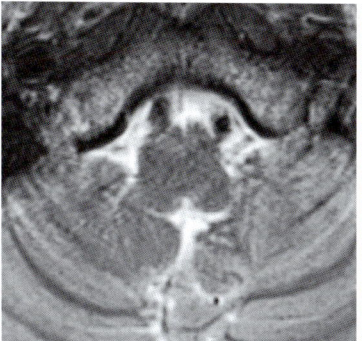

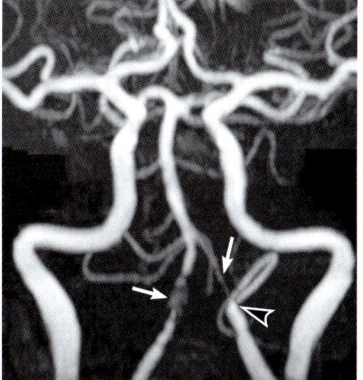

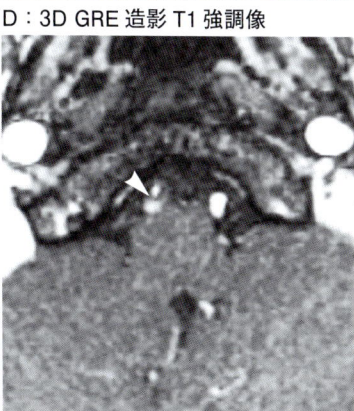

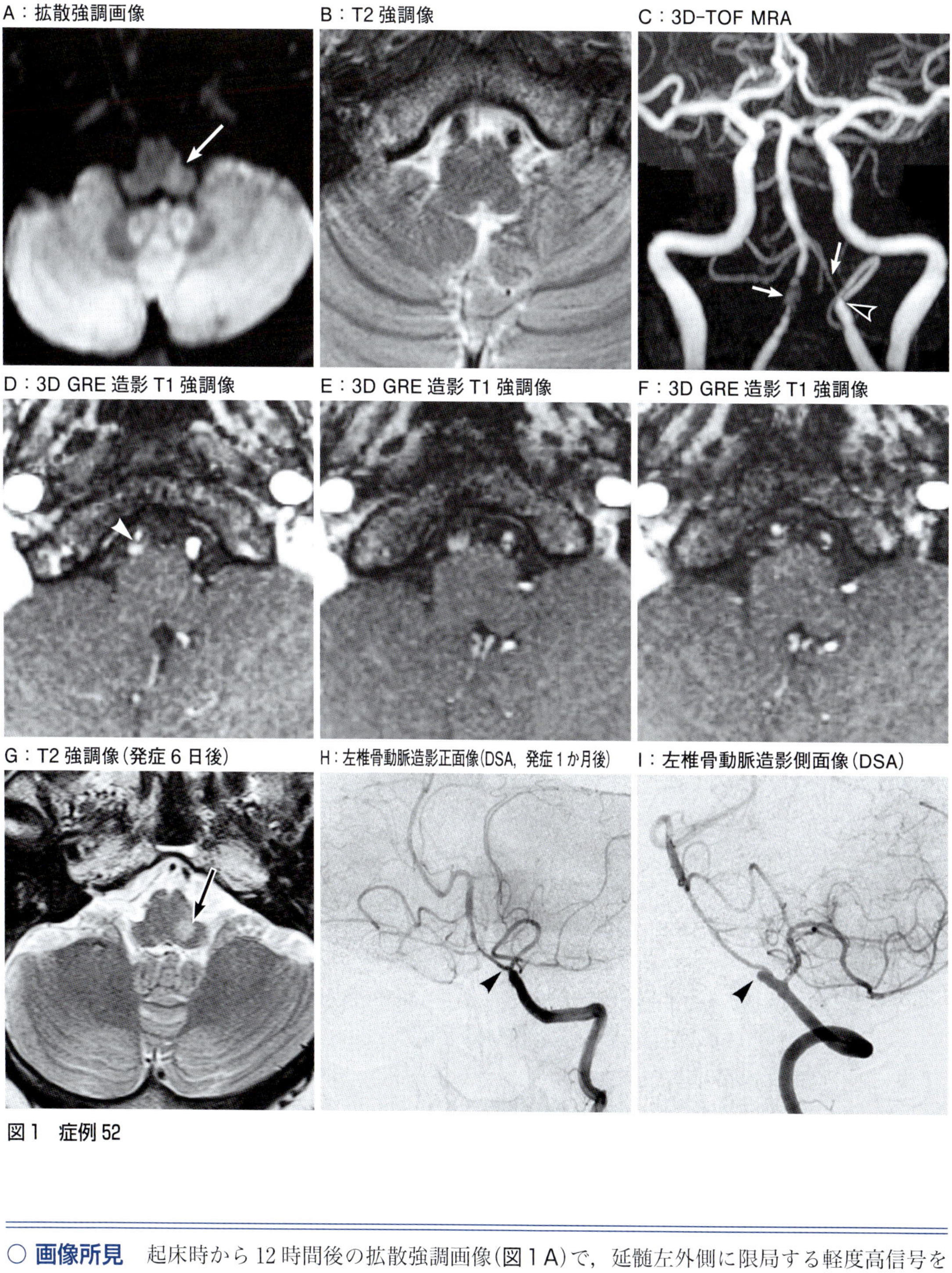

D：3D GRE 造影 T1 強調像　　E：3D GRE 造影 T1 強調像　　F：3D GRE 造影 T1 強調像

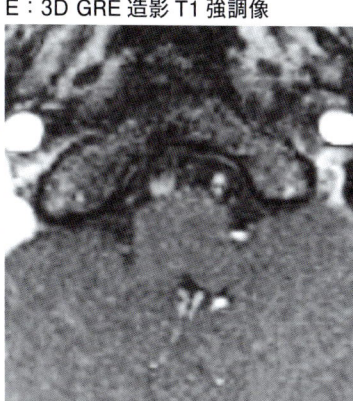

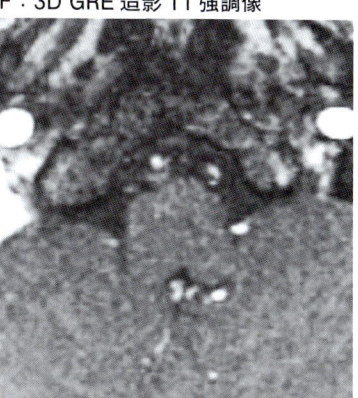

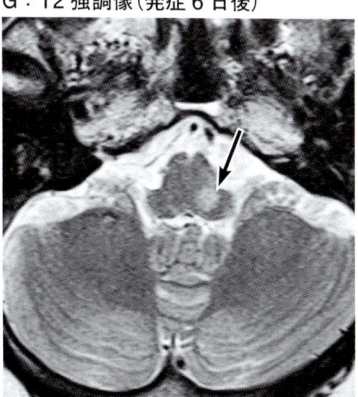

G：T2強調像（発症6日後）　　H：左椎骨動脈造影正面像（DSA，発症1か月後）　　I：左椎骨動脈造影側面像（DSA）

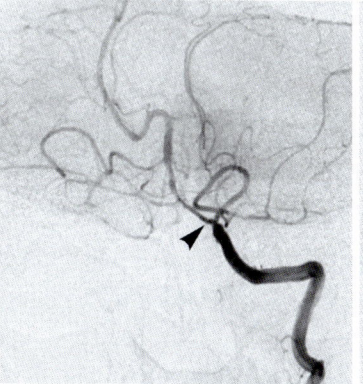

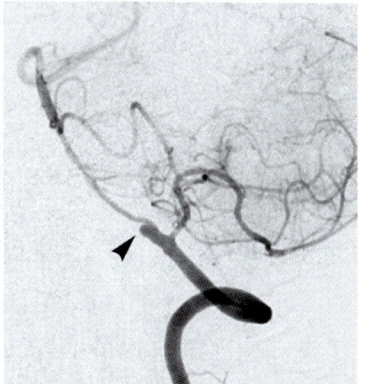

図1　症例52

○ **画像所見**　起床時から12時間後の拡散強調画像（図1A）で，延髄左外側に限局する軽度高信号を

認める(大矢印)．ADC の軽度低下を認める(非掲載)．T2 強調像(図1B)では延髄外側に明らかな異常信号は認めない．3D-TOF MRA(図1C)では両側椎骨動脈 V4 遠位側に広狭不整，狭小化が認められる(小矢印)．左椎骨動脈では，後下小脳動脈起始部にも広狭不整，内腔狭小化を認める(黒矢頭)．脳底動脈にも広狭不整を認めるが，明らかな狭窄は認めない．両側椎骨脳底動脈解離，特に左椎骨動脈解離に伴う延髄梗塞を考え，3D-GRE 造影 T1 強調像(図1D〜F：尾側から頭側)を施行した．両側椎骨動脈 V4 とも内腔に intimal flap が認められ(白矢頭)，狭小化した真腔と解離腔を認める．

発症 6 日後の T2 強調像(図1G)では，初回拡散強調画像の高信号領域に一致して，延髄外側に限局性の梗塞を高信号として認める(大矢印)．

発症 1 か月後の左椎骨動脈造影(DSA，図1H,I)では，左後下小脳動脈分岐部から遠位側の左椎骨動脈 V4 および脳底動脈近位側に著明な内腔狭小化，広狭不整が認められる(黒矢頭)．

● **最終診断** 左椎骨動脈(左後下小脳動脈分岐部より遠位側)V4 解離による延髄外側梗塞超急性期．

○ **治療方針** 血圧のコントロールと抗血小板療法．

椎骨動脈解離による延髄梗塞

病態と臨床

1) 動脈解離の病態

椎骨脳底動脈の狭窄，閉塞の原因としてアテローム血栓性変化のほかに，椎骨動脈解離がある．脳動脈の解離は，アテローム血栓性変化や外力により内膜から中膜に破綻が生じ，動脈壁内に内腔と連続した解離腔を形成する病態である．血流に沿って entry から末梢側に向かって解離腔は進展する．解離腔の形成様式により，真腔の狭窄や閉塞をきたしたり，解離腔の拡張による囊状もしくは紡錘状動脈瘤が形成される．局所症状がなく，解離に伴う頭痛や頸部痛のみで発症することもあるが，内腔閉塞による梗塞や外膜側破綻によるくも膜下出血で発症することもある．

動脈解離の好発部位は椎骨動脈末梢で，特に大後頭孔レベル硬膜貫通部から頭蓋内 V4 近位側に頻度が高い．V4 遠位側の解離や，脳底動脈に解離が進展する頻度は低い(症例 52 では椎骨動脈 V4 遠位側から脳底動脈近位側に解離が進展している)．

内頸動脈解離は椎骨脳底動脈の解離に比較し頻度は低い．本邦では，頭蓋内よりも頭蓋外頸部内頸動脈に解離の頻度が高い．そのほかに頭蓋内で前大脳動脈皮質枝末梢や，中大脳動脈皮質枝末梢に解離を生じることもある．

2) 椎骨動脈解離の症状

椎骨動脈解離は，脳梗塞の好発年齢と比較して若年男性に多い．椎骨動脈解離の症状としては，突然発症の頭痛，頸部痛，項部痛，眩暈などがある．ただし，段階的に亜急性な発症形式をとることもある．

真腔から分枝動脈の起始部狭窄，閉塞をきたすと脳幹梗塞を合併する．特に延髄外側

表1 延髄外側症候群(Wallenberg症候群)

延髄責任病巣	病側症状	対側症状
前庭神経核	回転性眩暈，悪心嘔吐，眼振，複視	
迷走神経背側核，孤束核，疑核	嚥下障害，嗄声，声帯麻痺，咽頭反射消失，カーテン徴候，味覚障害	
三叉神経脊髄路核	顔面の温痛覚障害	
下小脳脚，脊髄小脳路	小脳運動失調，筋緊張低下，病変側への転倒	
交感神経下行路	Horner症候群：① 軽度の眼瞼下垂，② 縮瞳，③ 眼裂狭小，④ 病側顔面の発汗低下	
外側脊髄視床路		頸部以下の体幹，上肢・下肢の温痛覚障害

表2 延髄内側症候群(Dejerine症候群)

延髄責任病巣	病側症状	対側症状
舌下神経線維	舌半側の麻痺，萎縮	
皮質脊髄路		顔面を除く上肢・下肢麻痺
内側毛帯		半身の触覚，深部感覚障害

症候群(Wallenberg症候群，表1)を呈する延髄外側梗塞においては，その原因として椎骨動脈の解離による延髄回旋枝閉塞が高頻度に認められる．解離腔から外膜に破綻すると，後頭蓋窩の延髄前槽や橋前槽にくも膜下出血を合併する．なお延髄内側梗塞は，延髄外側梗塞と比較して高齢者に多く，椎骨動脈解離よりもアテローム血栓性機序による分枝粥腫型梗塞で発症することが多い(表2)．

画像所見

椎骨脳底動脈領域，特に脳幹梗塞においては，前方循環(内頸動脈)系領域の梗塞と比較して，発症から拡散強調画像で高信号が出現するまで時間を要するので，発症12時間以内においては，拡散強調画像で高信号病変を認めなくても，延髄梗塞超急性期を除外することはできない．延髄梗塞の診断に合わせて，T2強調像やMRA，造影3D GRE T1強調像による椎骨動脈の解離や閉塞の有無を診断する(図2，40参照)．

椎骨動脈解離の動脈造影における直接所見は，"double lumen sign"(intimal flapの描出および真腔，解離腔の分離)であるが，撮像方向(X線入射角度)の違いにより必ず

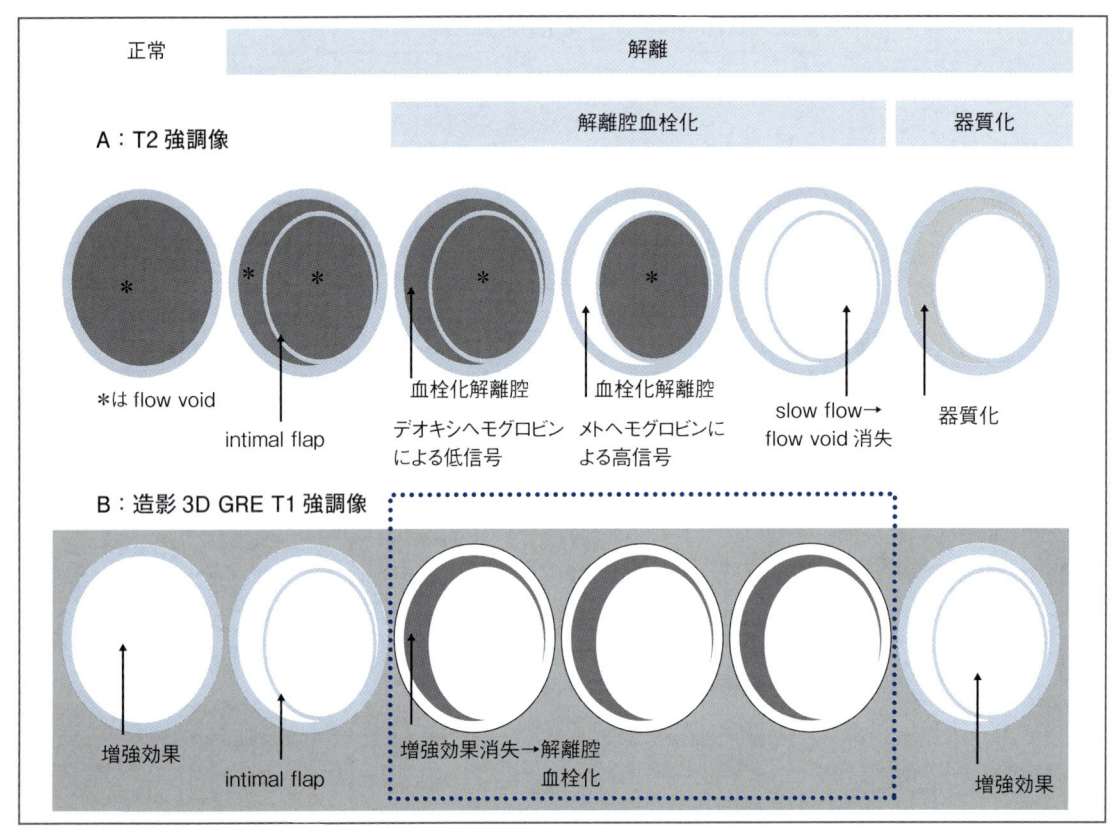

図2 動脈解離のMRI所見
(Ⅲ章 くも膜下出血, p.177参照)

しも描出されるとは限らない．間接所見としては，血管の拡張と広狭不整，狭窄("pearl and string sign")があるが，軽度の場合は診断が難しい．MR angiography (MRA)では空間分解能が低く，血管造影のように明瞭に広狭不整を描出することはできない．

T1強調像では，血栓化した解離腔にメトヘモグロビンが存在すると高信号に描出されるが，急性期には認められない．T2強調像では，椎骨動脈内腔のintimal flapの描出，解離腔の血栓化によるflow voidの消失が所見となるが，急性期では血栓内のデオキシヘモグロビンやヘモジデリンは低信号を呈するため，正常のflow voidの消失と識別困難なことが多い(図2A)．

造影後の3D GRE T1強調像(SPGR法やFLASH法)では椎骨動脈解離を明瞭に描出する(図2B)．開存している内腔に均一な血液プール造影効果を認め，血栓化して閉塞した解離腔との鑑別が可能である．解離急性期においては，血管壁や，intimal flapにも，異常造影効果を認めることがある．血管造影(DSA)も非侵襲的で，精査のみならずスクリーニング法に応用できる(再構成を目的とする場合には1mm厚以下で撮像する)．造影3D T1強調像では発症直後から椎骨動脈解離の描出が可能であると考えられ，延髄外側梗塞の超急性期の診断に有用である．造影3D GRE T1強調像は，椎骨動脈解離の診断のみならず，アテローム血栓性の壁在粥腫の検出(症例48-3, p.329参

ノート39　BPAS法(basi-parallel anatomical scanning)

椎骨脳底動脈の走行に平行な冠状断(ほぼ斜台に平行な冠状断)で，スライス厚の厚いhydrography(水成分のみを強調したheavily T2強調像)では，動脈の外観・外径を評価することが可能で，TOF MRAの内腔径の評価と合わせて，椎骨動脈解離のスクリーニングに有用である．TOF MRAで真腔が狭小化し，BPASで外径が拡張している場合は，椎骨動脈解離の可能性があり，3D GRE造影T1強調像(造影MRA元画像)による評価を行う．

ノート40　非破綻型椎骨動脈解離

椎骨動脈にも，内膜に破綻がなく，壁内の栄養動脈からの出血による非破綻型の動脈解離があることが病理学的に証明されている．真腔と解離腔との間に交通がないが，壁内血腫により，真腔の狭窄や閉塞をきたす．ただし，MRIやDSAでは頭蓋内動脈の非破綻型解離を診断することは困難である．

照)やくも膜下腔領域を走行する脳神経の異常造影効果の検出にも有用である．

下位脳幹レベルでは，磁化率効果の影響や，空間分解能の点から，T2*強調像や磁化率強調画像(SWI)，造影灌流画像による評価は困難である．

キーポイント

- 椎骨動脈V4は動脈解離の好発部位で，延髄外側梗塞や，後頭蓋窩くも膜下出血の原因となる．若年者の延髄外側梗塞では椎骨動脈V4の解離を考える．
- 拡散強調画像でも，延髄外側梗塞による異常信号の出現までには時間を要する．
- 造影3D GRE T1強調像(造影MRA元画像)は，椎骨動脈解離の診断に有用である．

文献

1) Yamamura A, Watanabe Y, Saeki N : Dissecting aneurysm of the vertebral artery : report of seven cases and angiographic findings. J Neurosurg 1990 ; 72 : 183-188.
2) Hosoya T, Watanabe N, Yamaguchi K, et al : Intracranial vertebral artery dissection in Wallenberg syndrome. AJNR Am J Neuroradiol 1994 ; 15 : 1161-1165.
3) Kameda W, Kawanami T, Kurita K, et al : Lateral and medial medullary infarction : a comparative analysis of 214 patients. Stroke 2004 ; 35 : 694-699.
4) Kim K, Lee HS, Jung YH, et al : Mechanism of medullary infarction based on arterial territory involvement. J Clin Neurol 2012 ; 8 : 116-122. (Epub 2012 Jun 29)

症例 53-1

70歳代女性．高血圧で服薬中．分枝粥腫型梗塞の既往歴がある．今回，転倒して意識障害がある状態で発見．嘔吐，左片麻痺あり．自覚症状については本人から聴取できない．発症2時間後にCTを施行．

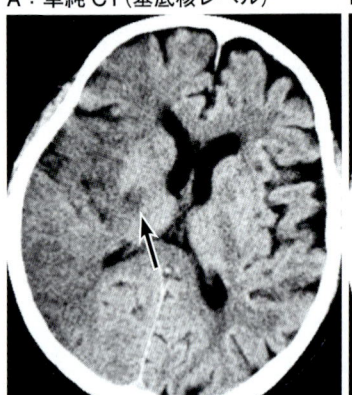

A：単純CT（基底核レベル）　B：単純CT（側脳室体部レベル）　C：単純CT 冠状断像

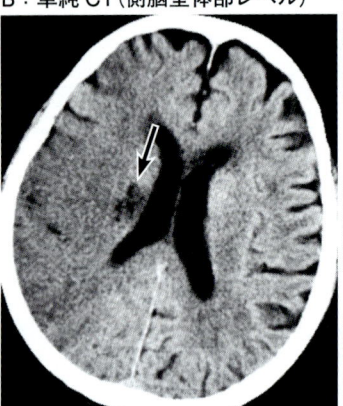

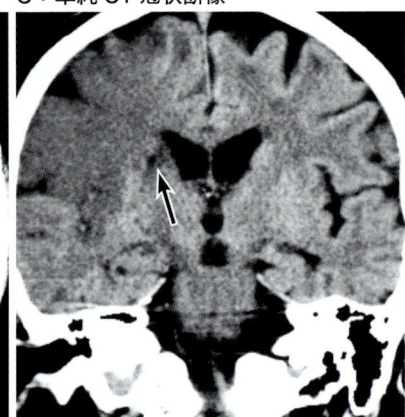

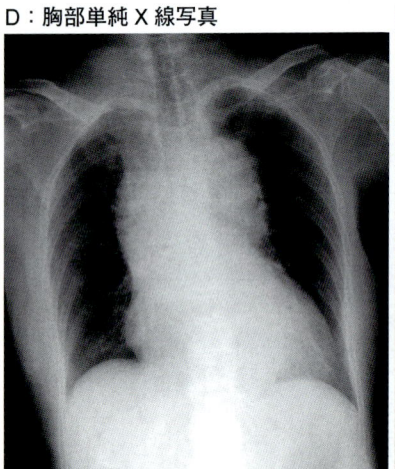

D：胸部単純X線写真　E：胸部単純X線写真（3か月前）

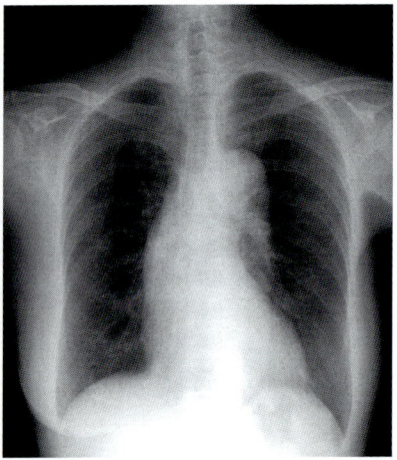

F：胸部造影CT（上行大動脈レベル）　G：胸部造影CT（右腕頭動脈レベル）　H：頸部造影CT（右総頸動脈レベル）

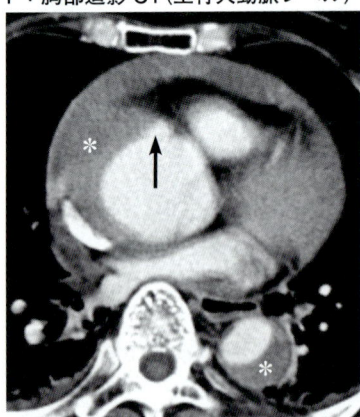

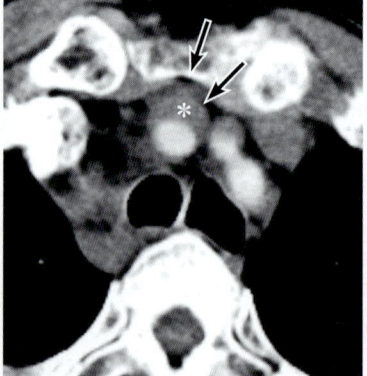

図1　症例 53-1

| ○CT 所見 | 単純CT（図1A～C）では，右中大脳動脈外側線条体動脈領域に陳旧性の分枝粥腫型梗塞を認める（→）．さらに右大脳半球右中大脳動脈領域に広範囲に腫脹を伴う低吸収域が認められ，脳梗塞超急性期の所見（early CT sign）である．状態が良好でなく，頭部MRIによる精査は施行せず． |

| ○胸部画像所見 | 入院時の胸部単純X線写真（図1D）は臥位による撮影であるが，上縦隔の拡大を認める．その3か月前の健常時の胸部単純写真（図1E）は立位による撮影であるが，入院時には上行大動脈から大動脈弓，胸部下行大動脈に明らかに拡張があることがわかる．
　胸痛や背部痛の有無は本人から聴取できる状態ではないが，緊急で頸部から胸腹部のCTを施行．腎機能の軽度低下があり，総ヨード量を減量して頸部から骨盤部の造影CTを撮像した．上行大動脈から下行大動脈にかけて急性期の大動脈解離 Stanford A 型を認める．上行大動脈前壁に内膜裂孔 tear を認める（図1F，→）が，解離腔の大部分はすでに血栓化している（図1F，＊，平衡相でも造影剤の流入を認めない）．さらに心嚢腔に出血貯留が認められる．解離腔は右腕頭動脈（図1G，→）から右総頸動脈（図1H，→），左総頸動脈，左鎖骨下動脈に進展している． |

● 最終診断　大動脈解離による脳梗塞超急性期．

○ 治療方針とその後の経過　上行大動脈の解離に対し外科適応であるが，状態が不良で，急性期に死亡．

症例 53-2

80歳代女性．突然発症の左不全麻痺と左感覚障害，構音障害．救急搬送中に症状は急速に改善，来院時NIHSS 3点．心房細動なし．10年前より高血圧加療中．発症3時間後にMRI，CTを施行．

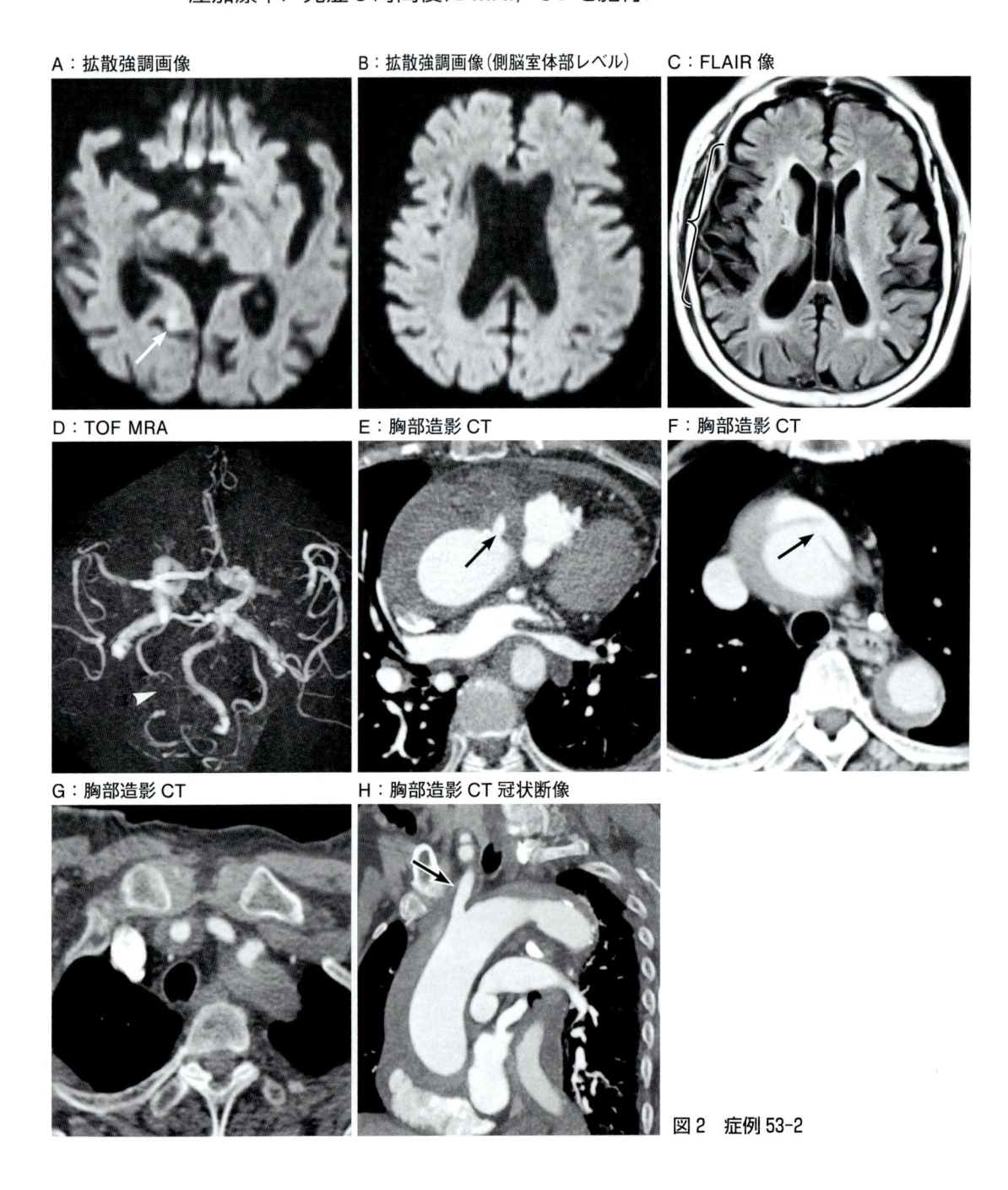

A：拡散強調画像
B：拡散強調画像（側脳室体部レベル）
C：FLAIR像
D：TOF MRA
E：胸部造影CT
F：胸部造影CT
G：胸部造影CT
H：胸部造影CT 冠状断像

図2 症例53-2

脳梗塞 IV

○ **MRI所見** 拡散強調画像(図2A, B)では, 右後頭葉, 右後大脳動脈皮質枝領域に限局性の高信号(ADCは低下, 非掲載)を認める(→). 右中大脳動脈皮質枝領域や外側線条体動脈領域には明らかな拡散異常は認めない. FLAIR(図2C)では右中大脳動脈皮質枝M2以降(括弧の示す範囲), および右後大脳動脈皮質枝P2以降(非掲載)に intraarterial signal が認められ, 灌流障害がある. MRA(図2D)では内頸動脈系, 椎骨脳底動脈系とも, 著明なアテローム硬化性の広狭不整および蛇行が認められる. 左右両側とも後大脳動脈は椎骨脳底動脈系からの供給で, 右後大脳動脈皮質枝末梢側のTOF信号は消失している(図2D, ▶).

右後大脳動脈皮質枝領域末梢の限局性の急性期梗塞と, 右中大脳動脈皮質枝領域の灌流障害急性期(循環予備能は代償されている)の所見である. MRAからはアテローム血栓性梗塞が考えられるが, 本症例ではほぼ同時期に前方循環系, 後方循環系への両方に灌流障害をきたしており, アテローム血栓性では一元的に説明できない(塞栓性では, 粉砕した塞栓子が2枝以上に同時に迷入する可能性はあるが, アテローム血栓性では前後の2枝領域に灌流障害を同時に発症するとは考えにくい). MRI所見のみでは, 今回の急性期梗塞の病因, 病態を確定することはできない.

○ **その後の経過** 来院時より軽度の背部痛があり, 以前より高血圧があること, 胸部単純写真(非掲載)で上行大動脈から大動脈弓, 下行大動脈に蛇行, 拡張, 壁石灰化などアテローム硬化性変化を認めることから, 大動脈解離の可能性を考え, 頸部から胸腹部CTを施行した.

○ **胸部CT所見** 上行大動脈から大動脈弓, 下行大動脈にかけて大動脈解離 Stanford A 型を認める(図2E~H). 上行大動脈に内膜裂孔 tear を認め(図2E, F, H, →), 解離腔に造影剤流入が認められるが, 解離腔の大部分はすでに血栓化により閉鎖している. 血栓化した解離腔は右腕頭動脈から右鎖骨下動脈起始部および右総頸動脈に進展しているが, 真腔の内腔は保たれている(図2G). 左総頸動脈, 左鎖骨下動脈には解離が進展していない.

● **最終診断** 大動脈解離(Stanford A 型)急性期に合併した右内頸動脈系, 右鎖骨下動脈の灌流障害.

○ **治療方針** 上行大動脈解離に対して手術. 血管形成術.

大動脈解離に合併した脳梗塞

病態と臨床

1) 大動脈解離による脳梗塞の発生機序

脳梗塞の原因として, 頭蓋内のみならず頭蓋外の動脈の狭窄や閉塞が要因となることがある. 頭蓋外動脈の狭窄, 閉塞のおもな原因としては内頸動脈起始部のアテローム血栓性粥腫形成が最も頻度が高いが, 生命予後の危険が高く, 重篤な病態として, 大動脈解離進展による頸動脈狭窄から閉塞, 脳梗塞合併がある.

大動脈解離による脳梗塞に対して抗血栓療法を施行すると, 大動脈解離部に生命予後

にかかわる重篤な出血性合併症をきたす危険性がある．抗血栓療法施行開始前には大動脈解離を確実に除外診断する必要がある．脳卒中治療ガイドライン2009では，大動脈解離を合併する脳梗塞ではアルテプラーゼ静注療法は禁忌としている(Grade D)

　大動脈解離は大動脈壁中膜に変性，亀裂，損傷をきたし，内膜裂孔を生じ，解離腔(偽腔)を形成した状態である．その原因として高血圧およびアテローム硬化性変化がある．高血圧はStanford A型の主原因で，Stanford B型ではアテローム硬化性変化も原因となる(ノート41).

　胸部大動脈から頭蓋内への主要動脈分枝には，近位側から遠位側に向かって，①右腕頭動脈→右総頸動脈→右内頸動脈，②右腕頭動脈→右鎖骨下動脈→右椎骨動脈，③(大動脈弓から直接分岐する)左総頸動脈，④左鎖骨下動脈→左椎骨動脈がある．

　上行大動脈から大動脈弓に解離を生じ，これら主要分枝(上記の①〜④)の起始部に解離が進展し，内腔狭小化をきたすと，脳梗塞の原因となる．すなわち，脳梗塞の原因となる大動脈解離はStanford A型である．Stanford B型は左鎖骨下動脈分岐よりも遠位側に生じるため，脳梗塞は合併しない．

2) 大動脈解離による脳梗塞の症状

　上行大動脈に生じた内膜裂孔から遠位方向に解離が進展し主要分枝(上記の①〜④)に至るので，右内頸動脈，右椎骨動脈に狭窄，閉塞，梗塞が好発する．そのため右内頸動脈系の症状として，左片麻痺で発症することが多い．また，解離に合併して生じた新鮮血栓が遊離して動脈原性塞栓症の原因となることもある．解離進展により内頸動脈が完全に閉塞すれば，心原性塞栓症と同様の突然発症の完全麻痺や意識障害をきたすが，不完全閉塞，内腔の狭小化に留まる症例では，アテローム血栓症に類似する，比較的軽度で，動揺性の神経症状(増悪と寛解)を呈することもある．

　高血圧を背景とした急性発症の激しい背部痛，胸痛，胸部苦悶があれば，大動脈解離の臨床診断は容易であるが，高齢者，特に糖尿病を有する患者では背部痛や胸痛が軽度であったり，無症候性のこともあり，慎重に病歴をチェックする必要がある．神経症状

ノート41　大動脈解離の分類：Stanford分類

Stanford分類

A型	B型
・上行大動脈に解離がある ・手術適応あり ・合併症，致死率が高い 　　脳梗塞 　　大動脈閉鎖不全 　　心筋梗塞 　　心タンポナーデ	・上行大動脈に解離がない ・内科的治療 ・厳重な安静，降圧

Stanford分類は解離の進展範囲から分類
(荒木　力：ここまでわかる急性腹症のCT 第2版．メディカル・サイエンス・インターナショナル，2009：293参照)

の動揺(増悪と改善)を認めるときは，大動脈解離の症状をチェックし，少しでも疑いがあるときは緊急で胸腹部 CT を施行する．

画像診断

大動脈解離に合併する脳梗塞の典型例では症例 53-1 のように，突然発症の右内頸動脈閉塞で，右内頸動脈系に塞栓性様式の梗塞を形成する．右内頸動脈閉塞，右内頸動脈系の塞栓性様の梗塞では常に大動脈解離の可能性を除外する必要がある．

しかし解離の進展の程度，解離腔の血栓化の有無，頸動脈の狭窄の程度によってさま

A：来院時胸部単純 X 線写真

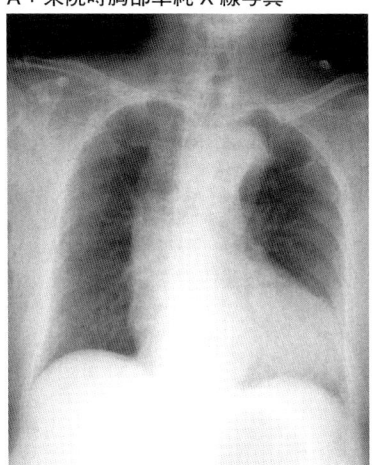

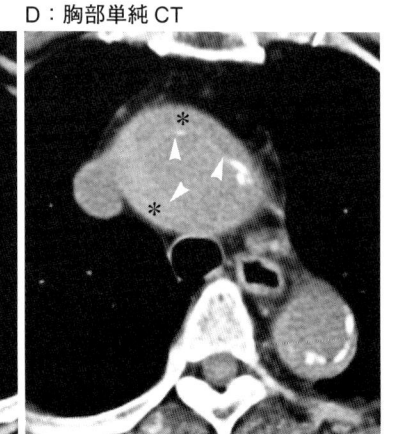

B：胸部単純 CT　　C：胸部単純 CT　　D：胸部単純 CT

図3　大動脈解離の胸部単純 X 線写真と単純 CT(症例 53-1 と同一症例)
来院時胸部単純写真(A)では上行大動脈から大動脈弓の拡張が認められる．大動脈弓部で石灰化の内側偏位が示唆されるが，大動脈弓が前後方向に大きく弧を形成するところが重なって投射されているため，この所見で解離による石灰化の偏位とは確定診断できない．大動脈の拡張と蛇行もアテローム硬化性変化として非特異的である．大動脈肺動脈窓の限局性の石灰化は，陳旧性結核瘢痕によるリンパ節の石灰化である．
単純 CT(B〜D)でも石灰化を有する intimal flap(▶)や解離腔(*)が認められる．解離腔が血栓化すると吸収値が上昇するので，軽度の高吸収域を呈する．このように単純 CT でも大動脈解離の診断が可能な症例があるが，大動脈解離の確実な診断には造影 CT が必須である．

ノート42　大動脈解離は胸部単純X線写真で診断できるか？

1) 単純X線写真では大動脈解離の除外診断はできない

　結論から述べると，胸部単純X線写真のみでは大動脈解離を完全に否定することはできない．脳梗塞急性期においては入院時のスクリーニング検査として胸部単純撮影が行われる(特に血栓溶解療法施行時においては，胸部単純撮影は必須)．脳梗塞を発症した症例，特に高齢者例では背景の動脈硬化性変化を反映して，上行大動脈から大動脈弓のアテローム血栓性の壁石灰化，拡張，蛇行を認めるが，大動脈解離では紡錘状大動脈瘤とは異なり，ほとんど拡張を認めない症例もある．

　胸部単純写真における大動脈解離の所見は，アテローム硬化性の壁石灰化の内側偏位で，特に直前の胸部単純写真と比較して新たな変化がある場合に特異的な所見となるが，動脈硬化性壁石灰化は解離部のすべてに存在するとは限らず，胸部単純写真単独による診断能は高くはない．脳梗塞の原因となる上行大動脈遠位側から大動脈弓レベルは，胸部単純写真正面像ではその走行が前後方向に重なるため，石灰化の内側偏位を正確に評価することは難しい(図3)．側面像が有用であるが，内頸動脈に解離を伴うような重症の脳梗塞急性期において，立位の側面像を撮像することは困難である．そのほかに大動脈解離の所見として急速に増悪する大動脈の拡張や蛇行があるが，直前との比較がなければ所見はアテローム硬化性変化として非特異的である．臥位の前後像撮影では，焦点距離の違いによる縦隔影の拡大率の差異が大きく，経時的な縦隔横径の正確な評価はできない．また，紡錘状の大動脈瘤も動脈瘤断面短径の著明な拡張はなくても切迫破裂をきたすこともある．したがって，胸部単純写真のみで大動脈解離を完全に否定することはできない．

2) 大動脈解離の診断にCTは必須

　脳虚血超急性期の診断と治療にあたっては，救急で胸腹部CT検査と診断専門医による読影ができる体制が施設基準として必須である．特に16列以上のMDCTを有し，短時間で胸腹部の撮像と画像再構成ができることが重要である．

　胸部・腹部大動脈解離の診断には造影早期相の撮像が有用であるが，単純CTのみでもintimal flapや，解離腔を診断することができる．ただしウィンドウ幅やウィンドウレベルを適切に設定し，大動脈壁および大動脈内腔のコントラストが高い画像で診断する必要がある．

　逆に胸腹部CTでStanford A型の胸部大動脈解離を診断したときは，必ず続けて頭頸部から頭部CTを撮像し，脳梗塞の合併をチェックする．

ざまな血流動態をとるため，必ずしも典型的な脳梗塞や神経症状をきたすとは限らない（症例53-2）．特にアテローム血栓症や糖尿病が基礎疾患にある高齢者では，典型的な大動脈解離の臨床症状をきたさない症例もある．

胸部大動脈解離の診断には造影CT（動脈優位相）を施行し，intimal flap，真腔，解離腔〔開存もしくは血栓化（造影欠損）〕を描出する．単純CTでもintimal flapを検出できることもあるが（図3），確実な診断には造影CTが必要である．単純CTでは血栓化した偽腔は新鮮血栓により，血流がある真腔よりも軽度の高吸収を呈する．造影CTの再構成画像（冠状断や大動脈走行に合わせた矢状断）は，解離の進展範囲の評価に有用である．解離が外膜側に破綻すると，縦隔や心膜腔に血腫を形成する（ノート42参照）．

頭部MRI施行中でも大動脈解離が疑われた時点で速やかに頭部MRIを中止して，直ちに胸腹部CTによる精査を行う．段階的に急速に解離が進行して発症後に急激に増悪することもある．冗長な画像診断を行っていては，検査前もしくは検査中の死亡を招くことにもなる．

キーポイント

- Stanford A型の解離進展により，頭蓋内への動脈の狭窄や閉塞，二次的な塞栓を生じ，脳梗塞を合併する．
- 大動脈解離に合併する脳梗塞は，右内頸動脈系，右半球に梗塞を合併しやすく，左片麻痺，失語で発症する．
- 血栓溶解療法は禁忌である．
- 高齢者，糖尿病合併症例では，典型的な大動脈解離の臨床症状を示さないこともある．
- 大動脈解離の診断にはCT（特に造影CT）が必要である．大動脈解離は胸部単純X線写真では除外診断できない！

文献

1) Gerber O, Heyer EJ, Vieux U : Painless dissections of the aorta presenting as acute neurologic syndromes. Stroke 1986 ; 17 : 644-647.
2) Flemming KD, Brown RD Jr : Acute cerebral infarction caused by aortic dissection : caution in the thrombolytic era. Stroke 1999 ; 30 : 477-478.
3) Uchino K, Estrera A, Calleja S, et al : Aortic dissection presenting as an acute ischemic stroke for thrombolysis. J Neuroimaging 2005 ; 15 : 281-283.

症例 54-1

50歳代女性．左上肢・下肢しびれ．心房細動なし．発症2時間後にMRIを施行．

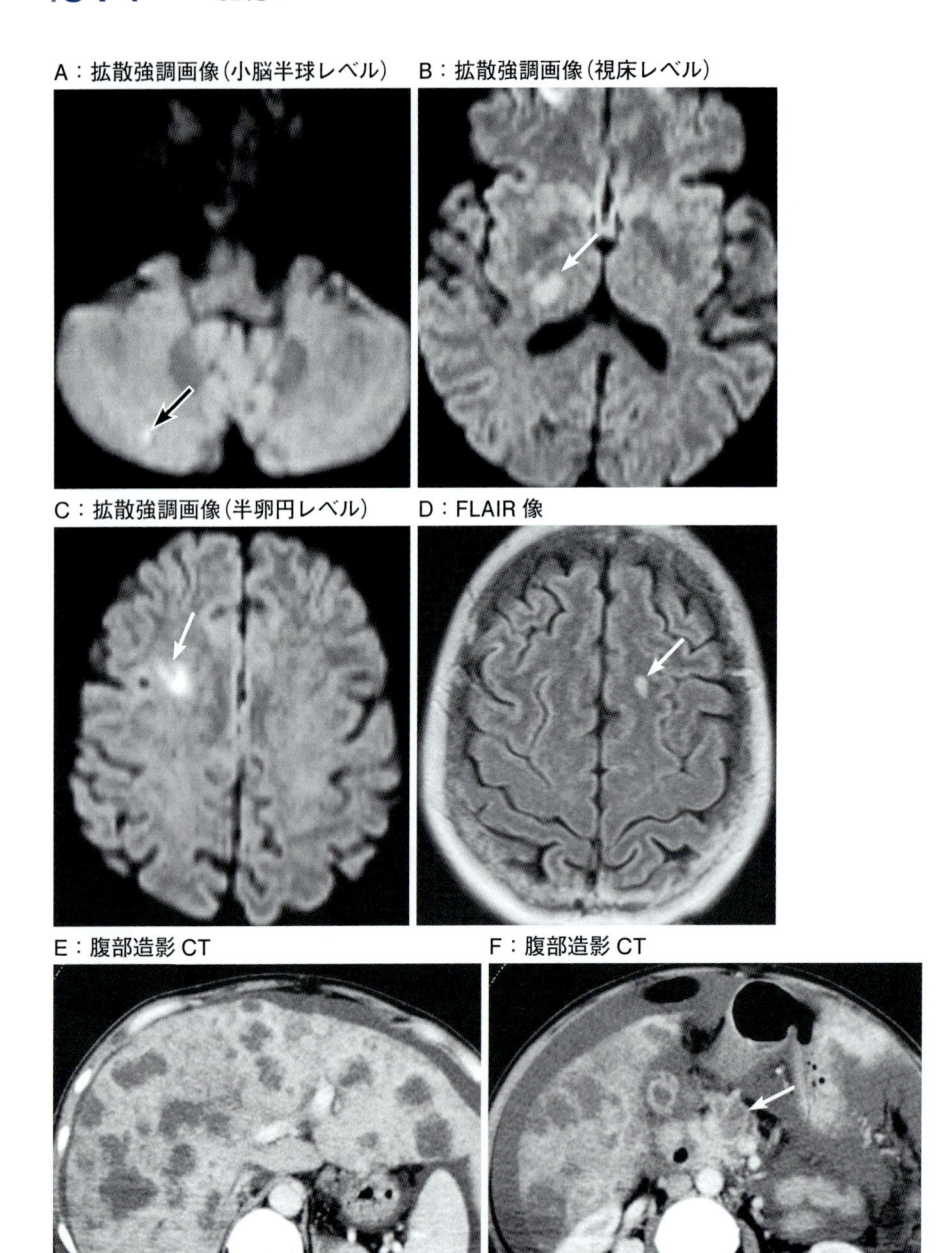

A：拡散強調画像（小脳半球レベル）　B：拡散強調画像（視床レベル）
C：拡散強調画像（半卵円レベル）　D：FLAIR像
E：腹部造影CT　F：腹部造影CT

図1　症例54-1

○ **MRI 所見** 発症 2 時間後の拡散強調画像では，右小脳半球(図 1 A，→)，右視床外側領域(図 1 B，→)，右中大脳動脈皮質枝からの髄質動脈領域(図 1 C，→)に限局性の高信号域を認め，ADC も低下している(非掲載)．多発する急性期の穿通動脈領域梗塞でほぼ同時期発症と考えられる．さらに，左中大脳動脈皮質枝からの髄質動脈領域にも，FLAIR(図 1 D)で高信号域が認められ(→)，梗塞亜急性期から慢性期と考えられる．前方循環系および後方循環系の穿通動脈領域に多発性の小梗塞が，ほぼ同時期(図 1 A～C)および段階的(図 1 D)に発症していると考えられること，さらに一元的には脳梗塞の原因が説明できないことから，悪性腫瘍合併脳梗塞を疑い，胸腹部 CT を施行した．

○ **腹部 CT 所見** 腹部造影 CT (図 1 E,F)では膵体部に膵管癌が認められ(→)，多発性の腹部リンパ節転移および肝両葉に多発性の血行性転移を認める．腫瘍マーカーは CEA＝7 ng/dL，CA19-9＝2 U/mL，DU-PAN-2＝80,000 U/mL で，D-dimer は 15.45 μg/mL，FDP も 33 μg/mL(正常 5 μg/mL 以下)と上昇していた．

● **最終診断** 悪性腫瘍合併脳梗塞．超急性期脳梗塞を契機に診断された膵管癌，腹部リンパ節転移，肝両葉多発血行性転移．

○ **治療方針** 抗凝固療法，抗血小板療法(ただし，腫瘍破裂，腹腔内出血の危険があり，少量)．

症例 54-2

80歳代男性　数時間前より右不全麻痺が出現し徐々に増悪する．発症4時間後にMRI，CTを施行．

A：拡散強調画像（小脳レベル）　　B：拡散強調画像（基底核レベル）　　C：拡散強調画像（側脳室周囲レベル）

D：FLAIR像　　E：腹部造影CT　　F：胸部CT

G：腹部拡散強調画像　　H：拡散強調画像（入院第13病日）　　I：拡散強調画像

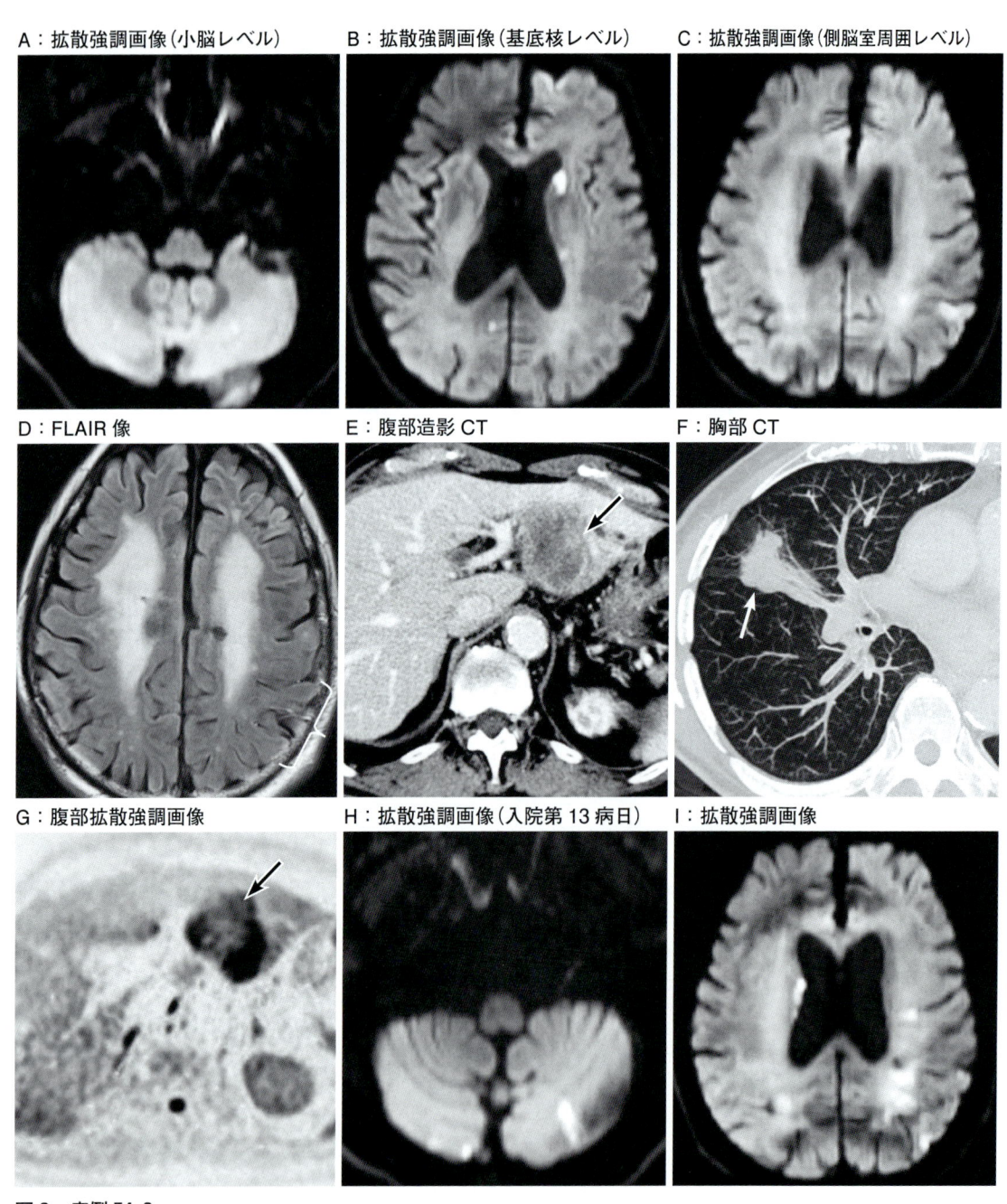

図2　症例54-2

○ **画像所見**　拡散強調画像で両側小脳半球（図2A），左側脳室周囲深部白質（図2B），右後大脳動脈皮質枝領域（図2B），左中大脳動脈皮質枝領域（図2C）に小さな高信号領域が認められ，

372

多発性の急性期梗塞と診断される(ADC も低下，非掲載)．FLAIR(図２D)では左中大脳動脈皮質枝 middle trunk 末梢側に限局する intraarterial signal が認められ(括弧の示す範囲)，皮質枝末梢の小塞栓による閉塞と考えられる．ほぼ同時期に複数の動脈支配域(両側前方循環系および後方循環系)に梗塞が認められ，D-dimer は 54.2 μg/mL と著明に上昇しており，悪性腫瘍に合併した凝固能異常による脳梗塞が疑われる．腫瘍マーカーは CEA は 4 ng/mL と正常であるが，CA19-9 は 54 U/mL と上昇していた．

胸腹部造影 CT で肝左葉外側区の乏血性充実性腫瘍(図２E，→)と末梢肝内胆管の拡張，右肺中葉 S^4 領域末梢の腫瘍を認めた(図２F，→)．腹部拡散強調画像(図２G)では肝左葉外側区の腫瘍性病変は高信号を呈し〔→，ADC は低下(非掲載)〕，肝内胆管癌と転移性肺腫瘍と診断した(腫瘍切除術が施行され，病理学的に確定診断)．拡散強調画像(図２G)では，肝門部リンパ節転移，腹腔動脈幹周囲リンパ節転移，両側副腎転移も認められる．

入院第 13 病日に左片麻痺の増悪と意識障害が出現したため，第２回目の頭部 MRI を施行した．拡散強調画像で両側小脳半球(図２H)や両側中大脳動脈皮質枝領域および髄質動脈領域(図２I)に急性期梗塞の再発を認める．

● **最終診断** 進行性の悪性腫瘍(肝内胆管癌および転移性肺腫瘍)に合併した多発性脳梗塞急性期．表在性の皮質梗塞は微小塞栓性，深部白質の髄質動脈の梗塞は局所での血栓形成にによる梗塞と考えられる．

○ **治療方針** 悪性腫瘍に対する治療．消化管出血がないので，抗凝固療法，抗血小板療法．

悪性腫瘍に合併する脳梗塞[†] cerebral infarction complicated with malignant tumor

病態と臨床

全身の悪性腫瘍により全身の凝固能異常(凝固能の亢進)が惹起され，血栓形成が促進されて(cancer-related coagulopathy)，脳梗塞を合併することがある．あらゆる悪性腫瘍が脳梗塞合併の原因となりうる．脳梗塞を合併する段階で悪性腫瘍は進行性で，転移をきたしていることが多い．進行性の悪性腫瘍が多い高齢者に頻度が高いが，若年者の悪性腫瘍でも脳梗塞を合併しうる．

病態については，詳細は解明されていないが，慢性播種性血管内凝固異常があり，①全身の血液凝固能による主幹動脈レベルに形成された血栓からの微小塞栓や，②局所脳動脈末梢における微小血栓形成による微小梗塞が考えられている．梗塞巣は小さく，神経学的には症状はきわめて軽度で，完全な片麻痺や，失語，意識障害などをきたさない．

脚注
[†] 以前より悪性腫瘍合併脳梗塞については，"Trousseau 症候群"という名称が用いられているが，病態を的確に表す適切な症候名ではなく，本書では用いない．

検査所見としてD-dimerやTAT（トロンビン-アンチトロンビンIII複合体），FDP（フィブリン/フィブリノゲン分解産物）が上昇する．悪性腫瘍に合併する播種性血管内凝固症候群（disseminated intravascular coagulation：DIC），非細菌性血栓性心内膜炎（non-bacterial thrombotic endocarditis：NBTE），髄膜播種症，化学療法・放射線治療，敗血症も脳梗塞合併の要因となる．全身の凝固能が亢進するため，脳梗塞以外に静脈洞血栓症，肺動脈塞栓症も合併することがある．

画像診断

　悪性腫瘍に合併する脳梗塞では，複数の動脈支配域に同時期もしくは段階的に多発する小梗塞を特徴とする．大脳半球や小脳半球の皮質や皮質下白質，動脈支配境界領域に限局する小梗塞を形成する．一元的には説明つかないような小梗塞が，複数の動脈支配域（内頸動脈系と椎骨脳底動脈系の両側同時多発など，動脈原性塞栓症や心原性塞栓症では考えにくい複数域の組み合わせ）に同時に多発もしくは段階的に多発している症例では悪性腫瘍合併脳梗塞を考える．ただし，合併する脳梗塞は単発性のこともある．

　既知の進行性の悪性腫瘍に合併して脳梗塞が発症することもあるが，合併する脳梗塞の発症を契機に原因疾患となった進行性の悪性腫瘍が診断されることもある（ノート43参照）．

鑑別診断

① **動脈原性塞栓症**：内頸動脈起始部に形成されたアテローム血栓性プラークの破綻，および形成された二次血栓の遊離により末梢側に小梗塞を生じるが，反対側の内頸動脈や，椎骨脳底動脈系と同時に梗塞をきたすことはない．
② **心原性脳塞栓症**：区域性の大きな梗塞を形成する．皮質枝近位側に塞栓した血栓が自然融解して末梢側にembolic shower状の小梗塞を形成することがあるが，複数の支配域には及ばない．
③ **感染性塞栓症**：感染性心内膜炎が先行する．末梢側に小さな皮質梗塞を形成するが，梗塞部位には微小出血を伴い，T2*強調像で低信号きたすことが多い．
④ **ヘパリン起因性血小板減少症**：多発性と微小梗塞を形成することがある．

ノート 43　脳梗塞急性期から亜急性期における全身 CT の役割

　脳血管障害急性期を扱う施設においては，16 列以上(今後の新規導入においては 64 列以上)の MDCT を備え，頭部のみならず，頭頸部から胸部，腹部，脊椎を含めた画像診断(撮像と読影のみならず，画像診断管理も可能なこと)が施行できることが脳卒中総合診療のための必須の施設要件となる．

　大動脈解離の疑いがあるときは直ちに胸腹部 CT を施行する．脳梗塞急性期の初期治療により状態が安定した段階で，脳梗塞の原因や脳動脈以外の動脈硬化の程度や合併症を精査する必要がある．

　大動脈解離の診断や，頸動脈粥腫の精査，左心耳血栓の検出，悪性腫瘍の診断には造影 CT が必須となる．造影 CT の施行にあたっては，特に重要視する検査目的に合わせた撮像プロトコールの設定と選択が必要で，造影早期動脈相から後期動脈相をどの部位で撮像するか，検査法を組み立てる．

1) 脳梗塞の原因

① **左房左心耳血栓の精査**：MDCT では心電同期下の造影 CT を施行し，左心耳内の造影欠損を見る．造影早期相では，遅滞した血流により左心耳内に十分造影剤が流入せず，既存の血液が造影剤に十分に置き換えることができないため，血栓形成残存を過大評価する可能性があるので，造影後期相で撮像する．左房全体を撮像範囲に含めることで，卵円孔開存，心房中隔欠損による右→左シャントも評価することができる．256 列以上の CT では左房左心耳レベルのみではなく，連続して上行大動脈から頸動脈レベルまで心電図同期下撮像を施行し，粥腫の有無や冠動脈疾患の有無も同時に評価する

② **胸腹部悪性腫瘍**：凝固異常をきたす悪性腫瘍のほとんどは進行癌で多発転移がある進行症例であり，胸腹部造影 CT で診断が可能である．

2) 全身の動脈硬化の程度

① **胸腹部大動脈およびその主要分枝**(大動脈弓から頭蓋内への主要分枝，腎動脈，腸間膜動脈，腸骨動脈など)**のアテローム硬化性変化の程度，大動脈瘤について評価する**：総腸骨動脈起始部，外腸骨動脈起始部，大腿深動脈分岐直後など，閉塞性動脈硬化症が好発する部位もチェックする．

② **心原性塞栓症**：頭蓋内動脈のみならず軀幹部にも遊離，塞栓をきたしている可能性があり，特に上腸間膜動脈塞栓症，腎動脈塞栓症の有無をチェックする．

3) 合併症の診断

① **深部静脈血栓症と肺動脈塞栓**：左心耳の撮像に合わせて肺動脈幹から肺動脈主幹部，区域動脈レベルの塞栓性閉塞の有無をチェックし，平衡相(大腿下腿の静脈相)で深部静脈血栓症を評価する．

② 誤嚥性肺炎やうっ血性心不全の有無．

キーポイント

- 複数の動脈支配域に，同時多発もしくは段階的に多発する小梗塞を認めたときは，基礎疾患として進行性の悪性腫瘍による血液凝固異常が生じていることがある．悪性腫瘍既往歴のチェックおよび CT による全身精査が必要である．
- D-dimer の上昇を認めるときは，悪性腫瘍合併脳梗塞を鑑別に考える．

文献

1) Lowe GD : Virchow's triad revisited : abnormal flow. Pathophysiol Haemost Thromb 2003 ; 33 : 455-457.
2) Terashi H, Uchiyama S, Iwata M : Stroke in cancer patients. Brain Nerve 2008 ; 60 : 143-147.
3) Meng R, Ji X, Li B, et al : Dynamical levels of plasma F (1+2) and D-dimer in patients with acute cerebral infarction during intravenous urokinase thrombolysis. Neurol Res 2009 ; 31 : 367-370.

V章

その他の血管障害

症例 55

40歳代女性．他院で脳室内出血の診断後，原因の精査目的で転院．

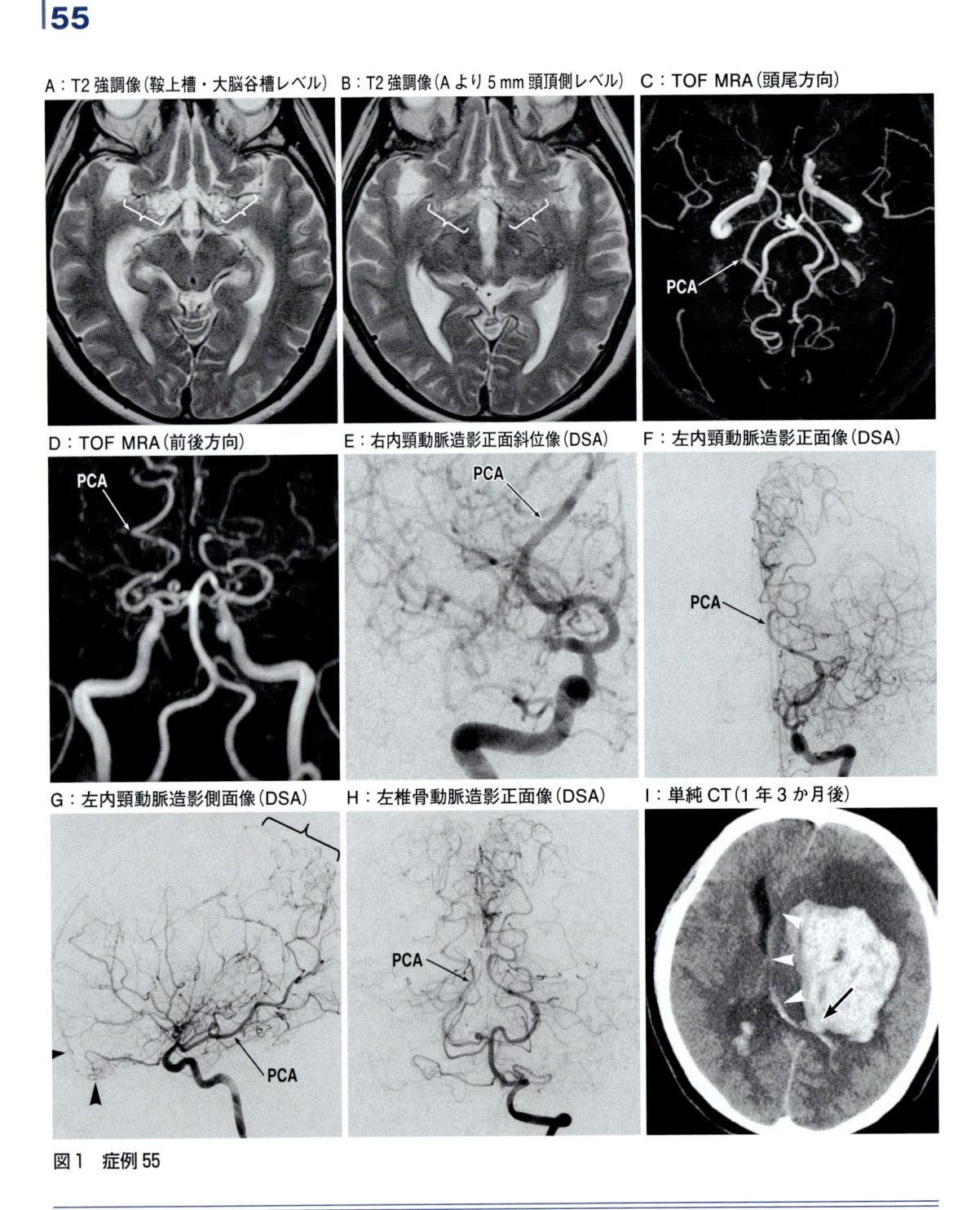

A：T2強調像（鞍上槽・大脳谷槽レベル）　B：T2強調像（Aより5mm頭頂側レベル）　C：TOF MRA（頭尾方向）

D：TOF MRA（前後方向）　E：右内頸動脈造影正面斜位像（DSA）　F：左内頸動脈造影正面像（DSA）

G：左内頸動脈造影側面像（DSA）　H：左椎骨動脈造影正面像（DSA）　I：単純CT（1年3か月後）

図1　症例55

○ **MRI所見**　T2強調像（図1A, B）で，鞍上槽から大脳谷槽，大脳縦裂（半球間裂）に，両側中大脳動脈M1および前大脳動脈A1のflow voidが確認できず，細い無数のflow voidが認めら

れる(括弧の示す範囲)．両側 Willis 動脈輪閉塞によるもやもや新生血管増生が示唆される．脳実質には梗塞や出血を認めないが，中脳を全周性に縁どるように線状の低信号が認められ，脳表ヘモジデリン沈着である(図1A)．

MRA (図1C,D)で両側眼動脈は確認でき，内頸動脈遠位側には高度狭窄を認めないが，両側中大脳動脈 M1 起始部および前大脳動脈 A1 起始部に TOF 信号の完全途絶が認められる．椎骨脳底動脈には有意狭窄を認めない．両側後大脳動脈(PCA)は両側内頸動脈から後交通動脈を介する胎児型支配を呈しているが，狭窄は認めない．

○ **DSA 所見** 脳動脈造影(DSA, 図1E,F)でも，両側中大脳動脈は起始部から造影されず，完全閉塞を呈している．閉塞断端からは，もやもや新生血管が認められる．両側の後大脳動脈(PCA)には内頸動脈から後交通動脈を介する血流供給があり，後大脳動脈皮質枝遠位側末梢で，髄軟膜吻合を介する中大脳動脈皮質枝領域への側副灌流が認められる(図1G, 括弧の示す範囲)．また左内頸動脈側面像(図1G)で，左眼動脈から左篩骨動脈を介して，頭蓋内に側副路の発達が認められる(▶)．左椎骨動脈造影(図1H)では，明らかな異常は認めない．

1年3か月後に突然の痙攣発作，右片麻痺，意識障害をきたし，搬送された．単純 CT (図1I)で左被殻外側領域から島回皮質下に，高吸収域を呈する大量の実質内出血が認められ，左側脳室体部後半部に直接穿破し(→)，脳室内血腫を形成している．さらに右側への大脳鎌下ヘルニアをきたしている(▶)．

● **最終診断** 両側 Willis 動脈輪閉塞症(もやもや病)．既往歴の脳室内出血はもやもや病に合併した脳室内出血であったと考えられる．当院初回 MRI の1年3か月後に脳実質内出血を合併．

○ **治療方針** もやもや病に対しては保存的加療．血圧のコントロール．1年3か月後の左被殻の実質内出血については，血腫除去術の適応も考慮されたが，状態が良好でなく，保存的療法が選択された．

もやもや病(Willis 動脈輪閉塞症)

病態と臨床

もやもや病(moyamoya disease)は，Willis 動脈輪の両側，すなわち両側内頸動脈終末部から中大脳動脈皮質枝起始部，前大脳動脈皮質枝起始部に，高度狭窄ないしは閉塞を生じ，さらに閉塞端から異常血管網(もやもや新生血管)による側副循環を形成する疾患である．本邦に多く，小児から成人まで認められる．臨床的には動脈閉塞による虚血症状や脆弱なもやもや新生血管からの出血の合併で発症する．閉塞は前方循環系，後方循環系のいずれにも生じるが，前方循環系の特に中大脳動脈 M1 起始部レベルの頻度が高い．診断基準では"両側"閉塞例と定義しているが，同様の病態と考えられる片側例も多く存在する(ノート44参照，片側症例は「疑診例」)．

本症の原因は不明であるが，先天的な異常のほかに，血管炎，感染症，免疫異常など

が考えられる．小児期における反復する咽喉頭の感染症(扁桃腺炎，中耳炎など)の後に本症の発症が確認されている症例もある．

脳動脈主幹から皮質枝の近位側の内膜に，平滑筋細胞の増殖，慢性膵炎の増殖による肥厚などが生じ，Willis 動脈輪，特に前方循環系である内頸動脈から中大脳動脈，前大脳動脈近位部の高度狭窄・閉塞をきたす．

小児期に Willis 動脈輪(特に内頸動脈遠位側)に狭窄をきたし，狭窄部末梢からもやもや新生血管の出現を生じる．狭窄の進行とともにもやもや新生血管が増生するが，完全閉塞に至るともやもや新生血管も徐々に縮小し，開存している隣接の動脈系(椎骨脳底動脈系や外頸動脈系)からの側副循環(髄軟膜吻合など)が発達する(表1)．もやもや病変は，内頸動脈系に好発するが，後方循環系(後大脳動脈起始部)にも認められる(表2，ノート45)．

Willis 動脈輪の閉塞様式により，以下のような側副循環を形成する．
① 閉塞断端から基底核や視床への穿通動脈レベルに形成されたもやもや新生血管により，閉塞した皮質枝遠位側にリエントリー(re-entry)し，順向性の血流供給を行う．
② 閉塞した皮質枝(おもに中大脳動脈領域)末梢に隣接する閉塞していない動脈系の皮質枝末梢(前大脳動脈や後大脳動脈領域)から，髄軟膜吻合(leptomeningeal anastomosis)を介する側副血流が発達する．
③ 頭蓋外から頭蓋内へ，硬膜を介する側副循環も発達することがある(transdural anastomosis)．眼動脈からの分枝である前篩骨動脈と後篩骨動脈から，前頭蓋底から頭蓋内への側副血行路を形成することもある(ethmoidal moyamoya vessels)．また，外頸動脈系(浅側頭動脈，中硬膜動脈)から硬膜を貫通する側副血流も生じることがある(vault moyamoya vessels)．

もやもや病の神経症状，発症様式は小児と成人では異なる(表3)．小児例では Willis 動脈輪閉塞による虚血症状での発症が多い．片麻痺，感覚障害，痙攣発作，不随意運動など非特異的な症状で発症する．前駆症状として，交代性の一過性脳虚血発作をきたすこともある．特に過呼吸や Valsalva 負荷時には血中の二酸化炭素濃度が低下し，脳動脈の攣縮をきたすため，発作性に脳虚血症状を誘発しやすい．小児例の場合，成人まで経年的に狭窄病変が進行する可能性があり，一側性であった閉塞病変が，数年後に両側性に進行することもあるので厳重な経過観察が必要である．

成人例では脳梗塞の発症例もあるが，約半数が頭蓋内出血により発症する．30歳代

ノート44　厚生省研究班によるもやもや病の診断基準要約

- Willis 動脈輪の閉塞，すなわち内頸動脈終末部，前大脳動脈および中大脳動脈近位部に，狭窄または閉塞が両側性にある(片側例は「疑診例」)．
- 狭窄または閉塞近傍(大脳基底核や脳底槽)に異常な拡張，増生した血管網(もやもや血管)を認める．
- 動脈硬化や自己免疫疾患，炎症，腫瘍，放射線治療後などの基礎疾患がない．

その他の血管障害

表1　小児期における内頸動脈系のもやもや病の進行分類[1]

		内頸動脈および皮質枝	もやもや新生血管	椎骨脳底動脈系，外頸動脈系からの側副血流
第1期	内頸動脈狭小期	内頸動脈終末部の狭窄		
第2期	もやもや初発期	内頸動脈終末部の狭窄の進行	内頸動脈終末部からもやもや新生血管(basal moyamoya)の軽度出現	
第3期	もやもや増勢期	中大脳動脈，前大脳動脈の狭小化	もやもや新生血管の増勢	
第4期	もやもや細微期	中大脳動脈，前大脳動脈は狭窄進行→ほとんど造影，描出されなくなる	もやもや新生血管の縮小	篩骨動脈からの側副血流
第5期	もやもや細小期	内頸動脈系からの血流は著明に低下	もやもや新生血管はさらに縮小	椎骨脳底動脈系，外頸動脈系からの側副血行路
第6期	もやもや消失期	内頸動脈系からの血流消失	もやもや新生血管の消失	椎骨脳底動脈系，外頸動脈系からのみ供給

表2　後方循環系のもやもや病の進展[2]

		後大脳動脈閉塞	もやもや新生血管	側副循環
第1期		狭窄や閉塞なし		
第2期	もやもや初発期	後大脳動脈狭窄	わずか	
第3期	もやもや増勢期	狭窄〜閉塞	もやもや新生血管増生	後大脳動脈はもやもや新生血管を介して供給される
第4期	もやもや消失期	閉塞	もやもや新生血管縮小．後大脳動脈起始部に限局	内頸動脈系からの側副灌流

ノート45　後方循環系閉塞をきたしたもやもや病

　もやもや病は前方循環系(内頸動脈から中大脳動脈，前大脳動脈)に好発するが，後方循環系(後大脳動脈)にも閉塞をきたすことがある．後大脳動脈閉塞断端からのもやもや新生血管は，視床や脈絡叢への穿通枝領域に進展するため，視床出血や，脳室内出血を合併する．前方循環系と後方循環系の両方の閉塞例ではcross circulationや髄軟膜吻合(leptomeningeal anastomosis)の側副循環が発達しにくく，脳梗塞を合併しやすい．

表3 もやもや病：小児例と成人例の比較

小　児	成　人
・狭窄，閉塞性変化が進行する可能性がある ・虚血発症例が多い 　①一過性脳虚血発作，②脳梗塞，③痙攣 ・過呼吸，過換気状態で虚血が誘発されやすい．（過換気では動脈血中の炭酸ガス濃度が低下するため，脳血管が収縮し，局所脳血流量が減少するため）	・進行しない ・出血発症例が多い 　1) 脳実質内を穿通するもやもや新生血管の脆弱性による実質内出血，脳室内出血 　2) 合併する脳動脈瘤破綻による出血 　　①皮質枝レベルの動脈瘤ではくも膜下出血 　　②脳実質を穿通するもやもや血管に動脈瘤があるときは実質内出血や脳室内出血

〜40歳代が好発年齢で，脆弱なもやもや新生血管や合併する小動脈瘤（側副血流供給のために血流量が増加し，血行力学的な動脈瘤を形成することがある）から出血する．出血は実質内出血のみならず，脳室内出血やくも膜下出血で発症することもある．原因不明のくも膜下出血，実質内出血の症例ではもやもや病も鑑別のひとつになる．

画像診断

　もやもや病の診断には脳動脈造影やMRIによる画像診断が必須で，MRIでは1.5T以上（3Tはさらに有用）の機種でTOF MRAを施行する．

1) Willis動脈輪閉塞の診断

　もやもや病の診断にはMRIが第一選択となる．T2強調像ではWillis動脈輪からの皮質枝近位側（特に前方循環系の内頸動脈遠位側から中大脳動脈M1起始部に好発）のflow voidが消失する．TOF MRAでは，内頸動脈遠位側の先細り状の狭小化が認められ，中大脳動脈や前大脳動脈起始部で信号の途絶を認める．内頸動脈遠位側から中大脳動脈起始部閉塞では，側副血行路となる眼動脈や前大脳動脈，後大脳動脈，外頸動脈のTOF信号の増強を認める．

　非出血例，非梗塞例では，単純CTでは有意な所見は認めない．ただし大脳谷槽に中大脳動脈M1の輪郭が確認できなければ，本症を診断するきっかけになる．小児の頭部単純CTにおいては，大脳谷槽の中大脳動脈M1の輪郭が認められるかどうかを常にチェックする．

2) もやもや新生血管の診断

　T2強調像で皮質枝近位側のflow voidの消失とともに，閉塞断端からもやもや新生血管が鞍上槽から大脳谷槽，迂回槽の高信号を呈する脳脊髄液内に微細なflow voidの血管網として認められる．TOF MRAでも閉塞断端から微細なTOF信号としてもやもや新生血管を認める．

3) 側副血行路の診断

　側副循環への血流を供給する動脈では，血流増加を反映してTOF信号が増強する

(中大脳動脈起始部閉塞では眼動脈や前大脳動脈，後大脳動脈，外頸動脈系の TOF 信号が増強)．これら側副血流供給動脈では，血行力学的に脳動脈瘤を合併することがある(図2参照)．

髄軟膜吻合を介する側副血流による脳表動脈の遅滞した血流が，造影 3D GRE T1 強調像では血液プール造影効果として認められる．また，FLAIR では遅滞した血流が高信号に描出される(FLAIR intraarterial signal)．さらに軟膜血管の血流遅滞により脳表に沿って高信号を呈することもある("Ivy sign")．これらの所見は，灌流圧が低下し循環予備能による代償性の血管拡張をきたした状態であり，その領域では rCBF が軽度低下している可能性がある．

選択的脳動脈造影(DSA)は本症の診断に必須ではないが，もやもや新生血管の発達程度や，髄軟膜吻合や外頸動脈系からの硬膜を介する側副血流の血行動態を精査する目的や，血行再建術の適応検討のために施行する．

4) もやもや病に合併する脳梗塞の特徴

もやもや病では皮質枝近位側の閉塞により，慢性循環不全状態が長期にわたり持続するため，皮質枝境界域や皮質枝領域末梢に梗塞を合併する傾向にある．アテローム血栓性の境界領域梗塞よりは広範囲に病変を形成することが多く，表在皮質優位に梗塞に陥る．アテローム血栓性梗塞よりは虚血強度が強く慢性期には心原性塞栓様の空洞形成萎縮をきたす．

一方，側副循環が発達しているため，中大脳動脈皮質枝領域全体が梗塞に陥ることは

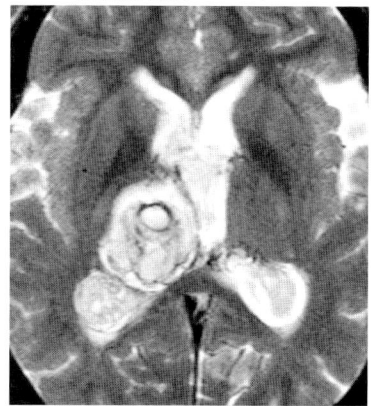

A：T2強調像(視床レベル)　　B：T2強調像(鞍上槽レベル)　　C：TOF MRA

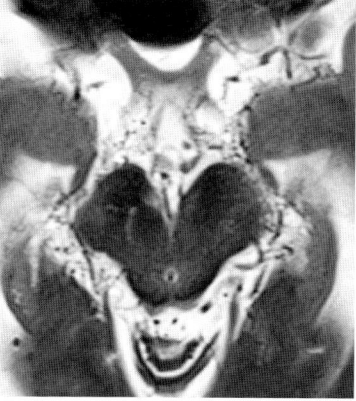

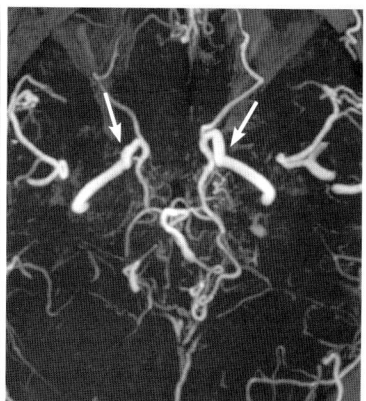

図2　両側 Willis 動脈輪閉塞症(前方循環系および後方循環系の両方に閉塞)に合併した右視床出血(50歳代女性)

突然発症の左片麻痺と意識障害．発症2時間後に心原性塞栓症疑いで MRI が施行された．T2強調像(A)で，右視床にオキシヘモグロビンを主体とする実質内出血超急性期の所見で，脳室内穿破を合併している．搬送時に高血圧は認めなかったが，高血圧性の視床出血として矛盾しない所見である．しかし T2 強調像(B)で鞍上槽から両側大脳谷槽には，内頸動脈から中大脳動脈 M1 の正常の flow void が確認できず，同部から両側外側線条体動脈にかけて，細かい無数の flow void が認められる．両側 Willis 動脈輪閉塞症によるもやもや新生血管の増生と診断できる．TOF MRA (C)では両側内頸動脈遠位側から中大脳動脈起始部に閉塞が認められ(→)，その断端部よりもやもや新生血管を認める．両側とも眼動脈の TOF 信号は増強しており，側副血行路として働いている．さらに両側後大脳動脈皮質枝近位側にも閉塞が認められ，閉塞断端からは，新生血管増生を認め(B,C)，右後大脳動脈領域のもやもや新生血管より出血したと診断できる．

ない．また，もやもや新生血管の発達があるため，外側線条体動脈領域や視床への穿通動脈領域に梗塞をきたすことはまれである．

小児例では皮質梗塞のみをきたすことがあり，梗塞が脳表の皮質に限局するためT2強調像では急性期の診断が難しく，拡散画像やFLAIRが有用である．もやもや病における皮質梗塞急性期にはT2強調像では皮質下白質に明瞭な低信号をきたすことがある（subcortical low intensity）．これは髄質静脈にうっ滞するデオキシヘモグロビン濃度の上昇によるものと考えられている．

5）もやもや病に合併する脳出血の特徴

脆弱なもやもや新生血管からの出血が原因と考えられている．深部穿通動脈系である基底核領域や視床の実質内出血や，脳室上衣下から脳室内出血をきたす．基底核や視床の出血は高血圧性出血と鑑別が難しいことが多いが，脳室内出血の症例では必ず本症を鑑別に考える．出血例では，もやもや新生血管が著明に発達し，拡張，蛇行していることが多い．もやもや新生血管の近傍に脳動脈瘤を形成してくも膜下出血をきたすこともある．

治療方針

Willis動脈輪の狭窄，閉塞については原因不明で，小児期においては進行性の脳動脈疾患であり，確実な治療法はなく，抗血小板療法や抗痙攣薬投与を行う．貧困灌流状態が明らかで，一過性脳虚血発作をきたす症例では血行再建術の適応となる（浅側頭動脈－中大脳動脈吻合術や，脳筋血管吻合術後，脳硬膜動脈血管吻合術など）．

キーポイント

- もやもや病では，両側Willis動脈輪の閉塞端からもやもや新生血管の増生が起こる．閉塞は前方循環系に好発する．
- 内頸動脈遠位側から中大脳動脈起始部の狭小化，閉塞，もやもや新生血管の増生の頻度が高い．
- もやもや病は，小児期では虚血症状，成人では出血症状で発症することが多い．

文献

1) Suzuki J, Takaku A : Cerebrovascular "moyamoya" disease. Disease showing abnormal net-like vessels in base of brain. Arch Neurol 1969 ; 20 : 288-299.
2) Mugikura S, Takahashi S, Higano S, et al : The relationship between cerebral infarction and angiographic characteristics in childhood moyamoya disease. AJNR 1999 ; 20 : 336-343.
3) Mikami T, Sugino T, Ohtaki S, et al : Diagnosis of moyamoya disease on magnetic resonance imaging : are flow voids in the basal ganglia an essential criterion for definitive diagnosis? J Stroke Cerebrovasc Dis 2012, Aug 29.(Epub ahead of print)
4) Sawada T, Yamamoto A, Miki Y,et al : Diagnosis of moyamoya disease using 3-T MRI and MRA : value of cisternal moyamoya vessels. Neuroradiology 2012 ; 54 : 1089-1097. (Epub 2012 Feb 21)

その他の血管障害 V

症例 56

40歳代男性．屋外で土木作業中に，誰も落ちないような穴に誤って転落し，頭部打撲．普段から理解力が低い．来院時に意識は清明，片麻痺なし．難聴あり．低身長．

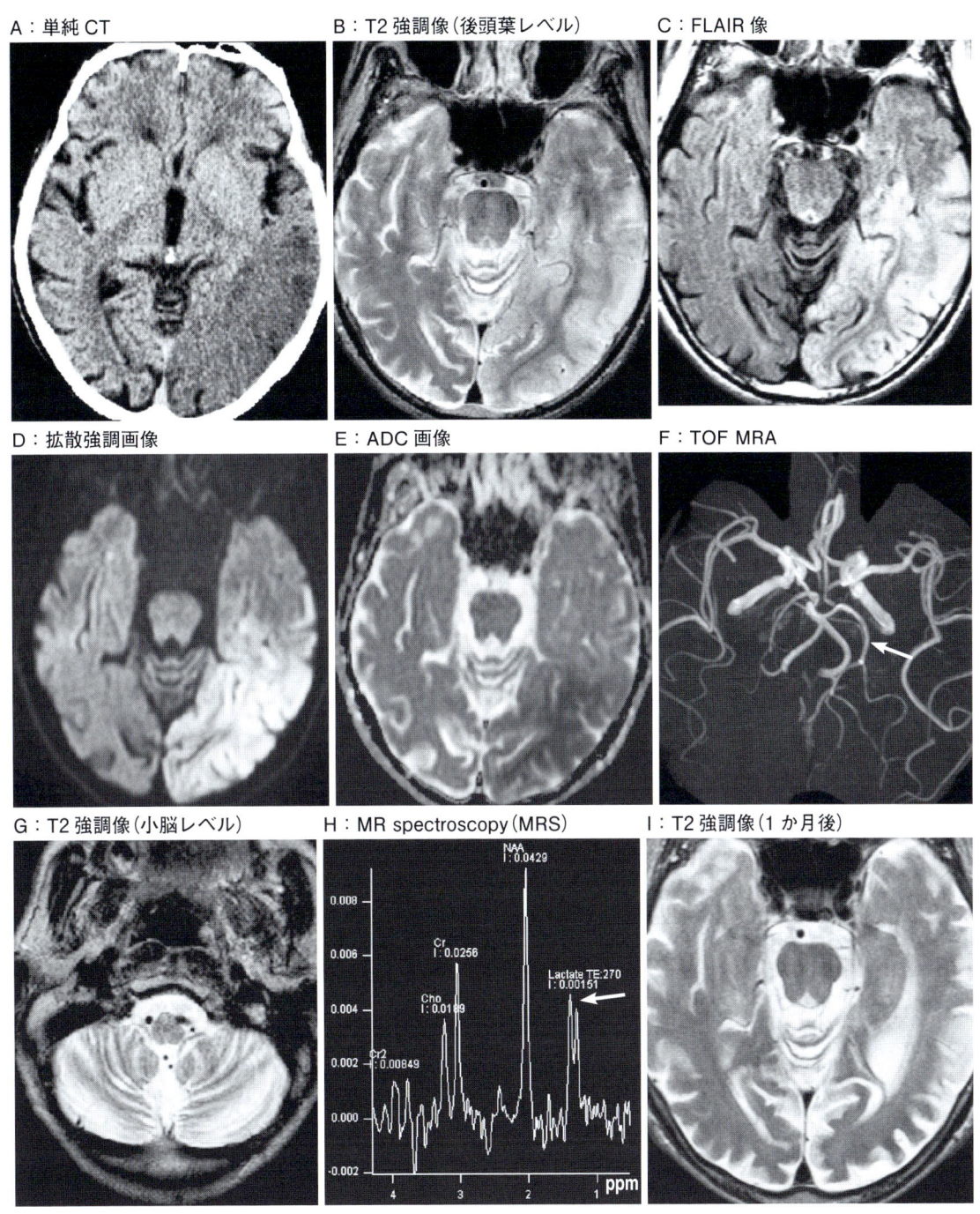

A：単純CT
B：T2強調像（後頭葉レベル）
C：FLAIR像
D：拡散強調画像
E：ADC画像
F：TOF MRA
G：T2強調像（小脳レベル）
H：MR spectroscopy（MRS）
I：T2強調像（1か月後）

図1　症例56

○ **画像所見** 単純CT（図1A）では，左側頭葉後半部から左後頭葉全体に，軽度の腫脹を伴う境界明瞭な低吸収域が認められる．T2強調像（図1B），FLAIR（図1C）でも，CTにおける低吸収域に一致して，灰白質優位に異常高信号を認める．拡散強調画像（図1D）でも高信号，ADC低下を呈している（図1E）．以上の所見から脳梗塞急性期，特に塞栓性梗塞急性期が第一に考えられる．一見とすると，動脈支配に一致して病変が分布するようにみえるが，中大脳動脈皮質枝遠位側領域（側頭葉後半部から後頭葉外側領域）から後大脳動脈皮質枝領域（後頭葉内側から後頭極）に連続性に跨るので，発症機序からは一元的には塞栓症では説明がつかない．

　左後大脳動脈が左内頸動脈から分岐する胎児型で，左内頸動脈への塞栓子が粉砕し，左中大脳動脈皮質枝末梢および左後大脳動脈皮質枝末梢の両領域に到達すると，このような分布の梗塞をきたす可能性があるが，MRA（図1F）では左後交通動脈が認められるものの，左後大脳動脈皮質枝（→）は椎骨脳底動脈優位支配であり，心原性塞栓症も考えにくい．また，このような大きな心原性塞栓症で，来院時意識晴明であることも急性期梗塞としては考えにくい．両側小脳半球には萎縮を認める（図1G）．

　現病歴は転落外傷であり，脳挫傷が鑑別になるが，後頭葉は脳挫傷の好発部位ではなく，広範囲に低吸収域を示すわりには，外傷性くも膜下出血や，硬膜下血腫，脳挫傷内の微小出血を伴わないことから，脳挫傷は考えにくい．そのほか，PRES（posterior reversible encephalopathy syndrome）が鑑別になるが，ADCの著明な低下をきたしていることから否定される．静脈洞閉塞も鑑別に考えられるが，このような広範囲な梗塞をきたしたにもかかわらず，出血がまったくないことや，片側性であること，症状が軽微であることが合致しない．

　髄液検査では，細胞数の増加はなく，蛋白13 mg/dL，糖150 mg/dL，乳酸66.8 mg/dL，ピルビン酸2.20 mg/dLであった．また血液急性検査では，白血球11,700/μL，赤血球350万/μL，ヘマトクリット32.4%，ヘモグロビン11.3 g/dLで，軽度の貧血を認めた．肝腎機能異常は認めず，血中アンモニア（NH$_3$）38.1 μg/dL，血中の乳酸28.8（基準値3.7〜16.3）mg/dL，ピルビン酸1.55（基準値0.3〜0.9）mg/dLであった

　さらに，MRIでは所見を認めない右後頭葉に関心領域を設定したMR spectroscopy（MRS, 図H）では，乳酸の上昇を認めた（→）．また，造影灌流画像（非掲載）では病変部に一致して，局所脳血流量の軽度増加を認めた．以上の所見からミトコンドリア脳筋症，特にMELASが第一に考えられる．

● **最終診断とその後の経過** MELAS（mitochondrial encephalomyelopathy, lactic acidsis, and stroke-like episodes）．

　ミトコンドリア遺伝子検査で，ミトコンドリアDNA 3243塩基の点突然変異が証明された．本症例は40歳代の発症で，明らかな脳卒中様発作の既往歴を確認することができなかったが，小脳半球に萎縮が認められ，低身長，難聴もあることから，初回の脳卒中様発作は，若年期にあった可能性も考えられる．1か月後のT2強調像（図1I）で異常信号は消失したが，灰白質を中心に萎縮をきたしている．脳組織障害は可逆的ではなく，非可逆的で萎縮をきたしたものと考えられる．

その他の血管障害 V

○ **治療方針**　保存的加療.

MELAS（ミトコンドリア脳筋症・乳酸アシドーシス・脳卒中症候群 mitochondrial encephalomyelopathy, lactic acidosis and stroke-like episodes）

病態と臨床

1）ミトコンドリアの機能

ミトコンドリアは，全身の細胞に存在する，DNAを有する細胞小器官で，細胞核とは異なる遺伝子系をもつ．ミトコンドリアでは好気性エネルギー代謝(ATP産生)が行われる．ミトコンドリアの機能障害はATP産生低下による電子伝達系酵素の活性低下を生じ，中枢神経のみならず，骨格筋，心筋，血管平滑筋などATP消費量の多い細胞において，エネルギー供給が低下することによる代謝不均衡によって組織障害をきたす．

2）ミトコンドリア脳筋症

ミトコンドリア脳筋症(mitochondrial encephalomyelopathy, ミトコンドリア異常症)は，ミトコンドリアのDNAの欠失もしくは点変異により好気性エネルギー代謝の異常をきたし，高乳酸血症，痙攣や不随意運動などの中枢神経症状や，筋症状，内分泌症状を発現する疾患群である(表1)．受精卵のミトコンドリアは卵細胞由来で母性遺伝(細胞質遺伝)の形式をとる．ミトコンドリア脳筋症では，各疾患に共通して，低身長，感音性難聴，筋力の低下，心筋症に加えて，進行性の知的障害が認められる．検査所見として，血中および髄液中の乳酸の上昇，ピルビン酸の上昇，乳酸/ピルビン酸比の上昇が認められる．髄液中のピルビン酸のみが上昇する症例もある．筋生検では赤色ぼろ線維(ragged-red fiber)が特異的な所見である．

ミトコンドリア脳筋症は，DNAの欠失や点変異，臨床症状により分類されており，それぞれの特徴を表1に示す．複数が合併することもある(Leigh脳症とMELASの合併など)．

3）MELAS

MELASは，ミトコンドリアDNAの点変異(アデニンがグアニンに変異)することで生じる，ミトコンドリアの機能異常で，急性の脳卒中様発作で発症するミトコンドリア異常症で，乳児期から小児期(5～15歳)に好発する．頭痛，痙攣，意識障害，視力・視野障害，片麻痺，頭蓋内圧亢進症状が認められる．成人以降に初発の脳卒中様発作をきたすこともある．心筋症や糖尿病も合併する．明らかな急性脳卒中様の発作を呈さず，病態が進行する症例もある．成人例では脳卒中様発作以前に，難聴や認知症様症状に加えて，大脳半球や小脳実質に萎縮を呈していることがある．

画像診断

MELASによる脳組織障害は，脳梗塞と同様にCTで低吸収域，T2強調像で高信号を呈する(図2,3)．後頭葉から側頭葉後部に好発する．灰白質側優位の信号変化および軽度の腫脹をきたし，後大脳動脈の塞栓性梗塞様の所見を呈するが，脳血管支配に一致しない(もしくは血管支配では一元的に説明できない)病変分布を示す．側脳室周囲深部

表1 ミトコンドリア脳筋症の分類と特徴

分類と症候群	臨床的特徴	画像所見
ミトコンドリアDNAの欠失[*1]		
慢性進行性外眼筋麻痺症候群（CPEO）[*2]	若年成人に発症し，孤発例が多い．① 眼瞼下垂，② 外眼筋麻痺，③ 網膜色素変性，④ 心伝導ブロック	大脳小脳萎縮．基底核や皮質下白質（U-fiberを含む）にT2延長（高信号），基底核や視床に石灰化 外眼筋の萎縮．小脳の萎縮
transfer RNAの点変異[*3]		
赤色ぼろ線維・ミオクローヌスてんかん症候群（MERRF）	10歳前後の小児期に発症．成人発症もある．ミオクローヌス，痙攣，筋萎縮，小脳症状，精神運動発達遅滞を認める．	小脳，脳幹，基底核の萎縮
ミトコンドリア脳筋症・乳酸アシドーシス・脳卒中症候群（MELAS）	小児期から若年成人に発症．① 全身痙攣，② 脳卒中様発作，③ 乳酸アシドーシス．再発しながら進行する	後頭葉から側頭葉に，血管支配に一致しない灰白質優位の脳梗塞様の所見．両側性であるが非対称性．小脳萎縮
タンパク質遺伝子の点変異		
Leber病	小児期から若年成人期の男性に好発する両側性急性〜亜急性視神経炎．急性期から視力低下（強い中心暗点）をきたし，数か月〜1年以内に視神経の萎縮をきたす	球後部視神経，視交叉，視索に両側性にT2延長（高信号）および萎縮
Leigh脳症（subacute necrotizing encephalo-myelopathy）	乳児期から小児期に発症．痙攣，失調，不随意運動（ジストニア），呼吸障害，発育遅延などを認める	両側被殻，視床，中脳被蓋，橋被蓋，延髄被蓋，下オリーブ核などに壊死性病変をきたす．出血を伴うことがある

[*1]：欠失：DNAの塩基配列の一部が欠損するもの．[*2]：Kearns-Sayre症候群は②，③，④を三徴とするもの．[*3]：点変異：DNAやRNAの塩基配列の中で，あるひとつの塩基が別の塩基に置き換わる変異．
CPEO：chronic progressive external ophthalmoplegia, MERRF：myoclonus epilepsy associated with ragged-red fibers.

　白質は病変から免れる傾向にある．発症急性期のADCは低下することがあるが，その後ADCは上昇するので，拡散強調画像で高信号を呈しても，T2 shine-throughの可能性があり，ADCを確認する必要がある．
　造影T1強調像で血液脳関門（BBB）の破綻を示唆する広範囲な増強効果を認めないが，灰白質に沿って，層状壊死のような線状の増強効果を示すことがある．脳動脈皮質枝に閉塞は認めず，急性期においてもFLAIR intraarterial signalや"susceptibility sign"は認めないことが，脳梗塞との鑑別になる．
　脳梗塞とは異なり急性期にも灌流圧の低下は認めない．本症例の診断に造影MR灌

流画像を施行する必要はないが，急性期においては局所脳血液量，局所脳血流量の増加を示すことがある．急性期の脳血管造影でも動脈皮質枝の閉塞はなく，逆に病変側の脳動脈の軽度拡張や capillary brush，早期静脈還流を認めることがある．

MRSで異常信号所見のない脳実質にも，乳酸 (lactate) 上昇を認める〔異常信号を呈する急性の組織障害部位は，脳梗塞と同様に乳酸上昇および NAA (N-アセチルアスパラギン酸) の低下が認められ，非特異的である〕．

亜急性期以降は徐々に腫脹および信号変化は軽減し，灰白質優位に萎縮を，白質側には gliosis をきたす．慢性期には信号変化は消退し，一見すると可逆的なようにみえるが，ほとんどの症例で病変部の灰白質側の萎縮を認める．

小脳半球および虫部に両側性もしくは片側性の萎縮を認める．CTで大脳基底核(特に淡蒼球と尾状核)に石灰化を認めることがある．

Leigh 脳症と Leber 視神経炎の参考症例を図 4，5 に示す．

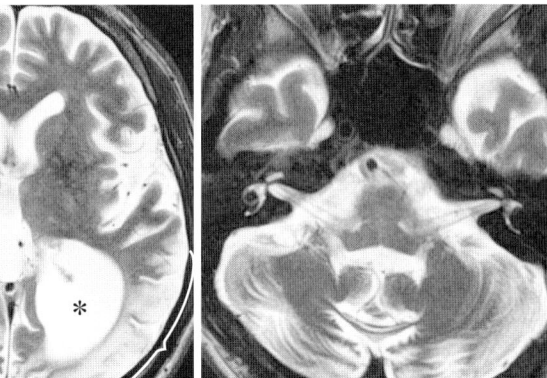

A：T2強調像(両側後頭葉レベル)　　B：T2強調像(両側小脳半球レベル)

図2　MELAS(脳卒中様発作慢性期)(40歳代男性)
短身長，難聴があり，小児期より脳卒中様の発作を繰り返しているが，確定診断がなされていなかった症例．このMRI検査時には脳卒中様発作はすでに慢性期．T2強調像(A)で両側後頭葉灰白質から皮質下白質に高信号が認められ(括弧の示す範囲)，脳萎縮をきたし，側脳室後角の開大(＊)を呈している．両側小脳半球にも，著明な萎縮が認められる(B)．

FLAIR像

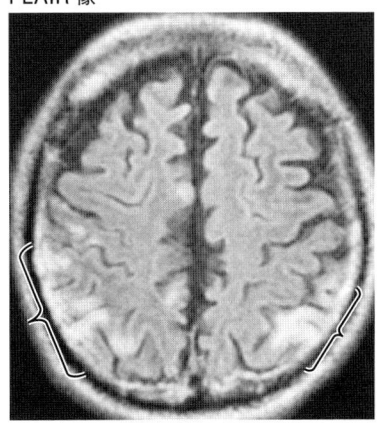

図3　MELAS(両側頭頂葉優位に発症した症例)(30歳代男性)
痙攣と両側不全麻痺で発症．発症7病日のFLAIRで，両側頭頂葉灰白質優位に高信号を認める(括弧の示す範囲)．本症例では後頭葉には病変を認めなかった．

T2強調像

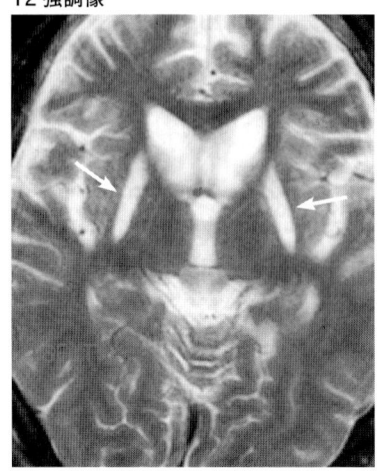

図4 Leigh脳症(30歳代男性)
小児期に発症したLeigh脳症で，両側被殻に対称性に液化囊胞壊死(→)および萎縮が認められる．T2強調像で高信号，FLAIR(非掲載)で低信号，T1強調像(非掲載)で低信号を呈する．

A：FLAIR像(視交叉レベル)

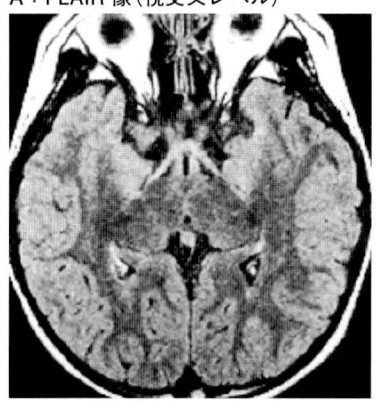

B：T2強調冠状断像(視交叉レベル)

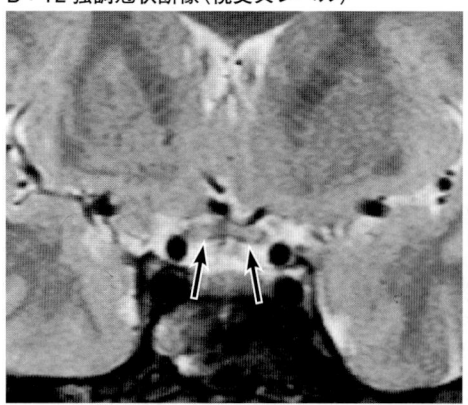

C：T2強調傍正中矢状断像(視神経レベル)

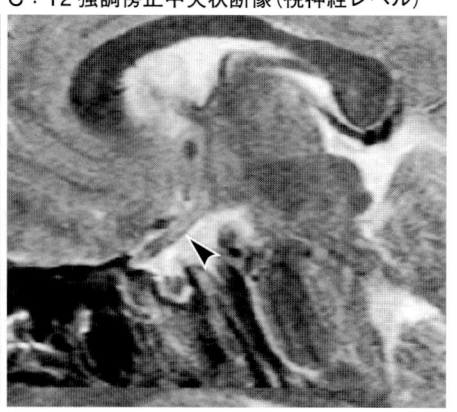

図5 Leber視神経炎(8歳男児)
4か月前より徐々に進行する視力低下があり，両眼とも0.01以下になる．意識障害や片麻痺は認めない．FLAIR(A)およびT2強調像(B,C)で，視交叉両側に軽度の高信号が認められ(B, →)，両側球後部視神経および視索(C, ▶)にも，中心性に高信号を認める．ミトコンドリアDNA 11778番目の点変異が検出され(グアニン→アデニン)，Leber視神経炎と診断された．

治療方針

根本的治療法はないが，コエンザイムQ投与，L-アルギニン投与，ピルビン酸投与などが施行されている．急性期脳梗塞と誤診して抗血栓療法を施行しないことが重要である．

キーポイント

- MELASは，小児から若年成人の急性脳卒中様発作で発症し，後頭葉を中心として灰白質優位の脳梗塞様の病変を呈するが，病変の分布は脳血管支配領域に一致しない(脳血管支配では一元的に説明ができない).
- MRSで信号変化を認めない脳実質に乳酸ピークの上昇を認める．

文献

1) Thambisetty M, Newman NJ : Diagnosis and management of MELAS. Expert Rev Mol Diagn 2004 ; 4 : 631-644.
2) Iizuka T, Sakai F, Ide T, et al : Regional cerebral blood flow and cerebrovascular reactivity during chronic stage of stroke-like episodes in MELAS : implication of neurovascular cellular mechanism. J Neurol Sci 2007 ; 257 : 126-138. (Epub 2007 Feb 21)
3) Ito H, Mori K, Kagami S : Neuroimaging of stroke-like episodes in MELAS. Brain Dev 2011 ; 33 : 283-288. (Epub 2010 Jul 6)

症例 57

9歳男児．以前より頭痛の訴えを繰り返す．今回頭痛が増悪し，嘔吐あり．麻痺なし．感覚障害なし．意識障害なし．

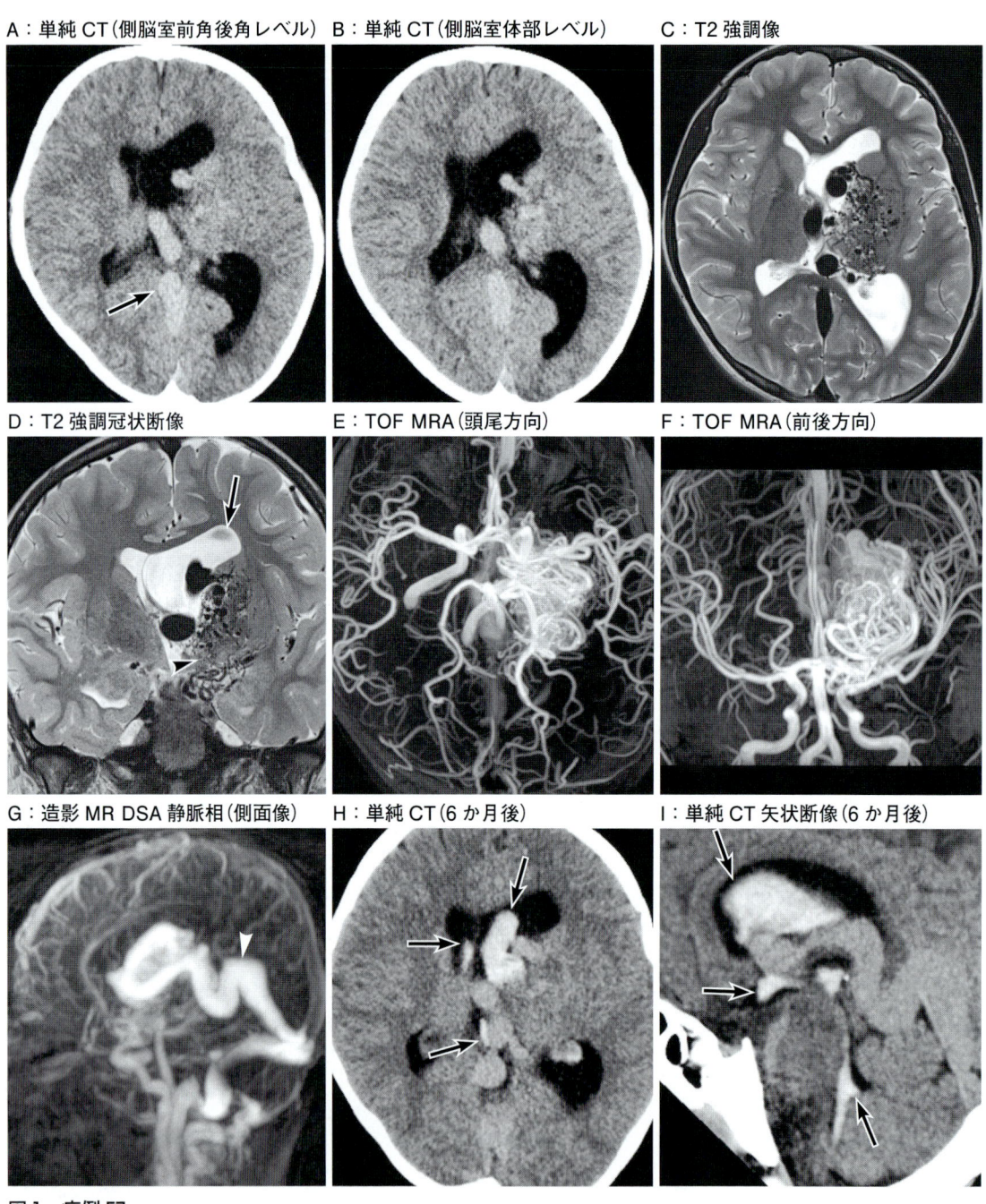

A：単純CT（側脳室前角後角レベル）　B：単純CT（側脳室体部レベル）　C：T2強調像
D：T2強調冠状断像　E：TOF MRA（頭尾方向）　F：TOF MRA（前後方向）
G：造影MR DSA 静脈相（側面像）　H：単純CT（6か月後）　I：単純CT 矢状断像（6か月後）

図1　症例57

その他の血管障害

○ **画像所見**　単純CT(図1A, B)では，左側脳室の軽度開大が認められる．左側脳室内には，境界明瞭な連続性のある，蛇行した病変が認められ，内部は上矢状静脈洞と同程度の均一な軽度高吸収域を呈する．拡張した脈管構造であることがわかる．この脈管構造はGalen静脈(図1A, →)に連続する．左側脳室体部上衣下から左基底核領域にも，同様の拡張，蛇行した脈管構造が認められる．脳室内もしくはくも膜下腔，脳実質内に，急性期～亜急性期の出血の所見は認めない．

　　CTで認めた脈管構造は，T2強調像(図1C, D)でflow voidを呈する．この脈管構造からの拍動伝幡によって，左側脳室内には一部flow voidが認められ(→)，左側脳室は開大している．さらに，左尾状核頭部，左被殻，淡蒼球，視床前核領域に，flow voidを示す細い脈管構造の集簇が認められ，脳動静脈奇形のナイダス(nidus)および流出静脈(draining vein)と考えられる．脳動静脈奇形の所見である．nidus長径は48 mmである．左中大脳動脈M1から基底核へ拡張した穿通枝が認められ(黒矢頭)，外側線条体動脈がfeeding arteryとなっている．

　　MRA(図1E, F)では，流入動脈(feeding artery)として，左中大脳動脈からの左外側線条体動脈を主として，左内頸動脈から前脈絡動脈，左前大脳動脈から左内側線条体動脈，左後大脳動脈から視床および脈絡叢への穿通枝(後脈絡動脈)が認められる．造影MR DSA静脈相(図G)では，脳室内脈絡叢からGalen静脈(白矢頭)に還流する拡張したdraining veinを認める．

　　6か月後，経過観察中に頭痛が再発・増悪し，嘔吐を繰り返した．単純CT(図1H, I)では，左側脳室内の流出静脈近傍に，高吸収域を示す急性期脳室内出血を認める．Monro孔を経由して右側脳室や第三脳室，第四脳室(→)にも出血が進展している．nidusがある左基底核など実質内には明らかな出血は認めない．

○ **最終診断**　脳動静脈奇形(Spetzler分類4点＝nidus 48 mmで2点＋重要機能部位1点＋深部静脈への還流1点)．経過観察中に脳室内出血．

○ **治療方針**　経動脈塞栓術の適応が検討されているが，現在のところ保存的に経過観察中．

脳動静脈奇形　arteriovenous malformation causing intracerebral hemorrhage

病態と臨床

　　脳動静脈奇形(cerebral arteriovenous malformation：AVM)は，脳実質内で毛細血管床を介さず，動脈から静脈へのシャントを形成する非増殖性の血管奇形で，① 流入動脈(feeding artery)，② nidus(ナイダス)†，③ 流出静脈(draining vein)からなる．

　　脚注
　　† nidus(ナイダス)：正常の毛細血管を介さない，動脈と静脈の間の拡張，蛇行した微細な異常血管網で，動脈血が直接静脈に流入する．周囲組織への酸素供給が行われないため，シャント量が多いと盗血現象(steal phenomenon)により周囲に虚血をきたすことがある．

表1　Spetzler-Martin 分類

下記の①，②，③について点数化し，それぞれの合計点で Grade 分類する．Grade Ｉおよび Grade Ⅱがよい手術適応となる．Grade が低いほど，神経脱落症状を残さず全摘出が可能である．最高点は Grade Ⅴであるが，手術不能な状態として Grade Ⅵも定義されている．

項　目		点　数
① nidus の大きさ（最大径）(size of nidus)		
小 (small)	<3 cm	1
中 (medium)	3〜6 cm	2
大 (large)	>6 cm	3
② 病変周囲の重要機能＊(eloquence of adjacent brain)		
重要機能なし (non-eloquent)		0
重要機能あり (eloquent)		1
③ 静脈還流形式 (pattern of venous drainage)		
表在静脈系のみ (superficial)		0
深部静脈への還流あり (deep)		1

重症度（Grade）＝（大きさ）＋（重要機能）＋（流出静脈の型）＝(1, 2, 3)＋(0, 1)＋(0, 1)
合計点数
1 点 → Grade Ｉ ⎫
2 点 → Grade Ⅱ ⎭ 手術適応
3 点 → Grade Ⅲ　手術適応もしくは塞栓術後の手術適応
4 点 → Grade Ⅳ ⎫
5 点 → Grade Ⅴ ⎭ 保存的療法（出血例や脳動脈瘤合併例，症状が進行する例では手術や塞栓術の適応あり）
　　　　　Grade Ⅵ：手術適応がない脳動静脈奇形（inoperable AVM）で，巨大なびまん性の脳動静脈奇形，脳幹や視床下部に広範囲に広がる脳動静脈奇形など．

＊重要機能領域（eloquent area）：神経学的に機能上の重要な部位で，運動中枢，感覚中枢，言語中枢，視覚中枢，基底核領域，視床，視床下部，内包，脳幹，小脳脚，小脳歯状核をさす．

　AVM はテント上，大脳半球に多く，発生頻度に性差はない．ほとんどは単発性であるが，Osler-Rendu-Weber 病や Wyburn-Manson 症候群では多発例がある．

　脳動静脈奇形は，腫瘍性新生病態ではなく"奇形組織"で正常組織を置き換えて存在しているので，出血合併がなければ，mass effect は乏しい．AVM の手術適応判定のための臨床分類として Spetzler-Martin 分類が代表的で，MRI 所見を記載するときの参考になる（表1）．

　AVM の半数以上が脳実質内出血もしくはくも膜下出血，脳室内出血で発症し，片麻痺や意識障害（実質内出血の症状），もしくは頭痛などの髄膜腫的症状（くも膜下出血や脳室内出血の症状）をきたす．そのほか，痙攣発作や虚血症状（繰り返す進行性の片麻痺など）で発症することもある．nidus が大きく，シャント量の多い high-flow の症例や，深部静脈系に還流する症例では出血を合併しやすい．ほとんどの症例は小児から若年成人（40歳代まで）のうちに出血や虚血症状を呈して診断される．AVM からの出血は，

その他の血管障害　V

20歳代以降に好発するが，小児でも出血合併例がある．

　High-flow AVM の流入動脈およびその中枢側の皮質枝や Willis 動脈輪，主幹動脈に脳動脈瘤を合併することがある．

　また nidus に動脈瘤を合併することもある(intranidus aneurysm)．動静脈短絡による脳血流の増加により血行力学的ストレスが増大するためと考えられている．動脈瘤は多発することがある．動脈瘤破裂によりくも膜下出血や実質内出血，脳室内出血をきたす．

画像診断

1) 脳動静脈奇形の診断

　AVM の診断には MRI が第一選択となる．T2 強調像，FLAIR，MRA，T2*強調像を施行する．また，phase contrast 法 MRA や造影 MRA，造影ダイナミック MR DSA も血管奇形の診断や静脈閉塞の診断に有用である．

　AVM の術前の画像診断のチェック項目としては，① nidus の局在部位(機能的重要性)および大きさ，② 流入動脈(複数にわたることが多い)，③ 流出静脈のパターン(表在型か深部型か？)，④ AVM に合併する出血や，周囲組織の虚血の有無などがある．

　AVM は蛇行，拡張，集簇した血管構造を形成し，血流速度が速いので，T2 強調像および FLAIR で内腔は明瞭な flow void を呈する("bag of black worms")．流入動脈は流出静脈よりも細く，nidus が小さい症例では血腫を合併しているとマスクされて AVM の診断が難しいこともある．T1 強調像では，T2 強調像と同様に，flow void を呈するが，血流速度，血流方向により高信号から等信号のさまざまな信号が混入するため，T1 強調像のみでは AVM の全体像を把握することは難しい．T1 強調像では血腫のメトヘモグロビンも高信号を呈する．

　3D-TOF MRA では，短絡により動脈血が順行性に流入するため，TOF 信号が，nidus や還流静脈まで認められる．しかし血流速度，方向によっては，還流静脈全体が描出できないことがある(還流静脈遠位側が描出されない)．VENC 速度 10〜30 程度の phase contrast 法 MRA では，還流静脈を明瞭に描出することができる．

　造影しなくても flow void から診断は可能であるが，ガドリニウムによる血液プール造影は，微細な流入動脈から nidus，流出動脈まで，脳動脈奇形の全体像を明瞭に描出する．造影後の T1 強調像としては，エコー時間が短く空間分解能が高い 3D GRE T1 強調像を用いる(造影 MRA の元画像．TE の長い SE 系の T1 強調像では内腔に flow void をきたし，位相方向に強いアーチファクトが生じるため適切ではない)．さらに分解能が高いので，冠状断，矢状断再構成も可能である(ノート 46，p. 405)．

　造影 MR DSA は，脳動静脈奇形の血流動態の把握に有用であるが，空間分解能が十分ではないため，血流動態，血行動態の精査には造影 CTA や選択的脳動脈造影(DSA)が必要である．

　AVM 周囲の陳旧性の虚血に伴う gliosis は T2 強調像や FLAIR で flow void を呈する AVM 構造の間に高信号を呈する．既往に出血があれば nidus 周囲にヘモジデリン沈着を認める．

　CT では，nidus や，蛇行，拡張した流出静脈が，ヘモグロビン濃度を反映して，周囲の血管と同等の信号(脳実質よりも軽度高信号から等信号)を呈する．nidus や還流静

表2　頭蓋内石灰化の鑑別疾患

	実質内病変	実質外病変
腫瘍性病変	乏突起膠腫, 退形成乏突起膠腫 星細胞腫, 退形成性細胞腫, 神経膠芽腫 上衣腫 松果体部腫瘍	髄膜腫 頭蓋咽頭腫 脈絡叢乳頭腫 軟骨腫 脊索腫
血管性病変, 血管奇形	海綿状血管腫 脳動静脈奇形 陳旧性血腫の器質化	動脈瘤 動脈硬化性変化
炎症性病変	結核腫などの肉芽腫性病変 脳膿瘍被膜 囊虫症, トキソプラズマ	結核性髄膜炎 硬膜下・硬膜外膿瘍
母斑症, 先天性疾患など	結節性硬化症 Sturge Weber病 Fahr病 偽性副甲状腺機能低下症 副腎白質ジストロフィ	
生理的な石灰化	淡蒼球 松果体 手綱交連	脈絡叢 硬膜(大脳鎌, 小脳テントなど)

脈に石灰化を認めることもある．小さなAVMはCTで検出困難なこともあるので，頭蓋内石灰化が診断のきっかけになることがある(表2)．nidus周囲の虚血領域が低吸収域を呈する．逆にMRIのみでは石灰化を同定するのは困難である．

2) 出血症例における画像検査の進め方：鑑別診断

　非外傷性出血のなかで，高血圧性出血の頻度が最も高い．しかし，高血圧性脳出血の好発部位(被殻，視床，小脳，脳幹)ではない出血や，若年発症例，皮質下出血例(皮質下高血圧性の脳出血の好発部位でもあるが)，短期間に繰り返す多発例などでは，高血圧性以外の二次性の脳出血の可能性についても鑑別する．出血自体の診断はCTのみで十分であるが，AVMなどの非高血圧性の原因疾患の検索にはMRIが第一選択となる．ただしTOF MRAでは，流速および層流に依存するので，nidusの一部や，還流静脈も描出されないこともある．また，急性期血腫のデオキシヘモグロビンはT2強調像で低信号を呈するため，血腫内のflow voidは不明瞭ことがある．連続して拡張，蛇行した静脈が認められるときは，AVMを第一に考える．

3) 鑑別診断

① 外傷性脳出血：前頭葉底部や側頭葉に好発し，低信号の脳挫傷のなかに，salt-and-pepper状のまだら状の多発出血をきたす．発症24時間以内で段階的に増大する．

② もやもや病：もやもや新生血管．T2強調像およびMRAで，中大脳動脈近位側閉塞の有無を確認する．もやもや新生血管の増生がある外側線条体動脈領域に出血が好発．
③ 脳動脈瘤破裂：脳実質内に直接穿破して実質内出血を形成する．前交通動脈動脈瘤破裂では前頭葉直回，中大脳動脈分岐部では側頭葉や基底核領域，脳底動脈末梢では視床下部や第三脳室，後下小脳動脈では小脳半球などに血腫を形成する．
④ 血管腫や静脈系では臨床的に問題となるような大出血をきたすことはまれである．
⑤ そのほか，脳血管炎，感染性心内膜炎，脳アミロイドアンギオパチー，静脈洞閉塞症による静脈性出血，腫瘍出血などが鑑別になる．

治療方針
① 経動脈性塞栓術．
② 直達手術：手術適応となるのはnidusが小さく，神経学的に重要機能部位(eloquent area)ではなく，進行性の神経症状を有する症例で，完全な到達経路が得られる症例である(表1参照)．nidusが大きい症例，神経学的に重要な部位で深部静脈系に還流する症例では予後不良である．術前に塞栓術を施行し，縮小を図った後に直達手術をすることもある．出血例では二次的に摘出術を行うこともある(急性期に緊急血腫除去術を施行し，状態安定後に根治摘出術)．
③ 定位放射線治療：直径3cm以下もしくは容積10 cm^{3}以下の病変が適応となる．

キーポイント

- 脳動静脈奇形(AVM)は，脳実質内で動脈と静脈が正常毛細血管を介さず，短絡する先天的な血管系の発達異常である．
- AVMの構成要素は，① 流入動脈(feeding artery)，② nidus(ナイダス)，③ 流出静脈(draining vein)，からなる．

文献
1) Barnes B : Intracerebral hemorrhage secondary to vascular lesions. Neurosurg Clin N Am 2002 ; 13 : 289-297.
2) Mori H, Aoki S, Okubo T, et al : Two-dimensional thick-slice magnetic resonance digital subtraction angiography in the assessment of intracranial small- to medium-sized arteriovenous malformations. Neuroradiology 2003 ; 45 : 27-33.
3) Saleh RS, Singhal A, Lohan D, et al : Assessment of cerebral arteriovenous malformations with high temporal and spatial resolution contrast-enhanced magnetic resonance angiography : a review from protocol to clinical application. Top Magn Reson Imaging 2008 ; 19 : 251-257.
4) Garg A : Vascular brain pathologies. Neuroimaging Clin N Am 2011 ; 21 : 897-926.(Epub 2011 Sep 23)
5) Mossa-Basha M, Chen J, Gandhi D : Imaging of cerebral arteriovenous malformations and dural arteriovenous fistulas. Neurosurg Clin N Am 2012 ; 23 : 27-42.

症例 58-1

70歳代女性．高血圧で加療中．3日前より緩徐に進行した右上肢不全麻痺．歩行困難あり．発症第7病日より意識レベル低下があり，傾眠傾向．新たに左上肢下肢に筋力低下出現．A,Bは発症第4病日，C〜Iは発症第7病日のMRI.

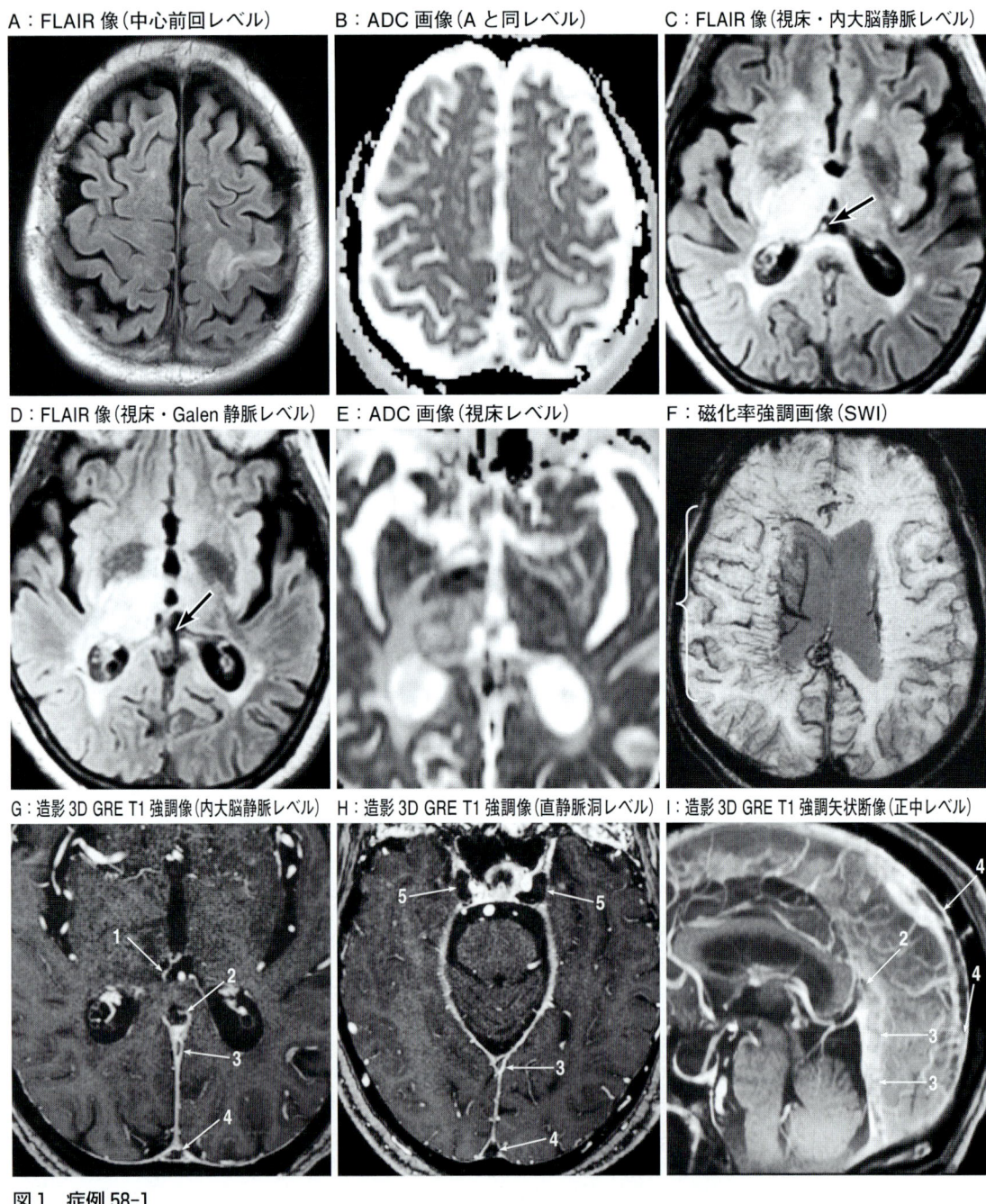

A：FLAIR像（中心前回レベル）
B：ADC画像（Aと同レベル）
C：FLAIR像（視床・内大脳静脈レベル）
D：FLAIR像（視床・Galen静脈レベル）
E：ADC画像（視床レベル）
F：磁化率強調画像（SWI）
G：造影3D GRE T1強調像（内大脳静脈レベル）
H：造影3D GRE T1強調像（直静脈洞レベル）
I：造影3D GRE T1強調矢状断像（正中レベル）

図1　症例58-1

MRI 所見
FLAIR（図 1 A）で，左中心前回皮質下白質に限局性の高信号を認める．ADC は上昇しており（図 1 B），3 日前の発症であることから，脳梗塞急性期は否定される．FLAIR（図 1 C,D）で右視床から右内包後脚にも動脈支配域に一致しない高信号域を認める．ADC は上昇しており（図 1 E），同じく 3 日前発症の脳梗塞急性期は否定される．FLAIR で右内大脳静脈（図 1 C，→）および Galen 静脈（図 1 D，→）flow void の欠損（高信号）を呈する．急性期静脈血栓が示唆される．磁化率強調画像（SWI，図 1 F）で，右大脳半球の髄質静脈および脈絡叢内に，デオキシヘモグロビン濃度の上昇を認め（括弧の示す範囲），髄質静脈系のうっ滞を示唆する．造影後 MRA 元画像（図 1 G～I）では，右脳底静脈（1 →），Galen 静脈（2 →），直静脈洞（3 →），上矢状静脈洞（4 →）に血液プール増強効果欠損が認められ，静脈洞血栓症急性期と診断できる．さらに，両側海綿静脈洞にも同様の造影欠損が認められ，血栓性閉塞（5 →）がある．

最終診断
広範囲な静脈洞血栓症急性期．左中心前回や右視床から右内包後脚に静脈性浮腫．原因となるような基礎疾患は特定できず．

治療方針
経静脈性にヘパリン全身投与により症状改善．

症例 58-2

50 歳代男性．早朝より頭痛．入浴後に異常行動出現．意識レベルは軽度低下．感覚障害や片麻痺なし．発症 2 時間後に MRI を施行．

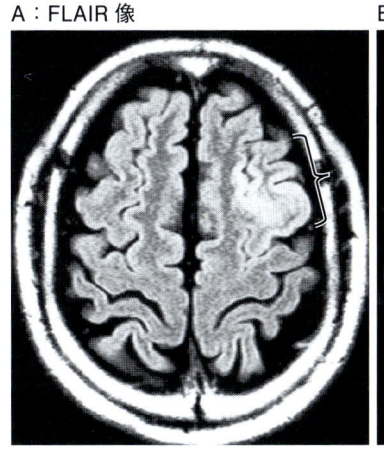

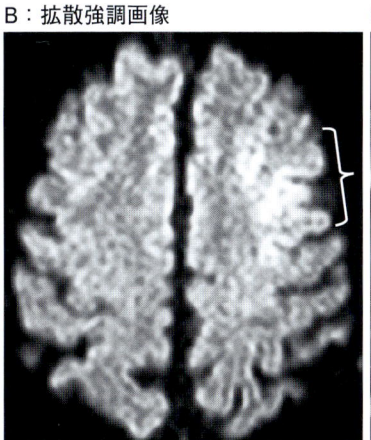

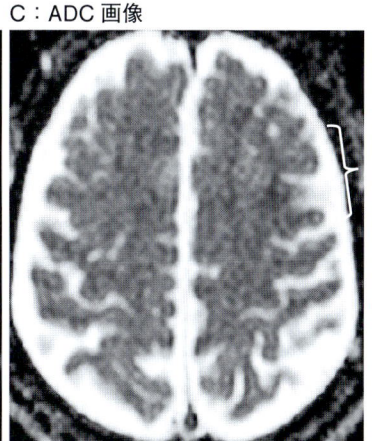

A：FLAIR 像　　B：拡散強調画像　　C：ADC 画像

図 2　症例 58-2（次頁に続く）

D：磁化率強調画像（SWI）　　　E：FLAIR 像　　　F：造影 3D GRE T1 強調冠状断像

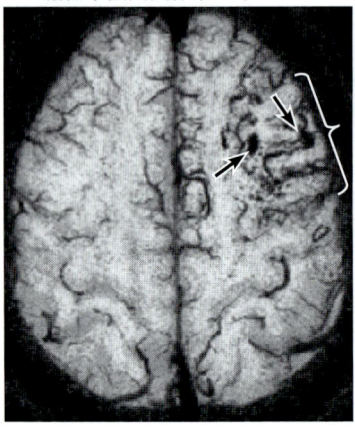

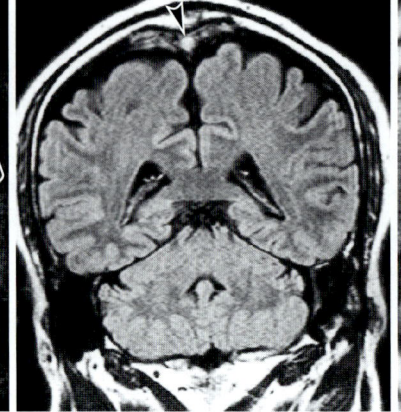

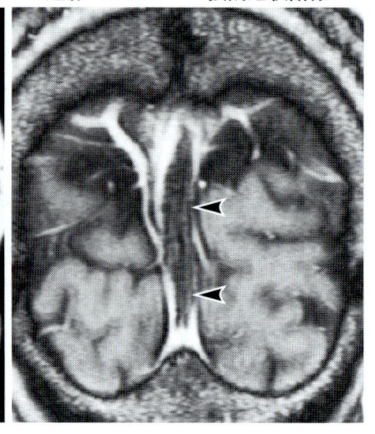

図2　症例 58-2（続き）

○ **MRI 所見**　FLAIR（図2A）で，左前頭葉中前頭回の灰白質および皮質下白質に，軽度の腫脹を伴う高信号域が認められる（括弧の示す範囲）．拡散強調画像（図2B）では同部は軽度の高信号を呈するが，ADC の低下は認めず（図2C），T2 shine-through 現象である．以上の所見から，脳梗塞急性期は否定される．

　磁化率強調画像（SWI，図2D）で，FLAIR の左前頭葉の高信号域に一致して点状から結節状の低信号の散在が認められ，微小出血（デオキシヘモグロビン沈着）と考えられる．さらに同病変の還流静脈内のデオキシヘモグロビン濃度の上昇（低信号域化）が認められる（括弧の示す範囲）．FLAIR（図2E）では上矢状静脈洞内部の flow void 欠損（高信号）が認められ（白矢頭），上矢状静脈洞血栓症が示唆される．造影 3D GRE T1 強調像（図2F）で，血液プール造影効果欠損が認められ（黒矢頭），上矢状静脈洞血栓症急性期と診断できる．

● **最終診断**　上矢状静脈洞血栓症急性期による皮質静脈のうっ滞と静脈性浮腫（血栓症による静脈洞閉塞により皮質静脈にうっ滞が生じ，静脈内のデオキシヘモグロビン濃度の上昇と静脈性浮腫，微小出血を合併した症例）．

○ **治療方針**　経静脈性ヘパリン投与にて症状は改善し，静脈洞血栓も消失．

静脈洞血栓症　venous sinus thrombosis

病態と臨床

1）静脈洞血栓症とは

　静脈洞血栓症は，硬膜静脈洞（上矢状静脈洞や横静脈洞など）[†]や静脈洞に還流する中

脚注

† 硬膜静脈洞：上矢状静脈洞と横静脈洞および静脈洞交会は硬膜静脈洞で，2層の硬膜，すなわち骨膜からなる外層と髄膜からなる内層で静脈洞が形成される．

枢側皮質静脈に血栓が形成され，完全もしくは部分閉塞により，静脈うっ滞に起因する病態である．静脈還流障害をきたし，静脈圧の上昇により，静脈性浮腫(血管性浮腫)，静脈性梗塞，静脈性出血をきたす．

好発部位は，① 横静脈洞，② 上矢状静脈洞，③ 内大脳静脈およびそれらに還流する皮質静脈から髄質静脈である(図3参照)．硬膜静脈洞に連続性に広範囲に血栓性閉塞をきたすと病態は重篤である．血液検査としては，線溶糸マーカーであるD-dimerが上昇する(ノート30, p.294参照)．好発年齢は特になく，小児から高齢者まで発症しうる(表1)．

2) 静脈洞血栓症の原因

静脈血栓症は，その原因から① 感染性もしくは炎症性と② 非感染性に分類される．感染性としては，髄膜炎や脳炎に合併した静脈内への炎症波及や頭蓋外炎症性病変(慢性副鼻腔炎や慢性中耳炎など)から経静脈的に頭蓋内への波及によって，静脈血栓を形

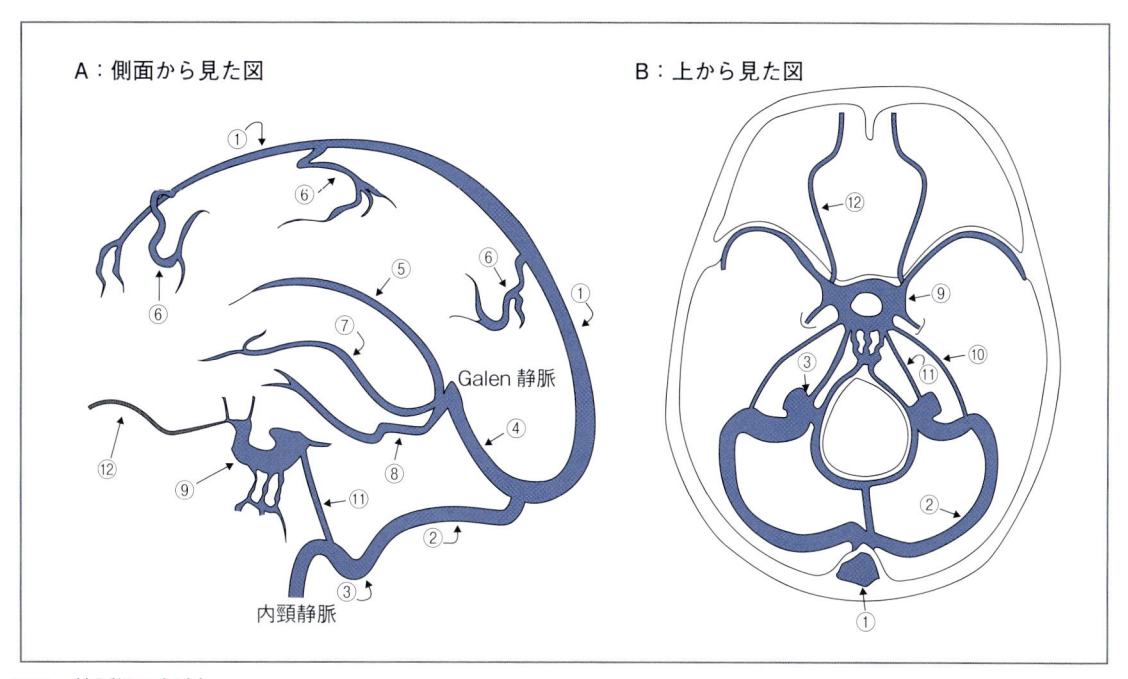

図3 静脈洞の解剖

頭蓋内静脈還流系は，動脈と伴行せず，海綿静脈洞や，硬膜静脈洞を経由して内頸静脈に還流する．静脈には弁構造を有しないという解剖機能的な特徴がある．大脳半球上部の静脈還流は皮質静脈を経て上矢状静脈洞→静脈洞交会→横静脈洞からS状静脈洞→内頸静脈へ還流する．大脳深部，基底核領域からも静脈還流は，下矢状静脈洞，内大脳静脈，基底静脈からGalen静脈→直静脈洞→横静脈洞→内頸静脈へ還流する．大脳半球下部の静脈還流は，海綿静脈洞→錐体静脈→S状静脈洞→内頸静脈に還流する．上矢状静脈洞と横静脈洞との間には，上吻合静脈(Troland静脈)および下吻合静脈(Labbe静脈)による吻合がある．さらに両吻合静脈は浅中大脳静脈を経由して海綿静脈洞と吻合する．

1：上矢状静脈洞(superior sagittal sinus)，2：横静脈洞(transverse sinus)，3：S状静脈洞(sigmoid sinus)，4：直静脈洞(straight sinus)，5：下矢状静脈洞(inferior sagittal sinus)，6：皮質静脈(cortical vein)，7：内大脳静脈(internal cerebral vein)，8：基底静脈(basal vein)，9：海綿静脈洞(cavernous sinus)，10：上錐体静脈(superior petrosal vein)，11：下錐体静脈(inferior petrosal vein)，12：上眼静脈(superior ophthalmic vein)，13：Galen静脈(大大脳静脈 great cerebral vein)

(真柳佳昭・訳：脳の機能解剖と画像診断．医学書院，2008：284-285．Kretschmann HJ, Weinrich W：Klinische Neuroanatomie und kranielle Biddiagnostik. Georg Thieme, 2003：284-285 より許可を得て転載)

表1 静脈洞血栓症の原因，基礎疾患

1) 感染性もしくは炎症性
    ① 頭蓋内感染症（髄膜炎，硬膜下膿瘍，硬膜外膿瘍，脳炎，脳膿瘍）
    ② 頭蓋外の感染症からの直接波及（中耳炎や乳突洞炎，副鼻腔炎）
    ③ 全身感染症，敗血症
    ④ 頭部外傷
    ⑤ Behçet病（皮質静脈内へのBehçet炎症細胞浸潤による二次性血栓形成）
    ⑥炎症性腸疾患（潰瘍性大腸炎．Crohn病）

2) 非感染性
    ①脱水状態
    ②妊娠，産褥期，経口避妊薬服用
    ③血液凝固異常（凝固因子の異常，多血症，抗リン脂質抗体症候群など）
    ④進行性の悪性腫瘍

成する．非感染性としては，進行性の悪性腫瘍，妊娠や出産など凝固能の異常をきたす背景や，外傷に合併する静脈洞血栓症がある．血栓形成をきたす原因と明らかな基礎疾患があって二次的に静脈血栓をきたすこともあるが，ほとんどの症例は原因不明で発症後の精査でも原因を見出せないことが多い．

3) 静脈洞血栓症の病態

静脈洞血栓の病態は，静脈洞閉塞による皮質静脈の逆流性静脈内圧の上昇，静脈うっ滞による静脈性血管性浮腫および静脈性梗塞，静脈性出血である．これらは静脈うっ滞領域に段階的に進行増悪する．特に両側からの静脈還流が合流する上矢状静脈洞やGalen静脈，直静脈洞の閉塞では，両側性に浮腫や梗塞，出血性病変を形成する．動脈性の閉塞はその動脈支配域に限局する障害のみをきたすが，静脈閉塞はその還流域が広範囲にわたるため，初期診断，初期治療が適切に行われないと動脈性梗塞よりも重篤化する．静脈性梗塞から静脈性出血をきたすと，短期間に両側性に出血が多発し，その予後はきわめて不良である．

4) 静脈洞血栓症の症状

静脈洞血栓症の急性期の症状は，動脈閉塞（脳梗塞）のような局所症状をきたす頻度は少なく，非特異的で，臨床診断はきわめて困難である．初期症状としては軽微な頭痛や嘔気・嘔吐を呈する．さらに静脈内圧が亢進すると頭蓋内圧亢進症状，痙攣，精神症状（精神科救急に来院することもある），意識障害，局所症状などを生じうるが，症例によりその程度，経過はさまざまである．上矢状静脈洞血栓症では，頭蓋内圧亢進症状（頭痛など），皮質障害による痙攣，意識障害，運動麻痺をきたす．横静脈洞血栓症では，頭蓋内圧亢進症状が主体となる．海綿静脈洞血栓症では眼球粘膜の充血，眼窩周囲組織の浮腫性変化，眼窩部の痛み，外眼筋麻痺を主症状とする．側副静脈還流の発達の程度により，症状，合併症，予後はさまざまであるが，側副還流が不良な例ほど，予後不良である．静脈性出血を合併する前に本症を診断する必要がある．特に若年者で急性発症の精神症状，人格変容を認めるときは必ず本症を疑う必要がある．

静脈洞閉塞をきたしても側副路が発達した場合，静脈性浮腫や静脈性梗塞，出血を合

その他の血管障害 V

表2　静脈洞・静脈血栓急性期の画像所見

	所　見	所見解釈の注意事項
1. 静脈洞血栓急性期の検出		
単純CT	虚血によるヘマトクリット値の上昇を反映し，正常の静脈洞よりも高吸収域を呈する	正常の静脈・静脈洞も高吸収値を呈するので，鑑別が必ずしも容易ではなく，参考所見である
造影CT	血栓による造影欠損（上矢状静脈洞血栓症における横断像で認められる静脈洞内の造影欠損は"delta sign"）	静脈洞内の大きな血栓でないと指摘は難しい．皮質静脈レベルの血栓を診断するのは困難
T2強調像	flow voidの消失	急性期血栓でデオキシヘモグロビンを含有するとT2強調像で低信号を呈して，正常のflow voidとの鑑別が難しいことがある
T1強調像	異常所見なし[*1]	亜急性期以降は血栓内のメトヘモグロビンを反映して，T1強調像で高信号，T2強調像で高信号を呈する[*2]
T2*強調像	静脈洞血栓が磁化率効果で低信号	撮像法にもよるが，通常，T2*強調像では正常静脈洞は高信号を呈するので，静脈洞血栓症によるデオキシヘモグロビンが低信号として描出される
FLAIR	高信号（flow voidの消失）	動脈閉塞急性期のintraarterial signalとともに，静脈血栓症急性期の検出に有用な所見である
拡散強調画像	高信号	静脈洞内に高信号を認めたときは血栓症急性期の可能性を考える
phase contrast法による非造影MR venography	信号欠損	静脈洞は先天的な低形成のことがあり，低形成と静脈洞血栓症との鑑別が困難である
造影3D GRE T1強調像	血液プール造影効果に欠損像	最も診断的信頼性の高い所見
2. 静脈うっ滞，静脈性梗塞，静脈性出血		
拡散画像	ADC上昇	静脈性浮腫．T2-shine through現象で拡散強調画像で高信号を呈することがある
	ADC低下	静脈性梗塞もしくは急性期血腫
T2強調像・FLAIR	浮腫，梗塞は高信号を呈する．出血による信号変化は高血圧性脳出血と同様の信号変化	病変の進展範囲，分布は，動脈支配には一致しない．上矢状静脈洞血栓症では両側，非対称性に認められる
T2*強調像	微小な静脈性出血→低信号を呈する	
磁化率強調画像（SWI）	皮質静脈のうっ滞により静脈内のデオキシヘモグロビン濃度が上昇するため，皮質静脈が低信号化する．微小な静脈性出血→低信号を呈する	

[*1]：成書には，「静脈洞血栓症はT1強調像で高信号を呈する」など記載されていることが多いが，これは亜急性期以降のメトヘモグロビンからなる静脈血栓の所見で，急性期の所見ではない．
[*2]：左横静脈洞では頭蓋内への生理的な拍動性逆流により静脈洞がT2強調像で高信号（staticな水分として），T1強調像で高信号（逆流によるTOF効果）を呈することがあり，過大評価しないことが重要である

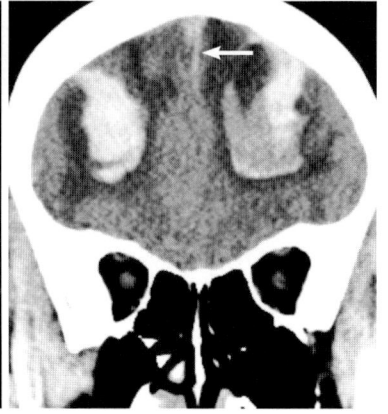

図4 上矢状静脈洞血栓による両側前頭葉傍矢状部の実質内出血（50歳代女性）
　4日前より頭痛があり，日付を間違える，日頃得意な料理が全くできないといった失見当識，失行症状が徐々に増悪．局所所見は認めず，単純CT（A，B）で，両側前頭葉上前頭回から中前頭回皮質下に高吸収域を呈する実質内出血が認められる．周囲には低吸収域を呈する浮腫性変化が認められ，軽度のmass effectを呈している．大脳鎌に沿って高吸収域が認められる（→）．高血圧でも皮質下出血は起こりうるが，高齢者に多く，前頭葉は好発部位ではない．両側前頭葉は出血性脳挫傷の好発部位であるが，本例では高血圧や明らかな外傷の病歴はなく，また出血性脳挫傷としては，血腫の大きさのわりには脳腫脹や強い意識障害がない．両側傍矢状部に存在する実質内出血として，上矢状静脈洞閉塞が鑑別にあげられる（MRIで静脈洞血栓症を確認）．

併せず，慢性的に経過することがある．しかし静脈内圧の亢進，静脈逆流状態が長期にわたり遷延すると，広範囲に循環不全状態や萎縮，gliosisをきたし，認知症の原因となる．
　なお，静脈洞閉塞症と同様の病態（静脈内圧うっ滞と静脈内圧の上昇）をきたす疾患として硬膜動静脈瘻がある．硬膜動静脈瘻はその成因として，静脈洞血栓症の治癒過程における新生血管の増生がある．硬膜動静脈瘻のシャント量が多いと静脈洞内圧が亢進し，逆行性に皮質静脈へのうっ滞が生じ，静脈洞閉塞症と同様の病態をとることがある．

画像診断

　本症における画像診断の目的には，① 静脈洞から皮質静脈内の血栓による閉塞の診断，② 脳実質内病変（静脈性浮腫，静脈性梗塞，静脈性出血）の診断がある．ほとんどの症例で，急性期症状は非特異的で，②から①を診断することになる．しかし，脳実質内病変（特に出血）を合併する前の超急性期に静脈洞閉塞を診断することが重要である．
　動脈の閉塞による脳梗塞では，病変の進展範囲は閉塞部より末梢の支配域内にとどまり，塞栓性閉塞再開通に合併する重篤な出血性脳梗塞や血管性浮腫によるmass effectをきたさない限り，隣接する支配域まで病変が進展することはないが，上矢状静脈洞や下矢状静脈洞，直静脈洞のように両側からの静脈還流を受ける静脈洞血栓症では，両側性，広範囲に静脈圧亢進による病態をきたす（図4）．表2に画像所見，ノート46に，本疾患における造影MRA元画像の有用性を示す．

ノート46　静脈洞血栓症急性期における造影MRA元画像の有用性

　造影後3D GRE T1強調像(造影後MRA元画像)では，正常静脈洞内にflow voidのない均一な血液プール造影効果(血液造影)を呈する．静脈洞血栓症では急性期から血液プール効果の造影欠損をきたす．エコー時間(TE)の比較的長いスピンエコー(SE)法T1強調像では，造影後でも高流速の静脈流によるflow voidで「造影欠損」を呈することがあるので，静脈洞血栓症や脳動脈奇形，硬膜動静脈瘻の診断には，TEの短い3D GRE法T1強調像(造影後のMRA元画像)を用いる．血液プール造影で静脈洞やそれに還流する皮質静脈に造影欠損を認めれば，静脈洞血栓症の確定診断となる(付表)．

付表

2D SE法T1強調像	3D GRE法T1強調像
● TE(エコー時間)が長い ● flow voidの影響を受けやすい ● 硬膜の異常造影効果の判定	● TEが短い ● flow voidの影響を受けにくい→硬膜内の血流の血液プール効果により正常硬膜でも造影効果が認められるため ● 動脈，静脈内腔の血液プール効果が良好で，動脈解離，壁在粥腫の検出，静脈血栓の診断に有用

キーポイント

- 静脈洞血栓症急性期では，非特異的な臨床症状を呈するため，神経学的に診断が困難で，画像診断が重要である．急性期において静脈性出血をきたす前に，静脈洞血栓症を診断することが重要で，画像診断の第一選択はMRIである．
- 急性期の静脈洞血栓症は，T2*強調像で低信号，FLAIRで高信号(flow voidの消失)，拡散強調画像で高信号，造影3D GRE T1強調像で，血液プール造影欠損を呈する．
- 磁化率強調画像(SWI)は，急性期の静脈うっ滞(皮質静脈内のデオキシヘモグロビン濃度の上昇)の診断や，微小出血の検出に有用である．

文献

1) Saadatnia M, Fatehi F, Basiri K, et al : Cerebral venous sinus thrombosis risk factors. Int J Stroke 2009 ; 4 : 111-123.
2) Coutinho JM, Ferro JM, Canhão P, et al : Cerebral venous and sinus thrombosis in women. Stroke 2009 ; 40 : 2356-2361.
3) Fischer C, Goldstein J, Edlow J : Cerebral venous sinus thrombosis in the emergency department : retrospective analysis of 17 cases and review of the literature. J Emerg Med 2010 ; 38 : 140-147. (Epub 2009 Dec 23)
4) Hingwala D, Kesavadas C, Thomas B, Kapilamoorthy TR : Clinical utility of susceptibility-weighted imaging in vascular diseases of the brain. Neurol India 2010 ; 58 : 602-607.
5) Garg A : Vascular brain pathologies. Neuroimaging Clin N Am 2011 ; 21 : 897-926. (Epub 2011 Sep 23)

症例 59

50歳代男性．痙攣発作と意識障害．

A：T2強調像
B：TOF MRA（前後方向）
C：TOF MRA（頭尾方向）
D：MRA元画像
E：3D造影T1強調像（造影MRA元画像）
F：3D造影T1強調像（造影MRA元画像）
G：磁化率強調画像（SWI，側頭葉レベル）
H：磁化率強調画像（SWI，側脳室体部）
I：左外頸動脈造影側面像（DSA）

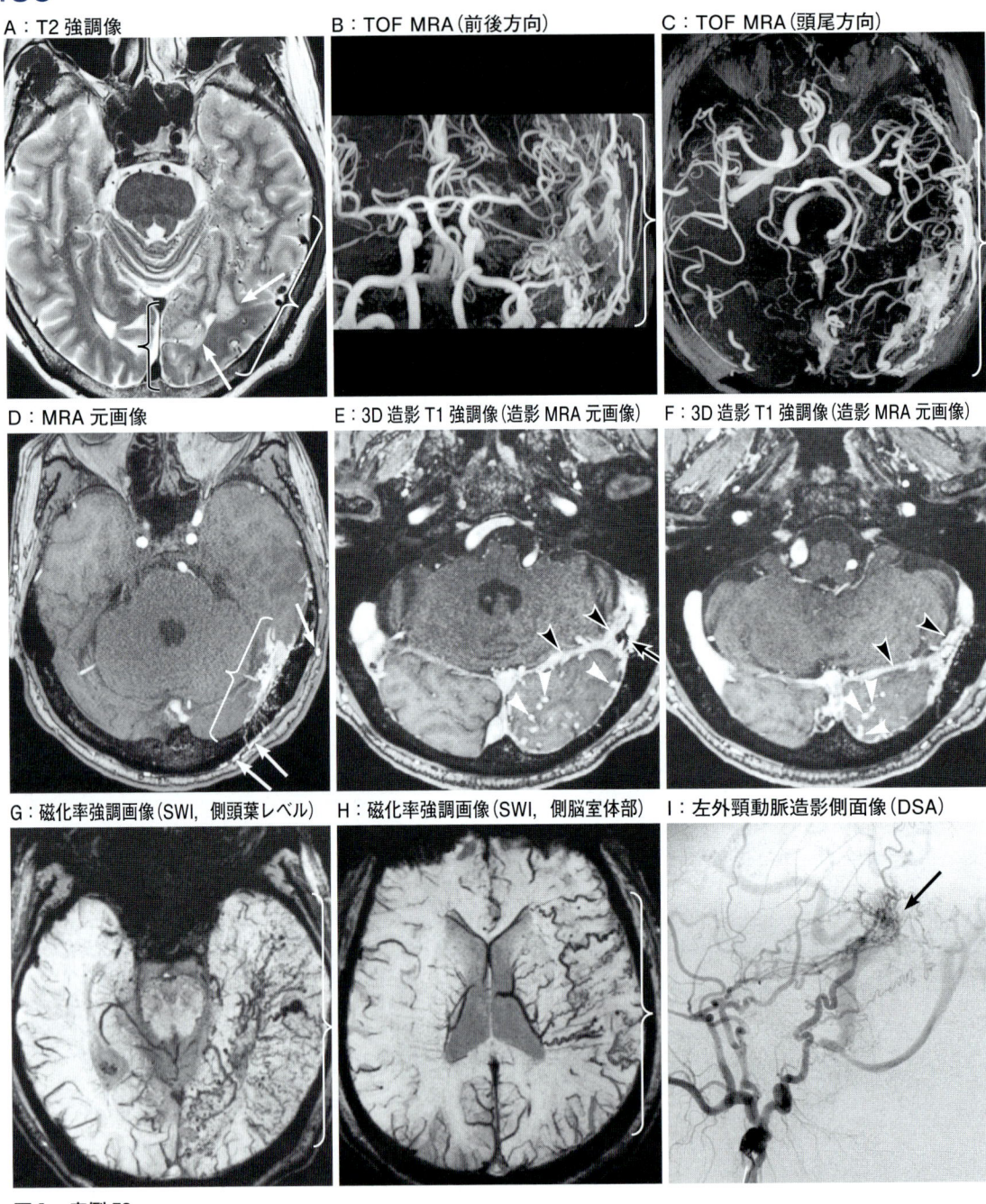

図1　症例59

○ **MRI所見**　T2強調像（図1A）で，左後頭葉内側の灰白質が連続性に軽度腫脹し，一部の灰白質に限局性の軽度信号上昇（大矢印）が認められる．左後頭葉から側頭葉後部の脳表および皮

質下白質に，拡張した血管の flow void が認められ（括弧の示す範囲），髄質静脈から軟膜静脈，皮質静脈の拡張を示唆する．

　TOF MRA（図1B,C）では，左外頸動脈系（左後頭動脈，左浅側頭動脈，左中硬膜動脈）の拡張と TOF 信号の増強を認める（括弧の示す範囲）．左頭蓋冠円蓋部から小脳テント部の硬膜動静脈瘻が示唆される．MRA 元画像（図1D）では，左後頭動脈，左浅側頭動脈の拡張と TOF 信号の増強（→）および後頭骨左側板間層内の拡張した静脈，さらに左横静脈洞に TOF 信号のシャント流入が認められる（括弧の示す範囲）．左外頸動脈系から供給される硬膜動静脈瘻の所見である．造影 3D GRE T1 強調像（図1E,F）では，左横静脈洞内部に血液プール増強効果欠損が認められ（図1E，小矢印），静脈洞血栓の所見である．その周囲の静脈洞壁，硬膜には不整な造影効果を伴う肥厚が認められ（黒矢頭），さらに左後頭葉の静脈の拡張（白矢頭）を認める．以上の所見から，左横静脈洞血栓症に合併した硬膜動静脈瘻と診断できる．

　磁化率強調画像（SWI，図1G,H）では，左大脳半球の髄質静脈の蛇行とデオキシヘモグロビン濃度の著明な上昇が認められる（括弧の示す範囲）．硬膜動静脈瘻によるシャント血流により，静脈内圧が亢進し，逆行性に髄質静脈内のうっ滞を表す．

○ **DSA 所見**　左外頸動脈造影側面像（図1I）では，左外頸動脈後頭骨側から左横静脈洞に硬膜動静脈瘻が認められる（大矢印）．

● **最終診断**　左横静脈洞血栓症に合併した硬膜動静脈瘻．

○ **治療方針**　経静脈性アプローチによる左横静脈洞塞栓術．

硬膜動静脈瘻（頭蓋冠）　dural arteriovenous fistula

病態と臨床

　硬膜動静脈瘻[†]は，海綿静脈洞近傍硬膜および横静脈洞から S 状静脈洞に好発する〔海綿静脈洞近傍の硬膜動静脈瘻については，頸動脈海綿静脈洞瘻の項目（症例60）で解説する〕．外頸動脈からの硬膜枝もしくは内頸動脈からの硬膜枝が拡張して流入動脈（feeding artery）となり，硬膜静脈壁に異常な血管網を形成して動静脈短絡を形成する．その結果，硬膜に沿って，拡張した流出静脈（draining vein）も形成される．脳動静脈奇形とは異なり，動脈静脈短絡部位に明らかな nidus（ナイダス）は形成されない．

　硬膜動静脈瘻は静脈洞の血栓症の慢性期に生じる後天的な合併症と考えられている．また，開頭術，頭蓋形成術後に硬膜動静脈瘻を合併することもある．

　硬膜動静脈瘻の病態および症状としては，① 静脈洞閉塞症に伴う症状（ただしこの時

[†] "硬膜動静脈奇形（dural arteriovenous malformation）" と呼称されることもあるが，先天的な病態ではないので，奇形ではない．

点では，硬膜動静脈瘻は発生していない），②硬膜動静脈瘻の動静脈短絡による症状，③動静脈短絡による静脈うっ滞による症状，の3段階からなる．

1) 静脈洞閉塞症に伴う症状(症例58，p.398参照)

特異的な神経症状はなく，特に局所神経症状がないことから急性期においては臨床診断が困難なことが多い．頭痛，嘔気・嘔吐などの頭蓋内圧亢進および髄膜刺激様の症状で発症し，静脈内圧が高く皮質静脈逆流を呈すると，急激な精神症状を生じる．短絡量の多い重症例では，この段階で静脈性浮腫や，静脈性梗塞，静脈性出血をきたす．

2) 動静脈短絡による症状

静脈洞血栓症の器質化に伴い硬膜動静脈瘻が形成されると，短絡形成部位近傍に血管雑音(bruit)が聴取される．他覚的に聴診で聴取されるが，自覚症状として拍動様の耳鳴りや"ザッーザッー"という雑音を訴えることもある．短絡量が小さければ神経症状をきたさない．

3) 動静脈短絡による静脈うっ滞の症状

動静脈短絡による皮質静脈内圧の上昇，逆流が生じると，皮質静脈のうっ滞，静脈内のデオキシヘモグロビン濃度の上昇が生じる．さらに静脈内圧の上昇により血管透過性が亢進すると，静脈性の血管性浮腫を生じ，静脈洞閉塞症急性期と同様に，精神症状，意識障害，痙攣発作などをきたす(高齢者における慢性例では認知症の原因となる)．さらに静脈内圧が上昇すると静脈性出血を合併する．出血は短期間に繰り返し再発することがある．

画像診断

単純CTや単純MRIでは，合併する静脈性浮腫や静脈性梗塞，静脈性出血の診断は可能であるが，硬膜動静脈瘻を確実に診断することは困難である．T2強調像で流入動脈を確認することは難しいが，動静脈短絡の大きい症例では，硬膜に沿って流出静脈のflow voidが確認できることがある．MRAでは拡張した硬膜枝と短絡血流の流入した流出静脈を，TOF効果の流入および静脈側へのシャントとして描出することができる．ルーチンの頭部TOF MRAでは，頭蓋冠および外頸動脈系を外した最大値投影(MIP)処理が行われるが，本症を疑った場合，流入動脈となっている外頸動脈を確認するために，横静脈洞からS状静脈洞近傍に発生した硬膜動静脈瘻では，後頭蓋窩から中頭蓋窩，後頭レベルの頭蓋冠を含めたMIP処理が必要である．TOF MRAでは拡張した外頸動脈もしくは内頸動脈からの硬膜枝(流入動脈)，および流出静脈もしくは横静脈洞へのTOF信号の流入を検出する(ただし，S状静脈洞から横静脈洞では椎骨動脈からの硬膜動脈も流入動脈となりうる)．

造影MR DSAは，本症の非侵襲的診断に最も有力な方法である．正常の皮質動脈，皮質静脈の描出よりも早期に，拡張した流入静脈や動静脈短絡後の流出静脈の描出を認める．さらに造影後平衡相の3D GRE T1強調像では，拡張した流出静脈の描出が可能である．

磁化率強調画像(SWI)では静脈内圧の上昇，皮質静脈のうっ滞，皮質静脈への逆流を反映して，静脈内のデオキシヘモグロビン濃度の上昇を認める．さらに微小な静脈性の出血を検出することもできる．硬膜動静脈瘻が存在しても皮質静脈内圧の上昇がなけれ

ば，静脈内のデオキシヘモグロビン濃度は上昇しない．磁化率強調画像(SWI)でデオキシヘモグロビン濃度の上昇を認めたときは，静脈性浮腫や静脈性出血がなくても動脈圧上昇急性期の可能性があり，神経学的な精査が必要である．

　脳動脈造影(DSA)では，高精細で動態的な血流動態情報と確定診断が得られる．特に，流入動脈の正確な起始部が同定可能である．血管造影では外頸動脈もしくは内頸動脈からの硬膜枝とその早期描出，および動静脈短絡を介して，拡張した流出静脈の早期描出が認められる．MRIで診断が確定していれば診断のみの目的で血管造影を施行する必要はないが，塞栓術もしくはその適応決定のためには，血管造影は必須である．

キーポイント

- 硬膜動静脈瘻は，単純CTやルーチンMRIでは診断が困難である．
- 頭蓋冠を含めたMRA，造影MR DSA，造影MRAが診断に有用である．
- 後頭葉から側頭葉で，横静脈洞近傍に浮腫や梗塞，出血を認めたときは，硬膜動静脈瘻による静脈性浮腫，静脈性梗塞，静脈性出血を鑑別に考える．

文献

1) Morris JM : Imaging of dural arteriovenous fistula. Radiol Clin North Am 2012 ; 50 : 823-839.
2) Toossi S, Josephson SA, Hetts SW, et al : Utility of MRI in spinal arteriovenous fistula. Neurology 2012 ; 79 : 25-30.（Epub 2012 May 16）

症例 60-1

70歳代女性．以前より左耳鳴があり，さらに1か月前より軽度の複視を自覚し，軽度の眼球突出がある．神経学的には左外転神経麻痺を認める．

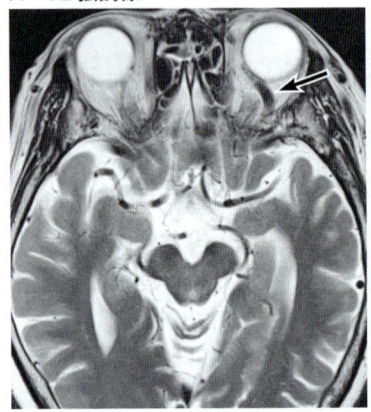

A：T2強調像
B：TOF MRA（頭尾方向）
C：TOF MRA（斜前後方向）
D：造影 MR DSA 左傍正中矢状断像
E：左外頸動脈造影（DSA）
F：左外頸動脈造影（DSA，治療後）

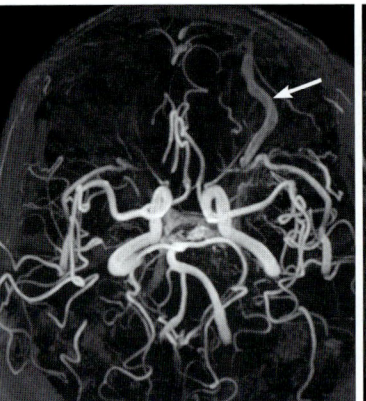

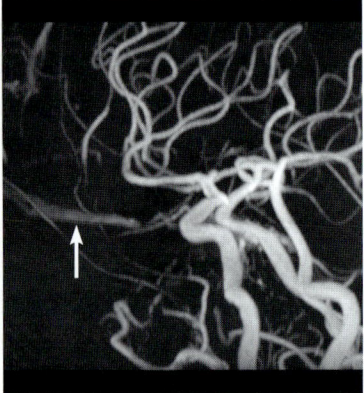

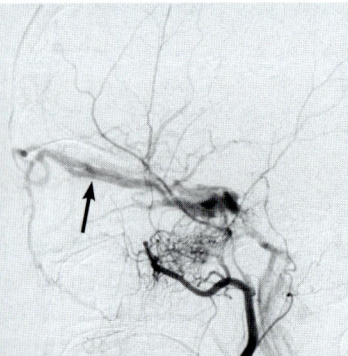

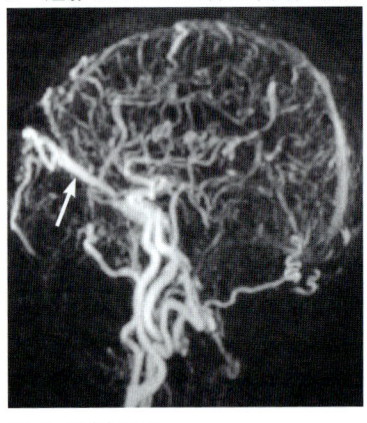

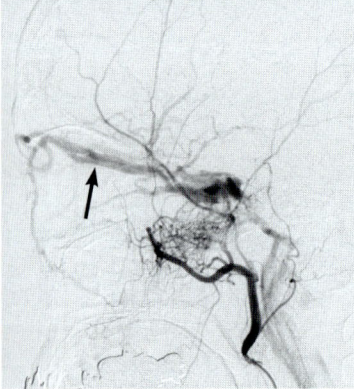

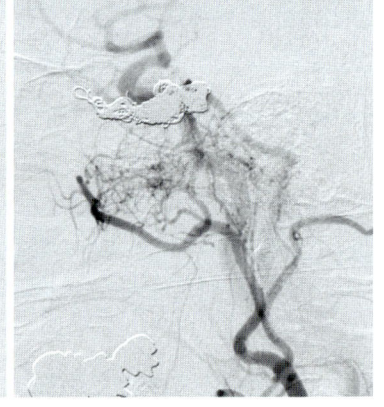

図1　症例60-1

○ **MRI 所見**　T2強調像（図1A）では，左上眼静脈の拡張を認め，内腔は flow void を呈する（→）．TOF MRA（図1B，C）では，拡張した左上眼静脈には TOF 信号の流入が認められ（→），左頸動脈海綿静脈洞瘻が示唆される．造影 MR DSA 左傍正中矢状断像（図1D）では，動脈相から毛細血管相で左上眼静脈への造影剤流入が認められ（→），頸動脈海綿静脈洞瘻と診断される．

○ **DSA 所見**　左外頸動脈造影（図1E）では，海綿静脈洞部硬膜枝の増生が認められ，左海綿静脈洞へ硬膜動静脈瘻を形成し，左上眼静脈および下錐体静脈に静脈還流を認める（→）．治療後の左外頸動脈造影（図1F）では，左内頸静脈アプローチによる左海綿静脈洞コイル塞栓術を施行されており，左外頸動脈造影で左上眼静脈や左下錐体静脈への静脈還流は認めず，海綿静脈洞への硬膜動静脈瘻が閉塞していることがわかる．

その他の血管障害 V

● **最終診断** 外頸動脈からの海綿静脈洞部硬膜動静脈瘻による頸動脈海綿静脈洞瘻.

○ **治療方針** 外頸動脈系からの硬膜動静脈瘻塞栓術.

症例 60-2

50歳代女性. 1週間前に突然の頭痛発症. 右眼窩周囲の腫脹. 右眼窩部奥の痛みがあり, 同部に血管雑音聴取.

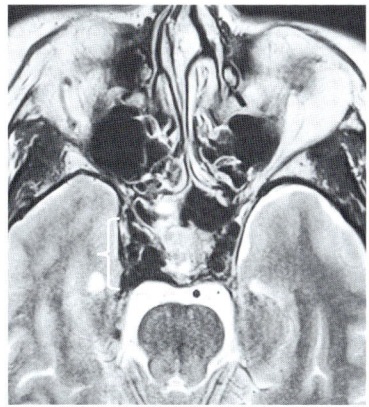

A：T2強調像　　B：TOF MRA（斜前後方向）　　C：TOF MRA（水平方向）

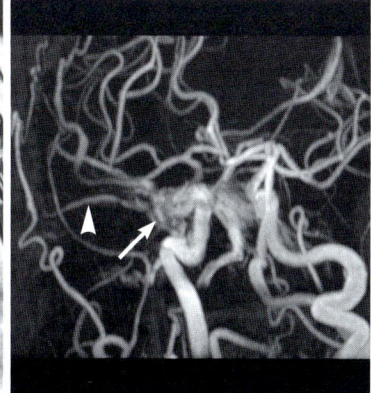

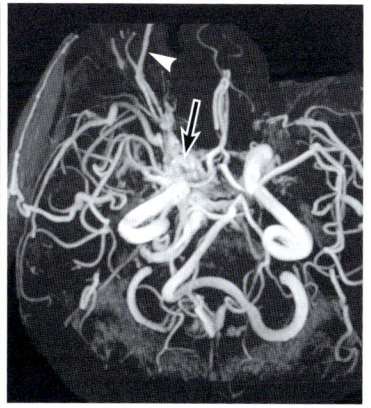

D：造影 MR DSA 右傍正中矢状断像　　E：右内頸動脈造影側面像（DSA）　　F：右内頸動脈造影正面像（DSA）

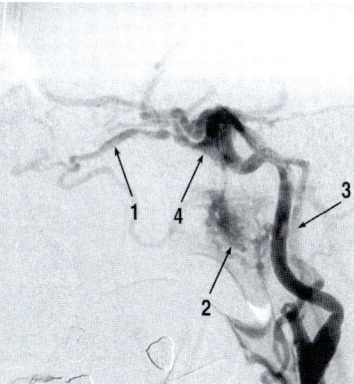

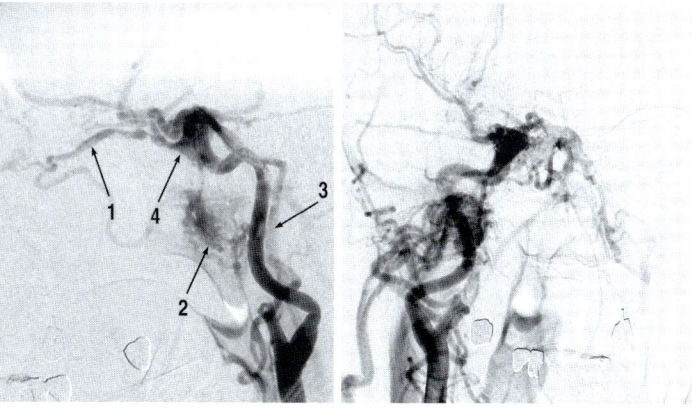

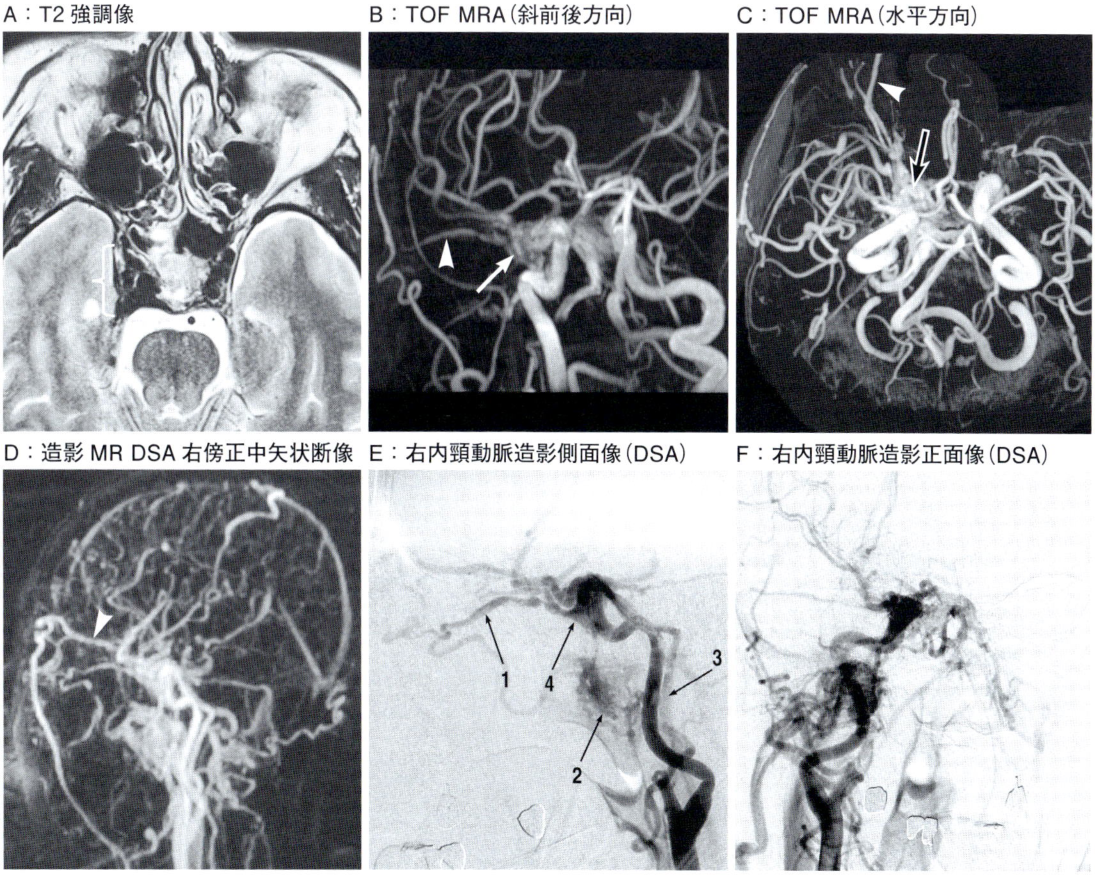

図2　症例60-2

○ **MRI所見** T2強調像（図2A）では, flow voidを呈する右海綿静脈洞の拡張を認める（括弧の示す範囲）. TOF MRA（図2B, C）では, 拡張した右海綿静脈洞にTOF信号の流入を認める（→）. さらに右上眼静脈にTOF信号の流出を認める（▶）. 頸動脈海綿静脈洞瘻と診断できる. 造影MR DSA（図2D）では, 動脈相から毛細血管相において右海綿静脈洞から上眼静脈に造影剤の早期流入を認める（▶）. さらに右上眼静脈, 翼突筋静脈叢, 下錐体静脈への静脈還流が認められる.

411

○ **DSA所見** 右内頸動脈造影(図2E,F)で，右内頸動脈から右海綿静脈洞への造影剤の直接流入を認め(4→)，右上眼静脈(1→)や翼突筋静脈叢(2→)，下錐体静脈(3→)への還流が認められる．

● **最終診断** 海綿静脈洞レベルの内頸動脈損傷による頸動脈海綿静脈洞瘻．

○ **治療方針** 経静脈性アプローチによる海綿静脈洞コイル塞栓術．

症例 60-3

70歳代女性．2週間前から右眼窩部の痛みがあり，複視が出現．

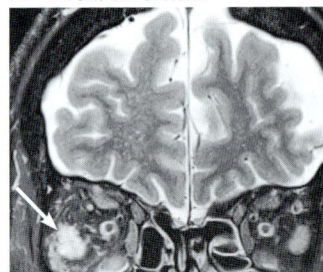

A：T2強調冠状断像　　B：T2強調冠状断像(Aより10mm眼球側)　　C：T2強調像

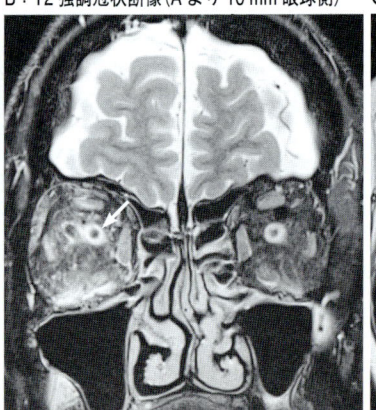

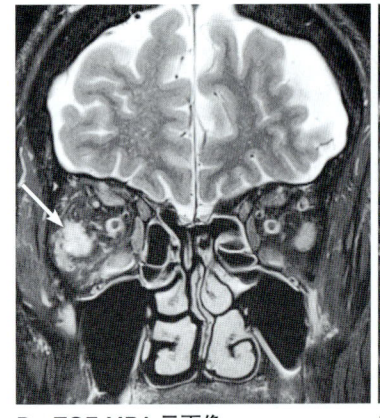

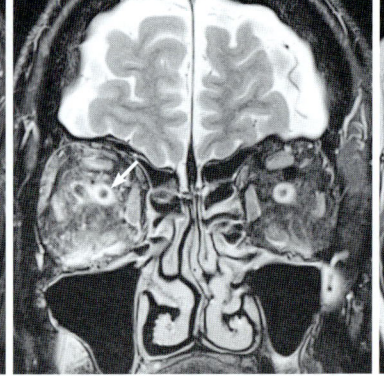

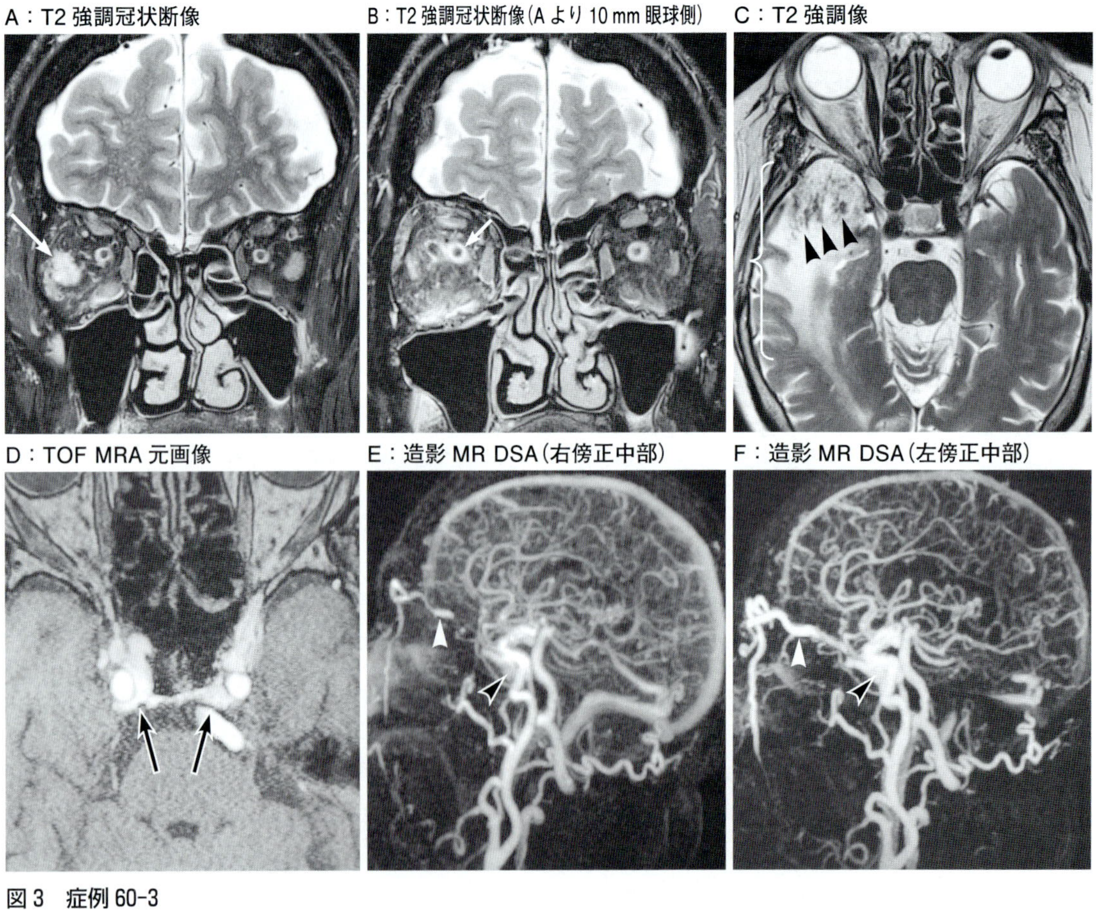

D：TOF MRA元画像　　E：造影MR DSA(右傍正中部)　　F：造影MR DSA(左傍正中部)

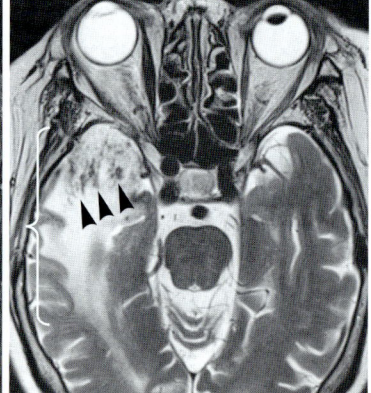

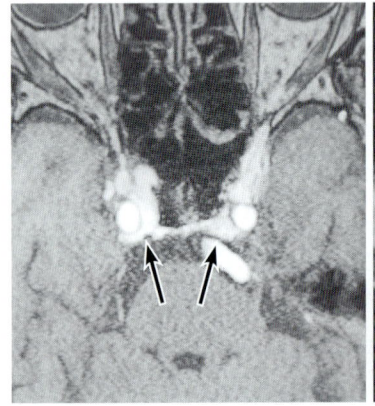

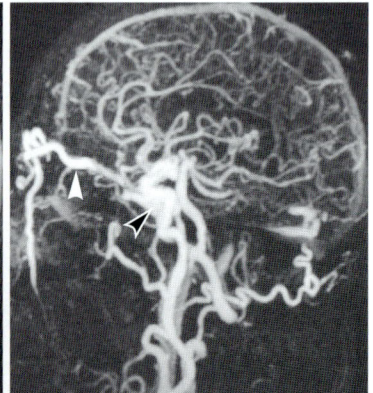

図3　症例60-3

G：右外頸動脈造影（回転DSA再構成画像）　H：左外頸動脈造影（回転DSA再構成画像）

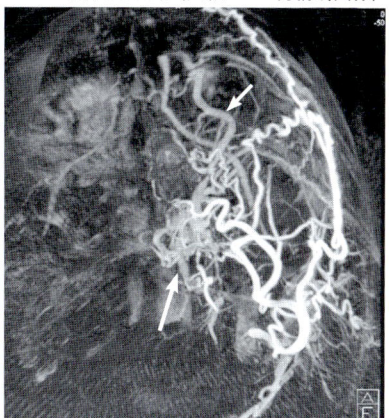

図3（続き）

○ **MRI所見**　T2強調冠状断像（図3A,B）では，右外側直筋の腫脹と内部の浮腫（高信号，大矢印）が認められる．右眼窩球後部の視神経周囲（小矢印）や球後部脂肪組織内部，外眼筋周囲にも信号上昇があり，浮腫性変化である．T2強調像（図3C）では，右側頭葉皮質下白質から深部白質に広範囲に高信号域を呈し，軽度のmass effectを伴う．浮腫性変化を認める（括弧の示す範囲）．病変の進展範囲は動脈支配には一致せず，脳梗塞は否定される．側頭葉先端部の病変内部には線状の不規則な低信号域が認められる（黒矢頭）．

　TOF MRA元画像（図3D）では，両側の海綿静脈洞にTOF信号の流入が認められる（大矢印）．頸動脈海綿静脈洞瘻が示唆される．両側傍正中部の造影MRA DSA（図3E,F）では，動脈相から毛細血管相において，両側海綿静脈洞に造影剤の早期流入が認められ（黒矢印），頸動脈海綿静脈洞瘻と診断できる．右上眼静脈への静脈還流量は少ないが（図3E，白矢頭），左上眼静脈への優位な短絡（もしくはシャント）が認められる（図3F，白矢頭）．

○ **DSA所見**　右外頸動脈造影（回転DSA再構成画像，図3G）では，右外頸動脈からの硬膜動静脈瘻による右海綿静脈洞へのシャントを認める（大矢印）．シャント血流は対側（左側）海綿静脈洞まで還流し，左上眼静脈から静脈還流される（小矢印）．右上眼静脈からの静脈還流はほとんど認めない．左外頸動脈造影（回転DSA再構成画像，図3H）では，左外頸動脈からの硬膜動静脈瘻による左海綿静脈洞へのシャントを認める（大矢印）．シャント血流は左上眼静脈から静脈還流されている（小矢印）．両側性に硬膜動静脈瘻による，頸動脈海綿静脈洞瘻を形成しているが，右側上眼静脈からの静脈還流が不良で，頭蓋内右側の静脈内圧が上昇し，右側頭葉の静脈性浮腫，静脈性梗塞と診断できる．T2強調像で認める線状の低信号は，静脈性出血である．

● **最終診断**　海綿静脈洞部硬膜動静脈瘻に合併した静脈性梗塞．

○ **治療方針**　硬膜動静脈瘻に対してコイル塞栓術．

頸動脈海綿静脈洞瘻　carotid cavernous fistula(CCF)

病態と臨床

　頸動脈海綿静脈洞瘻は，内頸動脈あるいは外頸動脈と海綿静脈洞との間に動静脈シャント(短絡)を形成した病態で，① 内頸動脈と海綿静脈洞との間に動静脈シャントを形成する**直接型**と，② 内頸動脈と海綿静脈洞との間に直接の動静脈シャントがなく，海綿静脈洞への硬膜枝による硬膜動静脈瘻を介して動静脈シャントをきたす**間接型**に分類される(表1)．直接型CCFの原因としては頭蓋底部外傷による内頸動脈損傷や，内頸動脈動脈瘤の破裂がある．病因から分類すると，直接型CCFは① 外傷性と② 特発性に分けられる．

　臨床症状は静脈内圧の上昇による静脈還流障害によって引き起こされる．病変側優位に，① 眼窩部を中心とする頭痛，② 眼球結膜の浮腫や充血，③ 眼窩周囲や側頭部で聴取できる血管雑音(特に拍動性)，④ 拍動性の眼球突出，⑤ 眼底所見で乳頭浮腫，⑥ 緑内障を認める(②，③，④が本症の三主徴)．シャントによる脳神経への動脈血流供給，拡張した還流静脈による機械的な圧迫や，脳神経からの静脈還流障害により，外転神経麻痺や動眼神経麻痺をきたす†．重症例では視野障害，視力障害を伴う．

　ほとんどの症例で動静脈シャントは一側性であるが，シャント量が多い症例や同側の還流静脈の低形成や外傷性損傷，血栓による閉塞症例では，対側の海綿静脈洞までシャント血流が還流し，反対側に症状をきたすこともある．

　外傷性内頸動脈損傷や内頸動脈動脈瘤破裂による直接型CCFでは，シャント血流量が多く，血流速度も速く，進行性に症状が増悪する．皮質静脈まで逆流する症例では頭蓋内の静脈内圧が上昇し，静脈性の浮腫や静脈性出血をきたす．受傷直後には症状がなく，数か月後に発症する症例もある．硬膜動静脈瘻により軽度の海綿静脈洞瘻では無症状のこともある．

画像診断

　頸動脈海綿静脈洞瘻の確定診断および治療法の選択には，脳動脈造影(選択的外頸動脈造影・内頸動脈造影)が必要である．ただし臨床症状から頸動脈海綿静脈洞瘻を疑ったときは，MRIが第一選択となる．頸動脈海綿静脈洞瘻の初期症状は軽微で非特異的なことが多く，早期の臨床診断は難しいので，MRI所見を確実に読影することが重要である．

　画像診断では，① 拡張した還流(流出)静脈，および② 動脈血の海綿静脈洞(ノート47)への流入を検出する．表2にそれぞれの画像所見を示す．

　上眼静脈の拡張は本症の診断のきっかけとなる重要な所見である．両側の比較から拡張の有無を判断する．上眼静脈の拡張を認めたときは，TOF MRAで海綿静脈洞への

脚注
† 海綿静脈洞壁や隔壁内を走行する脳神経としては，視神経，動眼神経，滑車神経，三叉神経(V1，V2)，外転神経があるが，特に動眼神経麻痺や外転神経麻痺をきたす頻度が高い．

表1 頸動脈海綿静脈洞瘻の病態からみた分類

	直接型	間接型
病態	外傷性は若年男性に多い．脳動脈瘤破裂は高齢者に多い． 内頸動脈 C4 から海綿静脈洞に直接交通	中年以降，女性に多い 内頸動脈もしくは外頸動脈硬膜枝からの硬膜動静脈瘻による海綿静脈洞へのシャント．内頸動脈 C4 から海綿静脈洞に直接短絡はない
原因疾患	内頸動脈から海綿静脈洞に直接交通 ① 外傷性内頸動脈損傷（頭蓋底蝶形骨体部の骨折） ② 内頸動脈（C4）動脈瘤破裂	硬膜動静脈瘻からのシャント ①外頸動脈の硬膜枝 ②内頸動脈からの硬膜枝 ③外頸動脈および内頸動脈からの硬膜枝が併発
臨床	動静脈短絡量は多い．血流速度が速い． 三主徴が明瞭で，症状が重篤なことが多く，急性期増悪する．頭痛が前面になることは少ない 外傷性では，発症直後から合併する症例や受傷の数週間後に合併する症例もある	動静脈シャント量は少ない 緩徐な発症例，軽症例が多いため，早期診断が難しい
予後治療	自然治癒率が低い 経動脈性のバルーン塞栓術など	自然治癒率が高い 経静脈性のコイル塞栓術など

TOF 信号の流入の有無を見る．動脈海綿静脈洞瘻を疑うときは，上眼静脈に明らかな拡張を認めなくても，造影 MR DSA は必須である．

　頭部外傷例に続発する頸動脈海綿静脈洞瘻では，骨関節 CT で頭蓋底骨折の有無を確認し，頸動脈管に骨折が進展していないかを見る．

　直接型 CCF では動静脈シャント量が多く，内頸動脈動脈瘤自体は描出されないことが多い．硬膜動静脈瘻が認められなければ直接型と診断される．

治療方針

① 用手観血的血管圧迫（compression therapy）：シャント量は少なく，皮質静脈まで静脈逆流はない症例が適応．

　　特に治療しなくても，1 年院内に自然治癒する例がある．間接型でシャント量の少ない症例，還流静脈が 1 本の症例に自然治癒例が多い．

② コイル塞栓術

　　動脈経由：外傷による頸動脈損傷，動脈瘤破裂，硬膜動静脈瘻

　　静脈経由による海綿静脈洞塞栓：硬膜動静脈瘻

③ ガンマナイフ

④ 直達手術

表2 頸動脈海綿静脈洞瘻の画像所見（太字は重要な MRI 所見）

	拡張した還流(流出)静脈	動脈血の海綿静脈洞，還流静脈へのシャント(短絡)を直接描出
T2 強調像	拡張した静脈の flow void を呈する ① 眼窩部から後頭蓋窩横断像：**上眼静脈の拡張，下錐体静脈の拡張** ② 眼窩部の冠状断：**上眼静脈の拡張**	
TOF MRA	外頸動脈硬膜枝の拡張を認めることがある	海綿静脈洞および還流静脈へ TOF 信号の流入（元画像でも確認する） ① 海綿静脈洞，② 上眼静脈，③ 下錐体静脈
造影 MR DSA（海綿静脈洞レベル冠状断もしくは病変側矢状断）		海綿静脈洞および還流静脈への造影剤の早期流入
造影 3D GRE T1 強調像	拡張した還流静脈が造影プール像として描出される．合併する静脈血栓も診断可能	
脳動脈造影（直接型 CCF では両側内頸動脈造影，間接型 CCF では両側内頸動脈および外頸動脈造影）	還流静脈への動静脈シャントが動脈相で描出される ① 海綿静脈洞→上眼静脈 ② 海綿静脈洞→下錐体静脈，上錐体静脈，脳底静脈，Sylvian 静脈 ③ 皮質静脈への逆流	海綿静脈洞への流入動脈の同定 直接型：① 内頸動脈瘤，② 内頸動脈損傷 間接型：① 外頸動脈から正円孔動脈，中硬膜動脈，上行咽頭動脈，② 内頸動脈からの髄膜下垂体動脈， ③ ①と②の両方から

ノート47　海綿静脈洞の解剖

　海綿静脈洞は隔壁により，① 前方部と ② 後方部からなる．前方部にはやや下方に，後方部はやや上方に向いている．前方部分にシャントがあると上眼静脈に還流することが多く，後方部分にシャントがあると下錐体静脈へ還流することが多い．塞栓術においては前者が上眼静脈経由のアプローチ，後者では内頸静脈から下錐体静脈を経由するアプローチを選択する．

キーポイント

- 頸動脈海綿静脈洞瘻（CCF）には，直接型と間接型がある．
- ① 眼球結膜の浮腫や充血，② 眼窩周囲や側頭部で聴取できる血管雑音，③ 拍動性の眼球突出，が三主徴である．
- T2強調像で拡張した還流静脈（上眼静脈や下錐体静脈），TOF MRAで海綿静脈洞および還流静脈へのTOF信号の流入，造影MR DSAで海綿静脈洞や還流静脈への造影剤の早期流入が認められる．

文献

1) Kathuria S, Chen J, Gregg L, et al : Congenital arterial and venous anomalies of the brain and skull base. Neuroimaging Clin N Am 2011 ; 21 : 545-562. (Epub 2011 Jun 16)
2) Miller NR : Dural carotid-cavernous fistulas : epidemiology, clinical presentation, and management. Neurosurg Clin N Am 2012 ; 23 : 179-192.

症例 61-1

70歳代男性．突然，頭痛と軽度の意識混濁状態を発症する．頭部単純CTでは明らかな異常を指摘できず，微量のくも膜下出血や脳動脈瘤，急性期脳梗塞などの精査目的で発症第1病日に緊急MRIを施行．

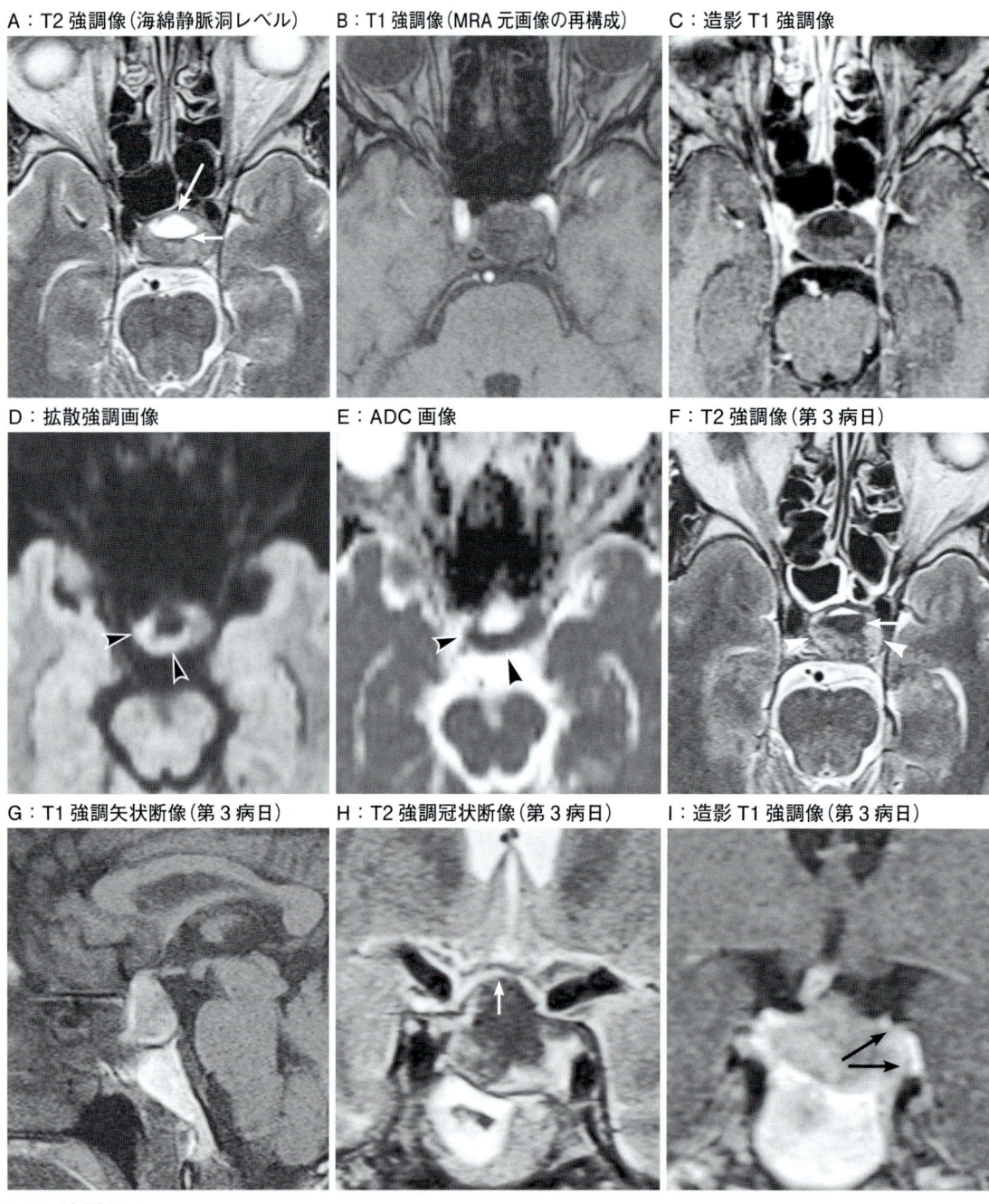

A：T2強調像（海綿静脈洞レベル）　B：T1強調像（MRA元画像の再構成）　C：造影T1強調像

D：拡散強調画像　E：ADC画像　F：T2強調像（第3病日）

G：T1強調矢状断像（第3病日）　H：T2強調冠状断像（第3病日）　I：造影T1強調像（第3病日）

図1　症例61-1

○ **MRI 所見** 海綿静脈洞レベルの T2 強調像(図1A)で，トルコ鞍内に腫瘍性病変が認められ，その中心部分には囊胞構造を認める(大矢印)．辺縁部の実質部分は灰白質とほぼ等信号を呈する．囊胞内には，高信号と低信号の fluid-fluid level 形成が認められる(小矢印)．下垂体前葉の macroadenoma および中心部分の出血を含有する囊胞変性と診断した．T1 強調像(図1B，3D GRE T1 強調像)では腫瘍実質部分および囊胞内部にメトヘモグロビンを示唆する高信号は認めない．造影 T1 強調像(図1C)では，腫瘍実質部分には増強効果が認められず，虚血状態が示唆される．

拡散強調画像(図1D)および ADC 画像(図1E)では，腫瘍実質部分の正中から右傍正中部に高信号が認められ(黒矢頭)，ADC の低下も認める(黒矢頭)．以上の所見から下垂体の無機能腺腫に，下垂体梗塞急性期と診断された．囊胞性部分は以前の下垂体出血もしくは梗塞吸収後の囊胞変性と少量のヘモジデリン沈着と推測される．

その後，意識障害は改善したが，第3病日に左動眼神経麻痺が出現し，経過観察の下垂体 MRI が施行された．T2 強調像(図1F)では，腫瘍実質部分に信号上昇を認め(灰白質よりも高信号を呈し，内部に点状の低信号が散在する(白矢頭)．下垂体腺腫の梗塞亜急性期の血管性浮腫，および少量の出血性梗塞を示唆する．また，囊胞内の fluid-fluid level のうち，低信号成分(小矢印)が増量しており，囊胞内にも少量の急性期出血があったと考えられる．T1 強調矢状断像(図1G)では，病変全体が軽度の高信号を呈し(メトヘモグロビン)，腫瘍実質部分に出血性梗塞を起こしている．T2 強調冠状断像(図1H)では，鞍上部に進展した腫瘍成分が視交叉を軽度圧排(小矢印)，偏位をきたしているが，球後部視神経や視交叉に浮腫性変化は認めない．さらに，T2 強調像(図1H)および造影 T1 強調像(図1I)で，虚血に陥った腫瘍実質の左海綿静脈洞への病変進展が認められ(大矢印)，左動眼神経麻痺の原因と考えられる

拡散画像，FLAIR(ともに非掲載)で，急性期〜亜急性期の梗塞やくも膜下出血は否定された．

● **最終診断** 下垂体腺腫(macroadenoma)．腺腫の梗塞急性期および出血性梗塞．亜急性期に血管性浮腫が増悪し，左動眼神経麻痺．

○ **治療方針** 安静，保存的治療．

症例 61-2

40歳代男性．数日前から突然発症の頭痛，特に両側眼窩領域奥の痛み，嘔気・嘔吐，視力障害で来院．以前にも同様の嘔気・嘔吐を伴う突然発症の頭痛症状があったが，数日間で軽快した．両側耳側視野障害を認め，下垂体腫瘍鞍上部進展を疑って，緊急 MRI が施行された．

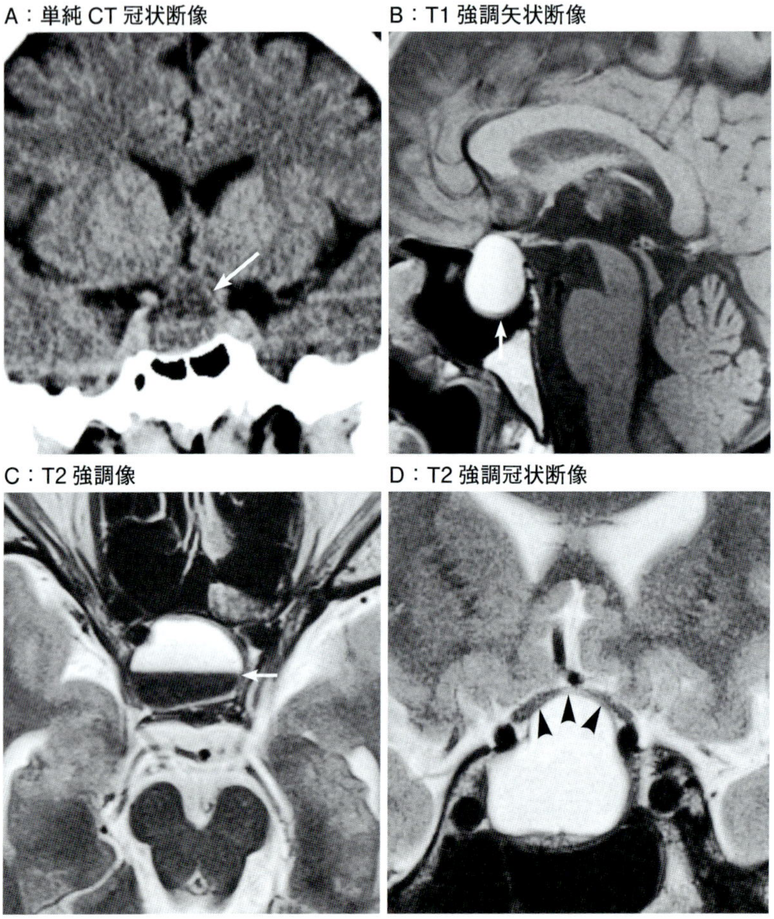

A：単純 CT 冠状断像　　B：T1 強調矢状断像

C：T2 強調像　　D：T2 強調冠状断像

図2　症例 61-2

○ **画像所見**　単純 CT（図2A）では，トルコ鞍内部に下垂体腺腫（macroadenoma）の存在が疑われる．内部は不均一な等吸収域から低吸収域を呈する（大矢印）が，腺腫内部に出血があるとは診断できない．

T1 強調矢状断像（図2B）では，トルコ鞍内から鞍上部にかけて境界明瞭な膨隆性の嚢胞性腫瘤が認められ，トルコ鞍は ballooning をきたしている．嚢胞内部は T1 強調像で高信号を呈するが，背側にはやや低信号部分があり，fluid-fluid level（小矢印）を形成している．T2 強調像（図2C）では，嚢胞内部に高信号／低信号の fluid-fluid level を形成している（小矢印）．T1 強調像の所見と合わせて，高信号部分はメトヘモグロビン，低信号部分がデオキシヘモグロビンと考えられる．T2 強調冠状断像（図2D）では，トルコ鞍内から鞍上部に進展した嚢胞性腫瘤が，視交叉を中程度圧排している（►）．視交

叉前部には明らかな浮腫性変化は認めていない．

● **最終診断** 下垂体腺腫に合併した出血．

○ **治療方針** 保存的治療．

下垂体卒中：下垂体腺腫と腺腫内の壊死，出血

病態と臨床

1）下垂体腺腫 pituitary adenoma

下垂体腺腫は下垂体前葉から発生する良性腫瘍で，WHOの脳腫瘍分類では内分泌系腫瘍に分類される(WHO Grade 1)．頭蓋内腫瘍の10%程度を占める．トルコ鞍内の腫瘍としては最も頻度が高い．下垂体腺腫は成人に好発し，小児では頻度が少ない．

腺腫は，大きさから10 mmを超えるmacroadenomaと10 mm以下の微小腺腫(microadenoma)に分類される．微小腺腫はCTでは検出しえないが，造影ダイナミックT1強調像で乏血性結節として描出される．

さらに下垂体腺腫は，内分泌学的に機能腺腫(functioning adenoma)と非機能性腺腫(non-functioning adenoma)に分類される．75%の腺腫が内分泌学的な機能腺腫で，産生，分泌するホルモンの過剰症状を示す．一般に，機能腺腫はmicroadenomaのことが多く，macroadenomaのほとんどは無機能腺腫である．

機能腺腫のなかでは，プロラクチン産生腫瘍が最も多く，無月経と乳汁分泌をきたす．女性のプロラクチン産生腺腫では特異的な症状を有するため，そのほとんどはmicroadenomaである．ただし男性に発生したプロラクチン産生腫瘍では，症状が顕在化しないため，macroadenomaで診断されることが多くある．次いで成長ホルモン産生腫瘍(小児では巨人症，成人では先端肥大症)や，副腎皮質刺激ホルモン産生腫瘍(Cushing症候群：中心性肥満や高血圧)，ゴナドトロピン産生腫瘍(性機能の低下)，甲状腺刺激ホルモン産生腫瘍(甲状腺機能亢進症)がある．

macroadenomaは，鞍上部に進展して視交叉を圧排して視野障害(両耳側半盲)や視力障害で発症することがある．またmacroadenomaは正常下垂体を圧排するが，汎下垂体機能低下症の頻度は低い．

2）下垂体卒中 pituitary apoplexy

macroadenoma内部に循環障害が生じて，梗塞や壊死，出血を合併することがある．さらに，それらに伴う腫瘍増大によるトルコ鞍隔膜や視交叉・視神経，海綿静脈洞および脳神経の圧排により急性の神経症状をきたす．頭痛や眼窩奥の痛み，片側性もしくは両側性の眼球運動障害，視野障害，視力低下を訴える．

重篤な症例では内分泌異常や意識障害をきたす．これら症状は急性脳血管障害のように突然の激烈な症状を呈するため，下垂体卒中(pituitary apoplexy)という臨床診断名が用いられてきた．しかしMRI精査が施行されるようになって，典型的な激烈な急性症状に乏しい軽症例や無症状の症例にもmacroadenoma内部に出血を検出することが

あり，偶発的に診断される腺腫内出血すべてに対して下垂体卒中という診断名を用いるのは適切ではない．

下垂体卒中の危険因子として，内分泌負荷試験，分娩産褥†，エストロゲン投与，糖尿病，抗凝固療法，外傷後，心臓手術後などが報告されている．また，下垂体腺腫の治療に用いるブロモクリプチンは高頻度に腫瘍内出血をきたすことが報告されている．

トルコ鞍内から傍鞍部腫瘍の鑑別疾患を表1に示す．

画像診断
1）下垂体腺腫

下垂体腺腫の精査にはMRIが必要で，第一選択となる．診断には，横断(軸位断)像に加えて矢状断や冠状断が必要である．T1強調矢状断像では下垂体前葉と下垂体後葉の識別が容易である(下垂体後葉は高信号を呈する．ただし後床突起骨髄の高信号と見誤らないこと)．冠状断像では，鞍上部進展による視交叉の圧排，前大脳動脈A1の圧排，海綿静脈洞進展を評価する．

微小腺腫は正常下垂体前葉と比較して，T1強調像で等信号から軽度低信号，T2強調像で等信号から軽度高信号を呈するが，10 mm以下の病変ではほとんどが検出困難である．また造影平衡相では，周囲正常下垂体前葉とほぼ同程度の増強効果を呈することが多い．微小腺腫の診断には，造影ダイナミックT1強調像が必須で，造影早期相では下垂体門脈を経由して流入する造影剤により，下垂体柄から広がるように強く造影されるのに対して微小腺腫は相対的に乏血性を呈する．

macroadenomaは正常の灰白質と比較してT1強調像で等信号，T2強調像で等信号

表1　トルコ鞍内から傍鞍部の腫瘤性病変の鑑別診断

- 下垂体腺腫(macroadenoma)
- ラトケ嚢胞(Rathke cleft cyst)
- 頭蓋咽頭腫(craniopharyngioma)
- 下垂体炎(リンパ球性下垂体炎)
- 下垂体膿瘍
- 下垂体細胞腫(pituicytoma)
- 下垂体への転移
- 悪性リンパ腫
- 視床下部視交叉神経膠腫
- 髄膜腫
- 脳動脈瘤

脚注
† Sheehan症候群(分娩後下垂体機能低下症)：分娩時の大出血もしくはショックにより，下垂体動脈の攣縮や二次性の血栓が生じて，下垂体の梗塞や壊死をきたすことがある．これにより汎下垂体機能低下症となる．

から軽度高信号を呈することも多い．造影T1強調像ではやや不均一な中程度の増強効果を呈する．鞍上部に進展する鞍隔膜により亜鈴状のくびれを形成することがある．

2）下垂体腺腫の変性，梗塞，出血

下垂体腺腫内部の出血は，CTで軽度の高吸収域を呈するが，CTのみでは診断は困難なことが多い．出血が大量の症例では，少量のくも膜下出血や第三脳室穿破を合併することもある．

MRIでは実質内出血同様，出血の時期によりさまざまな信号を呈する．T2強調像で急性期に低信号（デオキシヘモグロビン），T1強調像で亜急性期に高信号（メトヘモグロビン）が特徴的である．

腫瘍内変性もしくは壊死により囊胞内に出血した場合は，fluid-fluid levelを形成する（T2強調像で高信号／低信号，T1強調像で低信号／高信号）．囊胞内の出血の診断には，fluid-fluid levelが観察できる矢状断もしくは横断像が有用である（表2，ノート48参照）．

非出血性の下垂体梗塞，下垂体壊死を検出できる例は，出血に比較して頻度は少ないが，ほとんどの出血では腺腫組織内の循環障害による出血と考えられ，下垂体梗塞，壊死の頻度は実際に経験するよりも高いと考えられる．虚血，壊死組織は拡散強調画像で高信号，ADC低下を示す．造影T1強調像で内部に増強効果を認めず，辺縁部のみに増強効果を呈する．

急性症状をきたす下垂体関連疾患としては，リンパ球性下垂体炎や下垂体膿瘍がある．

治療方針

保存的治療．血腫除去および腫瘍切除．

表2　トルコ鞍内の囊胞性腫瘤の鑑別診断

- 下垂体腺腫囊胞変性，腺腫内出血
- Rathke（ラトケ）囊胞
- 頭蓋咽頭腫
- くも膜囊胞
- 膿瘍
- 類上皮腫

ノート48　トルコ鞍内 Rathke(ラトケ)嚢胞

　Rathke嚢胞は，トルコ鞍内下垂体前葉と中間葉との間が上皮性ヒダで充填されずに，残存腔が嚢胞を形成したもので，組織学的には，単円柱状上皮からなる．トルコ鞍内に限局するものが最も多く，前葉と後葉の間に境界明瞭な結節状嚢胞性病変として認められる．トルコ鞍内に限局する症例では無症状である．鞍上部に進展する大きなRathke嚢胞では，下垂体前葉や下垂体柄を前方に圧排し，頭痛や視野障害，視力低下，下垂体機能低下症を引き起こすこともある．

　嚢胞内容は漿液性もしくは粘液性で，その蛋白濃度に応じてT1強調像で低信号，T2強調像で高信号のパターンや，T1強調像で高信号，T2強調像で低信号のパターンなどさまざまな組み合わせを示す(図3)．特に後者のT1強調像高信号，T2強調像低信号が，Rathke嚢胞に特異的である．造影T1強調像で壁に沿った薄い造影効果を認めるが，充実性もしくは壁在結節様の造影効果は認めないことが，頭蓋咽頭腫との鑑別になる．頻度は低いが，嚢胞壁に石灰化を認めることもある．

A：単純CT

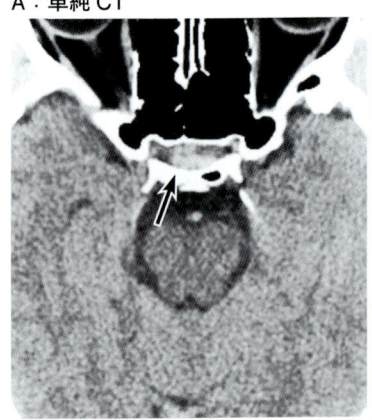

B：単純CT 冠状断像

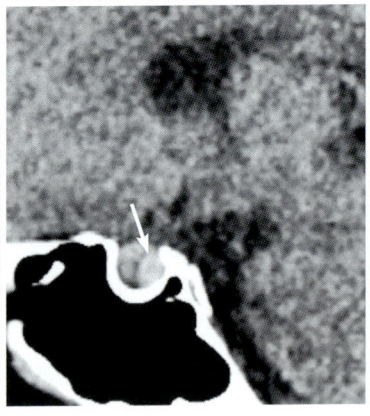

C：T1強調矢状断像

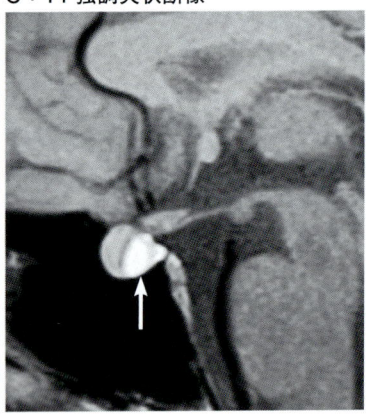

D：T2強調冠状断像

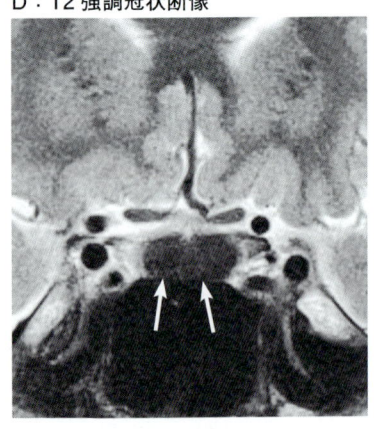

図3　トルコ鞍内ラトケ嚢胞(20歳代女性)（説明文は次頁）

(図3説明文)
単純CT(A, B)でトルコ鞍の拡張を認めないが、トルコ鞍内に軽度高吸収域を認め(→)、下垂体腺腫内出血を疑ってMRIが施行された。T1強調矢状断像(C)ではトルコ鞍の拡張、下垂体の腫大は認めないが、下垂体前葉と後葉との間に、境界明瞭な結節状の著明な高信号域が認められる(→)。T2強調冠状断像(D)では、T1強調像で認めた高信号域はT2強調像で著明な低信号域として認められる(→)。その後、MRI終了後には症状は改善しており、またその後の経過観察のMRIで、T2強調像、T1強調像とも所見に著変を認めず、fluid-fluid levelの形成もないことから、Rathke嚢胞と診断された。

キーポイント

- 下垂体卒中は突然発症の眼窩部奥の痛み、頭痛で発症する。出血はT1強調像で高信号、T2強調像で低信号、嚢胞内のfluid-fluid level形成がみられる。
- 非出血性の梗塞では、拡散強調画像で高信号、ADC低下をきたし、腫瘍実質に造影効果を認めない。

文献

1) Yousem DM : Pituitary adenoma. Radiology 1989 ; 170 : 239-243.
2) Rogg JM : Imaging the sella and parasellar region. AJNR Am J Neuroradiol 2002 ; 23 : 1240-1245.
3) de Heide LJ, van Tol KM, Doorenbos B : Pituitary apoplexy presenting during pregnancy. Neth J Med 2004 ; 62 : 393-396.
4) Pisaneschi M, Kapoor G : Imaging the sella and parasellar region. Neuroimaging Clin N Am 2005 ; 15 : 203-219.

症例 62

30歳代男性．突然発症の激しい頭痛を3日間にわたり断続性に繰り返す．片麻痺や感覚障害，意識障害は伴わない．髄液に異常は認めない．

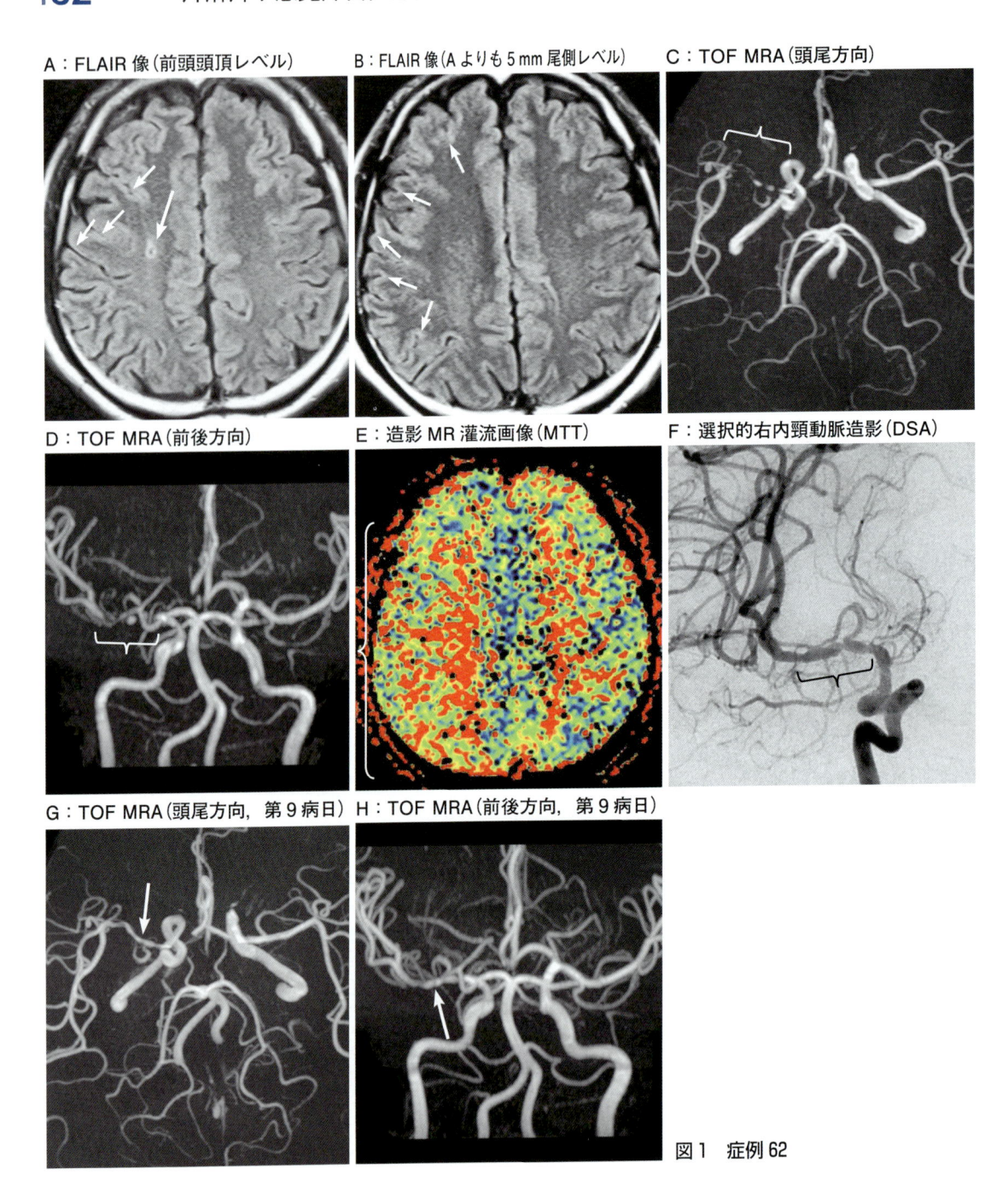

A：FLAIR像（前頭頭頂レベル）
B：FLAIR像（Aよりも5mm尾側レベル）
C：TOF MRA（頭尾方向）
D：TOF MRA（前後方向）
E：造影MR灌流画像（MTT）
F：選択的右内頸動脈造影（DSA）
G：TOF MRA（頭尾方向，第9病日）
H：TOF MRA（前後方向，第9病日）

図1 症例62

○ **画像所見** 拡散画像（非掲載）で急性期〜亜急性期の梗塞は否定され，FLAIRでWillis動脈輪周囲の動脈瘤破裂による急性期〜亜急性期のくも膜下出血も除外された．しかしFLAIR（図

1A）で，若年者にもかかわらず右側脳室体部周囲深部白質に陳旧性の小梗塞が認められる（辺縁部高信号，中心部低信号，大矢印）．さらに5mm尾側のFLAIR（図1B）で，右大脳半球軟膜に沿って細い線状の高信号を認める（小矢印）．TOF MRA（図1C,D）では，右中大脳動脈M1にstrings and beads様の広狭不整と信号低下が認められる（括弧の示す範囲）．右中大脳動脈M2以降の皮質枝の順行性のTOF信号は保たれているが，左側に比べて軽度低下しており，軽度の灌流圧の低下が示唆される．右中大脳動脈皮質枝にFLAIR intraarterial signalは認めないが，同領域の軟膜に沿って，線状の高信号が認められ（図1A,B，小矢印），微量のくも膜下出血ないしは軟膜動脈レベルでの遅滞した血流を示唆する（おそらく出血ではなく後者）．

造影灌流画像（図1E）では，右中大脳動脈皮質枝からの髄質動脈レベル（右側脳室周囲深部白質）に平均通過時間（MTT）の延長が認められ（括弧の示す範囲），灌流圧の軽度低下に対し循環予備能による毛細血管拡張がある．局所脳血流量（rCBF）には低下を認めず（非掲載），同日施行された選択的右内頸動脈造影（DSA，図1F）でも，右中大脳動脈M1に広狭不整，限局性の狭窄が認められる（括弧の示す範囲）．

● **最終診断** 可逆性脳血管攣縮症候群．

○ **治療方針** 保存的治療．第9病日に経過観察のTOF MRA（図1G,H）では，右中大脳動脈M1に軽度の広狭不整（大矢印）が残存するが狭窄は改善し，軽度減弱していたM2以降の皮質枝のTOF信号も回復している．梗塞の増大や再発は認めていない．

可逆性脳血管攣縮症候群 reversible cerebral vasoconstriction syndrome：RCVS（Call-Fleming症候群）

病態と臨床

可逆性脳血管攣縮症候群（RCVS）は，内頸動脈系や椎骨脳底動脈系の主幹部遠位側から皮質枝近位側に，可逆性の脳動脈攣縮をきたし，頭痛や痙攣を伴う症候群で，予後は良好な疾患である．若年成人で女性に多い．Call-Fleming症候群と同一病態と考えられている．

脳動脈攣縮は急激に起こると考えられ，突然発症の頭痛（雷鳴様頭痛）を特徴とする（典型的な頭痛がないこともある）．脳動脈攣縮が持続している期間（数日間〜数週間程度）は，この頭痛は持続もしくは断続的に寛解，再発を繰り返す．多くは局所症状を伴わず，髄液所見にも異常を認めないが，皮質枝や穿通動脈レベルに梗塞を合併して，不全麻痺などの局所症状をきたすことがある．また痙攣を伴う症例もある．脳動脈攣縮は数日〜数週間持続するが可逆的で，頭痛や痙攣発作も一過性である．

病因は解明されていないが，①原因の特定できない特発性，②妊娠・産褥期，③高カルシウム血症，④薬剤性（ブロモクリプチン，コカイン，エルゴタミン，アンフェタミンなど），⑤脳動脈に対する手術的な操作，などが誘因となる．本症は，これまで報告されている同様の可逆性の脳動脈攣縮をきたす症候群（Call Fleming syndrome，産褥血管症 postpartumangiopathy，片頭痛性動脈炎 migraine angitis などと同一病態と

考えられている．ノート49参照）．

同時に冠動脈攣縮を併発することもあるので，狭心症症状にも注意する（可逆性全身性血管攣縮症候群 reversible systemic vasoconstriction syndrome とする考え方もある）．

画像診断

突然の頭痛で発症するので，CT もしくは MRI でまず脳動脈瘤破裂によるくも膜下出血や脳実質内出血などの急性期脳血管障害を除外診断する．持続もしくは再発を繰り返す雷鳴様頭痛があるときは本症を疑い，MRI を施行する．脳動脈攣縮は前方循環系に多く，主幹部遠位側から皮質枝近位側に単発性もしくは多発性に認める．MRA や脳動脈造影では strings and beads 様の分節状の広狭不整と軽度の狭窄，ないしは部分的な TOF 信号欠損をきたすが，完全閉塞，末梢側血流の完全途絶をきたすことはない．数日〜数週間で脳動脈攣縮は消失，回復する．

脳動脈攣縮により灌流圧は軽度低下するが，領域梗塞や出血を合併することはない．脳動脈支配領域末梢や深部白質，境界領域に小梗塞を合併する症例もある．また，皮質下白質から深部白質に PRES 様の血管性浮腫を呈する症例もある．少量の円蓋部くも膜下出血や皮質下の小出血を合併する症例も報告されている．

鑑別診断

頭痛は髄膜刺激症状のひとつで，さまざまな病態で頭痛が認められるが，MRI が診断に有用な機能的な頭痛として，以下のものがあげられる．

① Neurovascular compression による三叉神経痛：くも膜下腔を走行する三叉神経の髄鞘に覆われていない root entry zone を前下小脳動脈や前下小脳静脈が圧排することが原因である．
② 低髄液圧症候群：起立性の頭痛で発症し，造影 T1 強調像で硬膜の肥厚を伴うびまん性の増強効果を認める．硬膜の増強効果に一致して，FLAIR で少量の高信号の硬膜下水腫が認められる（p.433 参照）．
③ Tolosa-Hunt 症候群（p.467 参照）

ノート49　家族性片麻痺性偏頭痛 familial medial hemiplegic migraine

前兆症状として片頭痛様の頭痛を伴う一過性の片麻痺の再発と寛解を繰り返す遺伝性疾患．常染色体優性遺伝形式で1親等もしくは2親等以内に同様の症状を有する患者がいる．欧州での報告があるが，本邦ではまれと考えられている．

可逆性の脳動脈攣縮を生じ，その寛解拡張過程において生じる Ca チャネルの遺伝子（*CACNA1A*）の変異，Na-ATPase の遺伝子（*ATP1A2*）の変異，神経電位依存性のナトリウムチャネルの遺伝子（*SCN1A*）変異が報告されている．明らかな家族歴のない孤発性もある

キーポイント

- 可逆性脳血管攣縮症候群は，前方循環系ないしは後方循環系の皮質枝に可逆性の脳動脈攣縮をきたし，突然の雷鳴様頭痛で発症する．
- MRAで広狭不整を呈する．FLAIRで脳表に沿って高信号を認めることがある．
- 脳動脈攣縮は可逆的である．

文献

1) Gerretsen P, Kern RZ : Reversible cerebral vasoconstriction syndrome : a thunderclap headache-associated condition. Curr Neurol Neurosci Rep 2009 ; 9 : 108-114.
2) Sattar A, Manousakis G, Jensen MB : Systematic review of reversible cerebral vasoconstriction syndrome. Expert Rev Cardiovasc Ther 2010 ; 8 : 1417-1421.
3) Chen SP, Fuh JL, Wang SJ : Reversible cerebral vasoconstriction syndrome : current and future perspectives. Expert Rev Neurother 2011 ; 11 : 1265-1276.
4) Ghosh PS, Rothner AD, Zahka KG, Friedman NR : Reversible cerebral vasoconstriction syndrome : a rare entity in children presenting with thunderclap headache. J Child Neurol 2011 ; 26 : 1580-4158. (Epub 2011 Jul 12)
5) Ducros A : Reversible cerebral. vasoconstriction syndrome. Lancet Neurol 2012 ; 11 : 906-917.

VI章

神経内科疾患

症例 63

60歳代女性．4日前より頭痛．徐々に増悪．鎮痛薬無効．神経学的な診断はくも膜下出血．外傷など誘因は認めず．

A：単純 CT（基底核レベル）　　B：単純 CT（鞍上槽レベル）　　C：FLAIR 像（基底核レベル）

D：FLAIR 冠状断像　　E：造影 T1 強調像　　F：造影 T1 強調冠状断像

G：MR myelography 冠状断像　　H：CT myelography　　I：CT myelography 冠状断像

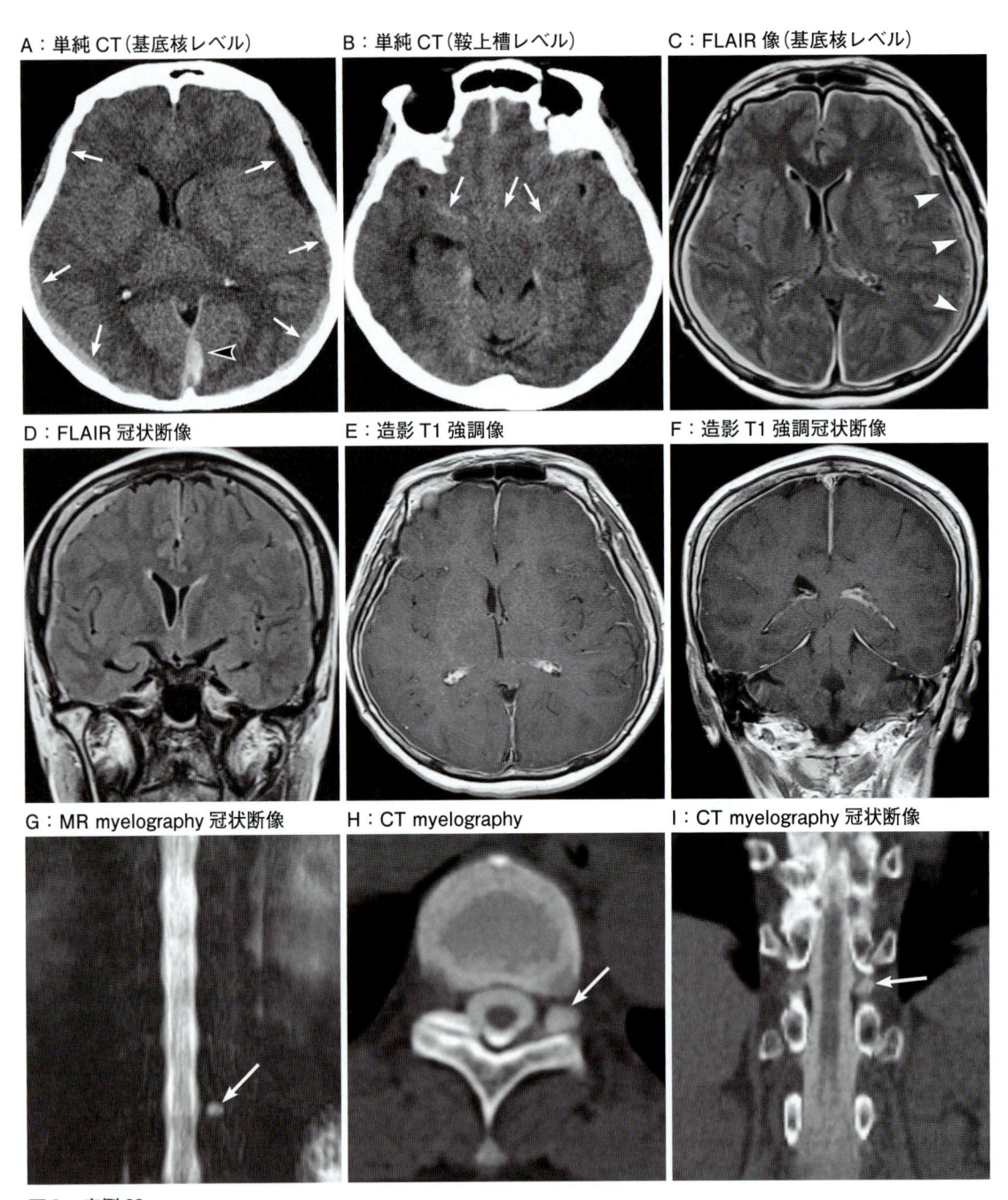

図1　症例63

神経内科疾患 **VI**

○ **画像所見** 単純CT(図1A,B)では，頭蓋冠に沿って両側性に広範囲に硬膜下液体貯留が認められる．脳実質よりも軽度高吸収域を呈する(図1A，小矢印，一部低吸収域)．大脳鎌に沿っても高吸収域が認められる(黒矢頭)．低髄液圧症候群を示唆するCT所見である．大脳半球の脳溝は不明瞭化している．鞍上槽から両側大脳谷槽に軽度高吸収域を認め(図1B，小矢印)，脳底槽も不明瞭であるが，くも膜下出血急性期ではなく静脈うっ滞である．

　　FLAIR(図1C,D)では，頭蓋冠および大脳鎌に沿って広範囲に連続性に硬膜下液体貯留が認められる．脳脊髄液よりも高信号を呈するが，左側硬膜下ではshadingするように信号低下があり，一部に低信号を認める(白矢頭)．造影T1強調像(図1E,F)では，硬膜に連続性にびまん性の肥厚と異常増強効果を認める．

　　MR myelography(図1G)では，胸椎高位でTh 11レベルの硬膜外左側に髄液漏出を示唆する限局性の高信号を認める(大矢印)．CT myelography(図1H,I)では，同レベルの硬膜外左側に限局性の造影剤貯留が認められる(大矢印)．髄液漏出の所見である．

● **最終診断** 低髄液圧症候群(特発性)．

○ **治療方針** 安静と補液による保存的療法では症状の軽快が得られなかったので，入院第10病日に同部位に自己血によるブラッドパッチ術が施行され，症状の改善をみた．

低髄液圧症候群　intracranial hypotension syndrome

病態と臨床

　低髄液圧症候群は，① 起立性の頭痛の増悪と ② 臥位による頭痛の改善という特徴的な臨床症状を示す症候群で，MRIで硬膜のびまん性の造影効果と硬膜下液体貯留を示す．急性期においては，髄液圧低下($60\,mmH_2O$以下)を呈することが多く，その病態は髄液漏出による髄液圧低下が原因と考えられているが，完全には解明されていない．髄液漏出以外にも，髄液循環動態の不均衡(髄液のbulk flowの変化，髄液の吸収亢進など)による髄液圧の変化が原因の可能性もある．臨床的には半数以上に髄液の漏出が確認できず，髄液漏出が確認できた症例でも髄液漏出の原因が不明なことが多い(特発性)．発症起因もほとんどが「特発性」で明らかな外傷を契機とする症例は少ない．症状が持続していても経過中に髄液圧は正常に回復したり，硬膜下液体貯留の増悪をきたして，髄液圧上昇を示す症例もある．症例によっては慢性硬膜下血腫様の，硬膜下血腫貯留による脳実質の圧迫，脳ヘルニアをきたし，ドレナージ術の適応となる．

画像診断

　本症の画像診断の目的は，① 低髄液圧症候群の診断と，② 脳脊髄液漏出の診断にある(表1，ノート50，p.438参照)．

表1 低髄液圧症候群の画像所見と特性

A. 低髄液圧症候群の診断	B. 髄液漏出の検出
● MRI：非侵襲的で第一選択 1. 造影T1強調像で頭蓋内硬膜の肥厚を伴うびまん性の造影効果（必須所見） 　・小脳テントや後頭蓋窩の硬膜にも造影効果を認める 　・脊柱管内硬膜にもびまん性の造影効果や硬膜外の静脈叢の拡張を認めることがある 2. FLAIRで硬膜下液体貯留（脳脊髄液よりは高信号を呈する） 　・硬膜の造影効果と一致してびまん性に認める 　・硬膜下血腫を呈することもある 　・脊柱管内硬膜下にも硬膜下液体貯留を認めることがある 3. 以下は参考所見で，上記の1および2が重要な所見がある時に： 　・皮質静脈の拡張 　・小脳扁桃の下垂 　・脳幹腹側の扁平化 　・下垂体の腫大および鞍上槽の消失 　・視神経周囲くも膜下腔の開大	1) 動態的検査法 ● CT myelography（精査法） 　1. 造影剤の硬膜外への直接漏出 　　・侵襲的であるが高分解能 　　・被曝があり，複数回の後半の経時的な撮像はできない ● RI cisternography 　1. トレーサーの硬膜外への直接漏出 　　・侵襲的かつ施行施設が限られ，検査料も高額 　　・周囲との解剖が不明瞭でコンプトン散乱がある 　　・トレーサーの腎尿路への早期排泄やwash outの亢進ついては参考所見である． 2) 静態的検査法 ● MRI（スクリーニング法） 　1. MR myelographyで硬膜外の高信号 　2. 脂肪抑制T2強調像および造影T1強調像による硬膜外静脈叢と鑑別 　　・高信号は髄液に特異的ではない（静脈や関節液も高信号に描出される）

A. 低髄液圧症候群の診断

1) 低髄液圧症候群の頭部CT

　本症に頭部CTを施行する臨床的意義はないが，病初期にくも膜下出血急性期や頭部外傷を否定，除外する目的でCTを第一に施行することがある．脳動脈瘤破裂による来院時には，発症から24時間以上経過していることがほとんどで，発症から数日以上が経過したくも膜下出血の検出能はCTよりもFLAIRのほうが高いので，早期に施行できるならば，MRIを第一に施行すべきである．ただしCTでも硬膜下水腫や脳溝，くも膜下腔の狭小化および静脈うっ滞による軽度高吸収域化が捉えられることがあり，診断のきっかけになる．

2) 低髄液圧症候群のMRI所見

　起立時の頭痛，臥床時の改善など，典型的な臨床症状を有する症例に対して低髄液圧症候群の画像診断にはMRIが第一選択になる

① びまん性の硬膜のGd造影効果

　ガドリニウム（Gd）造影T1強調像で，頭蓋内硬膜に両側対称性にびまん性かつ連続性に異常造影効果と肥厚を認める．本症の硬膜造影の程度は，正常の静脈プール（海綿

神経内科疾患 VI

静脈洞や上矢状静脈洞)と同程度に，顕著に造影される．横断(軸位断)像のほかに冠状断像や正中矢状断像を加えることによって，造影効果のびまん性進展がより明瞭となる．ただし発症直後では硬膜の造影効果に乏しい症例があり，典型的な症状を有するが発症直後のMRIで造影効果を認めない症例では，亜急性期以降にも造影T1強調像での経過観察が必要である．この硬膜のびまん性の造影効果は治療による症状の軽快とともに消失する．ただし，症状の経過と造影所見の消失時期についてはまだ明確にはなっていない．

　正常でも造影T1強調像で頭蓋内硬膜に軽度の造影効果を認める．上矢状静脈洞周囲の硬膜や，中頭蓋窩，小脳テント縁に接する硬膜などで認められる．低髄液圧症候群では硬膜の造影効果に合わせて肥厚を認めるが，正常硬膜の造影効果は硬膜の肥厚を伴わず，線状で滑らかで薄く，不連続で，正常静脈の血液プール造影効果ほど強く造影されない．また，撮像シーケンスはスピンエコー(SE)法T1強調像が推奨される．エコー時間(TE)の短いグラジエントエコー(GRE)法T1強調像では，正常硬膜の造影効果や正常皮質静脈の血液プール造影効果が強調されるので，本症の判定が困難となることがある．頭蓋内硬膜の造影効果の評価には脂肪抑制法を併用する必要はない．

　低髄液圧症候群では硬膜の造影効果はテント上のみならず，小脳テントから後頭蓋窩硬膜にも連続して認める．さらに，脊柱管内硬膜にも連続して造影効果を認めることがある．硬膜のびまん性の造影効果をきたす疾患には硬膜側に優位に局在する癌性髄膜炎や，肥厚性硬膜炎，開頭術後の硬膜造影効果，頭部外傷後の硬膜の造影効果などがあるが，いずれも本症のようなテント上下から脊柱管内に連続するような両側対称性の均一な造影効果にはならない．

② FLAIRにおける硬膜下液体貯留(高信号)

　造影効果および肥厚を呈する硬膜に一致してびまん性に広範囲に硬膜下水腫様の液体貯留をきたす("脳が浮くようにみえる")．硬膜下液体貯留の内容は，FLAIRでは脳脊髄液よりも高信号で，T2強調像で脳脊髄液とほぼ同等の均一な高信号，T1強調像で低信号(脳脊髄液よりはやや信号が高い)を呈する．少量の硬膜下液体貯留ではT2強調像のみでは検出困難なことがあり，FLAIRが診断に有用である．CTでも硬膜下液体貯留を検出し診断の一助となることがあるが，液体の性状や硬膜の造影効果の評価が可能なMRIが有用である．

　FLAIRでは脳脊髄液よりも高信号を呈するので，脳脊髄液の硬膜下腔への漏出ではなく血漿成分が漏出していると考えられる．硬膜下液体貯留を認めず，FLAIRで高信号を呈する硬膜の肥厚にとどまる症例もある．硬膜下液体貯留は後頭蓋窩にも認めるが，さらに脊柱管内硬膜外にも連続する症例がある．

　硬膜下液体貯留に出血を合併し硬膜下血腫に移行する症例がある．慢性硬膜下血腫と同様の貯留形態を示すが，脳実質側に厚い被膜様構造がないことが通常の慢性硬膜下血腫とは異なる．

③ そのほかの参考所見

　頭蓋内皮質静脈に拡張を認めるが，正常の皮質静脈の径にはvariationが大きく，診断の決め手になる所見にはならない．後頭蓋窩では斜台背側の下錐体静脈の拡張を認めT2強調像でflow voidを呈する．脊柱管内では硬膜嚢容積の減少に伴い，硬膜外静脈

表2 荏原病院における低髄液圧症候群のMRプロトコール

使用コイルと撮像シーケンス	所 見
I．頭部MRI（頭部専用コイル）*1, *2	
1. FLAIR冠状断もしくは横断（軸位断）像	広範囲の硬膜下液体貯留
2. 造影T1強調冠状断もしくは横断	肥厚を伴うびまん性の硬膜造影効果
3. MR myelography*3	後頭蓋窩から脊柱管内硬膜下液体貯留
	上位頸椎レベルの髄液漏出スクリーニング
4. Gd造影脂肪抑制T1強調正中矢状断	後頭蓋窩から脊柱管内硬膜造影効果
	髄液漏出と拡張した静脈叢の鑑別
II．脊椎コイル*4	
5. MR myelography冠状断および矢状断*5	3.に引き続いて髄液漏出スクリーニング
下位頸椎から上位胸椎 レベルは必須	
下位胸椎から仙椎レベルは適宜	
III．3もしくは5から髄液漏出が疑われたレベルについて，頭部もしくは脊椎コイルで*5	
6. 脂肪抑制T2強調横断像	表3参照
7. 造影脂肪抑制T1強調横断像	表3参照

*1 頭部と頸椎コイルを同時に装着し撮像する．
*2 他の疾患を鑑別するために，拡散画像，T2強調像，MRAも適宜追加する．
*3 2DシングルショットFSE法（大きなスラブ厚）で施行（1回の撮像時間は数秒程度）．
*4 頸椎から胸椎，腰椎のマルチチャネルコイルを用いる
*5 3.と同様に2DシングルショットFSE法を用いる．スラブ厚を40～60mm程度とし硬膜嚢全体が入るように．

叢や硬膜外静脈の拡張を認める．

　小脳扁桃の下垂や脳幹腹側の扁平化，下垂体前葉の腫大および鞍上槽の狭小化，視神経周囲のくも膜下腔の開大などがあげられるが，いずれも硬膜の造影効果ほど顕著な所見ではなく，単独では本症の確定診断にはならない．上記の①，②の所見が陽性のときの副所見に留めるべきである．

　荏原病院における低髄液圧症候群のMRプロトコールを表2に示す．

B．髄液漏出の診断

　髄液漏出の画像診断法には，① 漏出して硬膜外に停滞している髄液を描出する静態的検査法（MR myelographyや脂肪抑制T2強調像など）と，② 造影剤もしくはトレーサを注入し，検査時間内に漏出した硬膜外髄液を描出する動態的検査法（CT myelographyとRI cisternography）とがある．

1) MR myelographyによる髄液漏出の静態的診断

　MR myelographyとは，周囲組織（椎体骨髄や周囲筋組織，脂肪組織など）の信号を抑制して髄液の信号を強調する撮像法で，水分のみを強調することから総じてMR hydrographyと称される．エコー時間（TE）の長い高速SE法T2強調像やSSFP（steady-state free precession）法によりT2値の長い水成分を高信号に描出し，さらに中程度のT2値を有する周囲の軟部組織（筋組織や実質臓器）の信号を抑制することで，

表3　MRIによる硬膜外静脈叢の拡張と髄液漏出との鑑別

	脂肪抑制 T2 強調像	脂肪抑制 Gd 造影 T1 強調像	CT myelography
硬膜外静脈叢	高信号	造影される	造影剤漏出なし
硬膜外漏出	高信号	造影されない	造影剤漏出あり

脳脊髄液を相対的に強調して描出する．同時に脂肪抑制法も併用する．MR myelographyの撮像法は，①グラディエントエコー法(GRE：gradient echo)，②高速 SE 法，③SSFP法に大別され，現時点では後2者が主流である．MR hydrographyでは微小囊胞や少量の腹水，少量の消化管液，関節液も描出されることから，RI cisternographyで検出される髄液漏出は空間分解能の高い MR melography でも十分検出される可能性があると考える．MR myelographyの撮像については，硬膜囊と少量の髄液漏出の重なりを防ぐために，2D法では複数方向から撮像すること(少なくとも冠状断と矢状断の2方向)，3D法では多方向から最大値投影画像(maximum intensity projection：MIP)を作成し，立体視で観察するとともに，元画像でも評価することが重要である．

しかし，MR myelographyで描出される高信号は，脳脊髄液に特異的ではなく，撮像範囲内にある水分すべてが高信号となって描出される．エコー時間の短いGRE法では周囲の静脈が高信号として描出されるため，神経根の描出には有用であるが，椎体周囲の静脈も高信号に描出され，髄液漏出に類似した所見を呈するので注意を要する．エコー時間の長い高速SE法，特にそのシングルショットでは比較的緩徐な静脈血流もflow voidとなるため椎体周囲の静脈は描出されないが，静脈血成分以外の静止している水分，たとえば椎間関節の退行変性や椎体の異常高信号病変，腎盂尿管，筋組織や後腹膜の浮腫性変化，囊胞性腫瘍なども高信号に描出される．さらに，SSFP法では周囲の静脈を含めて周囲のあらゆる水成分が高信号として描出される可能性がある．したがってMR myelographyで髄液漏出が疑われた場合は，周囲の局所解剖についてさらにMRIによる精査が必要となる．

MR myelographyの矢状断もしくは冠状断で髄液漏出が疑われた場合は，必ず高速SE法脂肪抑制併用T2強調横断像で確認する．髄液はT2強調像で高信号として描出され，周囲脂肪組織と同程度の信号を有することから，脂肪抑制併用が必須となる．髄液圧低下により縮小をきたした硬膜囊容積を代償するために拡張した硬膜外静脈叢も髄液漏出と同様，高信号を呈する．流速がある硬膜外静脈はT2強調像でflow voidを呈するが，硬膜外静脈叢レベルでは静脈血が停滞しているため高信号となる．したがってMR myelographyや脂肪抑制T2強調像で硬膜外に高信号を認め，髄液漏出が疑われたときは，さらに脂肪抑制造影T1強調像と比較する必要がある．拡張した硬膜外静脈叢は静脈プールなのでほぼ均一な血液プール造影効果を示すが，髄液漏出部位には造影効果は認めず低信号を呈する(表3)．ただし髄液漏出周囲に反応性に周囲に血管増生や拡張があると，周囲に淡い造影効果をきたすことがある．

2) CT myelography と RI cisternography

髄液漏出部位の同定には，硬膜囊内に造影剤やトレーサーを注入した動的検査による硬膜外漏出の検出が特異的な所見となる．しかし，造影剤やトレーサー注入から撮像時

間までのどの時点で漏出したかは特定できず，硬膜外の漏出停滞高位が必ずしも硬膜の欠損，漏出部位と一致するとは限らない．現時点では空間分解能は高く，周囲解剖との位置関係が明瞭となる多列検出器 CT (MDCT) による CT myelography が，髄液漏出を判定する最も信頼度の高い検査法である．しかし，髄液腔へのヨード造影剤注入は侵襲的であり，CT では被曝を考慮する必要がある．単回の撮像では特に被曝は問題にならないが，経時的に複数回にわたって CT を撮像すると被曝量が倍増する．造影剤注入後のどの時点で撮像すれば確実に髄液漏出が捉えられるか，至適な撮像タイミングには症例によっても差違があると考えられる．

一方，RI cisternography は，1 回の投与で複数時相にわたってデータ収集が可能であるが，核医学装置を有する施設は限られ，検査料も高額なため第一選択の画像診断にはならない．また，RI cisternography 単独の判定では，空間分解能が低く周囲の解剖構造が描出されないため，神経根周囲のくも膜下腔や meningeal cyst 内部への RI 集積と硬膜外漏出の鑑別が困難な症例がある．RI cisternography における硬膜嚢内の経時的なカウント数の低下（クリアランス）や腎尿路への早期排泄所見についても，髄液漏出の直接所見ではなく，脳脊髄液の循環および吸収動態が正確に解明されていない現時点では，髄液漏出とする科学的根拠は確立されていない．

治療方針

① 第一選択は安静と補液などの保存的療法．
② ブラッドパッチ術：保存的療法で 2～3 週間経過しても起立性頭痛が難治性もしくは増悪する症例で，髄液漏出が画像診断で認められる症例ではブラッドパッチの適応が検討される．
③ 硬膜下血腫ドレナージ術：頻度は低いが硬膜下の液体貯留が硬膜下血腫化して大脳半球を圧迫して内ヘルニアを合併することがある．このような症例では慢性硬膜下

ノート 50　低髄液圧症候群になぜ画像診断が必要か？

単純 X 線写真や CT，MRI などの画像診断の意義は，その時点での形態学的な病態情報を記録し，病初期の診断や治療の選択に有用な客観的情報と根拠を残すことにある．起立性頭痛と安静臥床による改善といった典型的症状に乏しい不定愁訴のみの症例では，主治医による理学的な診察による診断のみでは客観的診断根拠とはなりえない．起立性の頭痛，安静臥位による頭痛改善ですら，曖昧に診断されていることがしばしばある．本症の診断の確定検査は髄液圧の測定であるが，硬膜嚢の穿刺は少なからず侵襲的であり，ましてや硬膜嚢の穿刺はさらなる髄液圧の漏出を惹起しかねない（本症の第一選択の治療法である「保存的，安静臥床」より侵襲的）．現病歴，理学的所見から本症を考えた場合には，他の急性疾患の除外も含めて MRI 第一選択とする画像診断が必須となる．ただし，画像診断の所見の解釈にはその撮像法の特徴をよく理解し科学的な判定が必要である．

血腫と同様の穿頭ドレナージ術を施行する．

キーポイント

- 低髄液圧症候群は，起立性の頭痛と臥位による改善を示す症例で，造影 T1 強調像で硬膜のびまん性の造影増強効果と FLAIR で硬膜下液体貯留を示す．
- 髄液流出のスクリーニングには MR melography，脂肪抑制 T2 強調像，造影脂肪抑制 T1 強調像を施行し，確定診断には CT myolography を施行する．

文献

1) Miyazawa K, Shiga Y, Hasegawa T, et al : CSF hypovolemia vs intracranial hypotension in "spontaneous intracranial hypotension syndrome". Neurology 2003 ; 60 : 941-947.
2) Tosaka M, Sato N, Fujimaki H, et al : Diffuse pachymeningeal hyperintensity and subdural effusion/hematoma detected by fluid-attenuated inversion recovery MR imaging in patients with spontaneous intracranial hypotension. AJNR Am J Neuroradiol 2008 ; 29 : 1164-1170. (Epub 2008 Apr 16)
3) Haritanti A, Karacostas D, Drevelengas A, et al : Spontaneous intracranial hypotension : clinical and neuroimaging findings in six cases with literature review. Eur J Radiol 2009 ; 69 : 253-259. (Epub 2008 Jan 7)

症例 64-1

20歳代女性．妊娠36週より妊娠中毒症を合併し，全身浮腫，高血圧，蛋白尿あり．軽度の肝機能障害も認めたため，38週6日に妊娠中毒症管理目的で入院となった．39週0日，吸引分娩施行．血圧190/110 mmHg．分娩後から全盲状態となり，幼稚な言語を発するようになる．脳出血や脳梗塞超急性期を疑い，第一に単純CTを施行．

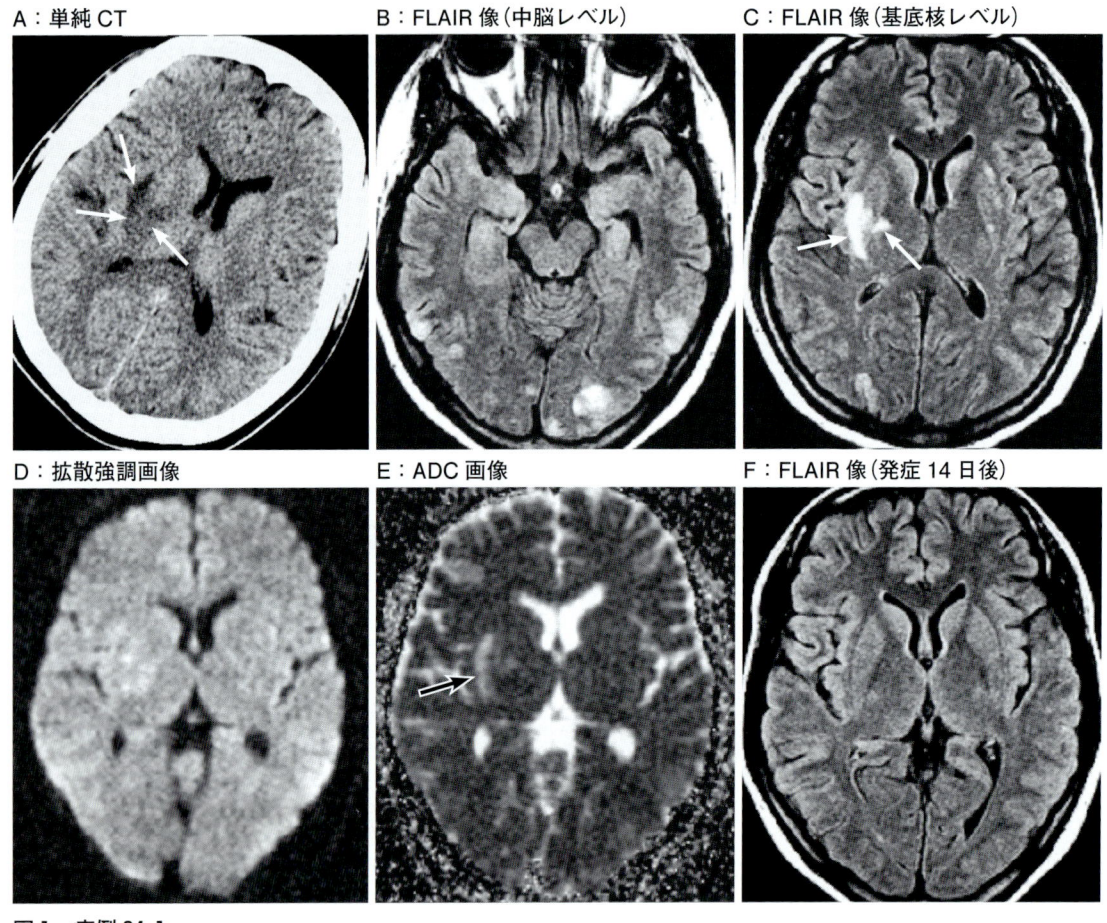

A：単純CT　　B：FLAIR像（中脳レベル）　　C：FLAIR像（基底核レベル）

D：拡散強調画像　　E：ADC画像　　F：FLAIR像（発症14日後）

図1　症例64-1

○ **画像所見**　単純CT（図1A）で，右被殻後半部および右内包に境界明瞭な低吸収域を認める（→）．動脈支配に一致せず，発症直後にもかかわらずCTで明瞭な低吸収値変化を呈していることが，脳梗塞超急性期ではない．

　FLAIR（図1B, C）で，CTで認めた低吸収域は明瞭な高信号を呈する（→）．さらに，左基底核領域および両側大脳半球皮髄境界に多発性にまだら状の高信号が認められる．拡散強調画像（図1D）でこれら病変の一部に軽度の高信号を認めるが，ADCは上昇しており（図1E，→），T2 shine-through現象で，この所見からも脳梗塞超急性期は否定される．MRAでアテローム硬化性変化や有意狭窄は認めない（非掲載）．

第2病日から徐々に視力回復するが，病態失認と健忘あり．第3病日には視力はほぼ完全に回復．入院時から出産までの記憶はない．14日後のFLAIR（図1F）では高信号病変は消退している．

● **最終診断** PRES（posterior reversible encephalopathy syndrome）．

○ **治療方針** 妊娠中毒症，特に高血圧の管理．

症例 64-2

50歳代女性．飲酒後に転倒し後頭部を打撲．他院でCTを施行し，異常なしと診断．頭重感，嘔気，不眠が持続，増悪するため紹介．来院時血圧170 mmHg，右上肢しびれ，右上肢遠位側優位の筋力低下．舌の右への偏位あり．脂質代謝異常や糖尿病はない．

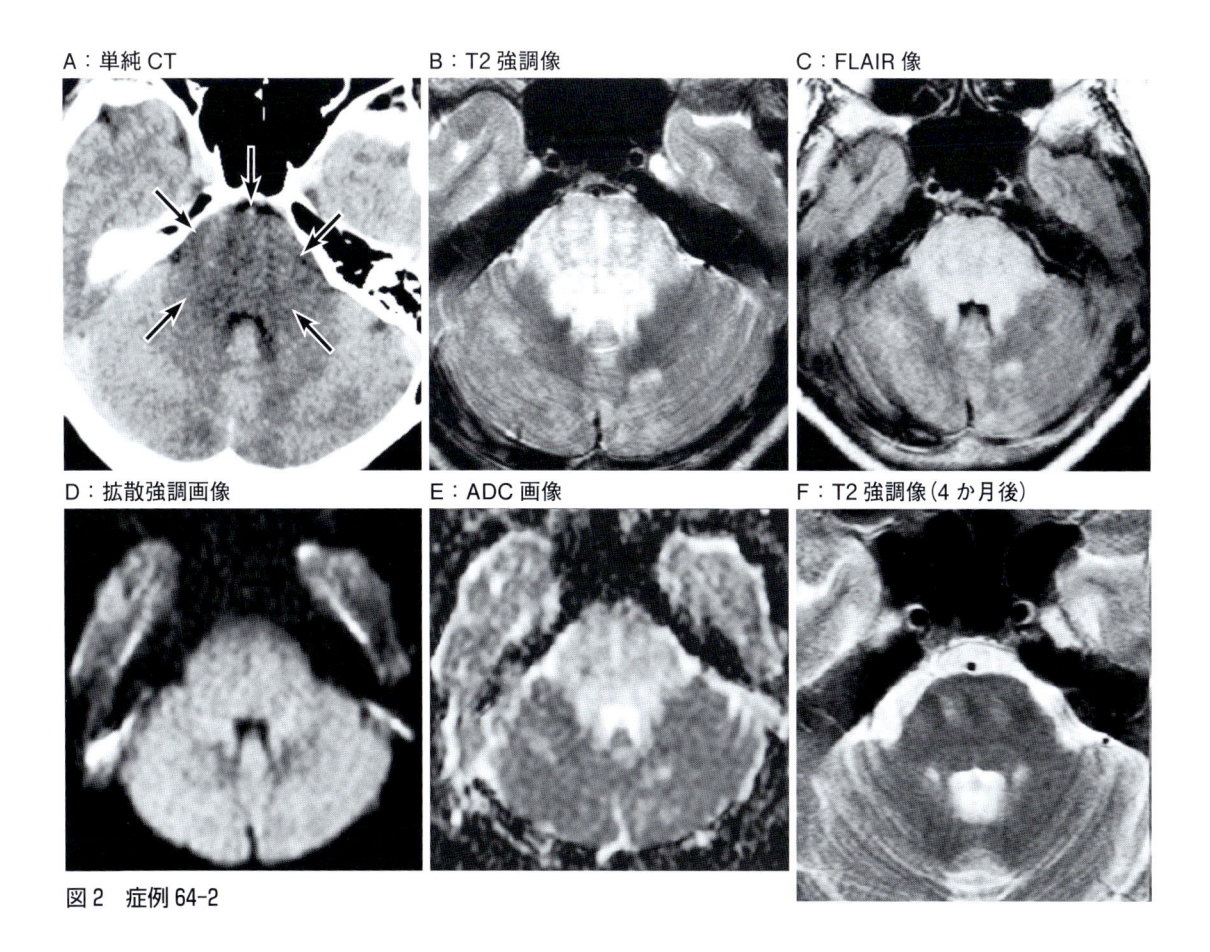

A：単純CT　　B：T2強調像　　C：FLAIR像

D：拡散強調画像　　E：ADC画像　　F：T2強調像（4か月後）

図2　症例64-2

○ **画像所見** 単純CT(図2A)で橋全体に低吸収域を認め(→)，軽度の腫脹を伴う．T2強調像(図2B)，FLAIR(図2C)では，橋全体に高信号を認め，軽度の腫脹を伴う．拡散強調画像(図2D)では明らかな信号変化はなく，ADCは上昇している(図2E)．4か月後のT2強調像(図2F)で，信号変化はほぼ完全に消退している(神経症状も寛解)．

● **最終診断** 高血圧性脳症．

○ **治療方針** 降圧薬投与による高血圧の管理．

PRES(posterior reversible encephalopathy syndrome)

病態と臨床

PRESは，急激な血圧上昇(200/100 mmHg以上)や薬剤によって脳血管内皮に障害をきたし，自動調節能の機能不全により血管性浮腫を呈する急性脳症である[†1]．20歳〜40歳代に好発し，女性に多い．高血圧性脳症や子癇，尿毒症，シクロスポリンやタクロリムスなどの免疫抑制薬投与[†2]などが原因となる(表)．血管性浮腫が病変の主体でほとんどが可逆的である．痙攣を主症状として意識障害，視野・視力障害，片麻痺，失語，不随意運動，小脳失調など非特異的な症状をきたす．

脳動脈には，全身の血圧変動に対して脳循環を一定に保つように細小動脈から毛細血管に自動調節能がある．血圧上昇に対して脳動脈は自動的に収縮するが，過度の急激な血圧上昇が起こると，血管内皮細胞が障害され自動調節能が不全に陥る．そのため細小動脈や毛細血管での代償性拡張が障害されて，局所脳血流の増加(高灌流状態)，うっ血状態を引き起こす．さらに血管壁の透過性が異常に亢進し，血管性浮腫をきたす(breakthrough theory, hypertension/hypoperfusion theory)．病態の改善により脳症は可逆性で予後良好であるが，血管性浮腫の程度が強いと細胞性浮腫(ADC低下)を呈し，非可逆的な組織壊死をきたし，血管性浮腫消退後もgliosisが残存することがある．

急激な血圧上昇や血管内皮の障害により脳動脈攣縮をきたし，低灌流状態，脳虚血を呈することがある．脳虚血が重度であると細胞性浮腫を合併して非可逆的な細胞性浮腫を合併する(hypoperfusion/vasoconstriction theory)．

画像診断

出血を否定する目的で第一にCTが施行されることがあるが，本症の診断にはMRI

脚注

†1 同義語 RPLS：(reversible posterior leukoencephalopathy syndrome)
†2 免疫抑制薬によるPRES：シクロスポリンの細胞毒性により血管内皮が障害されて腎性高血圧をきたす．FK506では高血圧を伴う症例は少ないが，血管内皮障害により血管透過性亢進，血管性浮腫をきたす．免疫抑制薬による急性脳症では皮質下白質から深部白質に優位の血管性浮腫をきたす．皮質下白質のU線維には病変を及ばず，sparedされることが多い．

が必須である．周産期においては脳出血の合併率は低く，周産期脳出血の30〜40％も本症に続発して合併することからMRIを第一とする(ノート51参照)．

ただし，MRIでも発症直後は所見が軽微であるので，初回MRIで所見が陰性でも症状が持続，増悪するときは経過観察のMRIを施行する．

大脳半球(特に後頭葉から頭頂葉)，基底核，視床，脳幹，小脳に両側性，ほぼ対称性に病変を認める(完全に対称性ではない)．特に後頭葉，頭頂葉の皮質，皮質下から深部白質に好発する．病変はほぼ対称性に分布するが，片側性の症例もある．

T2強調像，FLAIRで高信号を呈し，T1強調像では軽度低信号を呈する．MRI所見は一見，急性期〜亜急性の脳梗塞様であるが，病変分布が血管支配域に合致しないこと，両側性で一元的には脳動脈閉塞では説明がつかないことが鑑別点になる．

PRESは，拡散強調画像で軽度の高信号を呈するが，ADCは明らかに上昇しており(T2 shine-through現象)，典型的な血管性浮腫のパターンを呈する．本症に造影T1強調像による評価は必須ではないが，腫瘍性病変や活動性脱髄疾患，炎症性病変を鑑別するために造影T1強調像は有用である．本症では病変全体に造影効果を呈することはないが，病変の一部に血管透過性の亢進を反映して軽度の造影効果を呈することがある．

① **大脳半球病変**：頭頂後頭領域に好発する(85〜95％)．側頭葉にも高頻度に病変を認める(60〜70％)．大脳半球の皮質，皮質下白質から深部白質の血管支配境界領域を挟んで病変が分布する．外包や内包にも病変が進展する．病変は頭頂葉，後頭葉に好発するが，前頭回の上前頭溝周囲にも病変を認めることがある．高血圧や子癇，慢性腎不全に起因する症例では高率に皮質に病変をきたす．免疫抑制薬による脳症では皮質下白質や深部白質に優位に血管性浮腫をきたす．

② **基底核病変，視床病変**：線条体(被殻と淡蒼球)や視床に病変をきたす．

③ **脳幹病変，小脳病変**：橋に中心性，両側対称性に病変をきたす．軽度の腫大を伴い，mass effectで一過性の軽度水頭症をきたすことがあるが，病変の可逆性とともに改善する．自己免疫疾患に起因する症例では小脳に病変を認めることが多い．脳幹・小脳病変の多くは大脳病変(特に後頭葉病変)を伴うが，脳幹・小脳の単独例もある．

椎骨脳底動脈系は交感神経支配が弱く，自己調節能が破綻しやすい．

PRESでは痙攣や意識障害をきたすものの，MRIの信号変化，病変分布に比較して，全身症状，神経症状は比較的軽度である．特に脳幹病変では横断像で脳幹のほぼ全体に高信号をきたすにもかかわらず，症状は軽度なことが多く，橋梗塞や脱髄病変，神経膠腫との鑑別になる．

PRESの本態は血管性浮腫なので，ADCの上昇をきたすが，病変の一部にADCの低下を示す領域を有する症例がある．ADC低下域は細胞性浮腫で非可逆的な組織障害(最終的にはgliosis)を残す．拡散画像は障害組織の可逆性の判定に有用である．ただしADC低下部位も可逆的であった症例もある．

15〜20％の症例に出血の合併をきたす．病変実質内に微量な点状出血，病変周囲に少量のくも膜下出血を合併する症例がある．高血圧が顕著な症例や凝固療法中の症例に合併率が高い．静脈洞血栓症を合併することがある．

ノート 51　妊娠高血圧症候群，妊娠高血圧腎症，子癇

　妊娠高血圧症候群(pregnancy-induced hypertension)は，従来，"妊娠中毒症"と称せられていた病態で，妊娠後期～周産期に合併する高血圧性疾患である．高血圧と蛋白尿を主症状とする．高血圧のみを合併した状態を妊娠高血圧，高血圧に蛋白尿を合併した状態を妊娠高血圧腎症(preeclampsia)という(妊娠高血圧腎症は以前は"子癇前症"という病名が用いられていた)．

　妊娠高血圧症候群の病態は腎動脈の血管攣縮であり，腎血流が低下し，高血圧，蛋白尿，全身の浮腫をきたす．妊娠32週未満に発症するものを早発型(early onset type)，32週以降の発症例を遅発型とする．肝動脈に血管攣縮が生じた病態がHELLP症候群(ノート52)である．

　子癇(eclampsia)は，妊娠高血圧症候群において痙攣や意識消失発作，視野障害など神経症状をきたした状態である．その病態は脳動脈の血管攣縮で，脳動脈末梢の灌流圧低下，循環不全，脳動脈の自動調節能機能不全により，脳組織の血管性浮腫をきたし，強直性もしくは間代性痙攣や意識障害，昏睡状態などの神経症状をきたす．子癇は妊娠高血圧症候群の1～2%に合併し，周産期の発症時期により妊娠子癇，分娩子癇，産褥子癇に分類される．痙攣や意識障害，視野障害，顔面痙攣などで発症するが，子癇の前駆症状として，頭痛，視野障害，腹痛を訴えることがある．痙攣は適切な治療が行われなければ痙攣重積を繰り返し，脳浮腫の重篤化から死に至ることもある．

　画像診断の意義は，PRESによる脳浮腫(血管性浮腫)の程度の評価と，その他の痙攣の原因となる疾患(脳血管障害や脳腫瘍など)との鑑別にある．妊娠中の脳出血の合併や脳梗塞の合併は頻度は低いが，妊娠高血圧腎症や，子癇が脳出血や脳梗塞の原因にもなる．PRESによる脳浮腫を認めた場合，その可逆性を評価する目的で経過観察のMRIを施行する．

ノート 52　HELLP症候群

　HELLP症候群とは，溶血(Hemolysis)，肝酵素の上昇(Elevated Liver enzymes)，血小板減少(Low Platelets)などをもつ予後不良の症候群である．妊娠後期，特に妊娠中毒症や産褥期に合併する．適切な治療が施行されないと母児ともに予後不良となり，DIC，常位胎盤早期剥離，腎不全，肺水腫などを合併し，産褥期の死亡原因となる．病態として血管内皮障害，血液凝固能亢進，血管攣縮が考えられている．血管攣縮による微小循環障害が，肝細胞壊死や機能障害に陥り，肝梗塞の原因となる．HELLP症候群の15%は正常血圧であるため妊娠中毒症の病態とは必ずしも一致していない．

表　PRESをきたす原因疾患

基礎疾患関連群	薬剤関連群
・高血圧性脳症 ・妊娠高血圧性症候群(前子癇，子癇) ・HELLP症候群 ・膠原病・自己免疫性血管炎(SLEなど) ・急性・慢性腎疾患(糸球体腎炎など) ・血液疾患(溶血性尿毒症症候群，血栓性血小板減少性紫斑病，特発性血小板減少性紫斑病) ・急性間欠性ポルフィリア ・感染症(HIV脳症など) ・悪性腫瘍 ・臓器移植(特に腎移植，肝移植後) ・外傷，手術後	・抗痙攣薬(カルバマゼピン) ・免疫抑制薬〔シクロスポリン，FK506(タクロリムス水和剤)〕 ・副腎皮質ステロイド薬 ・抗ウイルス薬(アシクロビル，ガンシクロビルなど) ・免疫グロブリン・モノクローナル抗体製剤 ・エリスロポエチン，インターフェロンα ・血液製剤 ・覚醒剤 ・造影剤

キーポイント

- PRESは高血圧や腎疾患，自己免疫疾患，薬剤投与による脳血管内皮の血管透過性の亢進による急性脳症で，痙攣や意識障害をきたす．
- PRESの病態は血管性浮腫で，ADCは上昇し，T2強調像やFLAIRで高信号を呈する．ほとんどの病変が可逆的である．
- 後頭・頭頂領域や側頭葉，基底核に後発する．

文献

1) Bartynski WS : Posterior reversible encephalopathy syndrome, part 1 : fundamental imaging and clinical features. AJNR Am J Neuroradiol 2008 ; 29 : 1036-1042. (Epub 2008 Mar 20)
2) Bartynski WS : Posterior reversible encephalopathy syndrome, part 2 : controversies surrounding pathophysiology of vasogenic edema. AJNR 2008 ; 29 : 1043-1049. (Epub 2008 Apr 10)
3) Petrovic BD, Nemeth AJ, McComb EN, Walker MT : Posterior reversible encephalopathy syndrome and venous thrombosis. Radiol Clin North Am 2011 ; 49 : 63-80.

症例 65

50歳代女性．低ナトリウム血症に対して，ナトリウム補正中に意識障害増悪．

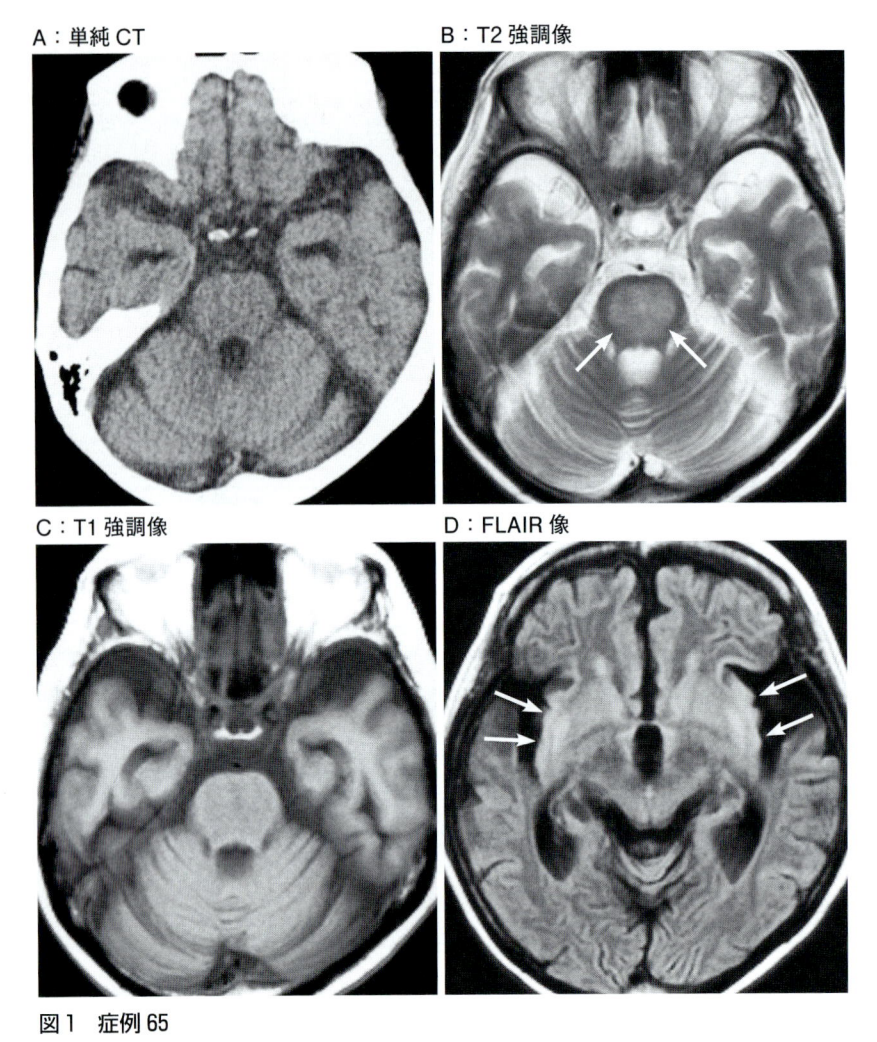

A：単純CT
B：T2強調像
C：T1強調像
D：FLAIR像

図1　症例65

- **画像所見**　単純CT（図1A）で，脳幹，小脳に明らかな異常を認めない．T2強調像（図1B）では，両側対称性に橋全体に広がる高信号域を認め，軽度の腫脹を伴う（→）．T1強調像（図1C）では，橋に明らかな信号変化は認めない．FLAIR（図1D）で島回皮質下から被殻外側に両側対称性に高信号を認める（→）．大脳皮質層状壊死の可能性がある．

- **最終診断**　浸透圧性脳症．

- **治療方針**　浸透圧異常をきたす原因疾患の治療により再発予防．

浸透圧性髄鞘崩壊症候群　osmotic myelinolysis(demyelination) syndrome

病態と臨床

　浸透圧性髄鞘崩壊症候群は，低ナトリウム血症の急速な補正によって生じる髄鞘崩壊疾患(脱髄疾患)で，橋中心部に病変を認める① 橋中心性髄鞘崩壊症(central pontinemyelinolysis)と，橋以外に病変を認める② 橋外性髄鞘崩壊症(extrapontinemyelinolysis)がある．①の頻度は高く，②には①に合併する例や単独例がある．いずれの年齢にも発症しうるが，30～60歳に好発する．

　低ナトリウム血症の急速な補正(20～25 mEq/1～3日間)による細胞外液の浸透圧変化が原因と考えられているが病態は解明されていない．低ナトリウム血症の急速補正のみならず，高ナトリウム血症およびその補正例や，電解質異常のない症例にも本症の発症例がある．細胞内液に比較して細胞外液が高浸透圧な状態では，乏突起細胞は脆弱で，乏突起細胞が分布する部位に生じる．乏突起細胞と乏突起細胞が形成する髄鞘の脱落をきたす．重度障害例では髄鞘および軸索の壊死，空洞形成をきたし，非可逆的な神経障害を呈する．

　本症の背景因子として慢性アルコール中毒や，低栄養状態，糖尿病などの基礎疾患を有することが多い(表1)

　神経症状としては，① 低ナトリウム血症による意識障害，痙攣が認められ，さらにその回復後に② 急性の髄鞘障害により痙性もしくは弛緩性四肢麻痺，仮性球麻痺，構音障害，嚥下障害などの脳幹症状，不随意運動など基底核症状をきたす．ただし，軽症例では神経学的にほとんど症状が発現しないこともある．

画像診断

　髄鞘崩壊症によるMRI所見は神経症状発現をほぼ同時，もしくはやや遅れて出現する(数日～2週間)．多発性硬化症の脱髄病変と同様，T2強調像およびFLAIRで高信号，T1強調像で等信号から低信号をきたす．拡散画像ではADC異常をきたさないことが多いが，急性期にADC低下例(拡散強調画像で高信号)があり，早期診断されてい

表1　髄鞘崩壊症の背景因子

慢性アルコール中毒
Wernicke 脳症
低栄養状態
重篤な肝障害
慢性腎不全
重篤な熱傷
電解質異常
糖尿病
副腎機能不全
臓器移植後

表2　橋中心性髄鞘崩壊症と橋外髄鞘崩壊症の比較

	橋中心性髄鞘崩壊症	髄外性髄鞘崩壊症
好発部位	橋上部から中部レベルの橋中心部に両側対称性．橋横走線維部に病変主座があり，投射線維や橋核は比較的保たれる．	視床，被殻から外包，外側膝状体，大脳皮質下白質，小脳白質，中小脳脚に両側ほぼ対称性
特徴	橋底部(腹側，皮質脊髄路側)や橋被蓋は病変から免れる	橋病変を合併することが多いが，橋の病変を合併しないこともある
頻度	高い(50%)	低い 橋中心性＋橋外性(30%) 橋外病変のみ(20%)

る．髄鞘や乏突起細胞の細胞性浮腫を反映していると考えられる．

多発性硬化症と異なり，造影 T1 強調像でリング状の異常増強効果は示さないが，病変内部に軽度の増強効果を認めることがある．病変の内部に微小出血を伴うことがあり，T2 強調像や強化率強調画像(SWI)が検出に有用である．

1) 橋中心性髄鞘崩壊症

横走線維に髄鞘崩壊をきたすので，橋中心性に病変が生じる．両側対称性に境界明瞭な橋全体に広がる病変を形成し，T2 強調像，FLAIR で高信号を呈する．急性期は軽度腫脹を伴う，境界やや不鮮明な高信号病変を呈する．橋辺縁部には病変は進展しない，すなわち最外周の橋腹側から外側，橋被蓋部は全周性に spared される．急性期以降は橋背側を底辺とする境界明瞭な対称性の蝶形もしくは三角形(trident)を呈する(表2)．

2) 橋外性髄鞘崩壊症

髄鞘が豊富な被殻から外包，視床外側領域に両側対称性病変を形成する．外側膝状体，大脳皮質下白質や脳梁膨大部，小脳白質，中小脳脚にも病変を認めることがある(表2)．大脳皮質に層状壊死をきたすこともある．

鑑別診断

① 高血圧性脳症(症例 64-2 参照)
② 橋神経膠腫：T2 強調像で高信号を呈し，橋の腫大を伴うが，境界不明瞭で，若年者に多い．
③ 橋梗塞：高血圧性ラクナ梗塞では橋中心部に小梗塞を形成するが，両側同時に発症することはない．アテローム血栓性分枝粥腫型梗塞で両側同時発症例では橋底部(腹側)を底部，被蓋側を頂点とする逆三角形状を呈する．
④ 多発性硬化症：橋や中小脳脚にも脱髄病変も認めるが，両側対称性になることはない．

治療方針

ナトリウムの緩徐な補正(12 mmol/L/日以下)により本症を予防することができる．

発症後は血漿交換療法，ステロイド療法，免疫グロブリン投与などが行われる．

キーポイント

- 浸透圧性髄鞘崩壊症候群は，低ナトリウム血症の急速補正によって生じる．
- 橋中心性髄鞘崩壊症（橋中心部に対称性の高信号），および橋外性髄鞘崩壊症（被殻から外包，視床外側，大脳白質，脳梁，小脳，中小脳脚など）がある．

文献

1) Takei Y, Akahane C, Ikeda S : Osmotic demyelination syndrome : reversible MRI findings in bilateral cortical lesions. Intern Med 2003 ; 42 : 867-870.
2) King JD, Rosner MH : Osmotic demyelination syndrome. Am J Med Sci 2010 ; 339 : 561-567.

症例 66

60歳代女性．自宅で倒れているところを発見．除皮質硬直体位，瞳孔散大，対光反射低下．血圧 180/120 mmHg．脳梗塞疑いで緊急 MRI を施行．

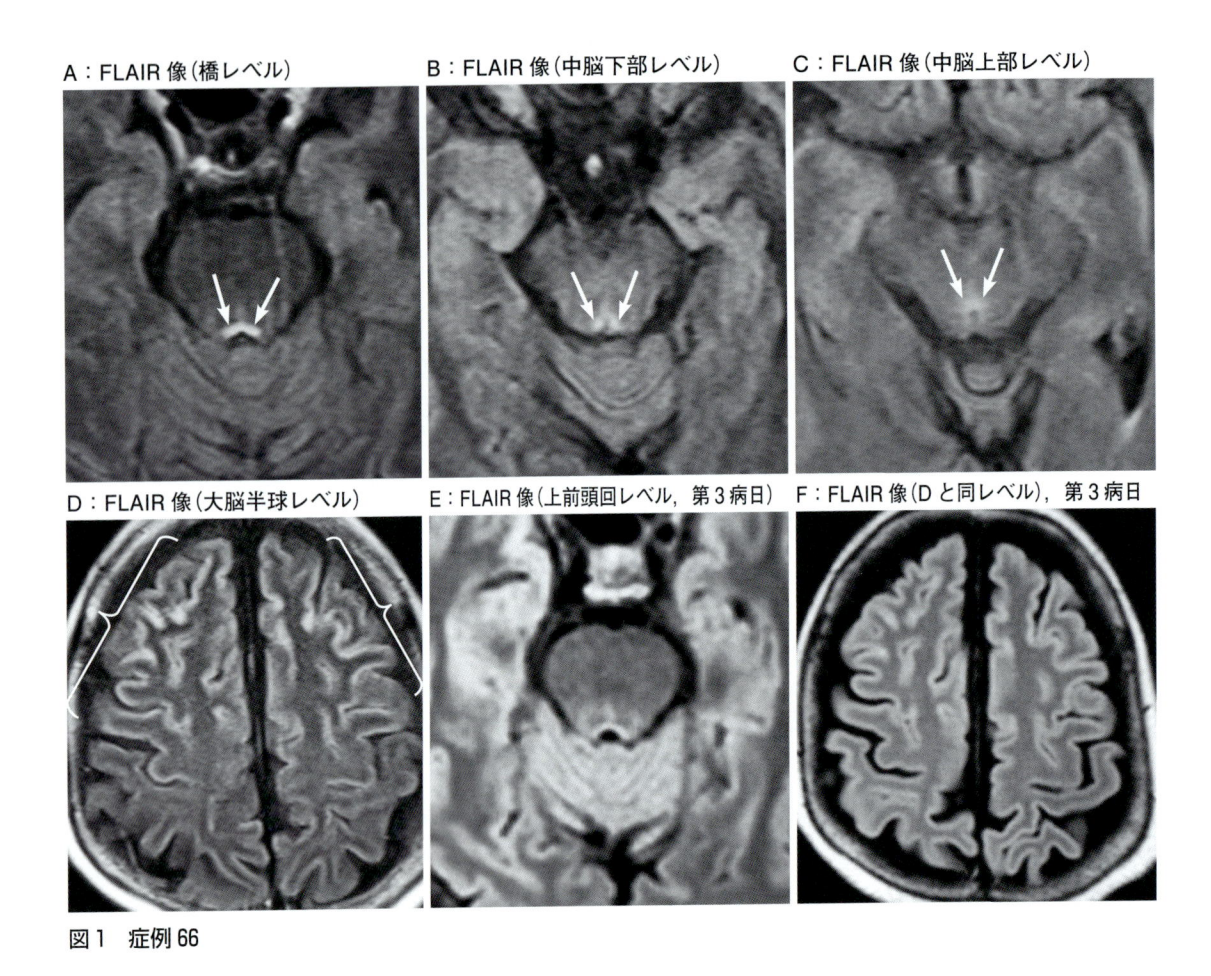

A：FLAIR 像（橋レベル）
B：FLAIR 像（中脳下部レベル）
C：FLAIR 像（中脳上部レベル）
D：FLAIR 像（大脳半球レベル）
E：FLAIR 像（上前頭回レベル，第3病日）
F：FLAIR 像（Dと同レベル），第3病日

図1　症例66

○ **MRI 所見**　FLAIR（図1A〜C）では，第四脳室前壁の橋被蓋正中から中脳水道周囲に両側対称性に高信号を認める（→）．両側前頭葉の灰白質にも連続性に高信号を認める（図1D，括弧の示す範囲）．本症例では，乳頭体の異常造影効果は認めない．拡散強調画像でも高信号を認めたが，ADC に変化はなく（非掲載），T2 shine-through 現象と考えられた．

● **最終診断とその後の経過**　Wernicke 脳症．
　ビタミン B_1 補充にて，眼振や見当識障害，下肢麻痺は軽快した．第3病日の FLAIR（図1E，F）で，第四脳室から中脳水道周囲の高信号は消失し，両側前頭葉皮質の高信号も改善傾向にある．第14病日の MRI（非掲載）では，完全に異常信号は消失した．

Wernicke 脳症　Wernicke's encephalopathy

病態と臨床

　Wernicke（ウェルニッケ）脳症は，ビタミン B_1 （thiamine）欠乏によって引き起こされる急性〜亜急性脳症で，神経学的には急性進行性の① 外眼筋麻痺，② 運動失調，③ 意識障害を三主徴とする（表）．ビタミン B_1 は解糖系のクエン酸回路（TCA サイクル，Krebs 回路）の補酵素で，細胞膜を介する浸透圧の均衡，維持に重要な役割を果たす．その欠乏は細胞膜の能動輸送障害をきたし，乳酸アシドーシス，細胞性浮腫および血管性浮腫の原因となる．

　ビタミン B_1 が関与する糖代謝が活発な第三脳室，中脳水道，第四脳室周囲に浸透圧異常，脳組織障害をきたす．急性期には，血管新生を伴った壊死，浮腫，壊死，脱髄および点状出血をきたす．

　神経学的には古典的三徴（外眼筋麻痺，運動失調，意識障害）がいわれているが，これら三徴がすべて揃う頻度は低く，神経学的所見のみでは必ずしも診断は容易ではない．画像診断が早期診断の手がかりとなり，ビタミン B_1 を測定し確定診断となる．測定結果を待たずに早急なビタミン B_1 投与が必要で，投与前の検体でビタミン B_1 測定を追加する．検査所見として血中ビタミン B_1 低下，血中トランスケトラーゼ活性低下，乳酸アシドーシスを示す．

　Wernicke 脳症はビタミン B_1 の投与により症状は著明に改善するが，治療開始が遅延すれば，記銘力障害，逆行性健忘，作話などを特徴とする Korsakoff（コルサコフ）症候群を残すことがあり，これら症状は非可逆的で慢性的な経過をとる．Korsakoff 症候群は病理学的に Wernicke 脳症と同様の所見をとることから，Wernicke 脳症と同一病

表　Wernicke 脳症をきたす原因疾患

① 低栄養状態もしくは栄養バランスの不良（ビタミン B_1 摂取不足状態）
　　アルコール依存，慢性アルコール中毒：最多
　　胃切除術など消化管術後
　　繰り返す嘔気・嘔吐
　　悪性腫瘍，慢性消耗性疾患
　　長期間の絶食状態，神経性食欲不振症，偏った栄養状態

② 糖分過剰投与（クエン酸回路に必要とするビタミン B_1 の相対的不足）
　　持続的な高カロリー輸液（ビタミン B_1 補給がない場合）
　　グルコース点滴投与（糖質摂取増加）
　　小児におけるイオン飲料の過剰摂取

③ ビタミン B_1 需要増加
　　妊娠悪阻（妊娠初期のビタミン B_1 需要亢進状態に悪心，嘔吐，脱水が加わる）
　　甲状腺機能亢進症による代謝亢進
　　悪性腫瘍に対する化学療法後

態で，その後遺症と考えられている(Wernicke-Korsakoff症候群).

画像診断

CTで異常所見を認めることはなく，早期治療開始，予後改善のために早急にMRIによる精査が必要である．診断，治療開始が遅れると，後遺症(Korsakoff症候群)を残す．T2強調像およびFLAIRで中脳水道周囲の灰白質，上丘，下丘，第四脳室周囲，延髄背側，さらに第三脳室周囲の視床下部，視床(背内側核)に両側性でほぼ対称性に高信号病変が認められる．急性期には拡散強調画像で高信号，ADC低下(細胞性浮腫)をきたし，拡散画像が早期診断に有用なことがある．

さらに大脳半球灰白質(前頭葉や頭頂葉)にT2強調像やFLAIRで高信号を認めることがある．特にアルコール以外の原因でWernicke脳症を発症した症例では，脳神経核(外転神経，顔面神経，前庭神経，舌下神経)や大脳皮質病変，小脳病変を伴うことがある．

造影T1強調像で病変内部に異常増強効果を認めることがある．特に，乳頭体病変では急性期に増強効果をきたすことがある．乳頭病変の評価にはthin-sliceの横断像に加えて，冠状断像の追加が有用である．慢性期には乳頭体の萎縮をきたす．

小児悪性腫瘍，消化器疾患，ミルクアレルギー，イオン飲料過剰投与，アトピー性疾患に対する食事制限，両親の方針による偏った栄養(極端な菜食主義など)による小児でのWernicke脳症が報告されている．中脳水道や視床内側の病変に加えて，線条体(尾状核，被殻)や淡蒼球に病変を認める．

視床内側に両側対称性に異常信号をきたす病変の鑑別として，深部静脈血栓症(脳底静脈から直静脈洞血栓症)や両側共通管を形成する視床傍正中動脈領域梗塞がある．中脳水道周囲や乳頭体には異常信号きたさないことがWernicke脳症との鑑別になる．

キーポイント

- Wernicke脳症の三徴は，①意識障害，②眼球運動障害，③運動失調である．
- Wernicke脳症では，中脳水道周囲，視床内側，乳頭体に両側対称性に病変を認める．大脳皮質にも病変を認めることがある．
- ビタミンB_1の早期投与が必要である．

文献

1) 栃尾真紀：厳格な食物除去によりWernicke脳症をきたした乳児の1例．画像診断 2009；29：912-915．
2) Zuccoli G, Pipitone N : Neuroimaging findings in acute Wernicke's encephalopathy : review of the literature. AJR Am J Roentgenol 2009 ; 192 : 501-508.
3) Zuccoli G, Siddiqui N, Cravo I, et al : Neuroimaging findings in alcohol-related encephalopathies. AJR 2010 ; 195 : 1378-1384.

VI 神経内科疾患

症例 67

70歳代女性．両側中大脳動脈にアテローム血栓性狭窄があり，他院で抗血小板療法中．経過観察中に軽度の意識変容を認める．

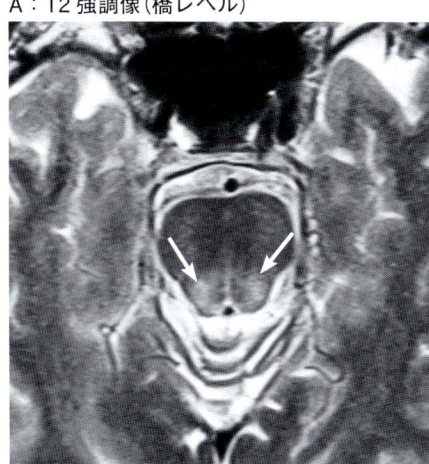

A：T2強調像（橋レベル）
B：T2強調像（中脳レベル）
C：T2強調像（側脳室周囲深部白質レベル）
D：TOF MRA
E：T1強調像（基底核レベル）
F：T1強調冠状断像（基底核レベル）

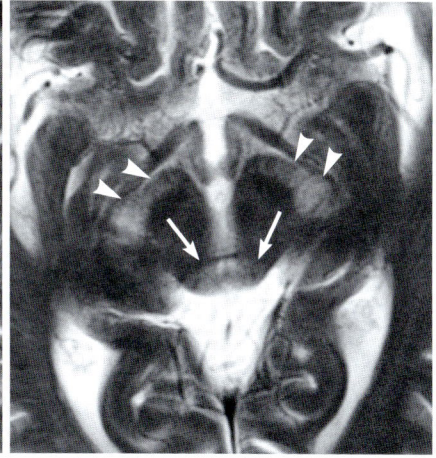

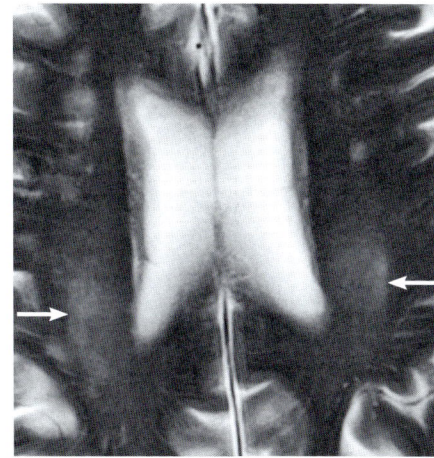

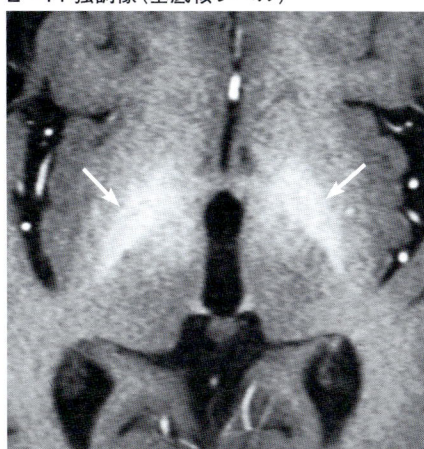

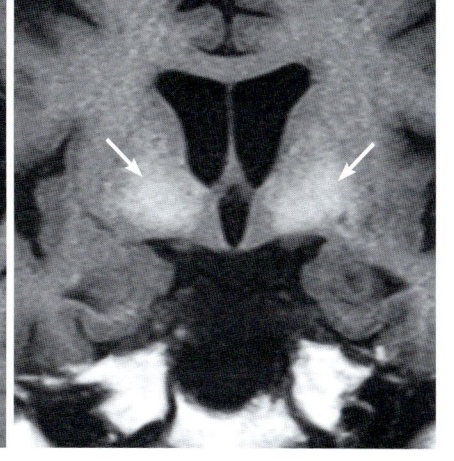

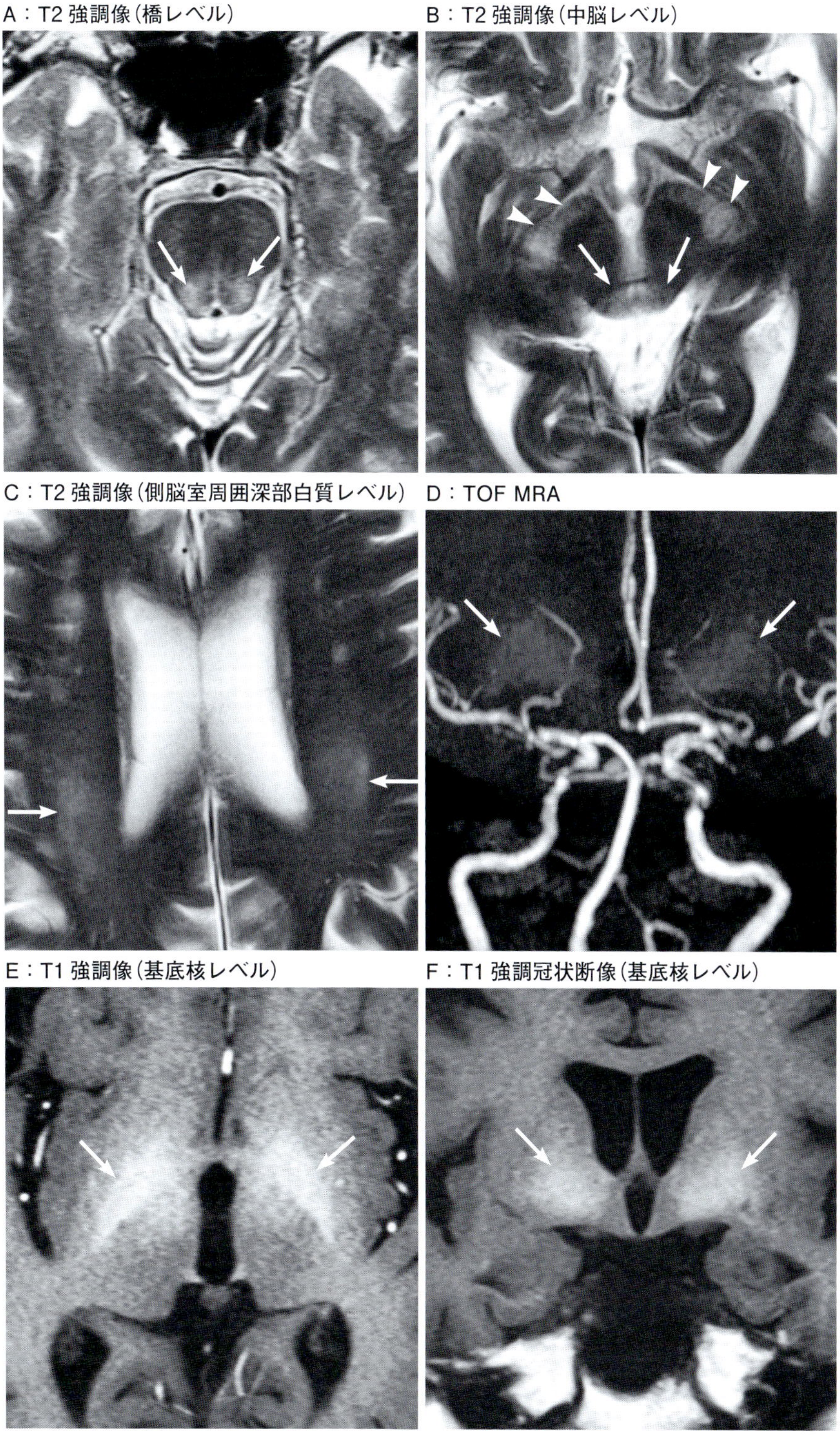

図1　症例67

○ **MRI所見** T2強調像(図1A,B)で，両側対称性に上小脳脚など小脳赤核路(→)，および大脳脚(▶)から両側側脳室周囲深部白質(図1C，→)に至る皮質脊髄路に沿って淡い高信号を認める．TOF MRA(図1D)で，両側内頸動脈遠位側から中大脳動脈M1にかけてアテローム血栓性梗塞を認める(→)．さらに，両側基底核レベルに対称性に高信号を認めたため，T1強調像を施行．T1強調像(図1E,F)で両側淡蒼球に対称性に高信号を認める(→)．特に腹側淡蒼球優位である．

その後，肝硬変に合併する胃食道静脈瘤を認め，アンモニア(NH_3)高値持続(160〜200 μg/dL 程度)が確認された．強い意識障害や羽ばたき振戦は認めない．

● **最終診断** 肝硬変に合併する慢性型の肝脳変性症，および急性型の肝性脳症の既往歴疑い．

○ **治療方針** 高アンモニア血症の補正．

肝性脳症（急性期と慢性型） hepatic encephalopathy

病態と臨床

肝性脳症は，急性肝疾患もしくは慢性肝疾患による肝機能障害，肝不全に合併する脳の変性疾患で，重篤化すると痙攣や意識障害，振戦などの神経症状きたす．臨床的には，① 急性型(肝細胞障害型，頻度は低い)と ② 慢性型に分類される．

① 急性型(肝細胞障害型)：ウイルス性肝炎や薬剤性肝障害など広範囲な肝細胞の壊死よる肝機能障害(肝炎急性増悪，劇症肝炎)に合併する急性脳症で，高アンモニア血症を伴う神経毒性物の過剰状態が星細胞に浸透圧性物質の蓄積をきたし，神経伝達の抑制をきたすと考えられている．

② 慢性型：進行した肝硬変に合併する門脈大循環シャント(胃食道静脈瘤など)形成により，消化管から肝臓に搬送され，解毒，排泄される毒性物質(アンモニアやマンガンなど)が，脳内に流入し神経毒性により変性症をきたす．肝機能障害，肝不全を伴わない門脈体循環シャント形成疾患(Osler-Rendu-Weber病など)でも同様の所見を認めることがある．

画像診断

1) 急性型：大脳，脳幹，小脳のT2強調像における高信号

血管性浮腫によるびまん性の脳腫脹をきたす．大脳半球皮質にびまん性に皮質層状壊死をきたす．皮質脊髄路(中心前回，内包，大脳脚)，およびその周囲白質や橋小脳路に沿って，両側対称性にT2強調像で高信号を認める症例もある．ADCに明らかな変化は認めないか軽度上昇(血管性浮腫)を示すが，重症例ではADC低下(細胞性浮腫)をきたし非可逆的なことがある．これら所見は，肝機能障害改善後や肝移植後症に，縮小，消退する．

2）慢性型：両側淡蒼球，黒質の T1 強調像における高信号

淡蒼球から黒質に両側対称性に T1 強調像で高信号を認める．その成因は門脈大循環シャントにより流入したマンガンの沈着によると考えられている（正常ではマンガンは肝胆道系より排泄され過剰状態になることはない）．T2 強調像や FLAIR では異常信号は認めない．拡散画像でも ADC の変化をきたさない．頻度は低いが下垂体前葉や四丘体にも T1 強調像で高信号を認めることもある．この淡蒼球の T1 短縮は肝移植後に消失することがある．

同様の所見は，長期にわたる中心静脈栄養施行例（胆汁うっ滞によるマンガン排泄低下による血中マンガン濃度上昇）や，マンガン中毒[†]でも認められる．これら MRI 所見は，肝性脳症の重症度に応じて所見が出現するが，症状のない時期から所見を認めることもある．

治療方針

肝性脳症の治療には，低蛋白食，便通改善，腸管非吸収性抗菌薬投与，特殊アミノ酸投与，中心静脈栄養，難消化性二糖類投与が行われる．

脚注
[†] マンガンを含有する物質にかかわる製造業において，長期にわたる粉じん吸入によりマンガン中毒をきたす．

キーポイント

- 慢性型の肝性脳症では，T1 強調像で両側淡蒼球に高信号を呈する．
- 急性型の肝性脳症では，びまん性の脳腫脹をきたし，T2 強調像で脳幹や内包，大脳半球皮質に両側対称性に高信号を呈する．

文献

1) Rovira A, Alonso J, Córdoba J : MR imaging findings in hepatic encephalopathy. AJNR Am J Neuroradiol 2008 ; 29 : 1612-1621.（Epub 2008 Jun 26）
2) McPhail MJ, Patel NR, Taylor-Robinson SD : Brain imaging and hepatic encephalopathy. Clin Liver Dis 2012 ; 16 : 57-72.

症例 68-1

70歳代男性．胃癌に対して胃全摘術後，縦隔および頸部リンパ節転移に対して化学療法，放射線治療施行中．喀血後に意識レベル低下，四肢脱力あり．化学療法中で，脱水による脳梗塞疑い．発症2時間後にMRIを施行．

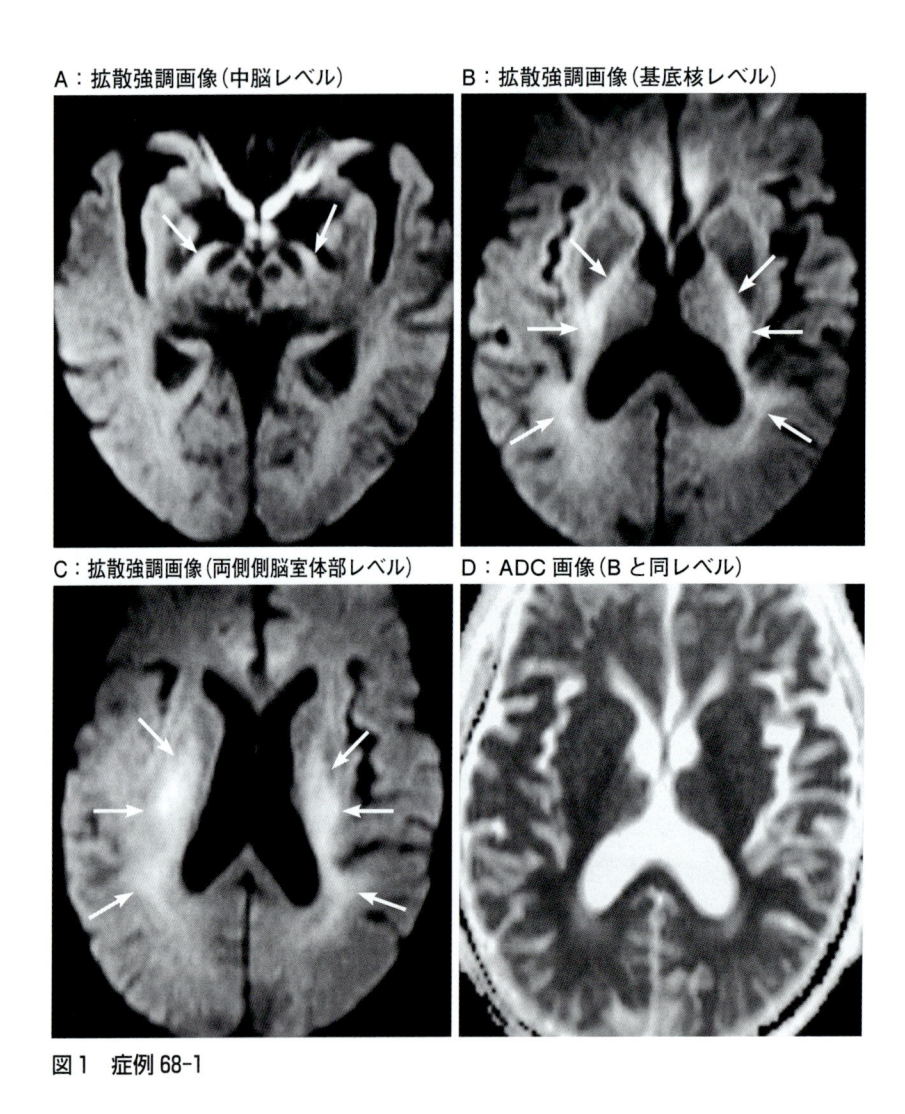

A：拡散強調画像（中脳レベル）　　B：拡散強調画像（基底核レベル）

C：拡散強調画像（両側側脳室体部レベル）　　D：ADC画像（Bと同レベル）

図1　症例68-1

○ **MRI所見**　拡散強調画像（図1A〜C）で，両側側脳室周囲深部白質から皮質下白質，両側内包後脚，両側外包，両側大脳脚に対称性に高信号を認める（→）．いずれの高信号域もADCは軽度低下している（図1D）．T2強調像，FLAIRでは明らかな異常信号は認めない（非掲載）．

● **最終診断**　軽症型の低血糖脳症．血糖値15 mg/dL．

○ **治療方針**　糖補液による血糖値補正．

症例 68-2

70歳代女性．食道癌術後，胃管形成術後．その後，通過障害があり，幽門側胃切除術後．貧血あり，意識障害があり．他院CTで異常を認めず，発症20時間後に原因不明のまま当院搬送．意識レベルJCS300，緊急簡易血糖測定で血糖値は著明に低下しており低血糖と診断され，直ちに50％ブドウ糖を静注し，血糖値238 mg/dLまで上昇するが，意識レベルが十分に改善せず，MRIを施行．

A：拡散強調画像（側頭葉後頭葉レベル）　B：拡散強調画像（両側側脳室体部レベル）

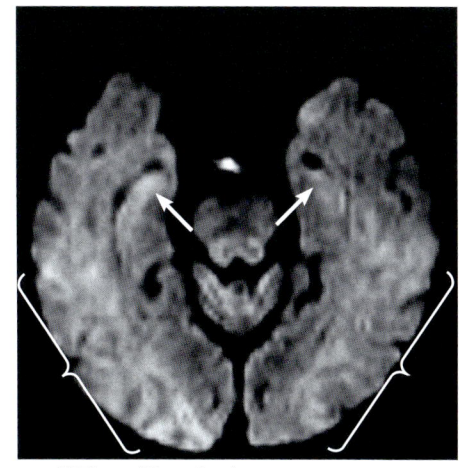

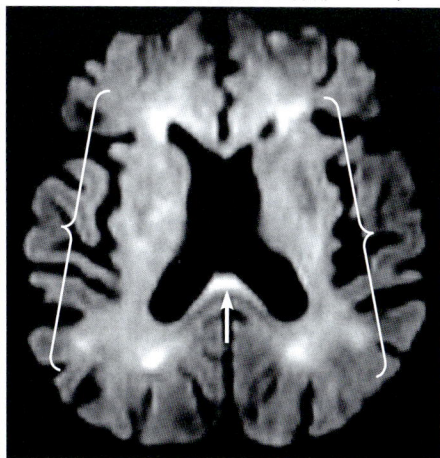

C：単純CT（第4病日）

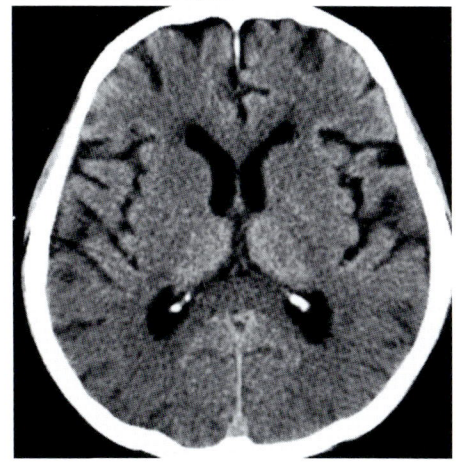

図2　症例68-2

○ **MRI所見**　拡散強調画像（図2A）で，両側大脳半球灰白質（括弧の示す範囲）および側頭葉内側（→）に高信号（ADC低下）が認められる．さらに，側脳室周囲深部白質（括弧の示す範囲）および脳梁膨大部（図2B，→）に不均一な高信号（ADC低下）を認める．血糖補正後も意識障害が遷延し，第4病日CTで広範囲に灰白質に低吸収域を認め（図2C），1か月後に死亡．

● **最終診断** 重症型の低血糖脳症.

○ **治療方針** 糖補液による血糖値補正.

低血糖脳症　hypoglycemic encephalopathy

病態と臨床

　低血糖により神経細胞，グリア細胞のエネルギー代謝が維持できなくなると，急性の脳組織障害が起こり，大脳皮質や海馬体，大脳白質に病変をきたす（低血糖脳症）．低血糖による心筋障害に伴う心拍出量の低下も低酸素状態による脳症を増悪させる因子となる．低血糖症の治療には早期のグルコース投与による血糖補正が必要で，診断が遅れると致死的なことがある．非特異的症状を呈するので，低血糖症以外の急性脳症が疑われてCTもしくはMRIが施行されることがあり，画像所見からきちんと診断できることが重要である．

　正常人では血糖低下に伴い，自動的にインスリン分泌も低下するため病的な低血糖状態に陥ることはない．また，長期間，低血糖状態にあるインスリノーマでは低血糖脳症をきたす頻度は少ない．

　低血糖脳症をきたす最も頻度が高い原因は，糖尿病である．糖尿病治療におけるインスリン投与もしくは経口血糖降下薬投与時のコントロールにより低血糖脳症を合併する．長期にわたる糖尿病，高血糖状態では，血糖値は50 mg/dL以下で低血糖脳症を発症する可能性がある．

画像診断

　低血糖脳症には，早期のグルコース投与による血糖補正，低血糖の改善とともに，① MRI所見も可逆的で予後良好な症例と，② 非可逆的なMRI所見をきたす重症例がある．

1）非可逆的な組織障害をきたす重症例

　重症例の病理組織変化は，大脳皮質および海馬体の神経細胞壊死である．大脳皮質では層状壊死を呈し，海馬体では，CA1および歯状回に細胞壊死をきたす．MRIでは拡散強調画像で高信号，ADC低下を示し，T2強調像，FLAIRで高信号を呈する．拡散画像はT2強調像，FLAIRよりも早期診断が可能である．好発部位は，両側海馬体と両側大脳半球皮質で，特に頭頂葉，側頭葉，後頭葉皮質に病変が認められる．皮質直下の比較的表在の白質に病変を認めることもある．いずれも，動脈支配領域に一致しない病変分布をとる．両側性のことが多いが片側性のこともある．小脳半球，小脳虫部に信号異常をきたすことはない．大脳皮質病変は亜急性期以降は，T1強調像で高信号を呈することがある（出血性ではない）．

2）低血糖の改善とともに可逆的で予後良好な症例

　一方，大脳白質に病変を認め，低血糖の改善とともに可逆的で予後良好な症例では側脳室周囲深部白質から半卵円中心，内包後脚，脳梁膨大部，中小脳脚にT2強調像，

FLAIRで高信号を認める．拡散強調画像で高信号，ADC低下を呈し，早期診断に有用である．低血糖の補正，神経症状の改善とともに，MRI所見も2〜数日程度で消退する．低血糖脳症に認められる可逆的な可能性がある拡散異常の成因については，よく解明されていない．低血糖脳症には，大脳皮質と深部白質の両方に病変を認める症例もある．

キーポイント

- 低血糖脳症の診断には，拡散画像が必須で，早期診断に有用である．
- 動脈支配域に一致しない大脳皮質に沿った信号変化を示す．広範囲に大脳皮質に異常をきたす症例は予後不良である．
- 大脳白質病変（半卵円中心，内包後脚，脳梁膨大部，中小脳脚など）のみの症例では，MRI所見も可逆的で予後良好なことも多い．

文献

1) Filan PM, Inder TE, Cameron FJ, et al : Neonatal hypoglycemia and occipital cerebral injury. J Pediatr 2006 ; 148 : 552-555.
2) Johkura K, Nakae Y, Kudo Y, et al : Early diffusion MR imaging findings and short-term outcome in comatose patients with hypoglycemia. AJNR Am J Neuroradiol 2012 ; 33 : 904-909. (Epub 2012 Jan 19)
3) Witsch J, Neugebauer H, Flechsenhar J, Jüttler E : Hypoglycemic encephalopathy : a case series and literature review on outcome determination. J Neurol 2012 ; 259 : 2172-2181. (Epub 2012 Apr 11)

症例 69

50歳代男性．1週間前に一酸化炭素に曝露（練炭自殺）．

A：T2強調像（受傷1週間後，淡蒼球レベル） 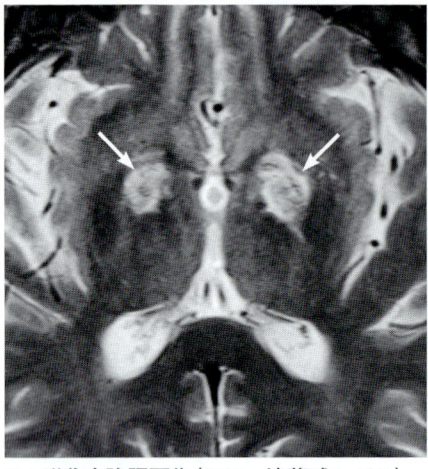
B：T2強調像（中脳レベル） 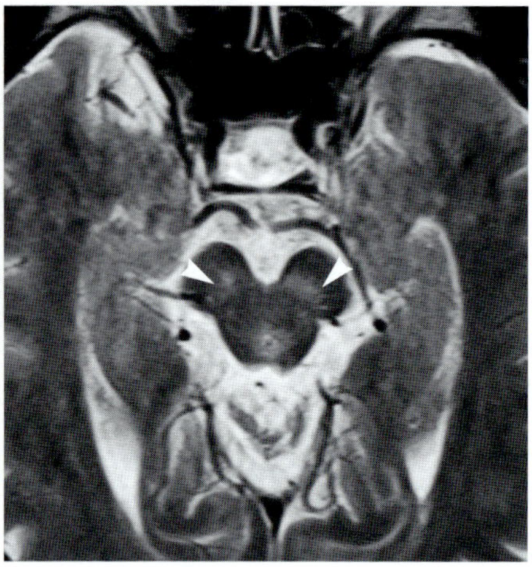
C：磁化率強調画像（SWI，淡蒼球レベル） 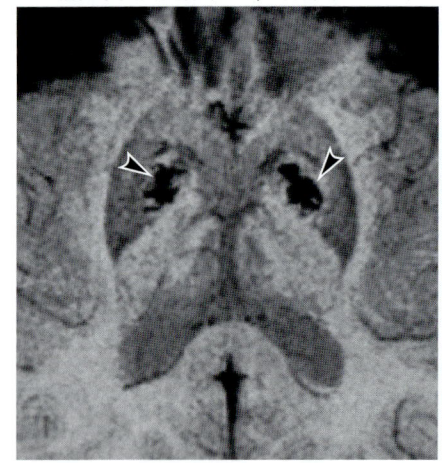
D：FLAIR像（受傷3週間後，側脳室体部レベル） 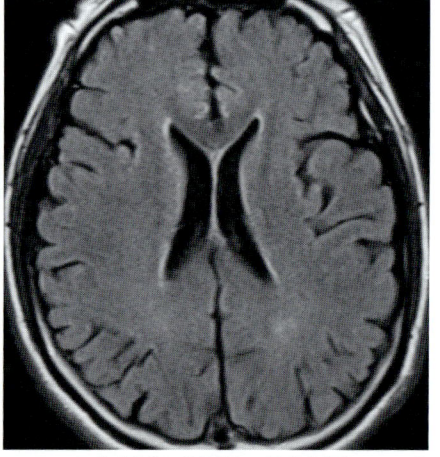
E：FLAIR像（受傷6週間後，淡蒼球レベル） 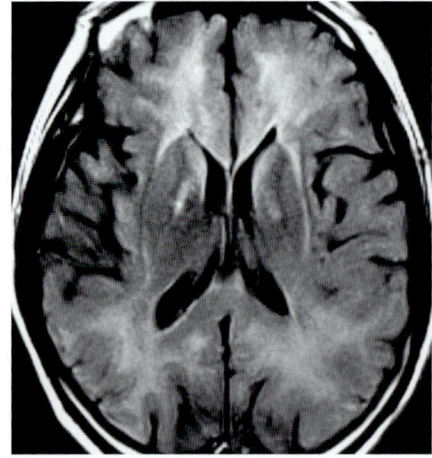
F：FLAIR像（受傷6週間後，側脳室体部レベル）

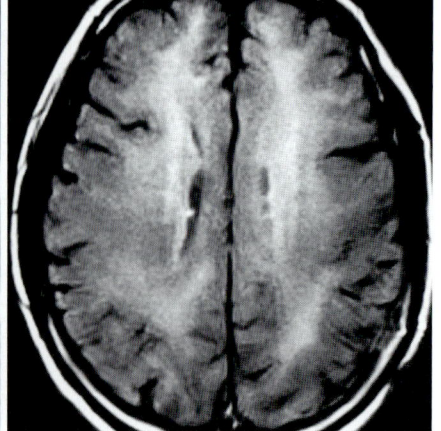

図1 症例69

神経内科疾患 VI

○ MRI所見　受傷1週間後のT2強調像(図1A,B)では，両側淡蒼球全体にわたる対称性の高信号が認められ(図1A，→)，軽度の浮腫性変化を伴う．中心部分には軽度の低信号域が認められ，出血である．連続して黒質にも両側対称性に軽度の高信号が認められる(図1B，▶)．その後，急速に病変は萎縮し，6週間後には結節状ないしは点状に縮小する(図1E)．この時点で白質病変は認めていない．磁化率強調画像(SWI，図1C)で，淡蒼球病変内部には限局性の低信号域が認められ(▶)，生理的鉄沈着のほかに出血があると考えられる．拡散強調画像で明らかな高信号を示さず，ADCの低下を認めなかった(非掲載)．

● 初回診断　一酸化炭素中毒急性型による両側淡蒼球の選択的壊死．

○ 治療方針とその後の経過　高気圧酸素療法．
　急性期の症状は改善したが，その後，受傷3週間目に不穏状態が出現するようになる．受傷3週間後FLAIR(図1D)では，両側淡蒼球病変は，縮小，萎縮している(非掲載)．両側側脳室周囲深部白質から皮質下白質にFLAIRで明らかな異常信号は認めていないが(図1D)，遅発性障害の合併の可能性を考え，高気圧酸素療を継続．
　その後も不穏状態が増悪，意識レベル低下，意志疎通困難となる．受傷6週間後のFLAIR(図1E,F)では，両側側脳室周囲深部白質から皮質下白質に至る境界不鮮明な広範囲に広がる軽度高信号域が認められる．拡散強調画像でも高信号およびADCの軽度低下を示した．

● 最終診断　一酸化炭素中毒急性障害による両側淡蒼球の選択的壊死→症状は寛解→その後，遅発性に症状再発，白質脳症．

一酸化炭素中毒　carbon monoxide poisoning

病態と臨床

　ヘモグロビンは赤血球中に存在する蛋白質で，4つのヘムを有し，その内部には鉄(Fe^{2+})を含有する．このヘムのFe^{2+}に酸素分枝が結合し，末梢組織への酸素運搬を担う．

　ヘモグロビンには4つの結合部位があり，酸素と結合して(オキシヘモグロビン[†])，血流によって酸素分圧の低い末梢組織に運搬され，そこで酸素を乖離して放出する．不完全燃焼で発生した一酸化炭素中毒は換気が悪い状態で濃度上昇し，吸入された一酸化炭素が血中のヘモグロビンと結合する．その結合能は酸素の200倍以上も強く，4つの結合部位のうち一部に一酸化炭素を結合したヘモグロビン(カルボニルヘモグロビン

脚注
[†] 酸素を結合していないヘモグロビンが，デオキシヘモグロビンである．

COHb)では，他の結合部位に酸素を有していても，結合の安定化によって酸素を乖離しにくくなる．そのため末梢組織でヘモグロビンから酸素が放出されにくくなり，末梢組織は酸素供給不足になる．また，ミトコンドリア内でチトクローム酸化酵素に結合し，組織レベルの代謝障害をきたす．心筋のミオグロビンと結合し心筋障害による不整脈，心不全，低酸素障害の原因となる．

　一酸化炭素中毒による中枢神経障害には，受傷直後の① 急性障害(選択的淡蒼球壊死)と，受傷後，数週間〜数か月して白質脳症を発症する② 遅発性障害(間欠型，delayed post-hypoxic leukoencephalopathy)がある．特に後者では急性期から症状回復後，亜急性期以降に神経症状の再増悪をきたし，さらに遷延性の重篤な高次機能障害や意識障害を残す可能性がある．

1) 急性障害

　臨床的には軽度の頭痛，嘔気・嘔吐，眩暈，易疲労感といった非特異的な症状から，傾眠傾向，意識障害，昏睡までその重症度はさまざまである．血中の COHb 濃度が高いと急性期の神経症状が重篤なことが多い．病理学的には淡蒼球から黒質にかけて選択的な壊死を生じる．被殻や尾状核には壊死は生じない．中枢神経症状以外にも代謝性アシドーシスや肺水腫(低酸素による血管透過性の亢進)，心不全(ミオグロビンとの結合による心筋障害)をきたす．急性期死亡例ではびまん性の脳腫脹や広範囲な低酸素脳症を呈するとされているが，このような症例が画像検査までに至ることはまれである．急性期の生存例では両側淡蒼球から中脳黒質にかけて壊死性病変を生じる

2) 遅発性障害(間欠型)

　重症例では急性症状から増悪，持続し，高次機能障害をきたすが，中程度以下の症例では急性期の神経症状は1〜2週間程度で改善をみて，社会復帰が図られる．しかし，そのような症例のなかに寛解期を経て3週間〜1か月以降に遅発性の大脳白質障害をきたす例がある．臨床的には完全に回復しても，遅発性に再発し，段階的に増悪する意識障害および非可逆的な高次機能障害(認知症症状，精神症状，パーキンソン症状，昏睡状態)をきたす．急性期の症状が軽微でも，間欠型遅発性障害をきたす症例がある．遅発性障害の原因としては，自己免疫的な髄鞘障害(delayed anoxic delay demyelination)が考えられている．

画像診断

　急性障害にしても，遅発性障害にしても，MRIによる画像診断が必須である．

1) 急性障害

　急性期の生存例では，両側淡蒼球から中脳黒質にかけて選択的壊死性病変を生じ，T2強調像，FLAIRで高信号，T1強調像で低信号を呈する(ただし，CO曝露直後は異常をきたさない)．急性期においては，拡散強調画像で高信号，ADC の低下を示すが，明らかな拡散異常をきたさない症例もある．造影T1強調像では血液脳関門(BBB)の破綻を反映して病変内部にわずかに増強効果を認めることがあるが，病変全体に増強効果を認めることはない．また，壊死性病変内部に出血をきたすことがある．淡蒼球全体が壊死に陥り，数日間で急速に萎縮をきたすので，亜急性期以降の画像では，両側淡蒼球に対称性に結節状ないしは点状の病変となる．淡蒼球以外に低酸素脳症として大脳辺縁

系や大脳灰白質，脳幹，小脳半球に細胞性浮腫をきたすことがある．

両側対称性の淡蒼球病変をきたす疾患としては，コカイン中毒，ヘロイン中毒の急性期，高地脳水腫があるが，病歴からそれらとの鑑別は容易である．ただし，病歴で一酸化炭素への曝露が明確ではなく，急性期症状が軽微で一酸化炭素中毒の診断がされず，高気圧酸素療法など適切な治療を受けないまま亜急性期以降に遅発性障害で発症，診断される症例もある．遅発性障害はきわめて予後不良で，この段階で高気圧酸素療法を施行しても，十分な予後改善が認められないことから，急性期での確実な診断と適切な処置が必要である．

2）遅発性障害（間欠型）

T2強調像で，両側側脳室周囲深部白質から半卵円，さらに皮質下白質U線維直下に至る．外包や内包後脚にも高信号を認める．両側対称性に，境界不鮮明な淡い高信号を呈し，軽度の浮腫性変化（容積増大）も認められる．遅発性障害初期においては，拡散強調画像で高信号，ADC低下も認められる．その後，慢性期にかけて萎縮が進行する（図2）．

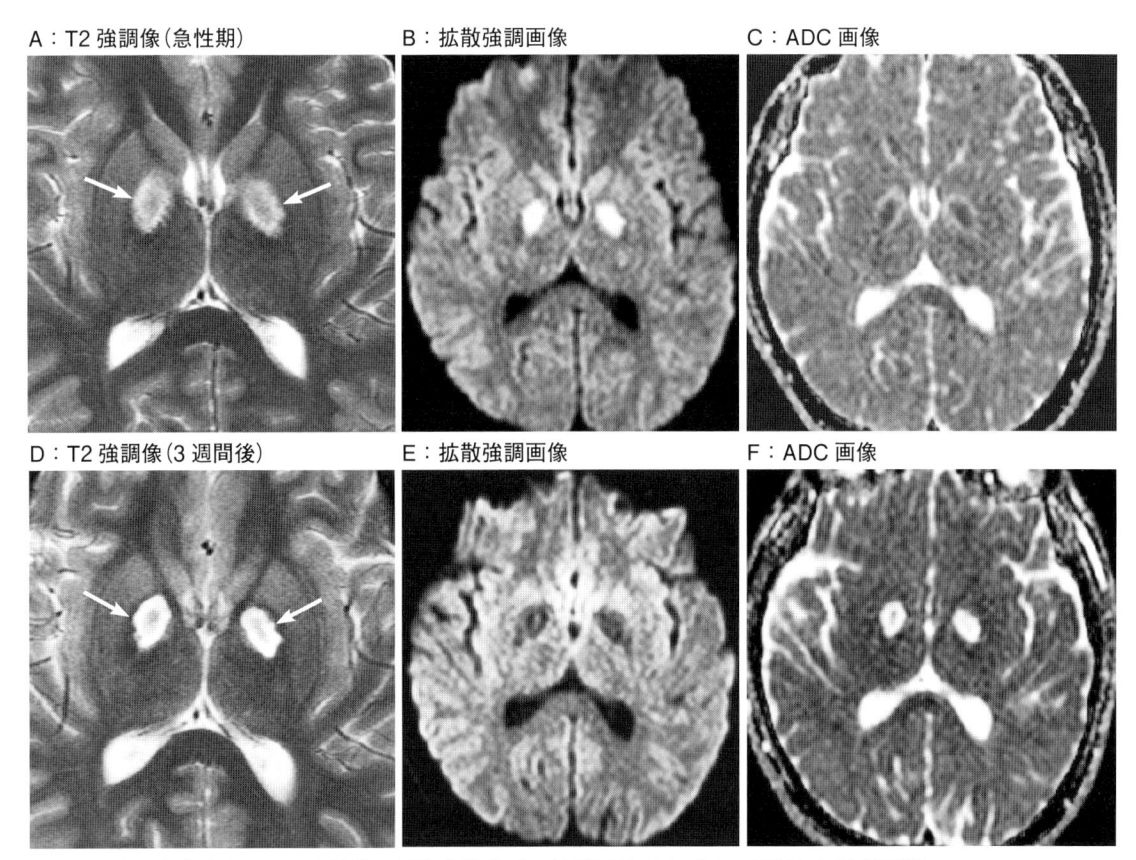

図2 一酸化炭素中毒による急性期の選択的淡蒼球の拡散画像およびその経過（20歳代男性）

泥酔状態で火災を引き起こし，一酸化炭素中毒となる．急性期（A〜C）では，T2強調像（A）で両側淡蒼球全体に対称性に高信号を認める（→）．拡散強調画像（B）で高信号，ADC（C）の低下があることから，選択的急性壊死による細胞性浮腫と考えられる．その3週間後（D〜F），T2強調像（D）では，淡蒼球病変は萎縮し非可逆的な組織壊死をきたしている（→）．拡散強調画像（E）で高信号は消失し，ADC（F）は上昇している．

どのような症例が遅発性障害を発症し，予後不良となるかは，急性期の段階では完全には予測できない．急性期に画像上で選択的淡蒼球壊死や低酸素脳症をきたさない症例でも，遅発性障害をきたすことがある．急性期のCOHb濃度とは関係がないという報告があるが，経験的にはCOHb濃度が高く，代謝性アシドーシスがあり，急性期に適切な高気圧酸素療法を施行されていない症例などに遅発性障害をきたす危険性が高い傾向にある．

キーポイント

- 一酸化炭素中毒では，急性期には両側淡蒼球に壊死をきたす．
- 急性期に寛解しても，3週間〜1か月以降に遅発性の大脳白質障害をきたす例あり，非可逆的な高次機能障害をきたす．

文献

1) Kwon OY, Chung SP, Ha YR, et al : Delayed postanoxic encephalopathy after carbon monoxide poisoning. Emerg Med J 2004 ; 21 : 250-251.
2) Tapeantong T, Poungvarin N : Delayed encephalopathy and cognitive sequelae after acute carbon monoxide poisoning : report of a case and review of the literature. J Med Assoc Thai 2009 ; 92 : 1374-1379.

VII章

炎症性疾患・頭部外傷

症例 70

70歳代男性．2日前より左眼窩部の奥に痛みが出現し，その後増悪．昨日より複視および左眼瞼下垂が出現．

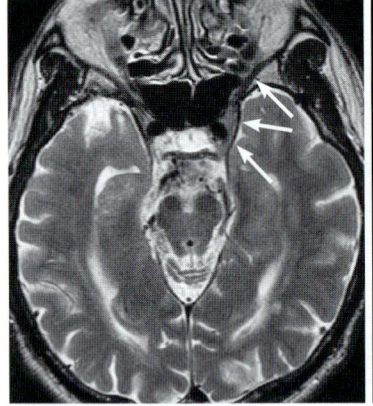

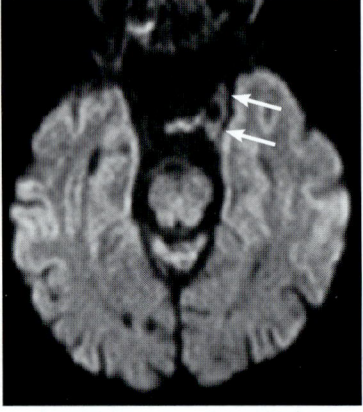

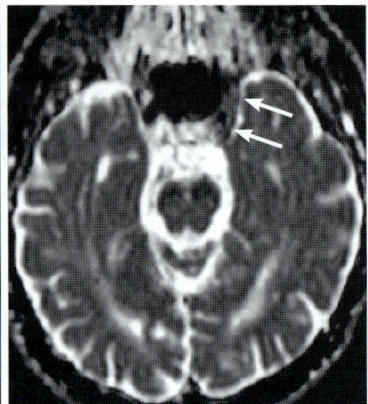

A：T2強調像
B：拡散強調画像
C：ADC画像
D：脂肪抑制造影T1強調像
E：脂肪抑制造影T1強調冠状断像

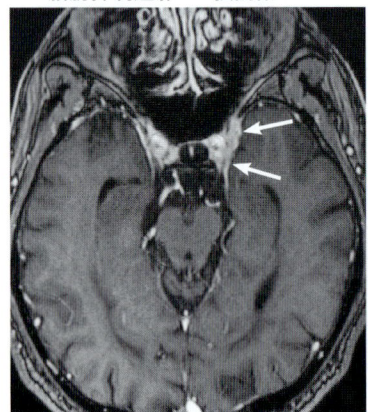

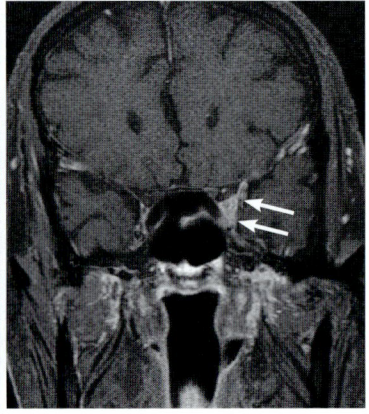

図1　症例70

○ **MRI所見**　T2強調像(図1A)で，左眼窩尖部から海綿静脈洞周囲に連続性の浸潤性腫瘤様病変が認められる(→)．脳実質とほぼ等信号を呈する．拡散強調画像(図1B)では脳実質と等信号であるが，ADCは脳実質よりもやや低下している(図1C)．少なくとも液化膿瘍化の所見ではない．

　造影T1強調像(図1D,E)で，海綿静脈洞の血液プールと同程度のほぼ均一な増強効果を呈する(→)．内部に非造影部はなく，変性壊死は認めない．

● **最終診断**　Tolosa-Hunt症候群．

○ **治療方針**　ステロイドおよび抗菌薬による保存的治療．

Tolosa-Hunt 症候群   Tolosa-Hunt syndrome

病態と臨床

　Tolosa-Hunt(トローサハント)症候群は，眼窩内から眼窩尖部，海綿静脈洞周囲硬膜の非特異的肉芽腫性炎症性疾患で，臨床的には反復性の眼窩部の痛みと，動眼神経麻痺，滑車神経もしくは三叉神経麻痺をきたす．視神経管から眼窩尖部に病変が進展すると，視力障害の原因となる．ステロイドが奏功し，自然治癒もあるが，再発寛解を繰り返す症例もある．

画像診断

　画像診断にはMRIが第一選択となる．眼窩尖部から上眼窩裂，視神経管，海綿静脈洞外側に炎症性の肉芽腫病変が認められ，さらに連続する蝶形骨縁や中頭蓋窩の硬膜に肥厚が認められる(表)．

　眼窩尖部から海綿静脈洞周囲の病変は，T1強調像で灰白質よりも軽度低信号を呈し，T2強調像で高信号(浮腫性，滲出性変化が優位なとき)から脳実質と同程度の中程度信号(炎症細胞密度が高く，線維化があるとき)を呈する．脂肪抑制T2強調像では相対的に高信号を呈する．拡散強調画像の信号パターンはさまざまであるが，軽度高信号，軽度のADC低下を示すことが多い．

　本症の炎症性肉芽腫性病変は均一で著明な造影効果を呈する．造影後脂肪抑制T1強調冠状断像や，高分解能な造影後3D GRE T1強調横断像(造影MRA元画像)が診断に有用で，後者は海綿静脈洞内の病変(血栓形成による閉塞など)，拡張した上眼静脈や下錐体静脈の検出，中頭蓋窩や小脳テントの硬膜に沿った病変進展の診断にも有用である．

　ただし正常海綿静脈洞も均一な血液プール造影効果を呈するため，海綿静脈洞外側の肉芽腫様病変を見落とさないために，必ず両側を比較しながら読影する．また造影3D GRE T1強調像では正常の硬膜にも軽度の増強効果(硬膜内の毛細血管の血液プール造影効果が反映されるため)を認めることから，硬膜への病変の進展についても両側を比較しながら判定する．造影ダイナミックT1強調像では早期相で炎症性肉芽や2次性血栓が造影欠損として認められることがある(平衡相では炎症性肉芽にも造影効果があるため，静脈洞の血液プール造影効果と識別が難しくなる)．

　眼窩周囲の疼痛をきたす疾患のうち，参考症例として，外眼筋炎(図2)と甲状腺眼症(図3)を呈示する．

治療方針

　ステロイド薬投与が著効する．

A：脂肪抑制 T2 強調冠状断像　　B：脂肪抑制造影 T1 強調冠状断像　　C：脂肪抑制造影 T1 強調像

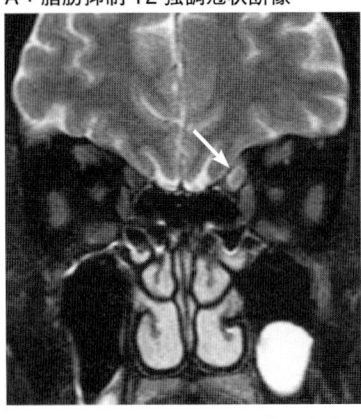

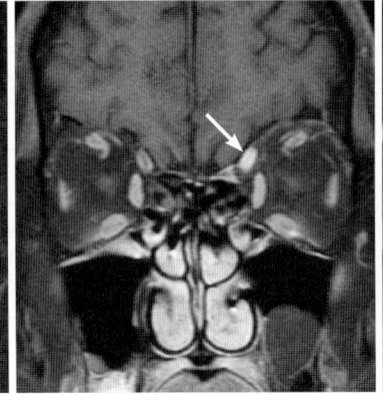

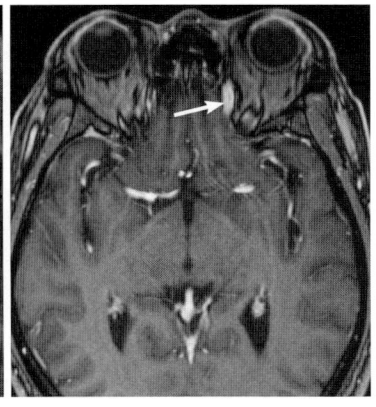

図2　左上斜筋の外眼筋炎(60歳代男性)
以前より左眼瞼下垂を繰り返し，自然に寛解するが，今回は数日前より眼瞼下垂，複視，左眼窩部の痛みあり．脂肪抑制 T2 強調冠状断像(A)で，左上斜筋の軽度腫脹と内部の軽度の信号上昇を認める(→)．活動性の炎症性浮腫性変化と考えられる．脂肪抑制造影 T1 強調像(B,C)では左上斜筋の腫脹と均一な増強効果が認められる(→)．左上斜筋に限局した外眼筋炎である．

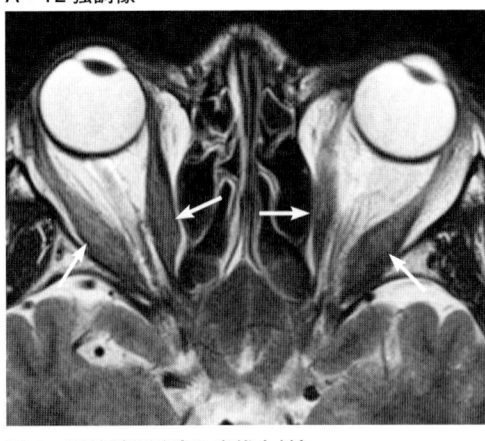

A：T2 強調像　　B：STIR 冠状断像

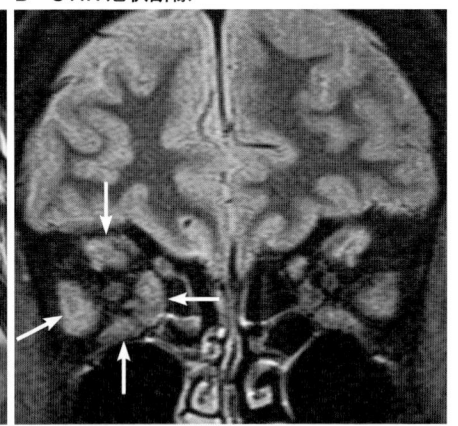

図3　甲状腺眼症(50歳代女性)
甲状腺機能亢進症の治療中に両側眼窩部の痛みと眼球突出が出現．T2 強調像(A)で両側外眼筋のびまん性の腫脹と内部の軽度信号上昇を認める(→)．球後部脂肪組織に増生があり，眼球突出をきたしている．STIR 冠状断像(B)でも両側外眼筋のびまん性の腫脹と軽度の信号上昇が認められる(→)．甲状腺眼症についてはノート53参照．

表　Tolosa-Hunt 症候群の診断基準（国際頭痛学会）

① 未治療では数週間持続する反復性の一側性の片頭痛様の眼窩部痛
② 三叉神経，滑車神経，外転神経のうち1つ以上の麻痺があり，MRI もしくは生検で肉芽腫を証明
③ 不全麻痺が痛みの出現と同時，もしくは2週間以内に発症する
④ 不全麻痺と眼窩部痛はステロイド投与により72時間以内に消失する
⑤ その他の原因疾患を否定
　腫瘍性病変，血管炎，脳底槽の髄膜炎，サルコイドーシス，糖尿病による脳神経炎，眼筋麻痺性片頭痛など

ノート 53　甲状腺眼症 thyroid ophthalmopathy

　甲状腺関連自己抗体による自己免疫性疾患で，特に甲状腺刺激ホルモン（thyroid stimulating hormone：TSH）に対する自己抗体（thyroid stimulating antibody：TSAb）が原因で発症する．甲状腺眼症の発症時には，ほとんどの症例で甲状腺機能は正常範囲である．

　両側性の外眼筋腫大，眼球突出，眼球運動障害，視力障害を主訴とする．片側性のこともある．外眼筋の腫大は，下直筋＞内側直筋＞上直筋の順に頻度が高い．球後部脂肪組織も増生し，外眼筋の腫大とともに眼球突出の原因となる．

キーポイント

- Tolosa-Hunt 症候群の診断には，脂肪抑制併用もしくは高分解能の造影 T1 強調像が有用で，球後部から眼窩尖部，海綿静脈洞周囲に造影効果を有する，一側性の肉芽腫病変を形成する．

文献

1) Haque TL, Miki Y, Kashii S, et al : Dynamic MR imaging in Tolosa-Hunt syndrome. Eur J Radiol 2004 ; 51 : 209-217.
2) Colnaghi S, Versino M, Marchioni E, et al : ICHD-II diagnostic criteria for Tolosa-Hunt syndrome in idiopathic inflammatory syndromes of the orbit and/or the cavernous sinus. Cephalalgia 2008 ; 28 : 577-584.（Epub 2008 Mar 31）
3) Jain R, Sawhney S, Koul RL, Chand P : Tolosa-Hunt syndrome : MRI appearances. J Med Imaging Radiat Oncol 2008 ; 52 : 447-451.

症例 71

70歳代女性．右三叉神経領域のしびれと知覚過敏．右第2指および第3指にも知覚過敏を認める．

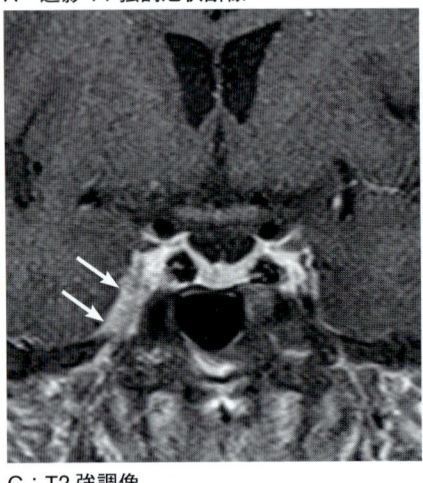

A：造影T1強調冠状断像
B：造影T1強調像
C：T2強調像
D：造影T1強調像（6週間後）

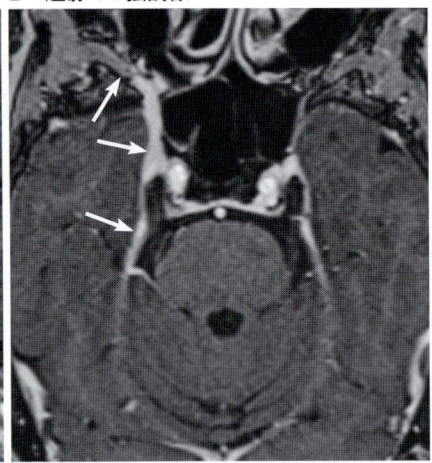

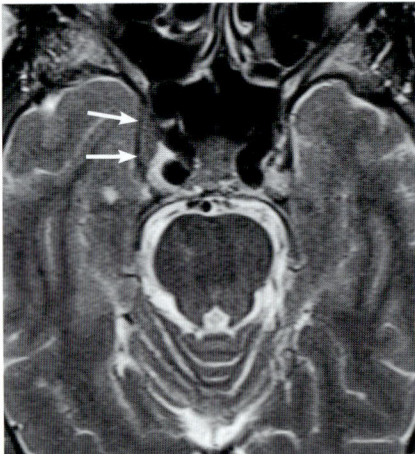

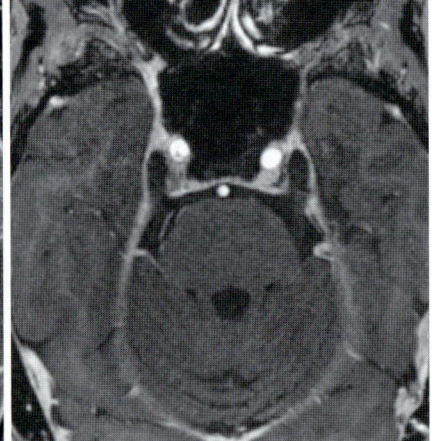

図1　症例71

- **MRI所見**　造影T1強調像で，右海綿静脈洞周囲から右中頭蓋窩内側の硬膜（図1A，→），さらに右側小脳テント（図1B，→）に連続する硬膜の肥厚と異常増強効果を認める．肥厚した硬膜はT2強調像（図1C）では低信号を呈する（→）．その後，血中IgG4値の上昇を認めた．

- **最終診断**　肥厚性硬膜炎．（本例ではIgG4関連全身硬化性疾患の一病変と考えられる）

- **治療方針とその後の経過**　ステロイド薬投与．
　本症例では6週間後には神経症状の改善と血沈およびCRPなど炎症反応の正常化が認められた．造影T1強調像（図1D）でも，異常増強効果を伴う硬膜の肥厚はやや軽減したが，その後も軽度の肥厚は長期にわたり持続した．

肥厚性硬膜炎　hypertrophic pachymeningitis

病態と臨床

　肥厚性硬膜炎は，頭蓋内や脊柱管内の硬膜がびまん性もしくは局所的に線維性に肥厚し，慢性的な頭痛や多発脳神経麻痺などをきたす疾患で，その病因には自己免疫機序の関与が考えられている．中年以降に発症するが，その発症頻度は低い．

　肥厚性硬膜炎は原因から，①特発性（原因疾患が特定できない）と②続発性に分類される（表1）．全身の結合組織に慢性炎症を呈する多巣性線維硬化症（multifocal fibrosclerosis：MFS）の部分症状として肥厚性硬膜炎をきたすことが報告されており，さらに肥厚性硬膜炎や多巣性線維硬化症の病態には免疫グロブリン IgG のサブタイプである IgG4 を産生する形質細胞の関与が報告されている（ノート54）．

　肥厚性硬膜炎では病理組織学的に硬膜の線維性肥厚とリンパ球優位の炎症細胞浸潤が認められる．症例によっては IgG4 陽性形質細胞浸潤が認められる．炎症細胞浸潤は肥厚部の辺縁部に強く，線維化は中心部に認められる．

　肥厚性硬膜炎は頭蓋内硬膜，脊髄硬膜いずれにも生じるため，その臨床症状には頭痛と脳神経症状，脊髄・神経根症状がある．頭痛は拍動性，片頭痛様で慢性的に持続する．低髄液圧症候群のように頭位や姿勢には影響されない．脳神経症状として視力障害，眼球運動障害，顔面神経麻痺，難聴がある．

　脊柱管内の肥厚性硬膜炎では頸部痛，項部痛に加えて脊髄症状（感覚障害や運動障害）や神経根症状をきたす．

　髄液検査所見として特異的所見はないが，髄液圧の上昇，髄液蛋白の上昇する症例も報告されている．

表1　肥厚性硬膜炎：分類と原因

分類		主な疾患，病態
特発性	（続発性の疾患のない，原因不明）	
続発性	多巣性線維硬化症	IgG4 関連．全身硬化性疾患と密接に関連
	自己免疫性疾患	Wegener 肉芽腫（ANCA 陽性）
		関節リウマチ（RA 因子陽性）
		神経サルコイドーシス
		神経 Behçet
		Sjögren 症候群など
		Churg-Strauss 症候群
	悪性腫瘍	硬膜転移，頭蓋冠や頭蓋底への骨転移，悪性リンパ腫など
	頭蓋内感染症	結核，真菌感染，神経梅毒など

画像診断

　肥厚性硬膜炎の臨床症状および経過，検査所見に特異的なものはなく，頭部MRI所見が診断の契機になる．特に造影T1強調像は本症の診断に必須で，硬膜の連続性の肥厚と造影効果を認める．肥厚した硬膜では全層性・連続性に造影効果を認める．横断（軸位像）に加えて中頭蓋窩，傍鞍部，小脳テントレベルの冠状断像を撮像する．肥厚性硬膜炎は頭蓋底部に好発し，特に傍鞍部から蝶形骨縁，中頭蓋窩底部，小脳テント，大脳鎌に連続して認められる．円蓋部硬膜に沿ってびまん性に両側対称性に認めることもあるが，片側性，非対称性のことが多い．肥厚した硬膜はT2強調像で低信号（一部に軽度高信号をきたすこともある）を呈する．

　硬膜下水腫や硬膜下血腫，くも膜下出血を合併することはなく，低髄液圧症候群との鑑別点になる．なお，硬膜の異常造影効果の評価には2D SE法T1強調像を用いる．3D GRE法T1強調像では硬膜の造影効果を過大評価してしまう(表2)．

　脊髄では頭蓋頸椎移行部から頸椎，上位胸椎レベルで，全周性もしくは背側硬膜に肥厚を認める．硬膜周囲には脂肪組織が豊富なので脊椎レベルの硬膜の造影効果の評価には脂肪抑制T1強調像が有用である．

　造影T1強調像でびまん性の硬膜の肥厚と造影効果をきたす病態を表2に示す．また感染性の硬膜炎の参考症例を図2に呈示する．

表2　びまん性の硬膜の肥厚と造影効果をきたす病態

- 肥厚性硬膜炎
- 低髄液圧症候群
- 癌性髄膜炎
- 神経サルコイドーシス
- Wegener肉芽腫
- 巨細胞動脈炎
- 多巣性線維硬化症
- 頭部外傷後
- 開頭術後

造影T1強調冠状断像

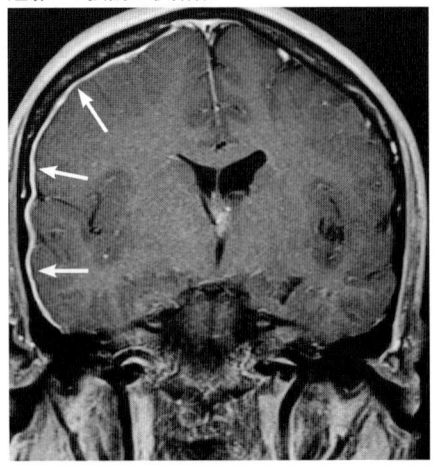

図2　副鼻腔炎から波及した硬膜炎（20歳代男性）
右側硬膜に広範囲にびまん性の異常増強効果と肥厚を認める（→）．

ノート 54　肥厚性硬膜炎と多巣性線維硬化症(IgG4 陽性自己免疫性疾患)

多巣性線維硬化症(multifocal fibrosclerosis：MFS)は，全身の広範囲の組織に線維性増生を認める病態の総称で，線維芽細胞の増殖の異常をきたし，自己免疫機序の関与が考えられている．Berger らが MFS と肥厚性硬膜炎の合併例を報告し，肥厚性硬膜炎が MFS のひとつの病変である可能性が指摘された．一方，自己免疫性膵炎とも MFS は密接な関係にあり，病変部に多数の IgG4 陽性形質細胞が出現する．膵以外のさまざまな組織・臓器で IgG4 陽性形質細胞が浸潤するので，IgG4 陽性自己免疫性疾患として総称されている．

MFS は多臓器の線維性変化をきたすことから，肥厚性硬膜炎のほかに線維性の障害を伴う可能性がある(眼窩偽腫瘍，後腹膜線維症，硬化性胆管炎の合併が報告されている)．

治療方針

原因疾患が明らかである場合は原疾患の治療を行う．特発性の場合はステロイドパルスを含むステロイド治療が有効である．難治性では免疫抑制薬を投与する．

治療経過(臨床症状の改善)と造影 T1 強調像所見の経過は相関しないことがある．

キーポイント

- 肥厚性硬膜炎では，傍鞍部から蝶形骨縁，中頭蓋窩，小脳テントに連続する硬膜の肥厚と異常造影効果を呈する．

文献

1) Berger JR, Snodgrass S, Glaser J, et al：Multifocal fibrosclerosis with hypertrophic intracranial pachymeningitis. Neurology 1989；39：1345-1349.
2) Kitano A, Shimomura T, Okada A, et al：Multifocal fibrosclerosis with intracranial pachymeningitis. Intern Med 1995；34：267-271.
3) Hamano H, Kawa S, Horiuchi A, et al：High serum IgG4 concentrations in patients with sclerosing pancreatitis. N Engl J Med 2001；344：732-738.
4) Riku S, Kato S：Idiopathic hypertrophic pachymenigitis. Neuropathology 2003；23：335-344.
5) Fukuda W, Kimura M, Akagoi T, et al：Multifocal fibrosclerosis：retroperitoneal fibrosis associated with suprasellar tumor and pachymeningitis. Intern Med 2003；42：1006-1110.

症例 72

77歳男性.他院CTで右前頭葉の脳腫瘍を指摘され,精査目的で紹介.

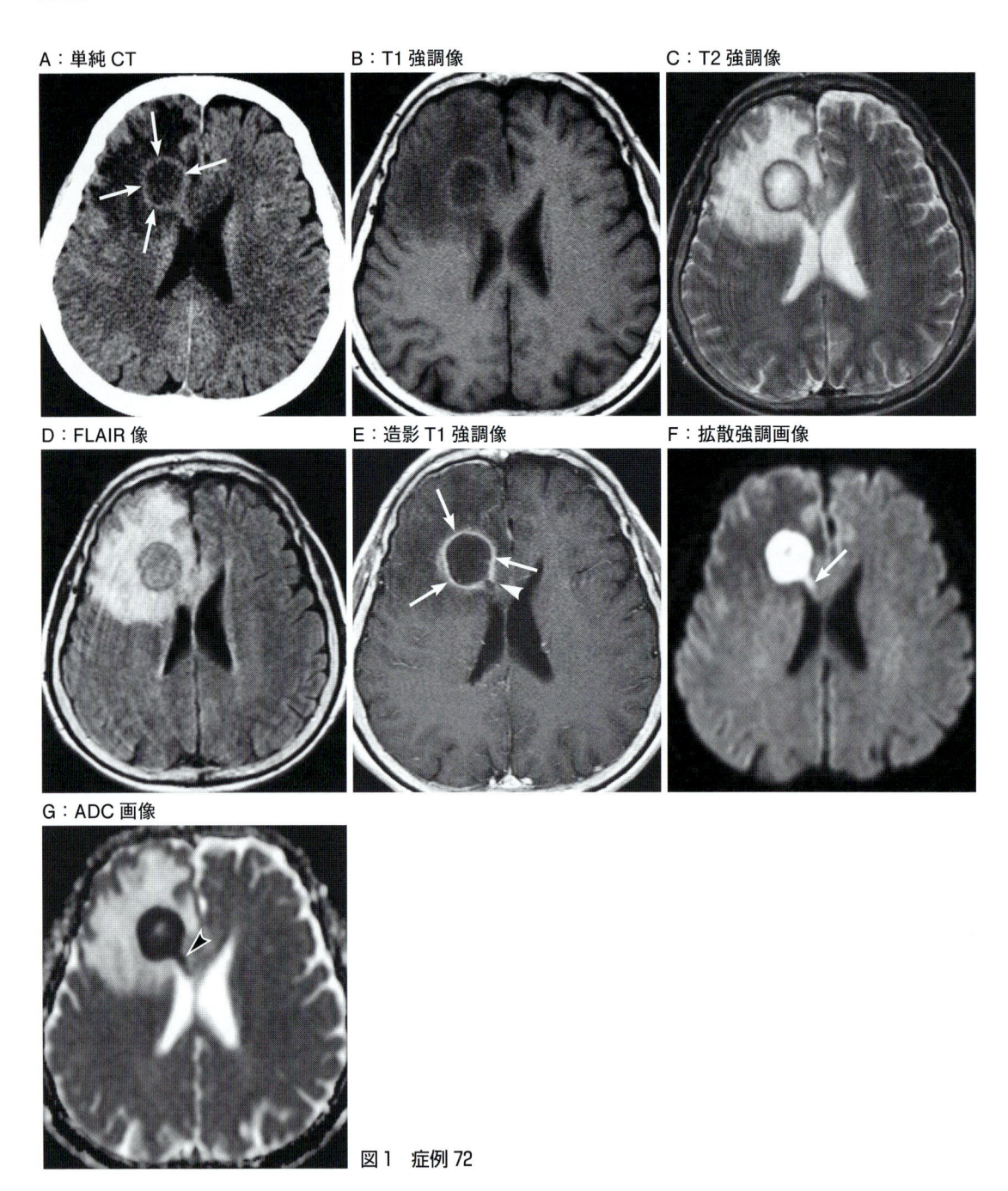

A:単純CT　B:T1強調像　C:T2強調像
D:FLAIR像　E:造影T1強調像　F:拡散強調画像
G:ADC画像

図1　症例72

○ **画像所見**　単純CT(図1A)では,右前頭葉深部白質,右側脳室前角上衣下に,比較的境界明瞭な実質内腫瘤様病変が認められる(→).内部は低吸収域で,軽度高信号のリング状の薄い均一な被膜様構造を有する.周囲には,皮質下白質に至る低吸収域が認められ,浮腫性

変化で，軽度の mass effect を呈している．

T1強調像(図1B)では，内部は低信号で，辺縁部に脳実質とほぼ等信号の被膜様構造が認められる．T2強調像(図1C)では，内部は高信号を呈し，辺縁部の被膜様構造は低信号を呈する．周囲に高信号を呈する著明な浮腫性変化を認める．FLAIR(図1D)では，内部は不均一な軽度高信号を呈している．造影T1強調像(図1E)は，辺縁部の被膜様構造に均一な厚みの増強効果を認め(リング状造影効果，→)，内部には増強効果は認めない．

以上の所見から転移性脳腫瘍，退形成星細胞腫もしくは神経膠芽腫，脳膿瘍が鑑別に考えられる．

拡散強調画像(図1F)で内部は均一で著明な高信号を認め，ADCの著明な低下を呈する(図1G)．被包化した脳膿瘍の所見である．この脳膿瘍は右側脳室前角上衣下に近接し，被膜の造影効果に限局性の欠損があり，連続して側脳室上衣(黒矢頭)にも造影効果が認められる．さらに，拡散強調画像，ADCでも，炎症の脳室上衣下進展および膿瘍内容の脳室内への少量の脳室穿破が認められる．

● **最終診断** 脳膿瘍，脳室上衣下進展，少量の脳室穿破．

○ **治療方針** 直ちに抗菌薬投与が施行され，入院第3病日に，開頭，膿瘍ドレナージおよび膿瘍腔洗浄が施行された．その後，抗菌薬投与持続により，脳室炎の増悪は認めず，被膜の造影効果および浮腫性変化は消退した．

脳膿瘍　brain abscess

病態と臨床

脳膿瘍は，脳実質内に細菌感染による局所的な感染が形成され，組織壊死，被膜形成，膿貯留をきたした限局性の化膿性炎症状態である．原因菌としては，連鎖球菌，黄色ブドウ球菌，肺炎球菌などがある．また抗菌薬投与の普及によってグラム陰性菌(大腸菌，インフルエンザ菌，緑膿菌，*Proteus* など)の頻度が上昇し，さらに，多菌性のこともある．

頭蓋内への感染経路としては，① 他部位の感染巣からの血行性感染，② 頭蓋底部の炎症性病変からの直達感染(副鼻腔炎，中耳炎・乳突蜂巣炎)，③ 髄膜炎，硬膜下膿瘍からの二次的波及，④ 開放性頭部外傷からの直達波及(図2)がある．

血行感染の原因としては，静脈系からの炎症が右左シャントを通じて脳組織に至ることがあり，肺動静脈瘻の有無や，心房中隔欠損，卵円孔開存など右→左シャントをきたす疾患について精査する必要がある．また，免疫抑制状態は脳膿瘍の発生の背景因子となる．

脳炎から脳膿瘍の形成過程は病理組織学的に，① 化膿性脳炎早期，② 化膿性脳炎後期，③ 被膜形成期早期，④ 被膜形成期後期の4段階に分類される．

脳膿瘍に特異的な神経所見はないが，先行する髄膜炎や脳炎の進行に伴って，発熱，

全身倦怠，頭痛などの髄膜刺激症状，精神症状，痙攣発作，頭蓋内圧亢進症状などが出現する．また病変の局在によっては片麻痺など局所神経症状を呈することもある．さらに膿瘍の増大や周囲の浮腫性変化，増悪，髄液への播種をきたすと重篤な意識障害を呈する．後頭蓋窩，小脳の膿瘍では眼振や眩暈，小脳失調を呈する．

画像診断

髄液検査より前に画像診断を施行する．緊急で第一にCTが施行されるが，確定診断には拡散画像と造影T1強調像が必要である．病理組織学的変化とともに画像所見も変化する．

1）化膿性脳炎早期

脳実質内の限局性感染の早期で，多核白血球の浸潤，浮腫，うっ血が認められる．脳炎早期にはCTでは軽度の腫脹を伴う等吸収から軽度低吸収を呈する．T2強調像で軽度高信号，T1強調像で軽度低信号を呈するが，拡散異常は認められない．被膜形成前のこの時期は抗菌薬による保存的療法が第一選択となる．

2）化膿性脳炎後期

限局性炎症の中心部に組織壊死が生じ，CTで軽度低吸収，T2強調像で高信号，T1強調像で低信号を呈する．周囲には炎症反応性の血管新生，多核白血球や貪食細胞が浸潤集簇し，類線維素が形成される．炎症細胞浸潤による血液脳関門(BBB)の破綻および血管新生により，限局性の異常造影効果を呈する．

3）被膜形成期

中心部が液化壊死をきたし，その周囲に被膜が形成される．完成された被膜はT2強調像で線維化を反映して低信号，T1強調像で軽度高信号を呈し，明瞭な造影効果を示す(リング状造影効果，表1，ノート55)．被膜の造影効果は比較的均一な線状であるが，血流供給の豊富な灰白質側でやや厚く，深部白質に面するほうでやや薄い傾向がある．中心部壊死はT2強調像で高信号(出血を伴うと，一部低信号)，T1強調像で低信号を呈する．中心部の液化壊死は炎症産物を高密度に含有するので粘稠度が高く，拡散強調画像で著明な高信号，ADCの著明な低下を示し，脳膿瘍に特異的な所見である．神経膠芽腫や転移性脳腫瘍ではリング状造影効果内部が膿瘍ほど高信号，ADCの低下を示すことはない．膿瘍の合併症として，くも膜下腔への穿破による二次性の髄膜炎の合併(脳室上衣下から脳室内への直接穿破による)，化膿性脳室炎の合併があげられる．また皮質静脈や静脈洞に炎症が進展して，静脈洞血栓症を合併することもある．

治療方針

第一に抗菌薬投与が開始される．ただし抗菌薬は，脳炎の段階では病変部の毛細血管拡張，血流増加，BBBの破綻があり，速やかに病変部に到達するが，被膜が形成されると膿瘍内容に抗菌薬が到達せず，また膿瘍内容は弱酸性環境で抗菌薬の効果が低下する．膿瘍が限局し，神経症状が軽微で増悪がなければ，内科的治療が継続される．

初診時から意識障害や，頭蓋内圧亢進症状がある症例，神経症状が急速に増悪する症例は手術適応となる．また広範囲な進展やmass effectが著明な症例，脳室内穿破もしくは脳室上衣下まで膿瘍が進展し，脳室穿破が危惧される症例は手術適応となる．手術

表1　リング状造影効果：病変中心部に造影効果を示さず，辺縁部に造影効果を示す病変

	病理		MRI所見	
	辺縁部	中心部	辺縁部のリング状造影効果	病変中心部の特徴
脳膿瘍	被膜（炎症反応性の新生血管，BBB破綻）	中心部壊死→膿	円形から不規則楕円形状で，被膜の厚さは比較的均一．daughter lesionsを形成すると多発性，それが癒合したときは分葉状を呈する	膿は拡散強調画像で著明な高信号，ADC低下をきたす（転移性脳腫瘍や神経膠芽腫の中心部変性壊死ではADCの低下はきたさない）．T2強調像で不均一な高信号と低信号の混在を示すことも多い．
結核腫	肉芽（炎症反応性の新生血管，BBB破綻）	乾酪壊死	円形から不規則楕円形状で，その厚さは比較的均一	乾酪壊死はT2強調像で低信号を呈することが多い．拡散画像ではADC上昇を示すことが多い
転移性脳腫瘍	腫瘍実質（腫瘍新生血管，BBBの破綻）	腫瘍細胞の変性，壊死	円形から不規則楕円形状で，被膜の厚さは比較的均一．ただし病変が大きくなれば神経膠芽腫に似る．単発もしくは多発	中心部変性壊死はADC上昇を示す
神経膠芽腫，退形成神経膠腫	腫瘍実質（腫瘍新生血管，BBBの破綻）	腫瘍細胞の変性，壊死	不整形状，辺縁部の造影効果の厚さも不均一で，脳膿瘍よりは厚い	中心部変性壊死は，ADC上昇を示す

には，① 穿頭術もしくは開頭術による定位的膿瘍ドレナージおよび抗菌薬による洗浄や② 開頭して被膜ごと膿瘍全摘を行う方法がある．

A：T2強調冠状断像　　　B：造影T1強調冠状断像　　　C：拡散強調画像

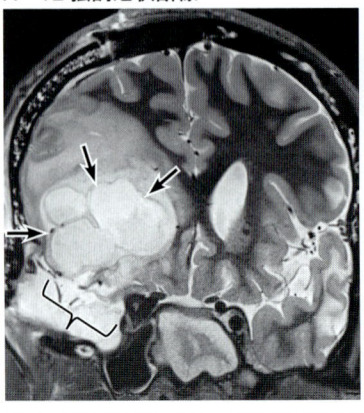

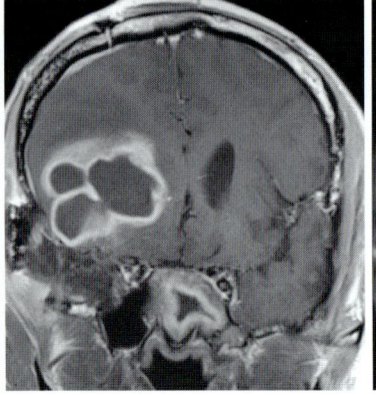

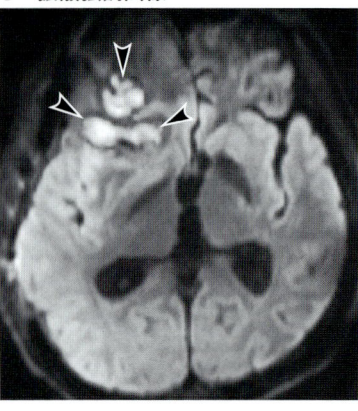

図2　頭部外傷に対して開頭血腫除去術後に合併した脳膿瘍（20歳代男性）

交通外傷による右前頭領域出血性脳挫傷，急性硬膜外血腫に対して緊急減圧開頭，血腫除去術1か月後に，発熱，頭痛増悪，項部強直，再び意識レベルの低下が認められ，緊急MRIを施行した．T2強調冠状断像（A）では，術後部である右前頭葉皮質下白質から右側脳室前角上衣下深部白質，右基底核領域にかけて，膨隆性の多房性嚢胞性腫瘤が認められる（→）．周囲には中程度の浮腫性変化を認める．病変は右前頭側頭開頭部と連続している（括弧の示す範囲）．造影T1強調冠状断像（B）では，多房性の被膜構造および隔壁構造に異常増強効果を認め，脳膿瘍が考えられる．病変は開頭部から連続しており，外傷術後部からの炎症の直接波及が原因として考えられる．拡散強調画像（C）で，嚢胞内部は，著明な高信号を呈する（▶）．ADCも著明に低下しており（非掲載），脳膿瘍と確定診断される．被膜を含めた膿瘍全摘術が施行された．

ノート55　リング状の造影効果：MRIに加えて頭部造影CTが必要か？

　リング状の造影効果をきたす疾患としては，脳膿瘍のほかに転移性脳腫瘍や神経膠芽腫がある．特に脳膿瘍の診断にはリング状の造影効果と中心部のADCの著明な低下が特異的な所見であり，MRIによる精査は必須である．リング状の造影効果の評価には，CTよりもMRIのほうが，造影能も高く確実な診断が可能となる．したがって，速やかにMRIが施行できる場合はリング状の造影効果の評価は，ADCの評価とあわせてMRIを施行すべきで，MRIに加えてさらに頭部造影CTを施行する必要はない（MRI以上の新しい情報は得られない）．

　脳腫瘍や炎症性疾患におけるBBBの破綻による造影効果の評価は，造影平衡相での撮像で十分なので，造影CTを施行する場合は胸腹部で造影早期相を有効利用し，胸腹部の原発性悪性腫瘍のチェック（転移性脳腫瘍と神経膠芽腫も鑑別）や，脳膿瘍の原因精査（心電図同期による心房中隔欠損の有無，肺動静脈シャントなど）を行う．その後，平衡相で頭部を撮像すれば，リング状の造影効果の診断には十分である．ただし，術前情報として造影CT angiographyや，腫瘍のviability評価として造影CT perfusionが必要な場合は，造影早期相は頭部で撮像する．

キーポイント

- 脳膿瘍は被膜にリング状の造影効果を呈する．
- 膿内容は拡散強調画像で高信号，ADC低下を示し，特異的な所見である．

文献

1) Foerster BR, Thurnher MM, Malani PN, et al : Intracranial infections : clinical and imaging characteristics. Acta Radiol 2007 ; 48 : 875-893.
2) Kastrup O, Wanke I, Maschke M : Neuroimaging of infections of the central nervous system. Semin Neurol 2008 ; 28 : 511-522.（Epub 2008 Oct 8）
3) Nickerson JP, Richner B, Santy K, et al : Neuroimaging of pediatric intracranial infection : part 1 techniques and bacterial infections. J Neuroimaging 2012 ; 22 : e42-51.（Epub 2012 Feb 3）

症例 73

70歳代男性．1週間前より頭痛，発熱が持続し，徐々に増強し，嘔気や視野異常，意識混濁も出現．項部強直あり．他院の頭部CTで，左後頭葉に境界不鮮明な低吸収域が認められ（非掲載），精査加療目的で転院．

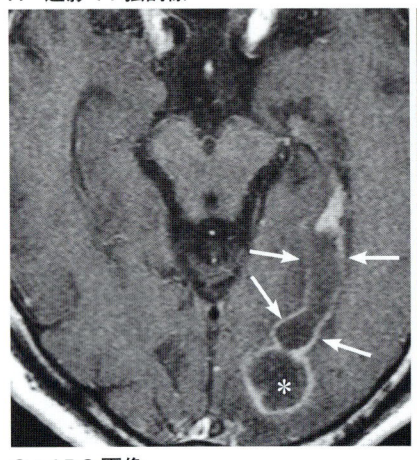

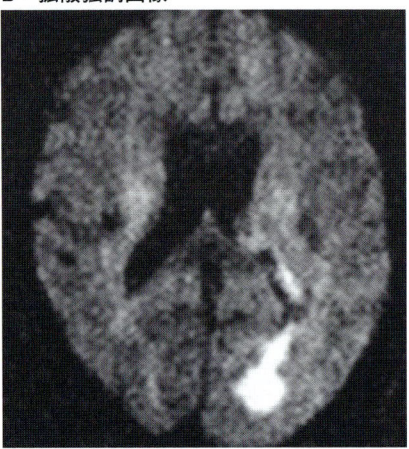

A：造影T1強調像
B：拡散強調画像
C：ADC画像

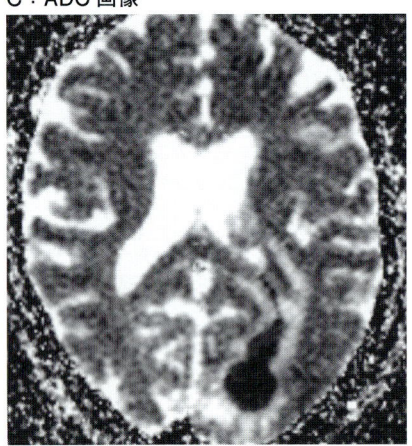

図1 症例73

○ MRI所見　造影T1強調像（図1A）で，左後頭葉にダンベル状のリング状増強効果を有する占拠性病変が認められ，内部は低吸収域を呈する（*）．リング状の増強効果の一部は不連続で，その一辺は左側脳室後角上衣下に連続する（→）．臨床情報と合わせ，脳膿瘍が第一に考えられる．

　拡散強調画像（図1B）およびADC画像（図1C，頭蓋底からの磁化率アーチファクトを避けるために，撮像角度が造影T1強調像とは異なる）では，リング状の造影効果を呈する病変内部に著明な高信号，ADC低下が認められ，被包化された化膿性の脳膿瘍と診断される．すでに膿瘍腔は左側脳室後角上衣下まで進展し，膿瘍内容が左側脳室内に穿破している．

● **最終診断** 左後頭葉深部白質に生じた脳膿瘍穿破による化膿性脳室炎.

○ **治療方針** 開頭,膿瘍ドレナージ.来院第2病日に左後頭開頭,膿瘍腔ドレナージと洗浄を施行した.術後,炎症所見および髄膜刺激症状も徐々に改善した.

化膿性脳室炎　pyogenic ventriculitis

病態と臨床

　化膿性脳室炎は,脳室内の細菌感染による脳室上衣炎,脳室脈絡叢炎で脳室内の蓄膿状態をきたす.細菌感染が主で,感染経路としては,① 血行感染,② 髄膜炎からの髄液播種による炎症波及,③ 上衣下脳実質の脳炎,脳膿瘍の直接穿破,④ 脳室ドレナージ関連脳室炎(くも膜下出血後の水頭症,高血圧性脳出血脳室内穿破,閉塞性の水頭症に対するドレナージなどの術後合併症)があげられる.

　脳室上衣下に炎症細胞が浸潤し,脳室内脳脊髄液への膿性物質(debris)貯留をきたす(脳室内蓄膿).原因菌としては,脳膿瘍と同様に,連鎖球菌,黄色ブドウ球菌,肺炎球菌およびグラム陰性菌(大腸菌,インフルエンザ菌,緑膿菌,*Proteus* など)が多い.脳室内蓄膿が遷延化,重篤化すると被包化された脳室内膿瘍を形成する.

　臨床的には,限局した脳膿瘍よりも重篤で,発熱,髄膜刺激症状の増悪に加えて,意識障害,痙攣発作,精神症状などをきたす.第三脳室の脳室炎では視床下部症状,第四脳室の脳室炎では脳幹症状をきたす.脳膿瘍の保存的療法中に,炎症所見および神経症状の急速な増悪をきたしたときは,膿瘍の増大進展による脳室穿破,化膿性脳室炎の合併の可能性を考え,MRIを施行する.

　細菌感染ではない無菌性脳室炎としては,脳室内出血後や薬剤性脳室炎,放射線治療後の脳室炎などがある.

画像診断

　単純CTでは,脳室内の脳脊髄液の濃度の軽度上昇,上衣下深部白質の浮腫性変化,造影CTで上衣に沿った異常増強効果が認められる.ただし,これらの所見は軽微なことが多く,確定診断にはMRIが必要となる.

　脳膿瘍と同様に,造影T1強調像では,脳室上衣に沿って異常増強効果が認められ,脈絡叢に炎症が及べば,脈絡叢の腫大と造影効果の増強を認める.拡散強調画像で膿性物質は著明な高信号,ADC低下を示す.また膿性物質は脳脊髄液と比較して,T1強調像で軽度信号上昇,T2強調像で軽度信号低下,FLAIRで軽度高信号を示す.膿性物質は脳脊髄液と液面を形成するが,粘稠度が高いと腫瘤状を呈する.

　化膿性脳室炎が遷延,進行すると,病変部により閉鎖された部位の脳室腔の開大をきたす.脳室炎および膿性内容が第三脳室から中脳水道,第四脳室に進展すると水頭症をきたす.脳室周囲,上衣下深部白質には浮腫性変化をきたす.さらに炎症の髄液播種により,遠隔部に脳室炎を形成し,上衣下に脳膿瘍を形成することもある.炎症産物の髄液播種の評価にも拡散強調画像が有用である.

化膿性脳室炎，脳室内膿瘍の鑑別疾患として，脳室内出血および腫瘍性病変(悪性リンパ腫や神経膠芽腫，転移性脳腫瘍など)の上衣下への腫瘍浸潤がある．ただし上衣下に腫瘍浸潤がなくても，脳室内もしくは脳室上衣に近接する神経膠芽腫や転移性脳腫瘍による圧迫により，上衣下静脈にうっ滞を生じ，線状の造影効果を呈することがある．

治療方針

脳室ドレナージの留置と洗浄が基本となる．脳室ドレナージ関連脳室炎では原因となったドレナージカテーテルを抜去し，新たな脳室ドレナージを施行する．原因となる脳膿瘍が内科的に治療されている症例でも難治例では，脳膿瘍のドレナージもしくは膿瘍摘除術を施行する．

抗菌薬による内科治療には，① 全身投与と ② 脳室内投与もしくは髄液投与がある．脳室内投与では脳室内に高濃度の抗菌薬を停滞させることができる．

キーポイント

- 化膿性脳室炎では，造影 T1 強調像で脳室上衣に異常増強効果，および脳室内に膿性物質の貯留(拡散強調画像で高信号，ADC 低下)がみられる．

文献

1) Cota GF, Assad EC, Christo PP, et al : Ventriculitis : a rare case of primary cerebral toxoplasmosis in AIDS patient and literature review. Braz J Infect Dis 2008 ; 12 : 101-104.
2) Jorens PG, Voormolen MH, Robert D, Parizel PM : Imaging findings in pyogenic ventriculitis. Neurocrit Care 2009 ; 11 : 403-405.

VII 炎症性疾患・頭部外傷

症例 74

30歳代男性．数日前より頭痛と感冒様症状があり，左眼瞼周囲に腫脹が認められた．その翌日に出勤せず，昏睡状態で発見される．

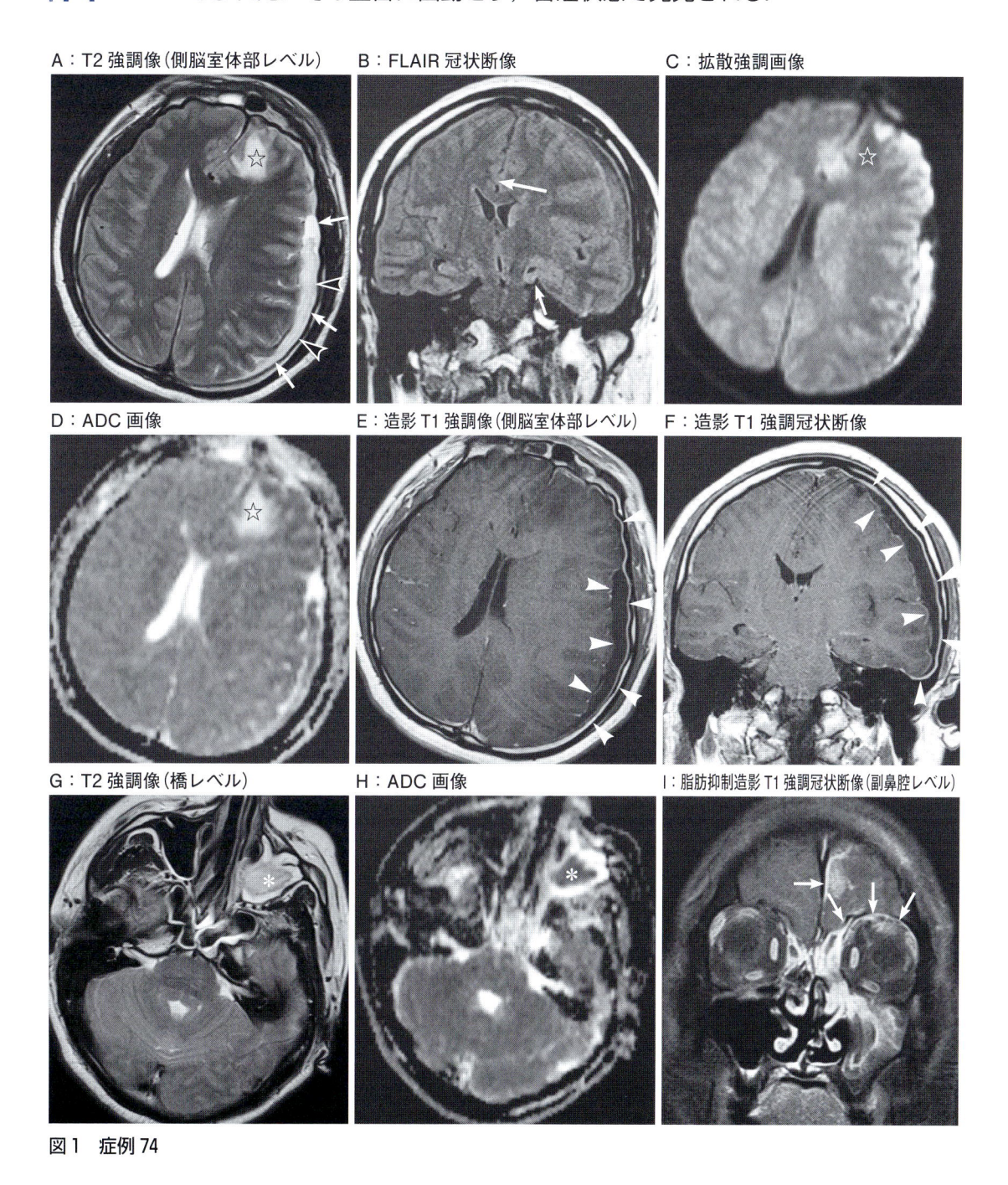

A：T2強調像（側脳室体部レベル）　B：FLAIR冠状断像　C：拡散強調画像

D：ADC画像　E：造影T1強調像（側脳室体部レベル）　F：造影T1強調冠状断像

G：T2強調像（橋レベル）　H：ADC画像　I：脂肪抑制造影T1強調冠状断像（副鼻腔レベル）

図1　症例74

○ **MRI所見**　T2強調像（図1A）で，左円蓋部に沿って広範囲に硬膜下貯留病変が認められる（小矢印）．硬膜下貯留病変は，脳脊髄液と同等の高信号部分と，やや低い中程度信号部分の

混在を示し(黒矢頭),FLAIR(図1B)でも脳脊髄液よりは高い中程度信号を示す.拡散強調画像(図1C)では高信号,ADC低下を示し(図1D),造影T1強調像(図1E,F)では,硬膜下貯留病変部の硬膜および脳表に沿って,異常増強効果が認められる(白矢頭).被包化された硬膜下膿瘍と診断できる.

左硬膜下膿瘍は左大脳半球を圧排し,左大脳半球のびまん性の腫脹(図1A),右側への大脳鎌下ヘルニア(図1B,大矢印)を認める.左側下行性テント切痕ヘルニア(図1B,小矢印)をきたし,中脳を圧排している.左前頭葉直回から上前頭回の白質には血管性浮腫(☆)が認められ,T2強調像(図1A)で高信号,拡散強調画像(図1C)で低信号,ADC(図1D)上昇を示す.硬膜下膿瘍による皮質静脈還流障害による静脈性浮腫と考えられる.

左 ostiomeatal unit には閉塞があり,左上顎洞を充填する病変(図1G,＊)が認められ,拡散強調画像(非掲載)で高信号,ADC低下を示す(図1H).副鼻腔レベルの脂肪抑制造影T1強調冠状断像(図1I)では,左上顎洞から左前篩骨洞,左前頭洞に炎症が波及し,左眼窩筋円錐外および頭蓋内実質外に炎症の波及を認める(小矢印).

- **最終診断** 左上顎洞炎,前篩骨洞炎,前頭洞炎から頭蓋内に直接波及した急性硬膜外膿瘍.

- **治療方針** 緊急開頭,膿瘍摘出術.急性副鼻腔炎に対する治療.

硬膜下膿瘍　subdural abscess

病態と臨床

硬膜下膿瘍は,硬膜下腔に炎症が波及して蓄膿状態をきたすもので,円蓋部や大脳縦裂に沿って広範囲に病変が広がる.

原因としては,①副鼻腔炎や中耳炎・乳突蜂巣炎からの直達的な炎症波及(特に学童期から成人),②髄膜炎からの波及(乳幼児),③開放性外傷や術後合併症,がある.慢性硬膜下血腫ドレナージ後に感染を伴い,硬膜下膿瘍に移行することもある.原因菌としては,脳膿瘍と同様に,連鎖球菌,黄色ブドウ球菌,肺炎球菌およびグラム陰性菌(大腸菌,インフルエンザ菌,緑膿菌,*Proteus* など)が多い.

臨床的には,限局した脳膿瘍よりも重篤で,発熱,髄膜刺激症状の増悪に加えて,意識障害,痙攣発作,精神症状などをきたす.脳膿瘍の内科的療法中に,髄膜刺激症状および神経症状の急速な増悪をきたしたときは,膿瘍の増大進展による脳室穿破,化膿性脳室炎に加えて,硬膜下膿瘍の合併の可能性も考える.

一方,硬膜外に限局して蓄膿する状態を硬膜外膿瘍(epidural abscess)という(図2).

画像診断

CTでは硬膜下水腫や陳旧性硬膜下血腫と同様,硬膜下腔に広がる三日月状の低吸収域を認めるが,膿性物質の貯留を反映して,脳脊髄液よりは吸収値が高いことが多い.しかし,CTのみでは非感染性の硬膜下水腫とは鑑別は困難である.造影CTでは頭蓋

骨内板直下の硬膜の異常増強効果は不明瞭なことが多く，硬膜下膿瘍を疑った段階で緊急 MRI を施行する．

硬膜下膿瘍は T2 強調像では高信号，T1 強調像では低信号を呈し，FLAIR では不均一な高信号を呈する．ただし脳脊髄液と比較して T2 強調像では信号が低く，T1 強調像ではやや信号が高い傾向にある．脳脊髄液膿性物質が液面を形成することもあるが，粘稠度が高いと腫瘤状を呈する．

造影 T1 強調像では硬膜および内側の被膜構造に異常増強効果を呈する．慢性硬膜下血腫とは異なり，隔壁様構造は多層性を呈する頻度は少ない．炎症組織の脆弱性により，内部に少量の出血を伴うこともある．貯留した膿性物質は拡散強調画像で高信号，ADC 低下を示す．ただし慢性硬膜下血腫でも急性期の血腫が拡散強調画像で高信号，ADC 低下をきたすことがあり，CT と合わせた診断が必要である．

慢性硬膜下血腫ドレナージ後に合併した硬膜下膿瘍は，複雑な信号パターンを呈するため，画像診断のみで炎症の活動性を評価することは困難なことが多い．臨床症状およびドレナージからの排液内容の性状と合わせて診断する．

硬膜下膿瘍による脳実質の圧排による静脈還流障害や，表在静脈の血栓性静脈炎の合併による脳実質内への炎症波及により，皮質下白質から深部白質に脳浮腫や脳炎を合併し，脳膿瘍に至ることもある．

治療方針

頭蓋穿頭．硬膜下腔へのドレナージ挿入および洗浄．硬膜下膿瘍の量が多く脳実質の圧排や血栓性静脈炎の合併を伴う症例や，意識障害が強い症例では，開頭，膿瘍摘除の適応となる．

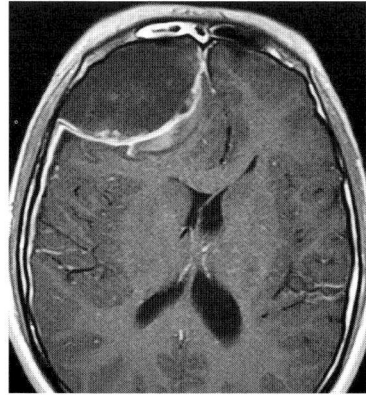

A：造影 T1 強調像　　B：造影 T1 強調冠状断像

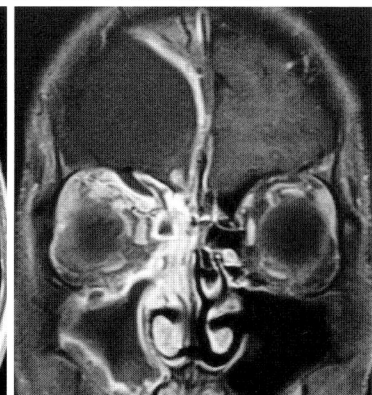

図2　急性副鼻腔炎から波及した硬膜外膿瘍（20 歳代男性）
数日前より右眼窩部から側頭部にかけて頭痛が持続し，次第に増強する．他覚的に右眼窩周囲に腫脹と発赤を認める．造影 T1 強調像（A）で，右前頭蓋底部硬膜外に脳実質に対して凸状の被包化膿瘍病変を認め，右前頭葉を圧迫している．右側急性副鼻腔炎（上顎洞炎，前篩骨洞炎，前頭洞炎）から直接波及した硬膜外膿瘍と診断できる（B）．

キーポイント

- 硬膜下膿瘍の膿性内容は,拡散強調画像で高信号,ADC 低下を示す.
- 造影 T1 強調像で硬膜および被膜の異常増強効果がみられる.

文献

1) Bernardini GL : Diagnosis and management of brain abscess and subdural empyema. Curr Neurol Neurosci Rep 2004 ; 4 : 448-456.

炎症性疾患・頭部外傷 VII

症例 75

70歳代男性．1年前に結核性髄膜炎の既往歴があり，治癒している．今回，数週間前より頭痛，発熱があり，さらに視力低下，意識障害が出現したため他院より搬送．髄液細胞数 600/mm³，単核球優位．

A：T2強調冠状断像（鞍上槽前半部レベル）　B：T2強調冠状断像（鞍上槽後半部レベル）　C：造影T1強調冠状断像（Aと同レベル）

D：造影T1強調冠状断像（Bと同レベル）　E：造影T1強調像　F：T2強調冠状断像（視交叉レベル）

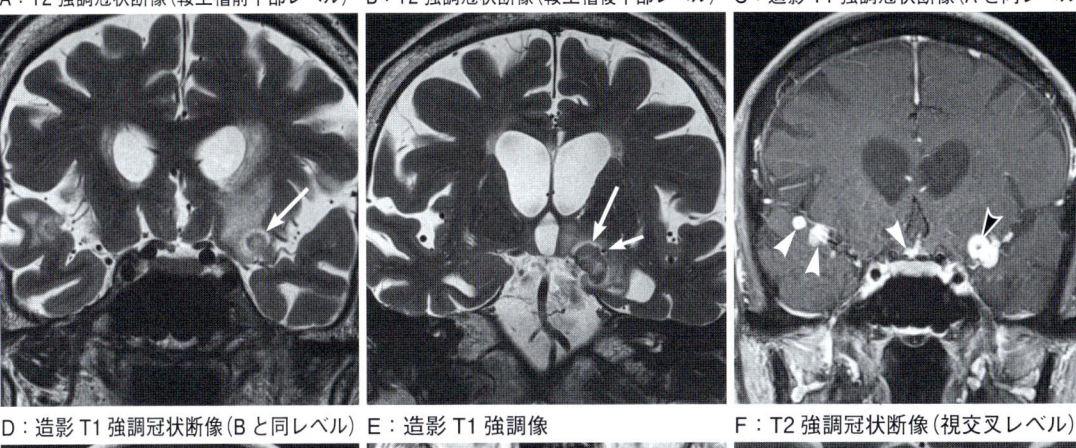

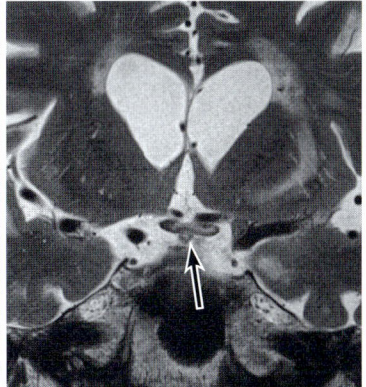

図1　症例75

○ **MRI所見** 　鞍上槽レベル（図1A,B）のT2強調冠状断像で，鞍上槽左側から左大脳谷槽に，境界明瞭で形状不整な充実性の腫瘤性病変を認める（大矢印）．病変と脳実質との間に脳表の血管が認められ（小矢印），実質外病変であることがわかる．T2強調像では低信号と軽度高信号の混在を呈する．実質外腫瘤性病変は左側頭葉内側，左前頭葉底部を圧排し，それら皮質下から深部白質には浮腫性変化（高信号）が認められる．

　鞍上槽レベルの造影T1強調像（図1C〜E）では，T2強調像で認めた鞍上槽左側の実質外性の腫瘤性病変に著明な増強効果を認める．中心部には造影されない部分がある（黒矢頭）．さらに両側大脳谷槽，視交叉周囲，右側迂回槽にも著明な造影効果を呈する実質外腫瘤性病変を多発性に認める（白矢頭）．視交叉レベルのT2強調冠状断像（図1F）では，視交叉に両側性に高信号があり，浮腫性変化である（大矢印）．

● **最終診断** 結核性髄膜炎．脳底槽の両側に多発性の結核腫を形成．

○ **治療方針** 抗結核薬による内科的治療．

頭蓋内結核感染症　intracranial tuberculosis

病態と臨床

　頭蓋内の結核感染による病態には，①脳実質内に腫瘤性の肉芽腫性病変を形成する結核腫(tuberculoma)と，②髄膜に播種する結核性髄膜炎(tuberculous meningitis)がある．頭蓋内への結核菌移行により滲出液が貯留し，フィブリンを主体とする線維組織からなる増殖性病変を形成し，さらに辺縁部に被膜と病変中心部に乾酪性壊死をきたす．小児から高齢者までいずれの年齢にも発症しうる．HIV陽性など，免疫不全例では感染の顕性化による発症頻度が高い．高齢者や小児例では致死的なることがあり，早期診断が重要である．

　結核腫は痙攣や片麻痺，結核性髄膜炎は頭痛，嘔吐，項部強直などの髄膜腫症状，頭蓋内圧亢進症状で発症する．結核腫と結核性髄膜炎が共存する症例もある．頭蓋内のみならず脊髄周囲や脊髄内に結核感染をきたすこともある．

　頭蓋内結核の原因としては，肺などの他臓器の結核病変からの髄膜への血行性感染によって基底核や脳表近傍の結核腫が脳脊髄液腔に播種して髄膜炎をきたす．

　脳底槽に好発し，鞍上槽から両側大脳谷槽，Sylvius裂，大脳縦裂，脚間槽，迂回槽などに，びまん性もしくは多発性に肉芽腫を形成する．さらに連続して基底核領域の穿通動脈である外側線条体動脈などの血管周囲腔に結核感染が進展し．その結果，実質内に限局性の結核腫を形成したり，外側線条体動脈領域や前脈絡動脈領域に二次性の穿通動脈梗塞を合併する．脳底槽の肉芽腫形成による脳脊髄液循環障害により，高頻度に交通性の水頭症を合併する．髄液検査では細胞数(リンパ球)の増加，蛋白の増加，糖の減少，ADA(アデノシンデアミナーゼ)の上昇を認める．

　結核腫は両側大脳半球側脳室周囲の深部白質や，皮髄境界に好発する．小脳や脳幹に結核腫を形成することもある．結核腫周囲には軽度から中程度の浮腫性変化を伴う．内部に乾酪壊死，辺縁部に被膜を形成する．

画像診断

　明らかな結核の現症や既往歴のない症例や，胸部単純X線写真で初期結核病巣を認めない症例，ツベルクリン反応陰性の症例があるので，脳CTやMRIによる画像診断は重要である．

1）結核腫

　単純CTで脳実質と比較して等吸収域から軽度高吸収域を呈する．中心部分に石灰化を有することがある．造影CTでは充実性の増強効果を呈する．乾酪壊死がある結核腫では中心部分は造影されないので，リング状の増強効果を呈する．

　乾酪壊死のない結核腫はT1強調像で低信号から軽度高信号，T2強調像で等信号か

ら軽度高信号を呈する．結核腫中心部の乾酪壊死は，T2強調像で低信号を呈する．造影T1強調像で充実性からリング状の増強効果を呈する．微小な肉芽腫の検出には造影T1強調像が最も有用である．血管周囲腔内に進展した病変も，造影T1強調像で異常増強効果を呈する．脳実質内に多発性のリング状増強効果をきたす病変としては結核腫のほかに，転移性脳腫瘍，脳膿瘍，トキソプラズマ症，神経嚢虫などがある．

2）結核性髄膜炎

単純CTでは脳底槽などの脳脊髄液腔に脳実質とほぼ等濃度の病変を形成するので，脳底槽やSylvius裂の不明瞭化をきたす．長期にわたる病変では，内部に石灰化を有することがある．造影CTでは異常増強効果を呈する．

T1強調像，T2強調像では脳実質とほぼ等信号を呈するため，脳脊髄液腔の不明瞭化を呈するが，病変の限局している症例ではMRIでは診断は難しいことがある．FLAIRでは軽度高信号を呈するので，T2強調像よりも病変検出に有用である．造影T1強調像では著明な増強効果を呈し，病変の検出に最も有用である（図2）．

脳底槽に肉芽腫性の異常造影効果をきたす病変の鑑別診断としては，サルコイドーシスがある．

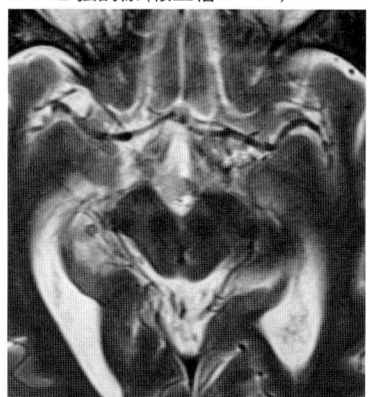

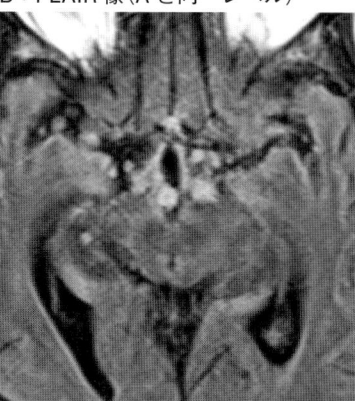

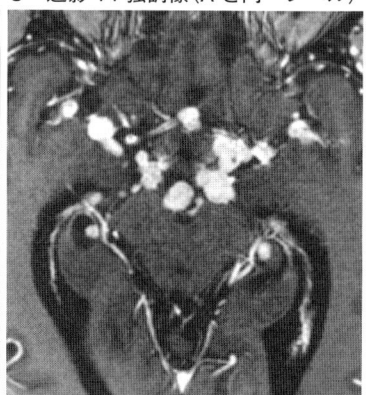

図2　結核性髄膜炎（30歳代男性）
肺結核の治療中に，軽度の意識レベルの低下と項部強直が出現したため，髄膜炎の疑いでMRI施行．T2強調像（A）では，鞍上槽から大脳縦裂，両側大脳谷槽，右側迂回槽に多発性に実質外性病変が認められ，灰白質と同程度の信号を呈する．同一レベルのFLAIR（B）では軽度高信号を呈してさらに病変が明瞭である．造影T1強調像（C）では，脳底槽，すなわち鞍上槽から両側大脳谷槽，大脳縦裂下部，脚間槽，両側迂回槽に強い増強効果を有する，多発性の実質外性結節性病変が認められる．内部に壊死，空洞形成は認めていない．

キーポイント

- 結核性髄膜炎は，脳底槽を中心として造影 T1 強調像で異常増強効果を有する実質外性病変を形成する．
- 結核腫は充実性の造影効果を呈するが，中心部に乾酪壊死をきたすとリング状の造影効果を呈する．

文献

1) Morgado C, Ruivo N : Imaging meningo-encephalic tuberculosis. Eur J Radiol 2005 ; 55 : 188-192.
2) Misra UK, Kalita J, Maurya PK : Stroke in tuberculous meningitis. J Neurol Sci 2011 ; 303 : 22-30.（Epub 2011 Jan 26）.

症例 76-1

50 歳代男性．発熱，頭痛，嘔吐，意識障害で来院．髄液細胞数増加．

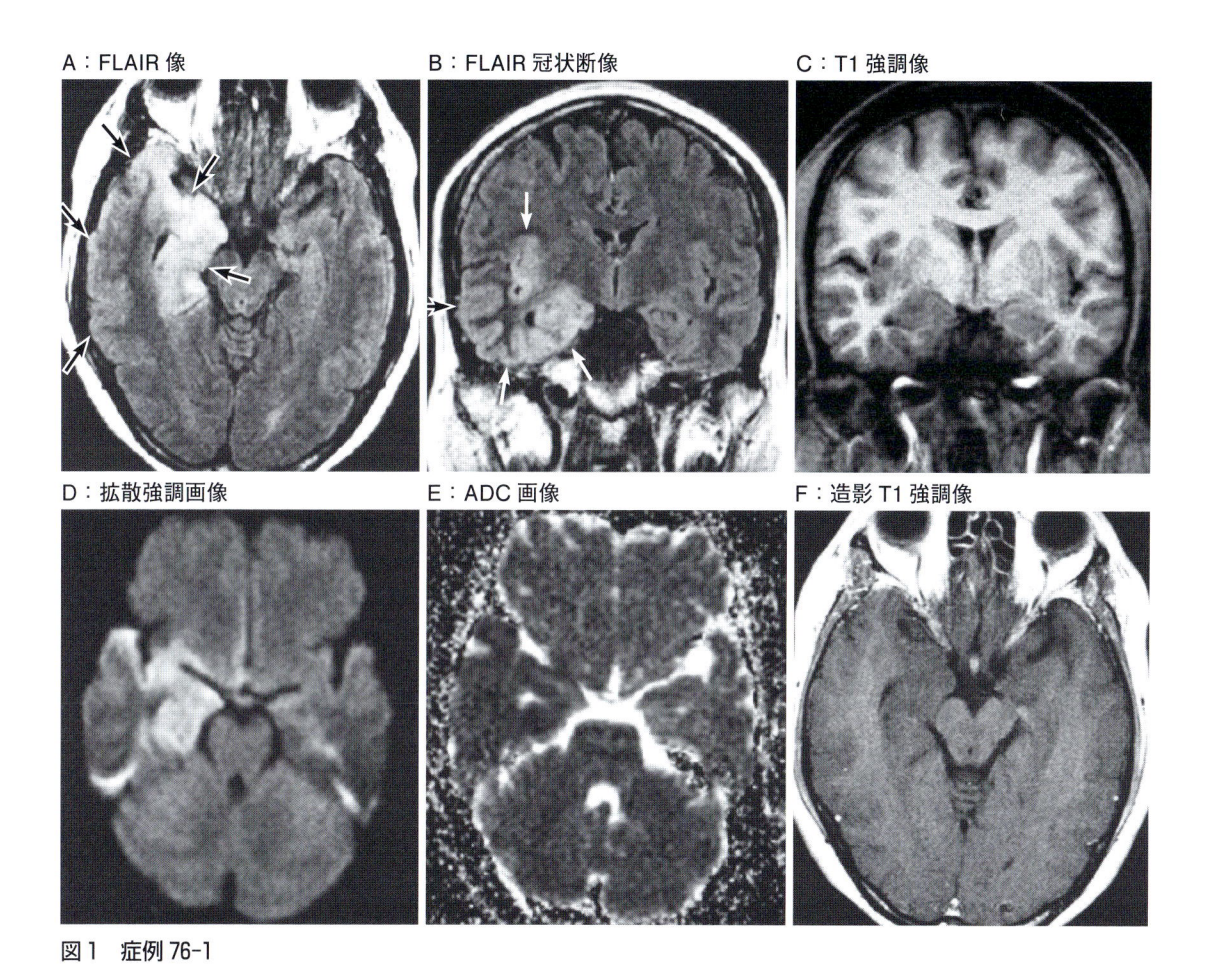

A：FLAIR 像　　B：FLAIR 冠状断像　　C：T1 強調像
D：拡散強調画像　　E：ADC 画像　　F：造影 T1 強調像

図1　症例 76-1

- **MRI 所見**　FLAIR（図1A, B）で，海馬体，海馬傍回を含む右側頭葉先端部から内側部，底部および右側島回に高信号を認める（→）．軽度の腫脹を伴う．T1 強調像（図1C）では低信号を呈し，明らかな出血は認めない．拡散強調画像（図1D）で高信号，ADC 低下を認める（図1E）．造影 T1 強調像では明らかな異常増強効果を呈しない（図1F）．

- **最終診断**　単純ヘルペス脳炎（髄液中のヘルペス抗体陽性）．

- **治療方針**　アシクロビル投与．

単純ヘルペス脳炎　herpes simplex encephalitis

病態と臨床

　単純ヘルペス脳炎は，単純ヘルペスウイルス1型（herpes simplex virus type 1：HSV-1）の感染によって生じる脳炎で，孤発性ウイルス性脳炎のなかで最も頻度が高い（ノート56参照）．HSV-1は三叉神経節に潜伏感染し，時に口唇周囲や眼球周囲の皮膚に水疱を形成する．全身状態の低下や免疫抑制を契機に活動性が再燃し，三叉神経節から感覚線維に沿って大脳皮質に進展する[†1]．

　経口感染である．上気道感染により嗅神経経由で直達的もしくは血行性に頭蓋内硬膜内に感染を引き起こす．

　あらゆる年齢で認められるが，乳児～学童初期，および20歳代～40歳代の若年成人に好発する．臨床症状は非特異的で，発熱，髄膜刺激症状（頭痛，嘔吐，項部強直），意識障害，痙攣，異常行動，性格変化などである．

　脳炎は側頭葉前半部の内側面から底部（海馬体，海馬傍回，梨状回，下側頭回，中側頭回）に好発する．病変の主座は灰白質にあり，炎症細胞の浸潤と出血性壊死性病変が主体である．皮質下白質や扁桃体にも病変が進展する．病変は両側性（対称性ではなくいずれか片側が優位なことが多い）もしくは片側性である．頻度は少ないが，脳幹脳炎をきたすことがある．脳波では周期性一側性てんかん型放電（PLEDs）を認める．

画像診断

　CTでも低吸収域を呈するが，早期に確実に診断するためにはMRIが必須である．

　側頭葉前半部内側から底部，先端部に好発する．灰白質優位に病変が認められる．側頭葉後半部から島回，帯状回，前頭葉底部にも病変が進展する．病変分布は血管支配域と一致しない（側頭葉内側先端部は内頸動脈からの前脈絡動脈，側頭葉内側中間部から後半部は後大脳動脈皮質枝，側頭葉外側，島回は中大脳動脈皮質枝，前頭葉底部は前大脳動脈皮質枝支配）．片側性のこともあるが，両側性病変を示す症例が多い．ただし，両側性でも病変の分布，程度は非対称性のことが多い．

　T2強調像およびFLAIRで高信号，T1強調像で軽度低信号を呈する．病変の好発部位の局在および灰白質優位の病変であることから，FLAIR冠状断が診断に有用である．軽度のmass effectを認めるが，著明な血管性浮腫をきたすことはない．進展した病変では，内部に変性，出血を伴うことが多い．

　造影T1強調像では脳回，脳表に沿った異常増強効果を示すことがある．T2強調像，

脚注
[†1] 外陰部に感染した単純ヘルペスウイルス2型（herpes simplex virus type 2：HSV-2）が，新生児に妊娠出産の際に産道で感染し，脳炎をきたす．成人では髄膜炎や脊髄炎の原因となりうるが，さらに頻度は低いが脳炎の報告例もある．
[†2] 脳炎の主座が側頭葉なので，発熱や髄膜刺激症状よりも記銘力障害や精神症状が先行することがある．

FLAIR の信号変化よりも脳表に沿った異常増強効果が先行する症例もある．

拡散画像所見はさまざまで，ADC 低下(細胞性浮腫パターン，拡散強調画像で高信号)をきたす場合と，ADC 上昇(血管性浮腫パターン，T2 shine-through 現象で高信号を呈することがある)をきたす場合がある．ADC 低下をきたす病変のほうが予後不良と報告されている．

急性期以降に遅発性に白質病変(T2 強調像で高信号)をきたすことがあるが，神経症状増悪をきたすことはない．

鑑別診断
側頭葉内側に T2 強調像で高信号を呈する病変が鑑別になる．
① 非ヘルペス性辺縁系脳炎：単純ヘルペス脳炎と比較して，経過が長く，浮腫の程度も軽度のことが多い．異常造影効果をきたすことは少ない．
② 神経膠腫(びまん性星細胞腫)：境界やや不鮮明な高信号領域を呈し，mass effect も軽度である．内部に変性壊死は認めない．片側性で異常造影効果は伴わない．
③ 脳梗塞：側頭葉内側先端部は前脈絡動脈支配，後半部は後大脳動脈支配，外側は中大脳動脈支配なので，病変の分布，進展様式が異なる．

治療方針
単純ヘルペス脳炎が疑われた場合には，一刻も早くアシクロビルをはじめとした抗ウイルス薬の治療を開始する．症状に応じて痙攣や脳浮腫の治療を併用する．副腎皮質ステロイド併用の有効性については一定の見解が得られていない．

ノート 56　TORCH 症候群

通常，母体の症状は軽微であるが，新生児，胎児に重篤な疾患や死亡をきたすことのある代表的な感染症による胎児疾患の総称．TORCH は Toxoplasma(トキソプラズマ)，Other agents(梅毒，リステリアなど)，Rubella(風疹)，Cytomegalovirus(サイトメガロウイルス)，Herpes simplex virustype 1 & 2(単純ヘルペスウイルス)の頭文字である．

キーポイント

- 単純ヘルペス脳炎は単純ヘルペスウイルス 1 型(HSV-1)による脳炎で，孤発性脳炎のなかで最も頻度が高い．
- 診断には MRI は必須で FLAIR 冠状断が有用である．側頭葉に灰白質優位に高信号を認める．

症例 76-2

77歳女性．見当識障害および軽度の左片麻痺．肝機能障害（原発性胆汁性肝硬変）および糖尿病あり．

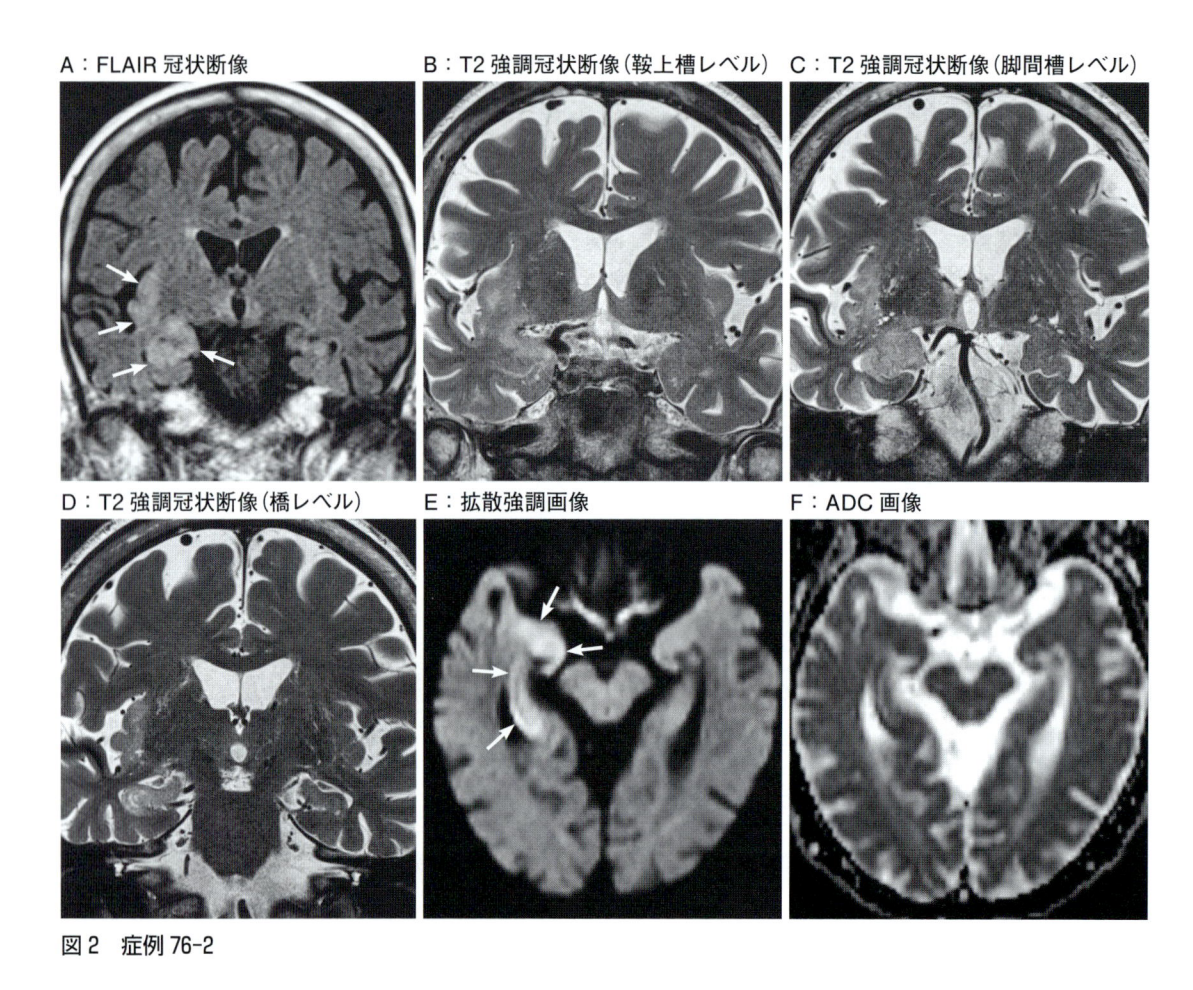

A：FLAIR 冠状断像　　B：T2 強調冠状断像（鞍上槽レベル）　　C：T2 強調冠状断像（脚間槽レベル）

D：T2 強調冠状断像（橋レベル）　　E：拡散強調画像　　F：ADC 画像

図2　症例 76-2

- **MRI 所見**　FLAIR（図2A）およびT2強調像（図2B～D）で，右側頭葉内側，海馬体から海馬傍回，さらに右島回にかけて，高信号（→）と軽度の腫脹を認める．拡散強調画像（図2E）で高信号を呈し（→），ADC（図2F）の軽度低下を認める（ADC低下の程度は軽度で，一部はT2 shine-through の可能性がある）．

- **最終診断**　非ヘルペス性大脳辺縁系脳炎（原因不明，原発性胆汁性肝硬変に合併した辺縁系脳炎が考えられている）．

- **治療方針**　症状に対する対症療法のみ．

辺縁系脳炎　limbic encephalitis

病態と臨床

　辺縁系脳炎は海馬・扁桃体など大脳辺縁系に発生する脳炎で，急性〜亜急性に痙攣発作，精神神経症状，見当識障害，自律神経障害など辺縁系障害を示唆する症状をきたす．2010年改訂分類案によれば，①ウイルス性（human simplex virus以外に，human herpesvirus 6：HHV-6など），②自己抗体介在性（傍腫瘍性），③自己抗体介在性（非傍腫瘍性），④自己免疫疾患関連性，⑤その他に分類される．自己抗体介在性では，抗原発現部位により細胞内抗原群と細胞膜抗原群に分けられる（表）．

　細胞内抗原群は"古典型辺縁系脳炎"ともいわれ，肺小細胞癌・精巣癌・乳癌などに合併することが多い．原因抗体として抗Hu抗体（肺癌），抗Ta抗体（精巣胚細胞腫瘍），抗Yo抗体（乳癌・卵巣癌），抗Tr抗体（Hodgkinリンパ腫），抗RI抗体（肺癌・乳癌・卵巣癌）などが知られている．治療反応性は不良である．

　細胞膜抗原群は傍腫瘍性と非傍腫瘍性に分かれる．傍腫瘍性の腫瘍として，胸腺腫や奇形腫などの良性のものがほとんどで，治療反応性は良好だが，肺小細胞癌や乳癌など悪性のこともある．抗原としてはvoltage-gated potassium channel（VGKC），N-methyl-D-aspartate receptor（NMDA）型グルタミン酸受容体（glutamate receptor：GluR）などが知られており，傍腫瘍性でも非傍腫瘍性でもみられる．

　NMDA型GluRはイオンチャネル型GluRの一種であり，4つのサブユニットからなる四量体である．このサブユニットのひとつであるGluRε2は海馬・扁桃体を含む前脳に発現している．

　自己免疫疾患関連性のうち，橋本脳症では抗N末端αエノラーゼ（anti-NH$_2$ terminal of alpha-enolase：NAE）抗体が高率に陽性となる．

表　大脳辺縁系脳炎・脳症

分類	特徴	検査すべき抗体価
①ウイルス性	HSVの中枢神経感染 HSV以外の中枢神経感染	HSV HIV, VZV, CMV, HHV-6など
②自己抗体介在性（傍腫瘍性）	奇形腫，肺小細胞癌，精巣腫瘍など（発症時に腫瘍が明らかでないことも）	Yo, Hu, Ri, Ma-2, CRMP-5, amphiphysinなど
③自己抗体介在性（非傍腫瘍性）	ウイルスの直接感染がない 腫瘍・膠原病の関与がない	VGKC, GluR（NMDA型，AMPA型）など ※傍腫瘍性でも陽性となる
④自己免疫疾患関連性	橋本病，SLE，Sjögren症候群などに合併	TPO, ds-DNA, SS-A・Bなど
⑤その他・分類不能	上記に該当しない	

画像診断

　ヘルペス脳炎と同様，海馬体，海馬傍回，扁桃体などの側頭葉内側に好発する．ヘルペス脳炎と比較して，側頭葉先端部や底部に進展する頻度は低い．さらに島回，帯状回，前頭葉下面などに病変が進展する．病変の検出にはFLAIR冠状断像が有用である．T2強調像およびFLAIRで高信号域を呈し，軽度の腫脹を伴うことがある．T1強調像では低信号を示す．出血の合併はまれである．病変極期においてはADC低下を示す．脳表，脳回に沿った造影効果は認めない．

　病変分布は片側性もしくは両側性で，両側性ではヘルペス脳炎と異なり両側対称性を示すことが多い．

治療方針

　ウイルス性に対しては抗ウイルス薬の治療を行う．

　自己免疫介在性では自然にあるいは腫瘍の治療で寛解に至ることがある．特に非傍腫瘍性のものでは免疫療法が奏功することがあるが，治療反応性は症例により異なる．

　自己免疫疾患関連性では原疾患の治療に加え，強力な免疫療法を必要とすることがある．

キーポイント

- 辺縁系脳炎の病因には，①ウイルス性，②自己抗体介在性(傍腫瘍性)，③自己抗体介在性(非傍腫瘍性)，④自己免疫疾患関連性，⑤その他がある．
- 辺縁系脳炎では側頭葉内側(海馬体，海馬傍回，扁桃体など)に好発する．

文献

1) Sener RN : Herpes simplex encephalitis: diffusion MR findings. Comput Med Imaging Graph 2001 ; 25 : 391-397.
2) Baringer JR : Herpes simplex infections of the nervous system. Neurol Clin 2008 ; 26 : 657-674.
3) Sauter A, Ernemann U, Beck R, et al : Spectrum of imaging findings in immunocompromised patients with HHV-6 infection. AJR Am J Roentgenol 2009 ; 193 : W373-380.

VII 炎症性疾患・頭部外傷

症例 77　30歳代男性．HIV陽性．緩徐に増悪する頭痛，右不全麻痺，意識障害，失語症．CD4は 133/μL に低下．

A：造影 T1 強調像　　B：造影 T1 強調冠状断像（基底核レベル）　C：造影 T1 強調冠状断像（視床レベル）

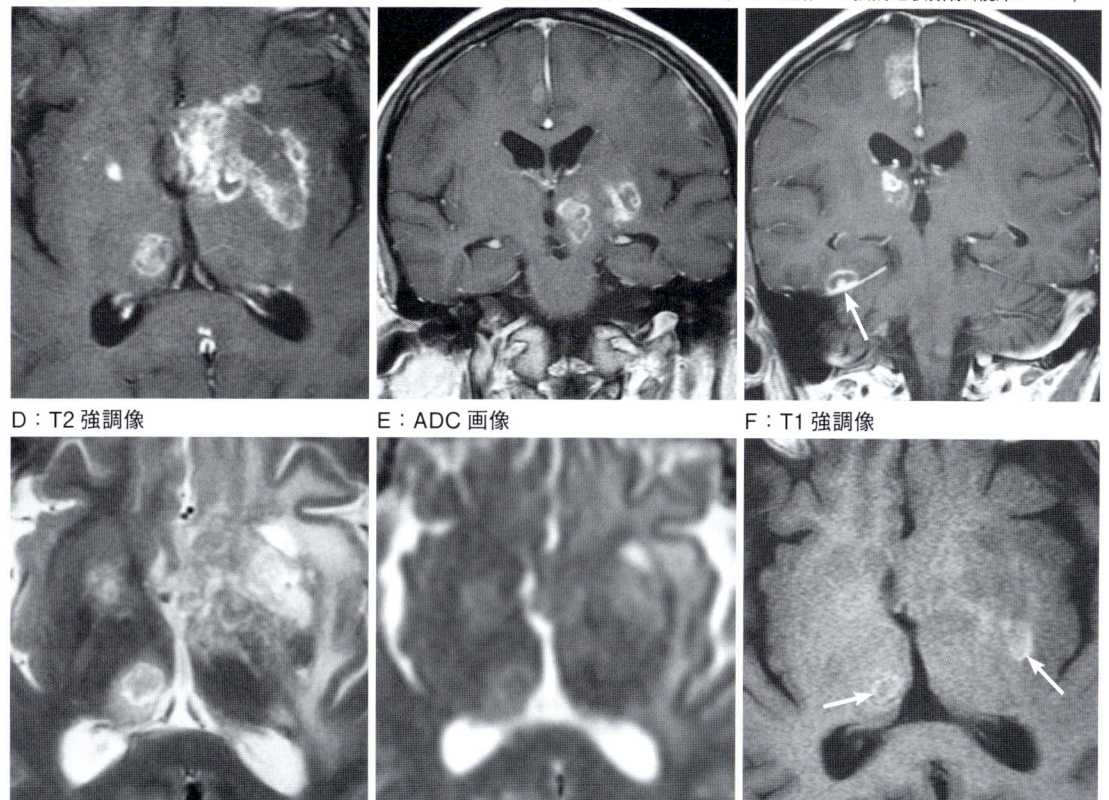

D：T2 強調像　　E：ADC 画像　　F：T1 強調像

図1　症例 77

- **MRI所見**　両側基底核，視床，両側大脳半球皮髄境界に多発性に腫瘤様病変を認める．造影 T1 強調像（図1A〜C）で，結節状からリング状，不均一な地図状の異常増強効果を呈する．病変中心部には凝固壊死を反映して増強効果のない部分がある．右側頭葉底部にはリング状増強効果の内部に結節状の増強効果を示す病変も認める（図1C，→）．皮髄境界病変では近接する髄膜にも限局性の異常増強効果を認める．

    T2 強調像（図1D）では不均一な高信号を示す．造影効果を示す病変周囲には浮腫性変化を伴う．T1 強調像（図1F）で病変内部に淡い高信号が認められ（→），少量の出血（メトヘモグロビン）である．拡散画像で ADC 低下はなく（図1E），CT でも石灰化は認めない（非掲載）．

    髄液中のトキソプラズマ IgG 抗体陽性であった．

- **最終診断**　脳トキソプラズマ症．

○ **治療方針**　抗寄生虫薬(ピリメタミンなど).

脳トキソプラズマ症　toxoplasma encephalitis(日和見感染に合併する後天性のトキソプラズマ症)

病態と臨床

脳トキソプラズマ症は，トキソプラズマ原虫による脳内感染症で，① 胎内感染による先天性トキソプラズマ症と，② 成人以降の免疫不全状態に起こる後天性トキソプラズマ症がある．トキソプラズマに感染しても，免疫正常例ではまれに無菌性髄膜炎をきたすことがあるが，大部分は不顕性感染で，無症状で経過する(軽度のリンパ節腫大をきたすことがある)．免疫不全患者の日和見感染症のなかでは後天性トキソプラズマ症が最も頻度が高い(表1)．

経口感染し，腸管から侵入したトキソプラズマ原虫が血行性に脳実質内に達し，慢性浅在性感染から免疫不全状態に合併して再燃する．神経学的には片麻痺や失語，感覚障害，痙攣症状などが発症する．日和見感染症のなかで最も頻度が高い．

両側大脳半球の皮髄境界や基底核領域に好発する．感染病巣は病理学的に，① 中心部の凝固壊死(病原体を含まない)，② 辺縁部の血管増生を示す病原体を含む炎症細胞層，③ 最外層の囊胞化した病変，からなる．病変周囲には浮腫を伴う．病変は多発性のことが多い．臨床的には髄膜炎はきたさない．

診断は，髄液中のトキソプラズマ IgG もしくは IgM 抗体を証明することによってなされる．

画像診断

病変は基底核領域や視床，皮髄境界に多発し，結節状から形状不整な地図状病変を呈し，軽度の mass effect を示す．脳幹や小脳にも病変を認める．T2 強調像で不均一な高信号(一部低信号域も混在)，T1 強調像で軽度低信号から等信号を呈する．T2 強調像で中心部の凝固壊死による囊胞部分は高信号，周囲の浮腫性変化は軽度高信号を呈する．造影 T1 強調像で充実性もしくはリング状の増強効果，大きな病変では地図状の不均一な増強効果をきたす．凝固壊死部分には増強効果を認めない．典型例ではリング状増強効果内部に小さな結節状の増強効果を呈する(図1C)．

臨床的には髄膜炎の頻度は低いが，皮髄境界病変と接する髄膜に造影効果を認めることがある．拡散画像では細菌性の脳膿瘍と異なり，リング状造影効果の内部は拡散強調画像で低信号，ADC 上昇を示す．先天性トキソプラズマ感染と異なり，病変内部の石灰化の頻度は低い(治癒過程において慢性期に石灰化をきたすことがある)．画像上は HIV 感染症に合併する悪性リンパ腫との鑑別が問題となる．悪性リンパ腫との鑑別を表2に示す．

表1 AIDSに関わる脳症，中枢神経感染症の臨床的特徴と画像所見

病　態	頻　度	臨床的な特徴	画像所見
HIV脳炎，HIV脳症	60%	① HIV脳炎は穿通動脈血管周囲腔に炎症細胞が浸潤する．無菌性の髄膜炎を合併することもある．② HIV脳症は大脳白質や基底核，視床，脳幹に広範囲に髄鞘の崩壊，軸索損傷，gliosis，炎症細胞の浸潤をきたす．認知症（AIDS dementia complex）も合併する	病初期には異常を認めないが，緩徐に進行する脳萎縮が認められる．HIV脳炎ではT2高信号を認めることもある．HIV脳症ではT2強調像やFLAIRで，深部白質に左右対称性の高信号域を認める
脳トキソプラズマ症	20〜40%	AIDSでは最も頻度の高い日和見感染症で，頭蓋内の限局性腫瘤様病変として最も頻度が高い．① 中心部の凝固壊死（病原体を含まない），② 辺縁部の血管増生を示す病原体を含む炎症細胞層，③ 最外層の囊胞化した病変体からなる．髄膜炎を合併する頻度は低い	リング状の増強効果．中心部分は凝固壊死．辺縁部は病原体と新生血管増生を伴う活動性炎症細胞，さらにその周囲には浮腫性変化が認められる．細菌性脳膿瘍のような中心部のADCの低下は認めない
脳クリプトコッカス症	5%	頭蓋内真菌感染として最も頻度が高い．① 髄膜炎，② 基底核や中脳の穿通枝領域にゼラチン様囊胞，③ 肉芽腫	髄膜炎は異常造影効果．ゼラチン様の囊胞はT2強調像およびFLAIRで高信号，T1強調像で低信号を呈し，造影効果は認めない．肉芽腫では結節様もしくはリング状の造影効果．脈絡叢にも囊胞様病変を呈することがある
進行性多巣性白質脳症（PML）	1〜4%	JCウイルス感染による脱髄性病変．乏突起細胞に感染し，髄鞘崩壊をきたす．悪性リンパ腫とともにAIDS患者の死因となる	深部白質から皮質下白質にT2強調像で高信号，T1強調像で低信号の腫瘤様から地図状病変を呈する．炎症活動性の強い辺縁部にADC低下，異常造影効果を呈することがある
頭蓋内結核	2〜18%	① 結核性髄膜炎，② 結核腫．他臓器に結核を認めないこともある．ツ反が陰性のこともある	① 結核性髄膜炎：他臓器からの血行性感染や結核腫の髄液腔への播種により髄膜炎をきたす．脳底槽に滲出性変化をきたし，穿通動脈動脈炎による実質内炎症，脳梗塞を合併することもある．脳底槽の滲出性病変により，水頭症を合併することもある．② 結核腫：中心部に乾酪を伴う
神経梅毒	1〜3%		
帯状疱疹ウイルス	1%未満		

表2 脳トキソプラズマ症と悪性リンパ腫の鑑別

	脳トキソプラズマ症	悪性リンパ腫	進行性多巣性白質脳症(PML)
^{201}Tl SPECT 所見	集積なし	集積あり	集積なし(時にあり)
PET 所見(FDG)	集積なし	集積あり	集積なし(時にあり)
局在	皮髄境界, 基底核, 視床	基底核領域, 脳室周囲深部白質, 脳梁	皮質下白質から深部白質
大きさ, 数	3 cm 以下が多い. 多発することが多い	3 cm を超えることもある. 単発もしくは複数	大きさはさまざまであるが, 増大傾向を示し3 cm を超える
造影効果	結節性からリング状, 地図状	充実性腫瘤, 境界不鮮明なまだら状. 時にリング状	病変中心部には造影効果なし. 炎症の活動性が高いが辺縁部に軽度の造影効果を認めることがある

キーポイント

- 免疫不全患者の日和見感染症のなかでは, 後天性トキソプラズマ症が最も頻度が高い.
- 脳トキソプラズマ症では, 基底核領域や皮髄境界に, 結節性もしくはリング状の造影効果を呈する多発病変を認める.

文献

1) Masamed R, Meleis A, Lee EW, Hathout GM : Cerebral toxoplasmosis : case review and description of a new imaging sign. Clin Radiol 2009 ; 64 : 560-563. (Epub 2009 Jan 25)
2) Satishchandra P, Sinha S : Relevance of neuroimaging in the diagnosis and management of tropical neurologic disorders. Neuroimaging Clin N Am 2011 ; 21 : 737-756. (Epub 2011 Sep 23)
3) Hegde AN, Mohan S, Lath N, Lim CC : Differential diagnosis for bilateral abnormalities of the basal ganglia and thalamus. RadioGraphics 2011 ; 31 : 5-30.

炎症性疾患・頭部外傷 VII

症例 78

30歳代男性．自転車転倒による交通事故により，左後頭部打撲．意識レベル低下 JCS10．

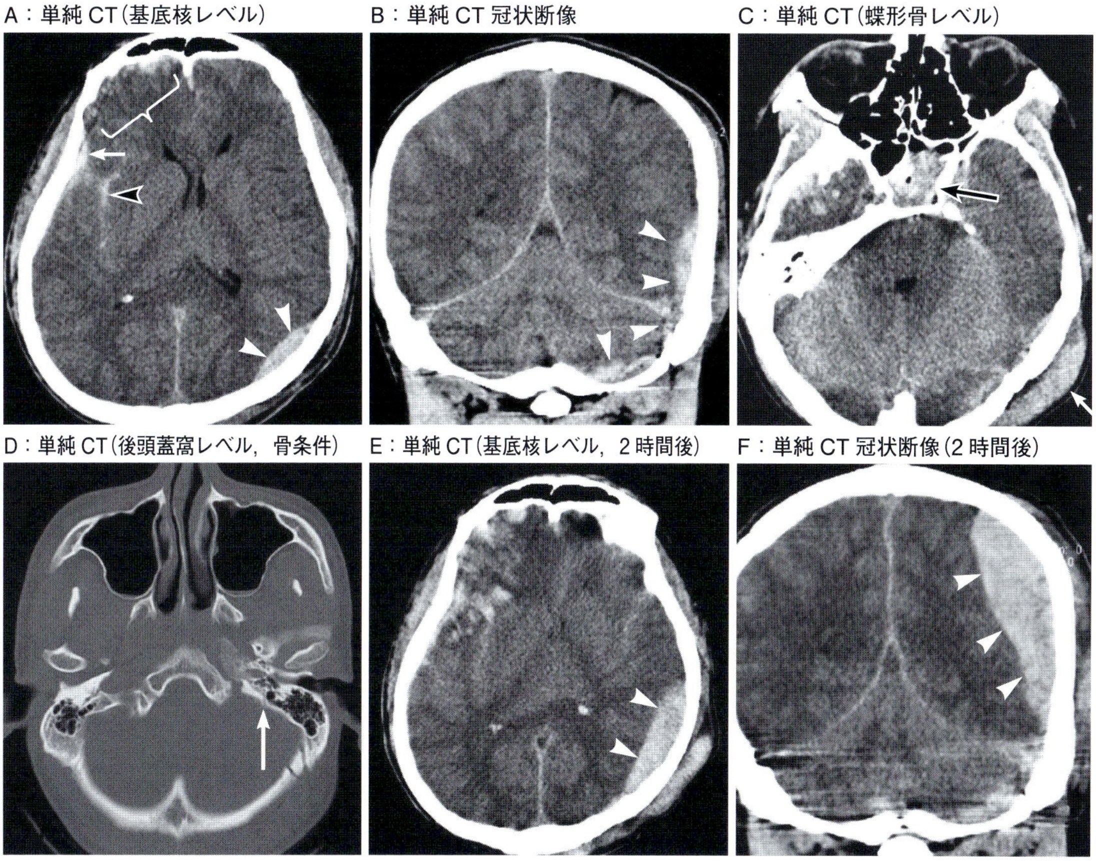

A：単純 CT（基底核レベル）　B：単純 CT 冠状断像　C：単純 CT（蝶形骨レベル）

D：単純 CT（後頭蓋窩レベル，骨条件）　E：単純 CT（基底核レベル，2時間後）　F：単純 CT 冠状断像（2時間後）

図1　症例 78

○ **CT所見**　後頭骨左側に骨折と縫合離開がある（図1D，→）．単純 CT（図1A〜C）で，左後頭領域には皮下血腫（図1C，小矢印）を認め，その円蓋部に急性硬膜外血腫があり（図1A，白矢頭），小脳テントを経て後頭蓋窩まで進展している（図1B，白矢頭）．

右側 Sylvius 裂には，少量の外傷性くも膜下出血を認め（図1A，黒矢頭），右側頭骨鱗部円蓋部には少量の急性硬膜下血腫が認められる（図1A，小矢印）．右前頭葉底部（図1A，括弧の示す範囲）および右側頭葉尖部には点状の出血を伴う出血性脳挫傷を認める．右大脳半球に軽度の腫脹を認める．

蝶形骨左外側壁にも骨折線が認められ（非掲載），蝶形骨洞内には，高吸収域と低吸収域が混在する液体貯留が認めら（図1C，大矢印）．髄液鼻漏と出血が混在している．左後頭骨にも骨折が認められ，後頭蓋窩にも少量の急性硬膜外血腫が認められる（図1B，白矢頭）．後頭骨の骨折は側頭骨錐体部まで連続し縦骨折を形成している．

その後，急速に瞳孔散大，血圧上昇が認められたため，2時間後に再度 CT を施行．

501

左後頭領域の急性硬膜外血腫の増量(図1E,F，白矢頭)，左後頭葉の圧迫，さらに両側大脳半球のびまん性脳腫脹の増悪と左側への大脳鎌下ヘルニアをきしている．右前頭葉の出血性脳挫傷も増悪している．

● **最終診断** 急性硬膜外血腫，出血性脳挫傷，急性硬膜下血腫，外傷性くも膜下出血およびびまん性の腫脹．

○ **治療方針** 緊急減圧開頭(右前頭開頭)および血腫除去術(左頭頂後頭開頭)が施行された．

頭部外傷

病態と臨床

閉鎖性(非開放性)頭部外傷には，① 外傷性くも膜下出血，② 急性硬膜下血腫，③ 脳挫傷および出血性脳挫傷，④ びまん性脳腫脹，⑤ 急性硬膜外血腫(動脈損傷もしくは静脈損傷による)，⑥ 軸索損傷などがある．①，②，③はしばしば合併して認められる．広範囲な出血性脳挫傷やびまん性脳腫脹は生命予後の危険因子である．

画像診断

受傷直後の頭部外傷の診断にはCTが第一選択となる．頭蓋内の急性外傷性変化は，前頭葉底部や中頭蓋窩に多いので，その診断には冠状断再構成が有用である．頭蓋底，顔面頭蓋については，骨関節再構成画像で診断する．さらに必要に応じて全身外傷CTも施行する．

急性硬膜外血腫(acute epidural hematoma)は直達外力により衝撃側の頭蓋冠骨折による血管損傷(側頭部の中硬膜動脈など)によって，頭蓋冠内板と硬膜の間に血腫を形成する．若年成人に好発する．硬膜外血腫は静脈洞よりも表層に局在し，静脈洞を挟んで血腫が正中を越えて対側や，テント下からテント上レベル(もしくはテント上からテント下)へ進展することがある．受傷直後の短時間の意識消失があることが多いが，直後の意識消失は改善，消退し，数時間の意識清明期(lucid interval)が一定期間持続する．

その後，動脈性出血による硬膜外血腫の増大により，頭痛，嘔吐，痙攣，意識障害，対側片麻痺，同側の瞳孔散大が起こる．頭蓋冠に接して両側(頭蓋冠側と脳実質側)に凸型を呈する境界明瞭な血腫を形成する．動脈性の硬膜外血腫では血腫量の増大と脳実質の圧排の程度により，緊急開頭血腫除去術の適応となる．後頭蓋窩の硬膜外血腫は小児や若年成人に多く，後頭骨骨折に合併するが，そのほとんどが静脈性で血腫も限局性で小脳の圧排も軽度で小脳症状をきたすことはほとんどない．ただし後頭蓋窩の容積は小さく，脳幹の圧迫や大後頭孔ヘルニア，上行性テント切痕ヘルニアをきたすことがあるので，テント上の動脈性の硬膜外出血に準じた経過観察が必要である．

外傷性くも膜下出血，急性硬膜下血腫，脳挫傷，びまん性の腫脹軸索損傷については表1に病態と臨床および画像の所見を示す．一過性でも受傷直後に意識障害があった外傷では受傷直後のCTで所見が乏しくても脳腫脹の増悪や，出血性脳挫傷の増悪(遅発

表1 頭部外傷性変化の特徴

外傷	病態と臨床	画像所見
外傷性くも膜下出血	出血性脳挫傷からくも膜下腔への破綻，硬膜下血腫からのくも膜下腔への穿通，くも膜下腔を走行する架橋静脈の破綻が原因となる． 　急性硬膜下血腫や，脳挫傷を伴わない少量の外傷性くも膜下出血単独症例では，一過性の脳震盪程度で，神経症状はほとんど伴わず，予後良好である．ただし，受傷直後には少量の外傷性くも膜下出血でも，意識障害があるときは，遅発性出血性脳挫傷をきたす可能性も考え，入院，経過観察が必要である	CTで高吸収域，FLAIRで高信号を呈する．軽症例では単独でみられるが，出血性脳挫傷や急性硬膜下血腫と合併することが多い．動脈瘤破裂よるくも膜下出血が否定できない症例では，直ちにMRAを施行する． 　少量の外傷性くも膜下出血は，数日で洗い出され消失する．大量の外傷性くも膜下出血は，脳動脈攣縮と脳梗塞の合併の原因になる
急性硬膜下血腫	硬膜とくも膜の間(硬膜下)に急速に血液が貯留した状態． 　原因として脳表の皮質静脈と硬膜静脈洞との間の架橋静脈が，硬膜下腔から静脈洞に流入する部位で，機械的な破綻によって生じる出血で，中程度以上の頭部外傷で，最も頻度の高い病態である．少量の急性硬膜下血腫は，数日で洗い出しされることがある	単独で認められることもあるが，脳挫傷に合併することが多い．円蓋部に沿って硬膜下に三日月状に血腫が貯留する．硬膜は頭蓋縫合部で頭蓋内板に強靭に付着しているため，硬膜下血腫が解剖学的に縫合線を越えて隣接領域に進展することはない．
脳挫傷	閉鎖性直達外力による非可逆的な脳実質損傷が，限局性もしくは多巣性に認められる病態で，浮腫性変化，壊死，出血をきたす．出血がほとんどなく，脳組織の壊死による浮腫性変化が優位なものを脳挫傷，挫傷組織の中に出血が優位なものを，出血性脳挫傷(もしくは外傷性脳内出血 traumatic intracerebral hemorrhage, contusional hemorrhage)と称する． 　脳挫傷の範囲，浮腫の程度，出血の程度に比例して，神経症状が重篤化する．直達外力の影響を直接受ける，前頭極に接する前頭葉底部，側頭極に接する側頭葉に好発する．前頭から側頭部の脳挫傷は前頭側頭部打撲(coup injury)でも後頭頭頂部打撲(contrecoup injury)のいずれでも生じるのに対し，頭頂後頭葉の挫傷はcoup injury で生じる．側頭葉の脳挫傷は対側側頭部の打撲でも生じる	直達外力を受けた部位(coup injury)と，前頭葉底部(直回，眼窩回，下前頭回など)，側頭葉先端部，内側，底部，外側に好発する．小脳テント縁に当たる側頭葉内側や大脳脚にも脳挫傷を認めることがある(intermediate contusion)．軽度の腫脹を伴い，12～48時間の経過で浮腫性変化が増悪する． 　CTで低吸収域，T2強調像，FLAIRで高信号域を呈する．軽症例では出血を伴わないが，中程度以上では，salt-and-pepper状の出血を呈する．出血も，12～48時間で徐々に増悪する．著明な浮腫，出血を伴う脳挫傷は予後不良因子である
びまん性脳腫脹	受傷直後～24時間程度で急速増悪する．頭蓋内圧亢進，脳ヘルニアを合併し，生命予後不良の危険因子である	脳溝，脳槽の不明瞭化，脳室の狭小化，テント切痕ヘルニアをきたす．片側優位の腫脹では，対側へのmidline shiftをきたすが両側同等に腫脹すると，midline shiftは認めない
軸索損傷	回転加速度が原因の剪断応力による神経線維軸索および髄鞘に損傷を生じ，遷延性の軸索機能障害をきたす．微小な出血を伴うこともある	内包や脳梁に好発する．急性期には拡散強調画像で高信号(ADC低下)．亜急性期以降はT2*強調像や磁化率強調画像(SWI)で微小出血を検出する

性外傷性脳内血腫 delayed traumatic intracerebral hematoma)をきたすことがあり，6〜24 時間以内に経過観察の CT が必要である．軸索損傷の診断には MRI による精査が必要で，拡散強調画像や磁化率強調画像(SWI)が有用である．

> **キーポイント**
> - 頭部外傷の診断には，CT が第一選択となる．
> - 受傷 24 時間以内の経過観察の CT もしくは MRI では，脳挫傷の増悪や，遅発性脳内血腫を診断する．
> - 前頭葉底部や側頭葉先端部の脳挫傷の診断や，軸索損傷の診断には MRI が有用である．

付録

表1　Japan Coma Scale(JCS)

Ⅲ．刺激をしても覚醒しない状態(3桁の点数で表現)
(deep coma, coma, semicoma)

　　300．痛み刺激に全く反応しない
　　200．痛み刺激で少し手足を動かしたり顔をしかめる
　　100．痛み刺激に対し，払いのけるような動作をする

Ⅱ．刺激すると覚醒する状態(2桁の点数で表現)
(stupor, lethargy, hypersomnia, somnolence, drowsiness)

　　30．痛み刺激を加えつつ呼びかけを繰り返すと辛うじて開眼する
　　20．大きな声または体を揺さぶることにより開眼する
　　10．普通の呼びかけで容易に開眼する

Ⅰ．刺激しないでも覚醒している状態(1桁の点数で表現)
(delirium, confusion, senselessness)

　　3．自分の名前，生年月日が言えない
　　2．見当識障害がある
　　1．意識清明とは言えない

注　R：Restlessness(不穏)，I：Incontinence(失禁)，A：Apallic state または Akinetic mutism

たとえば　30R または　30 不穏とか，20I または　20 失禁として表す．
(太田富雄，和賀志郎，半田肇・他：急性期意識障害の新しい grading とその表現法(いわゆる 3-3-9 度方式)．第 3 回脳卒中の外科研究会講演集 1975：61-69．篠原幸人，小川　彰，鈴木則宏・他編：脳卒中治療ガイドライン 2009．脳卒中合同ガイドライン委員会より許可を得て転載．表 2 も同じ)

表2　Glasgow Coma Scale(GCS)

1．開眼(eye opening, E)	E
自発的に開眼	4
呼びかけにより開眼	3
痛み刺激により開眼	2
なし	1
2．最良言語反応(best verbal response, V)	V
見当識あり	5
混乱した会話	4
不適当な発語	3
理解不明な発声	2
なし	1
3．最良運動反応(best motor response, M)	M
命令に応じて可	6
疼痛部へ	5
逃避反応として	4
異常な屈曲運動	3
伸展反応(除脳姿勢)	2
なし	1

正常では E，V，M の合計が 15 点，深昏睡では 3 点となる．
(Teasdale G, Jennett B：Assessment of coma and impaired consciousness：a practical scale. Lancet 1974；2：81-84．)

表3 modified NIH Stroke Scale(NIHSS)(2001)

項　目	スコア	検　査	解　説
意識レベル質問	0＝2問とも正答 1＝1問に正答 2＝2問とも誤答	「今月の月名」および「年齢」を尋ねる．	近似した答えは正答とみなさない．最初の答えのみを評価する．失語症例では，言語障害を十分加味して判断する必要がある．
意識レベル従命	0＝両方の指示動作が正確に行える 1＝片方の指示動作のみ正確に行える 2＝いずれの指示動作も行えない	「開眼と閉眼」および「離握手」を指示する．	最初の反応のみを評価する．失語症例では，パントマイムによる反応を評価する．麻痺がある時は健側で評価する．
注　視	0＝正常 1＝部分的注視麻痺 2＝完全注視麻痺	左右への眼球運動（追視）を指示する．	従命不能例では，頭位変換眼球反射（人形の目現象）または眼前庭反射により評価する．眼球運動神経の単独麻痺例はスコア1とする．共同偏視があり，人形の目現象または眼前庭反射によっても反応しない時はスコア2とする．
視　野	0＝視野欠損なし 1＝部分的半盲（四分盲を含む） 2＝完全半盲（同名半盲を含む） 3＝両側性半盲（皮膚盲を含む半盲）	片眼ずつ対座法により，四分視野の指数を尋ねる．	言語応答できない例は，視覚刺激に対する反応や指出しにより評価する．眼疾患により単眼の失明例では，他眼により評価する．
左　腕	0＝下垂なし（10秒間保持可能） 1＝10秒以内に下垂 2＝重力に抗するが10秒以内に落下 3＝重力に抗する動きがみられない 4＝全く動きがみられない	10秒数える間，腕を挙上させる（座位90°，臥位45°）．	麻痺がある例では，健常肢から検査する．失語症例では，パントマイムなどにより指示する．意識障害例では，痛み刺激に対する反応から推定する．（除脳硬直などの）反射性の動きは，スコア4とする．
右　腕	0＝下垂なし（10秒間保持可能） 1＝10秒以内に下垂 2＝重力に抗するが10秒以内に落下 3＝重力に抗する動きがみられない 4＝全く動きがみられない	同上．	同上．
左　脚	0＝下垂なし（5秒間保持可能） 1＝5秒以内に下垂 2＝重力に抗するが5秒以内に落下 3＝重力に抗する動きがみられない 4＝全く動きがみられない	5秒数える間，下肢を挙上させる（臥位30°）．	麻痺がある例では，健常肢から検査する．言語による従命不能例では，非言語的に指示する．意識障害例では，痛み刺激に対する反応から推定する．（除脳硬直などの）反応性の動きは，スコア4とする．
右　脚	0＝下垂なし（5秒間保持可能） 1＝5秒以内に下垂 2＝重力に抗するが5秒以内に落下 3＝重力に抗する動きがみられない 4＝全く動きがみられない	同上．	同上．
感　覚	0＝正常 1＝異常	四肢近位部に痛覚（pin）刺激を加える．	脳卒中による感覚異常のみを評価する．意識障害例などでは，しかめ面や逃避反応などにより評価する．
言　語	0＝正常 1＝軽度の失語 2＝高度の失語 3＝無言または全失語	（呼称カードにある）物の名前を尋ね，（文章カードから）少なくとも3つの文章を読ませる．	神経学的診察中に言語理解も評価する．呼称の評価には十分な時間をとる．最初の答えのみを評価する．視覚障害例では，手の中に置かれた物の特定，自発言語，復唱により評価する．気管内挿管例や発語不能例では，書字により評価する．
無　視	0＝正常 1＝軽度の無視 2＝高度の無視	両側の2点同時の（皮膚）刺激，および視覚刺激（絵カード）を与える．	両側の2点同時の（皮膚）刺激は閉眼して行う．高度の視覚障害があっても（皮膚）刺激に対する反応が正常であれば，スコア0とする．失語があっても，両側に注意が向いていればスコア0とする．

(Lyden PD, Lu M, Levine SR, Brott TG, Broderick J : NINDS rtPA Stroke Study Group. A modified National Institutes of Health Stroke Scale for use in stroke clinical trials : preliminary reliability and validity. Stroke 2001 ; 32 : 1310-1317. 篠原幸人，小川　彰，鈴木則宏・他編：脳卒中治療ガイドライン2009．脳卒中合同ガイドライン委員会より許可を得て転載)

表4 アルテプラーゼ静注療法のチェックリスト

適応外(禁忌)	あり	なし
発症〜治療開始時刻 4.5 時間超　　※発症時刻(最終未発症確認時刻) [　：　]　※治療開始(予定)時刻 [　：　]	☐	☐
既往歴		
非外傷性頭蓋内出血	☐	☐
1ヵ月以内の脳梗塞(一過性脳虚血発作を含まない)	☐	☐
3ヵ月以内の重篤な頭部脊髄の外傷あるいは手術	☐	☐
21日以内の消化管あるいは尿路出血	☐	☐
14日以内の大手術あるいは頭部以外の重篤な外傷	☐	☐
治療薬の過敏症	☐	☐
臨床所見		
くも膜下出血(疑)	☐	☐
急性大動脈解離の合併	☐	☐
出血の合併(頭蓋内，消化管，尿路，後腹膜，喀血)	☐	☐
収縮期血圧(降圧療法後も 185 mmHg 以上)	☐	☐
拡張期血圧(降圧療法後も 110 mmHg 以上)	☐	☐
重篤な肝障害	☐	☐
急性膵炎	☐	☐
血液所見		
血糖異常(＜50 mg/dl，または＞400 mg/dl)	☐	☐
血小板 100,000/mm³ 以下	☐	☐
血液所見：抗凝固療法中ないし凝固異常症において		
PT-INR＞1.7	☐	☐
aPTT の延長(前値の 1.5 倍 [目安として約 40 秒] を超える)	☐	☐
CT/MR 所見		
広汎な早期虚血性変化	☐	☐
圧排所見(正中構造偏位)	☐	☐

慎重投与(適応の可否を慎重に検討する)	あり	なし
年齢　　81歳以上	☐	☐
既往歴		
10日以内の生検・外傷	☐	☐
10日以内の分娩・流早産	☐	☐
1ヵ月以上経過した脳梗塞(とくに糖尿病合併例)	☐	☐
3ヵ月以内の心筋梗塞	☐	☐
蛋白製剤アレルギー	☐	☐
神経症候		
NIHSS 値 26 以上	☐	☐

表 4（続き）

軽症	☐	☐
症候の急速な軽症化	☐	☐
痙攣（既往歴などからてんかんの可能性が高ければ適応外）	☐	☐
臨床所見		
脳動脈瘤・頭蓋内腫瘍・脳動静脈奇形・もやもや病	☐	☐
胸部大動脈瘤	☐	☐
消化管潰瘍・憩室炎，大腸炎	☐	☐
活動性結核	☐	☐
糖尿病性出血性網膜症・出血性眼症	☐	☐
血栓溶解薬，抗血栓薬投与中（とくに経口抗凝固薬投与中） ※ 抗 Xa 薬やダビガトランの服薬患者への本治療の有効性と安全性は確立しておらず，治療の適否を慎重に判断せねばならない．	☐	☐
月経期間中	☐	☐
重篤な腎障害	☐	☐
コントロール不良の糖尿病	☐	☐
感染性心内膜炎	☐	☐

＜注意事項＞
1. 一項目でも「適応外」に該当すれば実施しない．
2. 一項目でも「慎重投与」に該当すれば，適応の可否を慎重に検討し，治療を実施する場合は患者本人・家族に正確に説明し同意を得る必要がある．
3. 「慎重投与」のうち，下線をつけた 4 項目に該当する患者に対して発症 3 時間以降に投与する場合は，個々の症例ごとに適応の可否を慎重に検討する必要がある．

（日本脳卒中学会 脳卒中医療向上・社会保険委員会・編：rt-PA（アルテプラーゼ）静注療法適正治療指針 第 2 版，2012 より許可を得て転載）

和文索引

あ

悪性リンパ腫　422, 500
アクチバシン　240
アスピリン　239, 240, 292
アテローム血栓性(脳)梗塞　231, 236, 237, 238, 301, 307
アミロイドアンギオパチー　56, 302, 314
アルガトロバン　239, 241
アルガロン　241
アルコール性肝硬変　85
アルツハイマー型認知症　93
アルツハイマー病　94
鞍上槽　122
アンフェタミン　25

い

意識清明期　502
一次視覚野　46
一次聴覚野　46
一過性黒内障　302, 346
一過性脳虚血発作　330, 346
　　──の症状　347
一酸化炭素中毒　39, 461
　　──による中枢神経障害　462
　　──による両側淡蒼球壊死　11

う

迂回槽　122
うっ血性心不全　375
運動失調性不全片麻痺　321
運動性失語　43

え

液面形成　84
エコープラナー法　247
エダラボン　241
延髄外側症候群　359
延髄梗塞　359
　　──，椎骨動脈解離による　358
延髄内側症候群　359

お

横静脈洞　401
オキシヘモグロビン　102, 104, 108
オザグレルナトリウム　239, 240
オルガラン　241

か

外眼筋炎　467, 468
外傷性くも膜下出血　502, 503
外傷性内頸動脈損傷　415
外傷性脳出血　25, 75, 76, 396
外傷性脳内血腫　503
外髄板　44
外側核群　44
外側膝状体　46
外側髄板　38
回転 DSA　181
外転神経核　35
回転動脈造影　181
開頭術後　472
開頭動脈瘤 trapping 術　143
開頭動脈瘤頸部クリッピング術　143
開頭動脈瘤被包術　143
灰白質/白質境界の不明瞭化　249
灰白隆起　44
海馬体　38
外包　36, 38
海綿静脈洞　140, 416
海綿静脈洞部動脈瘤　141
解離腔　174, 369
解離性動脈瘤　174
可逆性全身性血管攣縮症候群　428
可逆性脳血管攣縮症候群　114, 427
拡散画像　13
拡散強調画像　12, 13, 200, 246, 247, 252, 254
　　── の pseudonormalization　254
拡散係数　247

か

下垂体炎　422
下垂体細胞腫　422
下垂体腺腫　421, 422
下垂体卒中　421
下垂体膿瘍　422, 423
仮性動脈瘤　71
画像診断報告書　7
家族性片麻痺性偏頭痛　428
カタクロット　240
化膿性脳炎　476
　　──後期　476
　　──早期　476
化膿性脳室炎　481
ガルトバン　241
感覚運動性脳卒中　321
感覚性失語　43
癌性髄膜炎　472
肝性脳症　454
関節リウマチ　471
感染性心内膜炎　397
感染性塞栓症　374
眼動脈分岐部　140
眼動脈分岐部動脈瘤　141

き

奇異性(脳)塞栓症　231, 290, 294, 308
偽腔　174
キサントクロミー　195
キサンボン　240
奇前大脳動脈　286
基底核　36
　　──輪郭の不明瞭化　249
機能性腺腫
　　──，非　421
脚間槽　122
急性硬膜外血腫　502
急性硬膜下血腫　204, 502, 503
　　──，脳動脈瘤破裂による　204
橋外性髄鞘崩壊症　448
境界領域梗塞　302, 307, 308, 309
　　──，深部型　309, 231
　　──，表在型　309, 231
凝固異常　25, 75

509

凝固異常症　114
　──に伴う出血　87
橋梗塞　448
橋出血　25, 27, 49
橋神経膠腫　448
橋前槽　122
橋中心性髄鞘崩壊症　448
共同偏視　35
胸部単純X線写真　368
局所脳血液量　225, 339
局所脳血流量　225, 339
虚血中心　248
巨細胞動脈炎　472
巨人症　421

く

くも膜　20
くも膜下腔　20
くも膜下出血　113
　──, 外傷性　113
　──, 後下小脳動脈動脈瘤破裂による　172
　──, 前交通動脈動脈瘤破裂による　147
　──, 前大脳動脈末梢の動脈瘤破裂による　152
　──, 中大脳動脈分岐部動脈瘤破裂による　161
　──, 椎骨動脈動脈瘤破裂による　172
　──, 椎骨動脈解離による　174
　──, 特発性　113
　──, 内頸動脈動脈瘤破裂による　140
　──, 脳底動脈動脈瘤破裂による　166
　──の合併症, 脳動脈瘤破裂による　216
　──の局在, 急性期　121
　──の重症度分類　119
グリセオール　241
グリセレブ　241
グルトパ　240
クレキサン　241
クロピドグリル　240

け

警告出血　186, 188
警告頭痛　186, 188
頸動脈海綿静脈洞瘻　142, 188, 263, 414
　──, 間接型　414
　──, 直接型　414
頸動脈ステント留置術　310
頸動脈内膜剝離術　310
痙攣の予防　68
血圧管理　68
血液希釈療法　227, 239, 241
血液疾患　25, 75
血液脳関門　25
結核腫　477, 488
結核性髄膜炎　489
血管壊死　320
血管腫　96
血管周囲腔　323
　──の病的開大　323
血管性認知症　323
血管性パーキンソニズム　323
血管性浮腫　254, 313, 401, 442, 444, 451, 493
血腫除去術　70
　──, 開頭　68, 70
　──, 神経内視鏡による　68, 70
　──, 定位的　68, 70
血小板血栓　346
血栓溶解療法　227, 239, 240
　──の適応　341
嫌気性解糖回路　246, 339
限局性皮質形成異常　10

こ

抗Hu抗体　495
抗N末端αエノラーゼ抗体　495
抗RI抗体　495
抗Ta抗体　495
抗Tr抗体　495
抗Yo抗体　495
構音障害および手不器用症候群　321
後外側核-視床枕複合体　46
後下小脳動脈　28

後下小脳動脈動脈瘤破裂　172
抗凝固療法　227, 239, 241, 292
高血圧性(脳)出血　314, 320, 325
高血圧性脳症　442, 448
抗血小板療法　227, 239, 240, 292
膠原病関連血管炎　180
後交通動脈　122, 282
後交通動脈分岐部　140
後交通動脈分岐部動脈瘤　141
甲状腺眼症　467, 468, 469
甲状腺刺激ホルモン産生腫瘍　421
後大脳動脈　28
高地脳水腫　463
高張グリセロール　241
抗脳浮腫療法　227
項部強直　118
後方循環系　28, 233, 272
硬膜　20, 21
硬膜外層　20
硬膜外膿瘍　484
硬膜下膿瘍　484
硬膜静脈洞　400
硬膜動静脈奇形　114
硬膜動静脈瘻　75, 87, 404, 407
硬膜内層　20
後脈絡動脈　44, 280, 282
誤嚥性肺炎　375
コカイン　25
コカイン中毒　463
呼吸管理　68
呼吸障害　60
黒質　36, 37, 38
　──緻密部　37
　──網様部　37
古典型辺縁系脳炎　495
ゴナドトロピン産生腫瘍　421
コルサコフ症候群　451

さ

最外包　36, 38
再灌流障害　313
細胞性浮腫　246, 342, 451, 493
左心耳血栓　290, 375
左房粘液腫　291
三叉神経痛　428
産褥子癇　444

酸素消費量　265
酸素摂取率　265

し

磁化率強調画像　13, 200, 265, 266, 408, 503
子癇　442, 444
　　――, 妊娠　444
　　――, 分娩　444
子癇前症　444
軸索損傷　502, 503
シクロスポリン　442
視交叉　38
視床　37, 38, 43, 44
　　――, 背側　44
　　――, 腹側　44
視床下域　44
視床灰白隆起動脈　44, 280, 282
視床下核　36, 37, 38
視床下部　44
　　――視索上部　44
　　――乳頭体部　44
　　――隆起部　44
視床下部視交叉神経膠腫　422
視床後部　44
視床膝状体動脈　44, 280, 282
視床出血　25, 27, 43, 68, 69
視床上部　44
視床髄条　44
視床性失語　43
視神経視交叉部症候群　61
失語　271
　　――, 運動性　271
　　――, 感覚性　271
　　――, 健忘性　271
　　――, 伝導性　271
実質内出血
　　――, 神経膠芽腫に合併した　87
　　――, 脳動脈瘤破裂による　136
　　――のくも膜下腔穿破　114
周期性一側性てんかん型放電　492
重要機能領域　394, 397
出血性(脳)梗塞　75, 96, 313
出血性素因　114

循環予備能　246, 339
純粋感覚性脳卒中　321
純粋性運動性不全片麻痺　321
松果体　21, 44
上矢状静脈洞　401
上小脳動脈　28
上小脳動脈分岐部動脈瘤　167
上腸間膜動脈塞栓症　375
小脳歯状核　21
小脳出血　25, 27, 54, 68, 69
上部消化管出血の予防　68
静脈奇形　186
静脈血栓　292
静脈性梗塞　401, 408
静脈性出血　96, 401, 408
静脈性浮腫　401, 408
静脈洞血栓症　25, 75, 86, 400
　　――による静脈うっ滞　114
　　――の原因, 基礎疾患　402
除脳硬直　49, 60
シロスタゾール　240
神経膠芽腫　477
真腔　369
シングルショットエコープラナー法　200
神経膠腫　493
神経サルコイドーシス　471, 472
神経梅毒　499
神経Behçet　471
心原性(脳)塞栓症　231, 234, 236, 290, 374
進行性多巣性白質脳症　499, 500
人工弁置換術後　291
心臓粘液腫塞栓　180
浸透圧性髄鞘崩壊症候群　447
腎動脈塞栓症　375
深部静脈血栓症　375
深部白質の慢性循環不全　323

す

錐体外路系　36
水頭症　216
髄軟膜吻合　273
髄膜　20
髄膜刺激症状　118
髄膜腫　422
髄膜軟膜吻合　380

髄膜播種症　374
頭蓋咽頭腫　422, 424
頭蓋内圧亢進　68
　　――症状　118
頭蓋内結核　499
頭蓋内結核感染症　488
頭蓋内石灰化　396
　　――の鑑別疾患　396
ストロークユニット　226
スロバスタン　241
スロンノン　241

せ

正常圧水頭症　216
正中隆起　44
成人型多発性嚢胞腎　117
成長ホルモン産生腫瘍　421
生理的石灰化(頭蓋内)　21
赤色血栓　292
赤色ぼろ線維　387
赤色ぼろ線維・ミオクローヌスてんかん症候群　388
切迫破裂　71
前核群　44
前下小脳動脈　28
前交通動脈　119, 122
前交通動脈症候群　147
前交通動脈動脈瘤破裂　147
前交連　38
前障　36, 37, 38
線条体　37
　　――, 腹側　38
線条体動脈
　　――, 外側　25, 35, 275, 320
　　――, 内側　286, 320
線条体内包梗塞　276, 325
浅側頭動脈　82
浅側頭動脈-中大脳動脈吻合術　384
前大脳動脈　28, 286
　　――遠位　119
　　――末梢の動脈瘤　152
　　――末梢の動脈瘤破裂　152
先端肥大症　421
穿通枝　28
　　――に限局する梗塞　238
穿通動脈(系)

―，視床　44, 280, 282
―，深部　25, 29, 35, 234, 320, 321
―，表在　25, 29
前方循環系　28, 233, 272
前脈絡動脈　320, 356
前脈絡動脈分岐部　140
前脈絡動脈分岐部動脈瘤　141
前脈絡動脈領域梗塞　356

そ

造影 MRA 元画像　405
早期 CT 所見　6
塞栓性梗塞　234, 237
側脳室　38
　　　―下角　38
　　　―後角　38
　　　―前角　38
　　　―体部　38
側方注視麻痺　54
組織型プラスミノーゲン活性化因子　102, 227, 240

た

退形成神経膠腫　477
第三脳室　38
代謝予備能　246, 339
帯状疱疹ウイルス　499
体性感覚野　46
大動脈解離　365
　　　―，Stanford A 型　366
　　　―，Stanford B 型　366
大脳基底核　36
大脳谷槽　122
大脳縦裂　122
タクロリムス　442
多巣性線維硬化症　471, 472, 473
多断面再構成　6
手綱　44
手綱交連　21
多発性硬化症　325, 448
多発性脳動脈瘤　180
ダビガトラン　241
単純ヘルペスウイルス 1 型・2 型　492
単純ヘルペス脳炎　492

淡蒼球　21, 36, 37, 38
　　　―外節　37, 38
　　　―内節　37, 38

ち

遅発性外傷性脳内血腫　502
中隔側坐核　37, 38
注視麻痺　62
中心灰白質　36
中心内側核　46
中大脳動脈　28
　　　―皮質枝　271
　　　―分岐部　119
　　　― 2 分岐　161
　　　― 3 分岐　161
中大脳動脈分岐部動脈瘤　161
　　　―破裂　161
中脳水道　38
中膜平滑筋の変性・消失　93

つ

椎骨動脈解離　358
　　　―，非破綻型　361
椎骨動脈系　272
椎骨動脈後下小脳動脈分岐部　119
椎骨動脈合流部　119
椎骨動脈上小脳動脈分岐部　119
椎骨動脈尖端部　119
椎骨動脈動脈解離　174
　　　―の MRI 所見　177
椎骨動脈動脈瘤破裂　172
椎骨脳底動脈系　233

て

低血糖脳症　458
低髄液圧症候群　205, 428, 433, 472
　　　―の診断　434
低ナトリウム血症　447
低分子デキストラン　241
低分子ヘパリン　241
デオキシヘモグロビン　103, 104, 108, 177
手口症候群　321

転移性脳腫瘍　477

と

到達時間　339
島回　38
　　　―皮質の濃度低下　249
動眼神経核　35
動眼神経麻痺　142, 187
　　　―，海綿静脈洞部動脈瘤による　188
　　　―，内頸動脈後交通動脈分岐部動脈瘤による　187
　　　―をきたす動脈瘤　142
盗血現象　393
到達時間　225
頭部外傷　114, 502
洞不全症候群　291
動脈血栓　292
動脈原性梗塞　307
動脈原性塞栓　291
動脈原性塞栓症　231, 234, 302, 306, 308, 374
動脈瘤コイル塞栓術　143
特殊核　44, 46
トロンビン-アンチトロンビン III 複合体　295, 374

な

内頸動脈窩　140
内頸動脈海綿静脈洞部　119
内頸動脈窩動脈瘤　141
内頸動脈眼窩動脈分岐部　119
内頸動脈系　233, 272
内頸動脈後交通動脈分岐部　119
内頸動脈先端部　119
内頸動脈前壁動脈瘤　141
内頸動脈前脈絡動脈分岐部　119
内頸動脈動脈瘤　140
内頸動脈動脈瘤破裂　140
内頸動脈分岐部　140
内頸動脈分岐部動脈瘤　141
内髄板　44
内側核群　44
内側膝状体　46
内側髄板　38
内大脳静脈　401

ナイダス　393
内包　38
内包前脚　38
軟膜　20

に

肉芽腫性血管炎　94
乳酸　339
乳頭体視床路　46
尿毒症　442
妊娠高血圧症候群　444
妊娠高血圧腎症　444
妊娠中毒症　444

の

脳アミロイドアンギオパチー　25, 56, 57, 75, 90, 92, 93, 114, 397
　　──：アミロイド蛋白からみた分類　94
脳アミロイドーシス　93
脳回の腫脹　249
脳幹出血　25, 27, 49, 68, 69
脳筋血管吻合術　384
脳クリプトコッカス症　499
脳血管炎　114, 397
脳血管攣縮　217
　　──, 早期　217
　　──, 遅発性　217
脳梗塞　231
　　──, 悪性腫瘍に合併する　309, 373
　　──, 出血性　76
　　──, 大動脈解離に合併した　365
　　──急性期の治療　239
　　──の病期と拡散画像所見　255
　　──の分類, 発症機序による　231
　　──の分類, 臨床カテゴリーによる　231
脳溝の消失　249
脳硬膜動脈血管吻合術　384
脳挫傷　502, 503
　　──, 出血性　76, 96, 314, 502
脳実質内出血　19

脳室ドレナージ　69
脳室内出血
　　──, 原因不明の　36
　　──, 脳動脈瘤破裂による　136
脳出血　19
　　──, 高血圧性　19, 25
　　──, 二次性　19, 25, 74
　　──, 非高血圧性　25, 74, 86
　　──の原因, 非高血圧性　75
　　──の手術適応, 高血圧性　69
　　──を示唆する臨床所見・画像所見, 非高血圧性　75
脳腫瘍　25, 75, 87, 114, 477
脳脊髄液漏出の診断　436
脳卒中治療ガイドライン2009　69
脳底動脈
　　──, 遠位側　166
　　──, 近位側　166
　　──, 中間位　166
脳底動脈先端部動脈瘤　166
脳底動脈動脈瘤　166
脳底動脈動脈瘤破裂　166
脳動静脈奇形　25, 75, 86, 114, 117, 393
脳動脈支配領域　272
脳動脈瘤　422
　　──, 大型　118, 157
　　──, 仮性　118
　　──, 巨大　118, 157
　　──, 小型　118
　　──, 真性　118
　　──, 嚢状　117, 118
　　──, 紡錘状　117, 118
　　──の再出血　216
　　──の再破裂　216
　　──の切迫破裂　186
　　──の破裂しやすい因子, 未破裂　123
　　──の分類　118
動脈解離　118
脳動脈瘤破裂　25, 75, 114, 397
　　──, 感染性の　114
　　──による脳実質内穿破　75
　　──によるくも膜下出血の合併症　216
　　──による実質内血腫, 脳室内出血　136
　　──部位　121
脳動脈攣縮　216
脳トキソプラズマ症　498, 499, 500
脳膿瘍　475
脳微小出血　96
脳表ヘモジデリン沈着症　200
脳浮腫　68
　　──の管理　241
脳保護療法　227, 241
脳梁　38
脳梁周囲動脈　152
脳梁辺縁動脈　152
脳動脈解離破裂　114
ノバスタン　241

は

バイアスピリン　240, 292
敗血症　374
背側外側核　46
背側内側核　44
肺動脈塞栓　375
白色血栓　292
播種性血管内凝固症候群　374
鼻先凝視　43
バファリン　240, 292
半球間裂　122

ひ

被殻　36, 37, 38
被殻出血　25, 27, 35, 68, 69
肥厚性硬膜炎　471, 472, 473
非細菌性血栓性心内膜炎　291, 374
皮質下出血　25, 27, 56, 57, 68, 69
　　──, 高血圧性　56, 96
皮質枝　28
尾状核　36, 37, 38
　　──体部　38
　　──頭部　38
　　──尾部　38
微小出血　263, 267
微小塞栓性梗塞　308
微小動脈瘤形成　320
微小動脈瘤様血管拡張　93

ビタミンB₁欠乏　451
非特殊核　44, 46
非ヘルペス性辺縁系脳炎　493
非弁膜症性心房細動　290, 291
被膜形成期　476
びまん性星細胞腫　302, 493
びまん性脳腫脹　502, 503
表在穿通枝系　234

ふ

フィブリン血栓　346
フィブリン/フィブリノゲン分解産物　374
不確帯　44
副腎皮質刺激ホルモン産生腫瘍　421
腹側核群　46
　外側腹側核　46
　後外側腹側核　46
　後内側腹側核　46
　後腹側核　46
　前腹側核　46
フラグミン　241
プラザキサ　241
プラビックス　240
プレタール　240
プロトロンビン時間国際標準比　295
プロラクチン産生腫瘍　421
分解条　38
分岐部拡張　140
分枝粥腫型梗塞　29, 49, 231, 238, 275, 319, 325, 330
分水嶺領域梗塞　302

へ

平均通過時間　225, 339
閉塞血管の高吸収域化　249
ペナンブラ　340
ヘパリン　239, 241
　——起因性血小板減少症　374
ヘマトクリット値　193
ヘモジデリン　103, 108
　——沈着　104
ヘルニア(脳)　60
　——, 外　60

——, 鉤　60
——, 下行性テント切痕　35, 60, 66
——, 上行性テント切痕　49, 62
——, 小脳扁桃　54, 62
——, 大後頭孔　49, 54, 62
——, 帯状回　60
——, 大脳鎌下　35, 60, 66
——, 蝶形骨縁　62
——, 内　60
——内容　60
——の切迫症状　60
——門　60
ヘロイン中毒　463
辺縁系脳炎　495
扁桃体　36, 37, 38
弁膜症性心房細動　291

ほ

放射線診断専門医　7
傍正中橋網様体　35
傍前床突起部　140

ま

マルチスライスCT　6
マンガン中毒　455
マンガン沈着　12
慢性進行性外眼筋麻痺症候群　388
慢性播種性血管内凝固異常　373
マンニトール　241

み

ミトコンドリアDNA
　——の欠失　388
　——の点変異　387
ミトコンドリア異常症　387
ミトコンドリア脳筋症　387
　——の分類と特徴　388
ミトコンドリア脳筋症・乳酸アシドーシス・脳卒中症候群　387, 388
脈絡叢　21

む・め

無名質　38
メトヘモグロビン　103, 108, 177
メラニン沈着　12

も

網様核　44, 46
もやもや新生血管　379
もやもや病　25, 75, 114, 117, 379, 396
　——の小児例と成人例の比較　382
　——の進行分類，小児期における内頸動脈系の　381
　——の診断基準要約　380
　——の進展，後方循環系の　381

や・ゆ・よ

薬物中毒　25, 75
疣贅形成　291
　——, 感染性心内膜炎による　291
輸液による電解質管理　68
用手観血的血管圧迫　415
腰椎穿刺　195

ら

ラクナ梗塞　49, 231, 236, 237, 238, 275, 319, 320, 323, 330
　——, 多発性　322
　——, 状態　323
ラクナ症候群　321
ラジカット　241
ラトケ嚢胞　422, 424

り

リウマチ性弁膜症　291
リポヒアリン変性　29, 319, 320, 331

流出静脈　86, 393
流入動脈　86, 393
リング状造影効果　478
リンパ球性下垂体炎　422, 423

る・れ

類線維素壊死　320
類線維素変性　93

連合核　44, 46
レンズ核　36, 37

ろ・わ

漏斗　44
漏斗状拡張　140

ワーファリン　241, 292
ワルファリン　241

欧文索引

A

ABCDD（ABCD²）スコア　348
acute epidural hematoma　502
ADC（apparent diffusion coefficiency）　13, 247, 251
　── map　254
　──画像の pseudonormalization　254
amaurosis fugas　346
ambient cistern　122
amygdala　38
amygdaloid　36
angionecrosis　320
anterior cerebral artery　28, 286
anterior choroidal artery　356
anterior circulation　28
anterior commissure　38
anti-NH₂-terminal of alpha-enolase　495
apparent diffusion coefficiency　251
artery-to-artery embolism　234, 306
association nuclei　44
ataxic hemiparesis　321
atherothrombotic infarction　231, 301
A-to-A embolism　306
AVM（arteriovenous malformation）　393
azygos anterior cerebral artery　286

B

bag of black worms　86, 395
basal ganglia　36
basilar top aneurysm　166
basi-parallel anatomical scanning　361
BBB（blood brain barrier）　25
Benedict 症候群　322
bifurcation　161
bi-hemispheric anterior cerebellar artery　286
BLADE　264
bleb　126, 127
blood brain barrier　25
BOLD venography　267
Boston CAA group による診断基準　94, 95
BPAS 法（basi-parallel anatomical scanning）　361
brain abscess　475
brain stem hemorrhage　25, 49
breakthrough theory　442

C

CAA（cerebral amyloid angiopathy）　56, 93
　──, definite　95
　──, possible　95
　──, probable　95
Call-Fleming 症候群　427
callosomarginal artery　152
cancer-related coagulopathy　373
carbon monoxide poisoning　461
cardioembolic infarction　231
cardioembolic stroke　290
carotid artery stenting　310
carotid-cavernous fistula　142, 414
carotid endarterectomy　310
CAS（carotid artery stenting）　310
caudate nucleus　36, 38
　── body　38
　── head　38
　── tail　38
CCF（carotid-cavernous fistula）　142, 414
CEA（carotid endarterectomy）　310
central gray matter　36
cerebellar hemorrhage　25, 54
cerebral amyloid angiopathy　56, 93
　── related inflammation　96
cerebral aqueduct　38
cerebral arteriovenous malformation　393
cerebral infarction　373
cerebral metabolic rate of oxygen　265
cerebral microbreeds　96
cerebral vasospasm　216, 217
cheiro-oral syndrome　321
Churg-Strauss 症候群　471
Classen 分類　217
Classification of Cerebrovascular Diseases III　231
Claude 症候群　322
claustrum　36, 38
CMB（cerebral microbreeds）　96
CMRO₂（cerebral metabolic rate of oxygen）　265
compression therapy　415
contusional hemorrhage　503
corpus callosum　38
coup injury　503
CPEO　388
craniopharyngioma　422
cross circulation　260, 273
CT myelography　434, 438
Cushing 現象　60
Cushing 症候群　421
CVD-III（Classification of Cerebrovascular Diseases III）　231

D

D-dimer　294, 374, 401
Dejerine 症候群　322, 359
delayed post-hypoxic leukoencephalopathy　462
delayed traumatic intracerebral hematoma　502
delayed vasospasm　217
developmental venous anomaly　186
DIC（disseminated intravascular coagulation）　374
diffusion-perfusion match　342
diffusion-perfusion mismatch　223, 225, 248, 260, 265, 340, 341,

欧文索引

342
diffusion-weighted imaging 12, 200, 247
disseminated intravascular coagulation 374
dome/neck 比 123, 126, 127
double lumen sign 176, 359
draining vein 86, 393
dural arteriovenous fistula 407
DWI(diffusion-weighted imaging) 12, 13, 200, 247
dysarthria-clumsy hand syndrome 321

E

early CT sign 6, 223, 248, 255, 291
early vasospasm 217
echo planar imaging 201, 247
eclampsia 444
eloquent area 394, 397
EPI(echo planar imaging) 201, 247
epidural abscess 484
ethmoidal moyamoya vessels 380
external capsule 36, 38
external medullary lamina 44
extra pyramidal tract 36
extreme capsule 36
extreme external capsule 38

F

familial medial hemiplegic migraine 428
FDP 374
feeding artery 86, 393
fibrinoid degeneration 93, 320
fibromuscular dysplasia 174
filling defect sign 148
Fisher 分類 114, 115
FLAIR 198, 200
——の有用性 194
fluid-fluid level 84
focal cortical dysplasia 10
fogging effect 255

Forel の H 野 44
Foville 症候群 322
functioning adenoma 421
——, non- 421

G

giant aneurysm 157
globus pallidus 36, 38
—— interior 38
—— lateral 38
—— ventral 38
GluR(glutamate receptor) 495
glutamate receptor 495
gyriform enhancement 76

H

habenula 44
HELLP 症候群 444
hemorrhagic infarction 313
hemorrhagic transformation 313
herniation
——, cerebellar tonsillar 62
——, cerebral 60
——, sphenoid ridge 62
——, subfalcian 60
——, transtentrial downward 60
——, transtentrial upward 62
herpes simplex encephalitis 492
herpes simplex virus type 1/type 2 492
Heubner 反回動脈 286
high-flow AVM 395
hippo canpus 38
HIV 脳炎 499
HIV 脳症 499
Horner 症候群 188, 359
Horner 徴候 61, 62
HP(hypertrophic pachymeningitis) 471
HSV-1/HSV-2 (herpes simplex virus type 1/type 2) 492
Hunt and Hess 分類 119
Hunt and Kosnik 分類 119

hyperdense MCA sign 249
hyperdense MCA dot sign 249
hyperdense sign 19, 248, 249
hypertension/hypoperfusion theory 442
hypertrophic pachymeningitis 471
hypoglycemic encephalopathy 458
hypoperfusion/vasoconstriction theory 442
hypothalamus 44

I

IgG4 陽性自己免疫性疾患 473
infundibular dilatation 140
infundibulum 44
insular gyri 38
insular ribbon 248
interhemispheric fissure 122
intermediate contusion 503
internal capsule 38
——, anterior limb of 38
internal medullary lamina 44
interpeduncular cistern 122
intimal flap 176, 359, 369
intraarterial signal 12, 200, 223, 262, 264, 266, 339
——, FLAIR 383
intracerebral hemorrhage 19
intracranial hypotension syndrome 433
intracranial tuberculosis 488
intranidus aneurysm 395
intraparenchymal hemorrhage 19
ischemic core 248, 340
ischemic penumbra 260, 340
Ivy sign 383

J・K

junctional dilatation 140
junctional plaque 330

Kearns-Sayre 症候群 388
Kernig 徴候 26, 118

517

Kernohan notch　61, 63
Korsakoff 症候群　451

L

lactate　339
lacunar infarction（infarct）　231, 319
lacunar state　323
large aneurysm　157
large artery disease　232
lateral medullary lamina　38
lateral striate artery　35, 275
lateral ventricle　38
　　—— anterior horn　38
　　—— body　38
　　—— frontal horn　38
　　—— inferior horn　38
　　—— posterior horn　38
LDL（low density lipoprotein）　301
Leber 視神経炎　390
Leber 病　388
Leigh 脳症　388, 390
lenticular nucleus　36
leptomeningeal anastomosis　273, 380
limbic encephalitis　495
lipohyalinosis　320
low density lipoprotein　301
LP-P 複合体　46
lucid interval　502

M

macroadenoma　421, 422
MDCT（multidetector-row CT）　6
medial medullary lamina　38
median prominence　44
MELAS（mitochondrial encephalomyelopathy, lactic acidosis and stroke-like episodes）　387, 388
MERRF　388
MFS（multifocal fibrosclerosis）　471, 473
microadenoma　421

microaneurysm　320
micro-aneurysmal dilatation　93
microbleed　224, 263, 267
microembolic infarction　308
microplaque　330
midline shift　66
Millard-Gubler 症候群　322
misery perfusion　224, 263, 265
mitochondrial encephalomyelopathy　387
mitochondrial encephalomyelopathy, lactic acidosis and stroke-like episodes　387
MLF 症候群　322
motion probing gradient　252
moyamoya disease　379
MPG（motion probing gradient）　252
MPR（multiplanar reconstruction）　6
MR hydrography　436
MR myelography　436, 437
MTT　225, 339
multidetector-row CT　6
multifocal fibrosclerosis　471, 473
multiplanar reconstruction　6
multiple cerebral aneurysms　180
Myburn-Manson 症候群　394

N

NAA（N-アセチルアスパラギン酸）　389
National Institute of Neurological Disorders and Stroke　231
NBTE（non-bacterial thrombotic endocarditis）　374
neck flexion test　118
neurovascular compression　428
nidus　86, 393
NINDS（National Institute of Neurological Disorders and Stroke）　231
NMDA 型グルタミン酸受容体　495
N-methyl-D-aspartate receptor　495
non-bacterial thrombotic endocarditis　374
non-vulvar arterial fibrillation　290
nucleus accumbens septi　38
NVAF（non-vulvar arterial fibrillation）　290
N-アセチルアスパラギン酸　389

O

OCSP（Oxfordshire Community Stroke Project）分類　232
OEF（oxygen extraction fraction）　265
one-and-a-half 症候群　322
optic chiasm　38
Osler-Rendu-Weber 病　394, 454
osmotic myelinolysis（demyelination）syndrome　447
Oxfordshire Community Stroke Project　232
oxygen extraction fraction　265

P

Papez 回路　46
pearl and string sign　176, 360
penumbra　340, 342
　　——, treatable ischemic　342
pericallosal artery　152
phase contrast 法 MRA　395
phase mask 画像　267
pineal body　44
pinpoint pupil　49
pituicytoma　422
pituitary adenoma　421
pituitary apoplexy　421
PLEDs　492
PML　499, 500
pontine hemorrhage　25, 49
posterior choroidal artery　280, 282
posterior circulation　28
posterior communicating artery　282

posterior reversible encephalopathy syndrome　39, 253, 309, 442
preeclampsia　444
pregnancy-induced hypertension　444
prepontine cistern　122
PRES(posterior reversible encephalopathy syndrome)　39, 253, 309, 442
——, ——免疫抑制薬による　442
PROPELLER　264
pseudonormalization　254, 255
PT-INR　295
pure motor hemiparesis　321
pure motor stroke　356
pure sensory stroke　321
putamen　36, 38
putaminal hemorrhage　25, 35
pyogenic ventriculitis　481

R

ragged-red fiber　387
Rathke 囊胞　422, 424
rCBF　225, 339
rCBV　225, 339
RCVS(reversible cerebral vasoconstriction syndrome)　427
recurrent artery of Heubner　286
reticular nucleus　44
reversible cerebral vasoconstriction syndrome　427
reversible posterior leukoencephalopathy syndrome　442
reversible systemic vasoconstriction syndrome　428
RI cisternography　438

S

sensorimotor stroke　321
Sheehan 症候群　422
sign
　——, double lumen　176, 359
　——, early CT　6, 223, 248,

255, 291
——, filling defect　148
——, hyperdense　19, 248, 249
——, hyperdense MCA　249
——, hyperdense MCA dot　249
——, Ivy　383
——, pearl and string　176, 360
——, susceptibility　12, 199, 200, 223, 224, 263, 265, 266, 339
——, T2*susceptibility　264
Sjögren 症候群　471
small artery disease　232
specific nuclei　44
spectacular shrinking deficits　353
Spetzler-Martin 分類　394
SSD(spectacular shrinking deficits)　353
SSFP(steady-state free precession)　436
Stanford 分類　366
steady-state free precession　436
steal phenomenon　393
stria terminalis　38
striatocapsular infarction　276
subacute necrotizing encephalomyelopathy　388
subarachnoid hemorrhage　113
——, idiopathic　113
subcortical hemorrhage　25, 56
subcortical low intensity　384
subdural abscess　484
substantia innominata　38
substantia nigra　38
subthalamic nucleis　38
superficial hemosiderosis　95, 200
superficial siderosis　93
suprasellar cistern　122
susceptibility sign　12, 199, 200, 223, 224, 263, 265, 266, 339
susceptibility weighted imaging　200, 265, 266

SWI(susceptibility weighted imaging)　13, 200, 265, 266, 410, 503
Sylvius 裂　122

T

T2 dark-through 現象　254
T2 shine-through 現象　252, 443, 493
T2*susceptibility sign　264
T2*強調像　198, 200, 265
TAT(thrombin-antithrombin III complex)　295, 374
thalamic hemorrhage　25, 43
thalamogeiculate artery　280, 282
thalamoperforate artery　44, 280, 282
thalamotuberal artery　44, 280, 282
thalamus　38, 43, 44, 451
third ventricle　38
3D GRE 法 T1 強調像　405
thyroid ophthalmopathy　469
TIA(transient ischemic attack)　330, 346
tissue-type plasminogen activator　102
TOAST 分類　232
Tolosa-Hunt 症候群　467
TORCH 症候群　493
toxoplasma encephalitis　498
t-PA(tissue-type plasminogen activator)　102, 227, 240
transdural anastomosis　380
transfer RNA の点変異　388
transient amourosis　302
transient ischemic attack　330, 346
transient symptoms associated infarction　352
traumatic intracerebral hemorrhage　503
trifurcation　161
Trousseau 症候群　373
TSI(transient symptoms associated infarction)　352

TTP 225, 339
tuber cinereum 44
tuberculoma 488

V

vallecula cistern of the sylvian fissure 122
Valsalva 負荷 380
vasoconstriction 217
vault moyamoya vessels 380
venous sinus thrombosis 400

VGKC(voltage-gated potassium channel) 495
Virchow triad 291
voltage-gated potassium channel 495

W・Y

Wallenberg 症候群 322, 359
Weber 症候群 322
Wegener 肉芽腫 471, 472
Wernicke-Korsakoff 症候群 452

Wernicke 脳症 451
WFNS(World Federation of Neurologic Surgeons grading of subarachnoid hemorrhage)分類 120
Willis 動脈輪閉塞症 379
World Federation of Neurologic Surgeons grading of subarachnoid hemorrhage 120
wrong side deviation 43

Yakovlev 回路 46

ここまでわかる
頭部救急のCT・MRI　　定価：本体 8,500 円＋税

2013 年 2 月 25 日発行　第 1 版第 1 刷 ⓒ
2021 年 5 月 15 日発行　第 1 版第 4 刷

著　者　井田正博
　　　　　い　だ　まさひろ

発行者　株式会社 メディカル・サイエンス・インターナショナル
　　　　代表取締役　金子　浩平
　　　　東京都文京区本郷 1-28-36
　　　　郵便番号 113-0033　電話(03)5804-6050

　　　　　　　　　　　　印刷：横山印刷/表紙装丁：トライアンス

ISBN 978-4-89592-729-1　C3047

本書の複製権・翻訳権・上映権・譲渡権・貸与権・公衆送信権(送信可能化権を含む)は (株)メディカル・サイエンス・インターナショナルが保有します．本書を無断で複製する行為(複写，スキャン，デジタルデータ化など)は，「私的使用のための複製」など著作権法上の限られた例外を除き禁じられています．大学，病院，診療所，企業などにおいて，業務上使用する目的(診療，研究活動を含む)で上記の行為を行うことは，その使用範囲が内部的であっても，私的使用には該当せず，違法です．また私的使用に該当する場合であっても，代行業者等の第三者に依頼して上記の行為を行うことは違法となります．

JCOPY　〈出版者著作権管理機構 委託出版物〉
本書の無断複写は著作権法上での例外を除き禁じられています．複写される場合は，そのつど事前に，出版者著作権管理機構(電話 03-5244-5088, FAX 03-5244-5089, info@jcopy.or.jp)の許諾を得てください．